国家卫生和计划生育委员会"十二五"规划教材
全国高等医药教材建设研究会"十二五"规划教材
全国高等学校临床药学专业第二轮规划教材
供临床药学专业用

U0658742

临床药理学

第 2 版

主　编　魏敏杰　杜智敏
副主编　文爱东　于　锋　杨静玉　刘昭前
编　者　（以姓氏笔画为序）

于　锋（中国药科大学）　　　　　　张　骏（天津医科大学）

王　晖（广东药学院）　　　　　　　陈　纯（福建医科大学）

王建华（新疆医科大学）　　　　　　陈飞虎（安徽医科大学）

王垣芳（滨州医学院）　　　　　　　孟　玲（南京医科大学）

文爱东（第四军医大学）　　　　　　姚继红（大连医科大学）

包　旭（四川大学华西药学院）　　　郭瑞臣（山东大学齐鲁医院）

刘昭前（中南大学湘雅医院）　　　　黄　民（中山大学药学院）

杜智敏（哈尔滨医科大学）　　　　　菅凌燕（中国医科大学）

李晓冰（泸州医学院）　　　　　　　龚其海（遵义医学院）

杨俊卿（重庆医科大学）　　　　　　崔红霞（齐齐哈尔医学院）

杨静玉（沈阳药科大学）　　　　　　薛　明（首都医科大学）

辛晓明（泰山医学院）　　　　　　　魏敏杰（中国医科大学）

张　波（哈尔滨医科大学）

秘　书　赵　琳　吴慧哲（中国医科大学）

人民卫生出版社

图书在版编目（CIP）数据

临床药理学/魏敏杰,杜智敏主编.—2 版.—北京:人民卫生出版社,2014

ISBN 978-7-117-19669-7

Ⅰ.①临… Ⅱ.①魏…②杜… Ⅲ.①临床医学-药理学-高等学校-教材 Ⅳ.①R969

中国版本图书馆 CIP 数据核字(2014)第 197855 号

| 人卫社官网 | www.pmph.com | 出版物查询,在线购书 |
| 人卫医学网 | www.ipmph.com | 医学考试辅导,医学数据库服务,医学教育资源,大众健康资讯 |

临床药理学
第 2 版

主　　编:魏敏杰　杜智敏
出版发行:人民卫生出版社(中继线 010-59780011)
地　　址:北京市朝阳区潘家园南里 19 号
邮　　编:100021
E - mail:pmph @ pmph.com
购书热线:010-59787592　010-59787584　010-65264830
印　　刷:中农印务有限公司
经　　销:新华书店
开　　本:787×1092　1/16　印张:42
字　　数:1022 千字
版　　次:2007 年 7 月第 1 版　2014 年 10 月第 2 版
　　　　　2024 年 8 月第 2 版第 9 次印刷(总第 14 次印刷)
标准书号:ISBN 978-7-117-19669-7/R·19670
定　　价:66.00 元

打击盗版举报电话:010-59787491　E - mail:WQ @ pmph.com
(凡属印装质量问题请与本社市场营销中心联系退换)

国家卫生和计划生育委员会"十二五"规划教材
全国高等医药教材建设研究会"十二五"规划教材
全国高等学校临床药学专业第二轮规划教材

出版说明

　　随着医药卫生体制改革不断深化，临床药学快速发展，教育教学理念、人才培养模式等正在发生着深刻的变化。为使教材建设跟上教学改革发展步伐，更好地满足当前临床药学专业的教学需求，在广泛调研的基础上，全国高等医药教材建设研究会、人民卫生出版社于2013年5月全面启动了全国高等学校临床药学专业第二轮规划教材的论证、修订与出版工作。

　　全国高等学校临床药学专业第二轮规划教材充分借鉴国际临床药学教育教学的发展模式，积极吸取近年来全国高等学校临床药学专业取得的教学成果，进一步完善临床药学专业教材体系和教材内容，紧密结合临床药学实践经验，形成了本轮教材的编写特色，具体如下：

　　（一）切合培养目标需求，突出临床药学专业特色

　　本套教材作为普通高等学校临床药学专业规划教材，既要确保学生掌握基本理论、基本知识和基本技能，满足本科教学的基本要求，同时又要突出专业特色，紧紧围绕临床药学专业培养目标，以药学、医学及相关社会科学知识为基础，充分整合医药学知识，实现临床知识与药学知识的有机融合，创建具有鲜明临床药学专业特色的教材体系，更好地服务于我国临床药学课程体系，以培养能够正确开展合理用药及药物治疗评估、从事临床药学及相关工作、融药学与医学为一体的综合性和应用型临床药学人才。

　　（二）注重理论联系实践，实现学校教育与药学临床实践有机衔接

　　本套教材强调理论联系实践，基础联系临床，特别注重对学生临床药学实践技能的培养。尤其是专业核心课程的编写，如本轮新编的教材《临床药物治疗学各论》，由内、外、妇、儿等临床课程与药物治疗学课程内容整合而成，将临床知识与药物治疗学知识有机融合，同时与国家卫生和计划生育委员会临床药师培训基地的专科要求紧密对接，充分吸收临床药师继续教育工作的宝贵经验，实现学校教育与药学临床实践的有机衔接，为学生在毕业后接受继续教育和规范化培训奠定良好基础。

　　（三）引入案例与问题的编写形式，强化理论知识与药学临床实践的联系

　　本套教材特别强调对药学临床实践案例的运用，使教材编写更贴近药学临床实践，将理论知识与岗位实践有机结合。在编写形式上，既有实际案例或问题导入相关知识点的介绍，使得理论知识的介绍不再是空泛的、抽象的阐述，更具针对性、实践性；也有在介绍理论知识后用典型案例进行实证，使学生对于理论内容的理解不再停留在凭空想象，而是源于实践。案例或问题的引入不仅仅是从编写形式上丰富教材的内容，更重要的是进一步加强临床药学教材理论与实践的有机融合。

（四）优化编写团队，搭建院校师资携手临床专家的编写平台

临床药学专业本科教育课程，尤其是专业核心课程的讲授，多采用学校教师与临床一线专家联合授课的形式。因此，本套教材在编写队伍的组建上，不但从全国各高等学校遴选了具有丰富教学经验的一线优秀教师作为编写的骨干力量，同时还吸纳了一大批来自医院的具有丰富实践经验的临床药师和医师参与教材的编写和审定，保障了一线工作岗位上实践技能和实际案例作为教材的内容，确保教材内容贴近临床药学实践。

（五）探索教材数字化转型，适应教学改革与发展需求

本套教材为更好地满足广大师生对教学内容数字化的需求，积极探索教材数字化转型，部分教材配套有网络在线增值服务。网络在线增值服务采用文本、演示文稿、图片、视频等多种形式，收录了无法在教材中体现的授课讲解、拓展知识、实际案例、自测习题、实验实训、操作视频等内容，为广大师生更加便捷、高效的教学提供更加丰富的资源。

本轮规划教材主要涵盖了临床药学专业的核心课程，修订和新编主干教材共计15种（详见全国高等学校临床药学专业第二轮规划教材目录）。其中，《临床药物化学》更名为《药物化学》，内科学基础、外科学总论等临床课程不再单独编写教材，而是将相应内容整合到临床药物治疗学中，按照《临床药物治疗学总论》、《临床药物治疗学各论》进行编写。全套教材将于2014年7月起，由人民卫生出版社陆续出版发行。临床药学专业其他教材与医学、药学类专业教材共用。

本套教材的编写，得到了第二届全国高等学校临床药学专业教材评审委员会专家的热心指导和全国各有关院校与企事业单位骨干教师和一线专家的大力支持和积极参与，在此对有关单位和个人表示衷心的感谢！更期待通过各校的教学使用获得更多的宝贵意见，以便及时更正和修订完善。

全国高等医药教材建设研究会
人民卫生出版社
2014年6月

全 国 高 等 学 校 临 床 药 学 专 业 第 二 轮 规 划 教 材
（国家卫生和计划生育委员会"十二五"规划教材）

目　录

　　说明：本轮规划教材除表中所列修订、新编教材外，还包括了与临床医学、药学专业共用的教材，其中与临床医学专业共用的教材有《病理学》、《病理生理学》、《医学遗传学》、《医学伦理学》；与药学专业共用的教材有《高等数学》、《物理学》、《有机化学》、《分析化学》、《生物化学》、《药学分子生物学》、《微生物与免疫学》、《人体解剖生理学》、《药理学》、《药事管理学》、《药物毒理学》、《药物分析》。

　　★为教材有网络增值服务。

第二届全国高等学校临床药学专业教材评审委员会

成 员 名 单

主 任 委 员　杨宝峰　哈尔滨医科大学

　　　　　　　吴永佩　中国医院协会药事管理专业委员会

副主任委员　颜　青　中国医院协会药事管理专业委员会

　　　　　　　蔡映云　复旦大学附属中山医院

　　　　　　　李　俊　安徽医科大学

　　　　　　　蒋学华　四川大学华西药学院

　　　　　　　朱　珠　北京协和医院

委　　　员（以姓氏笔画为序）

　　　　　　　丁建平　首都医科大学宣武医院

　　　　　　　于世英　华中科技大学同济医学院附属同济医院

　　　　　　　于　锋　中国药科大学

　　　　　　　万朝敏　四川大学华西第二医院

　　　　　　　王长连　福建医科大学附属第一医院

　　　　　　　王建六　北京大学人民医院

　　　　　　　王建华　新疆医科大学第一附属医院

　　　　　　　卢晓阳　浙江大学医学院附属第一医院

　　　　　　　田成功　南京医科大学附属鼓楼医院

　　　　　　　史录文　北京大学药学院

　　　　　　　印晓星　徐州医学院

　　　　　　　吕迁洲　复旦大学附属中山医院

　　　　　　　刘克辛　大连医科大学

　　　　　　　许建华　福建医科大学

　　　　　　　孙建平　哈尔滨医科大学

　　　　　　　劳海燕　广东省人民医院

　　　　　　　李勤耕　重庆医科大学

　　　　　　　杨　帆　广东药学院

　　　　　　　杨静玉　沈阳药科大学

　　　　　　　张毕奎　中南大学湘雅二医院

　　　　　　　郑　波　北京大学第一医院

胡　欣　北京医院

徐群为　南京医科大学

高　申　第二军医大学

梅　丹　北京协和医院

崔一民　北京大学第一医院

韩　英　第四军医大学附属西京医院

甄健存　北京积水潭医院

蔡卫民　复旦大学药学院

魏敏杰　中国医科大学

前　言

为适应临床药学的快速发展,由全国高等医药教材建设研究会、人民卫生出版社组织并遴选出来自全国23所开设临床药学专业(或方向)院校的25位编委进行了全国高等学校临床药学专业第二轮规划教材《临床药理学》(第2版)的编写工作。

本版教材坚持以五年制临床药学本科教育为主题,以专业培养目标为方向,以临床药师所需知识和技能为导向,立足"三基"(基本理论、基本知识、基本技能),突出"五性"(思想性、科学性、先进性、启发性、适用性)。编写内容以化学、药学为基础,以医学为支撑,强调药学学科与医学学科的融合,注意基础课、专业基础课、专业课之间的内容取舍和相关知识的相互渗透与衔接,注重理论与临床的紧密结合,并根据临床药理学的发展动态,相应增加了近年来公认的新知识、新进展。本版教材的编写宗旨是利于学生开拓思路、提高学习兴趣和学习效果;利于师生合作,搭建自主学习平台;利于提高学生发现问题、分析问题和解决问题的能力。本版教材对医院临床药师进行新药的临床研究与评价、上市药物的再评价、药物不良反应监察、个体化药物治疗、临床药理教学与培训等方面的临床药学工作同样具有一定的指导意义与实用价值。

本教材共31章。第一章由魏敏杰教授编写,第二章由黄民、钟国平教授编写,第三章由姚继红教授编写,第四章由菅凌燕、何晓静教授编写,第五章由菅凌燕、郭瑞臣、袁桂艳教授编写,第六章由薛明教授编写,第七章、第二十九章由辛晓明教授编写,第八章和第三十章由杨静玉教授编写,第九章由刘昭前教授编写,第十章由王垣芳教授编写,第十一章、第十二章由陈纯教授编写,第十三章由崔红霞教授编写,第十四章由徐华娥、孟玲教授编写,第十五章由龚其海教授编写,第十六章由杨俊卿教授编写,第十七章由于锋、姚继红、杜智敏教授编写,第十八章和第二十三章由张骏教授编写,第十九章和三十一章由王建华教授编写,第二十章由张波教授编写,第二十一章由李晓冰教授编写,第二十二章由王晖教授编写,第二十四章由包旭教授编写,第二十五章由孟玲、罗璨教授编写,第二十六章、第二十七章由文爱东教授编写,第二十八章由陈飞虎教授编写。

本版教材的编写工作在各参编院校的大力支持下,在第1版主编王怀良教授的悉心指导下,各位编委精诚合作、严肃认真、一丝不苟,历经6个月的时间如期完成。中国医科大学药学院药理学教研室的赵琳副教授、吴慧哲老师承担了本书编写的秘书工作并协助编辑索引。在此,向关心、支持和参加本教材编写的各位领导和同事一并表示衷心感谢。

限于我们的学识水平和条件,不足之处在所难免,恳请各位同道、同学、临床药师和读者赐教和批评指正,谨此致谢!

魏敏杰　杜智敏

2014年6月

上篇 总 论

下篇　各　论

上篇 总 论

第一章 绪 论

临床药理学(clinical pharmacology)是以药理学和临床医学为基础,研究药物与人体相互作用及其规律的学科。临床药理学涉及临床用药科学研究的各个领域,包括临床药效学(clinical pharmacodynamics)、临床药动学(clinical pharmacokinetics)、药物代谢(drug metabolism)、新药临床药理研究与评价(new drug research and evaluation)、药物不良反应监测(adverse drug reaction surveillance)、药物相互作用(drug interaction)、药物遗传学与基因组学(pharmacogenomics and genomics)、药物经济学(pharmacoeconomics)、药学研究伦理学(ethics in pharmaceutical research)、药物信息学(pharmaceutical informatics)等诸多方面。

临床药理学的主要任务包括:对新药的有效性与安全性做出科学评价;对已批准上市药物进行再评价,为药品管理部门的相关决策提供科学依据;检测上市后药物不良反应,保障药物安全性;开展临床药理服务,包括药物不良反应的诊断与处理,开展治疗药物监测,指导临床合理用药,协助临床研究人员制订临床药物研究计划;指导临床合理用药、提高药物治疗水平。临床药理学的发展对促进临床合理用药,提高药物治疗水平,促进新药研究与开发,提高药品管理水平等方面具有重要作用。

第一节 临床药理学的发展概况

一、国内外发展概况

临床药理学概念的提出最早始于 20 世纪 30 年代,50 年代在发达国家开始受到重视,60年代欧洲发生的沙利度胺事件和 70 年代日本出现的亚急性脊髓病变、视神经及末梢神经病变综合征事件,使临床药理学研究的重要性得到广泛认同。为此,世界卫生组织(World Health Organization,WHO)于 1968 年制定了《药物临床评价原则》,1975 年提出了《人用药物评价指导原则》。根据 WHO 建议,一些国家相继建立临床药理学专业研究机构,开设临床药理学课程。20 世纪 80 年代以后,现代科学技术的进步推动了医药工业的发展,提高了新药的研制水平和开发速度。临床药理学在医学与药学发展中发挥了重要作用,并取得长足发展。临床药理学的迅速发展适应了提高药物治疗水平、实现临床合理用药的需要,同时也适应了新药研究开发和药品行政管理的需要。在我国,为保证药品的安全、有效和质量可控,为规范新药的研制,加强新药的审批管理,根据《中华人民共和国药品管理法》和《中华人民共和国药品管理法实施条例》,原国家药品监督管理局在 1998 年颁布了《药物临床试验质量管理规范》,在 1999 年和 2005 年先后颁布了《新药审批办法》和《药品注册管理办法》。使临床药理学研究有法可依、有章可循,促进了临床药理学科的发展。我国临床药理学是相对年轻的学科,临床药理学的研究始于 20 世纪 60 年代初期,80 年代以后迅速发展。目前,全国各医学院校内已普遍建立临床药理学研究机构,开设临床药理课程。临床药理学正在为我国新药研究与开发、药品评价、教学、医疗等方面发挥重要作用。

二、现代医学模式对临床药理学的影响

(一)循证医学

循证医学是遵循科学证据的医学,可定义为"慎重、准确而明智地使用目前所能获得的最佳证据,同时结合临床医生的个人专业技能和临床经验,考虑患者的价值和愿望,将三者统一起来,制定出患者的治疗方案。"

循证医学主要方法之一是对随机对照试验结果进行系统评价,经过荟萃分析,将安全、有效和适用的方法筛选出来。循证医学是评价临床药物疗效科学公正的方法。通过循证医学研究,可使得临床医生对患者进行药物治疗时坚持科学态度,有证可循,从而充分保证临床用药方案更加高效、安全、经济、合理。以往评价药物的治疗效果多以经验和推论为基础,即根据某一药物对某些指标的作用来推断其对疾病的疗效。例如硝苯地平,过去经临床观察能有效降低血压,又无明显的肝肾毒性,大多数患者也能耐受,因而被认为是一种安全有效的降压药,从而被广泛应用于临床,甚至被推广用于治疗不稳定型心绞痛和急性心肌梗死等。但近年经过循证医学的对照研究表明,该药可能增加心肌梗死和死亡的风险,而且用药剂量越大,其危险性也越大。这使得一种已经被广泛应用了 20 多年的药物,最终因被发现存在安全问题而可能停止使用。

(二)转化医学

转化医学是国际医学界近年兴起的一种崭新的医学研究模式。长期以来,医学研究中存在基础研究和临床研究严重脱节的现象。例如,在美国,从 1971 年到现在用于肿瘤防治方面的研究经费已达 2000 多亿美元,但癌症死亡率几乎没有降低。尽管各国政府每年批拨大量经费用于医学研究,但居民的健康和疾病防治仍然不尽如人意。原因之一是很多基础研究脱离临床实际,其成果在短期内很难在临床应用。转化医学是循证医学的延伸,在基础研究和临床研究之间架起桥梁,极大地促进了医学的发展。转化医学的目的是促进基础医学研究成果向临床实际应用转化,同时根据临床医学的要求提出前瞻性的应用基础研究方向,其基本特征是多学科交叉合作。转化医学理念的提出为临床药理学的发展提供了新的契机,能够打破传统药理学研究中基础研究和临床应用之间的鸿沟,为新药研发及研究新的药物治疗方法开辟新途径。一方面,我们需要将药理学基础研究获得的知识和成果转化为临床上的治疗新方法,即实现"从实验台到病床"的转化;另一方面,再从药物在临床应用中

发现新问题,回到实验室,为基础研究提供新的研究思路。

第二节 临床药理学的研究内容

临床药理学以人体为研究对象,其内容包括安全性、临床药物代谢动力学、临床药效学研究和药物相互作用研究。

一、安全性研究

安全性研究是临床药理学研究的重要任务之一。通过安全性研究发现药物副作用、毒性作用、过敏反应等不良反应,寻找避免或减少不良反应的途径或方法,保障临床药物治疗的有效性与安全性。在新药研究中,Ⅰ期临床试验主要目的之一是在健康受试者中观察药物不良反应(耐受性);其他各期临床试验均将安全性研究作为一项主要研究内容。对于药物临床试验中出现的不良反应事件,应仔细分析与用药的关系,排除非药物因素对结果判断的影响。药物常见的不良反应,比较容易发现。但罕见不良反应,在一般临床试验中很难观察到,往往在上市后药物不良反应监测中,才可能被发现。潜伏期很长的不良反应,或药物引起的子代生长发育异常等,有时难以从复杂的影响因素中确定为药物所致的不良反应。另外,药物之间,或药物与食物发生相互作用,也可能引起不良反应。为做好药物安全性研究,在新药研究和临床用药过程中应注意不良反应发生情况,并按规定及时上报,还应经常收集相关文献,了解各种药物不良反应的报道,树立安全用药意识,提高识别药物不良反应的能力。

二、临床药动学研究

临床药动学根据血药浓度测定结果,分析药物体内过程的规律,预测用药后体内浓度及疗效,为制定或调整药物治疗方案提供重要依据。临床药动学研究主要包括以下方面:①应用药物动力学的参数设计临床给药方案,进行治疗药物监测,达到最佳的药物治疗效果,使毒副反应降至最低;②探讨特殊人群如儿童、孕妇、老年人以及疾病状态下的特殊群体如肝肾功能不良、心血管系统疾病等的药动学规律和不同参数,掌握其群体特点,针对性制定这些特殊人群的给药方案;③应用药动学原理,研究药物在人体内吸收、分布、代谢、排泄过程中的相互作用规律与药动学特征,据此调整不同药物联用的给药方案;④根据 NONMEM 程序法进行群体药动学研究,并依据群体药动学参数设计个体给药方案,完善个体用药的合理性;⑤研究药物在体内的节律性变化及机制,以及遗传因素如基因多态性等对药物代谢的影响;⑥研究前体药物、生物技术药物、手性药物、天然药物的药动学特征。

三、临床药效学研究

临床药效学研究旨在研究药物对人体(包括老、幼、正常人与患者)生理与生化功能的影响和临床效应,以及药物的作用原理,通过临床药效学和临床药动学的研究确定药物的人体治疗剂量,以达到最大疗效和最少的不良反应,同时需要观察药物剂量、疗效以及不同给药途径与疗效的相关性。此外,临床药效学研究还要观察诸多因素如疾病、生理状态、性别、年龄、药物相互作用、心理行为、社会、环境等因素对药物作用的影响。临床药效学的研究目的是在安全的前提下,最大程度提高疗效,尽最大可能降低不良反应,从而指导临床安全、合理、有效用药。

四、药物相互作用研究

药物相互作用(drug interaction)指两种或两种以上药物同时或先后序贯使用时,药物作用和效应的变化,其可表现为药物作用的增强或减弱、作用时间的延长或缩短,从而产生有益的治疗作用或导致有害的不良反应。多数情况下,只能探讨两种药物间的相互作用,超过两种以上的药物,所发生的相互作用比较复杂,目前研究较少。发生相互作用的药物可通过相同或不同的给药途径给药。根据发生原理,药物相互作用可分为:①药效学相互作用,表现为两种(或多种)药物间产生的相加、协同(增效)或抵抗,产生效应的强度变化,或者发生一些严重的不良反应;②药动学相互作用,可分为吸收相互作用、置换相互作用、代谢相互作用、排泄相互作用;③药剂学相互作用,包括可见配伍变化(如溶液浑浊、沉淀、结晶及变色等)和不可见配伍变化(如水解反应、效价下降、聚合变化等)。

第三节 临床药理学的学科任务

一、新药的临床研究与评价

新药临床药理研究与评价是新药研究的最后阶段,是新药研制单位向国家食品药品监督管理总局药品审评中心进行注册申请和技术审评必须呈报的内容之一。为保证药品的安全、有效和质量可控,规范药品注册行为,根据《中华人民共和国药品管理法》和《中华人民共和国药品管理法实施条例》,国家食品药品监督管理总局(China Food and Drug Administration,CFDA)制定《药品注册管理办法》,并规定新药申请(是指未曾在中国境内上市销售的药品的注册申请)。已上市药品改变剂型、改变给药途径、增加新适应证的药品注册按照新药申请程序申报。药物的临床试验(包括生物等效性试验),必须经过 CFDA 批准;且必须执行《药物临床试验质量管理规范》(good clinical practice,GCP)。药物的临床试验在试验方案、临床试验单位和研究人员、伦理委员会审核、知情同意等方面都有严格规定。

新药的临床试验现在可分为五期。0 期临床试验是一种先于传统的 I 期临床试验开展的研究,旨在评价受试药物的药效动力学和药动学特征。0 期试验的特点是:小剂量、短周期、少量受试者、不以药物疗效评价为目的。I 期临床试验是在人体进行新药研究的起始期,是评价药物在人体内的药动学过程及人体对新药的耐受程度,为制定给药方案提供依据;II 期临床试验是初步评价新药的有效性和安全性,为推荐临床给药剂量奠定基础;III 期临床试验是 II 期临床试验的延续,通过扩大的多中心临床试验进一步评价有效性和安全性;IV 期临床试验是新药上市后对疗效和不良反应的长期监测。在临床试验中,很多因素会影响试验结论的可靠性,如疾病本身的变异性、同时患有其他疾病或应用其他药物、患者和研究者的主观性等。只有通过科学的试验设计方法,才能遵循临床药理试验规律,获得可靠的试验资料,作出确切的科学评价。

二、上市后药物再评价

上市后药物再评价是对已批准上市药物在社会人群中的不良反应、用药疗效、用药方案、稳定性及费用等方面是否符合安全、有效、经济合理的用药原则作出科学评价,为药品管理部门(CFDA 药品评价中心)的相关决策提供科学依据,并为新药研制与使用部门提供合理信息,指导和规范临床合理用药。

上市后药物再评价工作主要有两种情况:其一是根据上市药物已存在的问题,如疗效欠佳或毒性较大,设计临床研究方案进行临床对比研究;其二是进行流行病学调查研究,对再评价品种的安全性或有效性进行评价,通常包括前瞻性对比研究与回顾性对比研究。根据调研结果进行评价,然后确定药物是否继续应用或淘汰。上市后药物的再评价也为国家药品管理部门对药物进行分类管理,例如遴选国家基本药物、处方药及非处方药物等提供依据。在我国,CFDA 药品评价中心主管市场药物再评价和新药试产期的临床试验(Ⅳ期)。

三、药物不良反应监测

药物不良反应在综合医院住院患者中的发生率可达 0.1% ~1%,说明药物不良反应所造成的药源性疾病是严重的社会问题。药物不良反应监测(adverse drug reaction surveillance)是保障临床安全用药的重要措施。各国医药管理部门都非常重视药物不良反应监测,以便早期发现问题,及时采取措施,保证用药安全。世界卫生组织国际药物不良反应国际监测合作中心、联合国教科文组织与世界卫生组织领导下的国际医学科学委员会(Council for International Organizations of Medical Science,CIOMS)等国际组织负责对各国不良反应监测系统进行协调和技术指导。CFDA 设立的药品不良反应监测中心负责监测药品不良反应和药品质量安全工作。

由于药物品种繁多,应用广泛,对药物进行不良反应监测是一项难度较大的系统工程,需要强有力的组织领导、严密计划、科学设计以及群体协作精神。包括我国在内的许多国家明确规定,监测药物不良反应并及时向药品监督管理部门报告,是所有医疗卫生工作者的责任。从事这项研究工作的主要研究人员应有较好的基础药理学、临床药理学、临床医学、统计学及流行病学的理论基础和工作经验。对参加人员应进行技术培训,统一标准,预先明确检测目标,制定不良反应的判断标准和科学的观察记录方法。

应当指出,新药临床试验所观察对象的数量有限,罕见的不良反应通常在审批前或在上市后几年之内都很难发现。CFDA 药品不良反应监测中心提供的资料显示:服用含苯丙醇胺(PPA)的药品后,易出现严重不良反应,如过敏、心律失常、高血压、急性肾衰竭、失眠等症状,经过系统的药物不良反应监测证实这类药品存在不安全问题。因此,CFDA 要求立即停止使用含有 PPA 的十几种药物制剂。由于遗传基因和环境因素也与某些药物不良反应,甚至药源性疾病有关,如果实现对遗传基因和环境因素的全面监测,将有益于进一步提高药物治疗的安全性。

四、开展临床药理服务

临床药理学是实践性很强的一门学科,结合临床药理学的研究内容,可开展临床药理服务。临床药理服务系指通过临床药理会诊,协助临床医生解决本专业疾病的诊断和治疗问题,包括药物不良反应的诊断与处理,开展治疗药物监测,指导临床合理用药,协助临床研究人员制订临床药物研究计划。

开展治疗药物监测,主要通过采用灵敏的测试仪器检测患者血液或体液中的药物浓度,研究药物浓度与疗效和毒性关系。对某些治疗范围较窄的药物应及时进行血药浓度测定,从而获得最佳治疗剂量范围,以制订"个体化"的给药方案。常见的需要进行血药浓度监测的药物日益增多,例如,抗惊厥药和抗癫痫药(如苯二氮䓬类、巴比妥类、苯妥英钠和丙戊酸钠等)、强心苷类(如地高辛、洋地黄毒苷)等。

五、指导临床合理用药

任何上市的药物必须经过严谨的药学、药理学、临床药理学等多方面的实验研究,通过严格的审评、批准程序,并得到新药证书,才能获准生产上市,以保证对用药人群的安全性和有效性。但是,药动学和药效学的多样性必然在用药人群中产生有效性和安全性方面的个体差异。通过国家药品监督管理部门审批上市的药物虽经过临床患者的试验或验证,但只是在数量有限的患者中进行。发生率低的不良反应,通常在审批前不易被发现,即使在新药上市后的几年内,少见的不良反应亦很难发现,药物治疗本身存在安全性问题。

实现合理用药的"个体化"治疗原则。为了保证药物治疗的安全性和有效性,应当为每一位患者制定优化的药物治疗方案,实现药物治疗的"个体化"。在制定药物治疗方案时,应明确临床用药的目的和判断疗效的指标,了解患者年龄、生理病理状态、药物相互作用、耐药情况、药动学和药效学特点,以及遗传因素对药物作用的影响。对治疗指数较低的药物进行血浆药物浓度监测,有助于了解药物的药动学特点和可能出现的药效多样性,从而为制定或调整药物治疗方案提供依据。

医学与药学的迅速发展,为提高药物治疗水平提供了条件,但也对临床合理用药提出了更高的要求。临床医药工作者在学习药理学、医学和药学的基础上,学习临床药理学理论和研究方法,以适应临床合理用药、提高药物治疗水平、从事新药研究或进行治疗药物监测的需要。

知识链接

0 期临床试验

0 期临床试验是一种先于传统的Ⅰ期临床试验开展的研究,旨在评价受试药物的药效动力学和药动学特征。0 期试验的特点是:小剂量、短周期、少量受试者、不以药物疗效评价为目的。0 期试验主要用于作用靶点指标和(或)生物标记物的抗肿瘤候选药物的药效学和药动学评价。一般可将 0 期临床研究的类型分为 3 类:①设计用于评价分子靶向抗肿瘤药物对人体肿瘤和(或)替代组织的药效学作用,验证非临床研究模型中发现的作用机制;②比较两种以上作用于相同靶点的结构类似物的异同;③开发新型的显影探针或显影技术,用于药物在人体内的生物分布,组织结合及靶向作用等。开展 0 期临床研究可参考美国食品与药品监督管理局的《探索性研究药物指南》。0 期临床试验的局限性可以通过良好的试验设计加以克服。对于分子靶向的抗肿瘤药物,0 期临床研究可提高研究效率和后续研究的成功率。

思考题

1. 简述临床药理学及临床药理学的主要任务。
2. 简述临床药理学的发展概况和主要研究内容。
3. 新药临床试验分为几期？简述每一期的研究内容。
4. 简述临床药理学的学科任务。

(魏敏杰)

第二章 临床药动学与群体药动学

第一节 临床药动学

一、概 述

临床药动学(clinical pharmacokinetics)是临床药理学的重要内容,是全面认识人体与药物之间相互作用不可或缺的组成部分,其目的在于阐明药物在人体(健康人或患者)内的吸收(absorption)、分布(distribution)、代谢(metabolism)和排泄(excretion)的 ADME 体内处置过程的动态变化规律,并运用数学语言来表达其规律,了解药物在人体内的动力学特征。

临床药动学运用药动学原理对人体内药物浓度随时间的变化规律进行揭示,获得药物浓度、达峰时间、消除半衰期、药时曲线下面积、表观分布容积、清除率、平均滞留时间等关键数据,在临床合理用药(给药方案拟定、治疗药物监测、药物相互作用研究、药物不良反应研究、群体药动学研究)、药物研发(药物评价)、制剂筛选、药物代谢组学、药物基因组学等领域具有重要的作用和意义。

二、临床药动学基础

(一)药物的体内过程与药物转运体

1. 吸收(absorption) 药物的吸收是指血管外给药后药物从给药部位进入体循环的过程。药物只有进入体循环后才能产生全身的效应。通过静脉注射或静脉输注方式给药,药物直接进入体循环,不存在吸收过程。吸收主要发生在消化道(胃、小肠等)、黏膜(口腔、鼻、肺泡、结膜等)和皮肤等部位的上皮细胞。吸收速率和吸收程度的变化将直接影响药物的浓度和效应,这种变化与许多因素有关,如药物的理化性质(脂溶性、解离度、溶出速率等)、跨膜转运类型、蛋白结合水平、剂型(工艺、辅料等)、给药途径、吸收部位的血流状况、首关效应、合并用药等。口服是临床药物最常见的给药方式,其吸收还受饮食情况、胃肠道pH、排空速率等因素的影响。

2. 分布(distribution) 药物的分布是指药物进入血液系统后,随体循环到达机体各个器官组织部位(包括作用部位)的过程。药物的脂溶性与水溶性、毛细血管通透性、器官组织的血流量、与血浆蛋白和组织蛋白的结合能力、转运体的数量和功能状态、各种生理屏障作用、病理与生理状态等因素,均会影响药物在体内的分布。因此,不同药物在同一个体的分布特点各不相同;同一个体的不同器官组织中某一药物的浓度亦有差异,实际上分布并不均匀。通常药物的分布与药物效应关系密切,分布到作用部位的速度越快,产生效应就越迅速;分布到作用部位的浓度越高,产生的效应就越强。

药物进入血液系统后,有一部分可与血浆蛋白结合,形成结合型药物,结合型药物难以自由向血管外扩散,不能到达作用部位产生效应;剩下的未结合部分以游离状态存在,即为游离型药物。结合型药物和游离型药物同时存在于血液中,并以一定比例(血浆蛋白结合率)达到平衡。药物与血浆蛋白结合的程度常以结合药物的浓度与总浓度比值表示,称为血浆蛋白结合率。大多数药物与血浆蛋白结合是可逆的,结合与解离处于动态平衡,即结合型药物和游离型药物可相互转化。多数酸性药物和部分碱性药物主要与血浆白蛋白结合;许多碱性和中性药物可与 α_1 酸性糖蛋白或脂蛋白结合;许多内源性物质及维生素等主要与球蛋白结合。药物与血浆蛋白结合具有饱和现象,高血浆蛋白结合率的药物其结合率大于90%,当其结合达饱和时,再增加给药量,游离血药浓度剧增,药物效应显著加强。不同药物同时使用时,可竞争血浆蛋白的同一结合部位而产生置换,使竞争能力弱的药物(蛋白结合率低)的游离浓度显著增加,从而效应增强,甚至会产生毒性反应。另外,高血浆蛋白结合率的药物能置换某些与血浆蛋白结合的内源性物质,如磺胺类药物可使胆红素从总胆红素中游离出来。

体内特殊生理屏障系统对药物分布也有重要影响。

(1)血脑屏障:包括血液-脑组织屏障(blood-brain barrier,BBB)、血液-脑脊液屏障、脑脊液-脑组织屏障。血液-脑组织屏障与药物向脑组织内的转运分布关系最密切。血液 pH 正常(7.4)时,弱酸性药物多数解离,弱碱性药物多数未解离,后者更易向脑组织内转运。药物的脂溶性是其能否通过血脑屏障的关键因素,脂溶性高的药物脑内转运快,分布广;而分子量大、极性大、解离型的药物则很难进入中枢神经系统发挥效应。

(2)胎盘屏障:胎盘是胎儿与母体循环系统之间的天然生理屏障。非解离型、脂溶性药物易透过胎盘屏障被转运到胎儿体内;分子量 600Da 以下的药物容易通过胎盘屏障;而解离型(高度解离)、水溶性药物,其水溶性越大越难透过屏障。由于胎儿的肝、肾等药物代谢、排泄器官以及各种屏障系统未发育成熟,进入胎儿体内的药物只能通过扩散消除,因此怀孕妇女使用药物应非常慎重。

3. 代谢(metabolism)　药物的代谢又称为生物转化(biotransformation),是指药物进入体内后,作为异物被机体动员的各种机制作用(代谢酶等),使其发生一系列化学反应,结构改变,形成别的物质(代谢物)的过程。药物被代谢后,代谢物与母药比较,极性增加,脂溶性降低,水溶性增大,更易从体内清除;多数药物代谢后转化为无活性的代谢物(灭活);少数药物可从原来无、弱药理活性的物质转变为有、强活性的代谢物(激活)。一个药物进入体内后,其代谢物往往有多种,有的无活性,有的有活性,有的甚至可能产生毒性,因此,代谢过程并不一定均为解毒作用。

(1)药物代谢的类型:药物代谢的化学反应通常可分为Ⅰ相反应(phase Ⅰ metabolism)和Ⅱ相反应(phase Ⅱ metabolism)。

1)Ⅰ相反应:包括氧化、还原和水解,主要由细胞色素 P450 酶系(cytochrome P450,CYP,

也称肝微粒体混合功能氧化酶系或单加氧酶系)以及非微粒体酶(存在于血浆、肾、胎盘、肠道黏膜及其他组织)的催化,通过引入或脱去功能基团使药物转化成极性增强的代谢产物。

2) Ⅱ相反应:包括结合(conjugation)反应,指药物或Ⅰ相反应代谢产物在相应酶的催化下,与葡萄糖醛酸、乙酰基、甘氨酸、硫酸等内源性物质偶联或结合形成结合产物的过程,结合产物完全没有活性,水溶性增大,易于排出体外。

(2)药物代谢的催化酶:药物人体代谢的主要器官是肝脏,某些药物也可在消化道、肾、肺等器官组织内代谢。各种代谢均需要酶的参与,这些药物代谢酶包括参与Ⅰ相代谢的细胞色素氧化酶 CYP450 酶系、乙醛脱氢酶(ALDH)、乙醇脱氢酶(ADH)、二氧嘧啶脱氢酶(DPD)等和参与Ⅱ相代谢的 N-乙酰基转移酶(NAT)、尿苷三磷酸葡萄糖醛酸基转移酶(UGT)、硫嘌呤甲基转移酶(TPMT)等。

肝微粒体混合功能氧化酶是一组结构和功能相关的超家族(superfamily)基因编码的同工酶。按家族、亚家族和酶三级进行分类和命名。家族用阿拉伯数字表示,如 CYP2,其后的大写英文字母表示亚家族,如 CYP2D,最后的阿拉伯数字表示具体的酶,如 CYP2D6。涉及药物代谢的 CYP450 酶系主要是 CYP1、CYP2、CYP3 三个家族的几种酶:如 CYP1A2、CYP2B6、CYP2C8、CYP2C9、CYP2C19、CYP2D6、CYP2E1、CYP3A4 等,这些酶承担了 450 酶系 90% 以上的功能和作用,对许多内源、外源性化合物在体内的Ⅰ相生物转化具有重要作用。CYP1、CYP2、CYP3 家族约占总肝 P450 含量的 70%,根据表达情况,CYP3A 约占总肝 P450 的 30%,CYP2 约占 20%,CYP1A2 占 13%,CYP2E1 占 7%,CYP2A6 占 4%,CYP2D6 占 2%。在大量的组织内,包括小肠、胰、脑、肺、肾上腺、肾、骨髓、肥大细胞、皮肤、卵巢及睾丸均发现有其他的肝细胞色素 P450。CYP 催化底物具有一定的重叠特异性,不同的 CYP 能催化同一底物,而同一底物可被不同的 CYP 代谢。细胞色素氧化酶 P450 参与大多数内源性物质(如脂肪酸、维生素、胆酸)、外源性物质(如药物)的代谢。

了解人类肝脏中主要的 CYP 家族及其作用底物,便于了解药物的代谢以及在该环节中的相互作用,对指导临床合理用药具有重要的意义。人类的 CYP450 酶具有遗传多态性,且具有明显的种族或地域差异。

(3)药物代谢的影响因素:药物代谢受到遗传、环境、年龄、病理状态以及药物诱导或抑制等多种因素的影响。

1)遗传因素:不同个体的药物代谢酶活性差异显著,这种差异与药物代谢酶基因存在遗传多态性有关。遗传多态性是指一个或多个等位基因发生突变而产生的遗传变异,某些等位基因突变可引起药物代谢酶活性的降低,根据药物代谢酶活性不同,可将人群可分为超快代谢型(UM)、强代谢型(EM)、中代谢型(IM)和弱代谢型(PM)。药物代谢酶基因多态性对药物代谢具有重要的影响,通常弱代谢型清除药物的能力要弱于强代谢型,药物效应(治疗作用或毒副反应)明显增加。

2)环境因素:生活环境的许多物质(包括饮食习惯的不同)可影响药物代谢酶活性。这种影响可产生酶抑制作用(酶抑制剂可抑制酶活性,减慢酶代谢速率)或酶诱导作用(酶诱导剂增强酶活性,提高酶代谢速率),改变相关药物代谢的进度,从而影响药物效应的强度与持续时间。参与药物代谢的重要 CYP 酶,其底物、诱导剂与抑制剂等均各有不同。

3)生理、病理等因素:在不同年龄阶段,药物代谢酶的活性不同。胎儿、新生儿时期,药物代谢酶活性很低,对药物敏感性较高;而老年人的药物代谢能力显著下降。此外,药物代谢酶活性存在昼夜节律波动,夜间高,白天低,这也是药物出现时辰药动学、药效学的重要原因。另外,疾病状态下药物代谢酶活性往往会发生改变,肝、肾功能不全的患者,其代谢酶活性减弱,药物易在体内蓄积。

4. 排泄(excretion)　排泄是除代谢外药物从体内消除的主要方式,是指原形药物或其代谢产物通过排泄器官排出体外的过程。不同的药物其排泄途径和速率等各有不同,这与药物的性质及机体病理生理状态等有关。多数药物通过肾脏由尿排泄,有的药物可通过胆汁分泌入肠道由粪便排出,有的药物还可经肺、唾液腺、乳腺、汗腺等途径排泄。

(1)肾排泄:肾脏作为重要的排泄器官,是许多药物的主要消除器官之一,排泄包括肾小球滤过、肾小管重吸收及肾小管分泌的综合过程。若有两个分泌机制(阳离子分泌机制:有机碱,阴离子分泌机制:有机酸)相同的药物合并应用,可发生竞争性抑制,如丙磺舒(阴离子转运抑制剂)可竞争性抑制吲哚美辛、青霉素等的肾小管分泌,妥拉苏林(阳离子转运抑制剂)可竞争性抑制有机胺类等的肾小管分泌。尿液 pH 的变化可改变药物的解离度,进而影响药物重吸收;碱化尿液促进酸性药物离子化,酸化尿液促进碱性药物离子化,明显降低药物重吸收,从而加速药物排泄,这是药物中毒时常用的解毒方法。苯巴比妥、阿司匹林、呋喃妥因等酸性药物的尿排泄速率与尿液 pH 关系密切,在合用碳酸氢钠、通过抑制碳酸酐酶而发挥作用的利尿药和进食蔬菜后排泄加快。苯丙胺、抗组胺药、吗啡类镇痛药和三环类抗抑郁药等碱性药物,在合用氯化铵或高蛋白饮食后,均可加快排泄。

(2)胆汁排泄:药物经胆汁排泄是药物排泄的重要途径,在药物的肠肝循环(enterohepatic cycle)以及质量平衡等方面也有重要作用。肝脏有彼此独立的载体主动转运系统,可分别转运阴离子(有机酸类如对氨基马尿酸、磺溴酞、青霉素等)、阳离子(有机碱类如奎宁、红霉素等)和中性化合物如强心苷等。胆汁排泄的机制,也存在同类有机酸或有机碱药物相互竞争的现象,如丙磺舒可抑制利福平、吲哚美辛等的胆汁排泄。通常,高极性(强心苷)或离子化合物(氨苄西林)均可经胆汁排泄。有的药物或其代谢产物随胆汁进入十二指肠后,可被小肠吸收,经门静脉返回肝脏,重新进入体循环,然后再经尿液或胆汁排泄,形成肠肝循环现象。地高辛、洋地黄毒苷、氯霉素、苯妥英、卡马西平、螺内酯、吲哚美辛等药物都存在肠肝循环。肠肝循环可使药物在体内停留时间延长,通常有利于治疗。有的药物因肠肝循环可产生血药浓度双峰现象,在给药方案设计时应注意。

(3)消化道等其他排泄:肠道排泄是药物排泄的一种重要途径,口服未被吸收的药物、经胆汁排泄的药物、经胃肠黏膜主动分泌到消化道的药物等均通过消化道最后随粪便排出体外,肠道排泄与药物转运体密切相关,可影响药物的生物利用度。经肺、唾液腺、乳腺、汗腺等排泄也是药物从体内清除的途径。比如,通常乳液的 pH 比血液低,弱碱性药物容易通过乳液排泄,因此哺乳期妇女应谨慎使用。

5. 药物转运体　药物转运体是指器官组织细胞膜表面存在一系列以药物为底物的特殊转运蛋白质的统称,可介导药物的跨膜转运。研究显示,药物在体内转运均与特异的或非特异的转运体关系密切,许多药物是转运体的底物或抑制剂,因而转运体在药物吸收、分布、代谢、排泄等体内动力学过程中具有重要作用。另外,药物转运体的研究在药物相互作用、创新药物早期药动学评价等方面得到越来越深入的应用。

药物转运体可分为两大类超家族:一类为摄入型转运体,是溶质转运体超家族(solute carrier superfamily,SLC),可转运药物进入细胞,增加细胞内的药物浓度,如有机阴离子转运体(organic anion transporter,OAT)、有机阴离子多肽转运体(organic anion-transporting poly-peptide,OATP)、有机阳离子转运体(organic cation transporter,OCT)、寡肽转运体(oligopeptide transporter,PEPT)等;另一类为外排型转运体,是 ABC 结合盒转运体超家族(ATP-binding cassette superfamily,ABC),需要依赖 ATP 的能量,将药物泵出细胞,降低细胞内的药物浓度,如乳腺癌耐药蛋白(breast cancer resistance protein,BCRP)、肺耐药蛋白(lung resistance pro-tein,LRP)、多药耐药相关蛋白(multidrug resistance-associated protein,MRP)、P-糖蛋白(P-glycoprotein,P-gp)等。

肝、肾及消化道等器官组织的细胞膜上有 OAT、OATP、OCT、ABC 等多种药物转运体系,这些转运体与相应器官组织的功能密切相关,对药物的体内过程有重要影响。

(1)OAT:OAT 家族可跨膜转运各种不同化学结构的有机阴离子。OAT 家族转运蛋白有 OAT1、OAT2、OAT3、OAT4 和 URAT1,主要在肾脏表达,其中肾脏分布最广的是 OAT1。另外,OAT2 在肝脏组织中也有大量的表达,可参与分子量较小的亲水性阴离子药物在肝细胞的摄取,如甲氨蝶呤、水杨酸、吲哚美辛等。非甾体抗炎药、β-内酰胺抗生素、利尿药及血管紧张素转化酶抑制剂等药物均是 OAT 的底物。

(2)OATP:OATP 转运跨膜有机阴离子具有 Na$^+$-非依赖性。肾脏有 OATP1、OAT-K1/2 和 OATP-H 的蛋白表达。OATP1 具有重吸收经肾小球滤过的地塞米松、雌二醇-17-β-葡萄糖醛结合物等药物的作用。人肝脏有 OATP1A2、OATP2B1、OATP1B1 和 OATP1B3 等转运体,这些转运体的底物特异性比较广泛。其中,OATP1A2 可转运牛磺胆酸、甘氨胆酸、前列腺素 E 和甲状腺激素类药物等。

(3)OCT:OCT 在肝脏(OCT1、OCT2、OCT3)、肾脏(OCT1、OCT2)、肠道等器官组织中均有表达,体内分布比较广泛。OCT 主要转运阳离子药物,也可转运多种内源性、外源性物质,对这些物质的消除有重要作用。其中,OCT1 在肝脏摄取药物时具有主要作用,可转运胆碱、多巴胺、肾上腺素、去甲肾上腺素和组胺等亲水性阳离子化合物。

(4)ABC 转运体:ABC 转运蛋白是一类跨膜蛋白超家族,分子结构含有 1～2 个腺苷三磷酸(ATP)结合区域(ATP-binding cassette,ABC),可利用 ATP 水解的能量将结合的底物转运到膜外。肝、肾及肠道等器官对药物的外排与 P-gp、MRP、BCRP、BSEP 等 ABC 转运体有重要关系。肾脏中表达丰富的有 P-gp、MRP1 和 MRP2;而肝脏中,表达丰富的有 MRP1、MRP2、MRP3 和 MRP6。MRP 可介导多种临床药物及其结合性代谢物等的肝脏排泄,具有重要作用。

1)P-糖蛋白(P-gp,ABCB1):P-gp 是 ABC 转运体家族重要的转运体,分子量约为 170kD,由两个同源片段组成,每一部分包括 6 个跨膜区段(trans-membrane domain,TMD)及一个 ATP 结合区段(nucleotide binding domain,NBD),中间由一个弹性连接多肽相连。P-gp 在正常组织分布广泛,主要存在于肠道上皮、肾小管、肝小管、血脑屏障和胎盘屏障等。P-gp 主要位于上皮细胞内腔侧表面、顶端和黏膜侧,其功能主要是与底物结合后,将底物从细胞内排出,因此对药物的吸收、分布、排泄(主要是胆汁排泄和肠道排泄)等体内过程有重要作用,P-gp 的底物比较广泛,特异性低,如脂类、胆汁酸、多肽和外源性化学物质等。P-gp 除了在正常组织分布广泛外,在肿瘤组织也有高表达,由于 P-gp 有能量依赖性药泵功能,可使药物泵出细胞外,减低细胞内药物浓度从而产生耐药性。P-gp 由 *MDR1* 基因编码,*MDR1* 基因具有遗传多态性,存在大于 50 个以上的单核苷酸多态性(single nucleotide polymorphism,

SNP)变异位点。*MDR1* 基因变异可引起 P-gp 表达和功能的变化。另外,P-gp 与 CYP3A4 的分布与底物特异性非常相似,可受同一诱导剂的影响。

2)多药耐药相关蛋白(multidrug resistance-associated protein, MRP):MRP 是一种糖蛋白,也是 ABC 转运体家族的重要成员,具有能量依赖的药物外输出泵、调节离子通道活性、转运与谷胱甘肽(或葡萄糖醛酸,或硫酸盐)结合的物质等多种功能。目前发现 9 个亚型:MRP1~MRP9,均与药物转运有关,其中 MRP1 是 MRP 家族中研究最多,与多药耐药关系最为密切的一个亚型。MRP1 有 15% 的氨基酸序列与 P-gp 相同。MRP1 在多种正常组织的上皮细胞广泛分布,在支气管上皮细胞、睾丸、肾脏、肌肉和外周血单核细胞等有高表达。在正常组织中,MRP1 主要分布于胞浆;而在肿瘤组织中,MRP1 主要表达于细胞膜上。其编码基因 *ABCC1* 存在 SNP 位点。MRP2 主要在肝脏胆管细胞的顶膜上表达,在肠细胞、肾近曲小管上皮细胞和脑组织也有表达,MRP2 对胆红素的胆汁排泄过程具有重要作用,也可影响外源性化合物的胆汁和尿液排泄等过程。其编码基因 *ABCC2* 也存在 SNP 位点。MRP 具有比较广泛的跨膜转运功能和底物,不仅可作用于内源性代谢物,还可转运调节细胞内药物、毒物及其代谢产物浓度,在药物的体内过程以及机体自身防御等方面具有重要作用。

(二)药动学基本概念与常用参数

1. 速率过程(rate process)与速率常数(rate constant)　药动学建立的基础是药物分子通过机体各种生物膜屏障,在机体内转运。药物通过生物膜的转运方式主要为简单扩散与特殊转运。

(1)一级速率过程与线性动力学过程:简单扩散过程主要取决于生物膜的通透性和膜两侧的药物浓度差,浓度差越大,转运速率越快,其转运速率可用下式表示:

$$\frac{dc}{dt} = -KC \tag{2-1}$$

式中,K 为一级速率常数。

这种在单位时间内药物的吸收或消除是按比例进行的药物转运速率,称为一级速率过程。一级速率常数表示体内药量衰减的特性,这种速率常数并不随体内药物浓度增大而变化。大多数药物在体内的转运过程属于一级速率过程,即线性动力学过程。线性动力学过程具有:药物等比转运,消除半衰期不随剂量、浓度不同而改变,血药浓度-时间曲线下面积与剂量成正比,平均稳态浓度与剂量成正比等特点。

(2)零级速率过程与非线性动力学过程:药物的主动转运和易化扩散都需要载体或酶的参与,因此具有饱和现象。药物的转运速率与药物浓度的关系比较复杂。当药物浓度远小于转运载体或酶浓度时,其转运过程属一级速率过程。但当药物浓度远大于转运载体或酶浓度时,其转运速率只取决于转运载体或酶的浓度,而与药物浓度无关,称为零级速率过程。

零级速率过程转运速率可用下式表示:

$$\frac{dc}{dt} = -K \tag{2-2}$$

式中,K 为零级速率常数。

因此,特殊转运的药物在不同浓度及不同时间下,其转运速率表现为一级速率过程、零级速率过程,即混合米-曼(Michaelis-Menten)方程,在数学上整体呈非线性关系,属于非线性动力学过程。非线性动力学过程具有:药物等量转运;消除半衰期随剂量、浓度增加而延长;血药浓度-时间曲线下面积与剂量不成正比,当剂量增加,面积显著增加;平均稳态浓度与剂量不成正比等特点。

临床常用药物的体内过程大多数属于线性动力学过程,即反应速率随体内药量衰减而衰减。速率过程与速率常数的特性适用于药物吸收、分布、生物转化和排泄过程。

2. 房室模型(compartment model)　房室模型是目前广泛应用的分析药物在体内转运的动态规律的一种数学模型。它将机体视为一个系统,系统内部按动力学特点分为若干个房室。这是一个便于分析的抽象概念,是组成模型的基本单位。它是从实际数据中归纳出来的,代表着从动力学角度把机体划分的药物"储存库"。只要体内某些部位接受药物及消除药物的速率常数相似,不管这些部位的解剖位置与生理功能如何,都可归纳为一个单位,即一个房室。房室的划分与器官、组织的血流量,膜的通透性,药物与组织的亲和力等因素密切相关。

药物进入机体后,若仅在各个房室间转运,不再从机体排出或转化,则这些房室构成"封闭系统";若药物不仅在各个房室间转运,而且以不同速率、不同途径不可逆地从机体排泄或转化,则这些房室构成"开放系统"。大多数药物属于后一种情况。

(1)一房室模型:一房室模型是一种最简单的药动学模型。该模型将整个机体看作一个房室,而且假设药物进入血循环后立刻均匀分布在可到达的体液与组织中,即机体组织内与血浆内的药物量瞬时取得平衡。但实际上这种情况比较少。图2-1反映了不同给药途径一房室模型的体内过程和药物浓度-时间曲线。

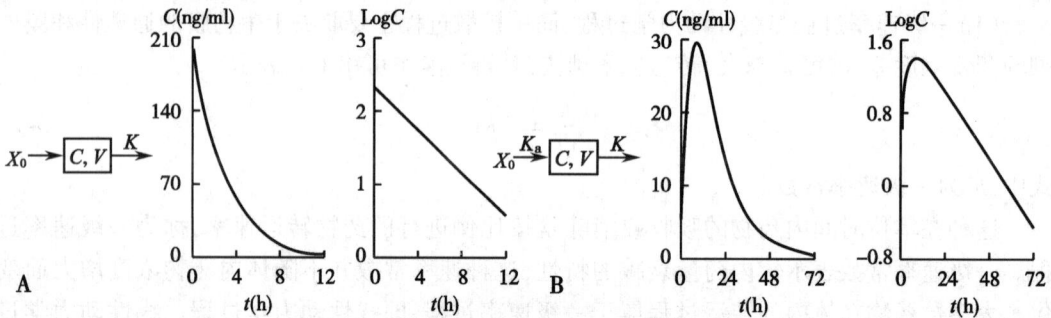

图2-1　一房室模型的血药浓度-时间曲线
图 A 为静脉注射给药,图 B 为血管外给药

1)静脉注射一房室模型一级动力学过程的数学公式

$$C = C_0 e^{-Kt} \tag{2-3}$$

式中,C_0 为 $t=0$ 时的血药浓度(即初始浓度),K 为消除速率常数。

2)血管外给药一房室模型一级动力学过程的数学公式

$$C = A(e^{-Kt} - e^{-K_a t}) \tag{2-4}$$

式中,A 为经验常数,K_a 为吸收速率常数。

(2)二房室模型:二房室模型将整个机体划分为两个房室:血流量多、血流速度快的器官组织构成中央室,血流量少、血流速度慢的器官组织构成周边室。并假设药物进入每一房室后立刻均匀分布,且房室间的药物转运瞬时取得平衡。

大多数药物的体内过程可近似地根据二房室模型进行分析。图2-2反映了不同给药途径二房室模型的体内过程和药物浓度-时间曲线。

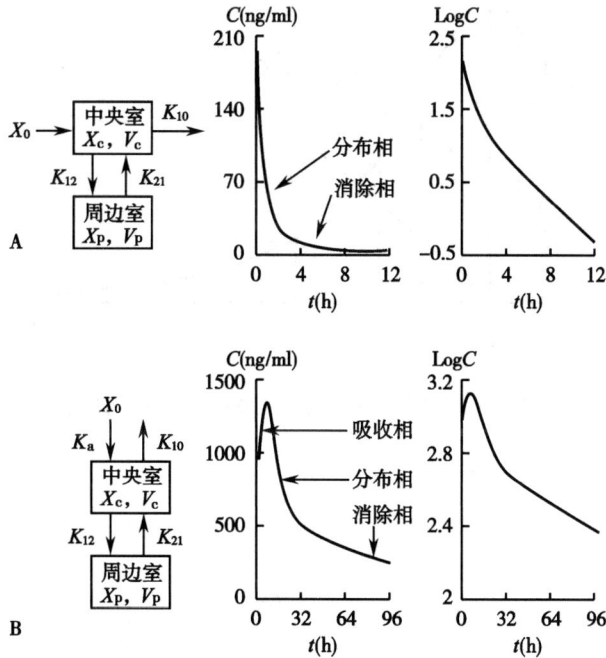

图 2-2 二房室模型的血药浓度-时间曲线

图 A 为静脉注射给药,图 B 为血管外给药

血药浓度-时间曲线时相的划分与房室模型密切相关,在实际工作中,不同时相的数据越明确,所获得的有关药动学参数就越真实。

1)静脉注射二房室模型一级动力学过程的数学公式

$$C = Ae^{-\alpha t} + Be^{-\beta t} \tag{2-5}$$

2)血管外给药二房室模型一级动力学过程的数学公式

$$C = Ae^{-\alpha t} + Be^{-\beta t} + Ge^{-K_a t} \tag{2-6}$$

在药动学研究中,通常是根据实际获得的药物浓度-时间数据结果,判断是选择房室模型还是选择非房室模型进行相应参数的计算,并进一步分析其特点。

3. 血药浓度-时间曲线下面积(area under the curve,AUC) 以血浆药物浓度(简称血药浓度)为纵坐标,以相应时间为横坐标,绘出的曲线为血药浓度-时间曲线(简称药-时曲线,见图 2-3),坐标轴和血药浓度-时间曲线之间所围成的面积称为血药浓度-时间曲线下面积,简称曲线下面积。它可间接反映药物被吸收到体内的总量,这在连续给药时比吸收速度更为重要。AUC 是获得药物生物利用度的基础,也是"统计矩"学说相关参数的基础。其计算公式如下:

(1)梯形法

$$AUC_{0-t} = \sum_{i=1}^{n} \frac{C_{i-1} + C_i}{2}(t_i - t_{i-1}) \tag{2-7}$$

$$AUC_{0 \to \infty} = \sum_{i=1}^{n} \frac{C_{i-1} + C_i}{2}(t_i - t_{i-1}) + \frac{C_n}{K} \tag{2-8}$$

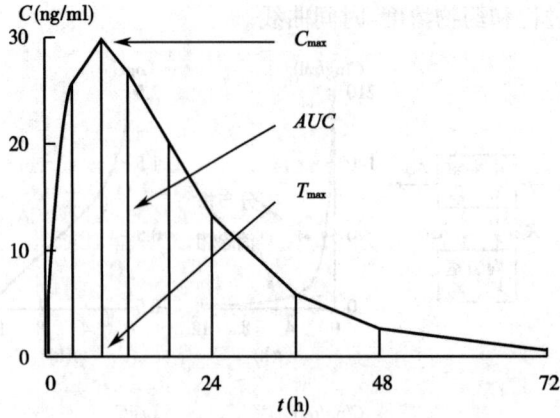

图 2-3 单次血管外给药后的血药浓度-时间曲线

（2）积分法

1）静脉注射给药

一房室模型：

$$AUC = \frac{C_0}{K} \tag{2-9}$$

二房室模型：

$$AUC = \frac{A}{\alpha} + \frac{B}{\beta} \tag{2-10}$$

2）血管外给药

一房室模型：

$$AUC = A\left(\frac{1}{K} - \frac{1}{K_a}\right) = \frac{FX_0}{KV} \tag{2-11}$$

二房室模型：

$$AUC = \frac{A}{\alpha} + \frac{B}{\beta} + \frac{G}{K_a} \tag{2-12}$$

4. 表观分布容积（apparent volume of distribution，V_d） 药物进入机体后，不同组织与体液中的实际药物浓度并不相同。但在进行计算时，可设想药物是均匀地分布于各种组织与体液中，且其浓度与血液相同，在这种假设条件下药物分布所需的容积称为表观分布容积（V_d）。它代表给药剂量或体内药物总量与血浆药物浓度相互关系的一个比例常数。

$$V_d = \frac{D_t}{C_t} \tag{2-13}$$

式中，D_t 表示给药 t 时间后，机体内的总药量；C_t 表示给药 t 时间后，血浆中药物的浓度。

表观分布容积是一个数学概念，并不代表具体的生理空间，用来估算在给予一定剂量的药物后，机体接触药物的程度与强度。其临床意义与应用在于：①反映药物分布的广度和药物与组织结合的程度；②估算血容量及体液量；③根据表观分布容积调整剂量。

5. 半衰期（half-life time，$t_{1/2}$） 一般是指血浆消除半衰期，某些药物也采用血清或全血半衰期，但此时应加以说明。

消除半衰期是指消除相时血浆药物浓度降低一半所需的时间，可以表示药物在体内（包括尿排出、生物转化或其他途径的消除)消除速度。大约经过 $5 \sim 7$ 个半衰期,体内的药物绝大部分已消除。然而,半衰期可因用药剂量、年龄、蛋白结合、合并用药、疾病(特别肝和肾)、影响尿排泄的 pH 等因素而改变,因此药物的消除半衰期在调整给药剂量和调整给药间隔时间等方面有重要的作用。其计算如下:

$$t_{1/2} = \frac{0.693}{K} \tag{2-14}$$

式中,K 为一房室模型消除速率常数。

$$t_{1/2\beta} = \frac{0.693}{\beta} \tag{2-15}$$

式中,β 为二房室模型 β 相消除速率常数。

由以上二式可见,当药物在体内符合一级动力学过程时,其消除半衰期与血药浓度水平无关。

6. 清除率(Clearance,CL) 是指单位时间内机体清除药物的速率,其单位有 L/h、ml/min 等。总清除率包含肾外清除率和肾清除率。总清除率等于各清除率的总和,其计算如下:

(1)根据给药剂量与药时曲线下面积的比值计算

静脉给药:

$$CL_{\text{总}} = \frac{X_0}{AUC} \tag{2-16}$$

血管外给药:

$$CL_{\text{总}} = \frac{FX_0}{AUC} \tag{2-17}$$

另外,通过血管外途径给予的药物,其 F 值一般是未知的,其清除率又可表示为:

$$\frac{CL_{\text{总}}}{F} = \frac{X_0}{AUC} \tag{2-18}$$

式中,$\dfrac{CL_{\text{总}}}{F}$ 为表观清除率。

(2)根据药物中央室分布容积与药物消除速率常数的乘积计算

一室模型:

$$CL = KV_{\text{d}} \tag{2-19}$$

二室模型:

$$CL = K_{10}V_1 \tag{2-20}$$

7. 稳态血药浓度(steady state plasma concentration,C_{SS})

(1)多次给药后血药浓度达稳态的特点:临床应用药物往往需要经过连续多次给药,才能达到有效的治疗目的。在恒定给药间隔时间重复给药时,可产生一个"篱笆"型的血浆药物浓度曲线,如果给药间隔短于完全清除药物的时间,药物可在体内积累,随着给药次数的增加,药物在体内的积累越来越多,当一个给药间隔内的摄入药量等于排出量时,血药浓度达到稳态,见图 2-4。

此时,任一间隔内的药物浓度时间曲线基本相同,但血药浓度在一定范围内波动。在每一次给药后都会出现最大的血药浓度,即峰浓度(peak level,$(C_{\text{SS}})_{\text{max}}$)和最小的血药浓度,

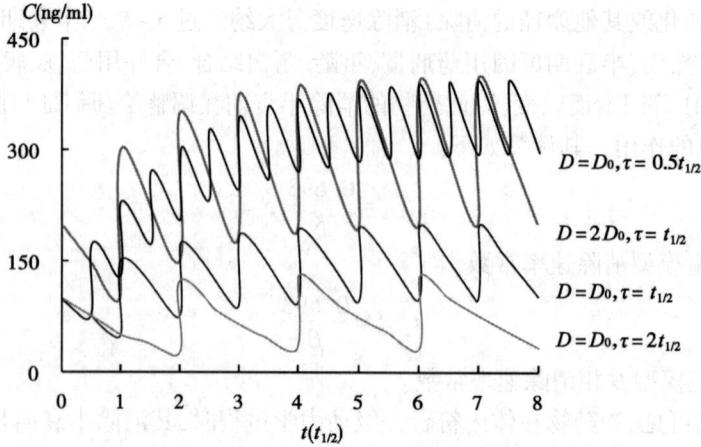

图2-4　多次静脉注射给药后的血药浓度-时间曲线

即谷浓度(trough concentration, $(C_{SS})_{min}$)。峰浓度与谷浓度的大小与单位时间的用药量有关(给药速率),即与给药间隔 τ 和给药剂量(维持剂量, D_m)有关。

图2-4描述了不同给药方案的药时曲线。由图中可见:①维持剂量一定时,给药间隔越短,稳态血药浓度越高,波动越小;②给药间隔一定时,给药剂量越大,稳态血药浓度越高,但峰浓度与谷浓度的比值不变;③不管给药间隔与给药剂量的大小如何,经过5个半衰期后,药物血浓度水平趋近稳定状态,6～7个半衰期后,达到稳态水平。

所以,药物到达稳态的时间只与其半衰期的长短有关,一般给药后6～7个半衰期到达稳态。因此,对于那些半衰期长(如半衰期为24小时,则需要6～7天达到稳态)的药物来说,为了使血药浓度尽早达到稳态发挥疗效,常常先给予一个负荷剂量,然后给予维持剂量。

临床使用药物,最佳效果是维持药物的 $(C_{SS})_{max}$ 小于药物的最低中毒浓度, $(C_{SS})_{min}$ 大于药物的最低有效浓度。

(2)多次给药达稳态时的血药浓度计算

1)最高稳态血药浓度

$$(C_{SS})_{max} = \frac{(C_1)_{max}}{1 - e^{-K\tau}} \tag{2-21}$$

2)最低稳态血药浓度

多次静脉注射给药:

$$(C_{SS})_{min} = \frac{X_0}{V} \frac{e^{-K\tau}}{1 - e^{-K\tau}} \tag{2-22}$$

多次血管外给药:

$$(C_{SS})_{min} = \frac{FX_0K_a}{V(K_a - K)} \frac{e^{-K\tau}}{1 - e^{-K\tau}} \tag{2-23}$$

3)平均稳态血药浓度

多次静脉注射给药:

$$(C_{SS})_{av} = \frac{X_0}{VK\tau} = 1.44 \frac{X_0}{V} \frac{t_{1/2}}{\tau} \tag{2-24}$$

多次血管外给药：

$$（C_{\mathrm{SS}}）_{av} = \frac{FX_0}{VK\tau} = 1.44\,\frac{FX_0}{V}\,\frac{t_{1/2}}{\tau} \tag{2-25}$$

不考虑给药途径：

$$（C_{\mathrm{SS}}）_{av} = \frac{AUC_{\mathrm{SS}}}{\tau} \tag{2-26}$$

4）静脉输注的稳态血药浓度：

$$C_{\mathrm{SS}} = \frac{k_0}{VK} \tag{2-27}$$

8. 积累系数（R）　又称为积累因子，用来反映多次给药后，药物在机体内的积累程度。

$$R = \frac{（C_{\mathrm{SS}}）_{\max}}{（C_1）_{\max}} = \frac{（C_{\mathrm{SS}}）_{\min}}{（C_1）_{\min}} = \frac{1}{1 - e^{-K\tau}} = \frac{AUC_{\mathrm{SS}}}{AUC_{1,0-\tau}} \tag{2-28}$$

药物的积累程度与药物本身的消除速率常数或半衰期以及给药间隔有关，因此半衰期不同的药物，必须注意其用药间隔时间。药物积累系数乘以每次给药量即可得其稳态时的体内平均药量。

9. 波动百分数（percent of fluctuation，PF）　又称波动系数，可通过稳态最大血药浓度与稳态最小血药浓度之差对稳态最小血药浓度的百分数来计算。反映达稳态后，药物浓度的波动幅度。

$$PF = \frac{（C_{\mathrm{SS}}）_{\max} - （C_{\mathrm{SS}}）_{\min}}{（C_{\mathrm{SS}}）_{\min}} \times 100\% \tag{2-29}$$

10. 负荷剂量（loading dose，D_{L}）　临床上为了使药物浓度尽快到达稳态从而尽早发挥疗效，常常先给予一个较维持剂量大的剂量使药物浓度迅速达到稳态水平，然后在预定的给药间隔时间给予维持剂量维持稳态水平，这个在第一次使用的剂量称为负荷剂量。其计算如下：

静脉注射给药：

$$D_{\mathrm{L}} = \frac{D_{\mathrm{m}}}{1 - e^{K\tau}} \tag{2-30}$$

血管外给药：

$$D_{\mathrm{L}} = \frac{D_m}{（1 - e^{K\tau}）（1 - e^{K_a\tau}）} \tag{2-31}$$

当给药间隔 $\tau = t_{1/2}$ 时，上述两个公式均可简化为：$D_{\mathrm{L}} = 2D_{\mathrm{m}}$。据此得出"给药间隔时间等于药物的半衰期，首剂加倍"的负荷剂量用药原则。

11. 生物利用度　指药物从制剂释放后，被吸收进入全身血循环的速度和程度，是生物药剂学的一项重要参数，是评价药物制剂质量的重要指标，也是选择给药途径的依据之一。

血管外给药后，可通过绝对生物利用度与相对生物利用度反映药物从制剂释放后，被吸收进入全身血循环的程度。绝对生物利用度指血管外给药后，吸收进入血循环的药物量占所给予的药物总量的比例。相对生物利用度指通过血管外途径给予两种制剂，二者吸收进入血循环的药物量在等剂量条件下的比例。

$$绝对生物利用度（F） = \frac{AUC_{血管外}}{AUC_{静脉注射}} \tag{2-32}$$

$$受试制剂相对生物利用度(F) = \frac{受试制剂的\ AUC}{参比制剂的\ AUC} \tag{2-33}$$

血管外给药后,可用 C_{max} 与 T_{max} 反映药物从某制剂吸收进入全身血循环的速度。C_{max} 与吸收速率常数、消除速率常数、剂量有关,而 T_{max} 仅取决于吸收速率常数、消除速率常数,与剂量无关。在消除速率常数一定时,吸收速率越快,C_{max} 越高,T_{max} 越短。

三、临床药动学应用

(一)临床给药方案的拟定与调整

临床使用药物时,为达到合理用药的目的,根据使用者的具体情况及药物药效学和药动学的特点所拟定的药物治疗或试验计划称为给药方案(dosage regimen),包括药物剂量、剂型、给药间隔、给药途径、疗程、不良反应的防治措施等内容。

当组织对药物的敏感性确定以后,药物的临床疗效主要取决于药物在作用部位或组织中的浓度。由于大多数药物在作用部位或组织中的浓度与血液中的浓度存在一定的比例关系,因此可通过测定血药浓度的变化来间接反映作用部位浓度的变化。在实际应用中,临床给药方案的具体内容应根据药物吸收、分布、消除等特点来进行合理拟定或调整,使血药浓度控制在与疗效相关而又无毒性反应的有效浓度范围(治疗窗,表 2-1)内,从而达到安全有效的治疗目的。

表 2-1　某些药物治疗有效的血药浓度范围

药物	治疗情况	有效血药浓度范围(mg/L)
阿司匹林	镇痛	50 ~ 100
丙戊酸	抗癫痫	40 ~ 100
苯妥英	抗癫痫、室性心律失常	10 ~ 20
茶碱	抗哮喘	5 ~ 15
华法林	抗凝	1 ~ 4
去甲替林	抗抑郁	0.05 ~ 0.15

1. 单次给药　单次给药时,药物的血药浓度和药物效应维持的时间往往很短。但在临床应用中,某些药物(如镇痛药、麻醉药、驱虫药、催眠药、神经肌肉阻断药、诊断用药等)通常只需单次给药就可以达到预期效果。

(1)静脉注射给药:单次快速静脉注射给药后,若药物在体内的分布符合一房室模型,在体内的消除为一级消除速率过程,给药剂量(D)与时间(t)的关系式为:

$$D = CV_d e^{kt} = CV_d e^{nkt_{\frac{1}{2}}} = CV_d 2^n = CV_d 2^{\frac{t}{t_{1/2}}} \tag{2-34}$$

例2-1:已知某药的体内分布符合一房室开放模型,其半衰期为 2.6 小时,分布容积为 0.329L/kg,患者体重60kg,现希望患者在静脉注射后 8 小时的血药浓度不低于 3mg/L,问最少需注射多少药量?

解：

$$D = CV_d 2^{\frac{t}{t_{1/2}}} = 0.003g/L \times 0.329L/kg \times 60kg \times 2^{\frac{8h}{2.6h}} = 0.5g$$

（2）静脉输注给药：恒速静脉输注给药时，如果输注速率 R_{inf}，整个输注时间为 T，则血药浓度（C）经时间（t）变化的关系式：

1）从输注开始到输注结束，

$$C = \frac{R_{inf}}{V_d K}(1 - e^{-Kt}) \tag{2-35}$$

2）输注结束后，

$$C = \frac{R_{inf}}{V_d K}(1 - e^{-KT})e^{-K(t-T)} \tag{2-36}$$

3）输注过程中（即 $0 \le t \le T$），当 t 足够大，$e^{-Kt} \to 0$，（2-35）式可简化为：

$$C = \frac{R_{inf}}{V_d K} \tag{2-37}$$

此时，药物的输注速率等于药物的消除速率，血药浓度达到稳态水平，即坪浓度：

$$C_{SS} = \frac{R_{inf}}{V_d K} \tag{2-38}$$

上式可转化为：

$$R_{inf} = \frac{D}{T} = V_d K C_{SS} \tag{2-39}$$

即得：

$$D = V_d K C_{SS} T \tag{2-40}$$

4）假设给药间隔 $\tau = t_{1/2}$，由（2-35）、（2-38）式得达坪分数 f_{SS}：

$$f_{SS} = \frac{C}{C_{SS}} = 1 - e^{-Kt} = 1 - e^{\frac{-0.693}{t_{1/2}}n \cdot t_{1/2}} = e^{-0.693n} \tag{2-41}$$

当 $n \ge 7$（即输注时间等于或超过 7 个半衰期，$f_{SS} \ge 99.2\%$）时，可以判断血药浓度已达到稳态水平。

5）如果药物的半衰期较长，可先静脉注射负荷剂量，使血药浓度迅速达到预期的坪浓度水平，然后采用静脉输注维持稳态水平，以缩短血药浓度达到稳态的时间。

$$D_L = \frac{R_{inf}}{K} \tag{2-42}$$

例 2-2：某患者体重 55kg，欲使单次恒速静脉输注羧苄青霉素后 8 小时的血药浓度维持在 100mg/L 水平，现输注体积为 1L，问：①应加入多少剂量的羧苄青霉素？假定羧苄青霉素为单室模型药物。$t_{1/2} = 1.1h$，$V_d = 0.18L/kg$。②如静脉输注时，每 12 滴 1 毫升，则每分钟应滴入多少滴？③如要立即起效，负荷剂量应为多少？

解：①由（2-40）式得：$D = V_d K C_{SS} T = 0.18 \times 55 \times \frac{0.693}{1.1} \times 0.1 \times 8 = 5.0g$

②每分钟滴入滴数 $= \frac{\text{总滴注滴数}}{\text{滴注时间}} = \frac{1000 \times 12}{8 \times 60} = 25$ 滴/分钟

③$D_L = \frac{R_{inf}}{K} = \frac{5.0/8}{0.693/1.1} = 1.0g$

（3）血管外（口服、肌注或其他非血管内途径）给药：单次给药后，若药物在体内的分布符合一房室模型，在体内的吸收和消除为一级消除速率过程，给药剂量（D）与时间（t）的关系式为：

$$D = \frac{CV_d(K_a - K)}{FK_a(e^{-Kt} - e^{-K_at})} \tag{2-43}$$

例 2-3：一体重 56kg 的患者，期望口服某药 24 小时后，血药浓度不低于 0.03mg/L，其给药剂量应给多少？已知该药 $F = 85\%$，$K_a = 1.5/$小时，$V_d = 7.28L/mg$，$t_{1/2} = 22.0$ 小时。

解：$K = \dfrac{0.693}{t_{\frac{1}{2}}} = \dfrac{0.693}{22} = 0.0315h^{-1}$，由（2-43）得：

$$
\begin{aligned}
D &= \frac{CV_d(K_a - K)}{FK_a(e^{-Kt} - e^{-K_at})} \\
&= \frac{0.03 \times 9.3 \times 56(1.5 - 0.0315)}{0.85 \times 1.5(e^{-0.0315 \times 24} - e^{-1.5 \times 24})} \\
&= \frac{17.9603}{0.85 \times 1.5 \times 0.4695} \\
&= 30.00\text{mg}
\end{aligned}
$$

2. 多次给药　临床上多数药物需要重复多次给药才能维持在有效的治疗浓度范围内，达到预期的治疗目的。对于治疗指数大、血药浓度或组织药浓度允许有较大幅度波动的药物，多次给药是一种安全有效而又方便的给药方式；对于治疗指数较小或浓度波动范围偏窄的药物，要保证安全有效，则需采用连续静脉输注的给药方式。

（1）多次快速静脉注射给药

最高稳态血药浓度（即稳态峰浓度）：

$$(C_{SS})_{max} = \frac{D}{V_d} \frac{1}{1 - e^{-K\tau}} \tag{2-44}$$

最低稳态血药浓度（即稳态谷浓度）：

$$(C_{SS})_{min} = \frac{D}{V_d} \frac{e^{-K\tau}}{1 - e^{-K\tau}} \tag{2-45}$$

平均稳态血药浓度：

$$(C_{SS})_{av} = \frac{D}{V_d K\tau} \tag{2-46}$$

稳态血药浓度的坪幅为：

$$(C_{SS})_{max} - (C_{SS})_{min} = \frac{D}{V_d} \tag{2-47}$$

1）确定给药间隔时间 τ

$$\tau = \frac{\ln\left[\dfrac{(C_{SS})_{max}}{(C_{SS})_{min}}\right]}{K} \tag{2-48}$$

$$\tau = \frac{D}{(C_{SS})_{av} V_d K} \tag{2-49}$$

例 2-4：已知某药的半衰期为 6.7 小时，表观分布容积为 12L/kg，患者体重 60kg，若给药剂量已确定为30mg,欲维持平均血药浓度为50g/L,请确定给药间隔时间τ。

解:由(2-49)式得:

$$\tau = \frac{D}{C_{av}V_dK} = \frac{30 \times 6.7}{0.05 \times 12 \times 60 \times 0.693} = 8h$$

2)确定给药维持剂量D

由(2-44)式得:

$$D = (C_{SS})_{max}V_d(1 - e^{-K\tau}) \tag{2-50}$$

由(2-45)式得:

$$D = (C_{SS})_{min}V_d(e^{K\tau} - 1) \tag{2-51}$$

由(2-46)式得:

$$D = (C_{SS})_{av}V_dK\tau \tag{2-52}$$

由(2-47)式得:

$$D = [(C_{SS})_{max} - (C_{SS})_{min}]V_d \tag{2-53}$$

例2-5:已知某药的半衰期为9.1小时,表观分布容积为8.8L/kg,患者体重66kg,若要使在12小时间隔内血药浓度不低于23μg/L,请确定每次静脉注射的给药剂量。

解:由(2-51)式得:

$$D = (C_{SS})_{min}V_d(e^{K\tau} - 1) = 0.23 \times 8.8 \times 66 \times (e^{0.693 \times 12/9.1} - 1) = 20mg$$

例2-6:已知某药的半衰期为6.0小时,表观分布容积为15L,治疗浓度范围为(2~8)mg/L,请确定静脉注射给药间隔时间及每次静脉注射给药剂量。

解:由(2-48)式得:

$$\tau = \frac{\ln\left[\frac{(C_{SS})_{max}}{(C_{SS})_{min}}\right]}{K} = \frac{\ln\frac{8}{2}}{0.693/6.0} = 12h$$

由(2-53)式得:

$$D = [(C_{SS})_{max} - (C_{SS})_{min}]V_d = (8 - 2) \times 15 = 90mg$$

3)确定给药负荷剂量D_L

要求首次给药后即达到稳态浓度,即$C_1(0) = (C_{SS})_{max}$,$C_1(\tau) = (C_{SS})_{min}$,此时:

$$D_L = \frac{D}{1 - e^{-K\tau}} = RD \tag{2-54}$$

当$\tau = t_{1/2}$时,

$$R = \frac{1}{1 - e^{-kt_{1/2}}} = \frac{1}{1 - e^{-\ln2}} = 2 \tag{2-55}$$

将(2-55)式代入(2-54)式得

$$D_L = 2D \tag{2-56}$$

式2-56是"当给药间隔等于药物的半衰期,首次剂量加倍"原则的根据。采用该原则设计给药方案,适合于半衰期在8~24小时的药物。

例2-7:已知某药的半衰期为7.69小时,表观分布容积为8.2L,最大有效治疗浓度范围为12mg/L,静脉注射给药间隔时间为8小时,请确定该药静脉注射给药维持剂量和负荷剂量。

解:由(2-50)式得:

$$D = (C_{SS})_{max}V_d(1 - e^{-K\tau}) = 12 \times 8.2 \times (1 - e^{-0.693 \times 8/7.69}) = 50.0mg$$

由(2-54)式得:

$$D_L = \frac{D}{1 - e^{-K\tau}} = \frac{50.0}{1 - e^{-0.693 \times 8/7.69}} = 97.3\text{mg} \approx 100\text{mg}$$

(2)多次口服或肌内注射给药

最高稳态血药浓度(即稳态峰浓度):

$$(C_{SS})_{max} = \frac{FD}{V_d}\left(\frac{1}{1 - e^{-K\tau}}\right)e^{-Kt} \qquad (2-57)$$

最低稳态血药浓度(即稳态谷浓度):

$$(C_{SS})_{min} = \frac{FK_aD}{(K_a - K)V_d}\left(\frac{1}{1 - e^{-K\tau}} - \frac{1}{1 - e^{-K_a\tau}}\right) \qquad (2-58)$$

平均稳态血药浓度:

$$(C_{SS})_{av} = \frac{FD}{V_d K\tau} \qquad (2-59)$$

血管外多次给药时,要使血药浓度迅速达到稳态水平,首次给药也可以给予负荷剂量:

$$D_L = \frac{D}{(e^{-K\tau} - e^{-K_a\tau})}\left(\frac{1}{1 - e^{-K\tau}} - \frac{1}{1 - e^{-K_a\tau}}\right) \qquad (2-60)$$

当$K_a \to \infty$,上式可简为(2-54)式。

例2-8:已知地高辛的有关参数:$t_{1/2} = 39h$,$V = 8.3\text{L/kg}$,$F = 75\%$。患者体重53kg,为维持地高辛的平均稳态血药浓度为1.0μg/L,每日给药一次,问每日用药多少?

解:由(2-59)式得:

$$D = \frac{(C_{SS})_{av}V_d K\tau}{F} = \frac{1 \times 8.3 \times 53 \times 0.693 \times 24}{0.75 \times 39 \times 1000} = 0.25\text{mg}$$

例2-9:普鲁卡因酰胺胶囊$F = 0.85$,$t_{1/2} = 3.5h$,$V_d = 2.0\text{L/kg}$,①若患者6小时口服一次,剂量为12mg/kg时,求$(C_{SS})_{av}$。②若保持C_{av}为6.0mg/L,每5小时口服一次,求D。③若口服剂量为625mg时,体重为53kg的患者,要维持$(C_{SS})_{av}$为4.2mg/L,求τ。④若口服剂量为500mg,给药间隔为6小时时,求负荷剂量。

解:①$(C_{SS})_{av} = \frac{FD}{V_d K\tau} = \frac{0.85 \times 12}{2 \times \frac{0.693}{3.5} \times 6} = 4.3$μg/ml

②$D = \frac{(C_{SS})_{av}V_d K\tau}{F} = \frac{6 \times 2 \times 0.693 \times 4}{0.85 \times 3.5} = 11.2$mg/kg

③$\tau = \frac{FD}{(C_{SS})_{av}V_d K} = \frac{0.85 \times 625 \times 3.5}{4.2 \times 2 \times 53 \times 0.693} = 6h$

④$D_L = \frac{D}{1 - e^{-K\tau}} = \frac{500}{1 - e^{-0.693/3.5 \times 6}} = 719$mg

(3)多次静脉输注给药

1)维持剂量:

$$D = \frac{V_d KT[(C_{SS})_{max} + (C_{SS})_{min}]}{2} + V_d[(C_{SS})_{max} - (C_{SS})_{min}] \qquad (2-61)$$

注:T为输注持续时间。

2)滴注速率：
$$K_0 = \frac{D}{T} \qquad (2\text{-}62)$$

3)给药间隔时间：
$$\tau = T + \frac{2.303}{K}\log\frac{(C_{SS})_{\max}}{(C_{SS})_{\min}} \qquad (2\text{-}63)$$

4)负荷剂量：
$$D_L = V_d (C_{SS})_{\max} e^{KT/2} \qquad (2\text{-}64)$$

如果负荷剂量不是首次给予,若给予负荷剂量时血药浓度为 C_b,则上式可转化为:
$$D_L = V_d\left[(C_{SS})_{\max} e^{KT/2} - C_b e^{-KT/2} \right] \qquad (2\text{-}65)$$

例 2-10:已知某药 $K=0.61/h$, $V_d=1.5L/kg$,欲使该药最低稳态血药浓度为 $12\mu g/L$,最高稳态血药浓度为 $25\mu g/L$,现有某体重 55kg 患者,需多次静脉输注给药,如设定每次静脉输注时间为 0.5 小时,请计算维持剂量、给药间隔时间 τ、负荷剂量。

解:由(2-61)式得:
$$\begin{aligned}
D &= \frac{V_d KT[(C_{SS})_{\max}+(C_{SS})_{\min}]}{2} + V_d[(C_{SS})_{\max}-(C_{SS})_{\min}] \\
&= \frac{1.5\times55\times0.61\times0.5\times(25+12)}{2} + 1.5\times55\times(25-12) \\
&= 2003.5\mu g \\
&\approx 2.0mg
\end{aligned}$$

由(2-63)式得:
$$\begin{aligned}
\tau &= T + \frac{2.303}{K}\log\frac{(C_{SS})_{\max}}{(C_{SS})_{\min}} \\
&= 0.5 + \frac{2.303}{0.55}\log\frac{25}{12} \\
&= 1.8h
\end{aligned}$$

由(2-64)式得:
$$\begin{aligned}
D_L &= V_d(C_{SS})_{\max} e^{KT/2} \\
&= 1.5\times55\times0.025\times e^{0.55\times0.5/2} \\
&= 2402.3\mu g \\
&\approx 2.4mg
\end{aligned}$$

(4)实际应用时给药方案的考虑:前述都是理想的或理论上的给药方案。在临床实践中,为了用药方便和提高依从性,给药间隔宜选取易于控制的时间,因而每天给药 1~3 次常见,而每天给药 4~6 次少见。据此再调节相应的维持剂量,使维持剂量等于达到有效治疗浓度水平所必需的体内最小药量。选择剂量应考虑现有的制剂规格以及达到预期的稳态血药浓度的波动范围。

不同半衰期给药方案的考虑:① $t_{1/2}>1$ 周,且治疗指数较高,可每周给药一次,给药间隔小于 $t_{1/2}$,负荷剂量高于 2 倍的维持剂量,但应考虑不良反应的影响;② $t_{1/2}>24$ 小时,一般每天给药一次,给药间隔小于 $t_{1/2}$,负荷剂量高于 2 倍的维持剂量,但应考虑不良反应的影响;③ $t_{1/2}$ 在 8~24 小时,且治疗指数较高,给药间隔通常应与药物的半衰期相当,负荷剂量大约为 2 倍的维持剂量。治疗指数低的药物则给药频度需要比较高,而维持剂量需要较低。有时使用缓释制剂较为理想;④ $t_{1/2}$ 在 0.5~8 小时,治疗指数较高的药物可 1~3 个半衰期给药

1 次;而对于那些治疗指数低的药物则需 1 个半衰期给药 1 次,或应采用静脉输注给药;⑤$t_{1/2}$ <0.5 小时,治疗指数较高的药物给药间隔可大于几个半衰期(达不到稳态);而治疗指数低的药物则需采用静脉输注给药。

(二)临床药动学研究

在新药的临床试验阶段,其临床药动学研究是不可或缺的重要研究内容。新药的临床药动学研究可阐明药物在人体内的吸收、分布、代谢和排泄等处置过程的动态变化规律,可为全面认识人体与药物间相互作用以及临床制定合理用药方案等提供关键依据。其主要类型有:

1. 健康志愿者药动学研究 本研究的目的是了解药物在体内吸收、分布和消除(代谢和排泄)的动态变化特点。由于各种疾病的病理状态均可不同程度地对药物的代谢动力学产生影响,通常选择健康受试者(成年男性和女性)来客观反映药物在人体的特征。如果试验药品的安全性较小,试验过程中可能对受试者造成损害,伦理上不允许时,可选用目标适应证的患者作为受试者。

健康志愿者的药动学研究包括单次与多次给药的药动学研究、进食对口服药物制剂影响的药动学研究、药物代谢产物的药动学研究、药物 – 药物药动学相互作用研究。

(1)单次给药药动学研究:本研究根据受试者的血药浓度-时间数据进行参数的估算,获得单次给药的主要参数,以全面反映药物在人体内吸收、分布和消除的特点。主要参数有:T_{max}(实测值)、C_{max}(实测值)、AUC、V_d 或 V_d/F、Kel、$t_{1/2}$、MRT、CL 或 CL/F。根据尿药浓度时间数据估算药物经肾排泄的速率和总量。对参数进行分析,说明其临床意义:①是否具有非线性动力学特征?②个体差异是否较大?个体差异大($RSD > 50\%$)时,提示必要时需作剂量调整或进行血药浓度监测;AUC 集中于高低两极者提示可能有快代谢型、慢代谢型的遗传性代谢差异。③不良反应发生率和发生程度是否有剂量依赖性?④是否存在性别差异?⑤主要参数与国内外文献(同类药物或同一药物)是否一致?

(2)多次给药药动学研究:当药物在临床上将连续多次应用时,需获得多次给药的特征。本研究根据需获得的参数,包括达峰时间(T_{max})、稳态谷浓度[$(C_{SS})_{min}$]、稳态峰浓度[$(C_{SS})_{max}$]、平均稳态血药浓度[$(C_{SS})_{av}$]、消除半衰期($t_{1/2}$)、清除率(CL 或 CL/F)、稳态血药浓度-时间曲线下面积(AUC_{SS})及波动系数(DF)等,进行结果分析:①阐明多次给药时药物在体内的特征;②应与单次给药相应的参数进行比较,观察它们之间是否存在明显差异,特别在吸收和消除等方面有否显著的改变,并对药物的蓄积作用进行评价、提出用药建议;③考察药物多次给药后的稳态浓度(C_{SS}),药物谷、峰浓度的波动系数(DF),是否存在药物蓄积作用和(或)药酶的诱导作用。

(3)进食对口服药物制剂影响的药动学研究:许多口服药物制剂的消化道吸收速率和程度往往受食物的影响。食物能减慢或减少药物的吸收,也可促进或增加某些药物的吸收。本研究通过观察口服药物在饮食前、后服药时对药物,特别是对药物的吸收过程的影响,以期为后续制订科学、合理的用药方案提供依据。因此,研究时所进食的试验餐应是高脂、高热量的配方,以使食物对胃肠道生理状态的影响达到最大,使进食对所研究药物的影响达到最大。根据试验结果,与空腹比较,对进食是否影响该药吸收及其特征(T_{max}、C_{max}、AUC 等)进行分析和小结,对进食后药物的体内过程进行评估。

(4)药物代谢产物的药动学研究:如果结果显示,药物主要以代谢方式消除,则其代谢物可能具有明显的药理活性或毒性作用;或作为酶抑制剂而使药物的作用时间延长或作用增强;或通过竞争血浆和组织的结合部位而影响药物的处置过程,因而代谢物的特征将会影响药物的疗效和毒性。因此,在进行这类原形药物单次给药、多次给药的时候,应考虑同时进行代谢物的研究。但代谢物选择以及相应标准品来源需要综合考虑。

(5)药物-药物的药动学相互作用研究:当药物在临床上预期将与其他药物同时或先后应用,由于药物与药物间在吸收、与血浆蛋白结合、诱导/抑制药酶、存在竞争排泌或重吸收等方面均存在相互作用的可能。其中合用药物与血浆蛋白的竞争性结合、对药物代谢酶的诱导或抑制等均可能导致试验药物血浆浓度明显升高或降低,导致药物发生毒性反应或疗效降低,从而需要调整用药剂量或给药间隔时间。因此有必要进行药物与药物间的药动学相互作用研究,以期尽可能明确引起相互作用的因素或机制,为制订科学、合理的联合用药方案提供依据。大多数相互作用研究选择健康志愿者为研究对象。

2. 特殊人群的药动学研究

(1)肝功能损害的药动学研究:肝功能损害可使药物效应增加甚至引起毒性效应,其原因有:多数药物血浆蛋白结合率降低,游离型药物浓度增加;因肝药酶水平明显减少或活性降低,使通过肝药酶代谢消除的药物代谢速率和程度明显减退,使原形药浓度升高,消除半衰期延长;另外,肝内淤胆型肝病可使主要从胆汁排泄的药物的消除受到影响。需要进行肝功能损害的药动学研究的情况:①药物或其活性代谢物主要经肝脏代谢和(或)排泄;②虽肝脏不是药物和(或)活性代谢物的主要消除途径,但药物治疗范围窄等情况下,需考虑进行肝功能损害的药动学研究,并与健康志愿者的参数进行比较。

(2)肾功能损害的药动学研究:肾脏损害可改变主要经肾脏排泄的药动学过程和效应。肾损害可引起药物或其代谢经肾排泄的明显降低,同时还可引起吸收、分布、代谢等过程的变化;肾损害越严重,这些变化越突出,甚至肾脏途径不是主要排泄途径的药物也可观察到。

对可能用于肾功能损害的药物,如药物和(或)其活性代谢物的治疗指数小、药物和(或)其活性代谢物主要通过肾脏消除,由于肾损害可能明显改变药物和(或)其活性/毒性代谢物的特性,必须通过调整给药方案来保证这些用药的安全和有效时,需考虑在肾功能损害患者进行药动学研究,并与肾功能正常的人进行比较。

(3)老年人药动学研究:与正常成年人比较,老年人可存在胃酸分泌减少,消化道运动功能减退、血流减慢;体内水分减少,脂肪成分比例增加;血浆蛋白含量减少;肾单位、肾血流量、肾小球滤过率均下降;肝血流量减少,肝药酶水平与活性降低等改变。这均可导致药物在老年人体内的吸收、分布、代谢、排泄过程发生相应改变。当药物预期的适应证主要是老年人时,需要进行老年人药动学研究,从而可根据其特点选择药物,并调整给药剂量或间隔。老年人的药动学研究可选择老年健康志愿者或患者。

(4)儿科人群药动学研究:由于儿童具有胃液的 pH 低、胃肠蠕动慢,各组织水分的含量高,血浆蛋白含量低,血脑屏障处于发育阶段,对药物代谢的能力较弱等生理特点,因此药物在儿童与成人的过程可能存在明显差异。因此,当药物预期的适应证主要是儿童,可在儿科人群进行药动学研究。另外,不同年龄阶段的儿童生长、发育有其各自的特点,其特点也各不相同。因而,进行研究时,应考虑拟应用疾病、人群、药物本身特点等情况酌情选取不同发育阶段的儿童进行。由于在儿科人群多次取血比较困难,可考虑采用群体药动学研究方法。

知识链接：
稳定同位素标记药物在临床药代动力学研究中的应用

近年来，稳定同位素标记(stable isotope-labelling, SIL)示踪技术在临床药代动力学研究中得到较大发展。稳定同位素无放射性，物理性质稳定，以一定比例存在于自然界，对人体无害，可通过化学合成标记到药物分子。生物样本中标记药物和未标记药物的浓度被 GC-MS 或 LC-MS 法同时测定。常用的稳定同位素有^{2}H、^{13}C、^{15}N 和 ^{18}O 四种。人体主要由氢、碳、氮、氧元素组成，以 70kg 人体重量计，大约含重同位素 270g，人体内所含的及每天摄取的稳定重同位素量远大于试验用标记药物剂量，因此，给予常规剂量稳定同位素标记药物进行临床药代动力学研究是很安全的。

虽然 SIL 具有克服个体内差异、提高灵敏度等独特优点，但由于使用该技术的要求条件高，至今仍未能普及应用。

第二节 群体药动学

一、群体药动学概述

群体药动学(population pharmacokinetics, PPK)是在药动学基础上发展起来的，即药动学的群体分析法。它将药动学基本原理和统计学方法相结合，对药物体内过程的群体规律、药动学参数统计分布及影响因素等进行研究，是药动学的分支学科。

群体(population)是根据不同药物的研究目的所确定的研究对象或患者的总体。群体方法(population approach)采用经典药动学模型与群体统计学模型结合起来的新型药动学研究方法，可定量考察群体或亚群体(subpopulation)中药物浓度的决定因素，即群体典型值、固定效应参数、个体间变异和个体自身变异等群体药动学参数，进一步研究给予标准剂量方案时群体典型的参数和群体中个体间的药动学特征变异性。

群体药动学主要研究药动学特性中存在的变异性，即确定性变异和随机性变异。确定性变异，又称固定效应(fixed effects)，通常在一定时间内较为固定，如年龄、性别、身高、体重、合并用药、种族、性别、肝肾功能、饮食、吸烟、病理因素等。随机性变异，又称随机效应(random effects)，如个体间差异、个体内变异、测定误差等。固定效应(结构)模型用于定量考察固定效应对药动学参数的影响，而统计学模型则主要用于表达个体间变异和个体自身变异。

群体药动学的目的在于：①研究群体药动学与药效动力学的整体特征，获得参数平均值、典型值(typical value；又称群体值，population value)；②了解固定效应对药效动力学的影响；③评价随机效应的作用。

其应用特点和意义主要包括：①可直接考虑临床的实际情况，对各种病理生理等药动学的影响因素进行明确的细化和定量化的考察，结果更具有临床意义；②取样点少，不同个体取样时间不要求统一，有利于临床开展；③可进行药物相互作用研究，定量分析不同药物间的相互影响，并将药动学参数和药物疗效紧密结合，有助于个体化用药。

二、群体药动学参数

NONMEM 程序由 Sheiner 等研制,是目前群体药动学(PPK)和群体药效学(PPD)研究应用最广的群体药动学软件。它根据非线性混合效应模型法(nonlinear mixed effect model, NONMEM,简称混合效应模型法)编制。非线性混合效应模型将固定效应与随机效应加在一起(即混合效应),将固定效应和随机效应统一考察,利用扩展的非线性最小二乘方原理一步估算出各种群体药动学参数,可用于临床常规监测稀疏数据的群体分析,是群体药动学的基本研究方法。NONMEM 法集合患者群体的原始数据(时间、浓度、效应),同时考察食物、遗传、合并用药及生理病理等因素对结果的影响,在求得群体药动学参数的基础上,可以得到个体间和个体内变异结果,并且应用 Bayesian 反馈法可以计算个体的药动学参数。应用 NONMEM 程序处理群体数据,估算出理想的群体参数,既适用于线性药动学模型,也适用于非线性药动学模型。

(一)参数的类型

经 NONMEN 法分析收集的数据后,估算出群体参数(population pharmaco-kinetic parameter),其类型如下:

1. 群体典型值　即群体药动学参数典型值,具有代表性,能反映特定群体(或亚群体)特征的药动学参数,即参数的群体值(平均值)。如常用的一级吸收和消除的单室模型,主要参数为 K_a、K、V_d、$t_{1/2}$、CL、AUC、K_m、V_m 等。参数类型与采用的药动学模型有关。用群体药动学估算的参数均值通常与传统方法估算者一致。

2. 固定效应参数(fixed-effects parameter)　固定效应即为确定性变异(又称协变量),即明确而固定,用于描述生理(如年龄、性别、体重)、病理(如心功能、肾功能及肝功能异常等)及其他因素(饮食、吸烟、联合用药等)对参数的影响。这些因素的影响具有一定的规律,其参数称固定效应参数,用 θ 表示。

各影响因素的协变量参数(θ_j)反映了各影响因素对药动学参数的影响及协变量。影响因素可以是双歧性的(如男或女,<70 岁或≥70 岁),也可以是计量性的(如体重、年龄、肾功能,有具体数据或分几个等级)。考察的影响因素如有统计学上显著意义,则列为最终参数。

3. 随机效应参数(random-effects parameter)　随机效应又称随机性变异,描述个体间和个体自身(亦称残差)参数的变异,前者指不同患者间(即个体间变异),后者指研究人员、试验方法和患者自身(即个体自身变异)随时间的变异。个体间变异常数用 η 表示,其方差用 ω^2 表示;个体自身变异常数用 ε 表示,其方差用 σ^2 表示。

(1)个体间变异(ω_j^2):反映上述固定效应参数的均数的个体间差异,通常用对应均数及 95% 可信区间表达,也可附加标准差或变异系数($CV\%$)等数据。

(2)个体内变异(σ_j^2):反映药动学参数的个体内变异、测量误差及计算误差,也即药动学参数的实测值与拟合值之间的变异。通常用百分率及其 95% 可信区间表达。

(3)残差变异(σ_e^2):残差是指方差分析中的总的残余误差。

(二)参数的意义

群体药动学参数的意义,具体主要体现在如何分析参数所描述的变异以及如何应用参数的群体值。可实际应用于药物推荐使用剂量、剂量调整优化、药政管理及指导经典药动学研究等方面。

1. 药动学群体均数及其变异性 与给药方案有关的药动学参数有 F、K_a、K_e、V_d、CL 或 V_m、K_m 等。在临床中群体药动学参数能否直接应用,取决于药动学和药效学的变异性。

(1)如果药物的药动学群体参数的变异性小,血药浓度个体差异小,可用群体药动学参数直接设计个体给药方案。

(2)对于治疗窗窄、血药浓度波动大的药物必须进行个体化给药,如地高辛、苯妥英钠、庆大霉素、茶碱等。另外,特殊危险人群如老年人、幼儿及伴有心衰、肝肾功能不良的患者,药动学参数常偏离群体均值,也需个体化给药。

药动学参数还存在个体内变异,这些变异是实测值与拟合值的变异,也与测量变异和计算变异有关,可比较不同研究方法的优劣。当个体长期用药并维持于稳态血药浓度水平的药动学参数与群体药动学参数均值差别较大时,其确实存在的差异可归因于难以解释的日间变异或测量误差。这类变异大小的估算对于用 Bayes 法用药方案的调整很重要。

药动学参数的变异与影响因素有关者可通过影响因素协变量加以调整。有的不能用影响因素来解释,例如在考虑年龄、体重、肾功能等已知因素后,肾清除率 CL 在不同患者间仍存在变异。(难以解释且难以抵消的)变异越多,药物浓度超出治疗范围的可能性增大,药物的安全性越低。事实上,个体间的差异普遍存在、影响很大而又难以解释,正是临床上需要进行治疗药物监测(TDM)的主要原因。

应当对变异较大的参数进行分析,如生物利用度(F)的变异很大,可能是制剂生产过程有缺陷所致,提示应改进生产工艺以期纠正。有的变异虽不能得到纠正,却能发现原先未被认识的与变异相关的生理病理特征;更多的变异既不能纠正也难以解释,但是能提醒临床医生应提高警惕,加强观察,并进行血药浓度监测。

2. 影响因素协变量参数及其变异性 人口统计学、生理病理等因素可能影响药物剂量与血药浓度之间的关系。影响因素协变量参数说明了影响的大小,其变异用标准差或95%可信区间表示。受影响的药动学参数主要有:生物利用度 F(与吸收有关)、清除率 CL(与稳态血药浓度有关)、消除半衰期 $t_{1/2}$(与用药间隔时间相关)、表观分布容积 V_d(与负荷剂量有关)等。

三、群体药动学的数据分析

(一)分析方法

群体药动学数据分析方法主要指 NONMEN 法(非线性混合效应模型法)。其他群体药动学数据分析方法还包括单纯集聚法与两步法。

1. 单纯集聚法(naive pooled data approach,NPD) 是指将所有个体对象的原始数据按时间点求出均数,以药物浓度均值及时间进行曲线拟合,确定群体药动学参数。因其有把不同的个体数据当作一个个体、无视数据的各种差异,只能估算单项参数的均值而不能估算各参数的标准差,精确度很差等缺点,实用价值不大。

2. 两步法(standard two-stage method,STS) 即经典的药动学研究方法。先将每一个体的时间血药浓度数据分别作曲线拟合,求得各个体的药动学参数,然后求算各参数的均值和标准差。其优点是每例的药动学参数较准确,所得参数的均数及标准差可反映数据与药动学模型的误差及测量误差。但缺点在于:要求每例受试者取样点较多(常为 10~15 个),不易接受,如果每例受试者只有 2~3 个点,则无法拟合估算参数;受试者一般为健康志愿者或轻症患者,对特定群体的代表性差;往往过高估计参数的差异程度,尤其是个体间变异。

3. 非线性混合效应模型法 NONMEN 法是最公认和广为采用的群体药动学参数测定方法。将患者少量的原始血药浓度数据集合在一起,同时考虑生理病理等影响药动学参数的因素,计算出群体药动学参数。适合于分析临床常规监测的稀疏数据。其优点是切合临床实际用药情况,能处理临床收集的稀疏数据,每例患者取样少,全面地估算出各种参数,定量考察生理病理等因素对药动学参数的影响,各类参数有较好的点和区间估算。但有所需病例较多,不能对某一个体算出药动学参数等不足。

目前,NONMEM 法已广泛应用于个体给药、药物评价、药物相互作用、群体药动学/群体药效学等研究。

(二) NONMEN 法估算群体药动学参数的基本步骤

1. 建立模型 建立数学模型是估算各种群体药动学参数的前提。NONMEN 数学模型包括固定效应模型和随机效应模型。固定效应模型用以估算药动学参数的群体均数和各影响因素对药动学参数影响的大小;随机效应模型用以估算以上参数的个体间变异、个体内变异及残差变异。

药物不同、研究目的的不同,建立的数学模型也不同,应根据药物性质决定:采用线性模型还是非线性模型;数据是否要作对数转换;影响因素是用加法模型、乘法模型、指数模型还是混合模型。数学模型的种类如难以事先确定,也可试行分析,再根据统计学显著意义的分析,选定合适的数据模型。一般顺序如下:

(1)明确研究目的:不同的研究目的,其模型建立过程和重点有不同。

(2)研究数据的选择:群体药动学数据包括剂量、浓度以及各种影响因素,信息量大,因此需在了解各变量/因素间的相互关系、观测因素的代表性等基础上,将错误或异常数据或异常个体排除。

(3)建立基本结构模型:药动学指的是一、二、三室模型,药效动力学指的是线性模型或 Sigmoid 模型等,通常参考同类药物模型进行选择。

(4)加入固定效应和随机效应模型等。全面分析有关因素与结构参数的关系。

(5)得到最终模型。从个体变异与模型误差等深入评估,并经过严谨的验证。

2. 确认模型的类型 选择目标函数,进行影响因素的显著性判断,确认模型的类型。进行影响因素的分析是群体药动学的一大特点,并不是所有的初选的影响因素都有统计学上显著意义,要经过分析,才能算出最终的群体药动学方程式。

(1)目标函数:包括观测值和拟合值的关系、个体参数与群体参数的关系,以及各随机因素的分布等内容。在影响因素参数值进行迭代拟合时,应使目标函数为最小值(或达到所规定的精度要求),这样估算的参数才是较好的估算值,通常在直线回归中采用最小二乘法为目标函数:

$$O(\theta, y) = \sum_{i=s}^{n} (y_I - f(\theta, x_i))^2 / Z_I \tag{2-66}$$

式中,$O(\theta, y)$ 为目标函数,θ 为药动学参数,y_I 为浓度测量值,$f(\theta, x_i)$ 为浓度的药动学模型拟合值,n 为观测点数,z_I 为权重系数。

在群体药动学中,由于处理的对象多为曲线形式,故 NONMEN 法采用了扩展的最小二乘法,目标函数为:

$$O(\theta, y, O\sigma) = \sum_{i=s}^{n} (y_I - f(\theta, x_i))^2 / \sigma^2 u_I + In(\sigma^2 u_I) \tag{2-67}$$

$$Obj_{min} = -2\log L_{max} \tag{2-68}$$

式中，σ^2 是残差变异的方差，$u_i = f(\theta, x_i)^\zeta$，$\zeta = 0, 1, 2$。

NONMEM 在运算时使目标函数值 O 最小，即可估算出各药动学参数的值。

（2）每个影响因素的取舍：判断迭代拟合所得的影响因素是否有统计学意义，进行取舍，一般取 0 或 1，进行判断，用 χ^2 法。当 $P > 0.05$，因素意义不显著，可以除去或暂时不考虑，当其 $P < 0.05$ 时，则归纳入最终方程式。

（3）所选模型的比较：主要是加法模型、乘法模型、指数模型及混合模型，很难考虑得当时，可用两种或几种模型分别用目标函数法进行统计分析，加以取舍。

（三）NONMEN 法在群体药动学中的应用

NONMEM 法又称一步法，在群体药动学研究中应用最为广泛，其核心算法是用扩展最小二乘法改进目标函数。NONMEM 法的数学模型即群体药动学模型包括基础模型、固定效应模型和统计学模型。基础模型决定药动学参数；固定效应模型又称回归模型，是定量估算确定性变异对药动学参数影响的结构模型；统计学模型表达个体间变异和个体自身变异，即确定随机性变异。

群体药动学研究有着独特的优越性（如只需要群体中的个体提供 1~2 个标本），可为临床科学制订个体化给药方案，提高合理用药水平提供关键依据。目前，在新药研发（Ⅰ期、Ⅱ期、Ⅲ期临床试验）、治疗药物监测等方面得到越来越广泛的应用。

例 2-11　一项回顾性研究收集服用 LTG 的 165 名癫痫患儿的 303 份血样浓度数据及临床资料，血药浓度为临床常规监测的稳态浓度，采用反相高效液相色谱法测定。应用 PPK 专业软件 NONMEM，按照一室一级吸收和消除模型，建立我国癫痫儿童 LTG 的 PPK 模型。用平均预测误差（mean error，ME）、标准平均预测误差（standard mean prediction error，SME）、平均方差（mean squared predic-tion error，MSE）、平均根方差（root mean squared prediction error，RMSE）及加权残差（WRES）作为模型预测准确程度和精密程度的评价指标，对基础模型和最终模型的预测效能进行比较。

（1）数据收集与检查：建模组收集了 165 名癫痫患儿的 303 个血样浓度及临床资料，验证组收集了 60 名癫痫患儿的 114 个血样浓度，每个患者提供 1~6 个血样浓度，详见表 2-2。末次服药与采血间隔时间 10 小时内浓度数据相对较稀疏，但涵盖了整个服药间隔，反映了药物的吸收、分布、消除的特点，能够进行 PPK 研究。

（2）建立基础模型：LTG 的药动学特征为一室一级吸收和消除，因此在基础模型中应用的是一室一级吸收和消除的药动学模型。

$$\frac{CL}{F} = 0.664 \times EXP[ETA(1)] \tag{2-69}$$

$$\frac{V}{F} = 45 \times EXP[ETA(2)] \tag{2-70}$$

$$KA = 4.0 \times EXP[ETA(3)] \tag{2-71}$$

式中，CL/F 为清除率，单位为 L/h；V/F 为表观分布容积，单位为 L；KA 为吸收速率常数，单位为 1/h；ETA(1)、ETA(2)、ETA(3) 分别为 CL/F、V/F、KA 的个体间随机效应因素。

表 2-2　患者的生物学资料

药物生物学特征	治疗情况 有效血药浓度范围(mg/L)数目或均值(范围)	
	建模组	验证组
血药浓度数	303	114
病例数	165	60
年龄(岁)	7.02(1~17)	6.61(0.92~17)
性别(男:女)	197:106	82:32
体重(kg)	27.57(9~70)	25.24(8~76)
剂量	4.80(0.54~14.58)	5.29(0.52~18.75)
取血时间间隔	10.39(0.67~24.67)	9.70(0.08~15.92)
单药	18	10
合并用药(血样数)		
丙戊酸	215	72
卡马西平	57	38
苯巴比妥	24	5
奥卡西平	14	13
酶诱导剂	79	42
LTG 血药浓度(μg/mL)	6.27(0.42~21.50)	4.91(0.14~17.89)

（3）建立统计学模型（即随机误差模型）：在多数情况,药动学的个体参数在群体参数周围呈对数正态分布关系,因此研究中个体间随机误差的加入形式采用指数型。残留随机误差采用实际情况中最常用的混合型,包括比例型和加合型两类误差模型。

（4）建立最终模型（模型优化）

1）参数的初始值：通常根据文献值或以往的结果设定。初始值在所设定初值的 1/10 到 10 倍的区间内取值。

2）固定效应因素：将年龄（AGE）、体重（WEIG）、每日每公斤体重剂量（DOSE）、合并丙戊酸（VPA）、合并酶诱导剂（EI）、合并奥卡西平（OXC）等固定效应因素以不同的形式引入模型,使得目标函数值（objective function value, OFV）最小且模型相对简单。目标函数值的差异基本符合自由度为 n 的卡方分布, n 为两模型间参数个数之差。在建立全量回归模型时,为使影响因素有统计学意义,每加入一个, OFV 的减少应 $>3.84(P<0.05)$；建立最终模型时, OFV 的增幅应 $>7.88(\mathrm{d}f=1, P<0.005)$ 才能将该因素留下。

3）拉莫三嗪最终模型的表达式：

$$\frac{CL}{F} = 0.717 \times (1 - 0.601 \times VAP) \times (1 + 1.18 \times EI) \times 1.62^{AGE/7.02} \times EXP[ETA(1)]$$

$$(2-72)$$

33

$$\frac{V}{F} = 40.2 \times EXP[ETA(2)] \tag{2-73}$$

$$KA = 3.27 \times EXP[ETA(3)] \tag{2-74}$$

式中,7.02 为年龄的均值,单位为年。

4)拉莫三嗪最终模型 PPK 参数的评估见表2-3。

表2-3 基础模型与最终模型拉莫三嗪 PPK 参数的评估

参数	基础模型		最终模型	
	EST	%RSE	EST	%RSE
$\theta 1$	0.664	3.8	0.717	(8.9)
$\theta 2$	45		40.2	(16.0)
$\theta 3$	4.0		3.27	(44.6)
$\theta 4$			0.601	(4.5)
$\theta 5$			1.18	(13.4)
$\theta 6$			1.62	(4.7)
$\Omega 1$	0.517	CV=71.9%	0.113	CV=33.6%
$\sigma 1$	0.00235	CV=4.9%	0.00775	CV=8.8%
$\sigma 2$	0.759	SD=0.871	0.319	SD=0.565
OFV	1132.696		704.550	

注:$\theta 1$、$\theta 2$、$\theta 3$ 分别为 CL/F、V/F、KA 的群体典型值;$\theta 4$、$\theta 5$、$\theta 6$ 分别为 VPA 对 CL/F、EI 对 CL/F、AGE 对 CL/F 的校正系数;$\Omega 1$ 为 CL/F 个体间随机效应的方差,$CV\% = \Omega 1^{1/2} \times 100$;$\sigma 1$、$\sigma 2$ 分别为个体内比例型和加合型随机效应的方差,$CV\% = \sigma 1^{1/2} \times 100$;$SD = \sigma 2^{1/2}$;RSE% 为相对标准误差,$RSE\% = (标准误差/评估值) \times 100$;EST 为评估值;OFV 为目标函数值。

5)基础模型与最终模型的特征判断:LTG 基础模型与最终模型的主要特征判断见图2-5。图 A 显示了群体拟合值对个体观测值的散点图,与基础模型相比,最终模型中的数据点更接近截距为0、斜率为1的单位线,表示拟合程度有很大改善。图 B 用于观察加权残差的分布情况及可能存在的异常值(数据点应在 WRES =0 的直线两侧均匀分布为理想情况),与基础模型相比,最终模型中的 WRES 更为均匀的分布在 WRES =0 的直线两侧,说明最终模型已经将大部分随机效应因素分离出来。

(5)进行模型验证

1)模型的稳定性验证(内部验证):采用自举法(bootstrap)将数据随机分成 10 组,每组包含原始数据的90%。用最终模型的控制文件求算每组数据的参数值,将得到的 10 组参数值分别固定到最终模型的控制文件中运行全部数据,求算出 10 个验证组的 OFV,与最终模型的 OFV 进行比较。

10 个验证组与最终模型的 OFV 的差值均 <3.84,说明最终模型经内部验证是稳定的。与基础模型相比,最终模型中的 ME、SME、MSE 及 RMSE 均值和95% 可信区间范围均减小,说明最终模型的预测效能更好(表2-4、表2-5)。

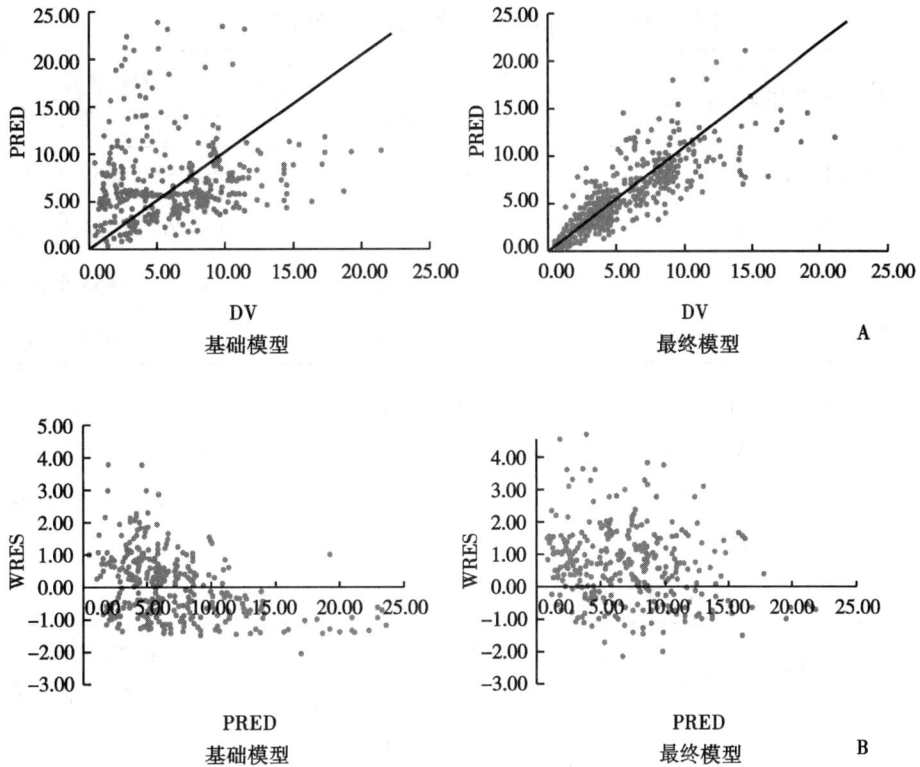

图 2-5　LTG 基础模型和最终模型的特征判断图

表 2-4　最终模型的稳定性验证

验证组	验证组 OFV	△OFV
最终模型	704. 550	
1	704. 975	0. 425
2	704. 690	0. 140
3	704. 911	0. 361
4	704. 964	0. 414
5	706. 186	1. 636
6	705. 260	0. 710
7	705. 431	0. 881
8	704. 929	0. 379
9	704. 861	0. 311
10	704. 807	0. 257

　　2）模型的效能验证(外部验证)：预测误差是衡量拟合准确程度和精密程度的尺度,可分为预测偏差和预测精度。衡量预测偏差的指标有：$ME = \sum($预测值 $-$ 观测值$)/N$；$SME = \sum($预测值 $-$ 观测值$)/$预测值$/N$。衡量预测精度的指标有：$MSE = \sum($预测值 $-$ 观测值$)2/N$；$RMSE = [\sum($预测值 $-$ 观测值$)^2/N]1/2$。

表 2-5　基础模型与最终模型预测效能的比较(内部验证)

预测效能指标	基础模型 (均值,95%可信区间)	最终模型 (均值,95%可信区间)
平均预测误差(ME)	0.1307(0.0793,0.1822)	0.0869(0.0363,0.1375)
标准平均预测误差(SME)	0.0588(0.0385,0.0790)	0.0286(0.0134,0.0438)
平均方差(MSE)	0.2234(0.1645,0.2824)	0.2071(0.1485,0.2656)
平均根方差(RMSE)	0.4727(0.4056,0.5314)	0.4551(0.3854,0.5154)

模型通过内部验证后,将未用于建模的一组数据(60 名患者,114 个浓度点)代入已经建立的基础模型和最终模型中,用 ME、SME、MSE 及 $RMSE$ 评价其预测效能。与基础模型相比,最终模型的 ME、SME、MSE、$RMSE$ 均值和 95% 的可信区间范围均减小,说明该模型可外推到其他范围(表 2-6)。

表 2-6　基础模型与最终模型预测效能的比较(外部验证)

预测效能指标	基础模型 (均值,95%可信区间)	最终模型 (均值,95%可信区间)
ME	0.0916(0.0388,0.1444)	0.0155(−0.0273,0.0584)
SME	0.0552(0.0311,0.0793)	0.0061(−0.0130,0.0252)
MSE	0.0887(0.0339,0.1434)	0.0531(0.0346,0.0715)
RMSE	0.2979(0.1841,0.3787)	0.2304(0.1860,0.2674)

结论:经过内部验证和外部验证,所建立的最终模型有良好的稳定性和预测效能。应用 NONMEM 软件建立的我国癫痫儿童 LTG 的 PPK 模型,可准确预测 LTG 血药浓度,有利于个体化给药方案的实施。

知识链接

2013 年中药群体药动学专家共识

《中国中药杂志》2013 年 18 期,发表中国中医科学院、中药上市后再评价技术规范指导委员会等专家编写的《中药群体药代动力学专家共识(征求意见稿)》。该意见稿根据 FDA《群体药代动力学技术指导原则》、CFDA《化学药物临床药代动力学研究技术指导原则》制定。就研究设计、样本采集、样本分析方法、样本检测的质量控制、数据统计与分析等规定了中药群体药动学的研究设计和实施流程,用于指导临床开展上市后中药群体药代学研究,有助于进一步揭示不同群体的体内中药药物代谢过程,可为临床中药剂量方案的制订与调整提供依据,从而进一步优化个体给药方案,保证临床用药安全合理。

思考题

1. 药动学概念、主要参数及其意义。
2. 临床给药方案拟订应考虑哪些方面?
3. 简述临床药动学的研究类型。
4. 简述群体药动学与传统药动学区别与联系。
5. 简述群体药动学的目的与意义。

(钟国平 黄 民)

第三章 临床药效动力学

　　临床药效学(clinical pharmacodynamics)是研究药物对机体的作用和机制的科学,也包含药物、人体及环境等因素对药效的影响。临床药效学对指导临床合理用药具有重要的意义。

　　药物对机体的基本作用是增强或减弱机体的原有功能,增强者称为兴奋或激动,减弱者称为抑制或拮抗。药物对机体的作用具有选择性。有些药物只作用于一种组织器官,影响一种功能,说明药物作用的选择性高;而有些药物则可作用于多种组织器官,影响多种功能,表明药物作用的选择性低。药物作用的选择性,主要与药物结构的特异性有关,有时也与药物的剂量有关。药物的选择性是指导临床选药和拟定最佳剂量的依据。通常选择性高的药物,药理活性也较高,应用时特异性强;选择性低的药物,作用范围广,不良反应较多。

　　药物对机体的作用具有两重性。符合用药目的,能防治疾病的药物作用称为治疗作用;与防治疾病目的无关的对人体不利甚至有害的作用称为不良反应。临床用药时,应权衡利弊,合理利用药物的治疗作用,尽量防止或减轻其不良反应。

第一节 药物作用的量效规律与评价

一、药物作用的量效关系与时效关系

　　量效关系(dose-effect relationship)指药物效应的强弱与其剂量或浓度呈一定关系。以药物效应为纵坐标,药物剂量或浓度为横坐标作图,即为量效曲线(dose-effect curve)。量效曲线分为量反应(graded response)的量效曲线和质反应(quantal response)的量效曲线。量反应的药物效应可以用数量的分级来表示,如心率、血压等都可在个体中用具体的数值来表示;质反应是以反应的"有"或"无"来表示,常以阳性率、有效率或死亡率等表示。量效曲线是研究药效学的重要工具,可提供一系列药效学参数。

　　量反应的量效曲线(图3-1)可提供药效学参数如最小效应量、最大效应、效价强度。

　　质反应的量效曲线(图3-2)可得到药效学参数如半数有效量、治疗指数。

　　一次用药后,药物作用随时间的推移发生动态变化,相隔不同时间测定药物效应,以时间为横坐标,药物效应强度为纵坐标作图,即得到时效曲线(time-effect curve)(图3-3)。在时效曲线图上可以得到起效时间、最大效应时间、疗效维持时间、作用残留时间等信息,上述各参数可以作为制订用药方案的参考,但必须结合连续用药时患者的情况综合考虑。

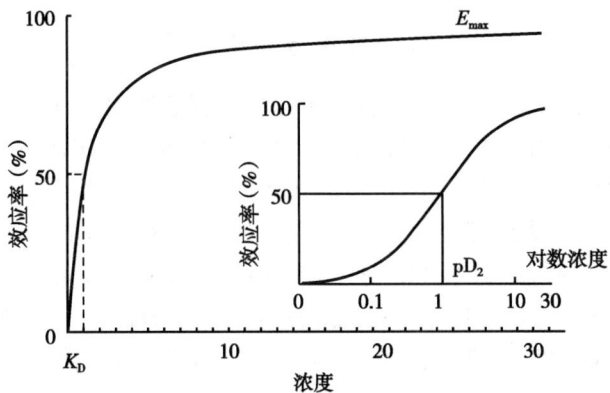

图 3-1　量反应的量效曲线

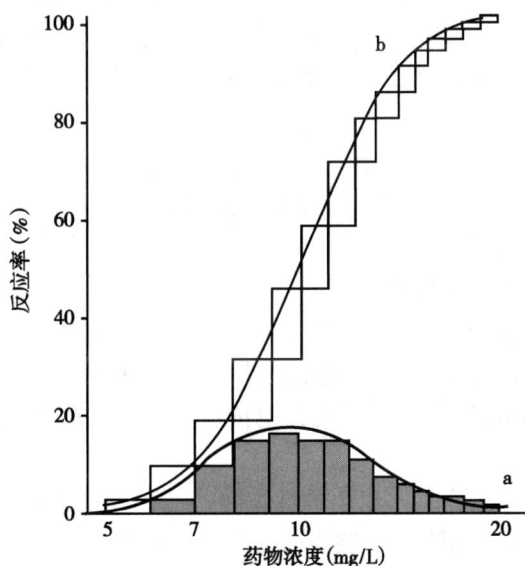

图 3-2　质反应的量效曲线

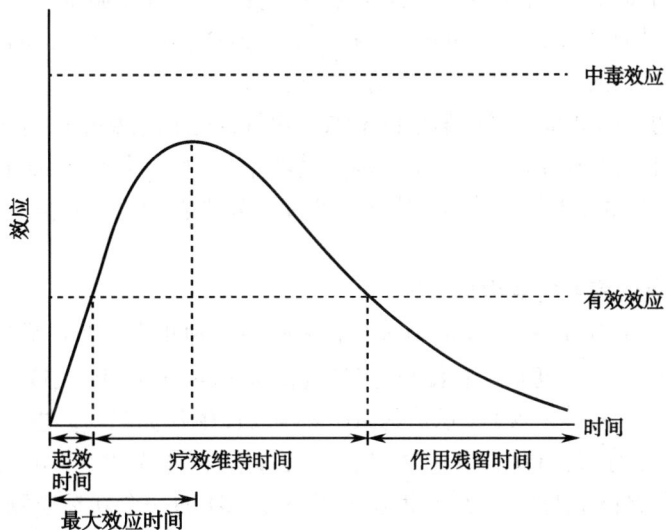

图 3-3　一次性给药的时效曲线

二、生物标志物与临床药效评价

生物标志物(biomarker)是生物学介质中可以检测到的细胞、生物化学或分子改变,测定这些指标可表征生物样本中结构和功能的异常变化。检测一种疾病特异性的生物标志物,对于疾病的鉴定、早期诊断及预防、治疗过程中的监控可能具有重要的价值,尤其在肿瘤、心血管疾病、糖尿病、神经性失调等慢性疾病和复杂疾病的防控上具有重要的意义。生物学标志物从功能上一般分为接触(暴露)生物标志物(biomarker of exposure)、效应生物标志物(biomarker of effect)和易感性生物标志物(biomarker of susceptibility)三类。接触生物标志物是指测定组织、体液或排泄物中吸收的化学物质、其代谢物或与内源性物质的反应产物,作为吸收剂量或靶剂量的指标,提供关于暴露于化学物质的信息。效应生物标志物是指机体中可测出的生化、生理、行为等方面的异常或病理组织学方面的改变,可反映与不同靶剂量的外源化学物或其代谢物有关联的对健康有害效应的信息。易感性生物标志物是关于个体对外源化学物的生物易感性的指标,即反映机体先天具有或后天获得的对接触外源性物质产生反应能力的指标。如外源化学物在接触者体内代谢酶及靶分子的基因多态性,属遗传易感性标志物。环境因素作为应激原时,机体的神经、内分泌和免疫系统的反应及适应性,亦可反映机体的易感性。其中效应生物标志物在临床治疗学中较为重要,而研究较多的是肿瘤发生发展的生物学标志物。

(一)肿瘤化疗中的生物标志物

1. 已知的有效标志物 本组生物标志物是与临床疗效相关的有效标志物。如人表皮生长因子受体2(HER2)表达、表皮生长因子受体(EGFR)和 KRAS 突变、EGFR 突变分别可作为曲妥珠单抗(herceptin,赫赛汀)、西妥昔单抗(cetuximab,爱必妥)、酪氨酸激酶抑制剂(TKI)临床疗效的有效标志物。

2. 可能有效的生物标志物 本组生物标志物是能预测临床效应或不良反应的有效标志物,如 UGT1A1/28 或/6 可预测伊立替康(irinotecan)的临床疗效或不良反应。为避免严重不良反应的发生,应在使用这些药物前进行相关生物标志物的检测。

3. 探索性生物标志物 本组生物标志物还在接受评估,有待验证。包括铂类的标志物 ERCC1 和 MSH-2、吉西他滨(gemcitabine)的标志物 RRM1、培美曲塞(pemetrexed)和氟尿嘧啶(fluorouracil)类药物的标志物胸苷酸合成酶(TS)等。

4. 其他标志物 如 B 细胞淋巴瘤中的 CD20、慢性髓性白血病中的 bcr-abl 和胃肠间质瘤中的 c-kit 均尚未成为利妥昔单抗(rituximab,美罗华)或伊马替尼(imatinib,格列卫)给药的必要标志物。但上述标志物在检出二次耐药突变和发现新的分子靶点突变方面可能具有重要作用。

(二)阿尔茨海默病中的生物标志物

阿尔茨海默病(Alzheimer disease,AD)患者大脑中一种积聚的蛋白质组,可能有助于开辟新的方法诊断或治疗 AD 患者。β 淀粉样蛋白(β-amyloid peptide,Aβ)聚集诱导神经元蛋白质聚集,进而引起 AD,其中 Aβ42 已成为 AD 的早发性生物标志物。患轻度认知功能损害的患者发展为 AD 之前,其脑脊液中 Aβ42 的水平已经下降了至少 5~10 年,而其他一些因子可能是 AD 的迟发性标记物。另外新近研究发现了 AD 的一个新标志物视锥蛋白样蛋白1(VILIP-1),其可预测患者确诊后的记忆力及其他心智能力下降的速度,即脊髓液中较高水平的标志物 VILIP-1 与随后数年较快的心智能力下降相关。

（三）心血管病、2 型糖尿病的生物标志物

研究人员已发现 11 个与代谢产物血液水平相关的新基因区域，包括影响既定的心血管疾病风险标志物的新位点和 2 型糖尿病的潜在生物标志物。而在一项人类新陈代谢遗传变异的研究中，确定了与循环代谢产物水平相关的基因组中的 31 个，即参与多种人体化学反应的小分子。在研究结果中，影响血清胆固醇类测定的 2 个新位点是既定的心血管疾病风险标志物，新近发现的影响氨基酸水平的 5 个新位点是潜在的 2 型糖尿病的生物标志物。

知识链接：

生物标志物的研发进展

生物标志物的研究发展以及迫切的临床需求，推动了生物标志物相关产品的开发。这些生物标志物的应用领域集中于诊断产品、个性化产品和临床药物三方面。生物标志物的研究在新药开发和个性化治疗方面起到了极大的推动作用，如 BCR/ABL 融合基因、表皮生长因子（EGFR）及细胞表面 Her-2 受体都是肿瘤发生中所必需的分子，针对此三种分子开发了格列卫（Gleevec）、易瑞沙（Iressa）和赫赛汀（Herceptin）三种抗肿瘤药物。另外生物标志物也可用于指导临床用药，降低药物的不良反应。

三、血清药理学与临床药效评价

血清药理学是日本学者 Hiroko Iwama 在 1984 年第一届和汉医学会上首次提出的药理学方法。血清药理学是指将中药、中药复方以及不明成分的药物给动物灌服一定时间后，采集动物血清，用此含药成分的血清作为药物源，加入离体反应体系中研究其药理作用的实验方法，该方法适合在器官、组织、细胞、亚细胞和分子水平上对中药单味药和复方进行机制方面的研究。

在血清药理学研究中，首先可对含药血清进行药效观察。目前采用器官培养、细胞培养和基因表达等方法进行研究，其中细胞药效学研究最多。其次可进行含药血清药效与血清中成分时量曲线的相关性分析，建立血清中成分的时量关系曲线，即药效学-药动学结合模型，以探讨中药及中药复方的可能作用机制。

血清药理学既可反映中药在体内可吸收化学成分的直接作用，亦反映了中药原形化学成分在体内产生的生物转化或代谢产物的化学性间接作用或物理间接作用。血清药理学能真实地反映出药物的整体作用，从而避免盲目筛选药物；而且，与经典方法应用中药粗制剂或提取物直接体外给药相比，其试验的结果更可信、更科学、更有实用价值。血清药理学也为建立复方中药的药动学和药效学结合模型提供了客观依据。

四、PK-PD 模型与临床药效评价

药动学是研究药物在体内的吸收、分布、代谢和排泄及其经时过程；药效学是研究药物效应随时间和浓度而变化的动力学过程。药理学的研究目的是为预防和治疗疾病提供理论依据和指导用药，而单独研究药效学或药动学远远不够，必须把两者结合起来。药动学/药

效学结合模型(PK-PD)可同时测定药物浓度和效应-时间过程,通过药动学和药效学模型的有机结合,可求算相应的药效动力学参数。

药动学研究对揭示药物的体内过程具有重要意义,而一个药物的最终价值是药物的药理效应。如目前对中药药效学的研究,一般只观察药物的起效时间、药理作用强度及持续时间,而与药动学参数的关系多未被定量研究。PK-PD 模型主要研究药物按时间、浓度和效应三相同步进行的动力学行为。传统的结合模型认为,药物效应决定于中央室或外周室的药物浓度,即药物效应与可测得的血药浓度成正比关系。但随后研究人员观察到某些药物的效应滞后或超前于血药浓度的变化,说明药理作用强度跟中央室或外周室的药物浓度变化不是同步的。Sheiner 等在经典的药动学模型理论上,提出了一个假设的效应室并与中央室相联系,结合传统的药效学,提出一种新的药动学-药效学结合模型。通过模型得到药物效应-药物效应室浓度的正变关系,使药效-血药浓度滞后环转化,为现代药理学研究开辟了新的方向。

在传统线性房室模型中建立效应室后,药物在中央室和效应室间即存在一个平衡过程,并假设效应室以一级过程与中央室相连接,药物按一级过程的转运常数 K_{1e} 进入效应室,并以一级速率常数 K_{e0} 消除(图 3-4)。效应室中一定药量产生的效应具有 Hill 方程的性质,因此得到中央室和效应室药物浓度-时间的函数方程及表示效应的 Hill 方程。再经过浓度-时间数据和效应-时间数据的模型拟合,即可求出药物动力学参数,还可推算出一系列药效动力学参数,如最大效应(E_{max})、达到最大效应 50% 时的药物浓度(EC_{50})、效应室药量消除速率常数(K_{e0})等。这些参数可进一步揭示药物的效应在体内动态变化的规律,反映药物在体内的药动学和药效学的综合特性。

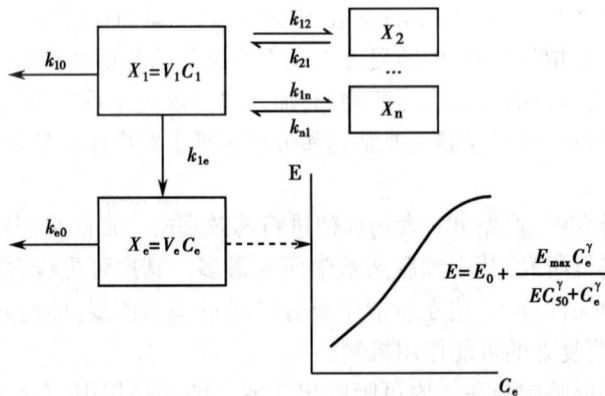

图 3-4　药动学和药效学结合模型示意图

图 3-4 中,k_{1e} 为从中央室向效应室转运的一级速率常数,X_1 和 X_e 分别为中央室和效应室的药量,k_{e0} 为药物从效应室消除的一级速率常数,V_1 和 V_e 分别为中央室和效应室的分布容积,C_1 和 C_e 分别为中央室和效应室的药物浓度。E_0 为基础药理效应值,多数情况下 $E_0 = 0$;γ 为形状因子,一般在 1 附近变化,主要影响 Sigmoid 曲线的斜率,即曲线的形状,也被称为曲线陡度参数。

PK-PD 结合模型特别对指导抗菌药物的临床合理用药具有重要意义。在抗菌药物 PK-PD 研究中,其主要的参数有 C_{max}、AUC、MIC、C_{max}/MIC、AUC_{24}/MIC 等;也成功用于评价一些中央室与效应室有滞后的药物的药理学效应,如抗心律失常药西萝芙木碱等。

利用 PK-PD 模型对药物进行研究,既可了解药物的体内过程,得到其药动学参数;还可推论出产生效应的受体或作用部位的药物浓度,定量反映其与效应的关系,得到其药效动力学参数,这有助于阐明效应和浓度之间的滞后现象以及阐明药物的作用机制,药物作用的物质基础和新药研发以及指导临床合理用药,并可为药物的临床应用及疗效的评价提供重要的药理学依据。

第二节　药物临床药效学与受体机制

受体(receptor)是一类位于细胞膜、胞质或细胞核内,具有识别和结合特定化学物质(配体,ligand),传递信息并引起生物学效应的大分子或大分子复合物。药物作为配体,与其相应的受体结合,是药物作用特异性的基础。少部分药物通过改变细胞内外环境的理化性质发挥非特异性作用。受体是药物特异性作用的重要靶点之一,受体学说是药物作用与临床疗效的理论基础。

一、作用于受体的药物

药物的特异性作用起始于药物与其受体结合,进而改变受体的蛋白构型,引发一系列细胞内变化,使信号向下游转导,并使信息逐级放大,最终产生药理效应。评价药物与受体作用的指标包括亲和力(affinity)和内在活性(intrinsic activity)。亲和力是药物与受体的结合能力;内在活性指配体与受体结合后产生效应的能力。

(一)受体激动药(agonist)

既有亲和力又有内在活性,能与受体结合并激动受体而产生效应。

(二)受体拮抗药(antagonist)

这类药物有亲和力但无内在活性,与受体结合后不能产生效应,反而会妨碍受体激动药的作用。

1. 竞争性拮抗药(competitive antagonist)　与受体的结合是可逆的,只要增加激动药的剂量,就能与拮抗药竞争结合部分,最终仍能使量效曲线的最大效应达到原来的高度。在应用一定剂量的拮抗药后,激动药的量效曲线平行右移。

2. 非竞争性拮抗药(non-competitive antagonist)　与受体的结合是不可逆的,或者能引起受体的构型改变,从而干扰激动药与受体正常结合,而且激动药不能竞争性地克服此种干扰。增大激动药的剂量也不能使量效曲线的最大效应达到原来的水平。如增加此类拮抗药的剂量,激动药的量效曲线下移。

(三)部分激动药(partial agonist)

受体的亲和力与激动药相似,但其内在活性很小,与受体结合后只产生弱的效应;在有别的强激动药存在时,这种药物与受体的结合反而妨碍了强激动药的作用,起到受体拮抗药的作用。

(四)反向激动药(reverse agonist)

这类药物与受体结合后可引起受体构型变化,引起与原来激动药相反的药理学效应。

二、受体反应性的变化

（一）受体脱敏

受体的数量、亲和力及效应力可因受体分子结构或构型的修饰、细胞膜流动性改变或 G 蛋白的变化等因素而发生调节性改变。其中最重要的就是受体脱敏（receptor desensitization），即机体在长期使用一种激动药后，受体的敏感性逐渐降低的现象。如连续应用 β 受体激动药治疗哮喘时，扩张支气管的作用可逐渐减弱。脱敏现象是机体进行自我保护的一种负反馈调节，其机制可能是：①受体发生可逆性的修饰或构象变化；②膜上受体数目减少；③受体数量下调；④G 蛋白减少。

（二）受体调节

若受体的调节性改变只表现为数量（或密度）增加与减少，则分别称为上调（up regulation）和下调（down regulation）。通常，反复使用受体激动药或其浓度增高时，受体下调；而长期应用受体拮抗药则出现受体上调。如高血压患者长期应用普萘洛尔后，突然停药引起的反跳现象即受体上调。

三、受体理论与临床用药

（一）受体调节对药效学的影响

受体激动药剂量过大或应用时间过久，可引起受体下调和脱敏，这是机体产生耐受性（tolerance）的原因之一；而受体拮抗药长期应用则会引起受体上调和增敏。临床应用此类药物时应密切观察，根据受体调节的变化调整给药方案。

（二）内源性配体对药效学的影响

应用涉及内源性配体的受体拮抗药时应考虑内源性配体的浓度，内源性配体浓度过高时可适当加大拮抗药的用量，而在病情好转、内源性配体浓度减低后，拮抗药的用量也应及时调整。如运动员心率较慢，表明其内源性配体乙酰胆碱作用较强，阿托品对运动员心率的影响比对缺少体育锻炼、心率较快的人大。普萘洛尔对内源性儿茶酚胺活性高的患者减慢心率的作用显著，而体内儿茶酚胺浓度不高时则作用不明显。

应用拟内源性配体作用的受体激动药时，应注意受体的反馈调节对药效的影响。如儿茶酚胺类除作用于突触后膜受体发挥作用外，又可同时作用于突触前膜受体而减少内源性配体的释放，这种负反馈调节在连续用药时可导致药物疗效降低，也可能与某些药物的依赖性有关。应用吗啡类药物可增强脑啡肽的镇痛作用，而连续应用时则通过负反馈使相关神经元合成释放脑啡肽减少，使脑啡肽系统处于异常状态，渴求继续用吗啡类药物以维持该系统的功能，一旦突然停用外源性吗啡类药物则会出现戒断症状。

（三）协同和拮抗的新概念

过去认为有同类作用的两种药物合用，其作用相加或相互增强，称为协同作用（synergism）。但对于部分激动药，若两种药物作用于同一受体，而二者的作用强度相差较多，按常用量合并应用时，不仅不能起协同作用，且作用弱的药物可能拮抗或减弱强效药物的作用。即作用相同的药物也可以产生拮抗（antagonism）。另外，受体的异种调节现象也给协同、拮抗的概念赋予了新的内容。如离体实验已证明 M 胆碱受体激动药可以增加 α 肾上腺素受体与其配体的亲和力，提示两种作用不同的药物也有可能产生协同作用。

（四）受体与药物的不良反应

药物与受体相互作用产生的效应或不良反应,往往与其对受体的选择性不强有关。如氯丙嗪对受体的选择性很低,除阻断多巴胺受体外,还对乙酰胆碱受体、肾上腺素受体和5-HT受体有阻断作用,因此应用氯丙嗪后会出现直立性低血压、鼻塞、口干、便秘、嗜睡、反应迟钝等副作用。

长期用药后突然停药而引起的停药反应如"反跳"是常见的不良反应,它与药物受体相互作用后的受体调节有密切的关系。如抗高血压药、镇静催眠药、肾上腺皮质激素类药等均可出现停药反应。

（五）患者整体功能状态与受体效应

药物作用的初始部位是受体,而受体仅是信息转导的第一站,药物效应是受体后一连串生化过程最终导致细胞的功能变化。药物的原发作用受到整体调节功能的制约,以及病理因素的影响。临床用药时不仅要考虑该药物所作用的受体水平,还应注意受体后的有关环节以及患者的整体功能状态,才能得到预期的疗效。

第三节 影响临床药效学的相关因素

同一给药方案对于不同的患者,可能产生不同的疗效。这是由于从给药到产生药效,其间受到诸多因素的影响。在临床用药必须考虑可能影响药物作用的各种情况,研究用药的个体化。影响药物作用的主要因素有药物、机体状态和其他因素三个方面。

一、药物方面的因素

（一）给药方案

1. 给药剂量 在治疗量范围内,随剂量的增加,药物作用逐渐增强。某些药物不但作用程度增强甚至效应性质发生改变,如镇静催眠药小剂量可产生镇静作用,增加剂量可依次出现催眠、麻醉甚至导致死亡。

2. 给药途径 给药途径不同则体内过程不同,药物效应出现的时间、强弱不同。按药效出现时间从快到慢的顺序为:静脉注射、吸入、舌下给药、直肠给药、肌内注射、皮下注射、口服、皮肤给药。临床上应根据病情和药物特点,选择给药途径。

3. 给药时间和给药间隔 应从药物性质、病情需要的起效时间、机体的昼夜节律变化等方面考虑给药时间。如饭前服药吸收好,作用出现快;饭后服药吸收较差,作用出现慢。高血压患者晨起后血压较高,可清晨给药。利尿药宜在白天用药,以免影响患者夜间休息。

连续用药时须考虑间隔时间,以发挥最佳疗效,减少不良反应。如在药物的残留期内第二次给药,会产生药物蓄积,蓄积过多可产生蓄积中毒。因此,在制定连续用药方案时,必须同时考虑药物的药动学特点、量效和时效关系。

（二）药物剂型

同一药物的不同剂型吸收速率和分布的范围可以不同,从而影响药物起效时间、作用强度和维持时间等。通常,吸收快的剂型药物血药浓度峰值较高,单位时间内排出较多,故维持时间较短;而吸收慢的剂型则因血药峰浓度较低而影响疗效。

（三）药物相互作用

同时或序贯使用两种及两种以上药物时,药物在体内甚至在体外容器内产生作用上的变化,即药物相互作用(drug interaction)。临床用药时必须考虑药物的相互作用,注意配伍禁忌。

二、机体方面的因素

（一）年龄

患者年龄不同对药物的反应可能有较大的差异,因为在机体生长发育及衰老等不同阶段,机体的生理功能和对药物的处置能力都有所不同,进而影响药物的作用。老年人和儿童尤其值得注意。

（二）性别

女性用药时要考虑"四期"(即月经期、妊娠期、分娩期、哺乳期)对药物的反应,有一些特殊的用药注意事项(详见本书相关章节)。另外,女性体重一般较男性轻,肌肉较男性少,用药量相同时作用可能有强弱区别;女性体内脂肪所占比例较男性为大,脂溶性药物的分布也会有所不同。

（三）营养状态

营养不良者体重轻,血浆蛋白含量低,会影响药物的分布和与血浆蛋白的结合量,使血药浓度增加。严重营养不良者肝药酶含量较少,药物灭活慢,因而可显示更强的药理作用;且严重营养不良者免疫功能、代偿调节能力降低,可能影响药效并引发较多的不良反应。此类患者用药时,除应考虑剂量适当外,还应注意补充营养。

（四）精神因素

精神状态对药物作用有明显影响。患者对医护人员的信任及乐观情绪可对疗效产生积极影响,而安慰剂(placebo)有时能产生"安慰剂效应"。

（五）疾病因素

1. 肝脏疾病　肝脏疾病对药物的影响如下:①可引起肝脏的蛋白质合成减少,血中血浆蛋白含量降低,游离药物的血药浓度增高,药效增强。②可引起药物在肝微粒体的生物转化降低,使药物作用时间延长。如地西泮在正常人体内的半衰期约为 47 小时,而肝硬化患者可长达 106 小时。另外某些药物需先经肝药酶转化成活性代谢产物才可发挥作用。如可的松和泼尼松均须先经肝代谢,将 3 位酮基转化为羟基,即转化为氢化可的松和泼尼松龙,才能发挥作用。因此,在肝药酶活性下降时,可的松和泼尼松的作用会减弱,此时应选用 3 位为羟基的糖皮质激素制剂(详见第十三章)。

2. 肾脏疾病　肾脏是药物及代谢产物排泄的主要器官。在肾功能不良时,药物的体内过程可能受到影响。由于患者血中大量的蛋白质可因蛋白尿而丢失,使药物与血浆蛋白的结合减少,游离型药物浓度增加。使肾血流减少或损伤肾小球功能的疾病可使药物的滤过减少,影响肾小管的重吸收和主动排泌功能;肾功能不全还可引起内源性有机酸类物质在体内蓄积,干扰弱酸类药物的肾小管排泄。此时主要经肾脏消除的药物,如氨基糖苷类、头孢唑林等半衰期延长,应用时须减量,肾疾病严重者应禁用此类药物(详见第十四章)。

3. 心脏疾病　心衰时药物在胃肠道的吸收减少,分布容积减小,消除速率减慢。如普鲁卡因胺的达峰时间由正常时的 1 小时延长到 5 小时,分布容积减小,血药浓度相对升高,清除率下降,半衰期由 3 小时延长至 5~7 小时。

4. 胃肠疾病 胃肠道的 pH 改变可对弱酸性和弱碱性药物的吸收产生影响。胃排空时间延长或缩短也可使在小肠吸收的药物作用延长或缩短。腹泻时可使药物吸收减少,而便秘则可使药物吸收增加。

5. 呼吸道疾病 呼吸道疾病如哮喘患者支气管平滑肌处于痉挛状态,收缩支气管的药物或阻断扩张的药物,都可能诱发哮喘发作。

6. 电解质紊乱 钠、钾、钙、氯是细胞内、外液中的主要电解质,当电解质紊乱时,上述离子在细胞内、外液的浓度将发生改变,会影响药物的效应。如细胞内缺 K^+ 时,应用强心苷类药物易产生心律失常。

7. 不同机体状态时药物效应的差异 正常人与患者的机体功能状态存在差异,因此影响药物的作用。如解热镇痛药阿司匹林能使发热患者体温下降,而不影响正常人体温;β-受体拮抗药能明显降低高血压患者的血压,而对正常人血压影响不大;抗精神病药氯丙嗪能缓解精神分裂患者的症状,如兴奋、躁动、幻觉等,而对正常人则可引起不安、行为障碍等症状。

(六)遗传因素

药物在体内发挥作用涉及与药效和药动学有关的许多大分子物质,如药物作用的受体、药物转运体和代谢酶等,都与遗传因素密切相关,导致药物作用的个体差异(individual variation)。动物实验的结果不能简单地推论到人体,这是由于种属差异(species differences),不同种族的人群对药物的代谢和反应有着显著的差别,称之为种族差异(racial/ethnic difference)。

(七)生物节律

人类的生理活动、生长繁殖等有昼夜节律、季节节律、生命周期节律等。体内的生物节律变化对药物作用会产生影响。时间药理学是研究药物作用的时间节律问题的一门药理学分支学科,目前研究较多的是昼夜节律(circadian rhythm)。依据药物作用的时间节律来制定用药方案,可提高疗效并减少不良反应。如茶碱早晨给药的血药浓度明显高于晚间给药者,由于哮喘患者晚间发作较白天重,而血药浓度晚间又较白天低,因此按时间节律调整给药方案具有重要的临床意义。

三、其他方面的因素

(一)生活习惯

1. 食物可影响药物的作用 如西柚汁可抑制肠道 CYP3A4,减少药物在肠道的代谢,显著提高药物吸收量和峰浓度,甚至引起中毒。卷心菜、西蓝花等对 CYP1A2 有诱导作用,可影响雌激素的体内代谢。

2. 吸烟可诱导药物代谢酶 吸烟会加速某些药物的代谢消除,因而吸烟者对某些药物有较高耐受性。

3. 嗜酒会影响药物作用 用药时要考虑乙醇本身的药理作用和乙醇对药动学的影响。如乙醇有中枢抑制、血管舒张等作用;高浓度还可使血钾降低,血糖降低。乙醇也可影响肝药酶而干扰药物代谢,急性大量饮酒时抑制肝药酶使药物作用增强,慢性嗜酒者诱导肝药酶使药物作用减弱。

（二）环境因素

人类生活和工作环境中的各种因素可能对药物作用产生影响。如食品、饮料中的添加剂,农作物中的杀虫剂,水中的重金属离子、有机物,空气中的粉尘、尾气排放物等长期与人接触,都会改变肝药酶的活性,使药物活性受到影响。

思考题

1. 影响药物效应的药物因素和机体因素各有哪些?
2. 目前已知的肿瘤化疗中的生物标志物分为几类? 试举例说明。
3. 试述竞争性拮抗药和非竞争性拮抗药的区别。
4. PK-PD 模型在临床药效评价中的意义。

（姚继红）

第四章　治疗药物监测与个体化药物治疗

第一节　治疗药物监测概述

治疗药物监测（therapeutic drug monitoring，TDM）是20世纪60年代在临床药理学、药动学和临床化学基础上，结合现代分析检测技术，形成和发展起来的一门临床应用性边缘学科。我国在20世纪70年代末期开始了TDM的研究工作，80年代中期随着器官移植术后免疫抑制治疗的开展，TDM迅速发展。经历三十余年的历程，TDM为个体化药物治疗提供了客观的科学指标，为临床合理用药做出了重要的贡献。

国际药物监测与临床毒理学协会采纳的TDM定义是：TDM为通过实验室测定某药物的参数，并对其做出适当的解释从而影响用药行为的过程。TDM专业涉及临床药理、药动学、生物药剂学、药物分析、分子生物学、药物治疗学及流行病学等多学科，是根据临床药理学、生物药剂学及药物治疗学理论，结合药物分析及分子生物学技术，运用流行病学方法归纳总结，多学科交融进行药物治疗个体化研究和应用的一门药学临床学科。其研究对象为实施药物治疗的人体，研究核心是药物治疗方案个体化，研究目的是获得满意的疗效，避免或减少毒副反应，同时为药物过量中毒的诊断和处理提供有价值的实验室依据，将临床用药从传统的经验模式转变为科学模式。

一、药物剂量、血药浓度与药物效应之间的关系

药物的吸收、分布、代谢和排泄过程，不仅与药物本身的性质有关，还受用药个体遗传特点及生理、病理等因素影响。一些药物的剂量与药理作用的相关性较差，根据药物的剂量，并不能很好地预测药物效应，需要获得体内药物浓度，通过TDM评估药物的剂量与疗效之间的关系，调整给药剂量。

（一）药物浓度与效应的关系

在作用部位，药物需达到一定浓度，才能发挥药理效应；当超过一定浓度后，则易产生毒副反应。多数药物药理作用强度的强弱，与该部位的药物浓度及其与受体结合的程度、时间等相关。TDM是通过测定患者用药后体液中（主要是血液）药物浓度的高低与变化，分析药物剂量、药物浓度、作用部位浓度与药物效应（即药物疗效）之间的关系，从而判断其使用的

药物剂量是否合理。TDM 最基本的条件是药物浓度和效应具有相关性。

大多数抗肿瘤药物具有药动学个体差异大、药物效应呈时间滞后性及量效关系复杂等特点。目前,对于大多数已开展 TDM 的肿瘤药物而言,反应的多是药物浓度-不良反应间的关系。基于提高抗肿瘤药物治疗效果的 TDM,仅对甲氨蝶呤和 5-氟尿嘧啶等少数几种药动学和药效学关系已基本明确的抗肿瘤药物可行。

(二)游离药物及活性代谢物测定在治疗药物监测中的应用

1. 游离药物浓度　只有未与蛋白结合的游离药物,才能真正达到靶部位发挥作用。游离药物浓度与临床疗效、不良反应的相关性高于总药物浓度。多数情况下,对体内药物总浓度监测,即可满足临床治疗需求。但对于某些特定药物或在特殊病理生理情况下的患者如烧伤患者,蛋白的结合特性可发生显著变化。当蛋白结合率降低时,血液中游离药物浓度比例升高,导致药效增强。此时,如按照总浓度测定结果予以判断则可对治疗产生误导。临床实践中,导致血浆蛋白结合降低的因素并不明确。对于蛋白结合率 >80% 的药物,若仅测定药物的总浓度,则易导致错误的用药调整,建议测定游离药物浓度。地高辛的蛋白结合率虽然仅为 25%,但也需要通过测定游离浓度调整剂量。

目前,国外已开展的游离药物浓度测定,主要包括抗癫痫药物苯妥英钠、丙戊酸和卡马西平,免疫抑制剂霉酚酸等,而国内医疗机构在此方面研究和报道较少。主要用于游离药物浓度测定的分析方法,包括亲和层析色谱法、平衡透析联合闪烁计数器、超滤联合荧光偏振免疫分析法(fluorescence polarization immunoassay,FPIA)等。

2. 活性代谢物　对于母体、代谢物及对映体均有活性、且活性存在差异的药物,活性代谢物及药物对映体的浓度可更真实地反应药物的体内过程,与临床疗效、不良反应更具相关性。利培酮是 80 年代末上市的一种非典型抗精神病药物,其主要代谢产物为 9-OH-利培酮,具有与利培酮相似的药理活性。患者服用相同剂量的药物,血药浓度可相差 10 倍,且与疗效、不良反应相关性差,而其活性代谢物 9-OH-利培酮的血药浓度可高达 40 多倍,且 9-OH-利培酮或利培酮与 9-OH-利培酮血药浓度之和与临床疗效、不良反应显著相关。如仅测定利培酮的血药浓度,则并无显著的临床意义。

知识链接:
药物对映体的药效学差异

药物对映体的立体选择性不同,造成了其药理效应、毒副反应的差异。通常只有一种对映体有效,而另一种对映体作用弱或无效,甚至作用相反或产生毒副反应。如临床使用外消旋多巴时出现的粒细胞减少等严重的不良反应,则均未见于左旋多巴。在 TDM 中,对于具有旋光性质的药物,尤其是药物异构体的药效学、药动学存在显著差异的,应分别测定药物对映体的浓度及比例。

(三)影响血药浓度和药物效应的主要因素

药物浓度由药物的吸收、分布、代谢和排泄等特点共同决定。影响药物浓度的主要因素包括遗传特征和患者病理生理状况等。30%~60% 药物治疗无效的患者,均与上述因素有关。

1. 个体遗传差异　随着药物基因组学的发展,特别是人类基因组计划的完成,遗传多态性在个体化用药中发挥着越来越重要的作用,检测患者药物相关靶基因多态性也可预测药物效应。体内药物需经多重酶代谢,包括细胞色素 P450 氧化酶(cytochrome P450 oxidase, CYPs)等。主要负责药物代谢的细胞色素 P450 氧化酶包括 CYP3A4、CYP2C19、CYP2C9 和 CYP2D6 等,参见表 4-1。其中,CYP3A4 负责约 37% 药物的代谢。不同种族、人群的细胞色素 P450 氧化酶活性存在较大差异。细胞色素 P450 氧化酶活性低的弱代谢者,服用正常剂量药物时,血药浓度可异常升高、易导致不良反应。对于服用前药的患者,可能体内药物活性代谢成分显著偏低。

有学者报道,某女性患者日服用苯妥英钠 300mg 后(成人常用量为每日 250~300mg),即发生严重的毒性反应,苯妥英钠血药浓度达 33mg/L(有效血药浓度范围为 10~20mg/L)。进一步对其进行基因型检测,发现患者基因型为 CYP2C9 * 3/* 3。CYP2C9 是苯妥英钠的代谢酶,CYP2C9 * 3/* 3 基因变异,可使 CYP2C9 酶活性显著降低,进而导致苯妥英钠血药浓度异常升高。通过 TDM,可从药物浓度"表型"上初步判断患者是慢代谢或快代谢。更好的方法则是在患者服用上述药物前,对其进行相关基因型检测。

表 4-1 细胞色素 P450 氧化酶及其主要代谢药物

CYP 亚型	药物
CYP3A4	阿普唑仑、阿托伐他汀、卡马西平、克拉霉素、环孢素 A、地西泮、红霉素、芬太尼、茚地那韦、酮康唑、利多卡因、洛伐他汀、奎尼丁、利托那韦、他克莫司、维拉帕米
CYP1A1	对乙酰氨基酚、氯米帕明、氯氮平、奥氮平、茶碱
CYP2C9	格列齐特、布洛芬、奈芬纳韦、苯妥英钠、甲苯磺丁脲、华法林
CYP2C19	西酞普兰、丙米嗪、兰索拉唑、奥美拉唑、氯吡格雷
CYP2D6	氯米帕明、可待因、地昔帕明、右美沙芬、氟卡尼、氟西汀、氟哌啶醇、氢可酮、丙米嗪、美托洛尔、帕罗西汀
CYP2E1	氯唑沙宗、氟烷、乙醇及多种工业毒性制剂

2. 生理与病理因素

(1)特殊人群:儿童和老年人对药物的吸收、分布、代谢和排泄与成年人均存在较大差别,参见表 4-2。医生和临床药师需要以此为依据,才能制定更安全、合理和有效的给药方案。

表 4-2 儿童和老年人的生理特点

		机制	药效	主要影响药物
吸收	老人	胃排空延迟,胃酸分泌、胃肠血流量和吸收面积均减少	降低↓	主动转运方式吸收的药物,如维生素 B₁ 等
	儿童	胃排空延迟,肠壁薄、吸收面积大	增强↑	
分布	老人	血浆蛋白含量降低、药物的蛋白结合率降低	增强↑	蛋白结合率高的药物,如卡马西平等
	儿童	药物的蛋白结合率低,血脑屏障功能差	增强↑	

续表

		机制	药效	主要影响药物
代谢	老人	肝药酶的合成减少,酶的活性降低,药物转化速度减慢,半衰期延长	降低↓	经肝代谢药物,如苯巴比妥等
	儿童	肝药酶系统发育不完全	增强↑	氯霉素(灰婴综合征),磺胺(新生儿溶血)
排泄	老人 儿童	肾血流量和肾小球滤过率低,重吸收减少,药物排泄降低	增强↑	经肾排泄药物,如地高辛、氨基糖苷类抗菌药物等

(2)性别:一般情况下,男性平均体重和体表面积较大,体内含水量高,尤其是对于脂溶性药物而言,性别间药物效应的差异较大。女性对药物更敏感、更易发生药物不良反应,如抗心律失常药物、麻醉药物和抗反转录病毒药物等。女性怀孕后,胃酸分泌和小肠蠕动功能的变化等因素,药物的吸收和生物利用度也会发生很大变化。此外,由怀孕引起的血液动力学变化,雌激素、孕激素、胎盘生长激素和泌乳素等的增加,也可影响药物的分布和代谢。

(3)心血管疾病:心衰时,患者心排血量降低,影响组织灌注,水、钠代谢,胃肠动力等,进而改变很多药物的吸收和分布过程。对于充血性心衰患者,肝血流量降低,使得药物在肝内经Ⅰ相代谢降低,药物浓度升高;对于严重的心衰患者,茶碱、地高辛的代谢均显著降低,建议适当减少上述药物的给药剂量,确保其用药安全。

(4)甲状腺功能:甲状腺激素是细胞色素 P450 氧化酶的潜在激动剂,较高水平的甲状腺素,可对该酶产生诱导作用,导致甲亢患者的体内药物浓度降低。甲状腺功能异常时,还可影响 P- 糖蛋白(P- glycoprotein,P- gp)的分布,进而改变其底物药物的药动学行为。

(5)药物蛋白结合率变化:炎症反应、恶病质、怀孕、尿毒症、肝脏疾病、营养不良及同服竞争性蛋白结合率高的药物时,药物的蛋白结合率可发生改变。当患者的药物总浓度在有效浓度范围,而表现出中毒或治疗无效时,应首先考虑药物蛋白结合率是否发生变化。患有慢性肾病的患者,药物蛋白结合率显著降低。此外,长期透析的患者体内复合物也可竞争白蛋白结合位点。因此,尿毒症患者应进行游离药物浓度测定,尤其是蛋白结合率高的抗惊厥药物,如苯妥英钠、丙戊酸和卡马西平。

3. 患者依从性　慢性病治疗中,患者依从性差已成为一个严重影响药物疗效的重要因素。零浓度、低浓度和多变的药物浓度等结果,都是反应患者治疗依从性差的指征。有研究显示,通过 TDM,93% 以上的患者可具有较好的治疗依从性。

4. 给药途径　多数情况下,直肠给药的吸收速率略低于口服给药。对于具有首过代谢效应的药物,如利多卡因和普萘洛尔等,直肠给药可避免药物的首过代谢效应。同一药物不同生产工艺,其生物利用度和峰浓度也可产生差异。患者从静脉用药改为口服用药,或改用不同商品名的同一药物时,都可能导致疗效变化。利用 TDM 可以发现不同处方间的区别,并对药物效应做出合理解释。

5. 药物相互作用　药物-药物和药物-食物的相互作用也可影响药物浓度,药物相互作用的分类及机制参见表4-3。P-糖蛋白是人体重要的膜转运蛋白,其所介导的药物外排是口服药物吸收差异大的重要因素。细胞色素 P450 氧化酶参与人体内许多内源性、外源性化合物的氧化、还原代谢。细胞色素 P450 氧化酶诱导剂/抑制剂,可通过诱导/抑制酶活性,提高或降低其他药物的代谢。同服多种药物的患者,更易发生药物相互作用。克拉霉素和咪达唑仑同为 P-糖蛋白和 CYP3A4 代谢酶的底物,前者对 P-糖蛋白和 CYP3A4 代谢酶有抑制作用,两药同服时,咪达唑仑肠道吸收增加、肝代谢降低,生物利用度提高,镇静催眠作用显著增强,建议两药应避免同时服用。

表4-3 药物相互作用分类及机制

分类		作用机制
药效学	受体	
	药效作用靶点	
药动学	吸收	P-糖蛋白、有机阴离子转运肽
	分布	P-糖蛋白、有机阴离子转运肽
	代谢	细胞色素 P-450 氧化酶、尿苷二磷酸葡萄糖醛酸基转移酶、谷胱甘肽转移酶
	排泄	P-糖蛋白、有机阴离子转运肽、有机阳离子转运肽

二、药物的有效血药浓度范围

(一)有效血药浓度范围

通常情况下,有效血药浓度范围均指药物总浓度,TDM 中首选稳态谷浓度,通常多在下一次给药前 15 ~ 30 分钟采集样本所测得。对于万古霉素和氨基糖苷类抗菌药物,常需要同时测定峰浓度和谷浓度。

目前,游离药物浓度的测定尚未广泛开展,其有效范围仍在探讨。有学者采用超滤联合 FPIA 法测定游离丙戊酸和丙戊酸总浓度的结果显示:30 例患者丙戊酸总浓度为 (52.98 ± 21.74) mg/L,游离丙戊酸浓度为 (3.61 ± 2.38) mg/L。少数药物,当给药途径变化时,其有效血药浓度范围也改变。国际上大多数造血干细胞移植中心均采用 c_{SS} 600 ~ 900μg/L 作为白消安口服给药的 TDM 目标,c_{SS} 660 ~ 1025μg/L 作为白消安静脉给药的 TDM 目标。

(二)有效血药浓度的影响因素

有效血药浓度范围是建立在大量临床观察的基础上,对大部分人而言有效且能很好耐受的范围。有效血药浓度范围是一个统计学结论,并不意味着其适用于每一位患者的具体情况。血药浓度与药理效应之间的相关性,可受疾病、合并用药等多种因素影响而产生变化。

1. 特殊疾病与有效血药浓度的关系 免疫抑制剂的有效血药浓度范围,与疾病状态、移植器官种类和移植时间等相关。器官移植初期,免疫抑制剂的 TDM 应较频繁。随后可结合患者的实际情况逐步延长测定间隔。以环孢素 A 为例,TDM 多从术后 1 周开始,3 个月内建议每周测定 1 ~ 2 次,3 个月后每月测定 1 次,长期生存者可半年或 1 年测定 1 次。目前认为,器官移植患者只要不发生排异反应,免疫抑制剂的血药浓度应尽量控制在较低水平。此时,既能达到满意的免疫抑制效果,又能减少不良反应的发生。器官移植患者他克莫司的有效血药浓度,参见表 4-4。

表4-4　器官移植患者他克莫司的有效血药浓度参考范围

移植后(月)	肝脏移植(μg/L)	肾脏移植(μg/L)	心脏移植(μg/L)
0~1	10~15	15~20	15~20
1~3	10~12	10~15	10~15
3~6	7~10	8~12	8~12
>6	5~7	5~8	5~8

此外,同一药物在治疗不同疾病时,有效浓度范围也存在差异。氯氮平治疗精神分裂症时,有效血药浓度范围在300~600μg/L较为合适;抗精神病阴性症状时,在260~390μg/L时效果较好;抗抑郁症状时,在200~280μg/L时较好;治疗其他附加症状(多与兴奋关联)时,有效血药浓度范围宜为300~400μg/L。

2. 遗传变异与药物效应　近年的研究显示,药物转运蛋白及代谢酶遗传多态性除引起药动学个体差异,还可对药物的效应产生影响,即相同的药物浓度也可导致不同的药物效应。临床上对环孢素A进行的TDM主要集中在血药浓度方面,而对其药效学的监测则较少。有学者研究结果显示,*FOXP3*基因多态性(rs3761548)与环孢素A抗排斥反应的效应密切相关。对于给予环孢素A进行基础治疗的中国汉族肾移植患者,*FOXP3*基因野生型(AA)患者比突变型(CC)患者更容易发生排斥反应;AA型患者可能需要更强效的免疫抑制方案,以预防排斥反应的发生。

随着医学知识和检测技术的发展,"有效血药浓度"并不是恒定不变的。结合患者的遗传特征并确定个体的有效浓度范围,才可更好地实现个体化药物治疗。

(三)靶浓度

近年来,在有效浓度范围基础上,有学者提出了靶浓度的概念。传统的TDM重点关注测定结果是否在有效浓度范围内,并未特别重视提前干预的问题。靶浓度干预指通过预测个体的用药剂量,获得药物治疗的目标浓度。需要医生、临床药师等专业人员预先明确药物的安全性和有效性在不同个体间的差异,进而在安全、有效的浓度范围内进行剂量的调整。

临床治疗时,可接受的个体间变异称为安全有效变异(safe and effective variability, SEV),当药物浓度的变化与疗效相关时,SEV可通过血药浓度的变异表示。以某药物为例,靶浓度是15mg/L、有效浓度范围是10~20mg/L,希望经个体化给药后90%的患者的血药浓度可在此范围内。SEV的计算公式如下式:公式中的1.645,表示1.645倍的SEV将覆盖90%的靶浓度周围的正态分布范围,2表示靶浓度的变异呈双侧。

$$\text{SEV} = \frac{[(20-10)/15]}{(2 \times 1.645)} = 0.2 = 20\%$$

而对于该药物来说,个体差异较大,如给予所有患者相同剂量时,个体血药浓度变化可达70%,远高于SEV。如果我们在确定给药方案前,即充分考虑患者的体重、基因多态性、肝肾功能等多种因素并建立给药方案,实现靶浓度干预,可极大降低个体血药浓度的变异,并将其控制在SEV范围内。

三、药物分析技术在治疗药物监测中的应用

TDM结果的精密度和准确度受多种因素影响,根据分析方法的精密度和准确度,国际

纯粹与应用化学联合会将方法分为三类,参见表4-5。药物分析技术是TDM中至关重要的组成部分,只有实现准确、快速地测定体内药物的浓度,才能更好地了解药物的药动学、药效学特点,并将之应用于个体化治疗之中。因此,实验室人员在确定一种TDM所用分析方法时,必须在确保精密度和准确度前提下,充分考虑各种因素(方法是否便捷、测定所需时间、费用等)综合分析、选择。

表4-5　各种分析方法的特点及适用

方法类型	特点	适用
决定方法	方法准确度和精密度的偏差可忽略不计	国家级技术标准实验室建立,是行业、部门的统一标准
参考方法	方法准确度和精密度的偏差较小	HPLC-MS/MS法等
常规方法	结果具有较大的不稳定性,但方法便捷、通量高、成本低	免疫分析法等

对绝大多数实验室而言,追求实现高精密度(变异系数<10%)是难以实现的。美国FDA发布的药物生物分析指南中建议,药物生物分析中,当变异系数<15%、定量限附近变异系数<20%时,即可满足分析要求。对于大多数TDM药物而言,在上述精密度范围内,测定结果可满足临床需求。但对于某些药物,测定方法需要达到更高的精密度。器官移植半年后,免疫抑制剂他克莫司的有效血药浓度范围是5~8μg/L。当变异系数是20%时,则意味着每5个测定结果为6μg/L的患者,就有一个患者的实际浓度可能低于5μg/L,需要提高剂量。考虑到他克莫司血药浓度实测值偏低的严重后果,在选择他克莫司的分析方法时,对方法的精密度要求必须更高。

不同测定方法间,也可产生较大的差异。测定西罗莫司时,与高效液相色谱-串联质谱法(high performance liquid chromatography-tandem mass spectrometry/mass spectrometry,HPLC-MS/MS)比较,免疫分析测定的结果约升高20%,主要是代谢物的干扰。因此在对结果进行解释时,要充分考虑到实验室和检测方法所产生的随机和系统误差对结果的影响。目前,对不同机构间测定结果可通用的需求日益提高。这就要求不同机构间,需要采用统一的标准化分析测试程序、质控品和方法验证等。未来尤其是新药,不同机构间TDM结果互用的需求将更为迫切。

(一)免疫分析法

最早出现的免疫分析技术是放射免疫分析技术(radio immunoassay,RIA),需要使用放射性材料,而放射性物质对人体健康的影响及废物处置的高额费用,影响了RIA法的应用。与之相比,酶免疫分析法(enzyme immunoassay,EIA)克服了RIA的缺点,同时保留了其敏感度高的优点,已广泛应用于TDM中。采用EIA进行自动分析,对临床实验室具有较大吸引力。多数情况下,EIA不需要昂贵的设备,操作便捷。

1. 酶联免疫分析技术(enzyme-linked immunosorbent assay,ELISA)　作为RIA法的替代方法,ELISA最早出现于20世纪70年代,经过几十年的发展,其敏感度可达到皮摩尔水平,可满足常规的临床要求。ELISA中所必需的分离步骤,成为了限制其广泛应用的重要因素。目前,市场上商业化的试剂盒主要应用于他克莫司的检测。

2. 荧光偏振免疫分析法 FPIA 法基本原理是将荧光素衍生物通过化学方法结合到药物分子上形成荧光素标记药物,具有样品处理简便、检测快速、灵敏度高、精密度好、便于自动化操作、无放射性污染等优点,已广泛用于丙戊酸、卡马西平、万古霉素、环孢素 A 和地高辛等药物的测定。缺点是需要特殊的仪器设备,商业化的试剂盒仅能在特定分析仪上完成,限制了该法的临床应用。

与其他分析方法相似,免疫分析方法也存在干扰,如内源性胆红素可干扰荧光免疫分析结果的准确性。此外,另一个难题是母体药物和代谢物间的交叉反应性,可造成实测值比真实值偏高。地高辛、洋地黄毒苷、代谢物二氢地高辛,均可与地高辛抗体结合,当采用 FPIA 测定地高辛浓度为 1.6μg/L 的血清样品,加入 129.5nmol/L 的蟾毒灵后,测得的地高辛浓度为 2.3μg/L。因此,当患者服用常规剂量地高辛治疗时,医生和临床药师除考虑疾病变化,还应考虑患者合用药物的影响。必要时,采用其他分析方法,如 HPLC-MS/MS 法对同一样本进行复检,或测定地高辛游离药物浓度。在体内几乎不发生代谢转化而原形排泄的药物,较少代谢物干扰,更适用于免疫分析法检测,如庆大霉素等氨基糖苷类抗菌药。免疫分析方法的特异性,可通过优化并制备特异性更高的抗体克服。由于免疫分析法简便、快捷、经济、高通量等优点,仍将是未来 TDM 检测技术发展的主要方向。

（二）色谱法

按照洗脱方式不同,可将色谱法分为高效液相色谱法(high performance liquid chromatography,HPLC)、气相色谱法(gas chromatography,GC)和薄层层析法(thin layer chromatography,TLC)。近年来,各种联用技术的发展,例如液相色谱-质谱技术(liquid chromatographic-tendem mass spectrometric,HPLC-MS)等也逐渐在 TDM 中应用。TLC 的定量方式为半定量,误差较大,不适于 TDM。GC 要求待测物具有一定挥发性(或经衍生化后具有挥发性),只适用于挥发性药物,应用范围较窄。

1. 高效液相色谱法 HPLC 是由经典的液相柱层析发展而来的分析技术,其原理是根据溶质(待测物)在固定相和流动相间的分配系数、吸附能力、亲和力、离子交换或分子排阻等性质的差异,在固定相和流动相间经过连续多次交换,使不同的化合物得到分离。HPLC 配有紫外检测器、荧光检测器、电化学检测器和示差折光检测器等,其中常用的检测器为紫外检测器。

HPLC 的分离效能高,适用于大多数药物的分离;另外该方法的专属性较强,可排除生物样本中其他物质的干扰。相对于免疫分析法,HPLC 法虽然费时,但因其可避免免疫反应中易出现的干扰,因此适于大多数药物的定量测定,较适于 TDM。对于免疫分析法不能测定的药物,可首选 HPLC 法。

2. 液质联用技术 液质联用技术是将液相的分离能力与质谱的定性功能相结合的分析技术。该技术选择性强、分析时间短、样品前处理简便、建立方法快、自动化程度高,适用于复杂的生物样品定性和定量分析,是目前最为重要、应用最普遍的分析技术。

HPLC-MS/MS 法需要严格的专业培训,费用较高,通量较低。与免疫分析法比较,虽具有较好的特异性,但仍存在基质干扰的问题,如对结构类似药物的测定(如环孢素 A 和环孢素 D)。此外,HPLC-MS/MS 法测定药物时,尚缺少统一、标准化的分析测试程序。在缺乏标准化分析测试程序的情况下,该法并不一定优于免疫分析法。

第二节　治疗药物监测的实施和个体化药物治疗

一、治疗药物监测的临床指征

临床实践中,大多数药物的有效和中毒浓度存在较大差异,不需要进行 TDM。对于少部分个体差异大、血药浓度与药理效应间存在良好相关性的药物,则需要 TDM,进而对药物治疗结果做出科学、合理的评价。半数中毒量(TD_{50})/半数有效量(ED_{50})或半数致死量(LD_{50})/半数有效量(ED_{50})称为治疗指数(therapeutic index,TI)。TI 是反应药物安全性的一个指标,TI 越大,药物越安全。目前,通过对 TI 小的药物进行 TDM,并结合该药的药动学参数制订用药方案,已被临床广泛认可。

(一)TDM 的临床指征

在下述情况下或使用下列药物时,通常需要进行 TDM。

1. TI 值较小、有效血药浓度范围较窄的药物,如强心苷类。该类药物的有效剂量与中毒剂量接近,需要根据药动学原理和患者的生理、病理情况,制定或调整给药方案。

2. 同一剂量可出现较大血药浓度差异,不能依据用药剂量对药物反应做出初步判断,如三环类抗抑郁药物。

3. 药物具有非线性药动学特征,尤其是非线性可发生在有效血药浓度范围或低于有效血药浓度时,如苯妥英钠、茶碱和水杨酸等。

4. 肝肾功能不全或衰竭的患者使用主要经肝代谢消除(茶碱等)或肾排泄(氨基糖苷类抗菌药物等)的药物时,以及消化功能不良的患者口服某些药物时。

5. 怀疑患者药物中毒,尤其是药物中毒与剂量不足的症状相似,而临床又不能明确辨别,如普鲁卡因治疗心律失常时,过量也会引起心律失常。

6. 发现长期用药患者的不依从性或者某些药物长期使用后,诱导(或抑制)肝药酶的活性而引起药效降低(或升高)及其他原因不明的药效变化。

7. 合并用药时,产生相互作用且可影响疗效。

8. 常规剂量时出现毒性反应,为诊断和处理药物过量中毒及为医疗事故提供法律依据。

(二)决定是否进行 TDM 的原则

1. 患者是否使用了适合其病症的最佳药物？当感染患者应选择其他抗菌药物更有效时,却使用氨基糖苷类抗菌药物。此时,进行 TDM 则并不合理。

2. 药效是否不易于判断？如有明确的药效指标,则不需要 TDM。

3. 血药浓度与药效间的关系是否有利于疾病的治疗？小剂量甲氨蝶呤治疗类风湿关节炎时,即不需要 TDM。

4. 是否能使患者在治疗期间受益于 TDM？

5. TDM 结果是否会显著改变临床决策并提供更多有价值的信息？

如果上述问题都得到了肯定的回答,则认为 TDM 是合理和有意义的。

二、治疗药物监测的实施流程

TDM 的工作流程一般包括提出申请、样本采集、药物浓度测定、数据处理和结果分析等。

（一）提出申请

临床医生应根据患者所用药物及用药后的临床指征,确定是否需要进行 TDM,如果需要,填写 TDM 申请单。TDM 申请单是帮助临床药师和相关人员了解患者病理、生理状况、用药情况等信息的主要依据。为了对药物浓度的结果做出正确解释,相关人员必须准确记录样本采集时间、末次服药时间和给药途径等必要信息。在提出申请时,医生和临床药师等专业人员应明确 TDM 的目的,若无条件滥用则可给患者带来不必要的经济负担。

患者信息:患者姓名、病历号、年龄、性别(女性是否怀孕?)、种族、TDM 原因(常规检查、药效差或怀疑中毒),患者病情是否危重、肝功、肾功及心血管疾病,白蛋白浓度、肌酐清除率等。

药物信息:给药方案、同服药物、末次用药时间、用药时程、峰浓度或谷浓度、特殊需求(游离或总浓度)。

样品信息:样本类型(血清、全血、尿液、唾液及其他体液样本)、检测方法(精密度要求)等。

（二）样本采集

1. 样本类型　在 TDM 中,常见的样本是血清、血浆和全血。尿液药物浓度的测定,受患者肾功、尿液 pH 等因素影响较大,且结果与血药浓度不相关,主要用于毒理学检测。唾液中药物浓度与血浆中药物浓度具有相关性,但易受多种因素影响。尿液和唾液样本的采集均没有创伤性,但针对上述样本的检测分析方法尚缺乏权威的验证。各种类型样本的特点,参见表 4-6。

表 4-6　各种类型样本的特点

样本类型	优点	缺点
全血/血浆/血清	与临床疗效相关; 可测定总浓度和游离浓度; 提供有效浓度范围参考值; 抗凝剂不影响游离浓度测定; 样本不经过前处理,可直接测定	离心前,血清/血浆样本需静置; 需要静脉穿刺,有创伤; 采集管成分(凝胶或抗凝剂)可能干扰测定
尿液	非创伤性; 易采集; 包含代谢物; 测得的是某段时间的平均浓度; 药物滥用后,测定时间窗为 3 天	TDM 中不常用,尿液浓度不能反映血清浓度; 主要用于阿片类药物,其他药物开展较少; 结果受尿液 pH 影响; 验证药物是否滥用时,样本可造假
唾液	非创伤性; 易采集; 适合于儿童; 结果与游离药物浓度相似; 测定母体药物	易受食物污染; 体积不充分; 需要标准化采集程序; 吸取唾液困难; 无代谢物; 易受外界因素影响; 浓度较低,需要敏感性高的检测方法

2. 采样时间　采样时间的确定取决于药物的半衰期。一般情况下,多测定药物的稳态谷浓度。服药后,需要至少五个半衰期以上,药物浓度可达稳态。地高辛的半衰期为 1.6 天,给药 7 天后,地高辛可达稳态。但对于肾功异常的患者,地高辛则需用药后 3 周才可达稳态。进行地高辛 TDM 时,由于地高辛的分布相时间长,且给药时间与药效间存在滞后效应,样本的采集时间不应早于给药后 6～8 小时,推荐给药后 12 小时采样。如果采样时间过早(地高辛分布相未完成时),则地高辛血药浓度偏高(该血药浓度更接近峰浓度,而不是谷浓度),可误导临床医生决策。

此外,根据药物特点和患者生理、病理状况,可采集其他时间的样本进行测定。怀疑患者中毒时,可随时采样;患者采用氨基糖苷类和磺胺类抗菌药物治疗的初期,应同时测定谷浓度和峰浓度,并据此调整给药方案,以尽快获得有效浓度并降低毒性反应发生。

3. 采样部位　样品采集部位,也可影响药物浓度。静脉给药时,必须从给药对侧血管采集样本,以避免给药管路中残留药物对测定结果的干扰。环孢素 A 为亲脂性药物,静脉给药时,可少量积聚在静脉输液管路表面,当从此静脉通路中采集样本时,测定结果将高于真实值。

近年来,有学者提出毛细血管采集样本也可用于血药浓度测定。与采集静脉血样本比较,毛细血管样本可能引起的问题是其较易被细胞外液和皮肤表面物质污染、易溶血。理论上,通过毛细血管采集指尖血,测定表观分布容积较大的药物时,药物浓度结果易受影响。蛋白结合率高、表观分布容积低的药物,因仅有极少部分的药物可渗入细胞外液,对药物浓度结果影响较小。特殊人群(如儿童、老年和肿瘤患者等),如因静脉穿刺较困难等原因,可选择采集毛细血管样本。

实验室专业人员在进行样本分析时,需要考虑到样本采集部位对药物浓度的影响。在开展新技术、采用新样本测定时,必须对技术和方法的准确度、精密度等方法学指标进行确证。

4. 样本采集　患者的疾病状态可影响生物样本基质的理化性质,进而影响药物稳定性。如高血脂、高胆红素血症患者,血液样本基质与健康人存在较大差异。一些药物,采集样本所用抗凝剂变化时,药物浓度也会发生变化。

(1)抗凝剂的选择:TDM 中最常用的标本是血清或血浆,两者可互换,但结果不完全一致。血浆较易获得,而血清则无微粒及抗凝剂的干扰。血清或血浆中,药物以游离或与蛋白结合形式存在。当血液被采集至一个封闭的采血管中时,要求血药浓度应与血液中一致,游离与结合药物浓度的比例不变。

所有抗凝剂中,首先推荐肝素。肝素不影响血液和细胞间电解质和水的比例的变化,不改变血液中多数药物的游离型与结合型的比例,且对血液 pH 影响较小。如肝素抗凝的血浆与血清比较,丙戊酸浓度无差异。然而,由于肝素的脂解及促进游离脂肪酸释放的作用,可改变某些药物的蛋白结合率,如卡马西平、茶碱和苯巴比妥等,宜采用血清样本监测。选择免疫分析方法测定氨基糖苷类抗菌药物浓度时,肝素对药物浓度的影响与方法有关。与 RIA 和 FPIA 法比较,采用酶倍增免疫分析法时,肝素对氨基糖苷类抗菌药物测定结果的准确性有影响。当采用肝素作为抗凝剂测定庆大霉素时,肝素可与庆大霉素形成复合物,影响测定结果。如必须采用抗凝血测定氨基糖苷类抗菌药物浓度,建议使用草酸钾抗凝。此外,测定锂浓度时,如选用了锂-肝素抗凝剂的采血管,则会得出错误的虚高结果。对于环孢素

A 的测定,乙二胺四乙酸是推荐的抗凝剂。商业化的 TDM 试剂盒说明中,多标注了可用样本的类型。

(2)样本体积:塑料真空采血管,多由聚对苯二甲酸乙酯、抗凝剂或促凝剂组成。当真空采血管压力为零时(自然状态无血液吸入),样本采集才可结束。当采血体积不足时,可改变血液与真空采血管添加剂的比例,影响药物浓度测定结果的准确性。采血管中样本体积不足、血清未完全凝固而分离时,这样的样本不适合测定。严格按照操作指南采集样本,留有足够时间采集并让样本凝固,则可避免上述差错。

5. 样本的保存和运输　真空血清采集管中的隔离材料对某些药物具有一定的吸收作用,导致测定结果比真实值偏低。真空血清管中药物储存时间越长,药物吸收越多。当样本采集后 3 小时内完成测定时,真空血清采集管对药物浓度的影响则可忽略不计。冷藏保存数天后,真空血清分离管对亲水性药物浓度的影响较小;当亲脂性药物在真空血清分离管中储存时间较长时,药物浓度降低。此外,样本的储存温度也可影响药物的稳定性。

(三)药物浓度测定

1. 方法选择　洋地黄中毒时,需服用地高辛抗体 Fab 片段(一种从羊体内提取纯化的免疫球蛋白 G)进行解救。地高辛抗体 Fab 片段浓度较高时,可显著干扰地高辛的免疫分析测定。此外,显影剂也可干扰万古霉素的免疫分析测定。溶血/脂血对药物分析的影响,与其他代谢物对母体化合物测定的干扰相似。较严重的溶血/脂血,可影响免疫分析测定中的抗原-抗体结合反应。根据检测仪器不同,溶血/胆红素/脂血对检测结果造成的影响各异。有学者研究发现,采用 ELISA 法时影响最小。多数试剂盒生产厂商提供了可接受的样本溶血/脂血限度。据此,实验室可在仪器中设定溶血/脂血限度值或通过肉眼比较,以判断样本是否可用于测定。

2. 质量控制　为了获得准确、可信的测定结果,必须以科学、系统的质量控制作为保障,尽可能将测定误差降低到临床许可范围内。

(1)室间质量评价:在临床实验室质量管理中,室间质量评价(external quality assessment,EQA)越来越受到重视。EQA 也被称作能力验证,是为确定某个实验室进行某项特定校准/检测能力以及监控其持续能力而进行的一种实验室间的比对。EQA 作为一种质量控制工具,可以帮助临床实验室提高检验质量,通过分析实验中存在的问题,采取相应的措施,减少实验费用,避免可能出现的医疗纠纷和法律诉讼。

目前,我国 EQA 由国家卫计委临床检验中心负责组织。TDM 的室间质评活动,每年度 1 次。与国家卫计委临床检验中心其他室间质评项目不同,TDM 室间质评尚属自愿参加活动。根据各参加 TDM 室间质评单位申请项目的不同,该中心定期会将含有苯巴比妥、苯妥英钠、卡马西平、茶碱、环孢素 A、地高辛等成分的质控物分数批,每批 5 份发往各成员实验室。各机构需按时将测定结果回报给国家卫计委临床检验中心后,由其发布该机构室间质评成绩。

(2)内部质量控制:建立、健全各项标准操作规程、制定严格的质量控制措施,重视人员的培训、评估和考核,规范人员的操作过程,质控品的正确使用与保存,掌握质量控制图和质量控制规则是内部质量控制的重要步骤。

首先,标准操作规程的建立,可有效规范、统一人员的操作过程,减小操作误差,使测定结果更准确、可信。在 TDM 中,仪器的保养维护及试剂盒质量的稳定,是影响 TDM 质量的重要因素;其次,对人员进行专业化操作技术规范培训、评估和考核,提高操作人员的业务能力及对质量控制的重视程度,也是决定质量控制结果的重要因素;第三,严格按照质控品说明操作和保存,不使用超保质期质控品,质控品必须与患者标本同样条件测定;最后,掌握质量控制图和质量控制规则,重视其在内部质量控制中的作用。每次测定结束后,均须及时绘制质量控制图,根据质量控制规则判断是否在控。

Levey-Jennings 质控图是比较常用的方法,方便易行,仅以一个规则($x \pm 2S$ 或 $x \pm 3S$ 作为质控限)判断分析批在控或失控,但不能满足更高的质控要求。学者 Westgard 在 Levey-Jennings 质控方法和其他学者研究成果基础上,建立了同时使用多个规则进行质量控制的 Westgard 多规则质控方法。Westgard 多规则质控方法的假失控或假报警率较低,当失控时可判断产生失控误差的类型和误差范围,可帮助确定失控的原因以寻求解决失控问题的方法。

(四)数据处理与结果分析

1. 数据处理　数据处理是非常重要的环节。如果仅向临床医生报告药物浓度结果,考查其是否在有效浓度范围内,则并未充分发挥 TDM 在个体化用药中的作用。根据患者的药物浓度值,应用药动学原理和群体药动学参数,估算具体患者的药动学参数,进而为其制定个体化给药方案是 TDM 的目标。

2. 结果分析　TDM 结果的合理解释,可极大提升 TDM 的价值,是实现从单纯的药物浓度测定发展成为个体化 TDM 服务的必要条件。

首先,需要详细了解患者的生理、病理状况,给药方案及合并用药、TDM 指征及药物的药动学特性等,尤其是是否存在可影响药物-蛋白结合率的因素;其次,比较实测结果与预期结果的差异。如出现无法解释的异常时,可从分析方法的适用性,患者的遗传学特征、依从性、药物剂型、药物蛋白结合率变化及可影响药动学行为的生理、病理等因素综合考虑。

结果的解释及用药建议,需由经专业培训、有资质的专业人员完成。此外,还需要临床药师及实验室专业人员重视并加强与临床医生、护士的沟通与合作。必要时,应该访问患者,了解所需信息。

三、治疗药物监测的临床应用

TDM 主要通过测定血清、血浆等生物样本中的药物浓度,应用相关的药动学参数对药物浓度数据进行合理的解释。从药物经济学角度考虑,TDM 有助于缩短患者治疗时间、降低治疗费用。TDM 的优势,参见表4-7。

表4-7　TDM 的优势

优势	说明
发现依从性差的患者	零、较低及多变浓度,通常是依从性差的指标。然而,低浓度也可由快代谢型所致
个体化用药	某些生理病理情况可影响药物的代谢和消除,如尿毒症及肝脏疾病。老年、儿童及孕妇,需要通过 TDM 调整剂量
避免药物毒性或不良反应	通过 TDM,可以有效避免或降低毒性或不良反应的发生
提高患者安全性/降低住院时间	TDM 可以有效提高患者的治疗安全,降低住院时间,减少治疗费用
发现疗效差的原因	药物吸收差或代谢变异等原因,可导致药物疗效差。TDM 可以发现上述患者

（一）抗惊厥药物

苯妥英钠、苯巴比妥、扑米酮、乙琥胺、丙戊酸和卡马西平是常用的抗惊厥药物,有效血药浓度范围均较窄。国内外各医疗机构监测的药物主要有苯妥英钠、苯巴比妥、丙戊酸和卡马西平,多采用FPIA法测定其总浓度。苯妥英钠、卡马西平和丙戊酸的蛋白结合率较高,对于某些特殊人群,测定游离浓度更有临床价值。苯巴比妥蛋白结合率较低,不需要测定其游离药物浓度。

1993年,FDA批准了14种新一代抗惊厥药物。与传统的抗惊厥药物比较,新一代抗惊厥药物的药动学特征好、患者耐受性高、药物相互作用少。加巴喷丁、普瑞巴林、噻加宾和氨己烯酸不需要常规TDM,左乙拉西坦和普瑞巴林仅需要在肾功异常的患者中监测。目前,市场上已有拉莫三嗪、唑尼沙胺和托吡酯的商业化试剂盒。常用抗癫痫药物的相关参数见表4-8。

表4-8 常用抗癫痫药物的相关参数

	生物利用度(%)	达峰时间(h)	蛋白结合率(%)	有效血药浓度
卡马西平	75~85	4~8	76	4~12mg/L
丙戊酸	>90	3~6	90	50~100mg/L
苯巴比妥	>95	0.5~4	55	15~40mg/L
苯妥英钠	>80	1~12	90	10~20mg/L
氯硝西泮	>95	1~4	85	10~75μg/L

（二）心血管药物

心血管药物中,地高辛临床应用广泛、有效浓度范围窄(0.8~1.8μg/L),是最常进行TDM的药物。采用EIA法测定时,活性代谢物、内源性地高辛样免疫活性物质、螺内酯、坎利酸钾、地高辛抗体Fab片段、蟾酥、六神丸、夹竹桃等都可影响地高辛的测定,采用HPLC-MS/MS法测定结果更准确。

（三）抗哮喘药物

口服茶碱后,该药易吸收。但服用缓释或迟释制剂时,峰浓度显著延后。茶碱的有效血药浓度范围是10~20mg/L,血药浓度超过20mg/L时,易发生不良反应。茶碱主要由细胞色素P450氧化酶代谢,一些疾病可以影响细胞色素P450氧化酶活性,进而影响茶碱的药动学。与成人比较,新生儿茶碱清除率低;肝脏疾病可影响茶碱的代谢。伴随发热的病毒性疾病可使茶碱半衰期延长。肺炎及严重气道阻塞发作患者,茶碱代谢也降低。茶碱的半衰期为3~12小时,给药2~3天后,可达稳态浓度。茶碱蛋白结合率为55%~65%,不需要检测游离茶碱浓度。一般情况下,多推荐测定茶碱谷浓度。出现茶碱中毒特征,立即采样测定。

（四）抗抑郁药物

自20世纪50或60年代起,阿米替林、多塞平、去甲替林、丙米嗪、地昔帕明、普罗替林和曲米帕明等三环类抗抑郁药物陆续上市。这些药物有效浓度范围窄,需要进行TDM。近年来,新型抗抑郁药5-羟色胺再摄取抑制剂上市,除特殊人群如孕妇、老年人、智力残疾及代谢异常患者等,不需要常规TDM。常用抗抑郁药物的有效血药浓度,参见表4-9。

表4-9　常用抗抑郁药物的有效血药浓度(药物总浓度)

	生物利用度(%)	半衰期(h)	表观分布容积 (L/kg)	有效血药浓度 (μg/L)
阿米替林	50	21	15	120~250
地昔帕明	40	20	42	75~300
多塞平	27	17	20	150~250
丙米嗪	40	12	18	150~250
去甲替林	50	30	18	50~150
普罗替林	75	80	13	70~250
曲米帕明	50	27	32	100~250

(五)免疫抑制剂

目前,常规监测全血环孢素 A、他克莫司、西罗莫司和依维莫司及血清或血浆霉酚酸浓度。与谷浓度比较,免疫抑制剂的 AUC 与药物效应相关性更好。霉酚酸 AUC 可用 C_1、C_2 和 C_6 来预测。当不能获得患者的多点样本时,也可通过单点药物浓度,进一步推算药物的 AUC 与 C_0 比较,环孢素 A 的 C_2 与 AUC 的相关性更好。器官移植后不同时间环孢素 A 的 C_2 有效血药浓度,参见表4-10。免疫抑制剂药物浓度的测定,多采用商业化自动免疫分析试剂盒。但免疫分析方法,易受多种因素干扰,尤其是药物代谢物的影响。环孢素 A 的主要代谢产物有 AM1、AM9 和 AM4N,前两者是活性代谢物,其免疫抑制活性约为母药的 10%~20%。采用 FPIA 法测定环孢素 A 血药浓度时,AM1、AM9 和 AM4N 均可与环孢素 A 发生交叉反应。其中 AM9 的交叉反应率最高,可达 14%~27%。因此,色谱分析方法尤其是液质联合分析方法,被认为是免疫抑制剂药物浓度测定的金标准。

表4-10　器官移植后不同时间环孢素 A 的 C_2 有效血药浓度(药物总浓度)

移植后(月)	有效血药浓度(μg/L)
1	1300~1500
2~3	1100~1300
4~6	1000~1200
7~12	800~1000
>12	600~800

(六)抗菌药物

氨基糖苷类抗菌药物可发生严重的耳毒性和肾毒性。为了保证达到有效的治疗浓度和避免潜在的毒性作用,临床应用时需对其进行 TDM。该类药物胃肠吸收差,给药途径多为静注或肌注。儿童对氨基糖苷类抗菌药物的代谢率较高。囊性纤维化可影响抗菌药物的体内过程,患者应用常规剂量氨基糖苷类抗菌药物后,血药浓度降低。庆大霉素的血药峰浓度为 4~10mg/L、谷浓度 <2mg/L。阿米卡星的血药峰浓度为 15~25mg/L,谷浓度 <4mg/L。采用氨基糖苷类抗菌药物治疗过程中,除应严密监测血药浓度并及时调整用药方案,还应对患

者的听力进行监测。

万古霉素是常规 TDM 的抗菌药物,该药物主要经肾脏排泄,无肝代谢过程。《万古霉素临床应用中国专家共识(2011 版)》推荐,万古霉素的谷浓度范围为 10~15mg/L;治疗重症感染时,万古霉素谷浓度范围为 15~20mg/L。

(七)抗肿瘤药物

甲氨蝶呤主要用于治疗急性淋巴细胞白血病、脑瘤、肺癌和其他恶性肿瘤,其毒性与血药浓度相关。应用大剂量甲氨蝶呤治疗时,需要常规 TDM。当甲氨蝶呤血药浓度 C_{24h} > $10\mu mol/L$、C_{48h} > $1.0\mu mol/L$、C_{72h} > $0.1\mu mol/L$ 时,可发生不可逆的不良反应。近年来,甲氨蝶呤也被批准用于难治性风湿性关节炎的治疗,但治疗剂量较低,为每周 5~25mg,尚较少进行 TDM。

编码抗肿瘤药物代谢酶、转运体和受体基因的多态性,是抗肿瘤药物疗效和毒性差异大的主要原因。肿瘤患者在应用抗肿瘤药物进行化疗前,进行相关基因的遗传学检测可预测哪些患者易发生不良反应或治疗耐受。目前,信息技术的发展、新分析方法的应用,需要对传统的 TDM 方法进行革新。今天,TDM 不仅可确认不良反应发生的原因,还可用于预防不良反应的发生。

第三节　个体化药物治疗实例

TDM 的最终目的是对患者进行个体化给药,以达到最优的治疗,获得最好的疗效。以群体药动学参数设计给药方案,给药后测定药物浓度,可用于计算个体药动学参数,进而计算并调整患者给药剂量。药物的药动学参数及其方程,可用于估算给药剂量(D 或 X)、给药间隔(τ)、消除速率常数(K)和表观分布容积(V_d)等,预测其达到和维持稳态血药浓度(C_{SS})的时间和剂量,制订给药方案。制订具体的个体化给药方案时,还需考虑其肝、肾、心功能,有无酸、碱中毒,尿液 pH 等。根据药物的有效浓度,确定剂量和给药间隔(或静滴速度),如可以固定剂量而调整给药间隔,也可固定给药间隔而调整剂量。

一、给药方案的设计

(一)负荷剂量和维持剂量

反复用药时,在体内药物积蓄达到稳态浓度后,摄入量等于消除量,此时摄入量即为维持剂量(D_M)。若要迅速达到治疗有效浓度,必须计算初始用药剂量,即负荷剂量(D_L),负荷剂量为维持剂量与给药间隔末体内残留量之和,因而在确定 D_M 的情况下,D_L 可以下式表示:

$$D_L = D_M \times \frac{1}{1 - e^{-K\tau}} \tag{4-1}$$

给药方案可设计成维持血药浓度在治疗窗内。这一窗口可定义为下限($(C_{SS})_{min}$)、上限($(C_{SS})_{max}$)。则最大给药间隔(τ_{max})和最大维持剂量($D_{M,max}$)的关系为:

$$C_{SS,min} = C_{SS,max} \times e^{-K\tau_{max}} \tag{4-2}$$

即:

$$\tau_{max} = \frac{\ln(C_{SS,max}/C_{SS,min})}{K} = 1.44 \times t_{1/2} \times \ln(C_{SS,max}/C_{SS,min}) \tag{4-3}$$

式中,得到最大维持量为:

$$D_{M,max} = \frac{V}{F}(C_{SS,max} - C_{SS,min})\qquad(4-4)$$

式中,V 为血浆容积,F 为生物利用度。

为了便于临床用药,须按需要选择合适的给药频率,即确定给药间隔 τ,可按下式调整维持剂量:

$$D_M = (D_{M,max}/\tau_{max}) \times \tau\qquad(4-5)$$

(二)给药方案

以上计算 D_M 和 D_L 为理论上的给药方案,在临床实践中给药间隔取易于控制的时间,如每 4、6、8、12 或 24 小时给药一次,药物的半衰期是给药间隔时间依据,据此调节相应的维持剂量。

1. 半衰期短($t_{1/2} < 6$ 小时)的药物,要维持治疗水平,对于治疗指数小的药物,如肝素等,为减少血药浓度波动,最好静滴;而对于治疗指数大的药物,如青霉素,为了给药方便,可采用大剂量长间隔方法、初始剂量等于维持剂量。

2. 半衰期中等($t_{1/2}$ 在 6~24 小时)的药物,主要考虑的是治疗指数和给药是否方便。治疗指数高的药物,给药间隔通常与半衰期相当,负荷剂量大约为维持剂量的 2 倍;治疗指数低的药物,则要求加大给药频率并减少维持剂量,以减少给药间隔期间的血药浓度波动。

3. 半衰期长($t_{1/2} > 24$ 小时)的药物,一般每天给药一次,给药间隔小于 $t_{1/2}$,初始剂量高于维持剂量的 2 倍。

二、利用血药浓度调整给药方案

(一)稳态一点法

当建立某种药物的 TDM 方法时,多数情况下,仅获得单一点血药浓度,如谷浓度或峰浓度。当药物的浓度与效应的相关性已确定,并获得有效浓度范围时,测定药物的谷浓度是合适的,如糖肽类、抗反转录病毒药物等。此外,为了获得更好的疗效而提高给药剂量时,需要测定峰浓度(如氨基糖苷类药物)。

多次用药当血药浓度达到 C_{SS} 时,可根据治疗需要分别在血药浓度达峰或谷时采一次血样测定血药浓度;如希望获得 C_{SS} 浓度,则可于给药后适当时间采一次血样,采血时间可通过公式求算:

$$T = \frac{1.44 \times t_{1/2}}{\tau}\qquad(4-6)$$

例1. 万古霉素 $t_{1/2} = 4~6h$,给药间隔 $\tau = 12h$,则测定万古霉素 C_{SS} 的采血时间范围应为:

$$T = \frac{1.44 \times (4~6)}{12} = 0.5~0.7h$$

若获得的血药浓度与目标浓度相差较大(万古霉素的有效谷浓度范围 5~15mg/L),可根据下式对原有的给药方案进行剂量调整。

$$D' = \frac{D \times C'}{C}\qquad(4-7)$$

式中,D' 为校正剂量,D 为原剂量,C' 为目标浓度,C 为测得浓度。

地高辛在体内按一级速率过程消除。其主要药动学参数为 $t_{1/2}=36$ 小时，$V_d=6.8L/kg$，口服生物利用度 $F=70\%$，血浆蛋白结合率 $=25\%$。口服给药后，经过 $4\sim5$ 个 $t_{1/2}$，可达稳态血药浓度而发挥稳定的治疗作用。地高辛的有效浓度范围是 $0.8\sim1.8\mu g/L$，通常情况下，地高辛的最高血药浓度维持在 $1.5\mu g/L$ 左右比较安全，中毒症状一般发生在血药浓度 $>1.8\mu g/L$ 时。

例2. 某患者口服地高辛 $4.50\mu g/kg$，达稳态后，测得地高辛峰浓度为 $2.25\mu g/L$，已超过地高辛中毒浓度，则校正剂量应为：

$$D'=\frac{4.50\times1.50}{2.25}=3.00\mu g/kg$$

稳态一点法的特点是快捷、经济、较易操作。采用稳态一点法的前提条件是血药浓度与剂量成线性关系，采血必须在血药浓度达到稳态后进行，通常在下一次给药前采血，所测得的浓度即为偏谷浓度。当药物效应与整个给药期间药物暴露总量相关时，稳态一点法就存在实际问题，如包括环孢素 A、他克莫司和霉酚酸等。在这样的情况下，AUC 可很好地反映整个给药期间药物的暴露情况，被认为是一个更好的指标。

（二）重复一点法

对于一些药动学参数偏离正常值或群体参数较大的患者，往往需要根据其个体参数值来设计给药方案。测定和求算患者药动学参数的系统方法是在给药后采取一系列血样（取血点 >11），并应用计算机拟合相应的房室模型及算出数据。所得参数齐全、准确，但费时费力、不便采用。

由 Ritschel 于 1978 年提出的重复一点法是比较实用、经典的个体化给药计算方法。利用此方法只需采血两次，即可求算出给药方案相关的两个重要参数：K 和 V_d。

$$K=\frac{\ln\left[\dfrac{C_1}{C_2-C_1}\right]}{\tau} \tag{4-8}$$

$$V_d=\frac{D\times e^{-K\tau}}{C_1} \tag{4-9}$$

式中，C_1 和 C_2 分别为第一次和第二次所测血药浓度值，D 为试验剂量，τ 为给药间隔时间。

例3. 患者静注茶碱 250mg，12 小时后采血；然后，立即给予第二次剂量 250mg。同样，在第二次给药后 12 小时采第二个血样。测得 C_1 和 C_2 分别为 $4.50mg/L$ 和 $6.15mg/L$，求 K 和 V_d。

解：$C_1=4.50mg/L$，$C_2=6.15mg/L$，$\tau=12h$

$$K=\frac{\ln\left[\dfrac{C_1}{C_2-C_1}\right]}{\tau}=\frac{\ln\left[\dfrac{4.50}{6.15-4.50}\right]}{12}=0.084h$$

$$V_d=\frac{D\times e^{-K\tau}}{C_1}=\frac{250\times e^{-0.084\times12}}{4.50}=20.4L$$

式中，求得该患者静注茶碱的 K 和 V_d 分别为 $0.084h$ 及 $20.4L$。

重复一点法因引用了患者的个体药动学参数计算给药剂量，准确度比稳态一点法高，而且比传统的模型拟合求算药动学参数法的采血点少，患者易于接受，且医护人员工作量不大，容易在临床推广。需要注意：①该方法只适合于第一、二次给予试验剂量，且采血时间应选在消除相。而不能在血药浓度达稳态时使用；②血管外给药时，应注意在消除相时采血；③血样测定务求准确，否则计算的参数误差较大。

由此可见，如果已经给过药而没有取到第一、二次血样，则不能应用此法。另外，本方法的计算中引入了两个药动学参数，即 K 和 V_d。当患者有肥胖、水肿、心肌梗死、肝肾功能不全和低蛋白血症等时，V_d 可有较大的变化，而肝肾功能不全时还会引起 K 的变化，这些都会影响计算的结果。

（三）Bayesian 反馈法

稳态一点法和重复一点法虽然简便，但对标本采集时间、患者的身体状况等因素有较高的要求，因而应用常受到限制。Bayesian 反馈法具有取血点少、获得的个体药动学参数准确性高的优点。该方法可同时考虑心、肝、肾功能的影响，对于药动学参数偏离群体值的个体，如老年人、婴幼儿、孕妇、心衰或肝、肾功能不全患者尤为适用。Bayesian 法的原理是应用某个患者身上 1~2 点血药浓度的信息，再结合已知的群体药动学参数信息，估算出此个体的药动学参数。具体步骤如下：

1. 根据大量患者 1~4 点血药浓度数据，建立群体数据库，此数据应具有代表性，如包括各种年龄、体重、心、肾、肝功能；另外，应随机在整个给药间隔内取样，取样点涵盖整个 AUC 并尽量均匀分布，数据应包括各个时段如吸收相、分布相、消除相等各时相信息。在总的取样点不变的条件下，减少个体人数而使其中某一部分个体取两个血样，可提高参数估算的准确度。

2. 使用群体药动学计算机程序，如非线性混合效应模型，估算出群体药动学参数。

3. 取 1~2 个反馈血药浓度点，将相应血药浓度和时间输入 Bayesian 反馈程序，即可得到该个体患者准确的药动学参数。

4. 应用该个体的药动学参数重新调整给药剂量，如此反复至达到最佳剂量。

知识链接：

群体药动学

群体药动学是研究药物体内过程的群体规律、药动学参数的统计学分布规律及其影响因素的科学。可有效分析较零散、临床难采集患者的情况；定量考察研究群体中药物浓度的决定因素及个体间、内误差；与 Bayesian 反馈法结合，取患者 1~4 个血药浓度，即可得到较理想的个体药动学参数。群体药动学的研究方法较多，非线性混合效应模型法应用最为广泛。多年的发展，群体药动学研究已经成为了一门独立的学科领域，发展了完善的知识体系，在优化临床给药方案、TDM 等方面发挥重要作用。

三、肾衰时的用药方案

对于一些以肾排泄为主的药物，如地高辛，当肾功能严重受损时，其消除速率常数 K 及消除半衰期 $t_{1/2}$ 显著增大，应根据肾功能校正参数和调整剂量，避免毒性反应。

肾衰时的消除速率常数 K 可按下式校正：

$$K' = K\left[\left(Cl'_{Cr}/Cl_{Cr} - 1\right) \times F\mu\right] \tag{4-10}$$

式中，K' 和 K 分别为肾衰和正常情况下的药物清除速率常数，Cl'_{Cr} 和 Cl_{Cr} 分别为肾衰和正常情况下的肌酐清除率，$F\mu$ 为药物由尿中排泄的分数。

肌酐清除率可由血清肌酐值求得：

$$Cl_{Cr},m = (140 - A) \times BW(kg) \div 72 \times Crs \tag{4-11}$$

$$Cl_{Cr},f = Cl_{Cr},m \times 0.9 \tag{4-12}$$

式中，Cl_{Cr},m 和 Cl_{Cr},f 分别为男性和女性的肌酐清除率，A 为年龄，BW 为体重（kg），Crs 为血清肌酐值。

另外，还可以采用前面已经介绍过的重复一点法求 K'。用此法无需测定患者 Cl_{Cr}，就可以比较精确地估算患者 K'。

当获得了肾功能衰退患者的 K' 后，可根据稳态一点法调整用药方案。即给予患者一个初始剂量 D_0，在消除相的某时刻 t_x 测定血药浓度 C_x，则可求得此时的最低稳态浓度 $C_{SS,min,x}$ 为：

$$C_{SS,min,x} = \frac{\dfrac{C_x}{e^{-Kt_x}} e^{-K'\tau}}{1 - e^{-K'\tau}} \tag{4-13}$$

式中，进一步根据需要达到的 $C_{SS,min}$ 调整剂量 D_M：

$$D_M = \frac{C_{SS,min}}{C_{SS,min,x}} D_0 \tag{4-14}$$

❓思考题

1. TDM 的临床指征是什么？
2. 影响血药浓度和药物效应的主要因素包括哪些？
3. 常用的 TDM 分析技术及优缺点有哪些？
4. 游离药物浓度测定的临床意义是什么？
5. 某患者静注茶碱 500mg，12 小时后采血；然后，立即给予第二次剂量 500mg。同样，在第二次给药后 12 小时采第二个血样。测得 C_1 和 C_2 分别为 9.50mg/L 和 11.30mg/L，求 K 和 V_d。

（菅凌燕　何晓静）

第五章　药物临床试验

第一节　药物临床试验概述

药物临床试验是指任何在人体(患者或健康志愿者)进行的药物系统性研究,以证实或揭示药物作用、不良反应及(或)其吸收、分布、代谢或排泄,确定药物的疗效及安全性,是药物研发阶段的重要组成部分。《中华人民共和国药品注册管理办法》规定,申请新药注册应当进行 Ⅰ、Ⅱ、Ⅲ 和 Ⅳ 期临床试验。有些情况下,经过批准,新药可仅进行 Ⅱ 和 Ⅲ 期临床试验。Ⅳ 期临床试验是新药上市后申办者为进行安全性确证、药物经济学研究等,自主进行的扩大应用研究。根据药物临床试验的目的不同,受试者可以是患者或健康志愿者。

一、药物临床试验的目的和意义

(一)药物临床试验的目的

药物临床试验是药物研发能否成功的关键环节,也是药物获取上市资格的必要途径。

1. 评价新药的临床应用价值　药物临床试验中最重要、直接的目的,即是评价新药是否具有临床应用价值,包括三层含义:①新药人体使用的安全性;②新药治疗或预防某种或某几种疾病或症状时的有效性;③与现有治疗方法或药物比较,新药是否改善了受益-风险比。

2. 确定新药的适应证及使用方法　药物临床试验的另一个目的是验证新药的适应证、给药剂量及给药方法等,主要包括:①适应证,发现最有可能从该新药治疗获益的患者人群;②剂量,揭示获得最佳疗效和最小不良反应的适当剂量;③处方和剂型的筛选;④个体差异,确定具有个体差异患者的生理状态(例如年龄、体重和肝肾功能等)对药动学和药效学的影响;⑤影响因素,了解食物、合并用药、并发症和患者依从性等因素对药物安全性和有效性的影响;⑥耐药性,探讨患者在长期接受药物治疗后是否会对药物的反应性降低,以及避免或延缓这种降低作用的对策。

(二)药物临床试验的意义

1. 为新药注册提供资料　新药临床研究的资料是药品监督管理部门审评药物注册申请,并颁发上市许可或批件的重要依据。同时,这些资料也是批准新药标准、新药标签、说明书及广告宣传资料的主要参考。

2. 为企业制定新药的市场开发决策提供依据　依据药物临床试验过程获得的信息,药品生产企业可以预测试验药物获批的可能性、新药上市后的风险及获益,从而决定新药进一步研究及市场开发的战略。药品生产企业还可以根据药物临床试验结果,及时调整研究方向,发现新药某些新的、更有前途的适应证。例如,用于治疗性功能障碍的药物盐酸西地那非,就是将临床试验中发现的不良反应及时调整为主攻方向并取得巨大成功的典范。

新药获准上市后,药物临床试验的结果可以指导药品生产企业和药品监督管理部门确定该药物的适应证、给药剂量、禁忌证及标签、说明书的内容等。Ⅳ期临床试验的结果,特别是药物不良反应监测结果,可以帮助企业及时调整市场策略,决定是否加大市场开发力度、及时将新药从市场撤回或限制新药的使用等。

3. 为医生用药提供依据　一旦医生开始采用某种新药治疗患者,他们将需要更多的临床信息。例如,初始剂量、用药间隔、起效时间、食物对药物吸收的影响、药物相互作用等,而这些信息都是通过药物临床试验获得的。根据药物临床试验结果编撰的药品说明书,是医生确定用药方案的直接信息来源。

4. 健康经济学评价　近年来,临床医生选择最经济的药物(在保证相似的疗效和安全性前提下)进行治疗的压力越来越大,迫使药品生产企业需要对新药进行药物经济学评价,以确认使用新药的经济性。目前,在加拿大、澳大利亚等国家,药品监管部门要求在新药申请上市时,必须对新药做出经济学评价。如果新药不良反应发生率低、疗效好、可缩短住院时间、降低所治病症的复发率等,则可以弥补其价格昂贵、经济性较差的缺点。

(三)药物临床试验的局限性

由于受样本量、用药时间和试验人群(合并用药、合并症及年龄等)等因素的影响,药物临床试验存在一定的局限性。

1. 样本量少　我国《新药审批办法》中规定,Ⅱ～Ⅳ期临床试验的病例数分别不少于100、300 和 2000 例。药物完成Ⅰ～Ⅳ期临床试验,所需病例数约为 2400 例。与药物上市后庞大的使用人群比较,药物临床试验的样本量并不足够多。一些药物的不良反应,尤其是发生率低于 0.1% 的罕见不良反应仍有可能不被发现。不同病例数理论上可发现不良反应的概率,参见表 5-1。

表 5-1　不同病例数理论上可发现 ADR 的概率(%)

病例数	常见 ADR	一般 ADR	罕见 ADR
100	99.41	63.40	9.52
100 + 300	>99.99	98.20	32.98
100 + 300 + 2000	>99.99	>99.99	90.94

注:根据流行病学和药物评价学的原理,常见 ADR、一般 ADR 和罕见 ADR 的发生率分别定为 5%、1% 和 0.1%。

2. 用药时间短　药物临床试验的疗程和观察期一般较短,一些需要长时间应用才能发生或停药后迟发的药物不良反应,在试验期间多不易被发现。

3. 人群局限性　基于伦理学要求,临床试验的研究对象有局限性。以Ⅱ、Ⅲ期临床试验为例,多将妊娠及哺乳期妇女、婴幼儿及 18 岁以下未成年人,以及肝、肾功能不全的人群排除在外。因此,药物上市后在特殊人群中使用时,则可能发生未曾发现的药物不良反应。

由于临床试验的局限性,药物批准上市并不意味着对其评价的结束,仅表明该药具备了在社会更大范围使用的条件。药物上市后的临床再评价非常必要,不仅包括上市后需要进行Ⅳ期临床试验的新药,也包括所有在市场上销售的药物。药物再评价的方法有前瞻性大样本多中心随机对照临床试验、小样本前瞻性随机对照临床试验、未随机无对照有计划的临床疗效观察和单纯治疗病例积累等。大样本多中心随机对照临床试验是药品上市后临床再评价的最佳方法,可以公正地评估药品的长期疗效和安全性、药物治疗对患者生存状况及并发症的影响。此外,建立药物不良反应监察网和报告制度,也是对药物安全性评价的方法之一。

二、药物临床试验的主要内容

药物临床试验必须经过国家食品药品监督管理总局(China Food and Drug Administration,CFDA)批准,执行《药物临床试验质量管理规范》(Good Clinical Practice,GCP),CFDA应当对批准的临床试验进行监督检查。2007年颁布实施的《药品注册管理办法》中将药物临床试验分为Ⅰ、Ⅱ、Ⅲ、Ⅳ期及生物等效性试验,参见表5-2。

表5-2　药物临床试验不同阶段及分期

分期		阶段	目的	对象	例数
上市前	Ⅰ	初步的临床药理学及人体安全性评价	观察人体对新药的耐受程度和药动学,为制订给药方案提供依据	健康志愿者	20~30
	Ⅱ	治疗作用的初步评价	观察对患者的治疗作用和安全性,为Ⅲ期临床试验设计和给药方案确定提供依据	目标适应证患者	100
	Ⅲ	扩大临床试验(批准试生产后)	进一步验证治疗作用和安全性,评价利益风险关系,最终为新药获批提供充分依据	目标适应证患者	300
上市后	Ⅳ	上市后药物临床再评价	考察药物在广泛使用条件下的疗效与不良反应	普通或特殊人群	常见病≥2000例

(一)药物临床试验的分期和内容

1. Ⅰ期临床试验　Ⅰ期临床试验是指初步的临床药理学及人体安全性评价试验,通过评估人体对新药的安全性和耐受程度,考察新药的药动学行为,初步了解人体对新药可耐受的剂量范围、预期不良反应的性质及剂量范围,为Ⅱ期临床试验确定给药频次、时间及剂量等提供参考依据。只有客观、准确地评价药物在人体内的吸收、分布、代谢、排泄的过程及其耐受性,才能保证药物在上市后用药的安全、有效。

一般情况下,Ⅰ期临床试验的受试者多为健康志愿者,最低例数为20~30例。抗艾滋病、抗肿瘤药物等特殊药物,可在适应证患者中进行。创新药物需要在Ⅰ期临床试验中完成的药动学研究内容较多,如健康人单次或多次给药的药动学研究,食物对口服制剂的影响研究等。药物代谢产物的药动学、不同种族人群及特殊人群的药动学、药物之间相互作用的药动学等研究,可根据申报内容及临床应用特点考虑。根据研究药物的实际情况,确定把哪些药动学研究放在Ⅱ期、Ⅲ期甚至Ⅳ期完成。

为加强药物Ⅰ期临床试验的管理,有效地保障受试者的权益与安全,提高研究质量与管理水平,2011年12月,CFDA颁布了《药物Ⅰ期临床试验管理指导原则(试行)》,旨在为Ⅰ期试验的组织管理和实施提供明确的指导。

2. Ⅱ期临床试验 Ⅱ期临床试验是药物作用的探索阶段,其目的是初步评价药物对目标适应证患者的治疗作用和安全性,探索适应证(如肿瘤治疗的瘤种探索),为Ⅲ期临床试验研究设计提供依据。此外,还可对潜在研究终点、治疗方案、目标人群进行评价。Ⅱ期临床试验一般最低病例数(试验组)为100例,常被分为Ⅱa期和Ⅱb期。Ⅱa期为剂量探索阶段,采用3个以上剂量进行随机平行的药物量效关系研究。通过剂量探索研究,确定合理的初始治疗剂量、以疗效为依据的剂量调整方案及治疗剂量,此剂量时患者的受益-风险比最大。Ⅱb期临床试验属于平行剂量的量效研究,旨在确定药物对可能适应证的疗效。

3. Ⅲ期临床试验 Ⅲ期临床试验是治疗作用确证阶段,最低病例数(试验组)为300例,其目的是进一步验证药物对目标适应证患者的疗效和安全性,评价利益-风险比,为药物注册申请获得批准提供充分的依据,为完成药品的说明书提供必要信息。Ⅲ期临床试验是扩大的临床试验,应为具有足够样本量的随机盲法对照试验,对于需要长期使用的药物,药物的长期暴露试验通常在该期进行。Ⅲ期临床试验受试者更广泛,适应证、药物治疗方案相对固定。

4. Ⅳ期临床试验 Ⅳ期临床试验是新药上市后,由申办者自主进行的扩大应用研究阶段,属于大样本量的开放性试验。其目的是考察在广泛使用条件下,药物的疗效和不良反应,评价药物在普通或特殊人群中使用的利益-风险比以及进行剂量调整等。Ⅳ期临床试验也可为标准转正和产品再注册提供更广泛的药物安全及有效性信息,最低病例数为2000例。

目前,用传统模式开发抗肿瘤药物的成功率不足5%。创建一种新机制,以便在开发早期即可发现那些疗效明确、安全性好的候选药物,降低失败概率,以便将研究重心和有限的资源投入到最具希望的药物,已成为药物开发和药品监管当局的当务之急。2006年,美国FDA颁布了《探索性研究用新药研究指南》。以探索研究用新药进行的临床试验,称为"0期临床试验"。0期临床试验是一种先于传统的Ⅰ期临床试验开展的研究,旨在评价受试药物的药效学和药动学特征,其特点是小剂量、短周期、少量受试者、不以药物疗效评价为目的。0期临床试验主要用于评价具有靶点指标和(或)生物标记物的抗肿瘤候选药物的药效学和药动学,对于分子靶向的抗肿瘤药物,可提高研究效率和后续研究的成功率。

(二)药物制剂临床药动学研究

药物的临床药动学研究结果是制定临床研究方案和临床用药方案、指导临床合理用药的基础,是药物开发中不可或缺的重要研究内容之一。《药品注册管理办法》规定,化学药品1、2类应当进行Ⅰ期临床试验,即包含人体对于新药的耐受程度和人体的药动学研究;化学药品3、4类应当进行人体药动学研究和至少100对的随机对照临床试验;化学药品5类,属于缓释、控释制剂的,应当进行人体药动学的对比研究。

1. 健康志愿者的药动学研究 本研究在Ⅰ期临床试验中进行,目的是探讨药物在体内吸收、分布和消除(代谢和排泄)的动态变化特点。由于各种疾病的病理状态均可不同程度地对药物的药动学产生影响,为了客观反映药物在人体的药动学特征,故多选择健康受试者。在伦理上不允许在健康志愿者中进行试验时,可选用目标适应证的患者作为受试者。健康志愿者的药动学研究内容包括单次与多次给药的药动学、食物对口服药物制剂药动学影响、药物代谢产物的药动学、药物-药物药动学相互作用的研究等。

2. 目标适应证患者的药动学研究　患者的疾病状态可能会改变药物的药动学特性,如内分泌疾病(糖尿病、甲亢或甲减等)会明显影响药物的分布和消除,消化系统疾病、呼吸系统疾病均可影响药物的药动学特征。当某种疾病状态可对药物的药动学产生重要影响时,应进行目标适应证患者的药动学研究,明确其药动学特点,以指导临床合理用药。一般情况下,此类研究应在Ⅱ期和Ⅲ期临床试验期间进行。

本研究包括单次给药和(或)多次给药的药动学研究,也可采用群体药动学的研究方法。许多药物的血药浓度与其临床疗效、毒性反应密切相关,通过临床药动学与药效动力学的相关性研究,可探讨药物的药效学和药动学的相互关系、治疗血药浓度范围和中毒浓度,为临床用药提供依据。

3. 特殊人群的药动学研究　健康志愿者的药动学研究结果对指导临床合理用药具有重要意义,但并不完全适用于老年人、婴幼儿和孕妇,也不一定适用于各种特殊的疾病状态。特殊人群的药动学研究包括肝、肾功能损害患者、老年人和儿科的药动学研究等。

(三)药物制剂人体生物利用度和生物等效性研究

《药品注册管理办法》中规定,化学药品注册分类5(改变国内已上市药品剂型但不改变给药途径的口服固体制剂)和注册分类6(已有国家标准药品的口服固体制剂),需要进行生物等效性试验。

1. 生物利用度　生物利用度(bioavailability,BA)是指药物活性成分从制剂释放吸收进入全身循环的程度和速度,一般分为绝对生物利用度和相对生物利用度。绝对生物利用度是以静脉制剂(通常认为静脉制剂生物利用度为100%)为参比制剂获得的药物活性成分吸收进入体内循环的相对量;相对生物利用度则是以其他非静脉途径给药的制剂(如片剂和口服溶液)为参比制剂获得的药物活性成分吸收进入人体循环的相对量。

2. 生物等效性　生物等效性(bioequivalence,BE)是指一种药物的不同制剂,在相同实验条件下以相同剂量作用于人体,其吸收程度和速度无显著性差异。生物等效性试验中,为确保两种制剂的实验条件相同,需要采用随机分组、双交叉设计。吸收程度和吸收速度的差异,分别以两种制剂的 AUC 和 C_{max}、t_{max} 进行比较和判断。通常意义的生物等效性研究是指用生物利用度研究方法,以药动学参数为终点指标,根据预先确定的等效标准和限度进行的比较研究。在药动学方法确定不可行时,也可以考虑以临床综合疗效、药效学指标或体外试验指标等进行比较性研究,但需要充分证实所采用的方法具有科学性和可比性。

生物利用度和生物等效性均是评价制剂质量的重要指标,生物利用度强调反映药物活性成分到达体内循环的相对量和速度,是考察药物内在质量的重要指标,是新药研究过程中选择合适给药途径和确定用药方案(如给药剂量和给药间隔)的重要依据之一。生物等效性则重点在于以预先确定的等效标准和限度进行的比较,证明等量相同药物的不同制剂具备一致性的主要依据,是获得新制剂的有效性和安全性的重要参数,是判断后研发产品是否可替换已上市药品使用的依据。

三、药物临床试验的原则和要求

通过药物临床试验,既要获得科学、准确、客观和可靠的试验资料和结果,又必须在临床试验中确保受试者的安全和权益。

（一）药物临床试验的原则

1. 伦理原则 药物临床试验是在人体内研究药物的有效性和安全性的唯一手段，不可避免地存在对参加试验的受试者带来风险的可能。因此，严格遵循伦理道德规范，保证受试者的权益、健康和安全是药物临床试验不容忽视的原则。药物临床试验必须遵循《世界医学大会赫尔辛基宣言》以及国际医学科学组织委员会颁布的《人体生物医学研究国际道德指南》，即公正、尊重人格、力求使受试者最大程度受益和尽可能避免伤害。

在药物临床试验开始前，试验方案及其他有关文件必须得到独立于临床研究之外的伦理委员会的审核和批准。伦理委员会的工作必须以《世界医学大会赫尔辛基宣言》为指导原则，决定临床研究是否可以进行，是否可以按照已设计的试验方案进行，并尽全力保证受试者得到最大的保护。研究者必须获得受试者本人或其法定监护人的知情同意，严格按照入选标准对受试者进行筛选。在试验进行期间，试验方案的任何修改均应在得到伦理委员会的批准后才能执行。试验中发生的任何严重不良事件，必须向伦理委员会报告，并应对在药物临床试验中可能遭遇不良事件的受试者及时给予治疗和提供补偿。

2. 科学性原则 药物的有效性、安全性最终必须通过药物临床试验进行确证，试验进行过程中的多种因素都可能造成结果的偏倚，为了得到确切、可靠、客观的临床研究结果，要求试验全过程都必须严格遵循科学原则。药物临床试验的科学性，一方面是均应具有明确的试验目的，而且要基于人类已经取得的科学知识和方法，以及临床前研究及前期临床研究取得的各项信息或结果，周密地准备、设计和计划，规范地实施，准确可靠地记录，科学地评价；另一方面是应当遵守生物统计学的基本原则，即对照、随机、盲法、重复。

3. 遵守《药物临床试验质量管理规范》与现行法律法规 各国家或组织机构的《药物临床试验质量管理规范》均对进行药物临床试验的质量保证过程给予了详细的规定。GCP 要求进行药物临床试验前，必须以合适的方式得到受试者的书面知情同意书，而且每次试验均要求得到伦理委员会的审核和批准，这有助于受试者的合法权益和生命安全在研究过程中得到可靠的保护。GCP 对临床研究的方案设计，研究者、申办者和监查员的职责，临床试验的进行和资料的收集、审核、整理、统计分析和保存，试验结果的报告等过程均进行了严格的规定。因此，GCP 可以保证药物临床试验的科学性、可靠性和准确性，是开展临床试验的准则和质量标准，必须严格遵循。

此外，一个经临床前及药物临床试验研究证实其安全有效性，具有临床应用前景的药物，只有获得 CFDA 的审评才能获准上市。因此，除了 GCP 外，药物临床试验还必须严格按照其他有关法律法规进行实施，其结果才能获得认可。在我国，这些法律法规包括《中华人民共和国药品管理法》、《中华人民共和国药品管理法实施条例》、《药品注册管理办法》以及其他有关规定和技术原则等。

（二）药物临床试验的要求

药物临床试验的申办者必须在 CFDA 批准的具有药物临床试验资格的机构进行，并遵循相关法规。

1. 药物临床试验药物的要求 临床试验用药应当在符合《药品生产质量管理规范》的车间制备，制备过程应当严格执行《药品生产质量管理规范》的要求。申请人可以按照其拟定的临床试验用样品标准自行检验临床试验用药，也可以委托指定的药品检验所进行检验；

疫苗类制品、血液制品、CFDA 规定的其他生物制品,应当由 CFDA 指定的药品检验所进行检验。临床试验用药检验合格后方可用于临床试验。药品监督管理部门可以对临床试验用药抽查检验。

药物临床试验的申办者应当向承担药物临床试验单位免费提供试验用药和对照用药(Ⅳ期药物临床试验除外),并附样品检验报告书。临床试验用药不得销售。申办者对临床试验用药的质量承担全部责任;研究者必须保证所有研究用药物仅用于该临床试验的受试者,其用法和用量必须符合研究方案。研究者不得把研究用药物转交给任何非临床试验的参加者。

2. 药物临床试验备案要求　药物临床试验获 CFDA 批准后,申办者应当从具有药物临床试验资质的机构中选择承担机构,商定临床试验的负责单位、主要研究者和临床试验参加单位。申办者应当与选定的临床试验负责单位和参加单位签订临床试验合同,提供研究者手册,参照有关技术指导原则与研究者共同设计和完善临床试验方案。临床试验方案应当提请临床试验机构伦理委员会进行审查。

申办者在药物临床试验实施前,应当将已确定的试验方案和负责单位的主要研究者姓名、参加研究单位及其研究者名单、伦理委员会审核同意书、知情同意书样本等报送 CFDA 备案,并抄送临床试验单位所在地和受理该申请的省、自治区、直辖市食品药品监督管理部门。

3. 药物临床试验机构及研究人员责任　药物临床试验研究人员应当熟悉临床试验用药的性质、作用、疗效和安全性;了解研究者的责任和义务;获得由受试者或其法定代理人自愿签署的知情同意书;及时、准确、真实、合法地做好临床试验记录;对申办者违反 GCP 或者要求改变试验数据、结论的,应当向所在地省级食品药品监督管理部门及 CFDA 报告;有义务采取必要的措施,保障受试者安全;应当密切注意临床试验用药物不良事件的发生,及时对受试者采取适当的处理措施,并记录在案;临床试验过程中发生严重不良事件的,研究者应当在 24 小时内报告药品监督管理部门、卫生行政部门,通知申办者并及时向伦理委员会报告;对已批准的临床试验,国家和省级食品药品监督管理部门应当进行监督检查。

4. 修改药物临床试验方案、暂停或终止药物临床试验　《药品注册管理办法》规定了药物临床试验期间发生下列情形之一的,CFDA 有权要求申办者修改临床试验方案、暂停或者终止临床试验:

(1)伦理委员会未履行职责的;

(2)不能有效保证受试者安全的;

(3)未能按照规定时限报告严重不良事件的;

(4)有证据证明临床试验用药物无效的;

(5)临床试验用药物出现质量问题的;

(6)临床试验中弄虚作假的;

(7)其他违反《药物临床试验质量管理规范》的情形。

第二节　药物临床试验质量管理规范

一、药物临床试验质量管理规范概述

20 世纪 70 年代,GCP 的概念在国际上产生。GCP 是新药研究开发中所推行的系列标准化规范之一,是被国际公认的药物临床试验标准。其宗旨是为了使药物临床试验过程规范、结果可靠、保证受试者的权益并保障其安全,是药物临床试验全过程的标准规定。GCP的原则是精心的设计、良好的质控和可重复性,是可靠的临床试验的基础。所有以人体为对象的临床研究均以此标准进行,以确保它们在科学与伦理道德两方面都合格。

（一）药物临床试验质量管理规范的概念

各个国家及组织机构颁布的 GCP 均遵循 GCP 原则,内容基本一致。CFDA 对 GCP 的定义是药物临床试验全过程的标准规定,包括方案设计、组织、实施、监查、稽查、记录、分析总结和报告全过程,以保证药物临床试验过程规范,保护受试者的权益和保障其安全,保证药物临床试验资料完整、准确、公正,结果科学可靠。我国的 GCP 是以世界卫生组织(World Health Organization,WHO)和人用药物注册技术要求国际协调会议(International Conference on Harmonization of Technical Requirements for Registration of Pharmaceuticals for Human Use,ICH)的 GCP 指导原则为蓝本,结合我国国情制定的,既符合国际 GCP 的基本原则又符合我国的药品管理法规,既考虑和国际标准接轨又兼顾我国的国情。

CFDA 与 WHO、ICH 颁布的 GCP,其区别主要在覆盖的区域、详细的程度及书写的形式。WHO 颁布的 GCP 是在承认各地区文化、法律、经验和资源差异的基础上,力求制定全球可实施的规定,是全球药物临床试验的通用规定。ICH 是由欧盟、美国、日本三方成员国发起,并由三方成员国的药品管理当局与三方成员国的制药企业管理机构为主要成员组成。ICH-GCP 不但促进欧洲、日本和美国相互承认各自的新药注册,也使全球进行的临床试验遵守同样的规则成为可能。

知识链接:
ICH 成立背景及组织结构

1990 年,由美国、日本和欧盟三方的政府药品注册部门和制药行业发起了 ICH。ICH 是由欧盟、美国和日本三方的药品注册部门和生产部门组成,六个参加单位分别为欧盟、欧洲制药工业协会联合会、日本厚生省、日本制药工业协会、美国 FDA 和美国药物研究和生产联合会。此外,WHO、欧洲自由贸易区和加拿大卫生保健局作为观察员,国际制药工业协会联合会作为制药工业的保护伞组织参加协调会。ICH 秘书处设在日内瓦国际制药工业协会联合会总部。

（二）药物临床试验质量管理规范的发展

我国 GCP 从引入到颁布实施,经历了十多年时间。1986 年,开始了解国际 GCP 信息;1992 年,派专家参加 WHO 的 GCP 指南定稿会议。1994 年,着手酝酿起草 GCP;1998 年 3月,原中华人民共和国卫生部颁布了《药物临床试验管理规范》(试行);1999 年 9 月,正式颁布实施了修改后的《药物临床试验管理规范》,要求在我国以注册为目的的药物临床试验需要分步实施《药品临床试验管理规范》。随着《中华人民共和国药品管理法》和《中华人民共和国药品管理法实施条例》的颁布实施,对 GCP 进行再次修订,并于 2003 年 9 月正式颁布实施现行的《药物临床试验质量管理规范》。

我国的《药物临床试验质量管理规范》完全符合 ICH 的 GCP 原则,但与之不同的是,我国政府对开展药物临床试验的医疗机构实行严格的资格准入制度,即必须在 CFDA 批准的具有资质的药物临床试验机构进行,医疗机构资格认定具有明确程序与标准。2004 年,为了保证药物临床试验质量,原国家食品药品监督管理局和原卫生部共同制定并颁布《药物临床试验机构资格认定办法(试行)》,2009 年发布的《药物临床试验机构资格认定复核检查工作方案》,对原国家药品临床试验基地进行复核检查。在认证过程中,医疗机构中越来越多的医生、护士和药师积极参加 GCP 培训,使 GCP 知识得到普及,也使我国药物临床试验的质量和水平得到较大提升。

(三)我国药物临床试验的现状和挑战

目前,我国的药物临床试验仍处在起步阶段,和欧美等发达国家相比尚存在差距。2005 至 2011 年,我国在 Clinical Trials 网站上注册的药物临床试验平均数量仅为全球注册总量的 2.38%。在全球开展的所有临床试验中,美国占绝对优势达 41%、德国 7%、法国 4%、英国 4%,我国占比例尚不足 1%。未来,我国药物临床试验所面临的挑战主要集中在以下几方面:

1. 药物临床试验的审批制度　我国药物临床试验监管制度的适用性是广泛争议的焦点之一。药物临床试验的资格准入包括两方面:试验项目(Ⅰ～Ⅲ期临床试验,不包括Ⅳ期临床试验和不在中国注册的国际多中心项目)临床批件的审批和试验参加单位的资格准入,即进行药物临床试验的项目必须获得 CFDA 的临床批件,同时这些项目必须在获得药物临床试验机构和专业资格的医疗单位进行。从 2004 年 3 月开展机构资格认定起,CFDA 已对 400 多家申请机构资格认定的医疗单位进行了现场检查,并对符合资质要求的医疗单位进行机构和专业的资格审批和公告。

药物临床试验审批流程涉及省级食品药品监管管理部门、省(自治区、直辖市)药品检验所、CFDA、中国药品生物制品检定研究院等多个部门。目前,包括美国在内的许多国家,对药物临床试验申请实行较为宽松的审批制度,即备案制。美国 FDA 收到临床研究申请之日起 30 个自然日内,申报者如未收到异议通知,即可开展新药试验。据统计,我国新药临床试验研究申请的审批时间平均达 6～9 个月,远超其他国家。

2. 药物临床试验审批资料　在药物临床试验申请资料的准备方面,我国也与国外普遍做法存在差异。我国要求必须在Ⅰ期临床试验开始前提交全部的药学研究资料,并必须在 4 个月内一次性补齐。这与国外药物临床试验申请资料可随研究计划开展、研究范围扩大以及可获得信息量的增加而逐步提交的通行做法存在较大差异。美国 FDA 要求药物临床试验申请所提交的数据取决于试验的阶段、药物的新颖性、风险的掌控程度以及已有研究的程度,对药物临床试验申请资料的审查侧重于是否会给受试者带来不合理的潜在风险。

二、药物临床试验质量管理规范的内容

为保证药物临床试验过程规范、结果科学可靠、保护受试者的权益并保障其安全,根据《中华人民共和国药品管理法》、《中华人民共和国药品管理法实施条例》,并参照国际公认原则,我国于 2003 年 9 月颁布实施了新版《药物临床试验质量管理规范》,共计 13 章、70 条,内容主要包括临床实验前的准备与必要条件、受试者的权益保障、试验方案、研究者的职责、申办者的职责、监查员职责、记录与报告、数据管理与统计分析、试验用药品管理、质量保证、多中心试验等。

（一）伦理委员会的类型和职责

伦理委员会是指根据国际伦理准则以及我国相关法律法规的规定所组建,按照既定标准操作规程,审查各种涉及人体的临床试验的科学性及道德性的独立机构。我国 GCP 在《世界医学大会赫尔辛基宣言》原则的指导下,将保障受试者权益作为开展药物临床试验的首要前提,明确规定伦理委员会的审查监督是保障受试者权益的主要措施之一。伦理委员会在药物临床试验、临床科研、医疗器械以及医疗新技术的临床试验中起着保护受试者权益的不可代替的作用。

伦理委员会的形式有两种,一种是属于某研究机构或研究单位的伦理委员会,另一种是不属于任何研究机构或研究单位的独立伦理委员会,又称为中心独立伦理委员会。前者只服务于本研究机构有关的研究者,独立伦理委员会可服务于任何可自由选择伦理委员会的研究者。

1. 伦理委员会的组成　根据 2010 年 11 月原国家食品药品监督管理局颁布的《药物临床试验伦理审查工作指导原则》规定:伦理委员会应由多学科背景的人员组成,包括从事医药相关专业人员、非医药专业人员、法律专家,以及独立于研究单位之外的人员,至少 5 人,且性别均衡,以满足审阅各种类型的临床试验项目的要求。每次参会委员,必须超过半数,不少于 5 人。大多数伦理委员会设有候补成员,当伦理委员会常务委员因故不能出席时,候补成员可出席以满足法定人数。伦理审查会议严格执行回避制度,与受审查临床试验项目相关的委员不能参加会议,以保证伦理审查的合法、公正和独立。

2. 伦理委员会职责　伦理委员会对在其单位开展的药物临床试验负有审查监督职责。药物临床试验可以进行的前提是:①申办者必须获得 CFDA 颁发的药物临床试验批件;②相应的试验方案必须通过研究单位伦理委员会伦理审查批准。

伦理委员会的主要职责是从受试者权益的角度严格审议试验方案,具体内容包括审查研究者的资格、经验、是否有充分时间参加临床试验;试验方案是否遵循了伦理原则,包括研究目的、受试者及其他人员可能遭受的风险和受益及试验设计的科学性;受试者招募广告内容是否准确(有无误导性)、受试者招募计划是否适宜、向受试者(或其家属、监护人、法定代理人)提供有关本试验的信息资料是否完整易懂、获取知情同意书的方法是否适当;受试者因参加临床试验而受到损害甚至死亡时,给予的治疗和(或)保险措施有哪些;对试验方案提出的修正意见是否可以接受;定期审查临床试验进行中受试者的风险程度。

伦理委员会收到临床试验申请后,应尽快开会,审阅讨论、签发书面意见,并附出席会议委员名单、专业及本人签名。伦理委员会审批批件上应附方案号及审阅文件,伦理委员会意见包括同意、不同意、做必要的修正后同意、不同意及终止或暂停已批准的试验。

3. 伦理委员会认证　与欧美发达国家比较,我国药物临床试验伦理审查起步较晚。目前,国内药物临床试验机构以及相关学者已经开始重视伦理审查的规范化。遵循国际法律法规,注重与国际接轨,不但可以最大限度地保护临床试验中受试者的权益,而且还可以促进临床试验科学健康的发展,提升国内研究成果在国际合作中的影响力。

亚太地区伦理委员会论坛成立于 2000 年,是由亚太地区研究者和保护受试者的伦理审查委员组成的组织,主要负责亚太地区的伦理委员会认证检查。亚太地区伦理委员会论坛对于规范亚太地区的伦理审查程序、提高伦理审查水平起到了积极的促进作用,在国际上享有较高的声誉。目前,中国、印度、韩国、日本、菲律宾、新加坡等国家和地区的七十多个伦理委员会已通过了亚太地区伦理委员会论坛认证。

（二）研究者职责

1. **主要研究者资格**　主要研究者应在医疗机构中具有相应专业技术职务任职和行医资格;具有试验方案中要求的专业知识经验;具备临床试验经验或可得到有经验的研究者指导;临床试验应获得主要研究者所在医疗机构或主管单位的同意,保证在规定时间内完成临床试验;确保有足够数量并符合方案入选标准的受试者进入临床试验。

主要研究者必须在有良好医疗设备、实验室设备、人员配备的医疗机构进行临床试验,有权支配参与该项试验的人员和使用该项试验所需的设备;所在机构具备处理紧急情况的一切设施,以确保受试者的安全,实验室检查结果应准确可靠。

2. **研究者职责**　研究者需要熟悉申办者所提供的与临床试验有关的资料与文献,详细阅读和了解试验方案的内容,并严格按方案执行;应了解并熟悉试验用药的性质、作用、疗效和安全性,确保试验协作者熟悉试验相关信息;应向受试者说明经伦理委员会同意的有关临床试验的详细情况,并获得知情同意书;负责做出与临床试验相关的医疗决定,保证受试者出现的不良事件得到适当的治疗;有义务保障受试者安全,及时报告严重不良事件,并采取适当的治疗措施。研究者需在试验文件上签名,以确保将数据真实、完整、及时、合法地记录在原始病历和病例报告表中,还需接受申办者派遣的监查员和稽查员的监查及药品监督部门的稽查和视察,确保临床试验质量。试验完成后,研究者必须按规定时间完成总结报告,签名盖章并注明日期后,交给申办者。当需要提前终止或暂停一项临床试验时,研究者必须通知受试者、申办者、伦理委员会和药品监督管理部门并阐明理由。

（三）申办者职责

申办者是负责发起一项临床试验,并对该试验的启动、管理、财务和监查负责的公司、机构或组织。药物临床试验过程中,申办者的职责主要包括获得 CFDA 临床试验批件,选择临床试验的机构和研究者,认可其资格和条件,提供研究者手册,经伦理委员会批准后启动试验。申办者应与研究者共同设计方案,签署双方同意的试验方案及合同。为研究者提供试验用药,指派合格的监查员,建立临床试验的质量控制和质量保证体系。

申办者还应向参加临床试验的受试者提供保险,对于发生与试验相关的损害或死亡的受试者承担治疗的费用及相应的经济补偿;向研究者提供法律及经济上的担保(因医疗事故所致者除外)。发现研究者不遵从已批准的方案或有关法规进行临床试验时,申办者应指出以求纠正,如情况严重或坚持不改,则应终止研究者参加临床试验并向药品监督管理部门报告;完成每期临床试验后,申办者应当向国家和省级食品药品监督管理部门提交总结报告;临床试验时间超过 1 年的,应当自批准之日起每年向国家和省级食品药品监督管理部门提供临床试验进展报告;药物临床试验被批准后应当在 3 年内实施。逾期未实施的,原批准证明文件自行废止;仍计划进行临床试验的,应当重新申请。

（四）知情同意

知情同意是指人体试验受试者享有知情同意权。药物临床试验涉及受试者的生命权、健康权、身体权、隐私权、知情同意权、治疗权、补偿权等,而尊重和维护这些权利的重要方式就是取得受试者的知情同意,它是受试者的核心利益。信息、理解与自愿是临床研究知情同意的三要素,也是知情同意必须达到的伦理标准。

1. **知情同意的基本原则**　研究者必须取得受试者知情同意才可开展试验,即研究者必须真实充分地向受试者说明有关人体试验的情况,如实、准确地回答受试者提出的问题。在签署知情同意书前,研究者必须给予受试者足够的时间以做出决定,包括同家属或其他人商量的时间。当受试者本人不能行使知情同意权时,则需要取得与受试者无利益和情感冲突的监护人或其他有合法资格者的代理人同意。

知情同意应符合完全告知、充分理解、自主选择的原则。知情同意是基于有行为能力的个体,在充分知情的前提下,有权利自由地选择是否参加研究的原则。知情同意保护个体的选择自由,并尊重个体的自主权。研究者在获取受试者知情同意的过程中,应充分表现出对受试者的尊严和自主权的尊重。

2. 知情同意书的主要内容 知情同意书的内容应包括药物临床试验的基本信息、受伤害的受试者获得治疗与赔偿的权利、受试者参与研究的利益与风险等。当受试者无能力或其他原因不能充分地给予知情同意时,他们的同意要由其法定代理人的许可作补充。无特殊情况,所有试验的知情同意书应经过伦理委员会会议审查,经委员讨论通过方可使用。

三、实施药物临床试验质量管理规范的意义

在有人体受试者参与的临床试验中,GCP 是保证药物临床试验能满足国际伦理和科学质量的标准。遵循 GCP 意味着受试者的安全和权益可得到保护,试验数据真实、可靠。

目前,各国家和组织的 GCP 均对进行药物临床试验的质量控制过程进行了详细的规定,要求进行药物临床试验前,必须以合适的方式获得受试者的书面知情同意书,每次试验均要求得到伦理委员会的审核和批准,这有助于受试者的合法权益和生命安全在研究过程中得到可靠的保护。此外,GCP 对临床试验方案的设计,研究者、申办者和监查员的职责,临床试验的准备、实施、记录报告、质量保证、统计分析与数据处理、资料保存、结果的报告等过程进行了严格的规定。因此,在临床试验中严格遵循 GCP,可保证试验的科学性、规范性和可靠性。

在我国,实施 GCP 也有利于缩小药物临床试验水平和欧美等发达国家的差距,充分利用我国的临床资源,开展国际多中心临床试验,促进药物临床试验机构的建设,提高试验人员的整体水平。

我国 GCP 明确规定:凡药物进行各期临床试验,包括人体生物利用度或生物等效性试验,均须按本规范进行。《药品注册管理办法》也明确规定:研制单位和临床研究单位进行新药临床研究,均须符合 GCP 的有关规定。GCP 是药物临床试验的标准,同时也是药物临床试验机构工作的准则。

第三节 药物临床试验标准操作规程

药物临床试验标准操作规程(standard operation procedure,SOP)是为有效地实施和完成某一临床试验中每项工作所拟定的标准和详细的书面规程。根据 GCP 要求,药物临床试验研究者必须制订一整套临床试验的 SOP,以规范临床试验全过程的每一环节、每一步骤和每项操作,保证临床试验各项行为的规范性、临床试验数据与药物安全和有效性评价结果的质量。

一、制定 SOP 的目的和意义

制定 SOP 可保证临床试验按照 GCP 规范实施,有助于严格控制临床试验中存在或出现的各种影响试验结果的因素,尽可能地降低误差或偏差,确保获得真实可靠的研究资料和临床试验质量。按照 SOP 实施标准化操作,既有利于判断研究方法是否可靠,也有利于研究者查找误差原因,保证研究过程中数据的准确性、规范性和科学性。

(一)制定 SOP 的重要意义

体现在以文件、规范、流程、制度的方式,明确人员职责、统一操作标准、保障物质条件、保证数据质量等各个环节。

1. 明确人员职责　明确规定各个部门及各类不同人员的职责,使其各尽其责,互相衔接,默契配合,循规蹈矩,防止差错,确保临床研究工作的有序开展,提高新药研究资料的可信性。

2. 统一操作标准　统一临床试验的标准,使不同研究部门或实验室的研究方法、同种试验操作和管理制度规范化,使研究人员、试验人员、管理人员的工作有据可依,以规范操作者的行为。尽量减少操作方法上的差异性或随意性造成的误差,提高不同单位、部门或人员以及不同时期临床试验间的可比性。

3. 保障物质条件　保证各项研究或试验的设施、仪器设备符合要求,确保各项人员、后期和技术保障系统达到 GCP 和试验方案的要求。

4. 保证数据质量　指导临床试验方案的制定和实施,数据的收集和处理,结果的分析和总结,资料的撰写和归档,以及质量保证的各个环节有效地运行,确保试验数据和结果的准确性和可靠性。

(二)SOP 的特点

1. 可操作性　SOP 是规范工作人员操作行为的文字记述,必须强调其可操作性。其文体应清晰易懂,详细具体,即所谓"写所要做的,做所已写的"。应当保证各项 SOP 的内容,可被经培训过的研究人员正确理解并按照其叙述准确操作。

2. 广泛性　SOP 涉及的范围十分广泛,包括从准备实施到总结报告过程的各个环节、各个步骤和各项操作的各个方面。我国药物临床试验机构资格认定标准,列举了临床试验需要制订的部分 SOP,但各试验机构的规模、组织管理层次、业务范围、管理方式等方面均存在一定差别,所以研究机构的 SOP 需要根据机构自身情况和临床试验药物类别等具体制定。

3. 强制性　SOP 一经生效,就应成为临床试验机构临床相关专业内部具有法规性质的文件,必须严格执行,强制实施。

二、SOP 的范围和内容

SOP 的制定应遵循 GCP 要求,符合临床试验机构和试验药物实际情况。原则上讲,SOP 应该覆盖临床研究的所有实践活动,涉及每项临床试验、每个专业、每个实验室的各个操作环节和所有临床试验有关人员,包括研究者、研究助理、药品及资料保管人员、统计人员、监察员、稽查员、监督管理人员、伦理委员会等。按照 GCP 要求,SOP 应包括以下内容:

1. 临床试验各有关人员的职责、工作程序和制度;

2. 研究者的选择程序;

3. 试验方案设计程序；

4. 各种试验资料的起草、修订和批准程序；

5. 试验用药和材料的准备程序；

6. 研究者手册的撰写程序；

7. 伦理委员会的工作程序；

8. 知情同意书和知情同意程序；

9. 受试者的人选程序；

10. 临床试验程序；

11. 各项试验指标的测定条件、仪器设备、操作者资格、操作程序、结果判断、极端值的分析和核查程序；

12. 实验室质控,仪器设备的保养、维护和校准程序；

13. 药品接受、保存、分发、清点和回收程序；

14. 病例报告表(case report form,CRF)的填写和修改程序；

15. 不良事件的记录和报告程序；

16. 设盲和破盲程序；

17. 数据处理和复查程序；

18. 数据统计程序；

19. 研究报告的撰写程序；

20. 资料保存和档案管理程序；

21. 监察、稽查和检查程序；

22. 工作人员的继续教育和培训制度；

23. 质量保证部门的工作规程；

24. SOP 的制订、修改和实施程序等。

三、SOP 的审核与批准

SOP 是一项庞大工程,一般由具有临床试验经验的各专业业务骨干组成编写小组,应力求做到依据充分,操作性强,简明准确,避免差错,格式统一。首先制订 SOP 的制订与管理标准操作规程,即所谓制定 SOP 的 SOP,对各项 SOP 应该包括的内容、项目、格式、编码及含义、制订、审核和批准人员的权限做出统一规定。

SOP 初稿交部门主管审核,审查或审核的要点包括与现行 GCP、相关法律法规是否相符;内容的可操作性;语言叙述是否简明、确切、易懂和无歧义;与已生效的其他文件有无相悖的含义。另外,还应审查 SOP 文件标题是否简明扼要。

审核后的文件,由审核人签姓名、日期,交临床试验机构或专业负责人审批,批准人在相应位置签名,并规定颁发日期和生效日期。

四、SOP 的实施和管理

SOP 一经生效就成为内部具有法规性质的文件,必须严格执行。为了保证 SOP 的顺利执行,临床试验的所有参与人员都必须接受有关的 SOP 培训,熟悉与之相关的标准操作规程。否则,不能上岗。

SOP 文件应进行合理分类,以便于识别、查找和管理。文件分类方法有多种,可简单分为管理类 SOP 和操作类 SOP,或参考药物临床试验机构资格认定标准,分为管理制度类、设计规范类、工作程序类和技术操作类,以便于 GCP 及认定标准各章各条的落实与检查。

SOP 为操作行为的规范,必须严格遵守,不得偏离或随意修改。但如有新的法律法规颁布实施,或实际操作中发现某项 SOP 合理性存在问题、需要修订,可按 SOP 制订、修订程序进行修订。新修订的 SOP 生效后,旧版 SOP 即时废止。

SOP 的制订是一项工作量很大的系统工程,很难一步到位,需经历从无到有、由粗而精、不断修订完善的长期过程,但一旦建立临床试验的 SOP 文件系统并进行了标准化管理及认真执行,则能提高工作效率和提升管理水平,保证临床试验各项行为的规范性,保证临床试验数据与结果的可溯源性,确保临床试验的顺利进行。

第四节 药物临床试验的质量保证

一、药物临床试验机构的资质认定和监督管理

药物临床试验是新药上市前在人体进行的安全性和有效性的科学评价过程。为保证药物临床试验过程科学规范,数据准确可靠,保护受试者的安全和权益,必须严格遵循《药物临床试验质量管理规范》。药物临床试验机构资质认定和监督管理是保证药物临床试验过程科学规范,数据准确可靠和保证受试者安全和权益的重要措施和手段。

(一)药物临床试验机构资质认定

1. 申报条件 按照《药物临床试验机构资格认定办法(试行)》的要求,申请成为药物临床试验机构的医疗机构必须自行申报,并具备下列条件:

(1)取得医疗机构执业许可;

(2)申请资格认定的专业应与医疗机构执业许可诊疗科目一致;

(3)具有与药物临床试验相适应的设备设施;

(4)具有与承担药物临床试验相适应的诊疗技术能力;

(5)具有与承担药物临床试验相适应的床位数和受试者人数;

(6)具有承担药物临床试验的组织管理机构和人员;

(7)具有能够承担药物临床试验的研究人员并经过药物临床试验技术与法规的培训;

(8)具有药物临床试验管理制度和标准操作规程;

(9)具有防范和处理药物临床试验中突发事件的管理机制和措施。

2. 认定程序

(1)自行申请:申请资格认定的医疗机构根据所具备的药物临床试验的技术要求、设施条件和专业特长,提交相应的药物临床试验机构及专业的资格认定申请。应填写《药物临床试验机构资格认定申请表》,并报送机构已认定要求的其他书面文件及电子资料。

(2)初审和形式审查:首先,由申请单位所在省级卫生厅(局)对申报资料进行初审。初审内容包括医疗机构执业许可、医疗机构概况、专业科室和卫生技术人员及其他相关技术能力与设施情况、医疗中受试者受到损害事件的防范和处理预案等。

经初审符合条件的医疗机构,应将其资格认定申报资料移交省级食品药品监督管理局,

由省、自治区、直辖市食品药品监督管理局对移交的资格认定的申报资料进行形式审查。形式审查的内容包括医疗机构概况、药物临床试验组织管理机构设置与负责人情况、申请资格认定的专业科室及人员情况、申请资格认定的专业科室年平均门诊诊疗人次和入出院人次、药物临床试验管理制度和标准操作规程的制订情况、研究人员参加药物临床试验技术和相关法规的培训情况、实施药物临床试验的情况（近3年内已完成和正在进行的药物临床试验）、机构主要仪器设备情况等。

经审查符合要求的资格认定申报资料，报CFDA。

（3）正式受理：CFDA受理申报资料，并做出是否受理的决定，书面通知申请机构及其所在地省级食品药品监督管理局和卫生厅（局）。

（4）现场检查：对受理审查符合要求的申报资料，CFDA交由所属药品认证管理中心，组织检查专家择时进行现场检查。检查专家包括监督管理人员和药物临床试验专家，一般由3~5人组成。申报机构应配合、并指派1名人员协助检查组工作，保证所提供的资料真实。检查专家应严格按照现场检查程序和《药物临床试验机构资格认定标准》，对检查中发现的问题如实记录，必要时应予取证。现场检查结束，检查组应进行评定汇总，做出现场检查综合评定意见。

（5）审核：CFDA药品认证管理中心将检查结果录入药物临床试验资格认定数据库，对现场检查情况进行综合分析评定，提出资格认定现场检查意见，报CFDA。

CFDA会同卫生部审核资格认定的检查意见，并将审核结果书面通知被检查机构及其所在地省级食品药品监督管理局和卫生厅（局）。对资格认定检查确定需要整改的医疗机构，CFDA发出限期整改通知书。在规定期限内完成整改的医疗机构，可向CFDA提交整改报告。整改符合要求的，由CFDA认证管理中心组织检查组再次进行现场检查。

（6）发证和公告：CFDA对通过资格认定的医疗机构颁发证书，并在其网站（www.sfda.gov.cn）予以公告。

（二）药物临床试验机构监督管理

CFDA或省、市食品药品监督管理机构对已获得资格的药物临床试验机构将实施动态监管，具体措施包括：

1. 定期报告 获得临床试验资质认定的药物临床试验机构须每年定期向CFDA和国家卫生和计划生育委员会（国家卫计委）报送上年度承担药物临床试验情况。

2. 监督检查 CFDA和国家卫计委应根据各自职责对通过资格认定的药物临床试验机构进行随机检查、有因检查及专项检查，并相互通报监督检查中发现的问题及处理情况。省、自治区、直辖市食品药品监督管理局和卫生厅（局）应根据各自的职责对本行政区域内获得资格认定的药物临床试验机构进行日常监督检查。对监督检查中发现的问题以及处理情况应分别报送CFDA和国家卫计委。

3. 定期复查 CFDA会同国家卫计委对已取得药物临床试验机构资格的医疗机构每3年进行一次资格认定复核检查。对复核检查不合格的，取消其药物临床试验机构的资格并予以公告。

4. 违规查处 CFDA和省级食品药品监督管理局监督检查中如发现药物临床试验机构所实施、完成的药物临床试验不符合《药物临床试验质量管理规范》规定，如存在真实性问题，应依据《中华人民共和国药品管理法》及其实施条例等对其进行处理。对严重违反《药物临床试验质量管理规范》的,取消药物临床试验机构资格,并通告国家卫计委,同时予以公告。自公告之日起,3年内不受理其资格认定的申请。对取消药物临床试验机构资格的医疗机构或专业,自公告之日起,停止该药物临床试验机构或专业所承担的所有临床试验。

二、药物临床试验的监查、稽查和检查

为保证药物临床试验规范、科学、真实,整个过程应接受来自申办者、新药注册管理机构、研究者等各方的监查、稽查和检查。

(一)药物临床试验监查

药物临床试验监查是指对临床试验实施过程的监查,以确保临床试验的实施、记录和报告符合试验方案、SOP、药物临床试验质量管理规范以及中国法律法规要求,保证临床试验中受试者的权益及隐私,试验记录与报告的数据准确、完整无误,保证试验遵循标准操作规程和有关法规。由申办者任命并对申办者负责的监查员(monitor)具体实施,监查和报告试验的进行情况和核实数据。监查员通常为受雇于申办者的医学、药学或相关学科专业人员,人数和访视次数取决于临床试验的复杂程度和参与试验的研究机构数量。我国《药物临床试验质量管理规范》第四十六条规定,"监查员应有适当的医学、药学或相关专业学历,并经过必要的训练,熟悉药品管理有关法规,熟悉有关试验药物的临床前和临床方面的信息以及临床试验方案及其相关的文件。"

1. 监查员的职责 保证研究者和申办者履行完成一项临床试验所需承担的责任,监督管理整个试验过程。GCP明确规定,监查员应遵循临床试验标准操作规程,协调临床试验的顺利进行,保证临床试验按方案进行,具体包括:

(1)试验前确认试验承担单位具有适当的条件,包括人员配备与培训满足试验要求,实验室设备齐全、运转良好,具备与试验有关的实验室检查条件;

(2)试验过程中监查研究者对试验方案的执行情况,研究者必须遵循试验方案、SOP和GCP,确认试验前取得受试者的知情同意书,了解受试者的入选率及试验的进展情况,确认入选的受试者符合方案人员选拔标准;

(3)核对原始资料、试验数据的真实性、准确性和完整性,病例报告表填写的准确性和规范性,并与原始资料一致;

(4)确认所有不良事件均有记录,严重不良事件在规定时间内报告相关部门,并有记录;

(5)检查试验用药品及文件的管理,按照有关法规要求供应、储藏、分发、收回试验用药品,并做好相应的记录;

(6)协助研究者完成试验过程中其他事务性工作,向申办者报告试验数据和结果;

(7)清楚并如实记录研究者未做事宜,包括随访、未进行的试验、未做的检查,以及是否对错误、遗漏做出纠正;

(8)撰写访视报告,并递送申办者,报告应包括监查日期、时间、监查员姓名、监查的发现等。

2. 监查的程序 一般包括计划与准备、实施与讨论、报告与跟踪三个环节。

(1)监查计划与准备:临床试验开始前,根据试验目的和试验方案要求,制订整个试验的监查计划,确定监查访视频率和每次所需时间。

在每次监查之前要进行一些必要的准备工作,如查阅试验进度、以往的监查记录及报

告,了解完成情况及存在的问题;熟悉试验方案、研究者手册、SOP 等资料,了解最新的要求和来自研究中心以及申办者的规定和信息;与研究者联系,询问试验最新进展情况,了解有无特殊要求或需求,预约访视时间;与申办者项目负责人及有关人员讨论可能存在的问题;起草监查计划,准备必要的文件、表格、报告、资料及物品。

(2)监查实施与讨论:开始前,向研究人员说明本次监查的内容及重点,了解并记录试验进展情况,了解以往问题和目前存在的问题;检查试验档案文件、研究者手册的规范性,知情同意书签署情况,CRF 和受试者原始记录,并进行认真核对,找出疑点和问题数据,向研究者询问可能原因。

监查的重点包括数据的完整性、准确性、可辨认性、合理性,前后记录的一致性,有无矛盾;是否严格遵守入选和排除标准,是否按入选顺序随机分配;受试者是否按规定进行随访,有无拖延或遗漏,受试者脱落情况;实验室检查结果,无异常结果,记录和跟踪情况;安全性数据及记录的完整性,确认有无严重不良事件发生等;试验药物接受和使用记录,保存条件是否适宜,是否按规定使用,剩余数量与记录是否一致,是否到期或即将到期;盲底是否完整,如有破盲,是否符合紧急破盲程序要求,并如实记录。

监查试验用品、表格和有关资料保存、补充或更新情况;研究人员、设施有无变化;研究设施是否按照维护和校准操作规范维护和校准。

与研究人员共同讨论发现的问题,协商解决问题的途径和办法。必要时,针对普遍问题,进行重点培训。

监查结束,签署监查登记,总结监查情况,通告存在问题,重申有关要求,预约下次监查时间。

(3)监查报告与跟踪:完成监查报告,上交申办者项目负责人;将取回的 CRF 及回收的试验用药、物品等按规定及时存档;及时更新公司的各项试验项目跟踪表格和主计划表;追踪上次监查中存在的问题,直至得到解决;与其他部门进行协调,及时解决监查中发现的因申办者原因产生的问题;安排下次监查计划,并及时向申办者项目负责人汇报,以便其了解全面情况。

(二)药物临床试验的稽查

GCP 规定药物临床试验的申办者应当委托其质量保证部门(quality assurance unit,QAU)或第三方对药物临床试验的机构和项目进展情况进行稽查(audit)。稽查是指由不直接涉及试验的人员所进行的一种系统性检查,稽查内容包括研究机构、具体的药物临床试验项目或涉及临床试验过程中的某些具体环节,以评价试验的实施、数据的记录和分析是否与试验方案、SOP 及药物临床试验相关法规要求相符合。对稽查中发现的问题,提出相应的改进建议,并复查改进情况,以保证问题的及时解决。

1. 稽查类型　稽查是对申办者、研究者或第三方各试验参与各方履行质量标准情况的评价。

(1)针对临床试验操作部门的稽查,包括针对研究中心、试验药物管理部门、申办者的试验操作部门、申办者内部或外部的试验支持部门研究程序的稽查。

(2)针对实验室、研究第三方部门(存放文件的仓库等)、合同研究组织和针对试验真实完整性的质疑。

2. 稽查员的资质和职责

(1)稽查员资质:是独立于临床试验之外的人员;熟悉 GCP 要求和有关法规;了解申办者的各项 SOP 和程序;了解试验药品知识和研究资料;了解试验方案;具有评估文档资料的能力和经验;具有与研究者、监查员及项目负责人交流而了解试验的能力;具有有效评估和解决实际问题的能力;可制订有效的稽查计划;了解试验的全面情况和要求;具有团队合作的精神和能力等。

(2)稽查员的职责:审核临床试验的原始资料和报告;实施内部稽查(医学部)及外部稽查(临床试验承担机构、合同研究组织等);起草并向申办者管理人员报告稽查结果;保存有关文件;向研究者、监察员或申办方相关人员提供建议和培训等。

3. 稽查的程序 尽管不同稽查类型内容各有侧重,但其方法和程序类似。

(1)准备与计划:稽查的准备主要包括选择临床试验项目,明确试验方案中直接影响试验结果的关键因素,确定稽查的试验中心和时间,制订稽查方案并通知被稽查的对象。

稽查项目主要根据申办者的新药开发和市场战略的要求选择。稽查对象可以是所有承担临床试验的中心,也可以是其中的一个或几个中心。但第一次承担申办者委托的项目、承担病例数较多、受试者入组速度过快、过去稽查中存在问题,或已发现问题迹象的中心,应作为重点稽查对象考虑。

稽查时间可选在受试者入选例数达 20% 或 50% ,一方面能根据入选病例和试验实施情况发现问题,另一方面一旦发现严重质量问题,能给予及时纠正,而不至于造成不可弥补的损失。周期长的项目应适当增加稽查次数。必要时或法规有要求时,应进行终期稽查,以保证申办者递交的临床试验数据的有效性和准确性。

(2)启动会议:稽查前召开启动会议,向临床试验机构的有关人员介绍本次稽查的目的、内容和程序,并请主要研究者介绍试验有关情况,包括有关人员及 GCP 和 SOP 的培训、伦理委员会批准、知情同意书签署、入选病例和试验进展情况等。

(3)查阅试验资料和有关文件:试验资料和有关文件查阅内容包括试验方案、研究计划及其修改伦理委员会批准文件、SOP 及修改、原始记录、病例报告表、仪器设备校准及验证记录、计算机系统的开发及验证文件、总结报告等。

(4)现场查看:是否保存 GCP 所要求的所有档案资料,包括法规部门、伦理委员会批函、试验方案、研究者说明书、各种合同、研究者简历、签署的知情同意书、原始数据档案、病例报告表、不良事件报告表、有关通信、电话报告、传真、药品签收、发放及回收表、监查访视报告等。

核对原始数据和 CRF,包括是否保存所有原始数据;CRF 和原始数据是否一致、病例报告表数据是否准确和完整、可读;遗漏、不符和修改是否有说明、记录和存档。

查看仪器设备,包括:就诊设施、实验室设备、计算机、仪器保养、维修、监测记录和档案等。

查看药品的储存和管理,包括药品的使用、分发、回收制度和记录;药品的储存条件;清点已用、待发、归还和已被销毁药品数量;查看所有有关药品的入出记录和档案、入与出不符的说明、记录和存档等。

查看监查员职责的履行情况,包括试验启动前是否对有关人员进行过充分的试验方案和 GCP 的培训;监查的时间、频度、程度和内容是否适当;对访视中发现问题的记录、纠正和跟踪情况;访视的文件、电话记录、传真等资料是否保存齐全等。

(5)抽查和问询:对参加临床试验的人员进行抽查和询问是非常重要的稽查手段。研究者多承担繁重的临床、教学、科研任务,因此,稽查员必须确定研究者是否有足够时间投入临床试验,是否真正符合参与临床试验的条件,是否自始至终遵循 GCP、SOP 和试验方案要求。可根据研究单位提供的研究人员清单进行询问。

询问前,稽查员应明确稽查目的,预先设定问题,提问要有针对性,附带评论及解释有助于理解稽查的最终结果。问题应明确试验项目;确定提问的顺序;尽量使用含义明确的词汇;避免模棱两可的问题;避免泛泛地提问;从能引起被问者兴趣和易回答的问题开始;注意所提问题对随后问题的影响;问题的设定要符合逻辑顺序。

(6)结束会议和答辩:稽查结束,召开研究者、管理人员及其他有关人员、监查员参加的总结会议,陈述发现的问题,并允许上述人员对有关问题进行解释或答辩。

(7)稽查报告和跟踪:稽查结束,稽查员要向申办者管理人员及临床试验研究者提交书面报告,报告要列出稽查发现的问题,依据的标准(GCP、方案、法规或 SOP),并提出改进的建议。

稽查报告应遵循下列原则:要通俗易懂,避免采用专业性太强或易引起歧义或误解的语言,尽可能使用大多数人都熟悉的词汇;要目的明确,稽查报告必须紧扣试验的目的,只描述实际情况,应省略累赘的评述或讨论,所提问题一经解决就能达到稽查的目标;要有选择性,不能包罗万象,必须突出重点,应去掉所有与稽查目标无关的内容;要有目标性,细节太多会使要点模糊,应避免过于注重细节而偏离主要目标;建议要切实可行,整改建议必须以事实为基础,以试验方案、SOP、GCP 和有关法规为依据,允许有关人员有自己的建议和解决办法。

此外,对稽查中发现的问题的整改情况要进行及时跟踪和复查,以保证发现的问题得到真正解决。

(8)文件保存:QAU 有责任保存下列文件资料:临床试验的主计划表、试验方案和总结报告的副本;审核和审查的内容、存在的问题、采取的措施等详细记录;所有 SOP 的副本等。

(三)临床试验的检查或视察

临床试验检查或视察(inspection)是对从事药物临床试验单位 GCP 和有关法规的依从性进行的监督管理手段,是对药物临床试验机构、人员、设施、文件、记录和其他方面进行的现场考核和评估过程,有助于保证临床试验过程规范,遵循 GCP 等有关法规,临床试验资料、数据、结果完整、科学、可靠,临床试验过程最大限度地减少受试者风险,保护其合法权益。

我国《药品注册管理办法》第 16 条规定:"药品注册过程中,药品监督管理部门应当对非临床研究、临床试验进行现场核查、有因核查以及批准上市前的生产现场检查,以确认申报资料的真实性、准确性和完整性"。为此,原国家食品药品监督管理局于 2008 年 5 月发布《药品注册现场核查管理规定》,进一步明确了药物临床试验资料现场核查的程序、内容及判定原则。

1. **检查类别** 根据检查的目的、国外惯例、WHO 及 ICH-GCP 要求,GCP 依从性检查分为两类,针对某一药物临床试验机构进行的、以期提高临床研究机构的总体水平为目的的现场检查,即机构检查,或定期检查;针对临床研究过程中或药品注册审评过程中发现的问题或疑点,对有关单位或正在进行或已经完成的药物临床试验项目进行的现场调查或取证,根据检查结果,对研究单位和受检查项目做出"合格、基本合格和不合格"的判断,即研究项目检查,或有因检查。

2. 检查员的职责　药物临床试验的检查员应熟悉 GCP 及药品研究监督管理的有关法律法规,熟知现场检查的程序、标准和方法,具有较强的与人交流、沟通和文字写作能力;为人正派,公正廉洁,认真负责;身体健康,能够胜任繁重的现场检查任务。

检查员应严格遵循《药物临床试验质量管理规范》和《药物临床试验机构资格认定办法》实施现场检查;认真执行现场检查方案和安排,包括检查日程、检查内容、检查时间;应如实记录发现的问题,客观反映、公正评价现场检查的实际情况,按时提交检查报告。现场检查报告应为检查组全体成员意见,内容应包括对医疗机构的总体评价、存在问题及整改建议。

3. 检查的程序

(1)药物临床试验机构资格认定的检查程序:药物临床试验机构资格认定所提交的申请书或有关资料,经 CFDA 技术审核部门(药品认证管理中心)审核符合要求,确定被检查的临床研究机构;组成检查组,拟定检查计划和方案并通知被检查单位;检查组实施现场检查、核查;检查组写出现场检查报告;CFDA 会同卫生主管部门对检查报告审核后作出决定,并颁发资格证书。

(2)药物临床试验研究项目的检查程序:根据监督管理需要、第三方举报或新药审评中发现的问题,确定被检查的项目和单位;研读申办者提交的药物临床研究或注册申报资料,明确现场检查的重点;制订检查方案,确定并通知检查人员;通知被检查单位所在地的食品药品监督管理部门及被检查单位;实施现场检查;提交检查报告;国家食品药品监督管理总局根据检查报告做出处理决定。

4. 检查内容　根据检查单位、试验药物和项目,检查内容、侧重点可能不同。一般包括,临床试验机构及专业科室资格;试验机构的设施和设备配置及受试者急救、保护措施;文件和记录的保存和管理;受试者知情同意是否完整,签署过程是否符合规定,知情同意书是否经伦理委员会审核;受试者病例报告表和总结报告数据与原始资料是否一致,是否存在作伪数据,即真实性,为检查重点;不良事件的处理、记录及报告情况;保盲和紧急破盲的流程;试验药物的管理和计数情况;计算机或电子数据系统,检查数据处理和统计分析过程的质量控制措施;参与试验的检验室、放射科等辅助科室。

第五节　药物临床试验的设计、实施与总结

药物临床试验的设计、实施、分析、评价和总结,应符合科学原则,以获得有效的研究结果,达到预期的研究目的。

一、药物临床试验的方案设计

药物临床试验设计必须符合《赫尔辛基宣言》原则,符合 GCP 和国家药物监督管理有关法规的规定以及专业与统计学的要求,必须确保受试者权益和临床试验的科学性。

（一）药物临床试验设计的原则

药物临床试验的设计应符合"四性"原则，即代表性、重复性、随机性和合理性。

1. 代表性原则　　代表性是指受试对象的确定应符合统计学中样本的抽样总体规律原则。既要考虑病种，又要考虑病情的轻重，所选的病种还应符合药物的作用特点。疗效能充分体现药物的药理作用，病情不能存在偏倚，只入选病情轻或只入选病情重的患者均不符合代表性原则。样本量须足够大，满足统计学要求。

2. 重复性原则　　重复性是指临床试验的结果准确可靠，经得起重复验证。方案设计尽可能排除偏性，即系统误差，如病例分配时的不均匀误差，尽可能克服各种主观误差，如询问病情和患者回答可能存在的主观误差，试验、检查的先后可能发生的顺序误差，观察指标检测的技术误差，解释指标变化可能出现的判断误差，环境、气候的变化等可能造成条件误差等。

应对各种误差有足够的认识，并在试验设计时给予排除，如病例分配采取随机化法，以排除主、客观因素导致的不均匀性；给药采用双盲设计，避免研究者和患者对病情和治疗效果的主观偏倚；细化和明确判断标准，避免或降低不同研究者判断标准的不一致。多中心临床试验尤应注意，各研究中心应采取统一的试验条件和判断标准，以保证试验结果的重复性。

3. 随机性原则　　随机性是指药物临床试验中两组患者的分配是均匀的，随机的，不随研究者的主观意志为转移。随机化是临床试验的基本原则，不但可以排除病例入选、分配方法不正确引起的非均匀性误差、顺序误差和分配误差，与盲法设计相结合，还可以排除主、客观偏性。

4. 合理性原则　　合理性是指试验设计既符合专业要求与统计学要求，又切实可行。如试验设计预先确定病例入选标准、排除标准和淘汰标准，试验过程中不能随意取舍病例，但不符合要求的病例允许按淘汰标准予以淘汰；受试者的选择和治疗既要考虑临床试验的科学性要求，还要考虑受试者的安全性，即兼顾科学性和伦理性；检测方法的选择既要考虑仪器设备的先进性、准确性和精密度，还要考虑各中心仪器设备的可及性和可行性。

（二）试验设计分类

药物临床试验设计通常包括对照、随机、盲法等，应根据试验药物前期研究的药效学、药动学和安全性，结合本次试验的目的选择。

1. 对照试验设计　　对照临床试验设计是比较试验药物与对照药物的治疗效果的差别有无统计学意义，通过对接受对照药受试者的表现，判断接受试验药物受试者治疗前后症状体征的变化、疾病的转归是否由试验药物引起。试验开始时接受试验药物和对照药物的受试者的基本情况应相似，有可比性，试验期间除接受不同药物外，其他条件均需保持一致。对照药物包括安慰剂（阴性）对照和阳性对照，试验设计包括平行设计和交叉设计。

（1）安慰剂对照：安慰剂（placebo）无药理作用，但其余各种性状与试验药物相似，用作临床对照试验中的阴性对照。安慰剂对照的设置可克服研究者、受试者、参与疗效和安全性评价的人员由于主观或心理因素所形成的偏倚，可消除疾病自然进展的影响，区分由试验药物引起的不良反应等。尽管安慰剂本身并无药理作用，但一定条件下，存在安慰剂效应（placebo effect），可改善主观症状，如安慰剂的镇痛、镇静、止咳效应高达35%，镇痛效应最高可达60%。此外，安慰剂也可引起胃酸下降、白细胞升高及类似正常人给予促肾上腺皮质激素引起的客观指标的改变。安慰剂既有治疗效应,也可引起不良反应。

安慰剂作为随机对照试验的阴性对照,有助于盲法条件下评价新药的安全性和有效性;有助于排除精神因素在药物治疗中的作用和疾病本身的自发变化;同时设有阳性对照和安慰剂对照,有助于监察测试方法的灵敏度。但安慰剂对照存在伦理方面的缺陷,一般仅限于:①新药临床试验作为阴性对照,如用于治疗慢性功能性疾患、作用微弱的试验药物的阴性对照;②轻度精神忧郁往往不需特殊药物治疗,安慰剂有一定疗效,可设安慰剂阴性对照;③诊断已明确不需要药物治疗的患者,如一再要求药物治疗,可给予安慰剂;④如证实有安慰剂效应,慢性疾病患者可在药物治疗间歇期给予安慰剂治疗。

此外,安慰剂对照试验还要注意:①在有经验的临床药理学专家和有经验的临床医生指导下进行;②试验前制定明确的病例选择标准和淘汰标准,并规定终止试验的指征,涉及急、重患者的临床试验不设安慰剂对照,危重病例不被选作试验对象;③如设立安慰剂对照,应对受试者进行医疗监护;④参加试验的医生、护士应经过 GCP 培训,掌握必要的随机对照临床试验知识。

(2)阳性对照(positive control):指在临床试验中采用已上市并具有确切疗效的药物作为试验药的对照,是最常用的一种对照设计。但必须保证对照的相关性,即要选择正确的阳性对照药物和合适的试验药物剂量。尽管已获得动物、健康志愿者的药理学和药效学数据,但对于患者,适合的剂量还不明确。因此,宜先从小剂量开始。阳性对照药物应为:①原研药;②具有明确临床试验数据的相同品种;③活性成分和给药途径相同,但剂型不同的品种;④作用机制相似,适应证相同的其他品种。

(3)平行对照:平行对照试验设计(parallel design)是进行探索性和确证性临床试验最简单、最常用和最常见的设计类型。平行设计可为试验药设置一个或多个对照组,试验药也可设多个剂量组。对照组可分为阳性或阴性对照。阳性对照一般采用按所选适应证的当前公认的有效药物,阴性对照一般采用安慰剂。平行设计试验组和对照组间的可比性强,可通过随机分配均衡已知或未知的混杂因素;如果严格按照入选和排除标准入选患者更能保证试验的重复性。

平行设计适用于:①一个疗程可能治愈的疾病;②疗程较长;③后一种药物的效应在第一种药物治疗后给药会因此而有所不同;④有多种治疗药物需要比较时;⑤试验所需病例有充足来源;⑥有足够的研究力量与研究条件。

(4)交叉对照:交叉对照试验设计(crossover design)是一种自身对照的试验设计,可以控制个体间的差异,减少受试者人数。按事先设计好的试验次序,在各个时期对受试者逐一实施各种处理,以比较各处理组间的差异。交叉设计适用于药物效应短期或短暂;延长总的治病周期并不缩小各药物治疗效应间的差别;所有交叉设计无顺序影响,或虽有顺序影响,但通过交叉试验,顺序效应能得到平衡。交叉设计应避免受试者失访,应设计合理清洗期(washout period),避免前一个药物带给下一个药物的效应偏倚。

临床常用 2×2 交叉设计,每个受试者安排两个试验阶段,分别接受两种试验药物,第一阶段接受何种试验药物随机确定,第二阶段接受与第一阶段不同的另一种试验药物。每个受试者需经历准备阶段、第一试验阶段、洗脱期和第二试验阶段几个试验过程。交叉设计常用于比较、观察两个试验阶段、两种试验药物的同一药物两种或多种不同配方的临床疗效,如生物等效性或临床等效性试验。如观察比较的试验药物多于 2 个,可采用拉丁方三交叉试验设计(latin square design)。

2. 随机试验设计　随机(randomization)试验设计可使临床试验的受试者有同等机会被分配到试验组或对照组,而不受研究者和(或)受试者主观意愿的影响,使各处理组的各种影响因素分布趋于相似。随机可应用于开放、单盲或双盲设计,是严格的双盲对照设计的必需条件之一。与盲法合用,有助于避免受试者选择和分组导致的偏倚。临床试验可采用简单、分层、区组随机试验设计。

(1)简单随机:简单随机(simple randomization)即在整个研究中心按照受试者入选的先后顺序,根据预定的随机方案分配入试验组或对照组,随机方案通过查阅随机对照表或采用计算器或计算机产生。

(2)分层随机:分层随机(stratification randomization)可减少由于病情或治疗有关的特定因素(如性别、年龄、病情轻重)在两组中分配不均匀而引起的不平衡或偏倚,有助于保持层内的均衡性。多中心临床试验的中心就是一个分层因素。另外,按照基线资料中的重要预后因素(如病症的严重程度)进行分层,有助于使各层趋于均衡,避免产生混杂偏倚。

(3)区组随机:区组随机(block randomization)是将受试者分为例数相同的小区组,每小区组再按随机数字表分配。区组随机化有助于减少季节、疾病流行等因素对疗效的影响。区组的大小要适当,太大易造成组间不均衡,太小则易造成同一区组内受试者分组的可猜测性。

样本量、分层因素及区组大小决定后,可使用统计软件产生随机分配表。随机分配表必须有可以重新产生的能力,即当产生随机数的初值、分层、区组后,能使这组随机数重新产生。试验用药物应根据随机分配表编码,以达到随机化的要求;受试者应严格按照试验用药物编号的顺序入组,不得随意变动,否则会破坏随机化效果。

3. 盲法试验设计　为了避免研究者和患者评价治疗结果时的主观因素、偏倚及安慰剂效应,临床试验常采用盲法进行。设盲(blinding)是指临床试验中使一方或多方不知道受试者治疗分配的程序或方法。根据设盲程度不同,盲法可分为单盲和双盲,更严格的对照试验要用到三盲。对照药物和试验药物剂型或外观不同时,还可采用双盲、双模拟设计。

(1)单盲(single blinding)试验设计:是指受试者不知道自己用的是试验药物还是对照药物,但参与试验的研究者清楚。单盲试验设计有助于消除受试者心理因素的主观影响,能客观反映药物的疗效和安全性,但可能会由于某些不易控制因素的干扰,试验结果得到偏高的阳性率。

(2)双盲(double blinding)试验设计:是指受试者和研究者甚至申办者监察员及其他临床试验的研究者都不知道受试者用的是试验药还是对照药。双盲试验能将偏倚降低到最低限度,能避免为了获得所希望的结果而有意选择和挑选病例、修改病例报告表等弊端。

双盲临床试验设计必须自始至终保持盲态,包括从随机数字产生、试验用药物编码、受试者入组用药、试验结果的记录和评价、试验过程的监察、数据管理直至统计分析。如果发生任何非规定情况所致的盲底泄露,影响试验结果的客观性,则该试验将被视作无效。

(3)三盲(triple blinding)试验设计:为进一步改善双盲效果,有时会采用三盲试验设计。三盲试验不仅对受试者和研究者设盲,而且对参与试验的其他有关人员,包括临床试验监查员、研究助理及统计分析人员设盲。

三盲试验中,数据的统计分析经历两次揭盲。统计分析人员将所有的临床试验数据输入统计数据库,并经过核查,确证准确无误后将数据锁定,进行第一次揭盲,即首先统计分析 A、B 两组所有病例,获得 A、B 组分析数据后,再进行第二次揭盲,明确 A 和 B 组分别代表试验组还是对照组。

(4)双盲、双模拟(double blind double dummy)试验设计:如果试验药和对照药的外观或气味不相同而又无法改变,则需要采用双盲、双模拟技术。如试验药 A 为白色大片,对照药 B 为黄色小片,片剂颜色、大小均不能改变。可由生产 A 药的厂家同时制备与 A 药外观相同的白色大片模拟片 a,由生产 B 的厂家同时制备与 B 外观相同的黄色小片模拟片 b,试验组服 A+b,对照组服 B+a,则二组受试者分别服用 A 药与 B 药,同时都加服一片模拟片。每人都服用白色大片与黄色小片各 1 片,外观完全一致,达到盲法试验目的。

二、药物临床试验的实施

临床试验实施包括很多环节,如制订研究计划、设计试验方案和病例报告表、准备试验药物、定期监督检查等。每一环节涉及的每个研究人员都应熟悉 GCP 及相关法规要求,明确自己的职责,并相互协作、配合,使临床试验按时并高质量地完成。

(一)制订研究计划

制订研究计划有助于临床试验有计划的实施,有助于申办者、研究者各方熟悉临床试验过程,保证临床试验有序、如期完成。

1. 试验目的明确 制定临床试验计划之前,应根据新药研发申报注册的政策法规要求,明确具体、合理并切合实际的研究目的。

2. 试验设计科学并符合伦理要求 临床试验必须建立在详尽、科学和规范的临床前研究基础之上。试验设计、方法及评价标准必须科学可靠,依据充分,符合法规要求,受试者受益必须大于其可能承受的风险。

3. 试验切实可行 根据临床设计需要是否能在预计时间内征集到足够受试者,即样本来源充分;评估研究期限及研究者平均需投入试验的时间,即研究者时间是否有保证;进行购买仪器设备、实验室检查、受试者补偿、研究人员劳务费等经费预算,即经费是否充足、是否能及时到位。

(二)设计试验方案

试验方案应于临床试验开始前,由研究者和申办者共同制定并签字认可,经伦理委员会审批后实施。临床试验方案须包括以下内容:

1. 试验题目;

2. 申办者名称、地址、监察员及联系方式;研究机构名称、地址;项目负责人、主要研究者姓名、分工;档案保存地址及联系人姓名和联系方式;

3. 试验目的、试验设计类型、随机化分组方法及设盲的水平;

4. 试验背景,临床前研究的结果和(或)有关的临床试验结果,已知对人体的可能危险与受益,试验药物存在种属差异的可能性;

5. 受试者的入选标准、排除标准和剔除标准,选择受试者的步骤,受试者分组方法;

6. 根据统计学原则,达到试验预期目的所需的病例数;

7. 试验用药品的剂型、剂量、给药途径、给药方法、给药次数、疗程和有关合并用药的规定,以及对包装和标签的说明;

8. 拟进行临床和实验室检查的项目、检测时间、次数,如为药动学研究,还包括样本测定方法的建立、验证、应用,数据分析软件等;

9. 试验用药品的登记与使用记录、递送、分发方式及储藏条件;

10. 临床观察、随访和保证受试者依从性的措施;

11. 中止临床试验的标准,结束临床试验的规定;

12. 疗效评定标准,包括评定参数的方法、观察时间、记录与分析;

13. 受试者的编码、随机数字表及病例报告表的保存手续;

14. 不良事件的记录要求和严重不良事件的报告方法、处理措施、随访的方式、时间和转归;

15. 试验用药品编码的建立和保存,揭盲方法和紧急情况下破盲的规定;

16. 统计分析计划,统计分析数据集的定义和选择;

17. 数据管理和数据可溯源性的规定;

18. 临床试验的质量控制与质量保证;

19. 试验相关的伦理学;

20. 临床试验预期的进度和完成日期;

21. 试验结束后的随访和医疗措施;

22. 各方承担的职责及其他有关规定;

23. 参考文献及相关附件。

（三）设计病例报告表

病例报告表(case report form,CRF)是指按照试验方案所规定设计、用以记录受试者试验过程中数据,包括人口学、实验室检查、药效学资料等的文件,通常为小册子、三联或两联形式,受试者每人一册。

设计良好的 CRF 既能保证研究者填写方便、快捷和准确,也能节省研究结束后处理数据及监察员核对时间。CRF 应根据所制定的标准操作规程设计,根据详细的填写说明填写,以保证填写规范、无误。研究者要注意填入数据的准确、完整、及时,监察员要核对填入数据的准确无误,并与原始数据一致。

（四）准备试验用药物

试验用药物包括试验药物、阳性对照药或安慰剂,其制备应符合 GMP 要求,包装、编码和标识应符合试验方案要求,并按批号和系列号保存。试验用药物的登记、保管、分发、记录、管理应专人、专账。试验用药物经申办者自行或委托药品检验机构检验合格。试验用药物应专用,不得用于本试验外的其他任何用途。

（五）定期监查监督试验过程

监察员应根据临床试验持续时间,定期访视研究者,检查临床试验进度。

1. 监督监查研究者试验方案执行情况,确认试验前取得所有受试者的知情同意书;了解受试者的入选率及试验的进展状况,确认入选的受试者合格。

2. 监督监查所有数据的记录与报告正确完整,所有病例报告表填写正确,并与原始资料一致;所有错误或遗漏均已改正或注明,经研究者签名并注明日期;每一受试者的剂量改变、治疗变更、合并用药、伴发疾病、失访、检查遗漏等均确认并记录;入选受试者的退出与失访均已在病例报告表予以确认说明。

3. 监督监查所有不良事件均记录在案,严重不良事件在规定时间内做出报告并记录在案。

4. 核实试验用药品按照有关法规进行供应、储藏、分发、收回,并做相应的记录。

5. 协助研究者进行必要的通知及申请事宜。

6. 监查并如实记录研究者未能做到的随访、未进行的试验、未做的检查,以及是否对错误、遗漏做出纠正。

7. 撰写书面报告,并递送研究者,报告应注明监查日期、时间、监查员姓名、监查发现等,并存档。

三、临床试验的总结报告

临床试验总结报告(final report,FR)是指用文字、图、表对试验过程和试验药物在合格受试者身上所产生的效应,系统而概括的表述和总结。

(一)数据来源

临床试验的数据主要来源于书面或电子医学记录、现场完成书面表格、局部电子数据获取系统和中心网络系统,病例报告表是最重要的数据来源文件。研究者应根据受试者的原始观察记录,将数据正确、完整、清晰、及时地载入病例报告表。监察员定期检查病例报告表的记录与原始数据相符性、范围和逻辑性,及时纠正漏填、错填数据。病例报告表经监察员检查后送交临床试验数据管理员。

(二)数据管理

根据病例报告表和统计分析计划书的要求制定数据管理计划,并在第一份病例报告表送到前,由数据管理员根据试验方案和病例报告表建立本临床试验专用数据库。纸质病例报告表的录入界面设计应与病例报告表页面一致。数据库正式使用前需用模拟数据进行测试。

试验数据由主要研究者、申办者、统计人员和数据管理员在试验完成(最后一例受试者的最后一次观察)与揭盲间的时间内,进行盲态审核(blinding review),对数据进行检查和评价,以最终确定分析数据集的界定标准、缺失值处理及离群值判断原则等,以文件形式记录上述任何决定。揭盲后不得修改盲态审核所做的任何决定。经盲态审核认为正确无误的数据库应一经锁定,不得更改。

数据库锁定后,由持有盲底的有关人员进行第一次揭盲。第一次揭盲只列出每个受试者的不同治疗组别(如 A 组或 B 组),不标明试验组或对照组。统计人员据此进行统计分析,得出结果后,进行第二次揭盲。第二次揭盲可了解哪个组是治疗组,哪个组是对照组。

数据管理员初步审核每份病例报告表后交由两名操作人员独立地输入数据,并用软件比较两份输入结果,若有不一致,需查明原因,并加以改正。如果必要,可再次对已录入数据库的指标进行全部或部分人工检查,并与病例报告表进行核对。数据管理员发现的任何问题均应及时向临床单位发出数据质疑表,根据临床研究机构研究者签字确认的数值作为被接受的数据,并据此更改数据库。更正后的数据质疑表应予保存。

(三)数据的统计分析

试验数据经盲态审核锁定后,即按已确定的统计分析计划书载明的统计分析数据集选择的主要指标、次要指标、统计分析方法与模型、疗效及安全性评价方法等进行数据统计分析。

1. 统计分析计划　统计分析计划(statistical analysis plan,SAP)是统计专业人员根据试验方案要求准备的比方案中描述的主要分析特征更加详细和技术性更强的文件。由生物统计学家和主要研究者根据已批准生效的药物临床试验方案和病例报告表共同拟定。统计分析计划应列出统计分析数据集的选择、疗效与安全性评价的主/次要指标、检验假设、统计分析方法、缺失数据的处理、亚组分析、统计分析软件及版本号等,并将预期获得的统计分析结果以统计分析表的格式列出。在试验进行过程中直至盲态审核时,初步拟定的统计分析计划可以修改、补充和完善,但在第一次揭盲前必须以文件形式予以确认,不能再变动。

2. 统计分析集　用于统计的分析集在试验方案中须明确定义,并在盲态审核时确认每位受试者所属的分析集。

全分析集:意向性治疗原则(intention to treat principle,ITT)指主要分析应包括所有经随机化的受试者。依据这一原则,随机到每一处理组的受试者无论其是否依从计划处理,都应作为该组的成员被随访、评价和分析。但实际操作中,这一接近理想的原则却很难做到,因此,常采用全分析集(full analysis set,FAS)进行分析。全分析集是指尽可能接近符合意向性分析原则的理想的受试者集,是从所有随机化的受试者中,以最少和合理的方法剔除受试者后得出的分析数据集。剔除受试者的情况包括不满足主要入选标准、没有用过一次药及在随机化后没有任何数据。

符合方案集:符合方案集(per protocol set,PPS)为全分析集的子集,纳入该分析集的受试者依从性良好,包括符合入选标准、完成全部计划访视及病例报告表规定的填写内容、试验期间未使用可能影响疗效评价的药物或治疗等。

确证性试验应同时使用全分析集和符合方案集作分析,并对其差异进行讨论和比较。优效性试验以全分析集为主要分析集,可避免由于符合方案分析集的过分乐观的疗效估计。

安全性分析集:包括所有经过随机化分组、接受过一次或以上药物治疗的受试者。

3. 统计分析内容　统计分析所采用的软件应为国内外所公认,如 SAS(statistical analysis software)、SPSS(statistical package for the social science)等。统计分析应建立在正确、完整的数据基础上,统计模型应根据研究目的、试验方案和观察指标选择。

描述性统计分析:描述性统计分析是在收集、整理数据的基础上,通过相应的统计量以及统计图和统计表来描述资料某些分布特征的统计方法。一般多用于人口学资料、基线资料和安全性资料,包括对主要指标和次要指标的统计描述,主要关心基线是否均衡及是否具有可比性。

主要指标及次要指标的有效性评价:常采用参数估计、可信区间和假设检验的方法。试验方案中应说明要检验的假设、待估计的处理效应、所采用的统计分析方法和所涉及的统计模型。只要可能,处理效应应同时给出可信区间并说明估计方法。假设检验须明确说明是采用单侧检验还是双侧检验,如采用单侧检验应说明理由。

安全性的评价:常采用描述性统计方法对数据进行分析,必要时辅以可信区间以利于说明。

(四)报告结构、内容和要求

临床试验报告一般包括首篇、正文和附件三部分。

1. 首篇　首篇是临床试验报告的第一部分,各项内容应分页单列。

封面标题:包括受试药物通用名、研究类型、研究编号、研究开始日期、研究完成日期、主要研究者(签名)、研究单位(盖章)、统计学负责人签名及单位盖章、药品注册申请人(盖章)、注册申请人的联系人及联系方式、报告日期、原始资料保存地点。

报告目录:列出整个临床试验报告的内容目录和对应页码。

研究摘要:对所完成研究的简要介绍,应以重要数据体现结果,而不能仅以文字和 P 值叙述。如需要,应附所完成的各期临床试验一览表。

伦理学相关资料:申明所完成的临床试验严格遵守《赫尔辛基宣言》的人体医学研究的伦理原则,临床试验方案及其修订申请均经伦理委员会审核批准,须提供伦理委员会批件及向受试者介绍的研究信息和知情同意书样本。

试验研究人员:列出临床试验主要研究人员的姓名、单位、职责及简历,主要研究人员包括主要研究者及各中心主要参加人员、统计分析负责人、临床试验报告撰写人。

缩略语:临床试验报告中所用缩略语的全称。

2. 正文 正文是临床试验报告的主体部分,包括:

引言:介绍试验药物研发背景、依据及合理性,目标适应证人群,目前治疗方法及治疗效果等;研究实施的合法依据,申请人和临床研究单位间合作情况。

试验目的:明确具体描述本试验所要达到的目的。

试验管理:描述试验的管理结构和实施 GCP 情况。管理结构包括主要研究者、主要参加人员、指导委员会、管理/监查/评价人员、临床试验机构、统计分析人员、中心实验室设施、合同研究组织等。实施 GCP 情况指试验参加人员培训、监查、稽查、发生严重不良事件的报告制度、实验室质量控制、统计/数据管理、研究中发生的问题及处理措施等。

试验设计,包括:

(1)对试验总体设计、试验方案、试验方案修改情况和方案相关信息来源的描述,描述应清晰、简洁,必要时采用图表方式。还包括对治疗方法(药物、剂量和用法)、研究对象及样本量、设盲方法和程度(非盲、单盲、双盲等)、对照类型及研究设计(平行、交叉)、分组方法(随机、分层等)、试验时间、顺序、时间安排(尽量采用流程图方式表示)、数据稽查、安全性问题或特殊情况的处理预案、期中分析情况的描述。

(2)试验设计及对照组选择的考虑,应阐明所设对照的依据及合理性,说明试验设计涉及的药物清洗期、给药间隔的合理性。

(3)研究对象选择,应确定合理可行的入选标准、排除标准和剔除标准。

(4)试验过程,详细描述试验用药在临床研究中的应用过程及其相关事宜。

(5)有效性和安全性指标,包括具体的有效性和安全性指标、实验室检查项目、测定时间安排、检测方法、负责人员、流程图、注意事项、各种指标的定义及其检测结果、不良事件数据的获得方法、不良事件的判断标准及其处理、判断疗效的主要终点指标应清晰阐述,并提供相应的确定依据。

(6)数据质量保证,对保证指标测量的数据达到准确可靠的质量控制过程的简要阐述。

(7)统计分析方案及样本量确定,应明确统计分析集的定义、试验比较的类型、主要指标和次要指标的含义、各种指标的统计分析方法、疗效及安全性评价方法等;样本含量的具体计算方法、计算过程及计算过程中所用到的统计量的估计值及来源依据。

(8)试验进行过程中,试验方案不宜修改,如必须修改应详细说明并经伦理委员会批准。

（9）期中分析，说明有无期中分析，如有，应按照所确定的试验方案进行，并说明 α 消耗函数的计算方法。

试验结果，包括：

（1）研究对象，即所有参加试验的受试者人数的描述，可采用图表方式；未完成试验的受试者应按中心和试验分组列出随机编码、人口学信息、入组及最后一次访视时间、药物剂量等信息的分析说明；所有入选标准、排除标准、受试者管理、受试者评估和研究过程偏离的阐述。

（2）有效性评价：应明确定义参加效应分析的受试者，并采用全分析集进行疗效/效应分析；以主要人口学指标和基线特征数据分析试验组间的可比性；测评和分析每个受试者对试验方案的依从性；分组列出受试者合并用药情况；明确定义所有疗效/效应指标；通过对主要和次要疗效指标的分析，简要小结受试药的有效性及临床意义。

（3）安全性评价：所有使用受试药物的受试者，即使只有一次，均应列入安全性分析集。包括三个层次：第一，受试者用药/暴露的程度，指试验药物的剂量、使用时程，受试者人数。用药/暴露程度包括用药/暴露时间和用药/暴露剂量，前者以药物使用时间均数或中位数表示，可采用某特定时程受试者数表示，同时按年龄、性别、疾病等列出各亚组数目；后者以中位数或平均数表示，可采用每日平均剂量下受试者数表示。第二，以合理方式对常见不良事件和实验室指标的改变进行归类，以合适的统计分析比较各组间的差异，分析影响不良反应/事件发生频率的可能因素（如时间依赖性、剂量或浓度、人口学特征等）。描述每项实验室检查值和生命体征、体格检查指标及试验过程中每设定一时间点的每个指标，提供相应的分析统计表，包括实验室检查出现异常或异常值达到一定程度的受试者人数。根据专业判断，在排除无临床意义的与安全性无关的异常外，对有临床意义的实验室检查异常应逐例分析和说明，对其改变的临床意义及与受试药物的关系（如与药物剂量、浓度的关系、与合并用药的关系等）进行讨论。不良事件分析指分析受试药和对照药的所有不良事件，并以图表方式直观表示，所列图表应根据不良事件累积系统显示其发生频度、严重程度及药物因果关系。第三，严重的不良事件和其他重要的不良事件，通过分析因不良事件而退出研究的受试者来确定，并明确与药物的因果关系，以图表方式对出现的不良事件进行总结，对重点关注的不良事件进行详细地描述。分析时比较受试组和对照组的不良事件发生率，最好结合事件的严重程度及因果判断分类进行。每件严重不良事件和主要研究者认为需要报告的重要不良事件应单列进行总结和分析，并附病例报告，内容包括病例编号、人口学特征、发生的不良事件情况（发生时间、严重程度、持续时间、处理措施、结局）和因果关系判断等。

通过上述三个层面的观察，总结受试药的总体安全性，重点关注须调整给药剂量、给予其他治疗、导致停药或死亡的不良事件，阐述所发生的不良事件对受试药临床广泛应用时的可能意义。

（4）讨论与结论：总结临床研究的有效性和安全性结果，讨论并权衡受试药的利益和风险。讨论不要简单地重复结果，也不要引出新的结果；结论应清晰明确，结合文献论述意义和可能的问题，阐明个体患者或适应证人群治疗所获的利益、需注意的问题和进一步研究的意义。

（5）统计分析报告：应以附件方式列出。内容包括：①对整个临床试验资料收集和整理过程的简单描述，如临床试验的目的和研究设计，随机化、盲法及盲态审核过程，主要指标和次要指标的定义,统计分析集的规定,在资料整理过程中对缺失值和离群值的处理等;②对统计模型准确而完整地描述,包括选用的统计分析软件,统计描述的内容,对检验水准的规定以及进行假设检验和建立可信区间的统计学方法的选择及其理由,如果统计分析过程中有数据变换,应提供数据变换的理由和依据;③对各组入选病例的基线特征及统计检验结果描述;④对疗效/效应的分析,包括各组病例的各类观察指标的统计描述和假设检验结果,应提供每个观察时间点的统计描述结果,列出假设检验中的检验统计量、P 值。如两个样本的 t 检验结果应包括每个样本的例数、均值和标准差、最小和最大值、两样本比较的 t 值和 P 值;用方差分析进行主要指标有效性分析时,应考虑治疗、中心和分析指标基线值的影响,进行协方差分析;对于交叉设计资料的分析,应包括治疗顺序资料、治疗顺序中的患者数、每个阶段开始时的基线值、洗脱期及洗脱期长度、每个阶段中的脱落情况,以及用于分析治疗、阶段、治疗与阶段的交互作用的方差分析表;⑤对各组病例安全性评价,主要以统计描述为主,包括用药/暴露情况,不良事件发生率及不良事件的具体描述,实验室检测结果在试验前后的变化情况,发生异常改变及其与试验用药物的关系及随访结果等;⑥对多中心临床试验描述,对各中心受试者入选情况、试验方案偏离及人口学等基线数据的描述,主要疗效指标和次要疗效指标的统计描述,发生不良事件的情况及处理和描述性分析。

(6)多中心临床试验各中心小结:各中心应提供试验小结,由该中心主要研究者填写,签名并盖单位章。小结内容包括该中心受试者入选、试验过程管理、发生严重和重要不良事件及处理情况等,各中心主要研究者对所参加的临床试验的真实性的承诺等。

3. 附件　附件是将临床试验中的有关文件和表格附上,为试验报告提供支持,供新药审评人员参考。

四、多中心临床试验

多中心临床试验是由多位研究者按同一试验方案在不同地点和单位同时进行的临床试验。各中心同期开始与结束试验。多中心试验由一位主要研究者总负责,并作为临床试验各中心间的协调研究者。

(一)多中心临床试验的特点

多中心临床试验必须在统一的组织领导下,遵循一个共同制定的试验方案完成整个试验。具有如下优点:

1. 可在较短时间内入选较多受试者　临床试验规定有一定数量的受试者参加,以满足临床试验的科学要求,而一所临床试验机构所能收集的受试者数量总有一定限制,难以在临床试验规定的期限完成,试验规模大、受试者人数多、试验期限紧、发病率低的临床试验必然采取多中心的形式。

2. 入选病例范围广　多中心临床试验有较多的受试者人群参与,患者来源涵盖面广,结果更具代表性,可避免单一临床试验机构可能存在的局限性,所得结论意义更广泛,可信度更高。

3. 积极合作,取长补短　多中心临床试验不同地区、不同医院研究者的积极参与,相互合作,能集思广益,取长补短,提高临床试验设计、执行和解释结果的水平。

(二)多中心临床试验注意的问题

多中心临床试验过程复杂,管理难度大。因此,多中心试验须注意如下问题:

1. 试验前,各中心研究者讨论试验方案,接受 GCP 培训,召开启动会,同期开始试验,并严格遵循试验方案;

2. 各中心受试者例数不宜差别过大,以降低不同权重估算治疗效果的差异;

3. 各中心测量仪器、病例报告表、临床观察数据记录、量表各项目含义、观察值单位等应一致,并进行质量控制,必要时做中期分析;

4. 监察员应定期到各中心进行现场监查;

5. 主要研究者应掌握各中心试验进展情况,监督试验进度,解决试验出现的问题;

6. 数据收集、记录表格必须统一,量化指标含义应明确,便于汇总,统计分析;

7. 主要变量需考虑中心间差异的校正。

(三)多中心试验方案设计和实施要求

试验方案及其附件是临床试验,尤其多中心临床试验,指导和协调整个临床试验启动、实施、总结、完善的指导性文件。方案必须考虑到多中心的特殊性,由申办者和主要研究者协商制定,征求统计学专家意见,由各中心研究者共同讨论后确定,并以书面方式予以确认。

1. 研究方案须由伦理委员会讨论通过,并做出书面同意后方能实施。多中心试验涉及多个临床研究机构,临床试验组长单位伦理委员会的同意意见和批件可作为覆盖性文件。但如有研究机构不认可,可交由该机构伦理委员会进行伦理审批。实践中,多数临床研究机构倾向于采用或遵循本机构伦理委员会的批准审核意见。

2. 各研究机构应同步进行临床试验,应规定各研究机构第一名受试者入组时间和最后一名受试者入组和完成时间,这有助于临床试验在一定时间内完成,避免各研究机构间因为时间相差过大而影响相互间的一致性。

3. 双盲多中心临床试验,盲底一次产生,应按中心分层随机;中心较多且每个中心的病例数较少时,可进行统一随机,不再按中心分层。

也可将筛选合格患者资料传至随机分配中心,由随机分配中心派定随机号。目前,多按事先设计好的随机信封随机。

4. 多中心试验在多个研究机构开展,有较多研究者参加(包括每一研究机构的主要研究者以及协助主要研究者的研究者)。为统一认识,统一行动,应按照研究方案进行针对性培训,特别强调严格遵循方案,以便按同一标准执行研究方案的每一个具体细节。接受培训的人员应包括所有参与临床试验的医生、护士、药师、检验人员等。

5. 多中心试验采用的安全性和疗效评价方法必须统一。评价方法包括实验室检查和临床检查方法,范围很广泛,从常规的血、尿检查,生化指标,肝肾功能,X 线、心电图,到特殊的形态和功能检查。所有检查都存在方法、试剂、材料、正常值范围等问题。同一检查项目,不同实验室采用不同方法、试剂和材料,结果可能相差很大,难以比较。采用中心实验室的办法可解决这一问题。

所谓“中心实验室”是指专门为多中心试验的特殊需要而建立的或规范化的实验室,检查项目采用国际上公认的方法,所用试剂质量可靠,检查过程有明确的标准操作规程和质控标准,并经过有权威机构的定期的质量稽查和确认。

如选择“中心实验室”模式,还需建立相应的标本收集、传送、接受、储藏等管理体系,将各中心标本集中到中心实验室,进行检验,发出检验结果的报告。中心实验室可有效地避免不同实验室间检验误差,但也有相应增加临床试验成本,或样本在传送过程中发生机械损坏、理化性质改变、环境污染、延误等缺点。如为国际多中心试验,血液或其他生物标本尚存在出入国境批准、管理问题。国际多中心试验目前常采用中心实验室形式。但现今我国尚无国家认可的中心实验室,国内多中心试验多采用中心实验室概念,在参加临床试验的各研究机构中选择一个条件较好、有良好质量控制、经有关权威部门定期鉴定确认的实验室担任中心实验室的功能,将评价疗效和安全性的主要项目集中检验,可有效避免实验室间检验误差。

6. 数据统一处理。多中心试验各中心试验时采集的数据传送到一个数据处理中心进行统一处理,包括查询、核对、储存和分析。

(四)多中心试验的组织管理

由于多中心试验的特殊性,其设计和实施,尤其组织管理,也有特殊要求,监察员的作用更为重要。多中心试验规模、参加单位、持续时间差别很大,大至数万病例、历时数年,小至三五个单位,病例数十或近百,历时数周或数月,其设计和实施、组织管理要求不同。

1. 小规模临床试验,一般由组长单位主要研究者主持组织各参加单位的主要研究者成立中心组或研究者会议,讨论、协商、决定临床试验中的重要问题,如研究方案的确定、进度的掌握、中期会议、最后总结等。统一标准和统一行动是讨论和决定的重要内容。

2. 规模大、参加研究机构多、历时长的临床试验,则要设立相应组织,协调、指导临床试验。

执行委员会(executive committee)是一项临床试验的总的管理组织,其成员包括研究者及其学术顾问,掌管临床试验内、外各种学术和非学术事务的重大决策。一般10人左右,视需要而定。

指导委员会(steering committee)是一项临床试验学术方面的管理组织,包括执行委员会的成员,各参加国或地区的负责人(即协调者),人数可以较多。

工作委员会(operations committee)是贯彻执行临床试验的主要组织,成员包括主要研究者和申办者代表,承担研究内、外各种学术的和非学术的事务,人数不超过10人。

数据监测委员会(data monitoring committee):大规模临床试验数据统一送至独立的数据处理中心,数据监测委员会负责定期监测和分析数据的变化。

安全性监测委员会(safety monitoring committee):负责对收集到的不良事件进行分析。

终点委员会(endpoint committee):负责对试验病例是否达到终点状况的监测,判断试验的终止、继续或延长。

以上各组织中,执行委员会、指导委员会和工作委员会任务多且涉及面广,其他委员会则是专业性的,在前三个委员会组织下开展工作。

(五)大规模多中心临床试验

大规模多中心临床试验是指由多个医疗中心参加的大样本(一般1000例以上)临床试验,多见于Ⅲ期新药临床试验和大样本随机临床试验,旨在评估某种治疗措施的临床效果。但Ⅲ期新药临床试验是申办者为新药注册所进行的、药品法规定的必不可少的临床试验过程,主要目的是评估新药临床疗效及不良反应。大样本随机临床试验是医疗科研人员发起的为解决医学领域某些难题所进行的临床研究,主要目的是评估某种治疗措施对患者生存率及重要临床事件的影响。国际大规模多中心临床试验一般指大样本随机临床试验。

大样本随机对照临床试验是评估某些治疗措施的最佳方法,是循证医学的良好实践。

近20年来,国际上先后完成数百项大样本随机对照临床试验。我国也陆续完成一系列大样本(1700～20000例)随机对照临床试验,如中国老年人收缩期高血压试验、中国心脏研究-Ⅰ暨血管紧张素转换酶抑制剂治疗急性心肌梗死(CEI-AMI)临床研究、脑卒中后抗高血压治疗研究、阿司匹林急性缺血性脑卒中临床研究等,为循证医学提供了良好的科学证据,解决了一系列有争议的重要问题,提高了临床治疗的整体水平。

知识链接:

SAS 统计分析软件简介

SAS 软件系统包括系统管理程序、过程库和程序库。系统管理程序主要用于统一管理与控制系统的过程库和程序库,提供操作界面;过程库和程序库包括窗口显示管理程序、远程通讯过程及各种统计分析模块,主要有 SAS/BASE 数据管理与基本统计模块、SAS/STAT 统计分析模块和 SAS/GRAPH 绘图模块。SAS/BASE 模块是 SAS 系统的基础,既可单独使用,也可与其他模块组成用户化的 SAS 系统,主要承担数据及用户使用环境的管理、SAS 语言程序的处理,并具有基本的数据分析和报告等统计功能。SAS/STAT 模块提供主要统计分析方法,具有回归分析、方差分析、属性数据分析、多元分析、聚类分析、判别分析、非参数分析、生存分析和心理测量分析等统计功能。

思考题

1. 药物临床试验的分期和内容?
2. 药物临床试验的基本原则?
3. 药物临床试验管理规范的主要内容?
4. 药物临床试验设计的原则及分类?
5. SOP 的特点及重要意义?

(菅凌燕　袁桂艳　郭瑞臣)

第六章　药物相互作用

药物相互作用(drug interactions)是指同时或先后应用两种或两种以上的药物时,所引起的药物疗效的变化或药物不良反应的产生。临床上的联合用药是产生药物相互作用的主要因素。药物相互作用的临床表现为作用加强或减弱。作用加强包括疗效提高和毒性增加;作用减弱包括毒性减小和疗效降低。毒性增加和疗效降低称为不良的药物相互作用(adverse drug interaction);疗效提高和毒性减小称为临床期望得到的药物相互作用(clinically desirable drug interaction)。随着药物研发和应用的种类日益增多,联合用药的机会也随之增加,由此产生的药物相互作用特别是不良的药物相互作用愈来愈引起人们的注意,因此,对药物相互作用的研究已成为临床药理学的重要内容之一。

药物相互作用的方式主要包括以下3类:①药物的药动学相互作用,即影响药物的吸收、分布、代谢和排泄过程;②药物的药效学相互作用,即影响药物的药理效应,如改变受体的敏感性,或离子通道的开关等;③体外的药物相互作用,即药物制剂之间可以发生物理化学反应。在不良的药物相互作用当中,应注意防止一些严重不良的反应:①意外(心搏骤停或心律失常);②高血压危象;③低血压休克;④呼吸麻痹(呼吸中枢抑制或呼吸肌麻痹);⑤惊厥;⑥出血;⑦低血糖昏迷;⑧肝、肾和骨髓等实质性器官的损伤等。

第一节　药物的药动学相互作用

药物的药动学相互作用是指同时或先后使用两种以上的药物时,一种药物致使另一种药物的体内吸收、分布、代谢或排泄等过程发生变化,由此改变了这个药物在体内作用部位的浓度,从而改变药物的作用强度,一般药理效应的类型不改变。这种改变可以根据每个药物的药动学特点、血浆药物浓度监测或通过对患者的临床体征加以预测。药动学方面的药物相互作用主要包括以下几个环节。

一、药物吸收的影响

药物通过不同的给药途径被吸收进入血液循环,因此,药物在给药部位的相互作用会影响药物的吸收,多数情况下表现为妨碍药物吸收,但也有促进药物吸收的情况。口服是最常见的给药途径,因此,药物在胃肠道的相互作用也最多见。

药物在胃肠道的吸收是一个复杂过程,药物的理化性质及机体的生理状态等均影响药物的吸收,如药物的脂溶性、分子大小、解离度以及与其他物质的络合与吸附、胃肠道的 pH、药物转运体、胃肠道蠕动、血液循环和食物等。

（一）pH 的影响

大多数药物以被动扩散的方式通过胃肠道黏膜吸收，药物吸收的快慢与药物的脂溶性和解离度密切相关。脂溶性大、解离度小的药物吸收较快。大部分药物呈弱酸性或弱碱性，其解离程度取决于环境的 pH 大小以及药物本身固有的解离常数（pK_a）。弱酸性药物在酸性环境中，或弱碱性药物在碱性环境中的解离程度低、脂溶性高、容易扩散跨膜吸收。反之，弱酸性药物在碱性环境中，或弱碱性药物在酸性环境中解离程度高、脂溶性低、不容易扩散通过细胞膜吸收。若胃内的 pH 升高，可增加弱酸性药物如阿司匹林的解离度，减少其在胃内的吸收。但由于小肠为药物吸收的主要部位，吸收面积大，总体上药物吸收下降并不明显。

同时，药物的溶解度也会影响药物的吸收。如酮康唑口服应用后需要在酸性环境下溶解后才易被吸收，因而酮康唑不宜与碱性药物如抗酸药、抗胆碱药、H_2 受体拮抗药或质子泵抑制药（奥美拉唑）等合用。如果需要合用，这些药物至少在酮康唑应用 2 小时后方可用药。同样，胃内 pH 升高，可使在碱性环境中溶解性差的药物（如喹诺酮类等）吸收减少，也可能使一些缓控释制剂受到破坏而使药物溶出增多。如氢氧化铝与肠溶片同用，可使肠溶衣加快溶解，对胃十二指肠产生刺激作用。有些弱酸性药物在酸性条件下难溶，与抗酸药的合用反而可增加其吸收。研究显示，非甾体抗炎药布洛芬与抗酸药氢氧化镁合用对胃黏膜的损伤反而比单用布洛芬大，原因之一可能为抗酸药物通过改变胃内 pH，使胃黏液层的黏性发生变化，从而增加弱酸性药物布洛芬在胃黏膜的扩散。

（二）胃肠道转运体的影响

转运体（transporter）介导药物的跨膜转运，继而影响药物的吸收、分布和排泄。参与药物转运的转运体主要有：有机阴离子转运多肽（OATP），有机阳离子转运体（OCT），寡肽转运体（PEPT），P-糖蛋白（P-gp），多药耐药相关蛋白（MRP）和乳腺癌耐药蛋白（BCRP）等。这些转运体都是相关基因表达的蛋白产物，可分为许多亚型。转运体分布在许多组织器官的细胞膜上，如小肠黏膜上皮细胞上促进药物吸收的转运体有 PEPT1、OCT1、OATP-B 和OATP-A 等；促进药物经胆汁排泄的转运体有 P-gp、MRP2 和 BCRP 等。联合用药时，药物对转运体的抑制、诱导和竞争是药物相互作用的机制之一；抑制、诱导和竞争药物转运体，可改变药物的吸收、组织分布和排泄，进而影响药物疗效和毒性。

（三）离子与药物的相互作用

含二价或三价的金属离子（如镁、钙、锌和铁）化合物在胃肠道内可与某些药物发生相互作用，形成难溶性络合物。四环素类药物在胃肠道内能与金属离子（如钙、镁、铝和铁）形成难吸收络合物。因此某些食物（如牛奶）或药物（如抗酸药、含铝和钙盐的制品、铁制剂）能显著减少四环素的吸收。一般，多西环素和米诺环素较少受牛奶和其他食物的影响，但是，含铝的抗酸药同样会减少这类四环素的吸收。抗酸药也能显著减少氟喹诺酮类（如环丙沙星）的吸收，可能是由于金属离子与该药形成复合物的结果。服用抗酸药和氟喹诺酮时，药物之间的间隔时间应尽可能长，至少应间隔 2 小时或更长时间。胃黏膜保护剂硫糖铝和抗酸药氢氧化铝、铝碳酸镁等均含高价阳离子（Al^{3+}、Mg^{2+} 和 Ca^{2+}），可与喹诺酮类、头孢地尼等药物发生络合反应，妨碍其吸收。如硫糖铝可与喹诺酮类等药物形成胃内螯合物而降低后者的吸收，临床合用时，应先服用喹诺酮类或其他类药物（如环丙沙星、诺氟沙星、氧氟沙星以及地高辛、西咪替丁和雷尼替丁等),2 小时后再服用硫糖铝。对一些治疗窗窄的药物如地高辛,尽量单独服用,并注意临床监护。另外,抗癫痫药与抗酸药或硫糖铝在胃内可发生沉淀反应,在合用时应注意治疗药物监测。铁剂(含 Fe^{2+})也可与喹诺酮类等药物络合,减少后者的吸收。铁离子通常使喹诺酮类生物利用度降低 50%。若在喹诺酮类治疗期间补充铁剂,应至少间隔 2 小时后服用。

　　离子交换树脂在临床可用于降低血中胆固醇,如考来烯胺和考来替泊等,其除了能与胆酸结合,阻止胆酸再吸收外,还能与胃肠道中的其他药物特别是酸性药物(如华法林、阿司匹林和洋地黄毒苷)结合。考来烯胺与洋地黄毒苷并用,可减少洋地黄毒苷的吸收,降低其血浓度,进而降低洋地黄毒苷的药效。而在洋地黄毒苷中毒时,可以考虑利用考来烯胺的这种作用,以促进洋地黄毒苷的排泄而解毒。某些止泻药(如白陶土)可以吸附其他药物,引起药物吸收减少,服用这些制剂和其他药物之间间隔时间应当尽可能延长。

　　(四)胃肠运动的影响

　　甲氧氯普胺、西沙必利或泻药通过增加胃肠道运动而加速其他药物通过胃肠道,由此引起其他药物吸收减少,特别是对那些需要与吸收表面长期接触的药物以及仅在胃肠道特殊部位被吸收的药物影响更大。有时,增加胃肠运动也可减少控释制剂和肠溶制剂的吸收。但抗胆碱药如丙胺太林可减弱胃肠道运动,使一些药物溶解延迟,也可减慢胃排空而减少吸收;但也可使一种药物较长时间地停留于适宜的吸收区域而增加吸收。阿托品、地芬诺酯可通过延长合用药物在胃肠内的停留时间,增加某些药物的吸收,如地芬诺酯与呋喃妥因合用,使后者的吸收增加 1 倍。氢氧化铝有延迟胃排空效应,可影响主要在小肠吸收药物的吸收速率,从而延缓药物的起效速度。

　　(五)食物的影响

　　一般食物可延迟或减少许多药物的吸收。食物通常可减慢胃的排空,但也可通过与药物结合,减慢药物进入吸收部位或改变药物的溶解速率,改变胃肠道内容物的 pH,进而影响药物的吸收。胃肠中的食物会减少许多抗生素的吸收。除存在着某些例外(如青霉素 V、阿莫西林、多西环素和米诺环素),一般认为,四环素衍生物以及几种其他抗生素(如红霉素类)宜在饭前至少 1 小时或饭后至少 2 小时服药,以减少食物的影响,获得较好吸收。食物也可减少其他许多药物如阿司咪唑、卡托普利、去羟肌苷和青霉胺的吸收,这些药物宜在两餐之间服用。食物可显著改变茶碱控释制剂的活性,例如高脂肪饮食可显著增加其吸收和血药浓度水平。有的药物在进食情况下吸收增加,例如,螺内酯与普通早餐食物同服,其吸收量明显高于空腹服药。

　　此外,食物中的化学成分也会影响药物的跨膜转运和代谢转化,进而影响药物的吸收以及其他体内过程,例如,葡萄柚汁中的成分可下调 CYP3A4 的表达,进而减少一些药物如特非那定和环孢素的代谢,引起相应的一些药物不良反应。

<h2 style="text-align:center">二、组织分布的影响</h2>

　　药物被吸收后,可迅速经由血液运送到机体各个部位。药物的血浆蛋白结合率、组织血流量、药物对组织的亲和力、各种组织屏障等因素均可影响药物的组织分布。

　　(一)竞争蛋白结合部位

　　药物被吸收入血后,一部分与血浆蛋白发生可逆性结合,称为结合型药物,另一部分未结合的药物为游离型。结合型药物有以下特性:①不呈现药理活性;②不能通过组织屏障如血脑屏障;③不直接被肝脏代谢灭活;④不易被肾脏排泄。一般只有游离型药物才能起药理作用。一般地,与血浆蛋白竞争结合产生相互作用危险较大的主要是那些蛋白结合率高(>90%)且表观分布容积小的药物,这种相互作用在合并治疗的最初几天就容易发生。

药物的血浆蛋白结合率各不相同。同时给予两种能与蛋白结合,特别是能与蛋白分子中相同位点结合的药物时,可以发生药物从蛋白结合位点释出的置换作用(竞争性取代作用)。一般地,与蛋白质亲和力较大的药物可将另一种亲和力较小的药物从结合状态中置换出来,这样就可使后一药物的游离浓度相对增高,到达作用部位和靶组织的药物浓度也就相应增多。如保泰松及水杨酸盐类,可自血浆蛋白中置换磺胺类,从而增强后者的抗菌作用。丙戊酸可将苯妥英钠从蛋白结合位点取代出来,并能抑制苯妥英钠的代谢,从而使苯妥英钠的血药浓度增加。同时也要注意,苯妥英钠可改变丙戊酸的血浆药物浓度。合用这两种药物治疗时应当密切加以临床监测,并根据需要调整给药剂量。

(二)影响组织的血流量

一些药物作用在心血管系统,改变了组织的血流量,从而改变了肝脏的血流量,影响经肝脏代谢的药物的药动学。如去甲肾上腺素减少肝脏的血流量,减少了利多卡因在肝脏的分布及代谢,增加了利多卡因的血中浓度。相反,注射异丙肾上腺素,再注射利多卡因,因肝脏的血流量增加,因而增加了利多卡因在肝脏的分布及代谢,降低其在血中的浓度。

三、药物代谢的影响

肝脏是药物代谢的主要器官,肝脏在生物转化药物或内、外源物时依赖于肝微粒体中的多种酶系,其中最重要的是细胞色素 P450 混合功能氧化酶系(CYP450)。由于该酶系广泛分布于肝脏、肾脏、脑、皮肤、肺、胃肠道及胎盘等组织器官,因此,由 CYP450 催化的氧化还原反应可发生在体内许多部位,但仍然以肝脏为主。目前已经发现了数百种细胞色素同工酶,其中有 7 种同工酶特别重要,分别是 CYP1A2、CYP2B6、CYP2C9、CYP2C19、CYP2D6、CYP2E1 和 CYP3A4。机体内以 CYP3A4 的含量最高,约占人体肝脏 CYP 总量的 30%,底物最广泛(约 50% 的药物经其催化代谢),因此在药物代谢中具有相当重要的地位。

CYP450 可受遗传因素、年龄、机体状态、营养、疾病、吸烟和饮酒等各种因素影响,尤其是药物,能够显著影响药酶的活性。诱导药酶活性增强(称酶促作用)使其他药物或本身代谢加速,导致药效减弱(但可使前体药物更快发生药效)的药物,称为药酶诱导剂。抑制或减弱药酶活性(称酶抑制作用)减慢其他药物代谢,导致药效增强的药物,称为药酶抑制剂。一般而言,对酶的抑制作用所致的代谢性药物相互作用的临床意义大于酶促作用,约占该酶系统全部相互作用的 70%。实践中需要记住一些常见的酶诱导剂(如苯妥英和巴比妥类等)和酶抑制剂(如西咪替丁等)。有关药酶的底物、诱导剂和抑制剂的详细情况可参照表6-1。

表 6-1　主要 CYP450 药酶作用的底物、诱导剂和抑制剂

药酶	底物	诱导剂	抑制剂
CYP1A2	丙米嗪、氯氮平、氟哌啶醇、阿米替丁、萘普生、美西律、利多卡因、普罗帕酮、维拉帕米、R-华法林、茶碱、雌二醇、乙酰苯胺、他克林、他莫西芬、对乙酰氨基酚	利福平、苯巴比妥、苯妥英钠、苯妥英、灰黄霉素、奥美拉唑	异烟肼、红霉素、西咪替丁、氟伏沙明、诺氟沙星、环丙沙星、伊诺沙星
CYP2B6	环磷酰胺	苯巴比妥	
CYP2C9	苯妥英钠、双氯芬酸、替尼酸、吡罗昔康、替诺昔康、S-华法林、布洛芬、甲苯磺丁脲、格列吡嗪、环氟拉嗪、洛沙坦	利福平、巴比妥	磺胺苯吡唑、去甲氟西汀、氟康唑
CYP2C19	地西泮、普萘洛尔、S-美芬妥因、苯妥因、丙米嗪、氟胍、兰索拉唑、奥美拉唑、环己巴比妥	利福平	酮康唑、氟乙烯醚、去甲舍曲林、氟西汀、氟伏沙明
CYP2D6	奋乃静、可待因、右美沙芬、氟哌啶醇、美托洛尔、去甲替林、阿米替林、阿普林定、卡托普利、氟卡尼、丙米嗪、氯氮平、奋乃静、帕罗西汀、可待因、恩卡尼、美西律、普萘洛尔、比索洛尔、卡维地洛、昂丹司琼	苯巴比妥、利福平、地塞米松	奎尼丁、育亨宾、苯海拉明、氟西汀、美沙酮、氯喹、普罗帕酮
CYP2E1	茶碱、四氯化碳、氯唑沙宗、对乙酰氨基酚、咖啡因、安氟醚、异氟醚、安苯砜、对硝基酚、苯乙烯	乙醇、异烟肼、丙酮	二乙二硫氨基甲酸酯、双氢辣椒素
CYP3A4	硝苯地平、红霉素、地西泮、特非那定、咪达唑仑、皮质激素、环孢素	苯妥英钠、美替沙酮	酮康唑、咪康唑、特非那定、咪达唑仑、维拉帕米

（一）酶诱导作用

酶诱导作用（enzyme induction）是指增强肝药酶活性的作用。目前已发现,至少有 200 种以上的化合物具有肝药酶诱导作用,如巴比妥类、水合氯醛、格鲁米特、甲丙氨酯、苯妥英钠、扑米酮、卡马西平、保泰松、尼可刹米、灰黄霉素、利福平、螺内酯和乙醇等。酶诱导的结果将使受影响药物的作用减弱或缩短,这可解释连续应用这些药物产生耐受性、交叉耐受性或停药敏化现象。例如,苯巴比妥增加华法林的代谢速率,导致华法林抗凝作用减弱,因此,华法林的剂量必须增加以补偿这种效应,但如果患者停用苯巴比妥,那么华法林剂量必须减少,以避免潜在的危险毒性。苯巴比妥也增加其他药物如甾体激素的代谢。酶的诱导作用也可由苯妥英钠、卡马西平、保泰松、水合氯醛和利福平所引起。某些药物如氯丙嗪、地西泮和茶碱的效能在那些重度吸烟者身上有所减弱,这是因为烟草中含有多环芳烃,通过酶诱导

作用而增加肝药酶活性的缘故。癫痫患儿长期服用苯巴比妥和苯妥英钠,易出现佝偻病。服用泼尼松来控制哮喘发作的患者,在服用苯巴比妥后哮喘发作次数增加。器官移植患者应用环孢素和泼尼松的同时应用利福平时仍可出现排斥反应;利福平使口服避孕药的避孕作用失效。进行美沙酮维持疗法的药物滥用者合用苯妥英钠时,将促进戒断症状出现。长期嗜酒者即使服用低剂量的对乙酰氨基酚也容易产生肝毒性。

(二)酶抑制作用

酶抑制作用(enzyme inhibition)是指引起肝药酶活性减弱的作用。一种药物可以通过抑制肝药酶活性而降低另一种药物的代谢,从而使血药浓度增加或延长,进而使其活性延长或加强。临床上,由于对肝药酶的抑制作用而引起的药物相互作用远远比由于酶诱导引起的常见,后果也更为严重,而长期以来却未引起人们的足够重视,如氯霉素、西咪替丁、异烟肼、三环类抗抑郁药、吩噻嗪类药物、保泰松、胺碘酮、红霉素、甲硝唑、咪康唑、哌甲酯、磺吡酮、别嘌醇、奎尼丁等药物均有酶抑制作用,由此引起的临床不良反应事件日益增多,甚至引起致残或致命的严重后果。例如,口服甲苯磺丁脲的患者在同服氯霉素后发生低血糖休克。氯霉素与双香豆素合用,明显加强双香豆素的抗凝血作用和毒性作用。

西咪替丁抑制肝药酶的氧化性代谢作用,能增加经由这种方式代谢的药物作用(如卡马西平、苯妥英钠、茶碱、华法林以及包括地西泮在内的大多数苯二氮䓬类。但苯二氮䓬类中的劳拉西泮、奥沙西泮和替马西泮经由葡糖醛酸结合作用而代谢,它们的作用不受西咪替丁的影响。雷尼替丁对肝脏氧化性酶的亲和力比西咪替丁小得多,因此,雷尼替丁发生上述临床上的相互作用的可能性比较小。法莫替丁和尼扎替丁不抑制氧化性代谢途径,因而不与经此方式代谢的药物发生相互作用。

氨茶碱主要经肝脏代谢,仅10%以原形从尿中排出。异烟肼抑制肝微粒体酶活性,与茶碱联合应用时使茶碱在体内代谢减慢,长期合用使茶碱血浓度升高,甚至出现中毒症状。因此,当这两种药联合使用时,需监测氨茶碱的血药浓度,以保证用药安全有效。此外,氯霉素能抑制肝药酶的活性进而抑制茶碱的代谢转化,使茶碱的血药浓度升高,半衰期延长,两药不宜合用,尤其长期合用。

利托那韦为某些肝脏细胞色素 P450 酶的强抑制药,可以显著增加经这些酶代谢的药物(如抗心律失常药、阿司咪唑、大多数苯二氮䓬类、西沙必利)的血药浓度。因此,利托那韦与其他药物合并应用时应实施治疗药物监测,并根据监测结果及时调整给药剂量。

四、药物排泄的影响

肾脏是药物排泄的主要器官,药物的排泄与尿液的 pH 有关。尿 pH 影响弱酸类和弱碱类药物的解离程度,从而影响它们的再吸收和排泄。非解离型药物更易从肾小管滤液中通过肾小管细胞弥散入血液。酸性药物在酸性尿中比在碱性尿中存在更多的非解离型药物,而在碱性尿中主要以解离型药物存在。因此,在酸性尿时有更多的酸性药物(如水杨酸盐、保泰松、磺胺类)会从酸性尿液中重吸收返回血液,从而延长、加强药物的活性。如酸性尿使保泰松、磺胺类及水杨酸类的排泄减少,而碱性尿液则使其排泄增加。

药物可能在肾小管分泌药物的主动转运系统上发生相互竞争。如果两药竞争同一主动转运系统,则一种药物可抑制另一药物的主动转运体,减少其排泄,延长其作用时间。两种酸性药或两种碱性药同用,它们将分别竞争酸性转运系统或碱性转运系统,抑制其中一药向肾小管管腔的分泌。如丙磺舒与青霉素二者均为酸性药,丙磺舒可提高青霉素的血浆浓度并延长其活性,使其发挥较持久的效果,其作用主要是阻断这些药物的肾小管分泌。利尿药呋塞米和依他尼酸在体内均能阻碍尿酸的排泄,造成尿酸在体内堆积,引起痛风。阿司匹林可抑制甲氨蝶呤的排泄,加大后者的毒性。双香豆素与保泰松都能抑制氯磺丙脲的排泄,进而加强了后者的降糖效应。

经胆汁排泄的一些药物经肝脏生物转化成为极性大的水溶性代谢产物后,向胆管分泌,其转运系统与肾小管的转运系统类似,与 P-gp 相关,在联合用药时存在着类似的药物相互作用。这些药物自胆汁排泄不仅百分比很大,且胆道内浓度也很高。从胆汁排泄较多的抗菌药物如利福平、四环素、红霉素等有利于肝胆系统感染的治疗。自胆汁排进十二指肠的结合型药物在肠中经水解后再吸收,形成肝肠循环(hepato-enteral circulation)或肠肝循环,并使药物作用明显延长,如吗啡和炔雌醇等。

五、中西药物的药动学相互作用

中药在我国应用历史悠久,目前,临床上中西药合用非常普遍,疗效确实,并且有常规化趋势,这必然导致许多中西药的相互作用产生。由于中药成分复杂以及研究的局限性,多数中药药动学、代谢和作用机制均不十分清楚。另外,影响中西药药动学相互作用的因素诸多,如中药提取制备方法、剂型、剂量以及活性成分含量的高低等,因此,系统地评价中西药的相互作用还比较有限。尽管如此,研究中西药相互作用,避免盲目应用产生不良反应,对保障患者用药安全仍具有十分重要的意义。

(一)影响药物吸收

大多数中成药中含有部分的重金属及金属离子,当与一些还原性的西药配伍使用时,易产生有毒化合物或形成不溶性的络合物,造成药物吸收的降低。如含皂苷成分的常用中药如人参、三七、远志、桔梗等与含金属盐类的药物如硫酸亚铁、枸橼酸铋钾合用,可形成沉淀,使两种药物的吸收减少。四环素类抗生素与含金属离子的中药如石膏(含 Ca^{2+})、海螵蛸(含 Ca^{2+})、赤石脂(含 Fe^{3+}、Al^{3+} 和 Mg^{2+})、滑石(含 Mg^{2+})、明矾(含 Al^{3+})等同服时,能与上述金属离子发生螯合反应,形成金属络合物,从而降低四环素在胃肠道的吸收。丹参中的活性成分丹参酮可与抗酸药中的金属离子形成螯合物,从而降低丹参酮的生物利用度。洋金花、曼陀罗、莨菪等一些含生物碱的中药,可抑制胃蠕动及排空,延长一些药物如红霉素等在胃内的滞留时间,使其易被胃酸破坏,减少生物利用度而降低疗效。

(二)影响药物分布

一些中西药合用后的相互作用是使主要药效成分在体内的分布情况发生改变,有时会造成难以预料的毒副作用或疗效降低。如抗癌中药黄药子与阿霉素存在药动学的相互作用,黄药子影响阿霉素的组织分布,使阿霉素的血浆药物浓度增加,心脏毒性增加。中药当归的有效成分中含有香豆素,与血浆蛋白有很强的结合力,可以使磺胺类药物及保泰松被游离出来,药效和毒性增加。部分中成药含有的鞣质类化合物,在与磺胺类药物合用时,可导致磺胺类药物在血及肝脏的浓度增加,严重者可发生中毒性肝炎。

(三)影响药物代谢

许多中药可对肝药酶产生显著的抑制或诱导作用,这是影响药物代谢的主要因素。如中药制剂药酒剂中含一定浓度的乙醇,它能使肝药酶活性增强,在与苯巴比妥、苯妥英钠、苯乙双胍和胰岛素等药物合用时,使上述药物在体内代谢加快、血药浓度降低、半衰期缩短、药效下降。五味子和甘草具有解毒、抗氧化和肝脏保护作用,可激活孕烷 X 受体,诱导 CYP3A4 和 CYP2C 的表达,其与华法林合用,可增加后者的代谢。芸香科中药的陈皮、橘红、佛手中的黄酮类成分橙皮苷能够抑制 CYP3A4 的活性,可对以 CYP3A4 为代谢底物的药物代谢产生抑制。银杏、大蒜、当归和丹参等中药可抑制香豆素的降解,与华法林合用可产生蓄积而引起或加重出血反应。

（四）影响药物排泄

碱性较强的中药硼砂与阿司匹林等酸性药合用时,因碱化尿液可使阿司匹林等酸性药的排泄加快,疗效降低。含有机酸的中药如乌梅、木瓜、山楂、陈皮等可以酸化尿液,当与磺胺药合用时,因有机酸可酸化尿液,使磺胺的溶解度降低,导致尿中析出结晶,引起结晶尿或血尿。贯叶连翘通过诱导肠道 P-糖蛋白,使地高辛的排出增多,降低了地高辛的口服生物利用度,导致其血药浓度降低。

第二节　药物的药效学相互作用

一、药物活性方面的相互作用

临床上联合应用两种或两种以上的药物,由于药动学或药效学的原因,影响它们单独应用时所产生的效应,可能出现药理作用增强,称为协同作用(synergism)或作用减弱,甚至消失,称为拮抗作用(antagonism)。药物的药理作用多种多样,有多种机制参与了药物的相互作用,因此,药物的药效学相互作用方式难以统一概括。但主要是竞争药物作用的主要靶点如酶、离子通道、转运体和受体等产生药效学的药物相互作用。一般地,药物作用于同一生理系统或生化代谢系统有可能产生药效的相加、增强或拮抗作用。

药效相加是指两药或几种药物合用时所产生的药效等于各药单用时的药效。增强是指两药合用时所产生的药效比各药单用时的药理效应强。如磺胺甲基异噁唑与甲氧苄基嘧啶合用,由于两药分别作用于微生物叶酸代谢的不同环节,前者抑制二氢叶酸合成酶,后者抑制二氢叶酸还原酶,因而可起到双重阻断作用,使抗菌作用增强很多倍。再如,左旋多巴治疗震颤麻痹,它可通过血-脑脊液屏障,在中枢部位被多巴胺脱羧酶脱羧基变为多巴胺而起作用,由于外周组织中也有大量多巴胺脱羧酶,使一部分左旋多巴在外周组织中被脱羧变成多巴胺,多巴胺不能通过血-脑脊液屏障,故不能发挥其抗震颤麻痹作用。因此,左旋多巴合用多巴胺脱羧酶抑制药卡比多巴,可显著增加疗效。其他一些药物协同作用的结果见表6-2。

表6-2　药物的药效学相互作用的协同效应

A 药	B 药	相互作用
抗胆碱药	抗胆碱药(抗帕金森病药、丁酰苯类、吩噻嗪类、三环类抗忧郁症药等)	抗胆碱作用增强、在湿热环境中中暑、麻痹性肠梗阻、中毒性精神病
中枢抑制药	中枢抑制药(乙醇、镇吐药、抗组胺药、催眠镇静药和抗惊厥药等)	损害精神运动功能、降低活动灵敏性、困倦、木僵、呼吸抑制、昏迷和死亡

续表

A 药	B 药	相互作用
神经肌肉阻断药	有神经肌肉阻断作用的药物如氨基糖苷类	增加神经肌肉阻滞、延长窒息时间
降血压药	引起低血压药(抗心绞痛药、血管扩张药、吩噻嗪类)	增加降压作用和直立性低血压
肾毒性药物	肾毒性药物(庆大霉素、妥布霉素和头孢噻吩)	增加神经毒性
补钾剂	留钾利尿药(氨苯蝶啶)	高钾血症

药物的拮抗作用在药物联合应用时比较常见,如传出神经系统药物中的拟胆碱药和抗胆碱药,拟肾上腺素药和抗肾上腺素药,胆碱酯酶与抗胆碱酯酶药等。在这些药物中,抗胆碱药可减弱或抵消拟胆碱药物的药理效应;抗肾上腺素药可对抗拟肾上腺素类药物的作用,如 β-肾上腺素受体拮抗药可减少 β-肾上腺素受体激动药沙丁胺醇的效应。抗胆碱酯酶药则可抑制胆碱酯酶水解乙酰胆碱的作用,产生拟胆碱作用。左旋多巴治疗震颤麻痹,由于多巴胺脱羧酶以维生素 B_6 作为辅酶,维生素 B_6 可拮抗左旋多巴的抗震颤麻痹作用,因此,左旋多巴不宜与维生素 B_6 合用。抗高血压药胍乙啶与三环类抗抑郁药丙米嗪合用,后者通过干扰神经递质的转运,抑制了胍乙啶的再摄取,降低或消除胍乙啶的降压作用。

药效学不良反应的例子还有红霉素加阿司匹林,两者均有一定耳毒性,各自单独应用毒性不显著(阿司匹林可偶致耳鸣),联合应用则毒性增强,易致耳鸣、听觉减弱等。华法林与维生素 K 相竞争,如果抑制了肠内维生素 K 的产生(如使用抗生素),抗凝血药华法林的作用就会增加。不同机制引起出血的药物可增加华法林所致的出血风险,尤其是胃出血的风险,如阿司匹林可抑制血小板血栓素 A_2 的生物合成并损伤胃黏膜,同时服用华法林时,易产生出血不良反应。香豆素类(包括双香豆素、硝苄丙酮香豆素、华法林等)口服抗凝药可与不少药物,如消胆胺、氨基糖苷类抗生素、阿司匹林和西咪替丁等药产生相互作用,从而增强药效,引起出血。再如,氯丙嗪与肾上腺素合用,氯丙嗪有 α 受体拮抗作用,可改变肾上腺素的升压作用,使用氯丙嗪过量而致血压过低的患者,若误用肾上腺素升压,则导致血压剧降。

二、受体部位的相互作用

许多药物在受体部位相互作用而产生药物协同与拮抗作用,当然,其他药物靶点也存在着协同或拮抗性药物相互作用。肾上腺嗜铬细胞瘤患者合用 α 受体拮抗药与 β 受体拮抗药的效果优于单用 α 受体拮抗药,这是因为肿瘤组织所释放出来的大量肾上腺素既兴奋 α 受体亦同时兴奋 β 受体,若单用 α 受体拮抗药,则只能解决血压高的问题,不能减轻肾上腺素兴奋心脏 β 受体所引起的心率加快,加用普萘洛尔就能对抗肾上腺素的 β 效应。

氟烷麻醉后若使用肾上腺素,易引起心律失常。原因是氟烷可使 β 受体对肾上腺素增敏。β 受体拮抗剂与肾上腺素合用,可导致严重高血压危象。一些抗组胺药和三环类抗抑郁药有抗 M 胆碱作用,若与阿托品类药物合用,可引起精神错乱、记忆紊乱等不良反应。三环类抗抑郁药可抑制儿茶酚胺的再摄取,增加肾上腺素及其拟似药(如酪胺)的升压反应,而抑制可乐定和甲基多巴的中枢神经降压作用。氨基糖苷类和多黏菌素类抗生素对神经肌肉传导有弱的抑制作用,方式可能是阻断烟碱受体或减少乙酰胆碱的释放,在神经肌肉传导正常情况下,这种作用不明显,但在用肌肉松弛药的术后患者,上述药物会引起肌肉麻痹和呼吸暂停。

三、中西药物的药效学相互作用

合理的中西药物配伍应用,针对不同的作用靶点,可产生药物协同作用,增加疗效,并减轻毒副作用。如黄芩的提取物黄芩黄酮 A 可降低细胞端粒酶的活性,具有抗肿瘤活性,对顺铂、阿霉素、氟尿嘧啶等化疗药物有增效作用。人参皂苷对于庆大霉素所致的急性肾衰竭有明显的治疗作用。但是,如果中西药的配伍不当,可产生拮抗作用降低药效,并引起严重的不良反应,如人参与抗抑郁药合用可诱发躁狂症状等,应引起重视。

四、严重的不良药物相互作用

临床上发生不良的药物相互作用情况比较多见,不加注意容易导致严重后果,尤其对治疗窗很窄的药物,或者需要维持一定血药浓度的药物(如抗凝血药、抗惊厥药、抗感染药、细胞毒药、降压药、降血糖药、洋地黄苷以及免疫抑制药等)更应提高警惕。有些药物的不良相互作用可用降低剂量或用同类药物替代得到解决,“能用一种药物就不要用两种药物”应成为临床处方时遵循的一条原则。

(一)严重的低血压反应

普萘洛尔不宜与氯丙嗪或哌唑嗪合用。普萘洛尔可阻断 β 受体,氯丙嗪与哌唑嗪则阻断 α 受体,两药合用降压作用明显增强,易引起严重的低血压反应。氯丙嗪不宜与氢氯噻嗪、呋塞米和依他尼酸等利尿药合用,这些药物均有明显的降压作用,可以显著增强氯丙嗪的降压反应,引起严重的低血压。

(二)严重的低血糖反应

口服降血糖药甲苯磺丁脲不宜与长效磺胺类、水杨酸类、保泰松和呋塞米等药物合用,这些药物与血浆蛋白结合率高,同时服用时可与甲苯磺丁脲竞争结合血浆蛋白,使血中游离甲苯磺丁脲浓度升高,降血糖作用明显增强,引起低血糖反应。氯霉素、保泰松能明显抑制肝药酶对甲苯磺丁脲的代谢,使甲苯磺丁脲的血药浓度升高,降血糖作用明显增强,引起低血糖反应。此外,降血糖药不宜与普萘洛尔合用,两者合用可加重低血糖反应,并可使降血糖药的急性低血糖症象被掩盖,因而危险性更大。胍乙啶也可增强降糖药的降血糖作用,合用时降糖药应减量,否则易出现低血糖反应。

(三)严重的骨髓抑制

甲氨蝶呤不宜与水杨酸类、磺胺类和呋塞米等药物合用,后者可与甲氨蝶呤竞争血浆蛋白结合部位,使血中游离型甲氨蝶呤的浓度升高,对骨髓的抑制明显增强,导致血细胞减少。别嘌醇不宜与硫唑嘌呤或巯嘌呤合用,别嘌醇抑制黄嘌呤氧化酶,使后两药的代谢减慢,血药浓度升高,骨髓抑制作用增强。

(四)高血压危象

单胺氧化酶抑制剂如帕吉林或呋喃唑酮与拟肾上腺素药(麻黄碱、间羟胺和哌醋甲酯)、去甲肾上腺素合成前体物(酪胺、左旋多巴)、三环类抗抑郁症药、胍乙啶及同类抗高血压药合用,会引起去甲肾上腺素大量堆积释放,产生高血压危象。

（五）呼吸麻痹

氨基糖苷类抗生素不宜与全身麻醉药、普鲁卡因、琥珀胆碱或硫酸镁等药物合用,这类抗生素具有神经肌肉阻滞作用,合用时可产生协同作用,引起呼吸麻痹。利多卡因可加强琥珀胆碱的骨骼肌松弛作用,合用时可引起呼吸麻痹。环磷酰胺可抑制假性胆碱酯酶的活性,使琥珀胆碱不易灭活,从而加强其骨骼肌松弛作用,两药合用可导致呼吸麻痹。

（六）心律失常

强心苷不宜与排钾利尿药或糖皮质激素合用,后两者均可促进钾排出,使血钾降低。静滴葡萄糖溶液与两性霉素均可使血钾降低,心脏对强心苷的作用更敏感,易发生心律失常。强心苷也不宜与钙盐合用,尤其禁忌注射钙盐,血钙升高可使心脏对强心苷的敏感性增强,易发生心律失常。

奎尼丁不宜与氯丙嗪合用,氯丙嗪对心脏具有奎尼丁样作用,两药合用可致室性心动过速。奎尼丁不宜与氢氯噻嗪等碱化尿液的利尿药合用,由于碱化尿液,可促进奎尼丁的肾小管重吸收,升高血药浓度,引起心脏毒性反应。维拉帕米不宜与β受体拮抗药合用,静脉注射维拉帕米易引起心动过缓、低血压、房室传导阻滞和心力衰竭等,甚至导致心脏停搏。

第三节 药物的体外相互作用

药物的体外相互作用主要是指患者在用药之前(即药物尚未进入机体以前),药物与药物、药物与溶剂、赋形剂之间发生的物理化学反应,使药物的药性发生变化。主要包括两种情况:①药物间发生相互作用,使药效发生变化。一般是指向静脉输液瓶内加入药物(一种或多种),称之为配伍禁忌(incompatibility);②固体制剂成分中加入的赋形剂与药物发生作用,一般影响药物的生物利用度(bioavailability)等。

一、药物配伍禁忌

目前,药物治疗上广泛采用注射给药,而且常常多种注射液配伍注射,多种因素的影响就可产生注射液的配伍变化。物理配伍变化一般属于外观上的变化,如出现浑浊、沉淀、结晶等现象。化学反应一般表现在沉淀、气体产生、爆炸或燃烧等现象上,但也有许多药物产生分解、取代、聚合加成等化学反应,难以从外观上看出来。物理与化学因素的相互影响所造成的结果也必然影响到药物疗效。例如,注射用头孢曲松钠与葡萄糖酸钙注射液在5%葡萄糖、0.9%氯化钠注射液中不稳定,会出现白色结晶沉淀,随着葡萄糖酸钙注射液浓度的增大,生成结晶速度增快;在葡萄糖酸钙浓度相同的情况下,头孢曲松钠在0.9%氯化钠注射液中生成结晶的速度要比在5%葡萄糖注射液中的生成结晶的速度快。其白色晶体经红外光谱和电感耦合等离子体原子发射光谱仪检测证明是配伍后产生的一种新的钙盐,钙离子来源于葡萄糖酸钙,结合的比例是1:1。鉴于这几种物质配伍的不稳定性,临床输液应避免这几种药物配伍使用。再如,第三代头孢菌素注射用头孢曲松钠,其静脉输液中加入红霉素、血管活性药物(间羟胺、去甲肾上腺素)、氯丙嗪、维生素B族、维生素C等时可出现浑浊,所以应单独给药。肾上腺素和去甲肾上腺素在碱性溶液中易被氧化而失效。青霉素的钾盐和钠盐的水溶液也不稳定,易被酸、碱、醇、重金属离子及氧化剂等分解,抗菌活性迅速下降。

113

二、赋形剂与药物发生作用

药物在其固体剂型(如片剂、胶囊剂等)中有可能与赋形剂发生相互作用,使药物的生物利用度因其固体剂型的不同配方而发生变动。有大量事实表明,即使同一品种和同一剂量的药物在不同赋形剂的情况下,可能有不同的生物利用度,从而影响药物疗效。例如,氢氯噻嗪的三种100mg胶囊剂(①药物与聚烯吡酮(PVP)10 000 共同沉淀;②药物只与 PVP 10 000机械混合;③药物单独存在,不加赋形剂)口服后的排泄量明显不同,PVP 提高了氢氯噻嗪的生物利用度。20 世纪 60 年代澳大利亚发现,服用苯妥英钠片治疗癫痫的部分患者出现共济失调、复视及精神障碍等苯妥英钠中毒症状。后来查明是药厂改变了赋形剂,原来使用硫酸钙,由于硫酸钙与苯妥英钠形成不溶性钙盐,使苯妥英钠吸收减少;后改用了乳糖,造成药物吸收增加,提高了药物的生物利用度,进而服用这个剂型的癫痫患者易出现苯妥英钠的毒性反应。

第四节 药物相互作用的预测

一、药物相互作用预测的意义

随着疾病谱的不断变化以及医药事业的快速发展,新药品、新剂型层出不穷,药物联合应用的机会越多,情况也越来越复杂,多种药物联合应用常引起的不必要的不良反应及药源性疾病,给患者带来了严重危害。因此,如何正确掌握各种药物性能,合理地联合应用药物,既充分发挥药物的安全有效性,又合理支配医药资源,一直是医药工作者需要解决的重要任务。进行药物相互作用的预测研究在一定意义上可以节约医疗经费和资源,同时在一定程度上完成人体不能进行的药物相互作用试验,对临床药物相互作用有重要的基础支持和促进作用。

二、药物相互作用的测定方法

在药动学研究方面,药物相互作用的测定方法和应用材料主要采用酶反应法、紫外光谱法、HPLC、GC-MS、LC-MS/MS 以及核磁共振等新技术方法。在药效学研究方面,建立模型,采用血常规、生化、免疫组化法、MTT 法、流式细胞仪以及微生物培养法等技术方法,在酶活性和分子细胞水平上进行研究。近年来,多运用 PCR 和蛋白技术进行基因表达和蛋白表达研究,进一步阐明药物相互作用的机制。在研究的顺序上,先进行体外试验发现,后进行体内试验验证;先用动物,后用人;动物试验先从小动物(小鼠、大鼠等)开始,后用大动物(狗、猴等)。体外试验一般只是预测相互作用的可能性,体内试验以人的试验为准,因动物与人存在种族差异,动物实验只能作为参考。通常检测受试者(人或动物)的血、尿、肝微粒体、肠道菌群和受试组织等。药物相互作用的试验方法通常分为体外试验和体内试验。一般先进行体外试验预测相互作用的可能性,再根据实际需要进行体内试验,进一步确证药物相互作用的结果,指导临床合理用药。

体内试验结果以药动学参数 C_{max}、AUC、$t_{1/2}$ 和 CL 为考察重点,一般以统计结果为 $P <$ 0.05,有统计学意义。特别是 $AUC_{0~t}$(暴露量)< 80%(为诱导作用),> 125%(为抑制作用）。统计分析不仅需用方差分析,还需进行双单侧 t 检验及 90% 可信区间考察。一般抑制作用在 1.25～2 之间为弱抑制,2～5 之间为中强抑制,>5 以上为强抑制。

三、药物相互作用的预测方法和判断标准

（一）预测方法

体外代谢数据预测临床代谢性相互作用的方法有:

1. 体外试验预测　常利用肝、肾的薄组织切片、分离培养的肝细胞、膜囊、肝微粒体、重组人 DNA 转染细胞、纯化的 CYP450 及重组人 CYP450 酶等估测 CYP 及药物转运体对药物相互作用的影响。

2. 个体预测法　给药次序:先使用相互作用药（precipitating drug）,待病情稳定后,给予目标药（index drug）,除非停用相互作用药,否则不会出现相互作用。例如西咪替丁和香豆素类的相互作用。疗程:相互作用的发生时间长短不一致。锂制剂与卡马西平的联合用药产生的神经毒性出现较晚。剂量:大剂量水杨酸类可抑制丙磺舒的尿酸排泄作用。

（二）预测判断标准

体外试验预测体内代谢性相互作用的结果可用下列两种公式表示:

$$R = \frac{AUC_0}{AUC_I} = 1 - \frac{[I]}{K_I} \tag{6-1}$$

$$FDCL = \frac{CL_0 - CL_i}{CL_0} = \frac{[I]}{[I]/K_i} \tag{6-2}$$

式中,AUC_0 和 AUC_i 分别表示不存在抑制剂或存在抑制剂时母药的药时-曲线下面积。R 值为药时曲线下面积的比值。$FDCL$ 为受变药（被改变的药物,另一药物为促变药）清除率的下降分数。CL_0 和 CL_i 分别表示抑制剂不存在或抑制剂存在时的受变药的药物清除率。$[I]$ 表示与 CYP 接触的抑制剂浓度,K_i 为抑制常数,IC_{50} 为药物的半数抑制浓度（剂量）。

一般在进行 CYP 抑制性试验时,若 $IC_{50} < 1\mu mol/L$,表示对 CYP 的抑制作用强;若 $IC_{50} > 50\mu mol/L$,则显示对 CYP 的抑制作用弱。

美国 FDA 建议:若 $[I]/K_i$ 值 <0.1 时,则表示药物相互作用的风险较低,一般人体的代谢性相互作用试验可免做;如果 $[I]/K_i$ 值在 0.1～1.0,则风险中等,推荐做人体的代谢性相互作用试验;若 >1.0 时,则药物相互作用的风险较高,应进行人体的代谢性相互作用研究。

案例分析:

案例:某患者,男,65 岁,患有 2 型糖尿病,通过饮食和运动调整,再予以药物治疗,每天 1 次口服格列齐特 150mg,血糖控制基本平稳。近来,由于风湿性疼痛服用吲哚美辛 50mg/次,每日 2 次。患者空腹时经常出现头晕、心悸和出汗等症状。经诊断为低血糖反应。问题:患者为何出现低血糖反应? 怎样调整药物的剂量?

分析:患者出现低血糖反应的原因是吲哚美辛抑制格列齐特的体内代谢,使格列齐特的血药浓度相对增加和延长,降糖作用增加。处理方式是根据患者病情相应调整格列齐特或（和）吲哚美辛的剂量,即减低药物剂量或延长给药间隔。

思考题

1. 试阐述药物的药动学相互作用特点。
2. 试阐述药物的药效学相互作用特点。
3. 何谓药物配伍禁忌? 如何避免药物配伍禁忌?
4. 药物相互作用预测方法有哪些,如何判断?
5. 如何避免不良的药物相互作用,充分发挥临床期望得到的药物相互作用?

(薛 明)

第七章　药物不良反应与药源性疾病

学习要求

1. 掌握药物不良反应和药源性疾病的诊断和处理,药物不良反应和药源性疾病的监测,药物不良反应中 A 型(量变异常型)与 B 型(质变异常型)不良反应的根本区别,药物不良反应监测与药物警戒的区别。
2. 熟悉影响药物不良反应的因素和常见药源性疾病。
3. 了解药物不良反应发生率现况及不合理用药的诸方面表现。

药物具有调节机体生理功能、生化代谢和基因表达的作用,是一类特殊的活性物质。药物作用具有二重性,除了对人体有益的防治疾病作用外,还具有对人体有害的药物不良反应,可引发多种药源性疾病。因此,随着各类新药不断涌现,药源性疾病的发生率逐年上升,其防治已成为全球共同关注的热点。近年来,药物不良反应监测的范围已涉及临床可能发生的任何药源性损害,如假劣药物使用、药物滥用等所致的潜在安全性问题的监测,均属于药物警戒的内容。

第一节　药物不良反应概述

药物不良反应(adverse drug reaction,ADR)是为了预防、诊断、治疗疾病或改变人体的生理功能,在正常用法用量下服用药物后机体所出现的不期望的有害反应。该定义排除了由于药物质量、药物过量、药物滥用、不依从用药和用药差错所引起的有害反应,与药物质量事故和医疗事故有本质的区别,特指药物所致机体发生的反应。

一、药物不良反应的分类

ADR 有多种分类方法,常用的是传统分类方法,即 ABC 法。

(一)A 型不良反应(量变型异常)

指由于药物的药理作用增强或与其他药物发生相互作用而引起的不良反应。其程度与用药剂量相关,随剂量的增加而加重。一般容易预测,发生率较高而死亡率较低,如镇静催眠药对中枢神经系统的抑制作用。A 型不良反应可通过调整给药剂量而得到控制,如肝、肾功能障碍的患者使用经肝肾代谢的药物时,可根据患者的肝、肾功能调整给药方案,能够避免 A 型不良反应的发生。

(二)B 型不良反应(质变型异常)

指与药物常规药理作用无关的异常反应,通常难以预测在具体患者身上是否会出现,一般与用药剂量无关,发生率较低,但死亡率较高。B 型不良反应一般包括药物异常性与患者异常性两种类型。药物异常性包括药物有效成分的降解产物、药物中杂质以及制剂中添加的脱色剂、增溶剂、稳定剂、赋形剂、防腐剂等所引起的异常作用;患者异常性包括高敏性体质与特异性遗传体质,如红细胞葡萄糖-6-磷酸脱氢酶(G-6-PD)缺乏所致的溶血性贫血。

A 型不良反应和 B 型不良反应的特点比较见表 7-1。

表7-1 A 型不良反应和 B 型不良反应特点比较

	A 型不良反应	B 型不适反应	
		过敏反应	特异质反应
剂量	高	低/正常	正常
持续时间	短	不定	不定
遗传性	否	可能	肯定
代谢酶功能	正常	正常	缺陷
皮试	−	+	−
肝功能	?	正常	正常
家族性	无	无	显著
种族性	无	无	有
动物实验	易	难	难

(三)C 型不良反应

指与药物本身药理作用无关的异常反应。一般在长期用药后出现,其潜伏期较长,药物和不良反应之间没有明确时间关系。特点是发生率高,用药史复杂,难以用试验重复,发生机制不清,有待于进一步研究和探讨,如服用非那西丁和引发间质性肾炎两者之间很难确定相关性。

二、药物不良反应的临床表现

(一)副作用

副作用(side effect)是指药物按正常用法用量使用时所出现的与药物的药理学活性相关,但与用药目的无关的作用。一般较轻微,多为一过性、可逆性的功能变化,伴随治疗作用同时出现,如阿托品作为麻醉前给药抑制腺体分泌,则术后肠胀气、尿潴留为副作用;而当阿托品用于解除胆道痉挛时,心悸、口干则成为副作用。副作用是药物固有的药理学作用所产生的,其产生原因是由于药物作用的选择性低所引起的。

(二)毒性作用

毒性作用(toxic reaction)是指药物剂量过大、用药时间过长或药物在体内蓄积过多时,对用药者靶组织(器官)发生的危害性反应,一般是药理作用的增强。如氨基糖苷类抗生素链霉素、庆大霉素等具有的耳毒性。

(三)后遗效应

后遗效应(residual effect)是指停药后血药浓度已降至最低有效浓度以下时残存的生物效应。遗留时间可长可短、危害轻重不一。如服用巴比妥类催眠药后发生于次晨的宿醉现象。

(四)首剂效应

首剂效应(first dose phenomenon)是指一些患者在初服某种药物时,由于机体对药物作用尚未适应而引起不可耐受的强烈反应。如哌唑嗪等按常规剂量开始治疗常可致血压骤降。

（五）继发反应

继发反应（secondary reaction）是由于药物的治疗作用所引起的不良后果，又称治疗矛盾。它不是药物本身的效应，而是药物主要作用的间接结果。一般不发生于首次用药，初次接触时需要诱导期，停止给药反应消失。如广谱抗生素长期应用可改变正常肠道菌群的关系，使肠道菌群失调导致二重感染。

（六）变态反应

变态反应（allergic reaction）也称过敏反应，是药物或药物在体内的代谢产物作为抗原刺激机体而发生的不正常免疫反应。这种反应的发生与药物剂量无关或关系甚少，治疗量或极小量亦可发生。临床主要表现为皮疹、血管神经性水肿、过敏性休克、血清病综合征、哮喘等。

（七）特异质反应

特异质反应（idiosyncratic reaction）也称特异反应性，是因先天性遗传异常，少数患者用药后发生与药物本身药理作用无关的有害反应，与遗传因素有关，与药物本身的药理作用无关。大多是由于机体缺乏某种酶，药物在体内代谢受阻所致反应。如假性胆碱酶缺乏者，应用琥珀胆碱后，由于延长了肌肉松弛作用，从而出现呼吸暂停反应。

（八）依赖性

药物依赖性（dependence）是反复性（周期性或连续性）用药所引起的人体心理上或生理上或两者兼有的对药物的依赖状态，表现出一种强迫性的连续或定期用药的行为和其他反应。分为两种依赖性反应：一为精神依赖性，即服用能引起令人愉快意识状态的任何药物后可使人得到欣快感，继而不得不定期或连续使用某种药物；二为身体依赖性，为用药者反复应用某种药物而造成一种适应状态，停药后产生戒断症状，使人非常痛苦，甚至危及生命。如阿片类和催眠镇静药在反复用药过程中，先产生精神依赖性，后产生身体依赖性。

（九）停药综合征

停药综合征（withdrawal syndrome）是指一些药物在长期应用后，机体对这些药物产生了适应性，若突然停药或减量过快，则易使机体的调节功能失调而发生功能紊乱，导致病情或临床症状上的一系列反跳回升现象和疾病加重等。如停用抗高血压药出现血压反跳及心悸、出汗等症状。

（十）致癌、致畸和致突变

三者合称"三致"反应，均为药物和遗传物质或遗传物质在细胞的表达发生相互作用的结果。由于这些特殊作用发生延迟，在早期不易发现，且由于其表现可能与非药源性疾病相似，很难将它与药物联系起来，因此应特别引起注意。

1. 致癌（carcinogenesis）作用　某些药物长期使用后，引起机体某些器官、组织、细胞的过度增殖，形成良性或恶性肿瘤，称为致癌作用。致癌因子可分为遗传因子和环境因子，有人认为90%以上的致癌作用是由环境因子所致，如放射线、病毒感染和化学物质等。另外某些化学因素、物理因素和生物因子也可以使遗传因子DNA产生突变和染色体异常，突变与癌变关系密切。在已知的突变物中，90%有致癌性。

2. 致畸（teratogenesis）作用　药物致畸作用最终的结果是导致胎儿死亡、婴儿出现机能或结构异常。孕妇使用某些药物后对胎儿产生影响,引起婴儿的先天畸形称为致畸作用。一般致畸作用主要在妊娠初期的三个月,即胚胎发育最活跃的器官形成期。但实际上,药物对胎儿的影响不仅限于这个时期,整个妊娠期用药都需要十分谨慎。

大多数有胚胎毒性的药物则可使娩出的新生儿出现结构与功能异常。功能异常如内分泌和免疫系统功能异常、大脑和器官功能异常等;结构异常如全身发育异常等。新生儿也可出现体细胞突变,引起致畸作用或跨胎盘致癌作用,这种缺损可以遗传,如胎儿接触人工合成己烯雌酚后,产出后如为女性,在青春期发生罕见的阴道腺癌;男性则发生功能性生殖异常。虽然致突变作用和致癌作用相关的可能性为67% ~ 90%,但和致畸作用的关系程度尚不清楚。致畸作用比致突变作用更为复杂,不是所有具有致畸作用的药物就一定有致癌作用或致突变作用。

已证实或高度怀疑有致畸作用的药物有甲氨蝶呤、雄激素类、白消安、苯丁酸氮芥、秋水仙碱、环磷酰胺、己烯雌酚、异维A酸、巯嘌呤、丙酸苯汞、苯妥英、丙卡巴肼、孕酮类、沙利度胺(反应停)、丙戊酸等。

妊娠第3~8周内较易因用药引起畸胎,因此在妊娠3个月内应避免使用药物。如果因其他疾病而必须用药,应尽可能选用有确定证据无致畸作用的药物,特别是一些经过较长年代的临床应用的药物。应劝导有妊娠呕吐的孕妇不要随意服用止吐的药物,尤其是显著镇吐作用的中枢神经药物,如地西泮、巴比妥类、氯丙嗪等,因为这些药物均可能有致畸作用。

3. 致突变(mutagenesis)作用 药物可能引起细胞的遗传物质(DNA,染色体)异常,从而使遗传结构发生永久性改变(突变)。如果突变发生在精子或卵子等生殖细胞,即可导致遗传性缺损,这种缺损可以出现在第一代子代中,也可能仅仅成为隐性性状,只有当两个具有由药物引起的突变个体结婚后的子代才有明显表现。因此,药物的致突变作用不是几个月或几年可以发现的。间隙期越长,越难找到致病药物,故应特别警惕。如果突变发生在体细胞(即非生殖细胞),则可使这些组织细胞产生变异而发生恶性肿瘤,如骨骼细胞突变可导致白血病。已确认有致突变作用的药物有抗癌药烷化剂、咖啡因等。

三、药物不良反应的影响因素

ADR是在药物与机体相互作用下出现的,其发生受药物、机体和药物间相互作用等许多因素影响。

(一)药物方面的因素

1. 药物的选择性 由于许多药物选择性较低,在实现治疗目的的过程中,对一些无关的系统、脏器和功能也产生影响,有的甚至有毒害作用。如抗恶性肿瘤药物,杀死肿瘤细胞的同时,也杀伤宿主功能活跃的正常细胞。

2. 药物作用延伸 很多药物应用一段时间后,由于其药理作用导致一些不良反应。如长期大剂量使用糖皮质激素,能使毛细血管出血,皮肤、黏膜出现红斑、瘀点,出现肾上腺皮质功能亢进。

3. 药物的附加剂 药物的附加剂是指药物生产过程中加入的稳定剂、赋形剂、着色剂等。与附加剂同时混入的微量高分子杂质通常也引起不良反应,如胶囊染料常会引起固定性皮疹。

4. 药物的剂量、剂型 药物只有在一定的剂量下才发挥其特定的疗效,剂量过大可能使其不良反应发生概率也增大。同样,不同的药物生产成不同的剂型后,其生物利用度不同,不良反应发生的可能性也不同。

5. 药物质量　同一种药物,因生产厂家不同,制剂技术差别,杂质去除率不同,其不良反应的发生率也不同,如氯贝丁酯中的对氯苯酚是发生皮炎的原因,氨苄西林中的蛋白质是发生药疹的原因。

6. 服药时间　一般而言,连续用药的时间越长,发生 ADR 可能性越大。

（二）机体方面的因素

1. 种族差别　一些药物的不良反应在不同种族或民族的用药者间存在区别。一些药物进入体内需经过乙酰化后被代谢,乙酰化过程有快代谢型和慢代谢型,如结核患者可根据其对抗结核病药异烟肼乙酰化速度的快慢分为异烟肼慢代谢者和快代谢者,异烟肼慢代谢者由于肝脏中 N-乙酰转移酶不足甚至缺乏,服用相同剂量异烟肼,其血药浓度比快代谢者高,药物蓄积而导致体内 Vit B$_6$ 缺乏引起周围神经炎,而异烟肼快代谢者则易发生药物性肝炎甚至肝坏死。欧美白种人多为异烟肼慢代谢者,而中国人、日本人和纽因特人则多为异烟肼快代谢者,所以异烟肼在白种人中易诱发神经炎,而在黄种人中则易引起肝损害。

2. 性别　一般来说,对于药物的不良反应,女性较男性更为敏感,当然也有男性发生率高于女性的不良反应,如药物性皮炎。

3. 年龄　婴幼儿的脏器发育不全,对药物的敏感性高,药物代谢速度慢,肾脏排泄功能差,药物易通过血脑屏障,所以不良反应发生率较高,尤其对中枢抑制药、影响水钠代谢及酸碱平衡的药物较敏感。老年人由于脏器功能退化,药物代谢速度较慢,血浆蛋白含量下降,较成年人更易发生不良反应。

4. 个体差异　不同个体对同一剂量的相同药物有不同的反应,这种因人而异的药物反应性被称为个体差异。药物代谢酶的遗传多样性是造成个体差异的一个重要原因。

5. 用药者的病理状况　用药者的病理状况可影响 ADR,如一般人对阿司匹林的过敏反应不多见,但慢性支气管炎的患者对其的过敏反应发生率却高出很多。疾病影响药物动力学,如抑郁症、溃疡病、震颤麻痹、创伤或手术等可使胃排空延长,延缓口服药物吸收。

6. 其他　患者生活环境、生活习性、饮食习惯等可影响药物的作用,尤以烟酒嗜好最为突出,应引起广泛重视。

（三）其他因素

其他因素包括给药途径、药物间相互作用、用药时间和医师药师的职业道德问题等。给药途径不同,关系到药物的吸收、分布、起效时间、强弱和持续时间;联合用药种类越多,药物间相互作用的可能性越高,发生毒副反应的概率越大,作用机制相似的药物联用疗效不一定比单用的好,反而增加药物的毒性反应;有的药物对胃刺激性强,应于餐后服,胰岛素应在餐前注射,给药间隔一般以药物的半衰期为参考依据,但有抗菌后效应的药物,在此时间细菌尚未恢复其活力,其给药间隔可适当延长。

综上所述,ADR 的影响因素很多,有不可避免的因素也有值得我们改进并加以防治的因素。所以不良反应的防治工作必须充分考虑这些影响因素。

第二节 药物不良反应因果关系评定

一、药物不良反应因果关系评定依据

ADR 因果关系评定是药物安全性监测管理中一项十分重要而复杂的步骤。报告 ADR，应对不良反应发生的因果关系进行分析研究，以确定其发生是否由所用药物引起，或由疾病变化、药物使用不当等其他因素引起。ADR 因果关系评定主要依据以下十个方面：

1. 在动物实验或临床研究和应用中已肯定的反应。
2. 不良事件与所疑药物应用是否具有时间逻辑性。
3. 停用所疑药物或应用特异性拮抗药后不良反应得到改善。
4. 再次应用所疑药物后，这种不良反应又发生。
5. 是否由药物以外的可疑因素引起此种反应。
6. 应用安慰剂后，此反应是否仍发生。
7. 该药物在血液或体液中的药物浓度是否已经达到最低中毒浓度。
8. 剂量与 ADR 的相关性。
9. 患者既往用同一药物或类似药物是否有相同的不良反应。
10. 不良反应是否被客观证据证实。

上述诸因素逐一确定后，可综合各种联系最后确定因果关系。

二、药物不良反应因果关系评定方法

ADR 因果关系评定是 ADR 监测中最关键、也是最困难的问题，至今仍无统一的评价标准。大体上可分为微观评价和宏观评价。

（一）微观评价方法

微观评价是指具体的某一不良事件与药物之间的因果关系判断，即个案因果关系判断。目前，Karch 和 Lasagna 评定方法被各种评价方法引为基本准则，该法将因果关系的确实程度分为肯定、很可能、可能、条件、可疑、暂时不能评定六级。我国国家药物不良反应监测中心所采用的方法即在此法基础上发展而来，采用的六级标准如下：

1. 肯定 用药以来的时间顺序是合理的。该反应与已知的 ADR 相符合；停药后反应停止；重新用药，反应再现。
2. 很可能 时间顺序合理；该反应与已知的 ADR 相符合；停药后反应停止；无法用患者疾病进行合理的解释。
3. 可能 时间顺序合理；与已知 ADR 符合；患者疾病或其他治疗也可造成这样的结果。
4. 条件 时间顺序合理；与已知 ADR 相符合；不能合理地以患者疾病来解释。
5. 可疑 上述标准没有时间顺序等的逻辑性
6. 暂时不能评价 不符合上述各项标准，有待进一步确认。暂时不能评价是否与不良反应有相关性的药物还需要在药物应用的过程中密切观察。

为了避免单纯依靠专家进行鉴别诊断，对可疑 ADR 进行因果评价可能导致的偏差，不

少研究人员包括流行病学专家的介入,创造或引用了一些可以量化、能够更好地控制评价质量的科学的 ADR 因果关系判断方法。目前也使用计分推算法(Naranjo 法)来评定 ADR 因果关系,按表 7-2 的问题回答记分。

表 7-2　计分推算法(Naranjo 法)评定因果关系等级

项目	是	否	不知道
1. 该反应以前是否已有报告	+1	0	0
2. 不良反应是否在使用所疑药物后出现	+2	−1	0
3. 当所疑药物停用后,使用特异对抗剂后不良反应是否改善	+1	0	0
4. 再次使用所疑药物,不良反应是否再次出现	+2	−1	0
5. 是否有其他药物之外的原因引起反应	−1	+2	0
6. 给安慰剂后这种反应是否再次出现	−1	+1	0
7. 血中及其他体液中药物浓度是否为已知的中毒浓度	+1	0	0
8. 增大药物剂量反应是否加重;减少剂量反应是否减轻	+1	0	0
9. 患者曾用过相同或类似的药物是否也有相同或相似的反应	+1	0	0
10. 该不良反应是否有客观检查予以确认	+1	0	0

注:总分≥9 分:肯定有关;总分 5~8 分:很可能有关;总分 1~4 分:可能有关;总分≤0 分:可疑。

另外,尚有贝叶斯(Bayes)不良反应法和非规则方法评价因果关系。前者用于评定发生不良事件中可疑药物引起的概率相对其他因素引起概率的大小,但由于在应用中难度较大,常规工作中难以被采纳或接受;后者是临床药理学家根据经验和临床判断对可疑不良反应作因果评定的方法,这种方法应用广泛,但效果不理想,主要是不同专家评定结果差异较大,与评判标准的可操作性和客观性不强有关。

(二)宏观评价

宏观评价是指通过运用流行病学的研究手段和方法来验证或驳斥某一不良事件与药物之间的因果关系的假说。宏观评价为数据集中后评价,即收到一批同类报表后,经系统研究和分析后统一评价,可产生药物警戒信号、采取措施等。一般分为三期:

1. 信号出现期　从不良反应潜伏到发现疑问。

2. 信号加强期　数据积累加速,对 ADR 监测有重要意义。微弱的信号发展成强烈的疑问(或信号)。在该期的末尾,将出现对数据的基本估计,即对该药的药政管理措施(说明书的修正,用药指征的限制等)的出台或是医学刊物有关文章的发表。

3. 信号评价期　即大量信号产生需对该产品采取相应措施的时期,即不良反应可被确认、解释与定量,也可以说是信号检验期或随访期,一般需通过深入研究,如进行药物流行病学调查和专题研究,做出结论并发布公告等。

不良反应因果关系宏观评价涉及流行病学专业知识和数据统计分析知识较多,在相关的学科中有更加详细深入的介绍,在此不再细述。

第三节 药物不良反应监测和报告

一、药物不良反应监测

（一）ADR 监测方法

监测的大多数是 A 型不良反应,可以由已知的药理作用进行预测。但较罕见的 B 型不良反应很难预测。鉴于 ADR 的严重性及其较高的发生率,许多发达国家从 20 世纪 60 年代先后开始进行 ADR 监测与报告工作。美国食品药品监督管理局因 30 年代"磺胺酏剂事件"制定了 FDA 法规。60 年代,许多国家则因"沙利度胺事件"加强了对药物上市前的安全性试验。实践证明为有效防控药物的不良反应必须建立并完善 ADR 监测制度,通过对不良反应的监测为药物的安全性提供可靠证据,并且最大限度地减少药物对人类的危害。科学地开展 ADR 监测工作,必须首先掌握 ADR 监测方法。ADR 的监测方法多种多样,各有其优缺点,因此对监测结果要进行正确的评价。常见的 ADR 监测方法有:

1. 自发呈报监测系统　这是目前许多国家进行 ADR 监测的基本方法,也是药物上市后进行不良反应监测的最简单、最常用的形式。在治疗过程中,如果怀疑某种临床症状与某种药物有关时,临床医务工作者应填写 ADR 报告。ADR 相关信息资料经国家药物监测中心收集、整理、核实、评价,报送各医疗单位、国家药物管理机关,供广大医务人员参考。本方法监测范围广,参与人员多,不受时间与空间的制约,是 ADR 信息的主要来源。例如普萘洛尔诱发眼-黏膜-皮肤综合征、氟烷诱发黄疸等不良反应都是通过该途径被发现的。自发呈报监测系统的不足之处是漏报较多,且因不良反应报告的随意性导致偏差较大。因此应与医院全面监测系统互相配合进行工作。美国食品药品监督管理局、英国安全用药委员会、瑞典保健委员会均下设专门机构受理这项工作。我国设立中央和地方 ADR 监测中心,ADR 监察网逐渐完善。

2. 医院全面监测系统　集中力量在一定时间内对某一医院或某一地区的药物使用情况及 ADR 进行全面监测,从而探索 ADR 的发生规律。这种监测方法是以若干医院或病房为单位,有医师、护士、临床药理学家、临床药师共同协作,利用三个月、半年或一年时间对 ADR 进行集中监测。监测到的结果准确可靠,资料丰富,缺点是数据缺乏连续性,费用较高。

3. 队列研究　队列研究(cohort study)分为三类:前瞻性队列研究、回顾性队列研究和双向性队列研究。队列研究首先选定研究人群,根据是否用过被监测的药物将研究人群分为两个队列,比较两组人群不良反应发生率的差异。近年来队列研究广泛应用于新药上市后监测。本方法得到的资料详尽,可以估计不良反应的发生率。缺点是当不良反应发生率很低时,必须扩大研究人群,费用较高。

4. 病例对照研究　病例对照研究是流行病学的基本研究方法之一。原理是以发生某种 ADR 的患者作为病例,以未发生该反应但有可比性的患者作为对照,比较两组间的差异。经统计学分析,若两组间的差异有统计学意义,则可认为此不良反应与所怀疑药物之间存在关联。病例对照研究的优点是进行迅速,费用较低。McBride 医生就是采用本方法发现了妊娠期服用沙利度胺(反应停)和产下海豹肢畸形婴儿之间的关系。1967 年美国一家医院发现有 7 位青少年女性发生阴道腺癌,病例对照研究后发现,患有这种癌症的 8 例患者中,有 7

例母亲在怀孕早期服用过己烯雌酚,而对照组32例中无一例服用,因而确定了妊娠早期服用己烯雌酚与女性后代发生阴道腺癌的关系。这种研究方法对确定临床表现独特的不良反应十分有效。该方法最大的缺点是易出现资料偏差,资料不全时,难以选择对照。

(二)药物流行病学在 ADR 监测中的作用

药物流行病学(pharmacoepidemiology)是临床药学与流行病学两个学科相互渗透、延伸而发展起来的新的医学研究领域。是运用流行病学的原理和方法,研究人群中药物的利用及其效应的应用科学。目的是描述、解释、验证和控制一定时间、空间与人群中,某种药物的使用情况和效应分布及其决定因素,并据此制定相应对策,以达到合理用药,降低疾病发生率的目的。

与临床药学相比,药物流行病学侧重药物在人群中的应用效应,即药物的安全性和效果,尤其是 ADR,研究范畴主要有药物利用研究、药物有利作用研究、药物经济学研究、药物相关事件和决定因素的分析及药物安全性研究等。通过用药种类、剂量,用药频度及药物费用分析了解药物的应用情况,通过药物的安全性评价、ADR 监测,了解药物在人群中的作用,达到合理用药,避免药源性疾病,指导药物开发、生产、经营与管理的目的。

1. 药物流行病学的主要任务　研究和实施监测以及防止 ADR 的方法,不仅是药物上市后的监测,还包括了药物在临床,甚至临床前的研制阶段中的监测。其具体任务包含五个方面:

(1)药物上市前临床试验的设计和上市后药物有效性再评价:一种新药上市前必须经过新药临床前研究和临床研究两个阶段,这是新药通过审批所必需的。我国现行的临床试验方法与要求和国际上通行的基本一致,共分为 I、II、III、IV 四个时期。其中,III、IV 期临床试验尤其需要药物流行病学专家合作,因为药物流行病学家对临床试验的设计、分析试验资料、控制混杂因素、解释可能的副作用等均有丰富的经验。而在上市后临床试验中药物流行病学可以使之更经济、更自然,其数据库可改进临床试验时对药物暴露的信息等。

(2)上市后对 ADR 或非预期作用的监测:除需要药物严格的临床试验之外,必须系统地建立新的、在人群中研究药物效应的理论和方法。一方面,药物上市前的临床试验存在着许多局限性,尤其是临床试验中样本量不可能太大,观察时间也不可能很长,无法发现试验药物的罕见或偶发和迟发的不良反应,以及发生在某些特殊人群的不良反应。药物经药政管理部门批准上市并在大量人群中使用后可观察到不良反应或非预期作用,长期使用时更明显。虽然新药审批工作非常重要,但它不能代替药物上市后监测。另一方面,上市后的药物出现了新的、严重的不良反应,也不一定是由于审批不严或上市前临床研究不够严格,或药物质量有问题,或用药不当。许多问题需要通过不良反应或非预期作用的监测来解决。因此药物上市后的监测成为药物流行病学的重要任务。

(3)国家基本药物遴选:药物流行病学的另一个重要任务是遴选国家基本药物。1981年,WHO 设立了基本药物行动委员会,并于 1977 年出版了《基本药物目录》。基本药物是医疗、预防、康复、保健、计划生育中必需的、疗效确切、安全可靠、适合国情、在使用中首先选用的药物。我国于 1981 年和 1996 年两次遴选并出版了《国家基本药物目录》。1996 年后,根据临床需要,每 2 年对国家基本药物目录进行一次调整,调整比例为 5% ~ 10%。这需要药物流行病学家对药物使用情况等方面进行调查和分析来确立和调整。

(4)药物利用情况的调查研究:药物利用数量研究主要是为政府和学术界提供数据,也是制药工业市场研究的基础,或是国际医学统计学会一类组织提供服务的内容。若干国家的某类药物(如降糖药、精神药和降压药)的利用趋势显示出国家间有差别,而且其差别难以用相应疾病流行情况不同来解释。药物利用情况的调查研究除定量研究之外还有定性利用研究、用药质量研究、处方者用药决策因素研究等。我国药学工作者历来重视药物利用情况的调查研究,这些研究在药物流行病学研究中占有相当重要的位置。

(5)药物经济学研究:近年在药物的选用原则上,除高效和安全外,药物的治疗费用问题作为指导临床治疗决策和合理用药的一个方面已备受关注。药物经济学是以卫生经济学为基础而发展起来的一门新型边缘学科,是以经济学基本原理、方法和分析技术运用于临床治疗过程,并以药物流行病学的人群观点为指导,从全社会角度开展研究,最大限度地合理利用现有医药卫生资源的综合性应用科学。药物流行病学家常常参与经济产出研究的设计、实施和分析,进行药物经济学的研究。

2. 药物流行病学的主要研究方法　药物流行病学从临床药理中借鉴了研究内容,从流行病学中借鉴了研究方法。其研究方法主要有描述性研究、分析性研究和实验性研究。

(1)描述性研究:描述性研究是药物流行病学研究的起点。它通过描述与药物有关的事件在人群、时间和地区的频率分布特征和变动趋势,通过对比提供药物相关事件发生和变动原因的线索,为进一步的分析性研究打下基础。

描述性研究包括病例报告、生态学研究和横断面调查。病例报告即可疑的 ADR 的自发报告,不良反应自发报告具有来源广、情况反应迅速等优点,是最早发现严重事件的最有效途径,但存在漏报、低报等弊病,而且一般无法得出不良反应发生率;生态学研究是指在 ADR 调查中,描述某种疾病和具有某些特征者,如服用某种药物者,在不同人群、时间和地区中所占的比例,并从这两类群体数据分析某种疾病是否与服用某种药物有关,为进一步确定不良反应的原因提供研究线索;横断面调查是指研究在特定时间与特定范围人群中的药物与相关事件的关系。通过横断面研究,可以了解与药物有关的事件的分布特征,为进一步的病因研究提供线索,为制定合理的药物使用策略和进行效果考核提供依据。

(2)分析性研究:分析性研究包括队列研究和病例对照研究。队列研究,又称定群研究,是将样本分为两个组,一组为暴露于某一药物的患者,另一组为不暴露于该药物的患者进行对比观察,验证其结果的差异,如不良事件的发生率或疗效。队列研究可以是前瞻性研究,也可以是回顾性研究。前瞻性队列研究是与所研究的不良事件同步的,即将每个群组经一致化、特征化分类,一直追踪,测定预定事件或结果。优点是病例经过选择的,在了解疾病的结果或不良事件发生前其特征已确定(如药物暴露、依从性等),研究者可以预先决定收集什么资料,在各群组间比较反应发生率的差异,计算出相对危险度(RR);回顾性队列研究是根据历史记录收集发病率,如骨关节炎患者中有无胃溃疡对使用的某一特定的非甾体抗炎药的对比;双向队列研究是根据暴露人群与非暴露人群分别的历史记录收集不良反应发生率,并继续随访进一步追踪其发病率。

病例对照研究是对比患有某特定疾病的患者与未患此病的对照组,对某种药物的暴露进行回顾性研究,找出两组对该药物的差异。它与队列研究的差别为:①病例对照研究是在有病与无病的基础上研究其对药物暴露与否,而队列研究是在是否暴露于某种药物的基础上研究其疾病过程;②队列研究可以是前瞻性、回顾性或双相性的,是从服药组与对照组相比发生的不良事件,可以直接评估其发生率,而病例对照研究中暴露组与非暴露组样本大小常不清楚,无法评估不良事件发生率,结果是以比值来表示。

(3)实验性研究:实验性研究是按照随机分配的原则将研究人群分为实验组和对照组。实验组使用一种试验药物,对照组使用另一种已知效应的药物,或安慰剂或空白对照,对比药物的临床疗效或不良反应。实验性研究,尤其是随机对照试验是评价药物疗效和生物制品预防效果的根本方法,但不能专门用于 ADR 的确证。

除了上述研究方法外,针对短暂药物暴露引起急性不良事件的分析问题,可采用病例交叉研究;针对疾病严重程度带来的指示混杂和服药可能随时间而改变的特点,可采用病例-时间-对照研究等。

3. 药物流行病学的应用 药物流行病学的研究可以回答药物对特定人群(某种疾病患者的群体)的效应与价值,这是药物流行病学的独特作用。一份优良的药物流行病学调查研究报告,其作用是对药事管理部门、医疗机构以及药物生产、销售等单位的决策起关键作用,是合理用药的依据。

药物流行病学还可通过药物利用情况的调查分析,了解药物在广大人群中的实际使用情况,查询药物使用指征是否正确、用法是否适宜、产生何种效应,以及查明药物使用不当的原因,形成纠正办法、防治药源性疾病的机制与建立防治上的宏观措施。最终要达到促进广大人群合理用药,提高人群生命质量和促进人群健康、控制疾病的目的。

当然,药物流行病学有其局限性,主要表现在两个方面:一方面,药物流行病学研究是以大量数据为基础的研究,这种数据库可以在前瞻性研究时建立起来,可有效地用于回顾性研究,但目前来说这种大型的数据库在我国非常缺乏。国际上目前用于这方面的数据库有美国医药分析与调查计算机联网系统(Compass)和医药补助计划数据库(Medicaid),加拿大的 Saskatchewan 数据库以及由欧洲各国医学统计研究所(IMS)组织和策划的初级卫生服务数据库(Medibase)等。由于大多数数据库所收集的数据仅仅是出于记账和管理目的,并非专门为药物流行病学研究而建立,因此极少能够包括研究所需要的全部信息,不能解决与药物流行病学研究相关的所有问题。另一方面,与临床随机试验相比,药物流行病学在研究设计中,很难按随机的原则设立对照组,因此在选择研究对象时往往存在偏性,同时信息的精确程度与理想要求相去甚远。例如,通过回顾性询问方法收集信息的研究,不得不依靠患者的记忆水平,这些信息有很大的不稳定性,需要全方位考虑防止偏性的有效措施。

二、药物不良反应报告

(一)ADR 报告的方法

1. 自愿呈报系统 这是一种自愿而有组织的报告系统。医务人员在医疗实践中发现 ADR 后,填表报告监测机构或通过医药学文献杂志进行报道,监测机构将报表加工整理后反馈,以提高临床合理用药水平。

该系统是 WHO 国际药物监测合作计划大多数成员国采用的基本方法。自愿呈报系统监测范围广、时间长,药物上市后就自然地加入到被监测行列,没有时间限制,可以及早形成假说,使 ADR 得到早期警告。报告者得到反馈后可以调整处方加强合理用药,从而在 ADR 监测中占有极其重要的位置。自愿呈报系统分为正式志愿呈报和非正式志愿呈报两种形式,前者主要由专门的国家药物监测机构组织法定的 ADR 呈报,后者主要是指通过医药学期刊杂志的报道。

自愿呈报系统有漏报率高、无法计算发生率、医生难以识别以前未知的不良反应等很多缺陷,但它仍是最经济、最容易实现的制度。因此,到目前为止,仍然是各国药物管理部门监测 ADR 的基本方法。自愿呈报制度以医生报告行医中遇到的可疑药物不良事件为基础,报告的数量取决于医生认识不良事件、并把不良事件与所用药物联系起来的能力。

自愿呈报系统对新上市药物特别有用,因为它不需要任何准备工作。新药一旦上市,马上就能进行监测并持续到永远,而且覆盖所有的用药人群。

2. 集中监测系统　集中监测系统是指在一定时间、一定范围内根据研究目的的不同,进行病源性和药源性的监测。病源性监测以患者为线索,对患者用药和不良反应情况进行调查了解。药源性监测是以药物为线索,对一种或几种药物的不良反应情况进行监测。集中监测一般采取重点医院监测和重点药物监测相结合来进行。

(1)重点医院监测:指定医院系统地报告和监测 ADR。这种方法覆盖面较小,但针对性强,准确性高。

(2)重点药物监测:主要是对一部分上市新药加强监测,以利于及时发现一些未知的或非预期的不良反应,并作为这类药物的早期预警系统。哪些新药需要重点监测通常由 ADR 专家咨询委员会决定。专家咨询委员会根据该药是否为新型药物、其相关药物是否有严重不良反应、并估计该药是否会被广泛应用而决定其能否进入重点药物监测目录。

集中监测系统通过对资料的收集、整理,对 ADR 有整体的了解,如 ADR 的缓急、轻重程度、出现部位、持续时间、是否因不良反应而停药、是否延长住院期限,各种不良反应发生率和转归等。

3. 记录联结　记录联结是通过一定方式将各种信息联结起来,可能会发现与药物有关的事件。通过分析,提示药物与疾病之间和其他异常行为之间的关系,从而发现某类药物的不良反应。例如通过研究安定药与交通事故之间的相关性,证实这类药物有嗜睡、精力不集中的不良反应,建议驾驶员、高空作业者、机械操作者慎用。

记录联结能监测大量人群,可能发现罕见的 ADR,是 ADR 监测的一种较好的方法,计算机系统的应用有利于这种方法的实施。通过记录联结系统,可以计算不良反应发生率,避免回顾性调查时的主观偏差。可用于病例的对照研究,为队列调查提供方便,能发现延迟性不良反应。缺点是需要专门建立研究系统,所需费用昂贵。

4. 记录应用　记录应用是在一定范围通过记录使用研究药物的每个患者的所有相关资料,提供没有偏性的抽样人群,从而了解 ADR 在不同人群(老年人、妊娠期妇女和儿童等)的发生情况,计算不良反应发生率,寻找易发因素。根据研究内容不同,规模大小也不一。有些国家将记录应用设计为药物上市后监测系统的一部分,作为常用监测系统的补充。

(二)ADR 报告程序

ADR 实行逐级、定期报告制度,必要时可以越级报告。药物生产、经营企业和医疗卫生机构必须指定专(兼)职人员负责本单位生产、经营、使用药物的不良反应报告和监测工作,发现可能与用药有关的不良反应应详细记录、调查、分析、评价、处理,并填写报告表,每季度集中向所在地的省、自治区、直辖市 ADR 监测中心报告,其中新的或严重的 ADR 应于发现之日起 15 日内报告,死亡病例须及时报告。报告表的填报内容应真实、完整、准确。

药物生产、经营企业和医疗卫生机构发现群体不良反应,应立即向所在地的省、自治区、直辖市食品药品监督管理局、卫生厅(局)以及 ADR 监测中心报告。省、自治区、直辖市(食品)药品监督管理局应立即会同同级卫生厅(局)组织调查核实,并向国家食品药品监督管理总局、国家卫生和计划生育委员会和国家 ADR 监测中心报告。

个人发现药物引起的新的或严重的不良反应,可直接向所在地的省、自治区、直辖市 ADR 监测中心或食品药品监督管理局报告。

省、自治区、直辖市 ADR 监测中心,应每季度向国家 ADR 监测中心报告所收集的一般不良反应报告,对新的或严重的不良反应报告应当进行核实,并于接到报告之日起 3 日内报告,同时抄报本省、自治区、直辖市食品药品监督管理局和卫生厅(局);每年向国家 ADR 监测中心报告所收集的定期汇总报告。

(三)ADR 报告范围

我国药物生产、经营企业和医疗卫生机构对处于新药监测期的药物要求报告该药物引起的所有不良反应,对新药监测期已满的药物要求报告该药品引起的新的和严重的不良反应。而对进口药物发生不良反应的报告,要求根据首次获准进口的时间以 5 年为界计算,按照新药监测期报告范围的规定执行。

药物生产企业还应以定期汇总表的形式进行年度汇总后,向所在地的省、自治区、直辖市 ADR 监测中心报告。对新药监测期内的药物,每年汇总报告一次;对新药监测期已满的药物,在首次药物批准证明文件有效期届满当年汇总报告一次,以后每 5 年汇总报告一次。此外,对进口药物发生的不良反应也应进行年度汇总报告,进口药物自首次获准进口之日起 5 年内,每年汇总报告一次;满 5 年的,每 5 年汇总报告一次。进口药物在其他国家和地区发生新的或严重的不良反应,代理经营该进口药物的单位应于不良反应发现之日起一个月内报告国家 ADR 监测中心。

(四)ADR 报告表的填写

报告表是药物安全性监测工作的重要档案资料,需要永久保存,务必要用钢笔填写。填写的内容和字迹要清楚、整洁;不用不规范的符号、代号,不用草体签名。报告表中选择项划"√",叙述项应准确、简明。

每一个患者填写一张报告表;个人报告建议由专业人员填写,可以是诊治医务人员、生产企业、经营企业专(兼)职人员及专业监测机构人员;尽可能详细填写所有项目;无法获得的项目,填写"不详";空间不够时可附页,注明"附件";所有附件应按顺序标明页码,并指出所描述的项目的名称。

如果报告的是补充报告,请填写与原始报告相同的编号并在报告左上方注明"补充报告",与原始报告重复的部分可不必再填写;补充报告也可不填写报告表,只需要对补充部分附纸说明即可。

第四节　药源性疾病

一、药源性疾病的概念

药源性疾病(drug induced disease,DID)又称药物诱发性疾病,是医源性疾病的主要组成部分。药源性疾病是指人们在应用药物预防、治疗和诊断疾病时,因药物的原因而导致机体组织器官发生功能性或器质性损害,引起生理功能、生化代谢紊乱和组织结构变化等不良反应,由此产生各种体征和临床症状的疾病。它不仅包括药物在正常用法情况下所产生的不良反应,而且包括由于超量、误服、错用以及不正常使用药物而引起的疾病,一般不包括药物过量导致的急性中毒。事实上,药源性疾病就是 ADR 在一定条件下产生的较为严重的后果。近年来,随着新药物种类的增多,新型中药制剂的涌现,非处方药物(OTC)的执行以及经济利益的驱动,药源性疾病发生率逐年增多,应引起全社会的关注。

<h2 style="text-align:center">二、药源性疾病的分类</h2>

药源性疾病目前尚无统一的分类标准,较多的是按照病因学、病理学、量效关系、药物剂量及用药方法、药理作用及致病机制进行分类等。

(一)按病因学分类

按病因学分类是指按照引起药源性疾病的 ADR 类型,将其分为与剂量相关的药源性疾病(A 型 ADR)和与剂量无关的药源性疾病(B 型 ADR)。

(二)按病理学分类

按病理学分类是指按照药源性疾病的病理学特点,将其分为功能性改变的药源性疾病和器质性改变的药源性疾病。前者指药物仅仅引起人体器官或组织功能的改变,这种变化多数为暂时的,停药后能迅速恢复正常,无病理组织变化。

(三)按量效关系分类

按量效关系分类是指根据药理学和毒理学的量效关系概念进行分类,同时考虑药物对机体的影响和机体对药物的处置过程,将药源性疾病分为:量效关系密切型(A 型)、量效关系不密切型(B 型)、长期用药致病型和药物后效应型。这样的分类方法是比较合理的分类方法,但应用起来欠方便。

(四)按给药剂量及用药方法分类

可将药源性疾病按给药剂量及用药方法分为以下三类:

1. 与剂量有关的反应　常与药物毒性和用药剂量有关,一般可以预测和逆转,其发生与药物制剂的差异,如不同厂家的药物因附加剂不同所致生物利用度改变而致药源性疾病有关,也与药动学差异和药效学差异有关。

2. 与剂量无关的反应　此类反应一般难以预测和逆转,包括过敏反应、免疫学反应和药物遗传学的影响。

3. 与用药方法有关的反应　包括长期用药骤然停药所致反跳现象;联合用药时停用或改用具有酶促、酶抑、蛋白结合率高及药理作用强烈的药物;给药途径不当,如泛影葡胺用于椎管造影可引起死亡,应缓慢静注的药物若静注过快常可致药源性急症或死亡等。

(五)按药理作用及致病机制分类

可将药源性疾病按药理作用及致病机制分为四种类型:

1. 由药物的药理作用增强或毒副作用所致的药源性疾病。

2. 与正常药理作用完全无关,主要由药物的异常性及患者的异常性所致的意外特异性药源性疾病。

3. 由于药物相互作用所致的药源性疾病。

4. 由于药物的杂质、异常性及污染所致的药源性疾病。

另外,还可以根据药源性疾病发病的快慢分为急性药源性疾病和慢性药源性疾病;按照疾病所累及的器官系统分为药源性肝脏疾病、药源性肾脏疾病、药源性消化系统疾病和药源性血液系统疾病等。

三、诱发药源性疾病的因素

诱发药源性疾病既有患者本身的特异质、年龄、性别、饮食习惯等因素,又有药物方面的质量、给药剂量和疗程等因素,但从许多统计资料来看,不合理用药和机体易感性是诱发药源性疾病重要因素之一。

（一）不合理用药

由于正常用药情况下尚可引起不良反应,不合理用药更易导致对机体的损害。国外文献报道,住院患者的处方用药错误发生率为12%。国内的不合理用药情况比较严重,主要表现为违反用药禁忌证、选药不当、用法不合理、配伍错误等。

临床上不合理用药引起药源性疾病的主要因素可概括如下:①不了解患者的用药史,如药物过敏史、遗传缺陷、家族史,随意给患者用药,可引起变态反应或其他不良反应;②联合用药时,忽视药物间的相互作用;③不注意患者原有疾病及机体重要脏器的病理基础,给予对重要脏器有损害的药物,加剧原有疾病的恶变,造成药源性疾病;④无明确治疗目的的用药,不了解药物的药理特点,即药效学和药动学规律,造成不应有的药物反应;⑤患者未经医师许可擅自用药,加大剂量或和多种药物同时应用;⑥用药时间过长,剂量偏大,因药物蓄积致药物中毒;⑦对老年患者、体弱患者或幼儿未作适当的剂量调整致药物过量或中毒;⑧用药方法和剂量选择不当,引起过敏反应(如青霉素外用,大剂量氨苄西林静滴);⑨经济利益驱使处方者用药面较少或过杂,未能考虑用药者利益。

（二）机体易感因素

1. 遗传因素　如缓慢型乙酰化代谢异常易发生药物慢性蓄积中毒反应,而快速型乙酰化代谢者的血浆半衰期显著短于缓慢型乙酰化代谢者,如应用磺胺二甲基嘧啶,前者 $t_{1/2}$ 为1.5小时,后者 $t_{1/2}$ 为5.5小时,较高剂量时,后者易发生药物代谢能力的饱和,导致不良反应;葡萄糖-6-磷酸脱氢酶(G-6-PD)缺陷者应用氧化性药物后,极易引起药源性氧化性溶血性贫血;红细胞生化异常的患者对氧化剂药物特别敏感,易引起高铁血红蛋白血症,我国已有因服止痛药(如索密痛)引起高铁血红蛋白血症的报告。此外,有异常遗传素质者,即使接受治疗剂量的双香豆素抗凝药,也可发生明显的抗凝作用延长;口服避孕药在少数人身上可引起静脉血栓,A型血型的发生率高于O型。

2. 性别　不同性别,由于生理、心理及精神等因素,其药源性疾病发生情况不同。过敏反应发生率女性为男性的2倍,特异质性(包括变态反应性)药物肝毒性也较多见于女性;药源性皮炎发生率男性比女性高50%,但女性对地高辛和肝素的毒性作用更敏感;保泰松和氯霉素引起的粒细胞缺乏症,女性发病率比男性多3倍;氯霉素引起的再生障碍性贫血,女性比男性多2倍;药源性红斑狼疮,女性较男性更易发生;咪唑类驱虫药引起的脑炎,女性比男性多9倍。

3. 年龄　据报道,不同年龄人群药源性疾病的发生率不同。儿童,特别是幼儿,如新生儿、婴幼儿的肾血量仅为成人的20%~40%,肾小球滤过率及肾小管分泌能力较小,药物清除较慢,因药物代谢酶和消除酶功能发育不足,易引起中毒。如新生儿服氯霉素后因其葡萄糖醛酸结合力低下,对药物缺乏解毒能力,可致"灰婴综合征";使用氨基糖苷类抗生素更易发生耳、肾中毒反应;二岁以下的幼儿由于血脑屏障不完善,对吗啡也特别敏感。

四、药源性疾病的诊断及治疗原则

(一)药源性疾病的诊断

药源性疾病临床诊断的关键是要确定可疑药物与疾病之间的因果关系。被怀疑的药物常常与其他药物联合使用;发生的不良反应并非一种药物所独有,许多药物均可能引起;此外,ADR 与所患疾病的临床表现有时难以区分。受上述因素影响,确定可疑药物与疾病之间的关系有时十分困难。目前诊断药源性疾病主要是参考病史、用药史(用药时间与发展时间的关系)、临床表现、病理组织学检查及生化学检查。

(二)药源性疾病的治疗原则

药源性疾病的治疗原则是:①若怀疑药源性疾病是由药物引起的,但又不能确定为何种药物时,在条件许可的情况下,应停用一切药物,找出致病药物。这样做能及时终止致病药物继续损害机体,并且有助于临床诊断。②停药后临床症状减轻或缓解,常可提示该疾病为药源性。多数药源性疾病具有自限性,通常停药后无需进行特殊处理(症状严重时要进行对症治疗)。③如果引起药源性疾病的药物已经被确认,可以选用特异性拮抗剂。若为药物引起的变态反应,应告知患者禁用该药物。

第五节 药 物 警 戒

一、概 述

药物警戒(pharmacovigilance,PV)是与发现、评价、理解和预防不良反应或其他任何可能与药物有关问题的科学研究与活动。药物警戒不仅涉及药物的不良反应,还涉及与药物相关的其他问题,如不合格药品、药物治疗错误、缺乏有效性的报告、对没有充分科学根据而不被认可的适应证的用药、急慢性中毒的病例报告、与药物相关的病死率的评价、药物的滥用与错用、药物与化学药物、其他药物和食品的不良相互作用。根据 WHO 的指南性文件,药物警戒涉及的范围已经扩展到传统药物、辅助用药、血液制品、生物制品、医疗器械以及疫苗等。

药物警戒的目的包括:①评估药物的效益、危害、有效及风险,以促进其安全、合理及有效地应用;②防范与用药相关的安全问题,提高患者在用药、治疗及辅助医疗方面的安全性;③教育、告知患者药物相关的安全问题,增进涉及用药的公众健康与安全。药物警戒的最终目标为合理、安全地使用药物,对已上市药物进行风险/效益评价和交流,对患者进行培训、教育,并及时反馈相关信息。

在加快新药上市审批的同时,必须加快对 ADR 的监控。从宏观上来说,药物警戒对我国药物监管法律法规体制的完善具有重要的意义,这是仅仅进行 ADR 监测工作所不能达到的。开展 ADR 监测工作对安全、经济、有效地使用药物是必需的,但 ADR 监测工作的更加深入和更有成效,离不开药物警戒的引导。药物警戒工作既可以节约资源,又能挽救生命,这对处于社会主义初级阶段的我国来说具有重要的意义。

二、药物警戒的主要工作内容

药物警戒从用药者安全出发,发现、评估、预防 ADR。要求有疑点就上报,不论药物的质量、用法、用量正常与否,更多的重视以综合分析方法探讨因果关系,容易被广大报告者接受。药物警戒的主要工作内容包括:①早期发现未知药物的不良反应及其相互作用;②发现已知药物的不良反应的增长趋势;③分析 ADR 的风险因素和可能的机制;④对风险/效益评价进行定量分析,发布相关信息,促进药物监督管理和指导临床用药。

药物警戒贯穿于药物发展的始终,即从药物的研究设计就开始着手。在药物上市前阶段,主要通过临床试验的方式,也包括体外实验、动物毒理等方式发现药物的安全问题。然而对于可能发生的不良反应,人们在药物上市前的认识和研究总是不完全的,难免会存在局限性。动物实验的结果不足以预测人类应用的安全性。临床研究中,受试者均经过遴选,且数量有限。药物应用的条件与临床实践存在差异。研究时间也是有限的,对于罕见且严重的不良反应、长期毒性、对特殊人群(如儿童、老人或孕妇)的影响以及药物相互作用等信息,上市前研究常常是不完全的,甚至是无法获得的。因此,药物上市后监测(PMS)工作的开展尤显重要。此阶段主要的研究方法是观察性的,在临床治疗条件下而不是在严格的试验条件下观察研究对象,难以控制混杂因素,因此观察性数据往往比试验性数据质量差。在 PMS 阶段,药物警戒一个重要的挑战就在于如何收集、分析上市后的药物的观察性数据,并得出具有较强说服力的结论,这也是 ADR 监测的主要内容。

案例分析 1:

案例:某医院对老年糖尿病合并足感染者静滴左氧氟沙星 0.2g(100ml),当滴入 30ml 时,突然出现烦躁、抽搐、呼吸急促、心率 130 次/min,立即停药、纠正心衰、对抗过敏,2 小时后出现房颤、血压降低、呼吸停止而死。

分析:ADR 是为了预防、诊断、治疗疾病或改变人体的生理功能,在正常用法、用量下服用药物后机体所出现的不期望的有害反应。该定义排除了药物质量、药物过量、药物滥用、不依从用药和用药差错的情况,与药物质量事故和医疗事故有本质的区别。

案例 1 中左氧氟沙星属于氟喹诺酮类,其可引起过敏、过敏性休克、精神错乱、抑郁等不良反应。

案例分析 2:

案例:某医院为一老人实施腰椎间盘突出矫正术,为预防感染术前 3 日静滴头孢哌酮/舒巴坦 3g,bid,而术后继续应用 13 日(曾出现腹泻先兆),发生严重球、杆菌比例失调,抗生素相关性腹泻(antibiotic associated diarrhea,AAD)俗称假膜性肠炎或二重感染而死。

分析:案例 2 中 AAD 发病率因人群及抗生素差异而不同,一般在 5%～25%,本病例是为预防感染应用大量、长期、超广谱抗生素引发的,故而属于药物不良事件,属于药物警戒的范畴。

？思考题

1. 何为药物警戒,其与 ADR 监测有何异同?

2. 查阅美国"万络事件"相关文献资料,分析讨论为什么在药物符合监管标准的情况之下,生产企业仍需为 ADR 引发的不良事件承担损害赔偿责任?

3. 非那西丁于 1887 年上市,至 1959 年才证实其有严重血液毒性,对其实施管制在 1974 年,前后间隔 87 年之久;己烯雌酚可致女性阴道癌的危险性也经历 60 年,结合上述案例,说明为什么总是在上市很久才发现有严重的不良反应?

(辛晓明)

第八章 药物滥用与药物依赖性

📚 **学习要求**

1. 掌握药物滥用、药物依赖性的概念,阿片类药物、苯丙胺类药物的戒断症状、治疗方法。
2. 熟悉成瘾性药物分类。
3. 了解近年来出现的新型毒品,阿片类药物、苯丙胺类药物的成瘾机制。

第一节 药 物 滥 用

一、药 物 滥 用

药物滥用(drug abuse)是国际上通用的术语,美国精神病协会对药物滥用从行为学角度的解释为:①用于非医疗目的满足某种精神体验使用药物的。②因个人喜好过度使用烟酒等生活嗜好品而损害健康和社会生活的。③非法获取和使用法律法规规定的管制药品的。药物滥用具有无节制反复用药的特征,往往导致对用药个人精神和身体的危害,并进而酿成对社会的危害。

一般在法律与社会学领域,多称药物滥用为"吸毒",这是中国对药物滥用的一种通俗叫法。药物滥用是 20 世纪 60 年代中期国际上开始采用的专用词汇,它与药物不合理使用(drug misuse),例如"滥用抗生素""滥用激素"中"滥用"的概念截然不同。后者指医生从治疗目的出发为患者开具药物,或者患者自行使用一些药物,但是在用药适应证或配伍等方面不合理,所用药物不能达到治疗疾病的效果或无益于原发疾病的治疗,反而可能出现一些药物不良反应,而药物滥用与公认医疗实践的需要无关。另外,药物滥用与物质滥用不同。物质滥用(substance abuse)是指无节制反复使用非药物的具有依赖性的化学物质,如挥发性有机溶剂。由于近年来发现很多这种物质,因此有时主张用物质滥用这一概念取代药物滥用。

药物滥用与药物依赖性二者密切相关,药物的依赖性是构成药物滥用的必要药理学特性,它引起强迫性觅药和无节制地、反复用药,这种滥用行为又会加重药物依赖性,反之,由于滥用药物又会导致耐受性和依赖性以及因此出现的混乱和其他异常行为。

二、药物滥用的方式

药物滥用有以下常用的几种方式:

1. **吸毒** 是指为满足某种精神体验,非法获取和使用法定管制的麻醉药品和精神药物,将药物用于非医疗目的。目前,我国滥用的毒品多为吗啡、海洛因等阿片类药物以及甲基苯丙胺(冰毒)等精神兴奋药。

2. **生活嗜好品(烟与酒)的滥用** 烟草和乙醇饮料是社会生活中广为应用的生活嗜好

品,它们含有药理活性物质,有形成依赖性的特性。过度吸烟和饮酒属于药物滥用,会带来医学和社会问题。酒中的乙醇与大脑和神经系统的亲和力最强,长期慢性乙醇中毒,可致大脑、神经系统损害,严重时可出现精神障碍、震颤、癫痫等并发症。而当烟碱中的尼古丁进入人体后,会产生许多作用,如四肢末梢血管收缩、心搏加快、血压上升、呼吸变快、精神状况改变,并促进血小板凝集,为造成心脏血管阻塞、高血压、中风等心脏血管性疾病的主要诱因之一。

3. 体育竞赛中的药物滥用 有些药物因能提高运动员竞赛成绩,但会损害运动员健康,是在体育运动包括中训练和竞赛被禁止使用的。

由于早期运动员滥用的药物大多属于兴奋剂药物如刺激剂类,所以尽管后来被禁用的其他类型药物并不都具有兴奋性(如利尿剂),甚至有的还具有抑制性(如 β 受体拮抗药),国际上对禁用药物仍习惯沿用兴奋剂(doping)的称谓。因此,如今通常所说的兴奋剂不再是单指那些起兴奋作用的药物,而实际上是对禁用药物的统称。长期滥用兴奋剂同样具有依赖性。

兴奋剂主要分为几类,包括:

(1)刺激剂

1)精神刺激药:苯丙胺和相关衍生物及其盐类;

2)拟交感神经胺类药物:麻黄碱和它们的衍生物及其盐类;

3)咖啡因类及其他中枢神经刺激物质:如咖啡因、戊四唑、尼可刹米;

4)β 受体拮抗药:普萘洛尔、氧烯洛尔、吲哚洛尔等,这类药物是 1988 年国际奥委会决定新增加的禁用兴奋剂。

(2)麻醉镇痛剂

1)哌替啶类:哌替啶、安诺丁、二苯哌己酮,以及它们的盐类和衍生物;

2)阿片生物碱类:包括吗啡、可待因、乙基吗啡、海洛因,及它们的衍生物和盐类。

(3)蛋白同化剂(合成类固醇类):作为兴奋剂使用的合成类固醇多数为雄性激素的衍生物。这是目前使用范围最广、使用频度最高的一类兴奋剂,也是药检中的重要对象。国际奥委会只是禁用了一些主要品种,但其禁用谱一直在不断扩大。

(4)利尿剂:包括髓袢利尿剂、噻嗪类利尿剂、保钾利尿剂、碳酸酐酶抑制剂等。

(5)肽和糖蛋白激素及类似物:包括绒毛膜促性腺激素、促肾上腺皮质激素、人体生长激素、红细胞生成素等。

(6)其他类:近些年还出现一些新型的物质或药物的滥用。如挥发性溶剂的滥用、止咳药的滥用等。

1)挥发性有机溶剂(volatile organic solvents,VOS):是指为获取某种愉快的精神体验而使用挥发性有机溶剂。目前 VOS 的滥用已成为世界范围内的、既往被忽视的一个严重的问题。VOS 的滥用开始主要发生在 20 世纪 50 年代初始的美国、西欧和日本,近年来在泰国、马来西亚、东欧甚至我国越来越多的青年人也开始滥用 VOS。常见的 VOS 有油漆稀释剂和去涂料剂、香蕉水、松节油、胶水、汽油、煤油和其他石油制品、打火机和清洁用液体以及各种气溶胶剂。它们的有效成分包括甲苯、丙酮、苯、四氯化碳、氯仿、乙醚以及各种乙醇和乙酸盐。长期使用挥发性有机溶剂会引发许多严重的健康问题。其主要作用于人的中枢神经系统,长期使用后也会累积人的心脏、肾脏、肝脏、骨髓、免疫系统及其他器官产生以下症状:表情淡漠、产生漂浮空中或游泳的各种幻觉、焦躁不安、肌肉萎缩、呼吸困难、记忆力衰退、无方向感、肌肉无力、贫血、神志不清、肢体不协调、意志消沉、智力减退、听力丧失、骨髓损伤、心脏衰竭或窒息(缺氧)而死亡。

2)止咳药:在正常剂量下一般不会成瘾,但是若长期大量使用则易于成瘾。目前,止咳药已成为欧美、南亚一些国家及我国青少年流行滥用的药品之一。在我国如复方磷酸可待因口服溶液、盐酸曲马多片、磷酸可待因糖浆等含有可待因、麻黄碱等成分的止咳药已出现滥用现象。且有些青少年还常常会把止咳药与可乐、美沙芬等混在一起滥用,从而形成"多药滥用"。止咳药长期服用可形成依赖性,戒断症状类似海洛因毒品。吸食者往往最终转吸海洛因,才能满足毒瘾。过量滥用,可导致抽筋、神志失常、中毒性精神病、昏迷、心搏停止及呼吸停顿引致窒息死亡。

三、药物滥用的危害

药物滥用的主要危害有两种:①对健康的危害:急性中毒可导致死亡,如阿片类药物用量过大导致因呼吸抑制而死亡。据报道,在吸毒人群中的死亡率通常高于一般居民15倍以上。长期使用乙醇可导致肝硬化及其他疾病。吸毒导致人体免疫功能下降,因注射毒品而感染破伤风、病毒性肝炎、艾滋病等传染性疾病。另外,长期吸毒者,极易患结核病,酿成慢性消耗性病症,在营养不足与抵抗力低下的状况中死亡。②对社会的危害:药物滥用不仅危害个体的身心健康,影响家庭幸福与安宁,而且可增加社会负担,甚至会破坏社会稳定,阻碍社会的发展。如吸烟、酗酒、不恰当地使用咖啡因、非医疗使用麻醉药品或精神药物给用药者个人、家庭和社会造成不同程度的危害。

第二节　药物依赖性与形成的机制

一、概　　述

药物依赖性(drug dependence)也称药物成瘾性(drug addiction),是许多具有中枢神经系统作用的药物的一种特性。世界卫生组织(WHO)对药物依赖性定义为:药物依赖性由药物与机体相互作用所造成的一种精神状态,有时也包括身体状态,表现出一种强迫性地或定期使用某种药物的行为和其他反应,以期体验用药后的精神效应,或是为了避免由于停药所引起的不舒适感。同一人可以对一种以上药物产生依赖性。药物依赖性具有以下特征:①具有一种不可抗拒的力量,强迫性地驱使人们连续用药并且不择手段地去获取它。②有加大用药剂量的趋势。③对该药的药效产生精神依赖性(psychic dependence)并且一般都产生身体依赖性(physical dependence),停药后产生戒断症状(abstinence syndrome)。④对个人和社会都产生危害。药物依赖性又分为身体依赖性、精神依赖性以及交叉依赖性(cross dependence)。

身体依赖性亦称生理依赖性(physiological dependence),是指依赖性药物长期作用于人体,使人体功能产生适应性改变,因而,必须足量或超量的使用药物,才能使机体处于相对平衡或相对正常状态,此时如突然中断用药,生理功能就发生紊乱,出现一系列严重反应,即戒断症状,其实质是一种反跳症状,它使人非常痛苦,甚至危及生命。戒断反应的出现是判断身体依赖性形成的标准。阿片类、乙醇类和以巴比妥类为代表的镇静催眠药或其他中枢神经抑制剂等都会在不同程度上产生身体依赖性,亦有人认为可卡因和苯丙胺类中枢兴奋剂也可产生身体依赖性。

精神依赖性又称心理依赖性(psychological dependence),是药物对中枢神经系统作用所产生的一种特殊的精神效应,它使人产生一种愉快满足或欣快的感觉,不顾一切地寻觅和使用,重复体验和享受"欣快感",并且在精神上驱使用药者产生要周期地或连续地用药欲望和强迫性用药行为,以便获得满足或避免不适感。凡是能够改变精神状态或行为的任何药物,或者能使人产生愉快性意识状态的物质,都可能引起精神依赖性,药物的精神依赖性是构成药物滥用倾向的重要药理特性。精神依赖性和身体依赖性的主要区别是断药后是否出现躯体戒断症状,但有时很难鉴别。阿片类麻醉药品、苯丙胺类中枢兴奋剂等均可产生精神依赖性。

交叉依赖性是指人体对一种药物产生身体依赖性的同时,中断用药所引发的戒断综合征可能被另一种性质相似的药物所抑制,并维持已形成的依赖状态。两种药物的药理作用可互相替代,也可以称为部分药理作用的交叉依赖。毒品的交叉依赖性是对某些依赖者脱毒治疗的理论依据。如用与海洛因毒理性能相近的美沙酮取代海洛因依赖、用中枢神经镇静剂取代抗焦虑药依赖等。

此外,机体在对药物出现依赖性的同时,也可以发生或不发生对药物的耐受性。药物耐受性(drug tolerance)是机体在药物使用过程中,对药物产生反应的一种状态,包括两个方面的含意:①同一剂量的药物反复应用后,机体对该药的反应减弱,出现药效降低。②为达到与原来相等的反应或药效,必须加大药物的剂量。停止用药一段时间后,其耐受性可以逐渐消失,重新恢复到原有的对药物反应水平。一些成瘾性药物产生耐受性的快慢不同,如有的药物产生耐受性较慢,如镇静药物;有的药物很快就会产生耐受性,如阿片类药物;还有一些不产生耐受性,如致幻剂。药物耐受性的产生还与其用药模式有关,有控制的间断用药,可在一定时间内保存治疗剂量的镇痛、镇静等药物效应。身体依赖性形成过程中多伴有耐受形成,耐受形成一段时间,停药后多会出现戒断反应,但二者概念不同。有的人把耐受性与身体依赖性等同,并作为判断成瘾的指标,这是不对的。之前一直认为耐受性和依赖性是不可分割的同一过程。近年来,许多实验结果同这种观点相矛盾。有人发现,小鼠输精管和蓝斑核可产生吗啡耐受,但不出现戒断症状。豚鼠回肠对阿片类药物未产生明显耐受时,依赖性就已达到最大值,并且不随耐受程度的增加而增加。在癌痛及其他慢性疼痛患者的治疗中,阿片类镇痛药多具有耐受特性,使用时需不断加大剂量,以维持疗效,出现耐受是正常现象,加大剂量是治疗工作的正当需要,不能因为耐受而认为形成了身体依赖,更不能把耐受与成瘾联系起来,因害怕成瘾而停药。

二、依赖性药物分类

对依赖性药物的分类方法很多,根据联合国的三个国际禁毒公约(《1961 年麻醉品单一条约》、《1971 年精神药品公约》和《1988 年联合国禁止非法贩运麻醉药品和精神药物公约》)的规定,具有依赖性特性的药物分为麻醉药品和精神药物两大类进行国际管制,它们也被统称为"精神活性药物"(psychoactive drugs),WHO 根据上述规定还将没有被列入公约管制的具有依赖性潜力的三类精神化学物质如烟、酒及挥发性溶剂纳入公约管制。我国也对麻醉药品和精神药品进行了分类。2013年我国食品药品监督管理总局、公安部、国家卫生计生委,三部门根据《麻醉药品和精神药品管理条例》第三条规定,联合发文公布《麻醉药品品种目录(2013年版)》和《精神药品品种目录(2013年版)》,自2014年1月1日起施行。

具有依赖性特性的药物分为:

(一)麻醉药品(narcotic drugs)

麻醉药品指连续使用后易产生身体依赖性,能成瘾的药物。在临床上一般不可能长期反复使用。麻醉药品分为三大类:

1. 阿片类(opioids) 包括天然来源的阿片及从阿片中提取的有效成分,如吗啡、可待因,也包括人工合成或半合成的化合物如海洛因、哌替啶、美沙酮(methadone)、芬太尼(fentanyl)、曲马朵(tramal)等。

2. 可卡因类 可卡因(cocaine)、古柯叶(coca leaf)、克赖克(crack)。

3. 大麻类 被广泛滥用的品种是印度大麻。

(二)精神药品(psychotropic substances)

也称精神药物,指主要作用于中枢神经系统,引起兴奋或抑制,反复应用可产生精神依赖性的药物。可分为三大类:

1. 镇静催眠药(sedative hypnotics)和抗焦虑药(antianxiety drugs) 包括巴比妥类(barbiturates)、苯二氮䓬类(benzodiazepines,BDZ)等。

2. 中枢兴奋剂(central stimulants) 包括苯丙胺类中枢兴奋剂与非苯丙胺类兴奋剂。苯丙胺类中枢兴奋剂如苯丙胺(amphetamine)、甲基苯丙胺(methylamphetamine)、致幻性苯丙胺类(hallucinogenic amphetamines,ATS)、咖啡因(caffeine)等。ATS是新一代苯丙胺类兴奋剂,其中最具有代表性的是亚甲二氧基甲基苯丙胺(3,4-methylenedioxymethamphetamine,MDMA),又称迷魂药(ecstasy),俗称摇头丸;非苯丙胺类兴奋剂如哌甲酯等。

3. 致幻剂(hallucinogens) 包括麦角酸二乙酰胺(lysergic acid diethylamide,LSD)、裸盖菇素(psilocybin)等。

(三)其他

包括那些虽然被广泛使用但未列入国际公约管制的具有依赖性的物质。烟碱、乙醇、挥发性有机溶剂、兴奋剂等。

三、药物依赖性形成的机制

药物依赖性形成是一个非常复杂、涉及多重机制的过程,目前确切机制尚未完全明了。药物成瘾中枢位于中脑边缘多巴胺(dopamine,DA)能神经系统,所有滥用药物都不同程度地作用在这一系统上。中脑边缘多巴胺能神经系统包括来自于大脑腹侧被盖区(ventral tegmental area,VTA)至前额叶皮层(prefrontal cortex,PFC)、眶额叶皮层(orbitofrontal cortex,OFC)、前扣带皮层(anterior cingulate cortex,ACC)等神经纤维,这些脑区参与成瘾记忆和与戒断症状中渴望、情绪改变等有关的条件反应,同时也参与了药物滥用、药物渴求、强迫用药意识的形成。药物成瘾过程中,药物刺激中脑边缘多巴胺系统为主的神经结构,可引起欣快等精神效应或主动觅药行为等正性强化效应(奖赏效应),这种效应反过来又加强了成瘾药物兴奋性和再次使用药物的欲望,是促使成瘾者反复用药的关键因素,也反映了药物的精神依赖性。

（一）阿片类

阿片类药物产生的精神依赖性主要是外源性阿片作用于阿片受体引起的复杂效应。阿片受体在脑内分布广泛，在脑内、丘脑内侧、脑室及导水管周围灰质阿片受体密度高，这些结构与痛觉的整合及感受有关；边缘系统及蓝斑核（Locus coeruleus，LC）阿片受体密度高，这些结构涉及情绪及精神活动。目前已知阿片受体在体内至少有 8 种亚型，在中枢神经系统内至少有 μ、κ、δ、σ 4 种亚型。所有阿片受体都是由 7 个跨膜区受体和异源多聚集体的 G 蛋白构成，故阿片受体属 G 蛋白偶联受体。经典的阿片受体完全激动剂是吗啡。吗啡的镇痛作用是通过与丘脑内侧、脑室、导水管周围的阿片受体结合后，模拟内源性阿片肽的作用，减少初级感觉神经末梢 P 物质和谷氨酸等物质的释放，抑制痛觉冲动传入脑内而产生的。吗啡与其他脑区的阿片受体结合则产生欣快感、呼吸抑制等作用。

中脑腹侧被盖区（ventral tegmental area，VTA）、伏隔核（nucleus accumbens，NAC）、杏仁核和海马为中脑边缘系统的主要脑区，而 VTA、NAC 通路是阿片类药物产生奖赏效应的主要调控部位。阿片类药物能够直接或间接地通过多巴胺系统介导产生奖赏效应，从而形成依赖性。长期给予阿片药物，导致 VTA 内酪氨酸羟化酶（tyrosine hydroxylase，TH）水平升高，使 DA 合成增多，神经元自发放电速率加快。由于 DA 能造成神经元的萎缩、神经细胞凋亡、线粒体功能紊乱，以及神经胶质细胞的增多，使 VTA、NAC 通路的 DA 能神经元结构发生变化，影响轴突转运，使 VTA 中 TH 蓄积，在 NAC 中 TH 减少。NAC 内低水平的 TH 使 DA 合成减少。而停药后 NAC 突触间隙 DA 浓度持续升高。此外，在生理状态下，VTA 的 DA 能神经元受到 γ-氨基丁酸（γ-aminobutyric acid，GABA）能神经元的紧张性抑制。吗啡等阿片类药物可以通过激动 GABA 能中间神经元上的受体抑制该神经元活动，从而解除 GABA 能神经元对 DA 能神经元的紧张性抑制，由此激活 VTA 的 DA 能神经元，增加其投射靶区 NAC 内 DA 的释放，作用于 DA 受体而产生奖赏效应。同时，传入 VTA 的谷氨酸能神经也可以强化其奖赏效应。综上所述，VTA、NAC 胞内信息转导通路的这些变化构成了药物强化效应的生化基础。

LC 是脑内主要的去甲肾上腺素（noradrenaline，NA）核团，也是重要的阿片类药物身体依赖性的调控部位。目前认为，LC 在吗啡身体依赖中的作用主要与环腺苷酸（cyclic adenosine monophosphate，cAMP）途径有关。阿片类药物的急性作用可以通过 Gi/o 抑制腺苷酸环化酶（adenylate cyclase，AC）及 cAMP 依赖性蛋白激酶（cAMP-dependent protein kinase，PKA）活性，从而使 LC 的放电速率减弱。而长期应用时，LC 神经元逐步对阿片产生耐受性，表现为 LC 神经元放电速率逐渐下降到原有水平，cAMP 系统代偿性上调，AC 及 PKA 升高。因为这种代偿性反应，阿片便能通过其受体与 G 蛋白-AC-cAMP 系统形成稳定的依赖关系。如果突然中止阿片的使用，G 蛋白-AC-cAMP 系统失去抑制而功能急剧加强，即出现戒断反应。

近年来研究发现，谷氨酸（glutamic acid，Glu）作为脑内最重要的兴奋性神经递质之一，在中脑-边缘系统多巴胺通路这一阿片类药物精神依赖形成的轴心部位发挥着重要作用；此外，目前认为有两种转录因子与成瘾关系最为密切，分别是 cAMP 反应元件结合蛋白（cyclic AMP response element binding protein，CREB）和 ΔFosB，它们可以改变某些基因的表达，这可能是阿片类药物引起的细胞内长期适应性变化的基础。也有研究认为，吗啡可能改变 NAC 中许多功能蛋白的基因表达，造成突触的可塑性变化，从而引起经系统的适应性变化。这些都可能是阿片类药物引起依赖性的原因。

（二）大麻类

大麻的主要成分是△⁹-四氢大麻酚(tetrahydrocannabinol,THC),但实际上,在大麻植物中包含了将近400种化学物质,其中大约有60种与THC有关。THC在体内很快转变成11-羟-THC,这是其主要代谢产物,而且也具有中枢活性。使用大麻后可产生松弛、舒适的感觉,长期使用会损害认知功能和行为能力,过量可引起恐惧、精神异常等。大麻的戒断症状表现为不安、易激动、失眠。大麻受体(cannabinoid receptor,CB-R)属于G蛋白偶联受体,分为两类,分别称为CB1及CB2,前者位于脑内,后者位于免疫细胞内。研究发现,CB1广泛分布于大脑各处,主要集中于大脑皮质、海马、小脑、丘脑及基底节,与其他神经递质不同,内源性大麻样物质在许多中枢突触中作为逆行性信使,从突触后神经元释放,激活突触前神经元的CB1受体,当CB1受体激活后经G蛋白转导,抑制AC,使cAMP含量减少,再进一步抑制了PKA。PKA抑制后则兴奋了外向性K^+流,同时CB1受体还与N、Q/P型电压依赖性Ca^{2+}通道相偶联,抑制了N和Q/P电压依赖式Ca^{2+}通道,使Ca^{2+}内流减少,进而使突触前膜神经元内神经递质释放减少,如GABA或Glu,最后影响突触后膜分别产生兴奋性或抑制性作用。

（三）苯丙胺和可卡因

可卡因与苯丙胺通过抑制DA转运体的活性而增加突触DA的水平。欣快感也可能与可卡因、苯丙胺占有DA转运体有关。可卡因对DA、NA和5-羟色胺(5-hydroxy tryptamine,5-HT)的再摄取有较强的抑制作用。苯丙胺作用机制复杂,可使储存在神经元胞浆囊泡中递质释放至突触间隙,此外,能抑制细胞膜上的重吸收转运体摄取突触间隙内的DA、NA和5-HT,还能使单胺氧化酶被中等程度的抑制。

研究发现可卡因会影响某些与奖赏回路中相关基因表达并最终导致该区域神经元树突可塑性发生改变,造成该环路中基因表达的持久性变化,而这些变化可能是可卡因成瘾的某些行为效应的基础。又有发现,甲基苯丙胺可能通过影响mPFC、海马等脑区中Glu能神经系统以及下游通路,最终导致CREB等转录因子发生改变,从而造成了持久的精神依赖性。

（四）其他成瘾性物质

乙醇可改变$5-HT_3$受体、烟碱(Nicotine)受体、$GABA_A$型受体、Glu受体的N-甲基-D-天冬氨酸(NMDA)亚型的活性。烟碱可与神经元的烟碱型乙酰胆碱受体结合。巴比妥类、苯二氮䓬类药物可与GABA受体结合。致幻剂氯胺酮作为非竞争性NMDA受体拮抗药,可作用于此受体的亚型,选择性降低Glu的中枢兴奋作用。摇头丸通过提高中枢神经系统5-HT、DA和NA的功能水平而发挥其精神兴奋性作用。甲卡西酮和另一种卡西酮类衍生物2-甲基氨基-1-丙酮的机制与甲基苯丙胺非常相似,主要特点是作用于儿茶酚胺类物质在质膜上的转运,而不同之处在于转运时和NA、DA及5-HT的相对结合力不同。

第三节 常见依赖性药物的分类与救治

一、麻 醉 药 品

（一）阿片类

本类药物如阿片、吗啡、海洛因等具有严重的精神依赖性和身体依赖性,也有严重的耐受性。滥用途径有口服、吸入、肌内注射和静脉注射。

1. 急性中毒症状　吗啡等过量可引起急性中毒,主要表现为中枢神经系统抑制、针尖样瞳孔、呼吸抑制三联征,其他表现有言语不清、心动过缓、体温降低、低血压休克、肺炎、肺水肿等。阿片中毒诊断的重要指征是针尖样瞳孔。呼吸麻痹是致死的主要原因。抢救措施为人工呼吸、吸氧及静脉给予阿片受体拮抗药纳洛酮。

2. 戒断症状　阿片类药物依赖者一旦停药就会产生明显的戒断症状。吗啡中断用药后的6~8小时出现戒断症状,24~72小时达高峰,5天后逐渐减轻,7~10日平息。海洛因在中断用药后10~14小时开始出现症状,16~24小时症状更加明显,48小时症状达到最大强度,并维持这一水平达到停药后72小时,然后开始减轻,7~10日后所有客观体征基本消失。哌替啶成瘾者在停药后3小时出现戒断症状,8~12小时达高峰,4~5日平息。长效作用类的阿片类药物美沙酮的戒断症状则发生在停药后的24小时,持续1~2周。典型的戒断症状分为两大类:客观体征和主观体征。客观体征包括血压上升、心率加快、体温升高、竖毛肌收缩、瞳孔扩大、流涕、震颤、腹泻、呕吐等。主观症状包括肌肉、骨骼疼痛、腹痛、食欲差、无力、疲乏、不安、发冷、发热、渴求药物等。其他还可出现精神障碍等症状,如人格障碍;戒断症状也存在不同程度的社会功能危害,表现在萎靡不振、冷漠、不负责任,对社会、家庭失去责任感;道德沦丧,生活颓废,为获得毒品而采取各种违法、犯罪行为。

3. 阿片类药物依赖性的治疗　阿片类药物依赖的治疗是一个长期过程。实践证明,在停药初期的脱瘾阶段,若没有一定的强制和医疗措施,单纯依靠依赖者自己完成脱瘾是极为困难的。目前对阿片类药物依赖的治疗推荐采用医学、心理学、社会学等综合措施,即通过停止滥用药物、针对戒断症状给予脱毒治疗、针对精神依赖及其他躯体、心理、社会功能损害进行康复治疗,最终实现吸毒人员回归社会。

现今应用的戒毒药物大体上可分为:作用于阿片受体具特异性的替代递减治疗,如美沙酮;主要作用于肾上腺素受体的非阿片类药物,如可乐定或洛非西定;作用于阿片受体的部分激动剂,如丁丙诺啡;阿片受体拮抗药的治疗,如纳曲酮。

(1)美沙酮(methadone)替代递减疗法:美沙酮是合成麻醉剂,具有吗啡样药理作用,其药物依赖性和戒断症状较轻。自20世纪60年代中期开始用于阿片类药物依赖性的治疗,目前已成为欧美国家的主要戒毒方法。美沙酮作用时间长,脱瘾治疗成功率高。

在使用较大剂量的美沙酮时可出现不同程度的不良反应如恶心、呕吐、头痛、乏力,个别可能出现直立性晕厥。在不良反应严重的情况下,必须减少美沙酮的用量并密切观察以确定下一步的治疗方案。

过量中毒常常发生在治疗的前3日,表现在针尖样瞳孔、心率减慢甚至昏迷、呼吸困难、发绀。当出现阿片类中毒三联征时应立即抢救,如吸氧、快速给予阿片受体拮抗药如纳洛酮静脉注射。

(2)可乐定(clonidine)疗法:可乐定可兴奋蓝斑核 α_2 受体,减少NA的释放,对阿片类药物的戒断症状有较好的控制作用。可乐定能有效抑制戒断后产生的自主神经症状。但对戒断后出现的心理不适则疗效不佳,有嗜睡和直立性低血压等副作用,因此对于患有低血压、冠状动脉供血不足的患者应慎用。除此之外,可乐定还有中枢抑制性作用,服药期间不适宜驾车或者操作机器以免发生意外。

(3)丁丙诺啡(buprenorphine)疗法:丁丙诺啡是阿片受体的部分激动剂,可有效拮抗阿片类药物的戒断症状,而且其自身的依赖性较低,同时在治疗中能阻断阿片类药物的致欣快作用。常见的不良反应有恶心、呕吐、眩晕等。呼吸系统疾病、严重肝病患者、孕妇以及哺乳期妇女慎用。

(4)阿片受体拮抗药治疗:纳曲酮(naltrexone)是人工合成的长效阿片受体拮抗药,可以完全阻断自我使用阿片类的所有效应。能阻断外源性阿片类物质与阿片受体的结合。纳曲酮本身无任何内在生物活性,可阻断阿片类物质产生躯体依赖,使已戒断阿片瘾者保持正常生活,不会成瘾。药物脱毒治疗以后在门诊开始用纳曲酮治疗。为了防止出现阿片类戒断症状,患者必须在药物脱毒和停用阿片类几周后才能使用纳曲酮,疗程可持续半年。

纳曲酮具有肝脏毒性,可导致转氨酶的一过性升高,在服药期间应密切关注肝功能。若出现异常应立即暂停使用。另外未经过脱毒治疗而服用纳曲酮的吸毒人员极有可能产生严重的戒断症状。

(二)可卡因

可卡因是由古柯树叶中分离出的一种生物碱,曾作为第一个局麻药应用于临床。1884年,Freud用可卡因戒掉了其同事对吗啡的依赖性,却也开创了第1例可卡因依赖性患者。可卡因对中枢神经系统的兴奋作用可分为4期:欣快期、抑郁期、幻觉期和精神病期。

1. 急性中毒症状　一次吸食过多可产生极度兴奋、过度健谈、焦躁不安、失眠、幻觉、幻视、幻听、恐惧、妄想、敌视行为等症状。

2. 依赖性和戒断症状　可卡因有很强的精神依赖性,滥用者渴求用药,仅有轻微的耐受性和身体依赖性,长期大量滥用者亦有身体依赖性,停药后出现轻度戒断症状,如疲乏、精神抑郁、心动过缓等症状。

3. 可卡因依赖性的治疗　包括抗抑郁药如地昔帕明(去甲丙米嗪)、丙米嗪、氟西汀、安非他酮;拟多巴胺药如溴隐亭、金刚烷胺、培高利特;抗癫痫药如卡马西平;阿片受体拮抗药如纳曲酮;阿片受体部分激动药如丁丙诺啡。

(三)大麻

大麻原产于亚洲中部,公元前2800年中国就栽种大麻,华佗的"麻沸散"中即含有大麻,现在印度、美国均种植较多。大麻中主要有效成分为四氢大麻酚,大麻的花及顶部嫩叶中含量较高,收割后经干燥、切碎掺入香烟中吸食。

1. 急性中毒症状　发生在一次大量使用时可发生急性中毒。患者意识不清,同时伴发错觉、幻觉与思维障碍。有一部分患者伴随恐惧和冲动行为,也有报道出现凶杀死亡的案例;有时产生严重的焦虑感,重者达到恐惧程度,伴随有灾难或濒死感;还有些患者在焦虑的同时产生偏执意念,对他人产生敌对意识,或感到被别人监视。有些患者可产生一过性的抑郁状态,悲观厌世,有自杀意念。

2. 依赖性与戒断症状　大麻对人体产生明显的精神依赖性,但无身体依赖性和耐受性。大麻显著影响人的精神活动,一般剂量(相当四氢大麻酚20mg)即可产生欣快感,短暂记忆受损,视、听、触或味觉等感觉增敏,对时间的变化不敏感,即感到时间过得缓慢,几分钟如同几小时,且情绪反常,无端发笑,加大剂量可引发幻觉与妄想、患者思维紊乱、焦虑不安,滥用者长期大量应用停药后表现情绪淡漠、表情呆滞、精神不能集中、记忆障碍、思维联想障碍,甚至形成偏执意念,同时伴有心率加快、血压升高等心血管功能的改变。

3. 大麻的依赖性治疗　躯体依赖较轻,不易产生耐受性,一般无需处理。如果吸食大麻者焦虑和猜疑严重,甚至发生惊恐反应,则应有陪护,进行解释和安慰,让吸毒者清楚这是吸食大麻的反应,几小时便消失。有时需要置患者于安静环境,口服或注射地西泮。

二、精神药物

(一)镇静催眠药

镇静催眠药种类繁多,包括苯二氮䓬类、巴比妥类药,以及其他镇静催眠药等。

1. 中毒症状 各类药物急性中毒的临床表现相似,包括中枢神经系统抑制、不同程度的呼吸抑制、低血压、低体温、肺水肿等。

苯二氮䓬类药物中枢神经系统抑制较轻,中毒的主要症状是嗜睡、头晕、言语含糊不清、意识模糊、共济失调,很少出现严重症状如长时间深度昏迷和呼吸抑制等。巴比妥类中毒特点表现为中枢神经和心血管抑制、不同程度的呼吸抑制、低血压、低体温等。

水合氯醛急性中毒的主要征象为昏睡以至昏迷,脉弱,血压和体温降低,呼吸微弱、缓慢,或有节律不齐、心动缓慢及其他心律异常,发绀或苍白、瞳孔缩小(后期扩大),对光反射减弱或消失,肌肉松弛,反射消失等。部分患者出现肺水肿和脑水肿,最后可导致呼吸或循环衰竭。内服大量水合氯醛后,可发生严重胃肠道刺激或腐蚀现象,出现咽喉部及食道疼痛、恶心、呕吐、腹痛、腹泻,或见胃肠道出血、血尿、蛋白尿、肝大、黄疸等。少数患者出现谵妄、精神错乱及癫痫样发作。

2. 依赖性和戒断症状 一般半衰期短的苯二氮䓬类药物,停药后2～3日出现戒断症状,半衰期长者则在停药后10～20日发生。戒断症状较为多见的为失眠,异常的激动状态和神经质;较少见或罕见的为精神错乱、惊厥、胃痉挛、肌肉痉挛、恶心或呕吐、颤抖、多汗。

短效巴比妥类药物,在停药后2～3日即可出现戒断症状,而长效的同类药物的戒断症状在停药后10日可出现,表现为焦虑、烦躁、头痛、心悸、失眠、噩梦、低血压、肌肉震颤,甚至惊厥、死亡。短效苯二氮䓬类药物停用后1～2日出现,长效苯二氮䓬类药物停用后2～4日出现戒断症状,如焦虑、失眠、内脏不适、肌痉挛、夜惊、精神异常、高热、死亡等。

3. 依赖性治疗 可以用弱效类催眠药或抗焦虑药进行替代治疗,也可用递减法逐渐脱瘾。短效的苯二氮䓬类药物依赖性可用长效地西泮替代递减。长效作用的苯二氮䓬可用苯巴比妥替代递减。使用苯巴比妥对各种作用时间的苯二氮䓬类药物脱毒,安全有效。因镇静催眠类药物有精神依赖和身体依赖两方面特性,使用者因惧怕戒断症状产生的痛苦而更难以戒除,因此危害性也更大。

(二)苯丙胺类

苯丙胺类主要包括苯丙胺、甲基苯丙胺、3,4-亚甲基二氧基甲基苯丙胺等。苯丙胺类的药物依赖性主要体现在精神依赖性上,此外还有中枢神经兴奋、致幻、食欲抑制等。甲基苯丙胺已成为世界上流行最快、滥用最为广泛的中枢兴奋剂,也是苯类中毒性最大的一种,使用一次便会产生精神依赖性,久用可致精神失常甚至致中毒性精神病。

1. 中毒症状 表现为烦躁易怒、不安、话多、头昏头痛、心悸、恶心、呕吐、无力、失眠、震颤、焦虑、幻觉、精神错乱、定向力障碍、惊恐、敌意等。

甲基苯丙胺急性中毒的典型症状和体征包括面部发红、出汗、发热、心率加快、心律失常、血压升高、心肌缺血、精神亢奋、刺激性欲、焦躁不安、震颤、惊厥、暴力行为、偏执行为、偏执妄想、精神错乱和分裂症等。精神障碍往往见于长期滥用的慢性中毒者。苯丙胺类慢性中毒表现类似苯丙胺急性过量中毒,具有顽固性失眠和包括分裂症、幻觉、幻听和失控的暴力行为等精神障碍的典型特征。

摇头丸滥用可导致神经精神系统的严重损伤,造成认知障碍和精神病症状,如焦虑、躁狂、抑郁、睡眠障碍和记忆障碍等;其他躯体障碍包括肌肉活动增加、出汗、高热、震颤、惊厥、心血管功能障碍等严重致命损害。摇头丸长期使用慢性中毒导致的精神障碍包括分裂型精神病、自杀倾向、自我感消失和环境失真感、幻觉、惊恐发作、认知障碍(如记忆缺失)等多方面严重损害,有些是不可逆的实质性损害,并易导致过量中毒死亡。

2. 依赖性与戒断症状 苯丙胺为中枢兴奋剂,能促进去甲肾上腺素能神经末梢释放NA,兴奋中枢,并且能抑制食欲,曾用于治疗肥胖症,但同时也会产生严重的依赖性。苯丙胺类药物依赖的躯体戒断症状、体征通常不明显,长期、大量滥用苯丙胺类药物后,停用数小时至数周可出现用药渴求、焦虑、抑郁、疲乏、失眠或睡眠增多、精神运动性迟滞、激越行为等症状。

3. 依赖性的治疗 戒断症状较轻,一般不引起严重的生理功能紊乱。出现戒断症状时,以对症治疗为主。对抑郁、无力、渴求等症状较为严重的患者,可使用三环类抗抑郁药(TCAs),如氯丙咪嗪;或选择5-HT再摄取抑制剂(SSRIs),如氟西汀;对于部分患者在戒断过程中可能出现的幻觉、妄想,可使用氟哌啶醇。

(三)致幻剂类

致幻剂类,又称拟精神病药,也称迷幻药物,是一类不影响意识和记忆的情况下改变人的知觉、思维和情感活动的一类化合物。本类药物精神依赖性较强,躯体依赖性较弱。致幻剂按对神经递质的影响不同分为天然致幻剂和人工合成致幻剂两类。天然致幻剂有仙人球毒碱、裸盖菇素等,从中毒机制看,大麻也属于致幻剂类毒品;人工合成的致幻剂有二甲基色胺、二乙基色胺、麦角酸二乙酰胺、苯环己哌啶等种类。

仙人球毒碱又称为麦司卡林,提取自一种茜草属仙人掌,其种籽、花球碾成粉末口服后能产生强烈的幻听、幻视作用。仙人球毒碱为苯乙胺的衍生物。吸食后2~3小时后出现幻觉,幻觉持续7~8小时甚至12小时以上。吸食仙人球毒碱的危害主要是导致精神错乱,导致吸食者产生暴力性行为。

裸盖菇素(psilocybin)是"致幻蘑菇"中含有的致幻性成分,致幻蘑菇是一类具有致幻作用的真菌,随着服用毒品人数的增加,致幻蘑菇逐渐为人们所重视。在我国也有含裸盖菇素的蘑菇分布。裸盖菇素在人体内可被代谢为二甲基色胺而产生致幻作用。口服后会产生幻觉,出现人格解体、现实感丧失、时空感改变、身体失重等,后续会产生无精打采、极度的筋疲力尽和精神上的颓废状态以及偏头痛、反射亢进、抽搐、耳鸣和感觉异常以及交感神经兴奋症状,严重者出现妄想综合征。

麦角酸二乙酰胺是无色、无臭、无味的液体,属于半合成的生物碱类物质,是已知致幻程度最强的迷幻剂。口服吸收快,作用持续10~12小时,只用10μg就能引起明显的欣快和致幻作用,与脑内升高5-HT有关。大量或长期服用麦角酸二乙基酰胺会使记忆力受到损害,并出现抽象思维障碍,伴有严重的毒副作用,会大量杀死细胞中染色体,导致孕妇流产和婴儿先天畸形。

二甲基色胺是无色结晶物质,不仅存在于植物中,还以痕量见于人体中,由色胺-N-转甲基酶催化产生,但具体功能不明。结构上与神经递质5-HT和其他色胺类致幻剂5-甲氧基二甲基色胺、蟾毒色胺、脱磷酸裸盖菇素类似,色胺类致幻剂可产生欣快、幻觉、令人陶醉,有明显耐受性和精神依赖性,无身体依赖性。

(四)氯胺酮

氯胺酮(ketamine)又称"开他敏",将氯胺酮加入其他辅料制成片剂或粉剂,就成为K粉。其外观为纯白色细结晶体,1967年作为动物麻醉剂生产和使用,20世纪70年代后期首先在美国流行,后在全球范围被广为滥用。2003年我国公安部将其明确列入毒品范畴。因氯胺酮可抑制丘脑新皮层系统,选择性地阻断痛觉,故具有镇痛作用;此外,氯胺酮对大脑边缘系统具有兴奋作用,由此造成氯胺酮的一些作用特点,即意识与感觉的分离状态,这是造成氯胺酮滥用的毒理学基础。氯胺酮的吸食方式为鼻吸或溶于饮料后饮用,具有一定的精神依赖性。滥用氯胺酮后主要导致神经精神中毒反应、幻觉和精神分裂症状,表现为讲话含糊不清、头昏、精神错乱、过度兴奋、幻觉、幻视、幻听、运动功能障碍、抑郁以及在药物作用下出现怪异和危险行为。吸食过量或长期吸食,可以对心、肺、神经都造成致命损伤。此外,氯胺酮(ketamine)以及 γ-羟基丁酸(γ-hydroxybutyric acid)、γ-丁内酯(γ-butyrolactone)、氟硝西泮(flunitrazepam)等,常在娱乐场所滥用,又称俱乐部毒品(club drug)。

三、其 他 类

(一)乙醇

1. 乙醇中毒症状 急性中毒的表现大致可分为三期:兴奋期、共济失调期、昏迷期。乙醇首先抑制中枢神经系统抑制性突触,故先兴奋,结果随着浓度增加,皮层下兴奋性突触也受到抑制,则出现全面抑制甚至昏迷。

酒中的乙醇与大脑和神经系统的亲和力最强,长期慢性乙醇中毒,可致大脑、神经系统损害,严重时可出现精神障碍、震颤、癫痫等并发症。饮酒10年以上的人,记忆力、判断力明显下降,酒后不想吃东西,造成低蛋白血症,维生素族缺乏。乙醇还可促进胆固醇的合成,使血脂浓度升高,血黏度增加,血流速度减慢,导致动脉硬化、高血压,诱发心脑血管疾病、溃疡病等。

2. 乙醇中毒的治疗 急性乙醇中毒后,无特效药对抗。输液利尿意义不大,因经肾脏排酒很少。对一般较轻的酒醉者无需特殊治疗,可使其静卧、保暖,给予浓茶或咖啡,待自行恢复。对烦躁不安、过度兴奋者可压迫舌根催吐,并肌注地西泮。对较重的昏睡者,用胃管抽空胃内容物,以1%碳酸氢钠或生理盐水洗胃,并留置50~100ml于胃内。对昏迷者,可静脉注射纳洛酮,直至苏醒、呼吸平稳。重度中毒者,可静脉注射葡萄糖液,同时皮下注射普通胰岛素,肌注维生素 B_6 和烟酸。极严重者可予透析治疗。呼吸表浅缓慢而呈呼吸衰竭现象者,以含5%二氧化碳的氧吸入,并肌注尼可刹米或络贝林,必要时进行人工呼吸。

3. 乙醇的依赖性和戒断症状 乙醇具有很强的耐受性、精神依赖性和身体依赖性。急性乙醇耐受或适应可很快形成,饮酒数小时后饮酒者可在原中毒性乙醇浓度下转为清醒。所有酗酒者均有慢性乙醇耐受性,即可以在异常高的血乙醇浓度下保持清醒。乙醇依赖性的特点是有长期反复饮酒历史并对酒有强烈的不可抑制的渴求的基础上,若停饮或减少饮酒可出现各种精神症状或躯体功能紊乱,而再饮则可使症状迅速消失。

戒断症状:包括自主神经系统的亢进(出汗、脉速、发热)、手指颤抖、睡眠障碍、恶心呕吐、一过性幻视、幻听、抑郁焦虑、烦躁、易怒、失眠、妄想、运动亢进、精神不安、癫痫大发作等。到2~5日症状最为明显,5日以后慢慢又可恢复。在这些症状中意识障碍(周围的定向力、集中力障碍)、认知障碍(记忆障碍、语言障碍)、感觉障碍、多动等出现较早,最后发展到震颤谵妄等重症状态。

4. 戒断症状的治疗

(1)单纯戒断症状:目前认为戒断症状的发生是由于长期的酒中毒影响到了神经递质系统所致,主要涉及的受体有 GABA、Glu 和 DA 系统。脱瘾镇静剂首选的替代药是苯二氮䓬类药物,目前已作为治疗戒断症状的一线药物,因为此类药物比较安全,且具有抗惊厥的特性,对控制症状及防止许多并发症的发作比其他类型的镇静药物更有效。而且还能预防可能发生的震颤谵妄、戒断性癫痫发作。

(2)震颤谵妄:可选用地西泮。如果口服困难应选择注射途径。根据患者的兴奋、自主神经症状调整剂量,必要时可静脉滴注,一般持续给药一周,直到谵妄消失为止。

(3)乙醇性幻觉症、妄想症:大部分的戒断性幻觉、妄想症状持续时间不长,用抗精神病药物治疗有效,可选用抗精神病药氟哌啶醇或奋乃静口服或注射,剂量不宜太大,在幻觉、妄想控制后可考虑逐渐减药,不需长期维持用药。

(4)乙醇性癫痫:可选用抗癫痫药丙戊酸类或镇静催眠药苯巴比妥类药物。

(二)近年来出现的新型毒品

1. 4-甲基甲卡西酮　策划药(designer drug)是指管制的成瘾药物经过毒品制造者在化学结构上的改造得到的,是 20 世纪 80 年代以来欧美国家的地下药物市场开始流行一类毒品,因其具有更为强效的成瘾性,加上毒品粗制滥造,使得成品中掺有不明成分的杂志,更易造成严重者中毒死亡。包括有芬太尼类物质,如 3-甲芬太尼;哌啶类物质,如 1-甲基-4-苯基-4-哌啶丙酸酯与苯环利定衍生物(天使尘)以及 4-甲基甲卡西酮等。

其中 4-甲基甲卡西酮俗称"丧尸药",与其他卡西酮衍生物如甲卡西酮、亚甲二氧甲卡西酮相似,可降低纹状体多巴胺转运体以及海马 5-HT 转运体的功能,抑制神经元重摄取单胺类递质;还可与 DA_2 受体和 $5-HT_2$ 型受体结合,发挥提高细胞外 DA 浓度的药理作用。4-甲基卡西酮口服后 1~20 分钟即可产生欣快感,在 45~60 分钟可达到顶点,使用后 60~120 分钟欣快感消退。长期使用可产生广泛的不良反应,如心血管系统主要表现为心动过速、血压升高、呼吸困难;胃肠道系统主要表现为食欲不振、恶心、呕吐;神经系统主要表现为头痛、头晕、耳鸣以及类似早期帕金森病症状的震颤、颈肩僵硬和动作灵敏度下降,精神表现主要有烦躁、易怒、攻击性加强、短期记忆受损,严重时甚至会出现妄想。可导致急性低钠血症,过量使用可引起心肌发炎,导致猝死。

2. "忽悠悠"　安眠酮和镇咳药的混合物会产生打瞌睡、似酒醉、走路蹒跚的症状,故叫"忽悠悠"。其主要成分为甲苯喹唑酮和麻黄碱。其中甲苯喹唑酮属于非巴比妥类长时作用催眠药,服用后 10~20 分钟可引起深睡眠,作用可维持 6~8 小时,可用于老人、心脏、肺、肾病患者,适用于失眠、神经衰弱、神经症等。长期服用可产生耐受性及成瘾性。由于其滥用愈来愈普遍,我国临床已停止使用。

3. 巧茶　巧茶(catha edulis)是一种产于东非和阿拉伯半岛地区的植物,又称阿拉伯茶、恰特草、埃塞俄比亚茶、也门茶、布什曼茶,现广泛分布于热带非洲、埃塞俄比亚、阿拉伯半岛以及中国的海南、广西等地。其茎叶含有卡西酮,易成瘾。已被列入国家食品药品监督管理总局、公安部、国家卫生计生委公布的《精神药品品种目录(2013 年版)》的第一类精神药品进行管制。

知识链接：

降 低 危 害

又称减少危害，近年来在药物滥用防治领域较受关注，是指应用各种措施和方法以减少药物滥用及相关行为的不良后果的一种整体策略。狭义是指降低药物滥用导致的相关疾病，特别是 HIV、AIDS 的感染和传播。广义应包括降低有药物滥用造成的社会和公共卫生危害及其对滥用者个体身心健康的损害。

思考题

1. 药物依赖性的定义和分类是什么？
2. 药物滥用的危害都有哪些？
3. 简述常见依赖性药物的分类与特征。

（杨静玉）

第九章　遗传药理学与临床合理用药

第一节　概　　述

一、遗传药理学定义和基本概念

（一）遗传药理学定义

参与个体对药物反应的影响因素有很多,如年龄、体重、性别、饮食、生活环境、药物相互作用、肝脏和肾脏功能等,但遗传变异是决定性因素。遗传药理学(pharmacogenetics)是研究由遗传变异引起的药物反应(治疗效应和不良反应)异常的学科,目前已成为药理学和临床药理学的重要分支。

随着现代分子遗传学技术的飞速发展和人类基因组计划的完成,遗传药理学得到了迅速的发展,不仅对多种药物代谢酶的基因多态性现象和本质有了更加深入的认识,也对各种药物转运体、药物靶点的遗传药理学性质和特征进行了广泛研究,特别是近年来的遗传药理学临床转化和个体化药物治疗有了新的发展,使得临床药物治疗"量体裁衣"的个体化药物治疗的新医疗模式得以实现。

（二）遗传药理学基本概念

人的基因位于成对的染色体上(性染色体除外),因此每一种基因都有一对,故称等位基因(allele)。如果这一对等位基因均没有发生碱基对的突变或缺失,此个体称为这一基因的野生型纯合子,如果个体有一个等位基因发生突变或缺失,称为杂合子;若两个等位基因均发生突变,称为突变等位基因的纯合子。

在正常人群中,由于同一基因位点上多个不同等位基因作用而出现两种或两种以上遗传决定的基因型,如果每种基因型的发生频率超过1%,称为基因多态性(genetic polymorphism)。单核苷酸多态性(single nucleotide polymorphism,SNP)指在基因组水平上由单个核苷酸的变异所引起的DNA序列多态性。它是人类可遗传变异中最常见的一种,占所有已知多态性的90%以上。在人类基因序列中,SNP广泛存在,平均每500~1000个碱基对中就有1个SNP,到目前为止,已识别出300多万个SNP,其中大约有6万多个位于基因的编码区。

个体在一定环境条件下表现的性状称为表型(phenotype),与形成这种性状有关的遗传结构称为基因型(genotype)。一种基因型不只决定一种表型,在不同的环境因素影响下,经过不同的发育途径,可形成几种表型,表型相同的个体可能具有相同或不同的基因型。就遗传药理学而言,表型反映个体之间药物反应差异的最终结果,而基因型往往是反映这种差异的根本原因。

二、遗传因素与药物反应

不同种族的人群和同一种族的不同个体对同一种药物的反应是不一样的,即药物反应存在明显的种族差异和个体差异。据估计,在药物代谢和药物效应中有20%～95%的差异是由基因引起,虽然很多非基因的因素影响药物效应,但遗传因素是引起药物反应个体差异的根本因素。

药物在体内的吸收、分布、代谢和排泄存在明显的个体差异。在药物代谢过程中发挥重要作用的药物代谢酶的遗传多态性可引起各自蛋白的功能改变,从而影响药物的血浆浓度和效应,成为导致药物反应个体差异的重要原因。药物转运体主要表达在人体的肝脏、肾脏、小肠、皮肤和脑等器官,它对于药物的吸收、分布和排泄起重要作用。药物转运体的基因变异改变转运体转运能力,影响药物药动学,进而导致诸多临床药物的疗效、毒副作用甚至药物相互作用的发生。药物受体的敏感性和亲和力的改变同样会影响药物的效应。药物靶点的基因变异,会改变药物与靶蛋白间的相互作用,影响药物的效应;药物运输蛋白的基因变异,会影响药物的吸收、分布和排出;药物代谢酶的基因变异,会改变药物的代谢。药物的总效应并不是单基因性状,而是由多种基因编码的参与药物代谢、药物转运和药物效应的多种蛋白的若干基因决定的。因此,在评价药物在个体中产生的总效应时,应综合考虑各种影响因素。因此,在应用某种药物时,如果代谢这种药物的酶基因或转运这种药物的转运体基因发生变异时,不同个体可能产生显著不同的血浆药物浓度,引起浓度依赖性效应差异;相应地,如果药物相关代谢酶基因或转运体基因不具有多态性特征,但药物作用位点基因发生变异,则个体即使面对同一种药物血浆浓度,也会发生作用位点基因型依赖性反应差异;如果个体既具有药物代谢酶或转运体基因的变异,同时又有药物作用位点基因的变异,则联合影响就会引起更多、更复杂的药物反应差异。多数药物是由几种基因产物相互影响共同决定其药物效应。

三、遗传药理学的发展与应用

(一)遗传药理学与个体化药物治疗

遗传药理学的最终用药目的是根据个人的遗传信息,在正确的时间,应用正确的药物给予正确的患者(the right drug for the right person at the right time)。也就是要从传统的"一药盖全、千人一量"的用药模式,向"量体裁衣、因人施药"的新的用药模式转变。这里所指的"体",是个体的基因结构,个体的基因型。也就是根据患者的药物相关蛋白的基因型选择合适的药物和合适的剂量。

以前,确定药物剂量的主要依据是根据患者的病理因素、年龄和体重等,这种状态将因遗传药理学的发展而被根据患者的遗传特点选择剂量所代替。也就是根据患者的药物代谢酶和药物转运体的基因型,以及药物受体或其他作用靶点的基因型来选择药物剂量。这样可以最大限度地减少药物不良反应和毒性作用,同时也最大限度地提高药物治疗效应。医生为了使患者获得正确的药物和正确的剂量,传统的方法是一个反复摸索过程,给一个常用平均剂量,根据临床疗效进行修正再给药。而基于遗传药理学,医生一开始就可以根据患者的遗传特征选择合适的药物和剂量。这缩短了患者获得正确药物治疗的摸索过程,加快了患者的治愈时间,减轻了患者的痛苦。这样既能提高药物的安全性,也可以避免不良反应的发生。

此外,我们还可以针对患者的基因型选择个体化剂量。进行这种选择的理想依据应是以特定基因型患者为研究对象进行的临床试验结果,但是,迄今这样的临床试验还非常少,只有将来在新药Ⅱ、Ⅲ临床试验中以患者基因型为基础分组才会有这样的数据。当前个体化药物治疗的依据是根据个体药物代谢酶、药物转动体和药物作用靶点的基因型以及药物的生物等效性、药物体内清除率、药时曲线面积等参数来制定给药方案。

遗传药理学的不断发展将为临床个体化药物治疗提供重要的理论基础和实验依据。当前,大范围应用遗传药理学知识和技术来指导临床用药仍然存在一定的困难。一方面,由于传统的基因分型方法不像一般的临床检查那样简便易行;另一方面,也由于临床用药自身的复杂性,许多单一疾病的治疗需要多种药物联用,许多患者因为患有几种疾病也需要同时服用多种药物;这样,即使在服药时每种药物仅考虑一种重要的药物相关蛋白的遗传变异,也会导致多种可能的药物剂量组合。但是,生物医学研究正迅速地阐明疾病病因的遗传基础、药物作用的分子机制,以及多态基因在药物代谢中的重要作用,而人类基因组计划对功能性基因组的发现和高通量筛选方法的运用,为阐明人类健康和疾病的多基因因素提供了强有力的新工具。可以预见,随着高通量基因分析技术的飞速发展以及更多的药物效应差异与基因多态性之间的关系的揭示,遗传药理学将会更广泛地指导和优化临床用药。

（二）遗传药理学在新药临床研究中的应用和前景

新药研发是一个高投入、高风险、长周期的过程。化学药品进入市场的成功率非常低,平均筛选 5000 ~ 10 000 个化合物,最终可能由于安全性或有效性的问题只有 1 ~ 2 个新化合物获批上市。可见,药物的安全性和有效性是新药开发和临床用药的核心问题,据统计,绝大多数药物在约 1/3 的使用者中不能取得满意疗效,约 1/6 的使用者发生不同程度的毒副反应,总安全有效率不到 50% 。

近年来,生物标记的遗传多态性与药物疗效及毒性的研究获得了突破性进展,以药物基因组学为基础的药物研究平台受到了各大制药公司和药物研究机构的青睐,通过遗传药理学和药物基因组学研究,可发现决定药物效应差异的功能基因的变异及其分类。采用 DNA 阵列技术、高通量筛选技术,以及生物信息学手段,发现新药物靶标、筛选和优化新候选化合物、在临床前和临床研究中精确评价药物安全性和有效性,将大大改善和加快新药的研发过程,节省研发费用,开发出更多更安全有效,甚至针对特定人群的个体化药物。目前,应用药物基因组学已成功开发出了曲妥珠单抗、吉非替尼、威罗菲尼等肿瘤靶向药物。此外,对已上市药物的遗传药理学研究,同样可以指导临床合理用药,如 *CYP2C9* 基因和 *VKORC1* 基因已经被美国 FDA 列为华法林安全用药的生物标记,用来指导华法林的安全使用。遗传药理学和药物基因组学的理论和研究方法,在新药临床研究中得到了广泛应用,为制药工业提供了新的发展机遇。

1. **Ⅰ期临床研究** Ⅰ期临床研究中,应当选择药物相关的代谢酶和转运体基因型不同的受试者,对临床前研究中发现的药物代谢转运相关基因靶点进行验证,更加精确地预测药物的个体化使用剂量,评价药物的安全性、药物浓度的变异程度与特定基因型可能的关系,更加精确地预测药物的个体化使用剂量,为后期临床研究建立安全有效的剂量范围,并探索潜在的药物相互作用提供有用信息;同时可以解释不同受试者间血药浓度的个体差异,用基因多态性来解释药物不良反应。由于临床实验的人数有限,可采用回顾性研究的方法对相关性不强的生物标记进行研究,初步推测及估计各标记在药物反应中的作用。

2. **Ⅱ-Ⅲ期临床研究** 根据基因型对受试者进行分层分析,选取潜在可获益(疗效好、毒性低)的特定基因型人群,排除潜在不可获益(无效和毒性高)的特定基因型人群,开展Ⅱ-Ⅲ期临床研究,评估基因型与药物效应之间的关系,有助于缩小试验规模、缩短研究时间、缩减开发费用。基于药物基因组学的新药临床试验可使新药的平均上市时间由 10 ~ 12 年缩短为 3 ~ 5 年,样本量和资金投入可降低 2 ~ 5 倍。例如,克唑替尼临床实验只招募 255 名局部晚期或转移的 ALK 阳性非小细胞肺癌患者,由于其疗效明显,该药很快被FDA 批准上市。而威罗菲尼Ⅱ期临床研究中,入组的患者仅为 132 例 BRAF-V600E 黑色素瘤患者,患者使用威罗菲尼后,总体生存期延长至 16 个月。此外,还能够获得药品说明书中关于基因多态性的循证数据,通过广泛的药物基因组学研究来制定新的治疗原则以及发现新的药物靶点。

3. **Ⅳ期临床研究** 上市后药物在大量患病人群中使用,增加了罕见或不常见的药物不良反应发生的可能性,Ⅳ期临床试验中关于药物毒副作用的药物基因组学再评价,有助于开发出安全性及有效性系数更高的药物,避免药物因严重药害事件而对患者造成严重后果。药物不良反应,大多是由患者对药物的个体差异造成的,有大量的患者使用受试药,因此一些罕见的不良反应发生在该期。在这个阶段,将使用该药物的患者的基因信息收集起来,并进行基因学分析,可以进一步降低不良反应的发生风险。Ⅲ期临床中最有名的案例是曲妥珠单抗(HER2 为靶点的单抗药物),该临床试验仅入选 470 名生物标记 HER2 为阴性的受试者亚群即获得美国食品药品管理局(FDA)批准上市;而估计不检测 HER2 靶标表达的临床试验样本保守估计超过 2200 名,时间成本与经济成本超过数倍;而批准时间仅为 6 个月。阿巴卡韦是一种抗艾滋病药物,约 5% 的白人可发生严重过敏反应,针对 *HLA-B * 5701* 的一项临床实验(在基因未分型和排除基因型为 *HLA-B * 5701* 的两组受试者中进行)发现,在排除 *HLA-B * 5701* 基因型的受试者中未出现免疫相关的过敏反应。*HLA-B * 5701* 和阿巴卡韦超敏反应之间都存在很强的关联性。因此,FDA 发布有关阿巴卡韦和含阿巴卡韦药物的安全信息,建议在使用阿巴卡韦治疗之前,对所有患者进行 *HLA-B * 5701* 等位基因的筛查,以减少超敏反应的发生风险。

4. **应用前景** 目前在新药开发试验和药物临床应用中,用药者的基因型检测尚未成为惯例,但随着基因组技术的不断发展,人类遗传标志的不断发现以及基因型-药物反应关联的不断揭示,不久的将来必定会掀起传统用药的革命性变化。事实上,在过去的 5 年中,遗传药理学、基因组学、蛋白组学及纳米技术的迅速发展已实现分子诊断水平的快速升级,并且开始在新药开发和个体化用药中广泛应用。2000 年,美国成立国立卫生研究院药物遗传学研究网络(Pharmacogenetics Research Network,PGRN),该全球性联盟的研究课题组研究了许多疾病的基因和药物治疗的关联性,发现 100 万以上的遗传变异,其中许多变异可能与患病风险或药物反应有关。研究人员已经开始使用这些信息来预测药物的安全性和有效性。2003 年，FDA 颁布了《pharmacogenomic data submissions》，据统计，共有 150 余种药物或新药化合物向 FDA 递交了药物基因组学资料。预计"新药开发中的药物基因组资料呈递指南"迟早将成为针对新药开发的强制性措施，即药厂在开发新药时必须提供与 CYP450 酶等主要药物代谢酶相关基因多态性的研究资料。2006 年 7 月，FDA 批准了第一种分子检测（GeneSearch BLN 检测）应用于乳腺癌转移的诊断。2007 年 9 月，FDA 批准了第一种遗传分子检测，该检测根据 *CYP2C9* 和 *VKORC1* 基因多态性预测患者对抗凝药华法林的敏感性。目前已有 70 余种药物增加或修改了遗传药理学标签，如用于治疗结直肠癌的伊立替康、用于治疗炎症性肠病和儿童白血病的巯基嘌呤和用于预防心脏病发作和中风的抗凝药华法林等，指示不同基因型患者在应用该药物时的疗效和毒性，帮助医生为个别患者定制剂量，增加药品使用的安全性和有效性。

第二节　基因多态性与药物反应

遗传因素导致的药物反应差异是临床用药中的常见现象，认识和阐明药物反应个体和群体间差异的发生机制是提高药物治疗效果、改善人们生活质量的重要内容。近年来，随着遗传药理学和药物基因组学的飞速发展，人们逐渐认识到药物代谢酶、药物转运蛋白和药物作用受体或靶位等药物反应相关蛋白的基因多态性是引起药物反应差异的根本原因。

一、药物代谢酶基因多态性

药物在体内的生物转化包括 Ⅰ 相反应和 Ⅱ 相反应两个过程。参与 Ⅰ 相反应的主要药物代谢酶为细胞色素 P450 酶，参与 Ⅱ 相反应的主要药物代谢酶有 *N* – 乙酰基转移酶、谷胱甘肽转移酶、葡萄糖醛酸转移酶等。人类药物代谢酶类有 30 多个家族，其中大多数都有基因变异，除了单基因多态性外，也存在多基因多态性。药物代谢酶基因变异引起表达的酶蛋白功能发生改变，导致表型多态性，在代谢其作用底物药物时，引起药物体内清除率改变而产生不同的药物浓度，因此，药物代谢酶的基因变异会影响药物的吸收、分布、代谢和排出。目前，许多影响药动学的相关基因已经被克隆和鉴定。

（一）细胞色素 P450 氧化酶基因多态性

细胞色素 P450 酶（cytochrome P450，CYP450）是由一群基因超家族编码的酶蛋白所组成。CYP450 成员现已经达到 500 多种。在人类，有功能意义的 CYP450 同工酶约 50 种，其中 CYP3A，CYP2C，CYP2D 和 CYP2E 亚家族几乎代谢了 90% 的药物。CYP450 酶的不同基因型可影响其对药物的代谢能力，产生超强代谢者（ultraextensive metabolizers，UEM）、强代谢者（extensive metabolizers，EM）、中间代谢者（intermediate metabolizers，IM）和弱代谢者（poor metabolizers，PM）四种不同表型，因此，当个体应用药物常规剂量时会表现出不同的药理效应和毒副反应。CYP450 酶系还参与了许多内源性物质如类固醇、脂肪酸、维生素 D_3、儿茶酚胺以及外源性物质如药物、杀虫剂、毒物、致癌物等代谢。

CYP450 具有遗传多态性，大量研究表明 CYP1A1，CYP1A2，CYP2A6，CYP2C9，CYP2C19，CYP2D6 和 CYP2E1 酶活性的人群分布特征呈遗传多态性。药物代谢酶基因多态性导致酶活性降低甚至缺陷的分子机制包括基因片段重复复制、核苷酸重复、剪接位点突变引起外显子跳位、点突变导致基因转录水平过早终止其编码、氨基酸置换改变蛋白质的稳定性或催化活性和基因缺失等。本节重点介绍 CYP2C9，CYP2C19，CYP2D6，CYP3A 基因多态性。

1. CYP2C9　CYP2C9 是 CYP2C 亚家族中的主要成员，占肝微粒体 CYP450 总量的 20%，能催化大约 12% 的临床常用药物。

（1）CYP2C9 基因多态性：CYP2C9 基因在人群中存在遗传多态性。CYP2C9 存在三种等位基因：CYP2C9 * 1（Arg144/Ile359），CYP2C9 * 2（Cys144/Ile359），CYP2C9 * 3（Arg144/Leu359）。CYP2C9 * 2 基因编码的酶因为 Arg144 Cys（C416T 外显子 3）突变损害该酶与 P450 氧化酶亲和力，从而改变该酶的催化活性。而 CYP2C9 * 3 基因编码的酶因为 Ile359 Leu（A1061C 外显子 7）替换造成该酶对底物亲和力降低，从而改变该酶的底物特异性及对底物催化活性。CYP2C9 的遗传多态性存在种族差异。按基因型计算，CYP2C9 * 1，CYP2C9 * 2 和 CYP2C9 * 3 在白种人中发生频率分别为 70%、22% 和 8%，东方人为 92%、0 和 8%；按等位基因频率计算，Arg144，Cys144 和 Leu359 等位基因在白种人发生率分别为 79%~86%、8%~13% 和 6%~9%；而在东方人中频率为 97%~98%、0% 和 2%~3%。Cys144 在东方人种罕见，在美国黑人也仅有 1%。

（2）临床意义：CYP2C9 * 3 纯合子对 S-华法林清除率仅为 CYP2C9 野生型的 10%，亦即酶活性下降 90%。因此，应用华法林抗凝治疗的患者，明确 CYP2C9 基因型对预测最佳用药剂量十分重要。比如对 CYP2C9 * 3 纯合子患者只需每天 0.5mg 消旋华法林，而对 CYP2C9 野生型患者则需要每天给 5~8mg 才能达到治疗目的。此外，CYP2C9 * 3 基因型还影响 CYP2C9 其他底物的体内清除率，如苯妥英、甲磺丁脲和氯沙坦等。尽管 CYP2C9 酶缺陷频发率虽低，但因缺陷导致临床用药的毒副反应严重，临床医生必须引起足够的重视。

2. CYP2C19　CYP2C19 酶为 S-美芬妥因羟化酶，在药物代谢中具有重要作用。抗癫痫药物 S-美芬妥英的 4'-羟化代谢在人群中呈二态分布：即 S-美芬妥英 4'-羟化强代谢者（EMs）和弱代谢者（PMs）。CYP2C19PM 发生率存在明显的种族差异。在白种人，PMs 频发率为 3%~5%，东方人（如中国人和日本人）高达 15%~20%，非洲裔美国黑种人仅为 6%。

（1）CYP2C19 基因多态性：CYP2C19 基因位于第 10 号染色体 q24.1~q24.3 区带上，编码 490 个氨基酸，有 9 个外显子。CYP2C19 至少存在 5 种突变基因和 9 种等位基因：CYP2C19 * 1A（2C19$_{wt1}$），2C19 * 1B（2C19$_{wt2}$），2C19 * 2A（2C19$_{m1A}$），2C19 * 2B（2C19$_{m1B}$），2C19 * 3（2C19$_{m2}$），2C19 * 4（2C19$_{m3}$），2C19 * 5A（2C19$_{m4}$，2C19$_{TRP433}$），2C19 * 5B 和 2C19 * 6（2C19$_{m5}$）。这些等位基因变异与酶活性之间的关系见表 9-1。中国人 CYP2C19 PM 表型几乎均为 CYP2C19 * 2 和 CYP2C19 * 3。CYP2C19 * 2 在第五外显子 681 位发生 G→A 的突变，导致 mRNA 的剪切缺陷，生成不成熟的酶蛋白，结果导致酶活性的缺陷。CYP2C19 * 2 等位基因在亚裔人（25%）的出现频率大于白种人（13%）。CYP2C19 * 3 是由于第四外显子发生 636 位 G→A 的突变，导致终止密码子提前出现，产生无功能的蛋白质。CYP2C19 * 3 频率亚裔人为 8%，白种人小于 1%。罕见突变基因仅发现 CYP2C19 * 5。CYP2C19 蛋白含量与其酶活性呈正相关。

表 9-1 人的 *CYP2C19* 等位基因与酶活性的关系

新命名	俗名	基因变异	酶活性
*CYP2C19 * 1A*	*CYP2C19wt1*		有活性
*CYP2C19 * 1B*	*CYP2C19wt2*	Ile331Val	有活性
*CYP2C19 * 2A*	*CYP2C19m1A*	剪接缺失	无活性
*CYP2C19 * 2B*	*CYP2C19m1B*	Glua2As,剪接缺失	无活性
*CYP2C19 * 3*	*CYP2C19m2*	终止密码子	无活性
*CYP2C19 * 4*	*CYP2C19m3*	GTG 起动密码子	无活性
*CYP2C19 * 5A*	*CYP2C19m4*	Arg433Trp	无活性
	CYP2C19TRP433		
*CYP2C19 * 5B*		Ile331Val;Arg433Trp	无活性
*CYP2C19 * 6*	*CYP2C19m5*	Arg132Gln;Ile331Val	无活性
*CYP2C19 * 7*	无	改变剪接位点	无活性
*CYP2C19 * 8*	无	Trp120Arg	无活性

(2)临床意义:CYP2C19 代谢临床上许多药物,如普萘洛尔、米帕明、丙米嗪、氟伏沙明、海索比妥、甲苯比妥、地西泮、美芬妥英、西酞普兰、奥美拉唑、西咪替丁、兰索拉唑、泮托拉唑、甲苯磺丁脲、华法林等。大部分这些药物的代谢和疗效依赖于 *CYP2C19* 的基因型,且这种催化作用呈底物剂量依赖性和基因剂量效应,即 EM 和 PM 对药物的处置有显著差异。因此,当临床上合用经 CYP2C19 代谢的上述两种药物时,会产生明显的药物相互作用,甚至产生严重的毒副反应。因此,临床医生在使用上述药物时必须考虑 *CYP2C19* 基因多态性。

3. CYP2D6　CYP2D6 为异喹胍氧化酶,是第一个被发现存在基因多态性的 CYP450 酶。CYP2D6 存在明显的表型多态性和基因多态性,代谢能力在不同个体中的差异可达 1 万倍以上。

(1)*CYP2D6* 基因多态性:*CYP2D6* 基因由 497 个氨基酸组成,至少存在 48 个核苷酸变异,这些变异形成 53 个 *CYP2D6* 等位基因。CYP2D6 存在多种形式的基因突变,这些突变使正常基因 *CYP2D6wt* 活性消失。欧美人群中,*CYP2D6* 最常见的突变是 *CYP2D6A*,*CYP2D6B*,*CYP2D6D* 和 *CYP2D6T*;中国人群中以 *CYP2D6J*(*CYP2D6 * 10A*)等位基因的发生率最高,51% 的中国人 *2D6* 等位基因中含有 *Ch1* 基因,而我国台湾省人 *2D6J*(类似 *Ch1*)可达 70%。

(2)临床意义:尽管 *CYP2D6* 多态性表型在中国人的频发率低于 1%,但因为 CYP2D6 代谢的底物或药物很多,且许多药物治疗浓度范围窄,低浓度时疗效不佳,而较高浓度时易出现毒性作用。CYP2D6 介导了至少 80 多种药物的代谢,占总 CYP450 代谢药物的 30% 左右。代谢药物包括抗心律失常药、β-受体拮抗药、抗高血压药、抗心绞痛药、镇痛药和三环类抗抑郁药等(见表 9-2)。其次,*CYP2D6* 基因多态性还与某些疾病的易感性有关,CYP2D6 弱代谢者易发生红斑狼疮和帕金森病,而 CYP2D6 强代谢者易发生肺癌、膀胱癌、肝癌和胃肠癌。

表 9-2　临床上常见的 CYP2D6 代谢药物

药物类别	药物	药物类别	药物
β 受体拮抗药	烯丙洛尔、丁呋洛尔、美多洛尔、普萘洛尔、噻吗洛尔、布尼洛尔、卡维洛尔	抗精神病药	奋乃静、氟哌啶醇、利螺环酮、硫利达嗪、珠氯噻醇
抗心律失常药	奎尼丁、英卡胺、司巴丁、氟卡胺、普罗帕酮、安搏律定、美西律	抗抑郁药	阿米替林、丙米嗪、氯丙咪嗪、去甲丙咪嗪、去甲替林、阿米夫胺、溴法罗明、马普替林、帕罗西汀、托莫西汀
降压药	异喹胍、胍生、吲哚拉明	止咳平喘药	可待因、甲氧苯丙胺、右美沙芬
抗心绞痛药	哌克昔林、特罗地林	降血糖药	苯乙双胍
镇痛药	右美沙芬、吗啡、可待因、芬太尼、哌替啶、曲马多	5-HT 拮抗剂	托比色创

4. CYP3A　CYP3A 是一种重要的 CYP450 酶,占成年人肝脏 CYP450 酶总量的 25% ,代谢临床中约 60% 的药物,CYP3A 也能催化许多内源性物质如睾酮及可的松的 6-β- 羟化代谢。在人类,CYP3A 家族包括 CYP3A4,CYP3A5,CYP3A7 和 CYP3A43 等多种亚型。

(1)CYP3A 基因多态性:CYP3A 基因位于人类第 7 号染色体 q21.3-22.1,包含 13 个外显子。CYP3A 基因包括 CYP3A4,CYP3A5,CYP3A7 和 CYP3A43 四个基因和 CYP3AP1,CYP3AP2 两个假基因。现已发现 20 多个 CYP3A4 单核苷酸多态性和 10 多个 CYP3A5 单核苷酸多态性。CYP3A4 * 1B 突变频率存在种族差异:白人为 9% ,非洲裔美国人为 53% ,我国台湾人为 0% 。CYP3A4 * 2 位点导致第 222 位色氨酸变为脯氨酸(Ser222Pro),发生频率在白种人为 2.7% ,而黑人与中国人缺如。2001 年,我国台湾学者在中国人群中发现了 CYP3A4 * 4,CYP3A4 * 5 和 CYP3A4 * 6 三个位点,并证实这三个位点可导致 CYP3A4 活性的降低。CYP3A5 * 1 的发生频率同样存在种族差异,白种人为 9.2% ,中国人为 28% 。

(2)临床意义:CYP3A 在临床药物代谢和药物治疗中具有重要作用,主要表现在以下三个方面:①CYP3A 基因多态性在药物代谢中的作用,CYP3A 在临床上代谢大约 60% 的药物,包括免疫抑制剂、大环内酯类抗生素、降脂药、抗肿瘤药、钙通道阻滞剂和抗抑郁药等;因此,在新药研发中需明确该新药是否由 CYP3A 催化代谢;例如,特非那定由 CYP3A4 催化代谢生成特非那定酸,而红霉素等 CYP3A4 抑制剂因抑制 CYP3A4 的活性可增加特非那定的心脏毒性,因此研发特非那定酸取代特非那定,以减少不良反应的发生;②CYP3A 基因多态性在药物治疗中的作用,CYP3A 酶的诱导或抑制可明显影响 CYP3A 底物与药物间相互作用,例如抗结核药物利福平可诱导 CYP3A4 酶的活性,因此免疫抑制剂环孢素与这些药物合用时应加大剂量;相反,由于免疫抑制剂环孢素和抗组胺药特非拉定均主要由 CYP3A4 催化代谢,而红霉素及酮康唑是 CYP3A 酶的抑制剂,因此接受红霉素及酮康唑治疗的患者在应用环孢素和特非拉定时,不良反应可能会加重;所以,对于治疗窗较窄的且由 CYP3A 催化代谢的药物在与其他药物合用时,一定要注意药物间的相互作用以及药物浓度的监测,以避免一些患者因血药浓度过高而出现严重的不良反应,或者因血药浓度过低而导致治疗失败;③CYP3A基因多态性与疾病易感性的关系,CYP3A 基因多态性与前列腺癌、肝癌、白血病、膀胱癌以及乳腺癌存在相关性。由于CYP3A4催化代谢睾丸激素生成2β、6β或15β-羟化睾丸激素,而雄性激素的代谢与作用已被证明与前列腺癌的发病有关,因此 *CYP3A4* 基因分型有助于前列腺癌的临床诊断及疾病发展的预测。

(二)非P450的 I 相酶基因多态性

除CYPP450酶外,还存在其他 I 相药物代谢酶,这些代谢酶对维持机体正常生理功能以及药物和外源性化学物质的生物转化发挥重要作用。人体内其他非P450的 I 相药物代谢酶主要包括乙醇脱氢酶、乙醛脱氢酶、含黄素单氧化酶和二氢嘧啶脱氢酶等。下面重点介绍乙醇脱氢酶和乙醛脱氢酶。

1. 乙醇脱氢酶　乙醇在体内主要由乙醇脱氢酶(alcohol dehydrogenase,ADH)和CYP2E1水解成乙醛和甲酮,乙醛继而由乙醛脱氢酶(aldehyde dehydrogenase,ALDH)水解成乙酸。现已发现至少有5种结构基因 *ADH1*,*ADH2*,*ADH3*,*ADH4*,*ADH5* 编码人体ADH,它们产生8个多肽亚单位α、$\beta1$、$\beta2$、$\beta3$、$\gamma1$、$\gamma2$、π、χ,再由这些亚单位成对组合成不同的ADH二聚体。ADH能够代谢地高辛、毛地黄毒苷、吉妥辛等洋地黄化合物。因此,乙醇通过竞争ADH能够显著性地阻碍强心苷的氧化,使强心苷浓度过高而引起心脏毒性。

(1)ADH基因多态性:非典型ADH(*ADH2* 基因)存在明显的种族差异,英国人 *ADH2* 等位基因频率5%～10%、德国人为9%～14%、瑞士人约20%,而东方人高达85%,中国人乙醇氧化速率较白种人快。白种人 *ADH3* 变异体的发生率明显高于东方人和非洲人。*ADH2* 基因有3个等位基因:*ADH2 * 1*,*ADH2 * 2*,*ADH2 * 3*,分别编码$\beta1$、$\beta2$和$\beta3$亚单位,形成6种基因型:*ADH2 * 1/ * 1*,*ADH2 * 2/ * 2*,*ADH2 * 3/ * 3*,*ADH2 * 1/ * 2*,*ADH2 * 1/ * 3*,*ADH2 * 2/ * 3*。*ADH2 * 1* 为野生型等位基因,无活性;突变型 *ADH2 * 2*(G143A)具有ADH活性。在欧美人群中,*ADH2 * 1* 等位基因频率在85%以上,亚洲人中 *ADH2 * 2* 等位基因频率在85%以上;所以,亚洲人饮酒后易使乙醇代谢为乙醛而发生脸红、头晕等反应。最近还证明,*ADH2 * 3* 是非洲裔美国人中唯一的等位基因,它与妊娠期妇女饮酒所致的低婴儿发育指数相关。*ADH3* 基因有野生型 *ADH3 * 1* 和突变型 *ADH3 * 2*(G1048A)两种。在欧美白种人中,*ADH3 * 1* 等位基因频率为50%～60%,黑人为85%,亚洲人高达95%。*ADH3* 多态性与饮酒方式相关,携带 *ADH3 * 2* 慢代谢等位基因的个体易产生酒精依赖,导致酒精中毒。

(2)临床意义:ADH在视觉过程中视黄醇-视黄醛的转化发挥重要的作用。乙烯己二醇经ADH氧化形成乙酸和氢氧酸代谢物,导致代谢性酸中毒、肾衰竭。乙醇通过对ADH的竞争显著地阻止强心苷的氧化而引起心脏毒性。*ADH2* 基因多态性与酗酒有关,*ADH2 * 1/ * 1* 基因型在酗酒者中的频率远高于健康对照组;而在酗酒者中,*ADH2 * 2/ * 2* 基因型者发生肝硬化的危险性更高,比值比(odds ratio,OR)为4.6。最近,日本科学家发现食管鳞癌患者中 *ADH2 * 1/ * 1* 发生频率明显高于健康对照组;具有 *ADH2 * 1/ * 1* 和 *ADH2 * 1/ * 2* 联合突变的个体发生食管鳞癌的危险性更高,OR值高达17.9。

2. 乙醛脱氢酶　乙醛脱氢酶(aldehyde dehydrogenase,ALDH)的生理意义在于它对乙醛的解毒作用。现发现至少存在7种不同基因编码的ALDH(ALDH$_1$,ALDH$_2$,ALDH$_3$,ALDH$_4$,ALDH$_5$,ALDH$_6$,ALDH$_7$),但只有ALDH$_1$和ALDH$_2$才被认为是"真"ALDHs。

(1)ALDH基因多态性:目前发现ALDH同工酶至少有12种,但具有遗传多态性的只有 *ALDH2*。*ALDH2* 位于12号染色体,是线粒体ALDH的主要编码基因。*ALDH2* 有野生

型 *ALDH2 * 1* 和突变型 *ALDH2 * 2*（*G1510A*）两种等位基因。*ALDH2 * 1/ * 1* 具有 ADLH 酶活性，而 *ALDH2 * 1/ * 2* 和 *ALDH2 * 2/ * 2* 基因型的个体由于饮酒使乙醛氧化为乙酸延缓，被认为不具有 ADLH 酶活性。*ALDH2* 多态性存在明显的种族差异。朝鲜人，*ALDH2 * 1* 和 *ALDH2 * 2* 的频率分别为84%和16%；日本人为73%和27%。

（2）临床意义：ALDH 的临床意义在于它对乙醛的解毒作用。具有 *ALDH2* 基因突变的个体，如果大量酗酒，会引起严重的肝损害和肝病。习惯性饮酒的 ALDH2 缺损个体，外周淋巴细胞姐妹染色单体交换的发生率明显高于每天饮酒的 ALDH2 正常者。ADH3 和 ALDH2 酶活性正常的人产生酒精相关器官损害的危险性高于酶活性异常者。*ALDH2* 基因多态性与肿瘤的发生有一定的相关性。

（三）Ⅱ相代谢酶基因多态性

1. N – 乙酰基转移酶　N- 乙酰基转移酶（*N*-acetyltransferase，NAT）是大多数哺乳动物体内具有的参与 Ⅱ 相乙酰化反应的代谢酶。人体内 NAT 有两种亚型：NAT1 和 NAT2。NAT1 表达于人体大多数组织（红细胞和淋巴细胞分布最多），催化对氨基水杨酸和对氨基苯甲酸等物质的乙酰化代谢。NAT2 仅表达于肝脏和肠道，在体内参与异烟肼、普鲁卡因胺、磺胺等 20 多种肼类化合物和具有致癌性的芳香胺或杂环胺类化合物的代谢。

（1）*NAT* 基因多态性：NAT 活性在人群中呈多态分布，根据乙酰化表型的不同可将人群分为三类：慢型乙酰化代谢者、快型乙酰化代谢者和中间型乙酰化代谢者。NAT 表型多态性存在显著的种族差异和地域差异，在亚洲人中，慢型乙酰化代谢者的发生率为10% ~ 30%，白种人为40% ~ 70%。*NAT1* 和 *NAT2* 具有遗传多态性。*NAT1* 突变等位基因有：*NAT1 * 3*（C1095A），*NAT1 * 10*（T1088A，C1095），*NAT1 * 11*（9 bp deletion），*NAT1 * 14*（G460A），*NAT1 * 15*（C559T），*NAT1 * 17*（C190T）。*NAT1 * 10* 和 *NAT1 * 11* 为高活性的突变等位基因；而 *NAT1 * 14*、*NAT1 * 15* 和 *NAT1 * 17* 为低活性的突变等位基因。通常将 *NAT1 * 10* 和 *NAT1 * 11* 的纯合子和杂合子认为是快型乙酰化代谢者，而其余等位基因的组合则被认为是慢型乙酰化代谢者。*NAT2* 基因有 7 个点突变：G191A，C282T，T341C，C481T，G590A，A803G 和 G857A，4 个同义突变：T111C，C282T，C481T，C759T。*NAT2* 基因型与表型有良好的相关性，基因型几乎可以完全解释其表型多态性。亚洲人发生 *NAT2 * 5A/B/C* 突变的频率较低（≤7%），而 *NAT2 * 7A/B* 的频率较高（10% ~ 18%）。由此可见，亚洲人慢型乙酰化表型发生率（10% ~ 30%）显著低于白人（40% ~ 70%）的原因是由于亚洲人中 *NAT2 * 5A/B/C* 的发生率较低。

（2）临床意义：异烟肼、肼屈嗪、氨苯砜、柳氮磺吡啶和普鲁卡因胺等多种药物在体内经乙酰化代谢。*NAT* 多态性通过影响这些药物的血药浓度而影响其疗效和不良反应（见表9-3）。其次，*NAT* 基因多态性与膀胱癌、直肠癌、乳腺癌、头颈部癌、肺癌以及前列腺癌发病风险相关。

表9-3　NAT 表型与药物反应

药物	表型	临床反应
异烟肼	慢型	传统剂量易引起外周神经性疾病；苯妥英钠与异烟肼合用时，苯妥英钠的不良反应加大；非东方人同时服用异烟肼和利福平时，血浆胆红素和转氨酶浓度会升高
	快型	日本人和中国人易引起肝毒性；以 1 周 1 次的剂量治疗开放性肺结核时，疗效较差

药物	表型	临床反应
肼屈嗪	慢型	产生抗核抗体,导致系统性红斑狼疮形成
	快型	治疗高血压时需考虑加大剂量
柳氮磺吡啶	慢型	抗类风湿关节炎的效果较好;血液系统和胃肠道的不良反应较严重
	快型	高铁血红蛋白浓度增加
氨苯砜	慢型	血液系统不良反应较多
	快型	治疗疱疹性皮炎时需加大剂量
普鲁卡因胺	慢型	易发生系统性红斑狼疮综合征
	快型	常规剂量治疗心脏病患者时易产生期前收缩

2. 组胺 N-甲基转移酶　组胺 N-甲基转移酶(histamine N-methyltransferase,HNMT)为胞浆酶,广泛分布于人类肝、脑、肾、肺、皮肤、胃肠道、呼吸道黏膜及红细胞等各种组织和细胞中,催化组胺及一些具有类似结构杂环化合物的 N-甲基化代谢。

(1)HNMT 基因多态性:HNMT 活性在人群中呈现 5 倍以上的个体差异,但无明显的多态性分布。1998 年,Press 等首次报道了 HNMT 基因外显子 4 中第 314 位碱基可发生 C→T 突变,导致第 105 个密码子编码的氨基酸发生 Thr(苏氨酸)→Ile(异亮氨酸)改变,从而导致 HNMT 酶活性水平和热稳定性显著下降。T314 突变等位基因频率存在种族差异,白种人的突变频率为 8%～10%,中国汉族人群中为 6%,日本人为 5%,但该突变并不能完全解释人群中 HNMT 活性的个体差异。

(2)临床意义:除组胺作为诊断性用药外,HNMT 的底物目前尚未作为药物用于临床,但其中的某些化合物正处于临床开发阶段。如组胺侧链修饰物(R)-a-甲基组胺是一种高强度和高选择的 H_3 受体激动剂,被认为在心血管疾病、疼痛及一些炎症性疾病的治疗中具有广阔的应用前景。HNMT 遗传多态性可能与疾病的遗传易感受性相关,314T 突变等位基因与哮喘的发生密切相关。

二、药物转运体基因多态性

药物转运蛋白在调节药物的吸收、分布、排泄中扮演非常重要的作用。药物转运蛋白存在于细胞膜上,根据转运体对底物转运方向的不同,可将其分为摄入转运体和外排系统两大类。摄入转运体主要是将内、外源性物质摄入细胞内,包括有机阴离子转运多肽家族(organic anion-transporting polypeptides,OATP)、有机阳离子转运体家族(organic cation transporter,OCT);药物转运外排系统包括多药耐药蛋白、多药耐药相关蛋白以及肝脏胆盐外排泵等。根据转运体的结构不同,将人体内的转运体分为两大类:三磷酸腺苷结合盒转运体(ATP-binding cassette transporters,ABC 转运体)和溶质转运蛋白家族(the solute carrier family,SLC)。人类 ABC 转运体由 7 个亚家族组成,共有 49 个成员,SLC 家族由 43 个亚家族组成,共有 298 个成员。

(一)ABCB1 转运体多态性

ABCB1,又名 P-糖蛋白(P-glycoprotein,P-gp)、多药耐药蛋白 1(multidrug resistance 1,

MDR1），是最早在肿瘤细胞中发现的转运蛋白，可以导致肿瘤细胞对抗癌药物出现多药耐药现象。ABCB1 的功能主要表现在以下三方面：①ABCB1 是一种细胞膜 ATP 依赖泵，可结合并以耗能方式排出多种药物，降低细胞内药物浓度而产生耐药性；②ABCB1 是钙离子通道的一部分，钙调蛋白抑制剂可与 P-gp 结合，提高细胞内的药物浓度，增加 MDR 细胞对抗癌药物的敏感性；③ABCB1 具有外排泵的功能，可向胞外排出食物中的天然毒物、内源性代谢产物和细胞毒性物质，是细胞防御毒物的一道生理屏障。

1. *ABCB1* 基因多态性　到目前为止，共发现 50 多个 SNPs 和 3 个插入或缺失突变，其中 19 个位于外显子区域，8 个位于内含子区，11 个为非同义突变。近年来，大部分 *ABCB1* SNPs 功能已得到阐明。例如，位于启动子（外显子 1b）T-129C 非编码区突变可导致人胎盘 P-gp 表达减少两倍；T307C（外显子 5）突变导致 ABCB1 蛋白结构改变；外显子 12 G2677T/A 错义突变导致 893 位丝氨酸变成苏氨酸，并导致 P-gp 糖蛋白表达降低；外显子 24 G2995A 突变导致 999 位丙氨酸到苏氨酸改变；这些基因突变均能影响 P-gp 的结构和功能。

2. 临床意义　*ABCB1* 遗传多态性可以显著地影响药物的处置，是药物浓度存在个体差异的另一重要因素。例如，单次口服非索非那定 180mg 后，*ABCB1* TT 3435 个体的血浆药物浓度较 CT 3435 和 CC 3435 低，同样，TT 2677 个体的非索非那定血浆浓度也低于 GG 2677 个体；*ABCB1* CC 3435 和 GG 2677 个体服用单剂量地高辛后，血浆药物浓度低于 GT 2677 和 CT 3435 或 TT 3435 和 TT 2677 个体；单剂量口服苯妥英钠后，*ABCB1* TT 3435 型个体血浆药物浓度明显高于 CT 3435 和 CC 3435 个体。

（二）有机阴离子转运体多态性

有机阴离子转运（OATP）多肽隶属于溶质转运体超家族，其编码基因统称为 *SLCO* 基因。OATP 家族已经拥有 11 名成员，主要成员是 OATP1A2，OATP1B1，OATP1B3，OATP2B1。OATP1B1 和 OATP1B3 是最重要的有机阴离子转运体，能转运多种内源性物质和药物进入肝细胞进而代谢和清除。到目前为止，OATP 转运体的特征和功能尚未完全清楚。由于 *OATP1B1* 基因研究最为透彻，下面只介绍 *OATP1B1* 基因多态性及其临床意义。

1. *OATP1B1* 基因多态性　*OATP1B1* 三种非保守的遗传变异为 A388G（Asn-130 → Asp），G455A（Arg-152→ Lys），G721A（Asp-241→ Asn），他们的等位基因命名为 *OATP1B1* * *1a*（AB026257），*OATP1B1* * *1b*（AF205071），*OATP1B1* * *1c*（AF060500）。最近通过测序分析，在美国白人中发现 8 种 *OATP1B1* 的无义突变，分别是 217T→C（Phe-73→Leu），245T→C（Val-82→Ala），467A→G（Glu-156→Gly），1058T→C（Ile-353→Thr），1294A→G（Asn-432→Asp），1385A→G（Asp-462→Gly），1964A→G（Asp-655→Gly），2000A→G（Glu-667→Gly）。这些突变基因频率具有明显的种族差异，美国黑人中最常见的突变为 388A→G（74%），2000A→G（34%）和 1463G→C（9%）；而美国白人中最常见的突变为 388A→G（30%），463C→A（16%）和 521T→C（14%）；亚洲人中最常见突变为 388A→G（74%）和 521T→C（14%）。

2. 临床意义　*OATP1B1* 基因多态性对 HMG-CoA 还原酶抑制剂（他汀类）普伐他汀、瑞舒伐他汀和匹伐他汀的肝选择性摄取、组织特异性分布、治疗效应具有重要作用。例如，*OATP1B1* 基因单倍型（ * *1a*/ * *1a*， * *1a*/ * *1b*， * *1b*/ * *1b*， * *1a*/ * *5*）显著影响普伐他汀的体内分布，其中 * *5* 个体 AUC$_{(0-6)}$ 显著高于 * *1b* 个体，从而使普伐他汀的肝细胞摄取延迟，而 * *1b* 等位基因则可加快该药物的分布和代谢。*SLCO1B1* 521T > C（174Val→Ala）突变是瑞格列奈体内血药浓度的独立预测因子,该突变纯合子个体的体内瑞格列奈的血浆 AUC 较 521T/C 杂合子和 521T/T 野生型纯合子分别高出 107% 和 188%。

(三)有机阳离子转运体多态性

有机阳离子转运体(organic cation transporter,OCT)包括 OCT1,OCT2 和 OCT3。OCT1 (编码基因 *SLC22A1*),OCT2(编码基因 *SLC22A2*)和 OCT3(编码基因 *SLC22A3*)的体内分布不同。OCT1 主要存在于肝细胞基侧膜,与肝细胞对有机阳离子底物的摄取有关;OCT2 则主要位于近端肾小管细胞,与阳离子底物从血中摄取进入肾上皮细胞有关,是肾脏排泄毒物的主要转运体。OCT3 分布于大动脉、骨骼肌、前列腺、唾液腺、肾上腺和胎盘等组织和器官,其中胎盘的组织分布最高。OCT 转运的主要药物有二甲双胍、奥沙利铂、金刚烷胺和西咪替丁等。

1. *OCT* 基因多态性　目前发现白种人 *OCT1* 基因编码区存在 4 个错义突变(61Arg→Cys,88Cy→Arg,160Phe→Leu,401Gly→Ser)和一个缺失突变(420Met→del),发生率分别为 9.1%、0.6%、22.0%、3.2% 和 16.0%。Shu 等在不同的种族人群中又发现多个新的基因多态性,如 41Phe→Leu 和 117Pro→Leu 多态性均发现在 2 种以上的人群中存在,说明 *OCT1* 基因多态性存在种族差异。对 *OCT1* 全部 11 个外显子和内含子区的多种族、大样本人群筛查发现多个基因多态性位点,其中 165Met→Ile,270Ala→Ser,400Arg→Cys,432Lys→Gln 四个位点的发生率均大于 1%。

对 *OCT2* 基因全部 11 个外显子和内含子区的多种族、大样本人群筛查发现多个基因多态性位点,其中 165Met→Ile,270Ala→Ser,400Arg→Cys 和 432Lys→Gln 四个位点的发生率均大于 1%。最近又有多个新的多态位点在日本人群中发现。有关 *OCT3* 基因多态性的报道较少。

2. 临床意义　研究发现,61Arg→Cys,401Gly→Ser 和 420Met→del 等基因变异的携带个体血浆二甲双胍的 C_{max},AUC 明显增高,而表观分布容积明显降低,说明 *OCT1* 基因多态性是影响二甲双胍药动学的一个独立决定因素。另一项单卵双生子研究发现,*OCT2* 基因多态性影响二甲双胍的血药浓度,为其药动学参数的巨大差异提供了新的合理解释。

三、药物受体基因多态性

受体蛋白的结构完整性是其正常功能所必需的。编码受体蛋白的基因变异可导致受体蛋白氨基酸序列的改变,而受体许多重要功能区的单个氨基酸替代都可导致受体空间构象的改变,从而改变受体的稳定性、药物与受体的亲和力,以及受体之间的相互调节。

(一)β 肾上腺素受体基因多态性

β 肾上腺素受体(β-adrenoceptor,β-AR)为肾上腺素受体的一个亚家族,属于 G 蛋白偶联受体超家族。β-AR 由 350～500 个氨基酸残基组成的多肽链,氨基酸序列具有高度的同源性与保守性。目前认为至少存在 β_1,β_2,β_3 三种不同的肾上腺素受体亚型,是否存在 β_4 受体仍属可疑。β-AR 受体的基因多态性通过改变受体蛋白的表达水平或结构等影响个体的生理与药理特征。

1. β_1 肾上腺素受体(β_1-AR)

(1)β_1-AR 基因多态性:β_1-AR 基因定位于 $10q^{24-26}$,全长 2.4kb,无内含子,其开放读码区编码长度为 477 个氨基酸残基的蛋白质,5′侧翼区调控序列包含甲状腺激素、糖皮质激素及

cAMP 结合片段等公认的调控元件,3′端有 900bp 的非翻译区。现已发现 β_1-AR 18 个点突变,其中 11 个 SNP 为置换,7 个为颠换。17 个位于编码区的点突变有 10 个为沉默突变,只有 7 个产生编码氨基酸的改变(图 9-1)。

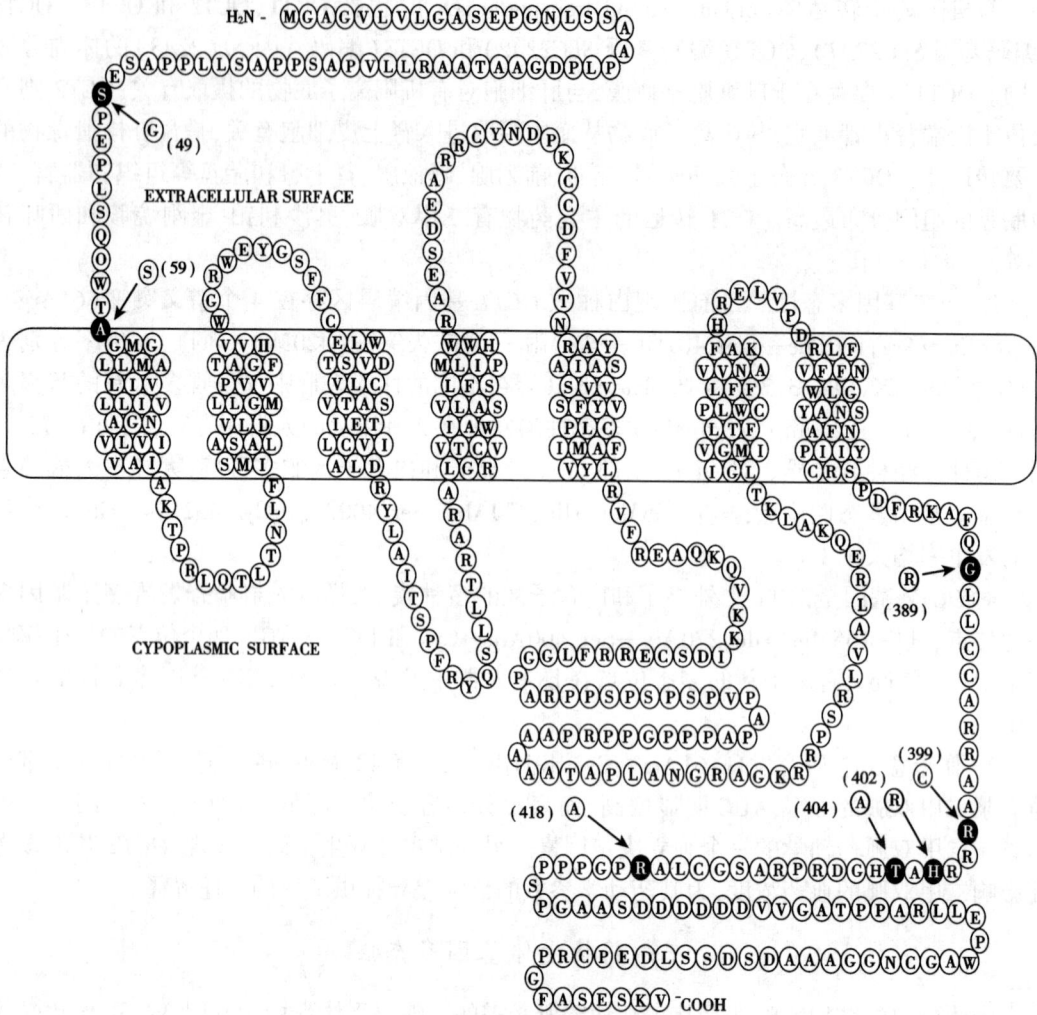

图 9-1　人 β_1 肾上腺素受体的多态性模式图

对 β_1-AR 基因多态性与药物反应相关研究最多的是 A145G 多态性和 G1165C/Gly389Arg 多态性。A145G 突变发生频率较低,G 等位基因的发生频率在白种人和中国人均为 15%,未显示种族差异。1165C 等位基因的发生频率在黑人为 58%,美国白人为 72% ~ 74%、英国人为 75%、法国人为 76%、中国人为 73%、西班牙人为 67%。

(2)临床意义:49Gly 型受体为心脏功能的保护因子,在充血性心力衰竭患者,纯合 49Ser 型受体者发生死亡和心脏移植的相对危险度为纯合 49Gly 型受体者的 2.3 倍,以死亡和心脏移植等终点指标作生存曲线,野生型受体和纯合 49Gly 型受体患者之间有显著性差异。是否使用 β 受体拮抗药也直接影响充血性心力衰竭患者的生存率,无论在 49Gly 还是 49Ser 型受体患者,使用 β 受体拮抗药的患者死亡和接受心脏移植的风险较小。最新研究发现,β₁ 受体拮抗药抗高血压的治疗效果与 β₁ 肾上腺素受体 Ser49Gly 及 Gly389Arg 多态性突变的单倍型相关,携带 49SS/389RR 单倍型的个体应用美托洛尔的降压效果明显好于 49SS/389GG 个体,提示 β₁ 受体单倍型可作为这类药物抗高血压疗效的预测因子。

2. β₂-肾上腺素受体(β₂-AR)

(1)β₂-AR 基因多态性:人 β₂ 受体基因于 1987 年被克隆,定位在第 5 号染色体长臂 3 区 1 带至 2 带($5q^{31-32}$),其长度约为 1.8kb,该基因结构中无内含子,其开放读码框编码产物为含 413 个氨基酸残基的受体蛋白。目前已发现 9 个 β₂-AR 多态性位点,这 9 个多态性位点产生 5 个同义突变,而第 46、79、100 和 491 位产生氨基酸的改变,出现了 Arg16Gly,Gln27Glu,Val34Met,Thr164Ile 多态性。β₂-AR 基因上的 46A→G 突变导致受体蛋白第 16 位氨基酸发生 Arg16→Gly 的改变。Arg16Gly 在人群中的发生频率较高,46G 等位基因的频率在西方人为 59.6%,亚洲人为 40%。Gln27Glu 突变是发生在第 79 位碱基的 C→G,它引起受体蛋白第 27 位氨基酸由谷氨酰胺变为谷氨酸(Gln27→Glu)。27Glu 等位基因的发生频率在美国黑人为 21%,美国白人为 35%,中国人为 7%。与 Arg16Gly 相比,Gln27Glu 的功能意义刚好相反,Glu27 突变型受体对 β₂ 受体的下调表现为完全抵抗。Thr164Ile 突变是由于 491C→T 而导致受体蛋白第 164 位氨基酸由苏氨酸变为异亮氨酸(Thr164→Ile)。该突变在人群中的发生率较低,突变等位基因的频率大约为 2.5% ~3%。

(2)临床意义:Arg16Gly 突变与药物效应的个体差异相关,Gly16 纯合子哮喘患者对沙丁胺醇的敏感性是 Arg16 纯合子的 5.3 倍,这可能与暴露于 β₂ 受体激动剂后,具有 Gly16 的个体因 β₂ 受体下调明显而容易对相应药物的治疗产生耐受有关。

3. β₃ 肾上腺素受体(β₃-AR)

(1)β₃-AR 基因多态性:β₃-AR 于 1989 年被克隆,定位于 8P12-P11.2。β₃-AR 在人群中呈多态性表达,目前已发现 β₃-AR 基因上有四个单核苷酸多态性,其中 1856G→T 位于该基因唯一的内含子中,3139G→C 位于 3 非翻译区,381C→T 不引起受体蛋白氨基酸改变,而 190T→C 为功能性变异,它使受体蛋白第 64 位氨基酸由色氨酸变为精氨酸(Trp64→Arg)。人群中 Arg64 等位基因的发生频率具有种族和地区差异,印第安人 190C 的等位基因频率为 31%,墨西哥人为 13%,美国白人的发生频率仅为 8%。最近,有报道发现了两个新的 β₃-AR 突变等位基因,分别被命名为 ADRB3-690(T493C,Ser165Pro,Genbank:FJ170286,SNP:SS107605944)和 ADRB3-966(T769C,Ser257Pro,Genbank:FJ170287,SNP:SS107605946)。同时 Ser165Pro 和 Ser257Pro 多态性可以影响 β₃-AR 的功能,并与 2 型糖尿病的易感性显著相关。

(2)临床意义:Trp64Arg 多态性与体重增加、胰岛素耐受、非胰岛素依赖性糖尿病提前发病以及冠心病发病等相关;该突变能改变自主神经张力,降低机体静息代谢率,增加内脏脂肪含量。

(二)AT₁ 受体基因多态性

血管紧张素Ⅱ是肾素-血管紧张素系统中的重要体液因子,其 90% 以上的效应均通过血管紧张素Ⅱ-型受体(AT₁)介导,AT₁ 抑制药已广泛用于临床高血压的治疗,因此该受体的遗传变异对高血压药物效应有重要的影响。

(1)AT₁ 基因多态性:编码 AT₁ 的基因于 1992 年被克隆,该基因定位于 3q21-q25,全长 55kb,含五个外显子,编码 359 个氨基酸。AT₁ 基因存在五个单核苷酸多态性,它们分别是 T573C,A1062G,A1166C,G1517T,A1878G。这五个单核苷酸多态性有的位于非编码区,有的为无义突变,因此均不导致受体氨基酸多态性。目前只对 A1166C 单碱基突变进行了深入研究,发现人群中 1166C 的发生频率较高,约为 25% ~30%。

(2)临床意义:在高血压患者中,基因型为 1166CC 的个体与基因型为 1166AA 的个体相比,基础肾小球滤过率及血浆醛固酮浓度较低,而心房利尿肽水平较高。白种人基因型为 1166CC 的个体与 1166AA 型者相比,患原发性高血压的相对危险度为 7.3,提示 *AT1* 的 1166C 等位基因是高血压发病的危险因素。除心血管疾病与 AT1 的遗传变异有关联外,糖尿病的临床表现也与 AT1 A1166C 多态性有关。1166C 等位基因是糖尿病患者发生糖尿病肾病和视网膜病变的危险因素,携带 C 等位基因的糖尿病患者,发生视网膜病变的相对危险度为 2.17,而携带 A 等位基因的糖尿病患者发生视网膜病变的相对危险度仅为 0.49。

(三)组胺受体基因多态性

组胺是人体内的一种自身活性物质,同时也是脑内重要的神经递质与调质,具有十分广泛而重要的生理作用。组胺受体属于 G 蛋白偶联受体超家族。长期以来,组胺受体的分类一直限于 H_1,H_2 和 H_3 三类,然而随着 H_3 受体在 1999 年被成功克隆,组胺受体的分类有了突破性的进展,人们不仅证实了 H_3 受体存在不同的亚型,而且成功地克隆了一类新的组胺受体——H_4 受体。

1. 组胺受体基因多态性 组胺 H_1 受体具有遗传多态性,在日本人中已发现 H_1 受体基因具有 C-17T 和 G1045A(Asp349Asn)多态性,但其对受体功能的影响尚不清楚。H_2 受体同样具有多态性,白种人中有 A649G,G543A,A-592G,G-1019A 等,日本人中发现有 G543A 和 C826T 等,其中 A649G 可导致 H_2 受体第 3 个细胞内环氨基酸序列的改变,而 G543A 和 C826T 并不导致相应氨基酸序列的改变,A-592G 和 G-1019A 影响 H_2 受体基因的表达。H_3 受体与百日咳毒素敏感性 $G_{i/o}$ 蛋白偶联并通过抑制腺苷酸环化酶系统导致细胞内 cAMP 浓度下降而产生效应。H_3 受体基因定位于人类 20 号染色体,具有 2~3 个内含子和 3~4 个外显子。H_3 基因受体有 H_{3A},H_{3B} 和 H_{3C} 三种亚型。H_4 受体于 2000 年被首次发现并克隆,该受体含 390 个氨基酸残基,与 H_3 受体具有 37% ~43% 的同源性。H_4 受体基因定位于人类 18 号染色体,与 H_3 受体基因结构相似,具有 2 个内含子和 3 个外显子。有关 H_4 受体的遗传多态性有待于更深入的研究。

2. 临床意义 H_2 A649G 与精神分裂症的易感性相关,精神分裂症患者中 H_2 G649 等位突变基因频率显著高于正常对照。其次,有研究表明,注意力缺失过高症、阿尔茨海默病和肥胖等疾病与 H_3 受体功能有关。

(四)5-羟色胺受体基因多态性

根据结构、药理作用及信号转导机制的不同,可将脑内 5-HT 受体分为 7 个亚型,即 5-HT_1,5-HT_2,5-HT_3,5-HT_4,5-HT_5,5-HT_6 和 5-HT_7 受体。

1. 5-羟色胺受体基因多态性 5-HT_{2A} 受体基因定位于第 13 号染色体 q14-21 区,在嗅球、海马、额叶皮质和梨状内嗅皮质中密集分布。Arranz 等报道 5-HT_{2A} 受体编码区 T102C 多态性与精神分裂症有关,且与对氯氮平的反应有关。对氯氮平反应良好者的 C102/C102 纯合子基因型的频率低于无反应者,而 T102/T102 纯合子频率则高于无反应者。而 5-HT_{2A} 受体启动子区域 G-1438A 和编码区多态性对氯氮平的反应相关,对氯氮平治疗无反应者的 G-1438 等位基因纯合子频率和 Tyr452 等位基因频率均高于有反应者。5-HT_{2C} 受体可能含有非典型抗精神病药如氯氮平的作用位点。在 5-HT$_{2C}$ 受体基因编码区第 68 位的鸟嘌呤被胞嘧啶替换,使受体蛋白 23 位半胱氨酸被丝氨酸替代,形成 Cys23Ser 多态性。5-HT$_6$ 受体基因定位于第 1 号染色体 p35-36 区。Yu 等的研究表明,精神分裂症患者对氯氮平的反应与 5-HT$_6$ 受体的 C267T 多态性有较显著的相关性。具有 267T/T 纯合子基因型的患者对氯氮平的反应比其他患者好。

2. 临床意义 据报道 90% 的对氯氮平有反应的患者有 1 个或 2 个 5-HT$_{2C}$ 受体 ser23 等位基因,而无此等位基因的患者对氯氮平有反应者仅占 59%,表明这个突变可预测对氯氮平的良好反应。

第三节 药物反应差异的表观遗传学

药物反应间的个体差异与遗传异质性密切相关,但是却不能完全用 DNA 序列的变异来解释。表观遗传就是 DNA 序列不发生变化但基因表达却发生了可遗传的改变。这种改变是细胞内除了遗传信息以外的其他可遗传物质发生的改变,即基因型未发生变化而表型却发生了改变。越来越多的研究发现,表观遗传因素是导致临床药物反应产生个体差异的重要原因。表观遗传学(epigenetics)是与遗传学(genetic)相对应的概念。遗传学是指基于基因序列改变所致基因表达水平变化,如基因突变、基因杂合丢失和微卫星不稳定等。表观遗传学是指在不涉及 DNA 序列改变的情况下,发生的可遗传的基因表达和调控的修饰,主要包括:DNA 甲基化(DNA methylation),基因组印记(genomic imprinting),母体效应(maternal effects),基因沉默(gene silencing),核仁显性、休眠转座子激活和 RNA 编辑(RNA editing)等。表观遗传变异是环境因素和细胞内遗传物质间交互作用的结果,其效应通过调节基因表达,控制生物学表型来实现。正是因为表观修饰对于维持生物体内环境和各器官系统功能的重要性,表观遗传的异常会引发疾病,因此已成为药物设计和治疗方案设计的研究热点。到目前为止,表观遗传学在肿瘤诊断与治疗中得到应用。

一、表观遗传的调节模式

(一)DNA 甲基化

DNA 甲基化(DNA methylation)是指在 DNA 甲基转移酶(DNA methyltransferase, DN-MTs)的催化下,以 S-腺苷甲硫氨酸(SAM)为甲基供体将甲基转移至 DNA 碱基上的一种表观遗传修饰方式。在人与动物中,DNA 甲基化常发生在胞嘧啶第 5 位碳原子上,胞嘧啶由此形成 5 甲基胞嘧啶,约 70% 的 5 甲基胞嘧啶存在于 CpG 二联核苷序列。富含 CpG 二联核苷(或简称 CpG)的区域称为 CpG 岛,CpG 岛主要位于基因的启动子区,多为非甲基化状态。一般 DNA 甲基化与基因沉默相关联,非甲基化与基因活化相关联,而去甲基化往往与沉默基因的重新激活相关联。

DNA 甲基转移酶有两种,一种是维持甲基化酶(DNMT1),另一种是重新甲基化酶如 DNMT3a 和 DNMT3b,它们使去甲基化的 CpG 位点重新甲基化。其中 DNMT1 主要起维持甲基化的作用,能使半甲基化的 DNA 双链分子上与甲基胞嘧啶相对应的胞嘧啶甲基化,可参与 DNA 复制双链中新合成链的甲基化;而 DNMT3a 和 DNMT3b 主要起形成甲基化的作用,能在未发生甲基化的 DNA 双链上进行甲基化。DNA 甲基化一般与基因的沉默相关,DNA

去甲基化则与基因的活化相关。

DNA 甲基化主要通过以下机制影响基因的表达:①基因调控元件(如启动子)所含 CpG 岛中的甲基胞嘧啶,可阻碍转录因子复合物与 DNA 的结合,从而导致相关基因的表观遗传沉默。②识别 CpG 岛的特异性转录抑制因子与 DNA 结合后,阻止转录进程,导致基因沉默。③影响核小体的位置或与其染色体蛋白相互作用,可改变染色质结构,进而抑制转录。④甲基化 CpG 结合蛋白的结合募集组蛋白赖氨酸甲基转移酶,引起组蛋白 H3 的赖氨酸 9 的甲基化,进而抑制转录。

DNA 甲基化在调控基因表达、维持基因组和染色体结构稳定性、基因印记和 X- 染色体失活等方面发挥重要作用。DNA 甲基化的异常与恶性肿瘤、精神失常性疾病、自身免疫性疾病和糖尿病等多种人类疾病的发生发展密切相关,其中研究最多的是 DNA 甲基化与肿瘤之间的关系。现已发现肿瘤的发生发展中存在着 DNA 甲基化的失衡,主要体现为全基因组的低甲基化和某些抑癌基因与修复基因的高甲基化。

(二)组蛋白修饰

组蛋白修饰(histone modifications)是指组蛋白的基础氨基末端尾部突出于核小体,常在转录后发生变化,包括甲基化(methylation)、乙酰化(acetylation)、磷酸化(phosphorylation)和泛素化(ubiquitination)等翻译后的修饰,这些修饰构成了丰富的"组蛋白密码"(histone code),能影响染色质的压缩松紧程度,因此在基因表达中起重要的调节作用。

甲基化是组蛋白重要的修饰方式,多发生于组蛋白 H3、H4 的赖氨酸和精氨酸残基上,组蛋白赖氨酸甲基化既可以导致基因转录的激活,也可以导致抑制,通常取决于它所位于的残基情况。如 H3K9、H3K27 和 H4K20 甲基化一般与异染色质形成有关,是重要的失活"标记物"(Hallmark),而"活性"标记物则包括 H3K4 及 H3K36 的甲基化。乙酰化也是组蛋白重要的修饰方式,多发生于 N- 末端保守的赖氨酸残基上,如组蛋白 H3 上的 9 号和 14 号赖氨酸残基,H4 上的 5 号、8 号、12 号和 16 号赖氨酸残基,组蛋白 H3 和 H4 上赖氨酸的乙酰化与活化或开放的染色质有关。与此相反,赖氨酸残基经脱乙酰作用导致染色质压缩和基因的失活。不同的组蛋白修饰之间可以相互影响,并与 DNA 甲基化相互作用。

(三)非编码 RNA 调控

非编码 RNA(non- coding RNAs)是指不能翻译为蛋白的功能性 RNA 分子,其中具有调控作用的非编码 RNA 按其大小主要分为两类:短链非编码 RNA(small ncRNA,sncRNA)包括 siRNA、miRNA、piRNA,长链非编码 RNA(long non- coding RNA,lncRNA)。非编码 RNA 在表观遗传学修饰中扮演了重要的角色,能在基因组水平及染色体水平对基因表达进行调控,决定细胞分化的命运。

lncRNA 指长度超过 200nt 的非编码 RNA,其长度范围大概从 50kb 到几百 kb,其序列不具保守性,且不与任何目的基因同源,通过顺式作用调节基因表达。目前认为 lncRNA 的来源途径主要有:蛋白编码基因受多种因素作用而断裂,形成 lncRNA;染色质重排中两分开区域紧密靠拢,形成 lncRNA;非编码基因转录形成 lncRNA;小非编码 RNA 中某段序列多次复制形成 lncRNA;转录因子中插入一段序列形成 lncRNA 等。这些 lncRNAs 虽不编码蛋白但可调节表观遗传过程而影响蛋白的表达。

sncRNA 长度通常小于 30nt,包括 micro- RNA(miRNA)、small interfering RNA(siRNA)和 piwi- interacting RNA(piRNA)。sncRNA 一般是在 2 个水平上对基因表达进行调控:①转录

水平,被称为转录基因沉默(transcriptionalgenesilencing,TGS),②转录后水平,即转录后基因沉默(post- TGSP,PGS)。TGS 抑制转录的发生是通过染色质修饰和异染色质化(heterochro-matinization),而 PTGS 则通过降解 mRNA 或阻止 mRNA 翻译来影响 RNA 的翻译。总之,TGS 和 PTGS 最终都是使基因沉默。sncRNA 调控基因表达的机制相对于 lncRNA 来说简单而且单一,因为不论是 TGS 和 PTGS,其作用机制都是 sncRNA 的序列与目的基因相匹配,两者配对、结合使基因不能发生转录,或 mRNA 不能发生翻译。

二、表观遗传学与药物反应

药物反应相关基因表达水平差异是药物反应个体差异的原因之一,这种差异可表现为药物代谢酶表达差异,药物转运体表达差异,药物作用靶点及靶点后信号转导分子表达差异。然而,个体间药物反应性的差异并不能完全被 DNA 序列变异所解释。表观遗传学修饰具有动态变化和可逆性的特点,将基因组与环境因素联系起来,且填补了 DNA 序列变异与生物学表现多样性间的空白。

(一)DNA 甲基化与药物反应

1. DNA 甲基化在药物代谢和药物转运中的作用 细胞色素 P450 酶以内源性和外源物质作为底物催化多种药物代谢反应,能显著影响药物疗效。虽然 CYP450 酶系表达的个体差异很大程度上缘于遗传多态性,但研究发现 DNA 甲基化是 CYP450 基因表达调控的关键,在影响 CYP450 酶系的表达水平上也起着重要的作用。某些 CYP450 基因的启动子,剪接和编码区未发现有基因变异,因此,DNA 甲基化等表观遗传机制可能成为 CYP450 基因表达的个体差异的重要原因。

在 CYP1 家族中,*CYP1A1*,*CYP1A2* 和 *CYP1B1* 的基因表达与 DNA 甲基化有关。研究发现前列腺癌细胞系 LNCaP 中 CYP1A1 表达的缺失与 *CYP1A1* 基因启动子区的甲基化有关,高甲基化阻碍了 AhR 复合体与二噁英应答元件(dioxin response element,DRE)结合而引起 *CYP1A1* 的沉默。而在非癌细胞系中,低甲基化使得核受体更容易进入 DRE,令 CYP1A1 在受二噁英作用的细胞中得到表达。*CYP1A1* 基因的 DNA 甲基化水平也被发现与吸烟者的吸烟程度是相关的,其中重度吸烟者、轻度吸烟者及非吸烟者的甲基化程度分别为 33%,71% 和 98%,而吸烟者在戒烟 7 天后甲基化程度仍有所增加,*CYP1A1* 表达下调。

与 CYP1A1 基因情况相反,癌细胞中 *CYP1B1* 基因的甲基化水平较低。当癌组织 *CYP1B1* 基因启动子发生低甲基化时,核受体、芳香烃受体和芳香烃受体核转位蛋白,即可结合到其外源性反应元件上,引起 *CYP1B1* 的过度表达。抗癌药物他莫昔芬是经 CYP1B1 代谢的,对他莫昔芬的反应取决于表观遗传学调控的 *CYP1B1* 基因的表达,因此 *CYP1B1* 基因甲基化的程度可用来预测他莫昔芬治疗和未处理患者的生存期,但这个研究结果尚需进一步研究来证实。

CYP2 家族成员中,*CYP2A6*,*CYP2C19*,*CYP2D6*,*CYP2E1*,*CYP2J2*,*CYP2R1*,*CYP2S1* 及 *CYP2W1* 基因均含有重要的 CpG 岛,甲基化在这些基因的调控中具有潜在作用。*CYP2E1* 基因启动子区甲基化是导致其在胎儿肝脏不表达的原因之一。结肠肿瘤中 *CYP2W1* 的表达也受 DNA 甲基化水平影响。研究显示,与正常组织相比,肿瘤组织中 CYP2W1 的酶高度表达,主要原因是该基因存在去甲基化的 CpG 岛,因此可作为大肠癌的恶性程度及预后的指标。另外,*CYP2W1* 在肝癌细胞的表达常被去甲基化剂所诱导。

谷胱甘肽-S-转移酶(GSTP1)的高甲基化水平是人类前列腺癌的共同分子特征。甲基化抑制剂5-阿扎胞苷和地西他滨可引起GSTP1去甲基化和GSTP1再表达,GSTP1甲基化是预测5-阿扎胞苷治疗前列腺癌疗效的重要分子标记。

药物转运蛋白的表达也受DNA甲基化的影响。MDR1是ABC转运体家族成员之一,被证实在对乳腺癌细胞系MCF-7使用去甲基化药物5-阿扎胞苷后会引起过表达,且伴随染色质结构的一系列变化。MDR1基因的低甲基化会导致P糖蛋白的过表达,解释了部分细胞系中P-gp介导的多药耐药性问题。MDR1基因的甲基化状态决定了柔红霉素和依托泊苷等药物作用后P-糖蛋白的表达。当MDR1基因的启动子区出现明显的低甲基化时,上述化疗药物对MDR1基因的转录起到激活作用。

2. 药物作用靶点编码基因的DNA甲基化 当药物靶点为基因表达产物时,个体内该基因的表达与否及表达水平的高低,决定了个体间的药物反应差异。基因的表达受表观遗传的调控,在某些情况下,这些药物靶点会出现表观遗传抑制,利用辅助剂如5-氮-2′-脱氧胞苷、DNA甲基化转移酶抑制剂可使基因重新表达,解除药物靶点的抑制。

β_1-AR是美托洛尔的作用靶点,大量临床试验证明,美托洛尔应用于临床治疗原发性高血压,药效存在较大的个体间差异。近年来,有研究发现基因型相同的高血压患者,在对年龄性别进行匹配后,降压效果仍然存在差异。对大鼠心肌细胞H9c2的研究发现,用5氮胞苷处理后,可使β_1-AR基因表达上调,推测β_1-AR基因甲基化,可能是导致美托洛尔降压疗效出现差异的一个重要原因。

(二)miRNA与药物反应

miRNA是一类内源性的长度为22nt的非编码小RNA家族。药物可引起miRNA表达的改变,通过调节药物相关基因的蛋白表达,影响药物作用,达到调控药物疗效的目的。miRNA表达的个体差异可能是药物反应差异的重要因素。

miRNA可能通过作用于核受体和细胞色素CYP450酶而与药物代谢个体差异相关。miR-27b或mmu-miR-298可以通过直接靶向CYP3A4的3'UTR或靶向维生素D受体VDR的3′UTR而在转录后水平和转录水平上调控CYP3A4表达。在人胰腺癌细胞中过表达miR-27b或mmu-miR-298会导致细胞对环磷酰胺的敏感性降低。CYP24A1是抗乳腺癌药物骨化三醇的代谢酶,Komagata等发现乳腺癌细胞中miR-125b通过调控CYP24A1的表达而影响细胞内骨化三醇浓度。

在药物转运体方面,移动相关蛋白-1(motility-related-protein-1,MRP-1)介导的MDR可以被miR-326所调控,miR-326下调乳腺癌耐药细胞中MRP-1mRNA和蛋白过表达。另外,miR-326在晚期乳腺癌组织中表达下调,其表达水平与MRP-1反向相关,这表明miR-326可能成为预防和治疗肿瘤细胞MDR的有效药物。

(三)组蛋白修饰与药物反应

组蛋白修饰在调控药物反应相关酶和药物靶点上起了重要的作用,是表观遗传研究的重要内容。组蛋白的多种修饰方式可诱导或沉默基因表达,一般来说,组蛋白乙酰化与转录启动相关,组蛋白去乙酰化则参与抑制基因表达。研究发现,组蛋白去乙酰化抑制剂曲古抑菌素对MCF-7和HeLa两种细胞系中CYP1家族基因(CYP1A1,CYP1A2,CYP1B1)的表达均有上调作用,提示组蛋白去乙酰化参与调节CYP1基因表达。对HeLa细胞预先用曲古抑菌素处理,可促进芳烃类物质TCDD对CYP1基因的诱导作用,而在MCF-7细胞中预先加入曲古抑菌素,TCDD 诱导 *CYP1* 基因的作用无影响,说明曲古抑菌素能上调 HeLa 细胞中芳烃受体的 mRNA 表达水平,但在 MCF-7 细胞中无此作用。

第四节　遗传变异与常见疾病的临床合理用药

个体化药物治疗的前提和基础是通过各种有效方法,发现和确定导致药物反应性个体差异的基因组分子标志物,并阐明这些分子标志物在药物代谢和反应性个体差异中的作用,获得药物治疗可获益人群或可能出现严重药物不良反应或毒性人群的准确信息。遗传药理学的深入研究是实现个体化药物治疗的重要前提。随着遗传药理学的迅速发展,基因导向的个体化用药对人类全新的用药模式和医疗模式的形成产生了巨大的影响和推动作用。本节将重点介绍遗传变异对心血管疾病、2 型糖尿病、恶性肿瘤、神经精神疾病等常见疾病药物反应的影响。

一、心血管疾病的临床合理用药

心血管系统疾病主要包括高血压、动脉粥样硬化、冠心病和心肌梗死,是严重威胁人类健康和导致死亡的首要原因。大量研究证明,多种编码药物代谢酶或药物作用靶点蛋白基因的 SNP 是引起心血管疾病药物代谢和反应个体差异的主要因素。

(一)基因多态性与心血管药物反应

个体间的药物疗效是由遗传因素和非遗传因素共同决定的,基因多态性可能通过三种主要途径来影响药物的疗效:①药动学的相互作用(如 CYP450 酶系的基因多态性);②药效学中基因与药物的相互作用(表达产物是受体的基因,如 β 肾上腺素受体);③参与重要致病途径的基因可以影响药物的疗效(如 APOE)。

1. 药物代谢酶基因多态性　药物代谢酶基因多态性对心血管疾病药物的药动学和药效学有重要的影响。抗心律失常药氟尼卡和普罗帕酮主要经 CYP2D6 代谢,在给予相同剂量的上述药物后,CYP2D6 弱代谢者应用烯丙洛尔时 β 受体拮抗效应比酶活性正常患者显著增加。降压药肼屈嗪主要经肝脏 *N*-乙酰转移酶代谢灭活,慢乙酰化者由于药物的代谢减慢,因而容易产生抗核抗体和全身性红斑狼疮样综合征。当儿茶酚胺氧位甲基转移酶发生突变时,慢甲基化患者应用较低剂量的甲基多巴即可达到控制血压的目的。

2. 药物作用靶点的基因多态性　药效学的个体差异是由于药物作用靶点的遗传性或非遗传性变异所致。药物作用靶点的多态性可明显影响药物的疗效,例如胆固醇脂转移蛋白多态性可显著地影响降脂药普伐他汀的疗效;β 受体基因多态性影响美托洛尔的降压效果。血管紧张素 Ⅱ 的 Ⅰ 型受体(AGTRI)参与了许多由血管紧张素介导的效应,包括血管收缩、心肌重塑以及醛固酮分泌等。*AGTRI* 基因 1166C 等位基因在缺血性心脏病中可以增强其对于血管紧张素 Ⅱ 的反应,而在高血压患者中可以增强动脉的硬化过程等。

3. 参与心血管疾病相关的基因多态性　参与心血管疾病途径的基因多态性同样可以影响药物的疗效。如肾素-血管紧张素系统(RAS)系统基因多态性与血管紧张素转换酶抑制剂卡托普利、依那普利、培多普利和赖诺普利的降压效果显著相关。醛固酮合成酶C-344T位的基因多态性也与血管紧张素转换酶抑制剂的疗效有关。患者在接受转换酶抑制剂治疗后,344C 与 344T 基因型患者相比,左心室射血分数有明显提高。载脂蛋白 E 基因多态性在他汀类药物引起的 LDL 胆固醇下降的过程中起到了关键的作用等。

（二）心血管疾病药物的临床合理用药

目前研究最多和临床上应用较为成熟的个体化治疗主要是抗高血压药物的个体化治疗和调血脂药物的个体化治疗。

1. 美托洛尔（metoprolol）　美托洛尔广泛用于高血压、心律失常、心绞痛和甲状腺功能亢进等疾病的治疗，属于 2A 类即无部分激动活性的 β_1-受体拮抗药，无膜稳定作用。大量临床研究证明，服用相同剂量美托洛尔后，高血压患者的心血管反应存在显著性差异，其效应与 β_1-AR 和 CYP2D6 的基因多态性相关。

【药物反应个体差异】　美托洛尔在肝脏大约 70% ～80% 通过 CYP2D6 代谢，主要经两条途径：O-去甲基代谢和 α 羟化代谢。其中 α 羟化代谢是由 CYP2D6 介导，生成 α-羟基美托洛尔，受 CYP2D6 多态性的影响。据报道，携带 CYP2D6*10*10 基因型的高血压患者美托洛尔口服清除率比 CYP2D6*1*1 患者低 40%，患者易出现心率减慢、传导阻滞、血压降低、心力衰竭加重等不良反应。约 1% 的东方人产生低活性的 CYP2D6 或无法合成此酶需要的蛋白质。此外，β_1-AR 基因多态性也影响美托洛尔的降压效应。研究表明，服用不同剂量美托洛尔后，Arg389 纯合子个体静息心率、运动心率及收缩压的降低均显著高于 Gly389 型受试者；Arg389 位纯合子患者血压下降几乎是杂合子个体的 3 倍。进一步的临床试验发现，美托洛尔抗高血压的治疗效果与 β_1-AR Ser49Gly 及 Gly389Arg 突变的单倍型相关，即 49SS/389RR 和 49SG/389RR 单倍型的个体对美托洛尔的反应有很好的血压控制；其中，携带 49SS/389RR 单倍型的个体对美托洛尔的降压效果明显好于 49SS/389GG 个体。提示 β1-AR 受体单倍型可能作为美托洛尔抗高血压疗效的预测因子，临床可根据患者的单倍型调整给药剂量。

【个体化用药指南】　美托洛尔疗效显著，但副作用也较严重，需要用药个体化，即一般从小剂量开始，选择适合患者的最佳治疗剂量。个体化用药方案如下：①携带慢代谢型的 CYP2D6 患者，美托洛尔的代谢能力降低，导致美托洛尔血药浓度明显升高。因此，这类患者使用美托洛尔时应进行血药浓度监测并降低美托洛尔的使用量或换用其他药物治疗；②野生型纯合子 CYP2D6 应用美托洛尔较为安全，但也不能超剂量使用；③β_1-AR Arg389 纯合子的患者使用美托洛尔治疗能取得较理想的降压效果，但也要注意给药剂量不能太高，以免引起低血压等不良反应的发生；④β_1-AR Gly389 携带者使用美托洛尔治疗高血压的疗效不理想，需要加大给药剂量或者更换其他类型的降压药。因此，通过检测 CYP2D6，β_1-AR G1165C/Gly389Arg 基因型来预防美托洛尔剂量不足或中毒，提高治疗的有效率。

2. 氢氯噻嗪（hydrochlorothiazide）　氢氯噻嗪为利尿药、抗高血压药。它通过抑制肾脏对钠的重吸收，在排除钠的同时排除水分，达到脱水降压的目的。水、电解质紊乱所致的副作用较为常见，低钾血症较易发生，长期缺钾可损伤肾小管，严重失钾可引起肾小管上皮的空泡变化，以及引起严重快速性心律失常等异位心率。

【药物反应个体差异】　近年来研究证明，神经前体细胞表达的发育性下调 4 样蛋白（NEDD4L）多态性与氢氯噻嗪抗高血压效应相关。Rs4149601（G/A）位于 NEDD4L 第一外显子，导致剪切位点向 3′端移动 10 个碱基，从而造成读码框的改变，是 NEDD4L 基因的隐匿性剪切位点，造成编码蛋白的截短。在不同的种族中 A 等位基因的频率从 16% 至 41% 不等，白种人中有较高的频率达 33% ～41%，而亚洲人中频率较低只有 16% ～21%。最近研究证明,rs4149601 G 等位基因携带者对氢氯噻嗪降压治疗明显好于 A 等位基因携带者。

【个体化用药指南】 在噻嗪类利尿剂与 β 受体拮抗剂联合应用或者单用组,*NEDD4L* rs4149601 G 等位基因携带者比 AA 基因型携带者的血压降低幅度更大,且有更好的预后,但这种差异在地尔硫草治疗组中没有发现。而另一项研究发现,在氢氯噻嗪治疗组中,每携带一个 G 等位基因都能使血压降低幅度更大;但在使用阿替洛尔治疗的患者中没有发现这样的差异。因此当患者使用氢氯噻嗪等噻嗪类利尿剂时,应根据 rs4149601 基因型调整剂量,即药物剂量应个体化,从最小有效剂量开始,然后根据利尿反应调整剂量,以减少水、电解质紊乱等副作用的发生。因此,通过检测 *NEDD4L* rs4149601(G/A)基因型提前预测氢氯噻嗪疗效,减少不良反应的发生。

3. 氨氯地平(amlodipine) 氨氯地平是二氢吡啶钙离子通道阻滞剂,临床上用于各种高血压和心绞痛的治疗。大量临床研究证明,高血压患者服用氨氯地平后,血压达标率可达62%～78%,但仍有近三分之一患者血压控制不理想。

【药物反应个体差异】 氨氯地平在体内经 CYP3A 代谢而消除,因此 *CYP3A* 基因多态性能够影响氨氯地平的药动学而产生药物反应个体差异。此外,编码 L- 型钙离子通道 $β_2$ 亚基的基因(*CACNB2*)rs2357928 位点的遗传多态性也影响氨氯地平的降压疗效。据报道,rs2357928 位点携带 GG 基因型的患者,使用 β 受体拮抗剂治疗能比使用钙离子通道阻滞剂治疗获得更好的预后;而携带 A 基因的患者使用这两种不同类型药物治疗的预后没有差异。

【个体化用药指南】 氨氯地平在体内主要经 CPY3A 代谢,因此影响 CYP3A 活性的药物能够对氨氯地平疗效产生影响。如 CYP3A 的抑制剂葡萄柚汁、伊曲康唑、克拉霉素和利托那韦与氨氯地平合用时会减弱氨氯地平的代谢,导致服用该药后血药浓度升高;而 CYP3A 的诱导剂利福平和苯妥英会使酶的活性增强,导致服药后药物的清除速率增快,血药浓度过低,导致治疗失败。其次,*CACNB2* 基因 rs2357928 位点携带 GG 基因型的患者,因为使用 β 受体拮抗剂治疗能比使用钙离子通道阻滞剂治疗获得更好的预后,所以建议 rs2357928 GG 基因型的患者改用 β 受体拮抗剂治疗。因此,通过检测 *CACNB2* rs4149601(G/A)基因型提前预测氨氯地平的疗效。

4. 依那普利(enalapril) 依那普利是血管紧张素转换酶抑制剂(ACEI)。口服后,依那普利在体内水解成依那普利拉,后者对血管紧张素转换酶的抑制作用是卡托普利的 8 倍以上,它通过降低血管紧张素 II 的含量,造成全身血管舒张、血压下降,治疗高血压。

【药物反应个体差异】 根据血管紧张素转换酶(ACE)16 号内含子的一段 Alu 序列的有无:插入(I)/缺失(D),可将 *ACE* 基因分为三种基因型:I/I,I/D 和 D/D 型。有研究证明,个体血浆中的 ACE 水平与其 *ACE* 基因型密切相关;D/D 型 ACE 水平最高,I/D 型次之,I/I 型最低。尽管 *ACE* 基因多态性与依那普利降压效果的研究结果不尽一致,但普遍认为 *ACE* 基因多态除了影响血管紧张素转换酶抑制剂的疗效外,还与多种心血管病变和治疗药物相关。

【个体化用药指南】 携带 *ACE* I/I 纯合子的高血压个体对依那普利,咪达普利的敏感性高于贝那普利和福辛普利,而 D/D 纯合子个体使用福辛普利和贝那普利的降压效果会更好一些。此外,D/D 纯合子对 ACEI 的反应好于钙通道阻滞剂,而 I/I 纯合子采用钙通道阻滞剂更为有效。长期用 ACE 抑制剂治疗有效的高血压人群中 D/D 型占 72%,而用钙通道阻滞剂的患者 I/I 型占 58%,因此对于 D/D 及 I/D 基因型可以采用 ACE 抑制剂特别是福辛普利和贝那普利进行治疗。而 I/I 基因型患者可以考虑使用依那普利、咪达普利,也可以加用或者换用钙通道阻滞剂。因此,通过检测 ACE 基因型提前预测 ACEI 的疗效。

5. 氯沙坦(losartan) 氯沙坦为非肽类血管紧张素 II 受体(angitensin II type receptor, ATR)拮抗剂。氯沙坦为前体药物,本身无药理活性,需在肝脏经 CYP3A4 和 CYP2C9 氧化代谢为具有药理活性的 EXP3174 才能发挥其降压作用,因此不同个体间代谢酶活性的差异能显著影响氯沙坦的药物反应。

【药物反应个体差异】 氯沙坦在人体的代谢有很强的个体特异性,在 CYP2C9 * 2/ * 2 和 CYP2C9 * 1/ * 3 个体中,氯沙坦代谢为 EXP3174 的转化率比 CYP2C9 * 1/ * 1 低 2 ~ 3 倍,CYP2C9 * 3/ * 3 突变纯合子个体比野生型 CYP2C9 * 1/ * 1 低 9 倍。所以,CYP2C9 * 2 和 CYP2C9 * 3 突变型会导致氯沙坦药效降低。而 CYP2C9 抑制剂如氟西汀、舍曲林、胺碘酮、尼卡地平、厄贝沙坦、阿托伐他汀、格列本脲等能使体内 CYP2C9 的活性降低,从而降低氯沙坦的疗效,这时应给患者加大剂量并同时关注是否发生不良反应。此外,ATR 基因 A1166C 多态性影响氯沙坦的药物效应。A1166C C 等位基因携带者基础肾小球滤过率、肾血浆流量、肾血流量均低于 AA 型纯合子患者。氯沙坦增加 AC/CC 型患者的肾小球滤过率、降低平均动脉压,而 AA 型患者肾小球滤过率和平均动脉压不受氯沙坦影响。

【个体化用药指南】 野生型纯合子 CYP2C9 * 1/ * 1 酶活性正常,能将氯沙坦代谢为有药理活性的 EXP3174,使用氯沙坦疗效较好,但也不能超剂量使用,以免出现中毒现象。 CYP2C9 * 2/ * 2 和 CYP2C9 * 1/ * 3 的个体中,氯沙坦代谢为 EXP3174 的转化率低,降压效果不佳。CYP2C9 * 3/ * 3 的纯合子个体使氯沙坦代谢为 EXP3174 的转化率很低,降压效果差,需要加大给药剂量或者建议更换其他药物治疗。ATR AC/CC 基因型患者使用氯沙坦治疗能取得较理想的降压效果,ATR AA 基因型患者疗效不理想,需要更换其他类型的降压药。因此,通过检测 CYP2C9 和 ATR 基因 A1166C 基因型来提前预测氯沙坦的疗效。

6. 辛伐他汀(simvastatin) 辛伐他汀是 1988 年获美国 FDA 批准上市的第二个他汀类药物,在 2010 年美国医师处方药物销量排名中位列第三。他汀类药物有较严重的不良反应,尤其是横纹肌溶解,会降低患者对该类药物的依从性。大量临床研究发现,辛伐他汀的骨骼肌不良反应与有机阴离子转运多肽(OATP1B1)编码基因 SLCO1B1 的基因多态性显著相关。

【药物反应个体差异】 SLCO1B1 基因突变 SLCO1B1 * 5 能显著增加辛伐他汀血药浓度和骨骼肌不良反应,携带 SLCO1B1 rs4149056(521T > C)等位基因的突变纯合子(CC 基因型)的血浆药时曲线下面积($AUC_{0-\infty}$)分别是突变杂合子(TC 基因型)和野生型纯合子(TT 基因型)的 120% 及 221%,因此携带突变基因的患者辛伐他汀血药浓度明显增加。此外,有研究发现,服用辛伐他汀 80mg/d 的患者,体内每增加一个拷贝 rs4149056 C 等位基因,肌病的发生增加 4.5 倍,且 CC 基因型的肌病发生率是 TT 基因型的 16.9 倍,并且辛伐他汀所致的肌病患者中超过 60% 出现 SLCO1B1 rs4149056 变异。所以,SLCO1B1 rs4149056 基因型可以作为预测辛伐他汀所致肌病发生风险的指标。

【个体化用药指南】 根据多项研究结果,2011 年美国 FDA 宣布更新辛伐他汀药品说明,反对起始和持续辛伐他汀 80mg/d 高剂量服用,除非患者已服用 1 年以上且没有骨骼肌不良反应。2012 年 5 月,美国临床遗传药理学联合实施组织发布专项指南,建议根据 SLCO1B1 rs4149056 基因型指导辛伐他汀使用方案。该指南指出表达 rs4149056 等位基因患者将面临发生辛伐他汀骨骼肌不良反应的高风险,建议避免使用高剂量辛伐他汀80mg/d,应使用低剂量辛伐他汀或者更换其他他汀类药物治疗。因此,通过检测 *SLCO1B1* rs4149056 基因型,可预防辛伐他汀引起的骨骼肌不良反应。

二、2型糖尿病口服降糖药物的临床合理用药

2型糖尿病(type 2 diabetes mellitus,T2DM)主要表现为胰岛 β 细胞功能受损和胰岛素抵抗。口服降糖药广泛应用于2型糖尿病治疗。影响2型糖尿病药物反应的遗传变异主要涉及药物代谢酶、药物转运蛋白、药物受体或作用靶点以及下游信号通路。常用口服降糖药与影响其疗效的相关基因如表9-4所示。

表9-4　常用口服降糖药与影响其疗效的相关基因

药物类别	常用药物	相关基因
磺脲类	甲苯磺丁脲	*CYP2C9*
	格列吡嗪	*SUR1*
	格列美脲	
	格列喹酮	
	格列本脲	
噻唑烷二酮类	罗格列酮	*CYP2C8*
	曲格列酮	*CYP2C9*
	吡格列酮	*PPARG*
氯茴苯酸类	瑞格列奈	*CYP2C8*
	那格列奈	*CYP3A*
双胍类	苯乙双胍	*OCT1*
	二甲双胍	*OCT2*

(一)磺脲类药物的临床合理应用

磺脲类药物是最早应用的口服降糖药之一,现已发展到第三代,主要通过刺激胰岛素分泌而发挥作用。一代药物(氯磺丙脲、甲苯磺丁脲等)由于作用时间长,低血糖发生率高,在许多国家已较少使用。第二代(格列本脲、格列齐特、格列吡嗪、格列喹酮)、三代药物(格列美脲)较第一代药物脂溶性更强,选择性结合能力更好,副作用更少,是临床上2型糖尿病治疗的一线用药。关于磺脲类药物的基因组学研究主要集中在 *CYP2C9*,*KCNJ11*,*ABCC8* 等基因上。

【药物反应个体差异】　研究表明,以 HbA1c < 7% 作为降糖指标,*CYP2C9 * 2/ * 2*、*CYP2C9 * 2/ * 3*、*CYP2C9 * 3/ * 3* 基因型患者与野生型患者相比,HbA1c 达标率为野生型患者的3.4倍。其次,*KCNJ11*、*ABCC8* 基因多态性影响磺脲类降糖药物的治疗效果,*KCNJ11* rs5219 G/A(E23K,Glu23Lys)等位基因频率增高的患者,磺脲类药物治疗继发失效的概率升高;磺脲类和二甲双胍联合治疗继发失效的患者中,Lys 等位基因频率增高。*ABCC8* 基因编码 SUR1,已发现与磺脲类疗效有关的基因多态性包括第16外显子上游的第三个碱基突

变(16-3C/T)、第 31 外显子的沉默突变(Arg1273Arg,AGG/AGA)以及第 33 外显子的错义突变(Ser1369Ala,TCC/GCC)。ABCC8 基因外显子 16 和密码子 1369 在 2 型糖尿病患者中分布较广,突变率较高。16-3 位点上突变纯合子 t/t 基因型患者的糖化血红蛋白(HbA1c)的下降和胰岛 β 细胞功能指数(HOMA-B)的提高与其他基因型相比,均明显高于其他基因型。即 TT 基因型患者口服磺脲类药物后胰岛素分泌明显增加,糖化血红蛋白明显下降。ABCC8 Ser1369Ala 基因多态性与磺脲类口服降糖药的敏感性密切相关。一项对中国汉族人群 AB-CC8 Ser1369Ala 基因多态性与格列齐特疗效的相关性研究发现,不同基因型之间基线 HbA1c 下降幅度分别为 0.76%、1.54% 和 1.73%,含 G 等位基因(GG/GT)患者 HbA1c 下降幅度比 TT 基因型多 84%;从血糖下降百分比与基因型的关系来看,含 G 等位基因患者 HbA1c 下降百分比为 16%,而 TT 基因型患者下降百分比仅为 7%。

【个体化用药指南】　CYP2C9 是参与磺脲类药物代谢的主要药物代谢酶,CYP2C9 * 3 突变患者服用磺脲类血药浓度较正常高,疗效较好的同时产生低血糖反应的可能性也大;CYP2C9 基因型可以作为降糖药物发生不良反应的一个预测因子。CYP2C9 * 3 突变患者服用磺脲类血药浓度较正常高,在这类人群中使用磺脲类药物时,需密切监测患者的血糖浓度,适时调整给药剂量,以防低血糖的发生。SUR1(ABCC8)和 KCNJ11 基因多态性对磺脲类口服降糖药物的作用有重要意义,携带 ABCC8 Ser1369Ala G 等位基因的人群对磺脲类药物较为敏感,治疗效果优于 T 等位基因型患者,可建议这类人群首选磺脲类药物治疗。

(二)双胍类药物的临床合理应用

双胍类药物于 1957 年在法国问世,由于苯乙双胍能够引起较严重的乳酸酸中毒,临床已停用,目前临床上应用的主要是二甲双胍。二甲双胍基本以原形由肾脏排泄,故其药物基因组学研究主要集中于其转运蛋白——有机阳离子转运蛋白家族(OCTs)上。OCTs 包括主要在肝细胞基侧膜表达的 OCT1 和主要在肾上皮细胞基侧膜表达的 OCT2。OCT1 与 OCT2 分别将二甲双胍转运至肝细胞和肾上皮细胞内,经 MATE1 加速其经由胆汁和尿液排出。二甲双胍的疗效和不良反应存在较大的个体差异。

【药物反应个体差异】　OCT1 与 OCT2 属于 SLC22A 家族,分别由 SLC22A1 和 SLC22A2 基因编码。Shu 等研究发现,OCT1-R61C、OCT1-G401S、OCT1-G465R、OCT1-420del 突变型纯合子和杂合子组成的突变型组与野生型组比较,具有较高的二甲双胍 AUC 和较高血药浓度 C_{max} 以及较低的表观分布容积 V/F。与 OCT1 比较,OCT2 具有对二甲双胍更强的转运活性,后者被认为是前者的"超级底物",二甲双胍 80% 的转运由 OCT2 所介导。Song 等研究发现,韩国人中存在三种 SLC22A2 多态性(596C > T,602C > T,808G > T)可使二甲双胍的 C_{max},AUC 升高,而肾清除率下降。Wang 等研究发现,在中国香港人群中 OCT2 808GT 与 TT 两组的二甲双胍排泄明显低于 GG 组,给予西咪替丁后 GG、GT 和 TT 3 组对二甲双胍排泄分别降低了 48.62%、31.56% 和 18.39%。此外,有研究显示 SLC47A1 基因 rs2289669 G > A 多态性对 2 型糖尿病体内二甲双胍代谢及血乳酸水平有明显的影响。

【个体化用药指南】　OCT1-R61C、OCT1-G401S、OCT1-G465R、OCT1-420del 突变型纯合子和杂合子组成的突变型组与野生型组比较,具有较高的二甲双胍 AUC 和 C_{max},因此携带这些突变的个体二甲双胍药物剂量要减少。SLC22A1 808 位 GT、TT 基因型的个体与野生型纯合子个体相比,二甲双胍的肾清除率减少,有可能引起药物的蓄积而引发不良反应,因此剂量也要调整。SLC47A1 rs2289669 突变型个体(GA、AA)使用二甲双胍的降糖疗效更好,且每增加一个 A 等位基因可使 HbA1c 下降 0.3% 以上。提示该位点 A 等位基因携带者可能存在排泄二甲双胍的能力降低,也意味着 MATE1 的转运活动下降。除此之外,要注意二甲双胍与其他药物之间的相互作用,如二甲双胍与磺脲类药物合用时,可引起低血糖,应监测患者的血糖情况;与乙醇同服时会增加盐酸二甲双胍对乳酸代谢的影响,易导致乳酸性酸中毒的发生,故服用二甲双胍时应避免饮酒。

（三）噻唑烷二酮类药物的临床合理应用

噻唑烷二酮类药物是一种胰岛素增敏剂,主要包括罗格列酮、曲格列酮、吡格列酮等药物。噻唑烷二酮类药物能竞争性激活肌肉、脂肪组织中过氧化物酶体增殖物活化受体 γ(PPARγ)后,增加糖代谢相关基因的转录和蛋白质的合成,提高胰岛素敏感性。

1. 吡格列酮(pioglitazone)　吡格列酮通过激活 PPAR-γ 而发挥药理作用。吡格列酮可明显提高胰岛素敏感性,加强胰岛素信号系统的传导,消除胰岛素抵抗、降低血糖。最近研究表明,脂蛋白脂肪酶(LPL)和 *PPAR-γ2* 基因多态性影响吡格列酮的疗效。

【药物反应个体差异】　研究发现 *PPAR-γ2* Ala12Ala GG 和 Pro12Ala CG 基因型在吡格列酮治疗敏感者中的频率显著高于非敏感者(26.0% 比 13.5%),Ala G 等位基因在吡格列酮治疗敏感者中的频率也显著高于非敏感者(15.6% 比 7.3%);G 等位携带者空腹血糖和糖化血红蛋白下降值显著高于 CC 基因型携带者。最近 Pei 等研究对 67 名中国 2 型糖尿病患者给予 3 个月的吡格列酮(30mg/d)治疗,发现 *PPAR-γ2* rs1801282 CG 基因型携带者空腹血糖和三酰甘油的下降值显著高于 CC 基因型携带者。此外,有研究发现 *LPL* S447S 基因型携带者吡格列酮治疗有效率显著高于 S447X 基因型,S447X 基因型携带者吡格列酮治疗有效率为 S447S 基因型携带者的 0.538 倍;吡格列酮还能改善 S447S 基因型携带者的血脂和血压。

【个体化用药指南】　*LPL* 基因 S447X 与吡格列酮疗效相关,S447S 基因型携带者吡格列酮治疗疗效较好,S447X 基因型携带者效果较差。建议 S447S 基因型携带者使用吡格列酮治疗,不建议 S447X 基因型携带者使用吡格列酮治疗。*PPAR-γ2* rs1801282 与吡格列酮疗效相关,G 等位基因携带者吡格列酮疗效较好,CC 基因型携带者疗效较差。建议 G 等位基因携带者使用吡格列酮治疗,CC 基因型携带者不使用吡格列酮进行治疗。

2. 罗格列酮(rosiglitazone)　罗格列酮降糖作用主要通过特异性激活过氧化物酶体增殖物活化受体 γ(PPARγ)。罗格列酮主要由 CYP2C8 代谢,少量经 CYP2C9 代谢。在丹麦、美国和德国人群的研究结果均表明 CYP2C8 影响罗格列酮药物代谢和疗效。

【药物反应个体差异】　大量研究证明,CYP2C8、Lipin1、三磷酸腺苷结合盒转运子 A1(*ABCA1*)、脂联素(Adiponectin,*APN*)、过氧化物增殖物激活受体 γ 辅激活因子 1α(*PGC-1α*)等基因多态性明显影响罗格列酮的疗效。*ABCA1* R219K(rs2230806)基因多态性与罗格列酮治疗有效相关,KK 基因型携带者治疗失败率为 88%,而 RR 基因型携带者失败率为 52%,杂合子 RK 基因型携带者失败率介于二者之间。脂联素基因 SNP45 与韩国人群 2 型糖尿病患者罗格列酮疗效相关,GG 基因型携带者空腹血糖和下降值显著低于 T 等位基因携带者;GG 基因型携带者脂联素增加量显著低于其他基因型携带者。*PGC-1α* Thr394Thr(rs2970847)与中国 2 型糖尿病患者罗格列酮单药治疗疗效相关,GA 和 AA 基因型携带者餐后血清胰岛素水平和高密度胆固醇变化值显著低于 GG 基因型携带者。*Lipin1* rs10192566 G 等位基因携带者体重增加明显多于 CC 基因型携带者;且体重增加与胰岛素抵抗改善相关;

G 等位基因携带者空腹血糖(FPG)、2 小时血糖以及 HbA1c 下降值显著高于 CC 基因型携带者。

【个体化用药指南】 *ABCA1* 基因 R219K 与罗格列酮疗效相关,RR 基因型携带者罗格列酮治疗效果较好,KK 基因型效果较差。建议 RR 基因型患者使用罗格列酮治疗,不建议 KK 基因型患者使用罗格列酮治疗。*Lipin1* rs10192566 GG 基因型携带者罗格列酮治疗效果较好,体重增加较 CC 基因型多。建议体重较小的 GG 基因型携带者使用罗格列酮治疗,不建议肥胖 GG 基因型携带者和 CC 基因型携带者使用罗格列酮治疗。脂联素基因 SNP45 T 等位基因携带者罗格列酮治疗效果较好,建议 T 等位基因携带者使用罗格列酮治疗,不建议 GG 基因型携带者使用罗格列酮治疗。

三、恶性肿瘤的临床合理用药

肿瘤的临床治疗药物主要包括化疗药物和新型靶向性治疗药物。传统化疗药物是临床肿瘤治疗的主要药物,其抗肿瘤活性与其对正常组织细胞毒性密切相关。不同肿瘤患者对化疗药物的敏感性不同,部分会出现耐药现象,或者患者不能耐受严重的药物不良反应,均可能导致治疗失败。抗肿瘤靶向药物针对肿瘤细胞特定蛋白分子,与之特异性结合,抑制肿瘤细胞的增殖和迁移,产生抗肿瘤效应。这类药物由于是针对肿瘤发生、发展过程中的特定蛋白分子,而与传统化疗药物抑制增殖分化旺盛的细胞 DNA 合成起作用不同,具有"靶向性"。相对传统化疗药物而言,抗肿瘤靶向药物具有低毒性和特异指向性,能抑制肿瘤细胞增殖和迁移,可单用或与常规化疗药物联合用药,可长期使用。

(一)肿瘤非靶向药物的临床合理应用

肿瘤非靶向药物是指除靶向药物以外的所有肿瘤化疗药物。根据其抗肿瘤原理不同,化疗药物往往对高代谢、高分裂等细胞(也是肿瘤细胞的特点)的杀伤性大。也因为其毒性成分与活性成分的一致性,所以化疗药物的治疗窗窄,存在明显个体差异,因此需要实施药物治疗个体化。下面主要对已经进入食品药品监督管理局遗传药理学列表或美国肿瘤协会(NCCN)临床诊疗指南的药物个体化进行描述。

1. 5-氟尿嘧啶(5-fluorouracil,5-FU) 5-氟尿嘧啶是当前使用最为广泛的抗肿瘤药物之一,用于多种实体瘤,如结直肠癌、乳腺癌等的治疗。它可使部分患者得到显著疗效,但却常伴有严重的胃肠道和血液学毒副反应。

【药物反应个体差异】 二氢嘧啶脱氢酶(dihydropyrimidine dehydrogenase,DPD)是5-FU催化代谢的限速酶,约80%的药物经过其代谢后变成无活性代谢产物,因此,该酶的遗传变异可以致使药物代谢发生变化和严重的毒副反应。DPD 由 *DPYD* 基因编码,该基因迄今已经发现了超过 30 种 SNPs 和缺失突变,其中,最常见的是位于 14 号外显子的 1986 位 A 到 G 的改变(*DPYD * 2A*),可以产生无活性的酶,从而导致 5-FU 在体内蓄积,产生严重药物不良反应,甚至患者死亡。有研究表明,DPD 酶活性降低的患者中有 40% 携带 *DPYD * 2A* 基因突变,其中约 60% 的患者 5-FU 治疗后发生 4 级粒细胞减少的严重血液毒性;而 DPD 酶活性正常患者接受 5-FU 治疗后只有 10% 发生严重毒副作用。

嘧啶合成酶(thymidylatesynthase,TS)是 DNA 合成的关键酶,也是氟尿嘧啶作用的靶点,有研究表明 TS 蛋白的过表达可以引起 5-FU 的耐药。TS 蛋白的编码基因是 *TYMS*,其多态可以影响氟尿嘧啶的药物疗效。*TYMS* 启动子最常见的突变是 2 拷贝(2R)和 3 拷贝(3R)重复。其中,3拷贝属于蛋白高表达类型,非3拷贝的属于蛋白低表达类型。以4年存活率为指标,3R/3R群体对5-FU化疗疗效差,不良反应发生率高。在结肠癌患者中,只有低表达组对5-FU疗效较好,而高表达组效果差,治疗失败比例大。因此,检测 *TYMS* 基因型可以作为预测5-FU疗效的方法之一。

在5-FU的代谢和效应途径中,除了上述两种酶以外,亚甲基四氢叶酸还原酶(methylenetetrahydrofolate reductase,MTHFR)也是一种重要的酶。它是细胞内叶酸平衡和代谢的关键酶,在嘌呤和胸腺嘧啶存在的条件下不可逆催化5,10-MTHF转化成5-甲基四氢叶酸,后者参与DNA的合成和甲基化作用。5-FU的抗癌活性与肿瘤细胞内5,10-MTHF浓度呈正相关。而MTHFR的活性直接影响体内5,10-MTHF浓度,因此它的遗传变异可以影响5-FU的抗肿瘤作用。有研究表明,5-FU治疗后,*MTHFR* C667 TT型患者77%发生了3~4级毒副反应,CT和CC型患者出现这种毒副反应的只有6%和8%,突变型纯合子产生毒副反应的概率是其他基因型的9~12倍。

【个体化用药指南】　通过检测 *TYMS* 基因型作为预测5-FU的疗效,检测 *DPD* 基因突变,预测5-FU不良反应。对 *DPD* 基因野生型纯合子使用5-FU副作用较小,在患者基础情况允许下,可尝试采用较高剂量以取得最好疗效;突变杂合子个体,医生可综合评估患者基础状况和病情,降低剂量或维持剂量监控副作用;突变纯合子携带者使用5-FU发生不可预测严重副作用的概率大,不建议使用包含5-FU类的化疗方案。

2. 吉西他滨(gemcitabine)　吉西他滨属细胞周期特异性抗代谢类药物。吉西他滨是非小细胞肺癌、乳腺癌的一线化疗药物,也可与卡铂、紫杉醇等药物合用治疗膀胱癌、卵巢癌、鼻咽癌、霍奇金淋巴瘤等。吉西他滨的疗效和不良反应存在明显的个体差异。

【药物反应个体差异】　胞苷脱氨酶(cytidine deaminase,CDA)是吉西他滨主要代谢酶,代谢生成无活性的代谢产物双氟脱氧尿苷(dFdU)而排出细胞外。肿瘤组织中CDA高表达是吉西他滨耐药的原因之一,而CDA酶活性降低,则可能使吉西他滨体内药物浓度增加,毒副反应增加。*CDA* 基因2号外显子存在208位G到A的突变(*CDA*＊3),可以影响CDA的活性,导致CDA对吉西他滨的脱氨基作用大大降低,从而影响吉西他滨的药物毒副反应。*CDA*＊3突变型纯合子和杂合子体内CDA的脱氨基活性分别为野生型纯合子的12%和25%,突变型纯合子肿瘤患者体内吉西他滨的血药浓度为野生型纯合子的5倍。携带 *CDA*＊3的患者对吉西他滨的药物毒性反应有明显的加重,如吉西他滨无论单用还是与卡铂、顺铂、氟尿嘧啶合用,*CDA*＊3突变携带者中发生3级及以上中性粒细胞减少的概率明显高于无突变者,因此需要严密监测血象。其次,研究发现,高表达核糖核苷酸还原酶亚基1(RRM1)的肿瘤细胞对吉西他滨不敏感。美国karmanos癌症研究中心在275例非小细胞肺癌患者进行了临床研究,根据RRM1 mRNA表达水平选择吉西他滨的化疗方案。结果发现,在治疗前用RRM1表达水平选择治疗方案可略微提高无进展生存期,而且RRM1表达与预后关系明确且不依赖于治疗方案。同样在中国非小细胞肺癌中的前瞻性研究也得到同样的结论,依据RRM1 mRNA表达水平选择给药方案可略提升生存期。鉴于大量的回顾性和前瞻性的临床研究证实,美国NCCN将根据RRM1 mRNA表达作为预测吉西他滨化疗效果和疾病预后的重要参数写入指南。

【个体化用药指南】　RRM1是预测吉西他滨疗效的重要因子,通过检测肿瘤组织内RRM1 mRNA表达水平可以预测吉西他滨的药物敏感性,并进行预后判断。RRM1 mRNA高表达:吉西他滨疗效不佳,建议选用其他化疗方案。但同时提示肿瘤预后较好;RRM1 mRNA 低表达者:吉西他滨疗效较好,可使用包含吉西他滨的化疗方案;但同时提示肿瘤预后不佳 (与治疗无关)。

3. 硫唑嘌呤(azathioprine) 硫唑嘌呤是6-巯基嘌呤咪唑衍生物,具有免疫抑制作用的抗代谢剂。硫唑嘌呤产生烷基化作用抑制核酸的生物合成,阻止细胞的增生,引起 DNA 损伤。通过抑制 T 淋巴细胞而影响免疫,临床主要用于急慢性白血病治疗和器官移植。

【药物反应个体差异】 硫嘌呤甲基转移酶(thiopurine methyltransferase,TPMT)是硫唑嘌呤代谢过程中的重要代谢酶。*TPMT* 具有遗传多态性,可以显著影响硫唑嘌呤的疗效和不良反应。人群中 86.6% 的 TPMT 活性较高,而 11.1% 具有中等活性,0.3% 活性缺失。野生型(*TPMT * 1*)TPMT 活性最高,突变型(*TPMT * 2*,*3A*,*3C*)活性最低,其中 *3A 的患者 TPMT 活性完全丧失。大量研究证明,TPMT 中等活性和较低活性的患者只能接受正常剂量的 10% ~50%,否则都面临骨髓抑制的风险。因此,美国 FDA 已经批准临床上应用硫唑嘌呤化疗前,要对患者进行 TPMT 活性和基因型检测,以提高疗效,避免严重不良反应。

【个体化用药指南】 通过 *TPMT* 基因突变检测调整硫唑嘌呤用药剂量以及预测硫唑嘌呤不良反应。野生型纯合子可使用硫嘌呤常规剂量治疗;一般杂合子携带者可以耐受常规剂量的治疗,但也可能需要降低剂量。而突变纯合子携带者往往不能耐受常规剂量治疗,可考虑换药,或医生结合患者基本情况、病情等,谨慎选择常规剂量密切关注不良反应,或适当降低剂量(根据药动学结果,尝试给予约10% ~65%的常规剂量)并密切观察疗效(图9-2),及时调节剂量。

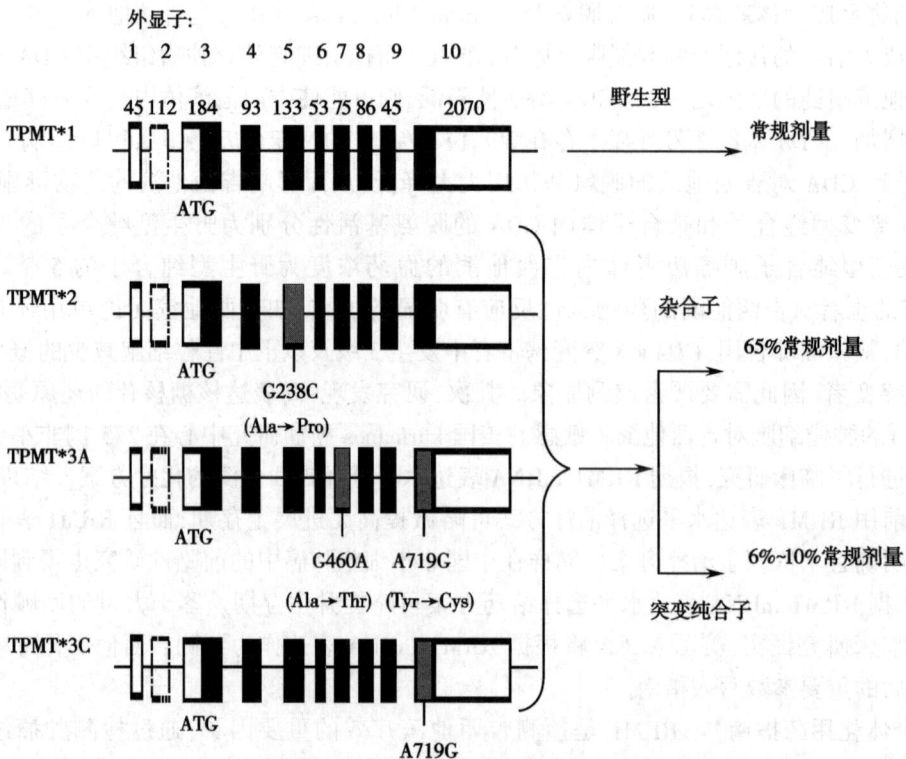

图 9-2 根据 TPMT 基因型调整硫唑嘌呤用药剂量

178

4. 伊立替康(irinotecan)　伊立替康系喜树碱类抗肿瘤药物,广泛应用于胃癌、结直肠癌、肺癌等实体瘤治疗,是转移性结直肠癌的首选治疗。伊立替康为前药,在体内可经羧酸酯酶代谢成活性形式 7-乙基-10-羟基喜树碱(SN-38),SN-38 经肝脏尿苷二磷酸葡萄糖醛酸转移酶(UGT1A1)转化为无活性的葡萄糖醛酸化 SN-38(SN-38G)排出。SN-38 抑制 DNA 拓扑异构酶Ⅰ,干扰 DNA 复制和转录,抑制 DNA 合成,发挥抗肿瘤活性。伊立替康的临床应用因为严重的毒副反应如致死性血样腹泻和粒细胞降低而受到限制。

【药物反应个体差异】　*UGT1A1* 基因多态性主要是启动子区 TATA 盒的变异,常见突变是 *UGT1A1 * 28* 和 *UGT1A1 * 6*。大量的临床研究证明,*UGT1A1 * 28* 基因型结直肠癌患者接受伊立替康化疗后,发生严重中性粒细胞减少及腹泻的风险显著增加,*UGT1A1 * 6* AG 和 AA 基因型患者,也存在容易发生严重非血液学毒性的风险。伊立替康化疗发生的毒副反应主要取决于患者 *UGT1A1* 的基因型,因此,结直肠癌患者在应用伊立替康进行化疗之前,应对患者进行 *UGT1A1 * 28* 和 *UGT1A1 * 6* 基因型的检测。

【个体化用药指南】　通过 *UGT1A1* 基因突变检测预测伊立替康毒副反应。野生型纯合子 UGT1A1 酶活性正常,可使用常规剂量治疗,发生不良反应的风险较低;杂合子携带者 UGT1A1 酶活性中等,一般患者尚可耐受常规剂量治疗,但发生不良反应的风险略高;突变纯合子携带者 UGT1A1 酶活性低,一般患者接受常规剂量治疗发生不良反应的风险大,在有备选方案时选用不含伊立替康的化疗方案。医生也可根据患者一般情况和病情,权衡维持常规剂量密切观察不良反应或降低剂量密切观察疗效,调整剂量。

5. 他莫昔芬(tamoxifen)　他莫昔芬是一种非固醇类抗雌激素药物,临床上主要用于雌激素受体(estrogen receptor,ER)阳性的乳腺癌防治,可以显著提高 ER 阳性乳腺癌患者生存率,减低年复发率,但有一部分患者使用他莫昔芬后疗效不理想甚至产生原发性耐药。

【药物反应个体差异】　他莫昔芬是一种前药,它需要在体内经 CYP2D6 转化为 4-羟基他莫昔芬发挥治疗作用。*CYP2D6* 基因多态性常导致 CYP2D6 酶活性降低甚至丧失时,血浆中 4-羟基他莫昔芬浓度明显降低。研究表明,携带等位基因 *CYP2D6 * 3*、*CYP2D6 * 4*、*CYP2D6 * 5*、*CYP2D6 * 6* 的杂合子或纯合子个体,4-羟基他莫昔芬血药浓度仅为野生型个体 55% 和 25%。在接受他莫昔芬治疗的 *CYP2D6* 等位基因 * 4、* 5、* 10、* 41 携带者较 *CYP2D6* 基因正常的患者更易复发,且无复发生存期缩短。乳腺癌患者中 *CYP2D6 * 10* 等位基因的 TT 型患者血中 4-羟基他莫昔芬水平比 CT 型及 CC 型患者低,临床疗效较差。

【个体化用药指南】　通过 *CYP2D6* 基因突变检测调整他莫昔芬用药剂量,提高他莫昔芬的治疗效果。欧洲药品管理局药物警戒工作组(PhVWP)认定:CYP2D6 弱代谢者对他莫昔芬的治疗应答可能降低,应避免与 CYP2D6 抑制剂合用。*CYP2D6* 基因发生突变杂合子或纯合子个体乳腺癌复发率显著增加,生存率降低,应适当调整药物剂量。

6. 顺铂(cisplatin)　顺铂是第一代铂类药物,但仍是临床应用最广泛的铂类药物,顺铂也是多种肿瘤化疗的一线用药,对卵巢癌、非小细胞肺癌、头颈部癌等肿瘤有效,但其耐药性严重影响疗效。

【药物反应个体差异】　顺铂对肿瘤细胞的杀伤作用主要是通过形成铂-DNA 加合物,影响 DNA 的复制与转录,而 DNA 损伤可被细胞内的核苷酸切除修复系统所修复,错配修复蛋白 1(ERCC1)是 DNA 修复损伤中的重要识别蛋白。研究证明,ERCC1 高表达与顺铂耐药相关,且因为 ERCC1 同时为抑癌基因,所以其高表达提示预后较好(与治疗无关)。最近,

Olaussen KA 等对国际肺癌临床试验入组的 783 例手术切除的非小细胞肺癌患者进行分析发现,仅 *ERCC1* 表达阴性的患者使用含顺铂的辅助化疗方案有效,且明显延长生存时间;而在 *ERCC1* 阳性患者接受含顺铂的辅助化疗并不改变其生存状况。但因为 *ERCC1* 为抑癌基因,所以肿瘤组织中 *ERCC1* 表达阳性患者的总体预后更好。美国 NCCN 已将 ERCC1 在肿瘤组织中的表达水平与顺铂疗效及预后的关系写入指南。

【个体化用药指南】 肿瘤组织 ERCC1 表达水平,预测顺铂疗效和预后。ERCC1 高表达:顺铂疗效不佳,建议选用其他化疗方案,但同时提示肿瘤预后较好(与治疗无关);ERCC1 低表达:顺铂疗效较好,可使用包含顺铂的化疗方案;但同时提示肿瘤预后不佳(与治疗无关)。

(二)肿瘤靶向药物的临床合理应用

1997 年,国际上第一个分子靶向药物利妥昔单抗上市以来,越来越多的抗肿瘤靶向药物进入临床应用,已成为肿瘤药物治疗的重要组成部分。鉴于其靶向高效和低毒的特性,抗肿瘤靶向药物已是抗肿瘤药物研发的重要趋势。抗肿瘤靶向药物根据靶向性药物性质和作用靶点可以分为如下三类:①单克隆抗体,包括利妥昔单抗(rituximab)、曲妥珠单抗(trastuzumab)、西妥昔单抗(cetukimab)、帕尼(panitumucetumab)和贝伐单抗(bevacizumab)等。②针对 EGFR 信号转导小分子化合物,包括吉非替尼(gefitinib)、厄洛替尼(erlotinib)、埃克替尼(icotinib)和拉帕替尼(lapatinib)等。③多靶点抗肿瘤药物,包括伊马替尼(imatinib)、索拉非尼(sorafenib)和舒尼替尼(sunitinib)等。肿瘤靶向药物治疗的作用机制如图 9-3 所示。

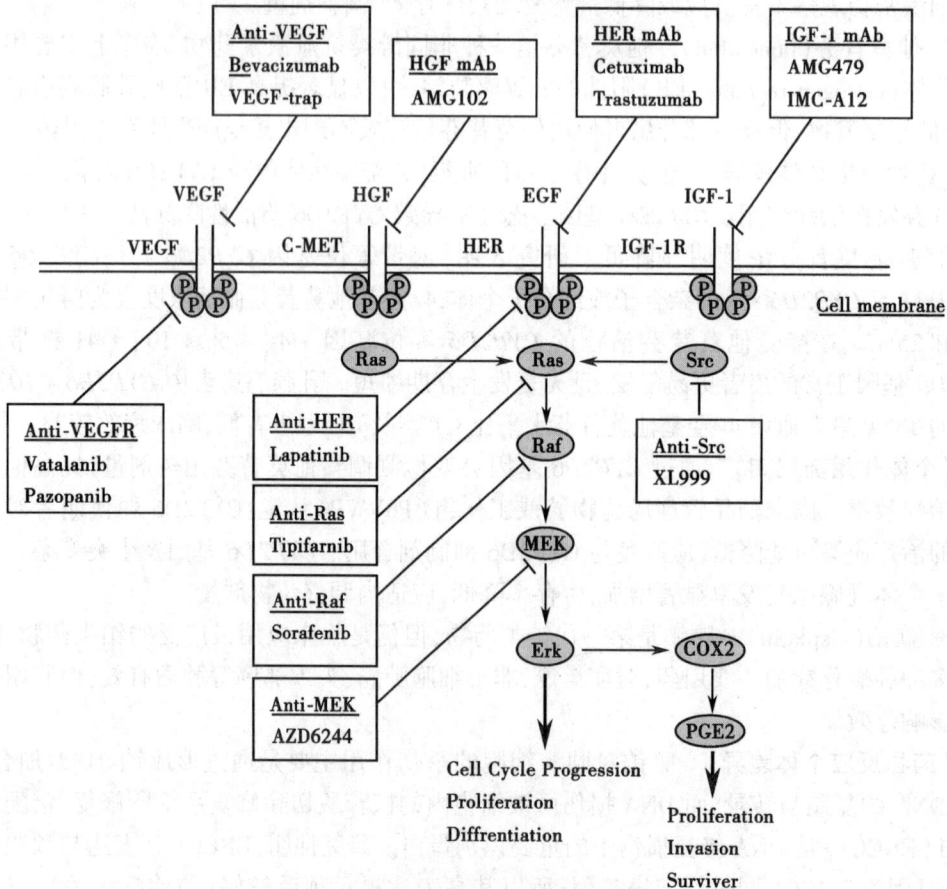

图 9-3 肿瘤靶向药物治疗的作用机制

尽管抗肿瘤靶向药物较常规化疗药物具有明显优势,但编码其作用的靶点蛋白和其信号传导通路中的节点蛋白的基因发生改变可导致蛋白功能发生改变或蛋白表达水平改变,这些情况可能影响靶向药物的有效性和毒副作用。大量的研究已证实一些抗肿瘤靶向药物的疗效与毒副作用与不同个体肿瘤组织相关基因的变异和表达量的改变相关。检测不同患者肿瘤组织基因水平及表达水平,对正确使用抗肿瘤靶向药物具有重要临床意义。目前有部分与抗肿瘤靶向药物疗效和毒副作用相关的基因检测得到业内专家认可,已列入美国国家癌症综合网络(NCCN)和美国食品药品监督管理局指南,建议在临床上推广应用。

1. 吉非替尼(gefitinib) 吉非替尼、厄洛替尼和埃克替尼主要用于治疗既往接受过化学治疗或不适于化疗的局部晚期或转移性非小细胞肺癌。三者为同类药物,选择性抑制人类表皮生长因子受体(epidermal growth factor receptor family,EGFR)的活性及细胞内磷酸化过程来发挥其抗肿瘤作用。这些药物通过对 EGFR 酪氨酸激酶活性的抑制,阻滞下游信号转导通路,拮抗血管生成、细胞迁移扩散及增殖作用,抑制肿瘤组织的生长。

【药物反应个体差异】 *EGFR* 的突变主要发生在酪氨酸激酶(tyrosine kinase,TK)域,目前发现的 TK 区域突变有 30 多种。其中 85% ~ 96% 的突变分别发生在第 19 号和第 21 号外显子上,少部分发生在第 20 号外显子,极少部分发生在第 18 号外显子。缺失突变主要发生在外显子 19 上,最常见的是 del E746-A750,替代突变最常见的是发生在外显子 21 上的 L858R,复制或插入突变发生在外显子 20 上。其中外显子 19 的缺失突变(del E746-A750)和外显子 21 上的替代突变(L858R)为典型突变,约占突变的 90%。这些突变与酪氨酸激酶抑制剂的反应活性相关。绝大多数非小细胞肺癌患者对吉非替尼无反应,但约 10% ~ 15% 的患者对吉非替尼表现出快速且非常显著的临床疗效。EGFR 基因 18-21 号外显子编码酪氨酸激酶区,此段基因序列发生突变后会使 EGFR 被配体激活后磷酸化程度升高或持续激活下游信号通路,从而导致应用酪氨酸激酶抑制剂吉非替尼可以取得良好疗效。有研究表明,*EGFR* 突变型的患者 1 年和 18 个月的存活率分别为 90% 和 80%,而野生型患者分别为 60% 和 40%。而 19 号外显子缺失突变的患者平均存活时间为 34 个月,大大长于 21 号外显子突变者的 8 个月,但都比野生型患者的存活时间长。在有 *EGFR* 敏感基因突变的非小细胞肺癌患者中,吉非替尼治疗的进展风险较化疗显著降低 52%,客观缓解率较化疗显著提高 51%。

【个体化用药指南】 通过 *EGFR* 基因突变检测预测吉非替尼、厄洛替尼、埃克替尼的疗效。*EGFR* 基因 19-21 号外显子突变的纯合子或杂合子患者,建议使用含吉非替尼的化疗方案,可以取得较好的疗效,显著延长生存期;无突变者则不推荐使用。

2. 西妥昔单抗(cetukimab) 西妥昔单抗是 EGFR 单克隆抗体,为免疫球蛋白 IgGl 鼠源性嵌合型抗体,用于治疗对化疗无效的结直肠癌和头颈鳞状细胞癌,能够延长总生存时间和无进展生存时间,并且不影响生活质量。西妥昔单抗与化疗药物联合应用具有协同作用,可增强细胞毒药物抗肿瘤活性和恢复耐药细胞敏感性,可促进放疗诱导的肿瘤细胞凋亡,阻止肿瘤细胞放射损伤的修复以及抑制肿瘤新生血管生成,对放疗有增敏作用。

【药物反应个体差异】 KRAS 蛋白是 EGFR 信号传导通路中的一个关键的下游调节因子,是 *ras* 原癌基因家族中的重要成员。当 *KRAS* 基因呈突变状态时 RAS 蛋白持续活化。*KRAS* 基因呈突变主要以第 12 和 13 密码子点突变最常见。12 号密码子 GGT 和 13 号密码子 GGC 原本编码均为 Gly 氨基酸,突变导致这 2 个密码子分别变成 6 种和 4 种其他氨基酸。该基因的体细胞突变常见于多种恶性肿瘤,在结直肠癌患者中为 20% ~ 45%。西妥昔单抗

的疗效与 *KRAS* 基因突变状态显著相关。在 *KRAS* 野生型患者中,使用西妥昔单抗治疗可显著改善总生存期和无进展生存期;而 *KRAS* 突变型患者中,西妥昔单抗治疗组和单纯支持治疗组的总生存期和无进展生存期无显著差异。在单纯接受最佳支持治疗的患者组中,*KRAS* 基因的突变状态与总生存期无显著相关性。因此,*KRAS* 野生型结直肠癌患者应用西妥昔单抗治疗有效,而 *KRAS* 基因突变型患者不宜应用。

【个体化用药指南】　*KRAS* 基因状态检测有助于确定西妥昔单抗的疗效。*KRAS* 是第一个可以预测晚期转移性结直肠癌患者将从靶向治疗药物西妥昔单抗中获益的生物标记物。2009 年 NCCN 结直肠癌指南中建议 *KRAS* 野生型晚期转移性结直肠癌患者一线治疗可以选择西妥昔单抗联合化疗。携带 *KRAS* 基因突变的患者对西妥昔、帕尼单抗不敏感,不建议使用。

3. 曲妥珠单抗(trastuzumab)　曲妥珠单抗是重组 DNA 人单克隆抗体,主要通过与人类表皮生长因子受体 2(human epidermal growth factor receptor type 2,HER2)特异性结合,影响生长信号的传递;促进 HER2 受体蛋白的内在化降解;通过 ADDC 作用聚集免疫细胞攻击并杀死肿瘤细胞。大量临床资料证明,曲妥珠单抗对有转移的乳腺癌和经各种辅助治疗化疗、放疗等无效的乳腺癌患者均有较好的疗效,目前亦用于消化道肿瘤的治疗。

【药物反应个体差异】　HER2 是目前认识较为清楚的与乳腺癌关系密切的人类癌基因,它在乳腺癌中的高表达往往预示着雌激素受体(ER)阴性、易有淋巴结转移和肿瘤分化差,预后不佳。研究表明,HER2 在 25% ~30% 的乳腺癌中存在基因的扩增和蛋白的过度表达。HER2 阳性的乳腺癌对常规化疗和内分泌治疗反应差,肿瘤浸润性强,无病生存期短,预后差,但对曲妥珠单抗治疗有反应。曲妥珠单抗的疗效与患者 *HER2* 基因表达水平密切相关。高表达 HER2 患者对曲妥珠单抗更敏感,其无病进展生存期更长,反之,曲妥珠单抗对低表达 HER2 患者的治疗效果差。

【个体化用药指南】　检测肿瘤组织内 *HER-2* 基因,预测曲妥珠单抗治疗乳腺癌的疗效。HER-2 表达阳性患者可使用曲妥珠单抗治疗,HER-2 表达阴性患者不宜应用曲妥珠单抗治疗。

4. 伊马替尼(imatinib)　伊马替尼是一种有效的 c-kit/SCFR 和血小板衍生因子受体 A(PDGFRA)的抑制剂,是以 c-Kit 基因为靶点的治疗胃肠间质瘤的靶向性药物。

【药物反应个体差异】　*c-Kit* 基因突变主要位于 9 和 11 号外显子上。92% 的胃肠间质瘤患者中存在突变,说明 *c-Kit* 基因突变在肿瘤形成中起关键作用。有研究表明,11 号外显子突变的患者对伊马替尼的反应性最好,可以达到 83.5%,并且其无进展生存时间和总生存期明显长于无突变患者。而 9 号外显子存在突变位点或者没有检测到 *c-Kit* 突变的肿瘤患者对伊马替尼反应率较低,分别为 47.8% 和 0。由此提示,11 号外显子有突变的患者对伊马替尼的疗效较好,而无突变或者 9 号外显子存在突变的患者则疗效差。

【个体化用药指南】　检测肿瘤组织中 *c-kit* 基因突变,预测伊马替尼治疗胃肠间质瘤疗效。*c-kit* 基因突变携带患者可正常使用伊马替尼治疗胃肠间质瘤,无 *c-Kit* 基因 9 和 11 外显子突变的患者使用伊马替尼治疗胃肠间质瘤时需增加剂量,或加用舒尼替尼联合用药。

四、抗神经精神疾病的临床合理用药

神经精神疾病是严重危害人类生命健康和人类生活质量的重大疾病。它包括癫痫、精神分裂症和抑郁症等，目前主要的治疗措施为药物治疗。机体内药物代谢酶、药物转运体和药物作用靶点（受体）的基因多态性是影响神经精神疾病药物疗效差异的重要原因。

（一）抗癫痫药物的临床合理用药

1. 卡马西平（carbamazepine） 卡马西平是临床上常用的一线抗癫痫药物，广泛用于治疗癫痫、双相情感障碍、三叉神经痛和慢性疼痛等疾病。但因治疗窗比较窄以及个体差异较大，临床上使用相同的治疗剂量往往导致显著的疗效差异。

【药物反应个体差异】 钠离子通道基因 *SCN1A* 的多态性与卡马西平的疗效显著相关。在 448 例中国汉族癫痫患者中应用卡马西平单药治疗 12 个月后，携带 *SCN1A* rs3812718 AA 基因型患者卡马西平维持剂量和血药浓度明显高于 GG 基因型携带者；而治疗 24 个月后，γ-氨基丁酸（γ-Aminobutyric acid，GABA）A 型受体 α1 亚基（*GABRA1*）基因的 SNP rs2298771 AA 基因型携带者的发作治愈率明显高于 AG + GG 基因型携带者。相对于卡马西平的疗效来说，不良反应是另一个需要引起重视的问题。不合理地使用卡马西平对癫痫患者进行治疗可能会产生严重的皮肤不良反应（severe cutaneous adverse reaction，SCAR），如超敏综合征（hypersensitivity syndrome，HSS）、约翰逊综合征（Stevens-Johnson syndrome，SJS）和中毒性表皮坏死松解症（toxic epidermal necrolysis，TEN）。据报道，首次服用卡马西平导致严重的超敏反应发生率在 1/10 000 ~ 1/1000。SCAR 是一种导致死亡事故的严重不良反应，其中中毒性表皮坏死松解症死亡率高达 30%，且超过 90% 的 SCAR 均发生在卡马西平用药的前 2 个月内，因此对患者的生命构成很大的威胁。目前认为 *HLA-B* * 1502 基因突变是卡马西平引起的 SJS/TEN 的主要原因。2007 年，美国 FDA 明确规定，首次服用卡马西平的患者必须进行 *HLA-B* * 1502 的检测，以避免卡马西平引起的致死性的 SJS/TEN 反应。

【个体化用药指南】 检测 *HLA-B* * 1502 基因突变，预防卡马西平引起的超敏反应。*HLA-B* * 1502 基因型与卡马西平超敏反应间存在强相关性，*HLA-B* * 1502 阳性的癫痫患者应避免使用卡马西平，换用其他抗癫痫药物治疗。*HLA-B* * 1502 野生型纯合子应用卡马西平较为安全，但不排除合并用药对过敏反应的影响。

2. 苯妥英钠（phenytoin） 苯妥英钠主要通过阻断电压依赖性钠离子通道、钙离子通道和钾离子通道而发挥抗癫痫作用。苯妥英钠表现为非线性药代过程，血药浓度变异较大，治疗窗较窄，服用同等剂量的条件下，有的患者可能出现药物过量的毒副反应，而有的患者可能出现剂量不足导致的治疗失败。因此，临床使用苯妥英钠时需要将剂量个体化，进行血药浓度检测，根据血药浓度水平调整给药剂量。

【药物反应个体差异】 苯妥英钠 90% 以上通过 CYP2C9 酶代谢。CYP2C9 具有多态性，其中 *CYP2C9* * 2 及 *CYP2C9* * 3 突变等位基因酶活性明显降低。研究表明，*CYP2C9* 突变癫痫患者中，苯妥英钠在体内的代谢与野生型比较可以降低 25% ~ 54%。

【个体化用药指南】 检测 *CYP2C9* 基因型预防苯妥英钠中毒。携带 *CYP2C9* * 2 和 *CYP2C9* * 3 纯合子或杂合子的患者服用苯妥英钠后出现毒副反应的概率很高。因此，临床使用苯妥英钠时，应检测患者 *CYP2C9* 基因型或进行血药浓度监测，根据检测结果对患者进行给药剂量个体化。

（二）抗抑郁药物的临床合理用药

1. **文拉法辛（venlafaxine）** 文拉法辛是一类广泛用于抑郁症治疗的5-羟色胺-去甲肾上腺素再摄取抑制剂，对多巴胺再摄取具有轻度抑制作用，对毒蕈碱、烟碱、组胺和肾上腺素受体无作用，对单胺氧化酶无抑制作用。文拉法辛血药浓度个体差异较大，服用同等剂量的条件下，有的患者可能出现药物过量的毒副作用，有的患者会因剂量不足导致治疗失败。

【**药物反应个体差异**】 文拉法辛主要通过CYP2D6代谢为活性代谢产物O-去甲文拉法辛，其次通过CYP2C19和CYP3A4代谢产生无活性的N-去甲文拉法辛。*CYP2D6*和*CYP2C19*基因型与文法拉辛的心脏毒性反应存在强相关性。一名生前服用文拉法辛的死者，结果发现是*CYP2D6*4/*5*和*CYP2C19*2/*2*基因型携带者。由于患者是*CYP2D6*4/*5*和*CYP2C19*2/*2*基因型携带者，CYP2D6和CYP2C19酶活性降低或无酶活性，导致文法拉辛血药浓度明显升高。除此以外，有研究发现5-羟色胺转运体（*SLC6A4*）与5-羟色胺受体2A（*HTR2A*）基因多态性与文法拉辛的疗效也相关。

【**个体化用药指南**】 检测*CYP2D6*和*CYP2C19*基因型预防文拉法辛中毒。*CYP2D6*或*CYP2C19*野生型纯合子个体应用文法拉辛较为安全，但也不能超剂量使用；而*CYP2D6*或*CYP2C19*杂合子和突变纯合子个体必须降低文拉法辛用药剂量或改用其他抗抑郁药物。

2. **氟西汀（fluoxetine）** 氟西汀是一种口服抗抑郁药。主要是抑制中枢神经对5-羟色胺的再吸收，用于治疗抑郁症和其伴随的焦虑，治疗强迫症及暴食症（神经性贪食症）。

【**药物反应个体差异**】 氟西汀主要通过CYP2D6催化代谢，去甲基生成活性代谢产物诺氟西汀（去甲氟西汀）。CYP2D6慢代谢者血药浓度较高，而中间代谢者和强代谢者血药浓度较低。最近，有研究发现*PDLIM5* rs2433320多态性与氟西汀疗效显著相关。

【**个体化用药指南**】 根据个体*CYP2D6*基因型来调整氟西汀用药剂量。即CYP2D6中间代谢者和强代谢者可以考虑适当增加给药剂量，而慢代谢型患者则要降低用药剂量。

（三）抗精神分裂症药物的临床合理用药

氯氮平（clozapine）是二苯二氮平类非典型性抗精神病药，对精神分裂症的阳性症状和阴性症状均有改善作用，即使对利培酮、阿立哌唑或奥氮平等耐药的难治性精神分裂症，氯氮平也可取得良好治疗效果。氯氮平的血药浓度个体间差异较大，服用同等剂量的条件下，不同患者中氯氮平血药浓度差异高达14～48倍。

【**药物反应个体差异**】 氯氮平主要通过CYP1A2和CYP3A4催化代谢生成去甲氯氮平及氯氮平氮氧化物。CYP1A2酶活性个体间差异比较大，可能是导致氯氮平血药浓度个体差异比较大的因素之一。据报道，人肝*CYP1A2* mRNA表达水平在不同个体间差异高达40倍。吸烟是诱导CYP1A2酶表达的一个非常重要的因素之一，吸烟患者氯氮平的血药浓度明显低于非吸烟患者。然而，药物代谢酶基因的变异并不能完全解释氯氮平的疗效差异，药物作用靶点基因的多态性也是影响氯氮平反应差异的重要原因。最近有研究表明，多巴胺转运体基因*DAT*或*SLC6A3*的单倍型和氯氮平的药物反应密切相关。此外，5-羟色胺（5-HT）受体2A（*HTR2A*）基因多态性102 T/C和氯氮平的疗效显著相关，*HTR2A*/102C等位基因携带者使用氯氮平后无效。

【**个体化用药指南**】 吸烟患者，CYP1A2酶活性明显增强，因此，需服用较高剂量的氯氮平才能使血药浓度达到治疗窗范围内。如果患者戒烟，则应降低氯氮平服用剂量，以防氯氮平的血药浓度高于治疗窗并导致中毒反应，因为戒烟降低CYP1A2酶活性。非吸烟患者应用氯氮平也需进行密切观察;特别是与影响 CYP1A2 或 CYP3A4 酶活性的药物合用时,也应相应的调整氯氮平的剂量。

知识链接:
表观遗传学在肿瘤诊断与治疗中的应用

表观遗传学应用最为深入的领域是癌症。肿瘤表观遗传学在肿瘤诊断中具有重要意义,主要在以下 3 个方面:①检测肿瘤组织中 DNA 甲基化。许多 CpG 岛甲基化已被当作肿瘤的生物学标志,是一个非常有前途的肿瘤早期诊断标志物。②针对高危人群(吸烟者、矿工、慢性炎症患者、癌症高发家族史)的早期检测。③对肿瘤预后的预测。此外,表观遗传变化的可逆性特征,为肿瘤的治疗提供了新的思路;表观遗传学中重要的调控蛋白,为药物开发提供了新靶点。通过研发新的分子靶向药物,逆转疾病状态下异常的表观遗传变化,进而达到治疗的目的。目前肿瘤表观遗传研究主要包括 DNA 甲基转移酶抑制剂、靶向诱导 DNA 甲基化和组蛋白去乙酰化酶抑制剂等方面。

案例分析 1:
案例:男性患者,50 岁,口服卡马西平片进行抗癫痫治疗,该患者饮食正常,生活作息规律。服药两周后,患者出现高热、头痛、皮肤瘙痒,全身密布粟粒至花生米大小斑丘疹,皮损为鲜红色瘀斑,瘀斑上有血疱,尼氏征阳性等症状。临床诊断为 Stevens-Johnson 综合征。停药后经特殊的护理和药物治疗后痊愈。
分析:通过基因分型,发现该患者的基因型为 HLA-B * 1502。

案例分析 2:
案例:女性,70 岁,身体健康,无心血管疾病,在一次常规体检时发现患者有心房颤动(房颤),医生建议应用华法林抗凝治疗,采用常规剂量治疗,3mg/d。服药三天后,复查国际标准化比值(international normalized ratio,INR 值)为 4.8,停止用药。停药 3 天后,INR 进一步攀高至 5.3。给予维生素 k 治疗,口服 5mg/d。服药 4 天后,INR 降为正常值。最后,临床医生给患者华法林服药剂量确定为 0.5mg/d。
分析:对患者 CYP2C9 和 VKORC1 基因进行检测,发现该患者的基因型为 CYP2C9 * 3/ * 3 和 VKORC1 1639 AA。

思考题

1. 什么叫个体化药物治疗?
2. 影响药物反应差异的遗传因素有哪些?
3. 简述肿瘤分子靶向治疗中基因检测的目的和意义?

4. 简述遗传药理学在新药临床研究中的作用。

5. 抗癫痫药物卡马西平的严重不良反应有哪些？如何采用个体化治疗的方式避免患者发生卡马西平不良反应？

6. 产生华法林不良反应的主要原因是什么？如何利用 *CYP2C9* 和 *VKORC*1 基因型检测指导华法林的个体化治疗？

（刘昭前）

第十章　老年人的临床用药

学习要求

1. 掌握老年人的合理用药原则及各系统药物的合理应用。
2. 熟悉老年人药动学与药效学特点。
3. 了解老年人的生理功能特点及用药特殊性。

世界卫生组织对老年人的年龄划分标准为:发达国家将 65 岁以上的人群定义为老年人,发展中国家将 60 岁以上的人群定义为老年人。对老龄化社会划分的标准为:发达国家将 65 岁以上人群占人口比例 7% 以上定义为老龄化社会,发展中国家将 60 岁以上人群占人口比例 10% 以上定义为老龄化社会。至 2000 年,我国 60 岁以上老年人已达 1.27 亿,占人口总数的 10.35%,已进入老龄化社会。新中国成立以前我国人口平均寿命为 35 岁,根据世界卫生组织发布的《2013 年世界卫生统计报告》,2011 年中国人均寿命已达到 76 岁。然而长寿并不等于健康,老年人常患多种疾病,且常为慢性病,这使得老年人的用药机会和种类明显增多。由于老年人的生理生化功能减退、自稳机制下降,对药物的反应性等发生改变,使得老年人药物不良反应的发生率明显升高。此外,老年人身体状况的多样性、心理因素和生活环境条件的异同、易患多种疾病及多药合用等诸多因素的影响,造成老年人的药物治疗具有一定的特殊性。因此,应充分了解老年人的生理生化特点、衰老和疾病对药物处置的影响以及老年人对药物敏感性和耐受性的改变,加强对老年人的合理用药,从而提高药物疗效并减少不良反应的发生。

第一节　老年人的生理特点

老年人随着年龄的增加,机体许多组织器官开始退化,调节能力也减弱,导致老年人的生理生化功能发生较大的改变。

一、神经系统的改变

老年人大脑的重量较一般正常人减轻约 20% ~ 25%,大脑皮质和脑回萎缩,使脑内不同部位的神经元有不同程度的减少,同时胶质细胞增多。老年人常有脑动脉粥样硬化,使脑血流量减少,据报道 65 岁以上的老年人脑血流量较青年人减少 20% 以上。脑供血不足可能造成氧和葡萄糖供应不足,影响脑组织正常功能,因此老年人易出现暂时性智能障碍,经常性脑缺血则可能导致永久性记忆障碍。老年人中枢神经递质合成减少,应激适应性下降;脊髓重量减少,自主神经传导速度减慢;对环境变化的调节与适应能力下降,视觉与听觉也有不同程度的下降。老年人脑内酶活性降低,中枢神经系统有些受体处于高敏状态,常规剂量的药物即可产生较强的药理反应,出现耐受性降低的现象。

二、内分泌系统的改变

老年人内分泌器官及激素受体数量发生改变,使其激素代谢及对激素敏感性发生变化。一般认为,老年人血中去甲肾上腺素、甲状旁腺激素、血管加压素、胰岛素、心钠素、催乳素水平明显升高;生长激素、肾素、醛固酮及三碘甲状腺原氨酸(T_3)水平显著下降;肾上腺素、甲状腺素(T_4)、总睾酮(女)、二氢睾酮(男)水平基本维持正常;女性更年期后体内雌激素大幅度减少;细胞内糖皮质激素受体数目减少。因此,老年人对促甲状腺激素、生长激素、糖皮质激素等的敏感性发生改变,对葡萄糖和胰岛素的耐受能力均降低。老年人的松果体逐渐退化,褪黑激素分泌量下降,导致睡眠减少、内分泌失调等状况。

三、心血管系统的改变

老年人心肌收缩力减弱、心排血量减少;心肌收缩期延长,使心肌耗氧量和能量需要增加,对应激适应性降低。老年人动脉硬化导致血管弹性减弱,外周阻力增大,血压升高,血流速度减慢,心、脑、肝、肾等主要器官血流量减少。老年人压力感受器的敏感性下降,易发生直立性低血压。老年人心血管系统的生理特点使其患高血压、心力衰竭、冠状动脉疾病的危险性显著增加。

四、免疫系统的改变

老年人胸腺萎缩,T细胞数量减少且功能降低,血清中胸腺激素水平逐渐下降;B淋巴细胞数量下降,功能降低;粒细胞和巨噬细胞功能下降;免疫球蛋白也随增龄而下降。此外,老年人自身免疫抗体出现的频率增高。这些变化使老年人免疫功能明显下降,导致感染、肿瘤及自身免疫疾病发病率明显增高。

五、消化系统的改变

老年人由于牙齿磨损、唾液分泌减少、吞咽困难等引起消化功能下降;胃黏膜及腺体萎缩、胃血流量减少、胃排空时间延长;小肠吸收能力下降,胰腺进行性纤维化;排便反射减弱,易出现习惯性便秘;肛门括约肌张力下降,易出现大便失禁。CYP_{450}含量下降,肝解毒和蛋白合成能力降低,药物的首过效应减弱,生物利用度增加。

六、其他系统的改变

老年人肺泡数量减少、组织弹性下降、呼吸肌张力减弱、肋软骨钙化、运动能力减弱、胸廓阻力变大、椎骨骨质疏松、椎骨间隙变小,肺活量下降明显(约为青年人的75%),残气量增加(约增加50%),肺功能减退。

老年人肾血流灌注量降低,肾小球滤过率降低;肾小管分泌和重吸收功能减退,肾肌酐清除率降低;膀胱肌肉萎缩,良性前列腺增生发生率增加。

老年人骨髓中有核细胞数量减少,血中白细胞总数降低,粒细胞总数无明显下降,B淋巴细胞数基本正常。血纤维蛋白原含量增多,血脂增高,血沉加快。血液黏稠度高,凝血因子增多,血小板聚集和黏附分子活性增高,血液常处于高凝状态。

第二节　老年人药动学与药效学特点

一、老年人药动学特点

随着年龄的增长,老年人各器官组织结构及生理功能逐渐老化,从而影响机体对药物的吸收、分布、代谢和排泄,而这些药动学变化可直接影响组织特别是靶器官中药物的浓度及有效药物浓度维持的时间,致使药物疗效改变或产生不良反应。因此,在制定老年人的用药方案时,应考虑其药动学特点,因人施药,以获得最佳疗效,并尽可能减少不良反应的发生。

（一）药物吸收

老年人胃肠道功能变化可影响口服药物的吸收。此外,口服药物的药动学也受慢性疾病(心力衰竭及肝肾功能不全等)、健康程度、营养状态等因素的影响。

1. 胃酸分泌减少　老年人胃壁细胞功能下降,基础及最大胃酸分泌量减少,70岁老年人胃酸分泌量可减少20%~25%。胃液pH增高可影响药物的溶解和解离,使弱酸性药物如巴比妥类、水杨酸类、地高辛等在胃内吸收可能减少,而对弱碱性药物的吸收可能增多。四环素类药物可因溶解度降低使吸收减少。

2. 胃肠道运动减弱　老年人胃排空速度减慢,使大多数经小肠吸收的药物进入小肠的时间延迟,吸收速率减慢,血药浓度达峰时间延迟,峰浓度降低,尤其对于在小肠远端吸收的药物或肠溶片的影响更大。老年人肠蠕动减慢,药物在肠内停留时间延长,药物吸收增加,易发生不良反应。但是,有些老年人因便秘常用泻药,使药物在胃肠道停留的时间缩短导致药物的吸收减少。此外,老年人的精神状态常不稳定,易引起胃肠动力改变而影响药物的吸收。

3. 胃肠道黏膜萎缩　老年人消化道黏膜吸收面积可减少30%左右,肠内液体量也相应减少,使一些不易溶解的药物如氨苄西林、地高辛、甲苯磺丁脲等吸收延缓。老年人胃肠道某些主动转运系统功能降低,使一些经主动转运吸收的物质如半乳糖、葡萄糖、铁、钙及维生素 B_1、B_6、B_{12}、C等吸收减少。

4. 血流量减少　老年人胃肠道和肝血流量较正常成年人减少10%~50%,使药物的吸收量减少,如地高辛、奎尼丁、普鲁卡因胺、氢氯噻嗪等吸收可明显减少。肝血流量减少可使一些主要经肝消除的药物如普萘洛尔、拉贝洛尔、利多卡因等首过效应减弱,消除速度减慢,血药浓度相应升高甚至引起不良反应,故老年人应用这些药物须适当调整剂量。此外,肌肉和皮下注射给药,可因老年人局部循环差和肌肉萎缩、血流减少,使药物吸收速率下降。

（二）药物分布

与青年人相比,老年人的机体组成成分、血浆蛋白结合率、器官血流量、药物与组织亲和力、体液pH均有所不同,从而影响药物在体内的分布。

1. 机体组成变化　在20~70岁期间,总体液和细胞外液与体重的比例分别减少15%~20%和35%~40%,体内脂肪比例增加25%~40%(男性稍低于女性)。由于脂肪组织增加,脂溶性药物如氯氮䓬、地西泮、巴比妥类、吩噻嗪类、利多卡因等表观分布容积增大,半衰期延长,易发生蓄积中毒。水溶性药物如青霉素、乙醇、吗啡、对乙酰氨基酚、西咪替丁等表观分布容积减少,血药峰浓度增加。老年人服用奎尼丁、华法林、地高辛、普萘洛尔、劳拉西泮等药物,因影响因素较多,表观分布容积不变。

2. 血浆蛋白结合率降低 老年人肝脏合成白蛋白的功能下降,导致血浆白蛋白含量随年龄增加而降低,60 岁时血浆白蛋白含量比 20 岁时减少约 20%。当营养不良或患有慢性病(如肝、肾疾病)时,血浆白蛋白含量下降更为明显,使药物血浆蛋白结合率降低,表观分布容积增加,药效增强甚至产生不良反应。因此,老年人在应用蛋白结合率高的药物(如华法林、地西泮、洋地黄毒苷、哌替啶、氯丙嗪、苯妥英钠、甲苯磺丁脲、普萘洛尔、吗啡等)时应适当减量。一般来说,单独应用一种蛋白结合率高的药物时,只要用量未超过血浆蛋白最大结合量,则血浆蛋白结合率下降不会引起严重的不良反应;但在联合应用两种血浆蛋白结合率较高(超过 80%)的药物时,由于药物与血浆蛋白结合的竞争性置换现象,可使血浆蛋白结合率较低的药物游离型浓度明显增高,从而引起较严重不良反应,如地西泮血浆蛋白结合率为 99%,若被置换出 1%,即可使其游离血浓度增加 1 倍。因此,老年人应用血浆蛋白结合率高且治疗指数小的药物时,应注意监测血药浓度。

老年人血浆 α_1-酸性糖蛋白(α_1-acid glycoprotein,AGP)增加,尤其在患急性疾病时血浆 AGP 浓度更高,与弱碱性药物的结合能力增强,血浆中游离型药物减少,药效减弱。如弱碱性药物利多卡因在急性心肌梗死时与血浆 AGP 结合率增高,游离型浓度降低;但在急性期过后,血浆 AGP 减少,与利多卡因结合率下降,游离型浓度增加,因而同等剂量也可出现中毒现象。

研究表明,老年人的药物与血浆蛋白的结合分三种情况:①结合率下降,如地西泮、保泰松、水杨酸类、丙戊酸、洋地黄毒苷、头孢曲松、茶碱、甲苯磺丁脲、华法林等;②结合率增加,如氯丙嗪、利多卡因等;③结合率不变,如阿托品、阿米替丁、阿替洛尔、苯巴比妥、咖啡因、青霉素 G、奎尼丁、吡罗昔康等。

(三)药物代谢

老年人随着年龄的增长肝细胞数量减少,肝血流量及肝微粒体酶活性相应降低,这一方面使首关效应大的药物生物利用度明显增加,血药浓度升高,如硝酸甘油、吗啡、普萘洛尔,70 岁时的稳态血药浓度是 40 岁者的 4 倍;另一方面可使主要经肝代谢的药物代谢速度减慢,消除半衰期延长,如 80 岁老人地西泮的半衰期可延长至 90 小时(20 岁时约为 20 小时)。肝微粒体酶活性随年龄增长而降低,经肝灭活的药物半衰期往往延长,血药浓度升高,如苯巴比妥、对乙酰氨基酚、保泰松、吲哚美辛、氨茶碱、三环类抗抑郁药等,血药浓度增高约 1 倍,作用时间明显延长。老年人药酶活性减弱也存在个体差异,药酶活性还受营养与维生素是否缺乏等多种因素影响。值得注意的是,老年人有些药酶活性并不减弱,如乙醇脱氢酶、代谢异烟肼、肼屈嗪、普鲁卡因胺的乙酰化酶及代谢苯二氮䓬类的葡萄糖醛酸转移酶等,故这些药物在体内代谢并不减慢。

很多因素可以影响肝脏药物代谢,老年人肝代谢能力降低不能根据一般的肝功能测定来预知,肝功能正常并不代表肝脏药物代谢能力正常。迄今尚无令人满意的测定肝功能的定量指标,因此老年人用药剂量个体化十分重要。

(四)药物排泄

多数药物及其代谢产物经肾排泄。老年人的肾重量、肾血流量、肾小球滤过率、肾小管排泌与重吸收功能均随年龄增长而下降,肌酐清除率也随年龄增长而降低,但血清肌酐浓度仍可正常,这是因为老年人有不同程度的肌肉萎缩,肌酐产生减少。因此,老年人肾脏对药物的排泄能力降低,应用主要经肾排泄的药物时易发生蓄积中毒,如地高辛、氨基糖苷类抗生素、多黏菌素类、四环素、磺胺类、苯巴比妥、别嘌醇、乙胺丁醇、磺酰脲类降糖药、普鲁卡因胺、锂盐、甲氨蝶呤等,故老年人使用这些药物时须根据肌酐清除率调整给药剂量和给药间隔时间。老年人肝胆功能也随年龄增加而下降,使用主要经肝胆系统排泄的药物时也应注意。此外,老年人脱水、低血压、心衰或其他病变,可使肝肾功能进一步减退,用药时尤应谨慎,最好监测血药浓度。

二、老年人药效学特点

机体器官组织结构与功能的衰老性变化,必然导致老年人对药物反应性的改变。因此,药物对老年人的作用不同于年轻人,这种不同可以是量的差异,也可表现为质的差异。老年人药动学的改变、疾病状态及多药合用,也会影响其对药物的反应性。

(一)神经系统变化对药效学的影响

老年人脑萎缩、脑细胞数目减少、脑血流量减少及脑内神经递质及受体的变化,导致老年人对中枢神经系统药物的反应性发生改变,主要表现为对中枢抑制药敏感性增高,易引起不良反应。如老年人对地西泮、硝西泮、氯氮䓬比年轻人敏感;对巴比妥类、抗胆碱药等耐受性低,易引起精神错乱;对吗啡、哌替啶等中枢性镇痛药的敏感性增高,易发生呼吸抑制。老年人对中枢性降压药如可乐定、甲基多巴等也非常敏感,可引起严重嗜睡、眩晕等症状,突然停药可致焦虑、激动、心悸、出汗、血压升高,甚至高血压危象等停药反应。老年人迷走神经张力较低、心脏胆碱受体减少,对阿托品的反应性较差,应用阿托品后心率的增加仅为年轻人的1/5。此外,利血平、氯丙嗪易导致老年人精神抑郁和自杀倾向;氨基糖苷类抗生素、依他尼酸易致听力损害。

(二)心血管系统变化对药效学的影响

老年人窦房结功能减退、冲动传导减慢;心肌线粒体老化使收缩蛋白合成减少、心肌ATP酶活性降低,以及心肌细胞肌浆网释放和摄取钙离子的速度减慢,导致心脏收缩功能降低;心肌纤维化和淀粉样变等退行性变化,使心肌顺应性降低,心脏舒张功能减退;血管增厚、血管阻力增高,动脉血压升高,循环时间延长,各器官供血明显减少;毛细血管弹性降低、脆性增加;α和β受体功能降低、腺苷酸环化酶活性降低、肾素-血管紧张素-醛固酮系统活性降低等,上述变化均可直接或间接影响老年人心血管系统对药物的反应性。

老年人心脏传导系统功能及心脏收缩与舒张功能均减退、肝肾对药物的清除能力降低且多合并冠状动脉疾病或心肌缺血缺氧,使老年人对强心苷类的正性肌力作用敏感性降低,而对其毒性作用的敏感性增高,表现其疗效减弱,且易发生中毒。窦房结的退行性变化可使老年人对抗心律失常药(如奎尼丁、胺碘酮等)的敏感性增加,易引起窦性停搏,甚至阿-斯综合征。

老年人心血管系统功能减退及其血压调节能力障碍,使老年人对降压药、利尿药的敏感性增高,并且老年人在应用降压药、利尿药、苯二氮䓬类、吩噻嗪类、三环类抗抑郁药、β受体拮抗药、左旋多巴、普鲁卡因胺等药物时易发生直立性低血压。老年人β受体数目和亲和力下降,对β受体激动药和拮抗药的反应性均降低,但对α受体拮抗药的敏感性增高。

另外,老年人血管的退行性病变和肝脏合成凝血因子的能力减退,导致止血反应减弱,对肝素和口服抗凝血药非常敏感,一般治疗剂量即可引起持久的凝血障碍,并有自发性内出血的危险。老年人往往血流缓慢,血液黏稠度增加,易发生血栓栓塞性疾病。

（三）内分泌系统变化对药效学的影响

随着年龄增长机体各种激素的分泌量及其相应受体的数量均发生改变,导致老年人对药物反应性的变化。动物实验发现,老龄大鼠胞浆中雌(雄)激素受体平均数量仅为青年大鼠的14%,性激素的分泌量及其生物学效应也相应降低。更年期后适当补充性激素可缓解机体的不适症状和防止骨质疏松,但不宜长期大量应用,因为雌激素过量可引起子宫内膜和乳腺癌变,雄激素过量可造成前列腺增生或癌变。

老年人许多甾体激素受体如糖皮质激素受体数量减少约16%,机体对营养物质的转运和代谢的调控能力降低,但老年人对同化代谢/易化代谢呈负平衡,对皮质激素促进蛋白异化作用的反应性增高,易引起消化性溃疡、骨质疏松甚至自发性骨折等。

老年人对胰岛素和葡萄糖耐受力下降,而大脑对低血糖反应的敏感性增高,因而使用胰岛素等降血糖药时易发生低血糖反应,若不及时纠正则可引起永久性损害,须特别注意。

此外,研究表明吗啡对老年人的镇痛作用在夜间明显减弱,这可能与老年人松果体激素和褪黑素分泌减少有关。

第三节　老年人的合理用药原则

老年人年老多病,常需要应用多种药物。由于年老体衰、肝肾功能减退,对药物的耐受性差,易发生药物蓄积中毒等不良反应。因此,老年人的合理用药原则与年轻人有所不同。

一、药 物 选 择

首先应了解老年人疾病史、用药史、家族遗传史,掌握老年人的生理特点和病理状态,然后进行药物治疗。老年人药物选择的原则如下:①权衡利弊,恰当选药。以改善老年人生活质量为目标,明确治疗目的、权衡药物潜在的危险与治疗益处后,选择恰当的药物。老年人病情复杂,若非必须用药或无适当药物可用时,应坚决不用药。如老年性便秘,通过多食含纤维素的食物、加强腹肌锻炼可以改善,一般不需用药。若必须用药时,应选择疗效好、毒副作用少的药物,如老年人失眠症,宜选用劳拉西泮,因该药对快动眼睡眠影响小,停药后无明显的反跳,治疗指数大,且代谢不受年龄的影响。②用药方案应简单,药物种类少而精。老年人常患有多种疾病,往往需要同时应用多种药物,易发生不良药物相互作用。因此,应抓住主要矛盾,尽可能减少药物合用的种类,一般合用药物不超过3～4种。临床上可优先使用有双重疗效的药物以减少合用种类,如用 α 受体拮抗药治疗伴有前列腺增生的高血压。③优先选择最熟悉的药物,以避免未知的不良反应,同时减轻老年人的经济压力。④同类药物可按不良反应发生率和严重程度进行选择。有些药物虽可缓解某些病症,但可产生严重的不良反应(如视物模糊、便秘、尿潴留、直立性低血压、急性意识障碍和晕厥等),尤其当这些药物可用其他药物代替时,则应列为老年人禁用或慎用的药物(表10-1),尤其是治疗指数低、首关消除显著、主要经肾排泄以及作用于中枢神经系统的药物应慎用。⑤老年人不宜长期应用抗菌药、糖皮质激素、维生素,避免使用未经验证的秘方、偏方。

表 10-1　老年人禁用和控制使用的部分药物

禁用药物	控制使用剂量的药物	控制使用期限的药物
长效苯二氮䓬类	氟哌啶醇	羟甲唑啉
短效巴比妥类	甲硫哒嗪	苯麻黄碱
复方抗抑郁-抗精神病药	西咪替丁	右旋麻黄碱
阿米替林　吲哚美辛　布他唑立丁	雷尼替丁	H_2 受体拮抗药
氯磺丙脲　丙氧芬双嘧达莫	地高辛	口服抗生素
胺苯环庚烯　氨甲酸甘醚酯	铁制剂	短效苯二氮䓬
异丙安宁　环扁桃酯　苯氧丙酚胺		类如去甲羟基安定、
莨菪碱和颠茄　洋地黄毒苷		三唑仑、
甲基多巴　利血平　止血药		艾司唑仑
氨基糖苷类　多黏菌素类		
四环素　万古霉素　利福平		

二、用 药 剂 量

老年人对药物的敏感性和清除能力存在着很大的个体差异,为达到相同疗效用药剂量可能相差数倍。我国药典规定,60 岁以上的老年人用药剂量为成年人的 3/4,中枢神经系统抑制药应是成年人剂量的 1/2 或 1/3 作为起始剂量。一般认为,老年人用药应从小剂量开始,根据药效逐渐调整剂量,直至获得满意疗效,以此剂量维持治疗。最好根据血药浓度和肾功能减退情况调整剂量实行剂量个体化,这对于以原形或活性代谢产物形式经肾排泄且治疗指数较小的药物尤为重要。肾功能减退者调整剂量及给药时间计算公式如下:

肾功减退者给药剂量 = 正常人剂量/剂量调整系数

肾功减退者给药间隔时间 = 正常人给药间隔时间 × 剂量调整系数

$$剂量调整系数 = \frac{1}{F(K_f - 1) + 1} \quad (10\text{-}1)$$

式中,F 为原形药物经肾排泄百分率;K_f 为相对肾排泄功能,即 K_f=肾功减退者肌酐清除率/正常人肌酐清除率(120ml/min)。K_f 值也可通过表 10-2 直接查出。

表 10-2　剂量调整系数表

F(%)	肌酐清除率(ml/min)						
	0	10	20	40	60	80	120
10	1.1	1.1	1.1	1.1	1.1	1.0	1.0
20	1.3	1.2	1.2	1.1	1.1	1.1	1.0

续表

F(%)	肌酐清除率(ml/min)						
	0	10	20	40	60	80	120
30	1.4	1.3	1.3	1.2	1.2	1.1	1.0
40	1.7	1.6	1.5	1.4	1.3	1.1	1.0
50	2.0	1.8	1.7	1.5	1.3	1.2	1.0
60	2.5	2.2	2.0	1.7	1.4	1.3	1.0
70	3.3	2.8	2.3	1.9	1.5	1.3	1.0
80	5.0	3.7	3.0	2.1	1.7	1.4	1.0
90	10.0	5.7	4.0	2.5	1.8	1.4	1.0
100	∞	12.0	6.0	3.0	2.0	1.5	1.0

三、剂 型 选 择

由于老年人记忆力、视力、吞咽功能随年龄增长而衰退,因此应尽可能避免选用片剂和胶囊,可以选用口味独特的糖浆剂、泡腾片以及易于给药的栓剂。老年人胃肠功能不稳定,一般不宜使用缓释制剂。药品包装应易于开启,用法用量用大字体标识清楚。旧药应定期回收。

四、用 药 原 则

由于老年人的生理生化功能改变,使药动学和药效学发生相应变化,致使药物疗效改变甚至产生不良反应;并且老年人常多病并存,用药种类较多。因此,老年人用药往往较复杂,制订药物治疗方案时应充分考虑其用药特殊性,实行个体化用药,以获得最佳的治疗效果并尽可能降低的治疗风险。

(一)提高用药依从性

患者良好的依从性是治疗成功的重要因素。老年人注意力不集中、记忆力下降、性格较固执,用药依从性较差,痴呆、抑郁症或独居的老年人更为明显。据统计,75 岁以上患者约有 59% 不能遵医嘱用药,主要原因是记忆差、视力差、听力减退、缺乏护理人员、行动不便、用药复杂等。因此,老年患者的药物治疗方案应简单易行,尽可能合并用药以减少给药次数;对患者和护理者讲明治疗计划和措施,写出准确而简短的用药指导;老年痴呆者应在家属监控下用药。

(二)选择最佳给药时间

应用胰岛素治疗老年糖尿病时,上午 10 点给药,其降血糖作用明显强于下午给药;若老年患者需要长期大剂量应用糖皮质激素,可将 2 日的给药总量于隔日上午 6 点至 8 点一并给予,对下丘脑-垂体-肾上腺轴抑制减弱且疗效较好;老年收缩期高血压患者,昼夜间血压波动幅度很大,夜间血压可有显著性下降,因此应避免睡前给药及使用长效降压药。此外,还应根据疾病的昼夜节律特点,合理分配每个剂量,以有效地控制病情,如 β_2 受体激动药可采用晨低夜高的给药方法,有利于药物在清晨呼吸道阻力增加时达到较高的血药浓度。例如口服特布他林早 8 点为 5mg,晚 8 点为 10mg,可使该药的血药浓度昼夜保持相对稳定,有效地控制哮喘发作。

(三)加强血药浓度和药物效应监测

对于毒性较大、治疗窗较小的药物(如地高辛、胺碘酮、氨基糖苷类抗生素、万古霉素、茶碱、卡马西平、苯妥英钠、碳酸锂及某些抗肿瘤药等)应进行血药浓度监测,以便及时调整剂量,防止和减少不良反应的发生。应用降血糖药,应监测血糖;应用抗凝血药,应监测凝血时间、凝血酶原时间及大便隐血试验等;应用利尿药时,应监测血 Na^+、K^+、Cl^- 等;使用具有心、肝、肾毒性的药物时,应监测心、肝、肾功能。

(四)控制嗜好与饮食

老年人烟、酒、茶嗜好可影响许多药物的疗效或引起不良反应。吸烟可诱导肝药酶,促进尼可刹米、咖啡因、茶碱、非那西丁、安替比林、丙米嗪、喷他佐辛、普萘洛尔等药物的代谢,使血药浓度降低,疗效减弱;吸烟也是脑血管意外和心肌梗死发生的重要诱因。酒精也可通过诱导肝药酶而加速戊巴比妥、华法林、安乃近及甲苯磺丁脲等代谢,且饮酒可与许多药物发生相互作用(表 10-3)。茶叶可使铁剂、氟奋乃静、氟哌利多形成沉淀而影响吸收,故这些药物不宜与茶同服;牛奶中所含的钙离子可与四环素类生成络合物而妨碍吸收,故服用四环素类药物时忌乳制品。另外,饮食习惯也会影响某些药物的作用,如限盐或低盐饮食有利于强心苷和降压药产生更好的疗效,控制饮食有利于降血糖药发挥降血糖作用。因此,老年患者用药期间控制烟、酒、茶嗜好及日常饮食,对于取得满意的药物疗效颇为重要。

表 10-3 饮酒引起的药物相互作用

药物	相互作用反应
拉氧头孢	双硫仑(disulfiram)反应
头孢孟多	双硫仑反应
灰黄霉素	双硫仑反应
环丝氨酸	双硫仑反应
β受体拮抗药	增强乙醇的作用
中枢抑制药	增强乙醇的作用
阿司匹林	胃肠出血增多
格鲁米特	运动技巧损害增多,车祸增多
三环类抗抑郁药	精神及运动技巧损害增多,车祸增多

第四节 老年人各系统药物的合理应用

一、中枢神经系统药物

老年人中枢神经系统生理生化功能的改变,使其对许多中枢神经系统药物的反应性不同于青年人。

（一）镇静催眠药

老年人应用催眠药和抗焦虑药易引起记忆障碍,应注意合理使用,避免滥用。老年人对苯二氮䓬类药物敏感性较高,使用地西泮引起醒后困倦的发生率是年轻人的 2 倍。老年患者使用巴比妥类和地西泮易出现精神错乱、共济失调,从而发生摔倒或骨折。短效苯二氮䓬类如替马西泮较长效类安全。非苯二氮䓬类镇静催眠药咪唑吡啶类和环吡咯酮类,镇静催眠作用确切,无中枢性肌松作用,失眠反跳发生率小,极少产生依赖性,但可引起直立性低血压,老年人使用应慎重。

（二）抗癫痫药

苯妥英钠为老年患者常用的抗癫痫药。老年人血浆蛋白含量较低,药物消除较快,应适当加大苯妥英钠剂量;使用苯巴比妥治疗癫痫应适当减少剂量。苯妥英钠可诱导肝药酶,易与其他药物产生相互作用,如加速糖皮质激素、环孢素、茶碱、奎尼丁、避孕药、口服抗凝药等多种药物的代谢而降低药效。苯妥英钠与卡马西平合用,两药的血药浓度均降低。苯妥英钠能提高苯巴比妥的血药浓度,而苯巴比妥能诱导肝药酶加速苯妥英钠的代谢,又通过竞争性抑制减少其灭活,因此苯巴比妥对苯妥英钠的最终影响不确定,临床使用时应监测血药浓度。

（三）抗精神失常药

老年人脑内多巴胺受体数目减少,对吩噻嗪类、硫杂蒽类、丁酰苯类抗精神病药敏感性增高,易发生直立性低血压和锥体外系反应,特别是迟发性运动障碍的发生率较高,故老年患者应慎用。氟哌啶醇、奋乃静能选择性阻断多巴胺 D_2 受体,适用于伴有心血管疾病的老年人;利培酮、喹硫平、奥氮平适用于有兴奋、幻觉、妄想症状的精神分裂症患者;苯二氮䓬类治疗老年焦虑症较安全。

选择性 5-羟色胺再摄取抑制药是治疗老年抑郁症患者的一线药物,但因本类药物(如氟西汀和帕罗西汀)抑制 CYP2D6,应用时要特别注意药物相互作用。大多数三环类抗抑郁药物具有抗胆碱副作用,还可引起低血压、嗜睡和心律失常等不良反应,老年患者使用时应注意监护。单胺氧化酶抑制药和 5-羟色胺与去甲肾上腺素再摄取抑制药也有抗胆碱副作用,还可使老年患者发生高血压、嗜睡、意识模糊等,老年人应慎用或避免使用。

二、心血管系统药物

老年人易患心血管系统疾病,应用心血管系统药物的机会明显多于青壮年,因此掌握老年人心血管系统药物的合理应用尤为重要。

（一）抗高血压药

老年高血压常与多种疾病并存,并发症多,常并发冠心病、心力衰竭、脑血管疾病、肾功能不全、糖尿病等。由于动脉硬化血管壁僵硬度增加和血压调节功能减退,使老年高血压具有如下特点:①收缩压增高,脉压增大;②血压波动大,发生心血管事件的危险性大;③血压昼夜节律异常的发生率高,导致心、脑、肾等靶器官损害的危险增加。因此,治疗老年高血压更应注意平稳降压、保护靶器官和防止心血管事件的发生。

知识链接：
老年人高血压的诊断标准与降压标准

年龄在65岁及以上、血压持续或3次以上非同日坐位血压收缩压(SBP)≥140mmHg和(或)舒张压(DBP)≥90mmHg,可定义为老年高血压。若SBP≥140mmHg,舒张压<90mmHg,则定义为老年单纯收缩期高血压(ISH)。

老年高血压患者的血压应降至150/90mmHg以下,如能耐受可降至140/90mmHg以下。对于80岁以上的高龄老年人的降压的目标值为<150/90mmHg。但目前尚不清楚老年高血压降至140/90mmHg以下是否有更大获益。

老年患者降压治疗应强调收缩压达标,同时应避免过度降低血压;在能耐受降压治疗前提下,逐步降压达标,应避免过快降压;对于降压耐受性良好的患者应积极进行降压治疗。对于合并双侧颈动脉狭窄≥70%并有脑缺血症状的患者,降压治疗应慎重,不应过快、过度降低血压。

治疗老年高血压的理想降压药物应符合以下条件:①平稳、有效;②安全,不良反应少;③服药简便,依从性好。常用的5类降压药物中,以长效钙通道阻滞药(calcium channel blockers,CCB)、血管紧张素转换酶抑制药(angiotensin-converting enzyme inhibitors,ACEI)、血管紧张素Ⅱ受体拮抗药(angiotensin Ⅱ receptor blockers,ARB)和噻嗪类利尿药较为理想,但噻嗪类利尿药长期应用可引起葡萄糖耐量降低、血脂异常和高尿酸血症,因此老年患者选择抗高血压药物应根据药物疗效和自身特点而定。对于合并前列腺肥大或使用其他降压药而血压控制不理想的患者,α受体拮抗药亦可以应用,同时注意防止直立性低血压等副作用。而β受体拮抗药虽然可以有效降低肱动脉压,但越来越多的证据显示其靶器官保护作用弱于其他降压药物,特别是对老年人高血压,此类药物预防卒中事件的疗效欠佳。因此,在2009年版加拿大高血压指南中明确指出,若无强制性适应证,β受体拮抗药不应作为60岁以上高血压患者的首选治疗。2010年《中国高血压防治指南》(第3版)指出老年人高血压使用β受体拮抗药缺乏证据或不适用。由于老年人压力感受器敏感性下降、血压调节功能下降,对降压药的耐受性较差,易发生直立性低血压,因此应避免使用易引发此类不良反应的药物,如可乐定、甲基多巴、胍乙啶、利血平等。

(二)抗心绞痛药

硝酸酯类药物适用于所有年龄的稳定型心绞痛患者。老年患者硝酸甘油舌下给药应取坐位或半卧位,以防止脑血流灌注不足而昏倒。β受体拮抗药和钙通道阻滞药也适用于老年稳定型心绞痛。由于老年人肝脏代谢普萘洛尔的能力降低,首关效应减弱,使其血药浓度升高,易引起不良反应。因此,老年人应用普萘洛尔应减少剂量或延长给药间隔时间。维拉帕米和地尔硫䓬对心脏传导系统具有抑制作用,应慎用于有心脏传导系统疾病的心绞痛患者,尤其不宜与β受体拮抗药合用,以免加重对心脏的抑制。老年人维拉帕米的消除半衰期较年轻人长,长期服用该药应减少剂量。

(三)抗心力衰竭药

地高辛的安全范围小,2/3经肾排泄,1/3经肝胆排出。老年人因肝肾功能减退,地高辛的消除半衰期延长,易引起中毒反应,故所需维持量较年轻人小,一般给予成人剂量的1/2～1/4,有条件的应进行血药浓度监测。利尿药是治疗老年患者肺水肿和肺充血的主要药物,但应注意呋塞米的利尿效能随年龄增加而降低。由于老年人机体的自稳机制衰退,使用利尿药易导致血容量减少和电解质紊乱,故应调整剂量。血管紧张素转换酶抑制药能有效地改善心衰症状和降低死亡率,由于此类药物大多数经肾排泄,老年患者维持量应减小。β受体拮抗药和钙通道阻滞药有可能诱发或加重充血性心力衰竭,老年患者应慎重使用。

(四)抗心律失常药

地高辛、维拉帕米、地尔硫䓬、β受体拮抗药或腺苷均可用于治疗老年人室上性心动过速。胺碘酮和索他洛尔可用于处理危及生命的心律失常,这两种药物在预防患者死亡和恢复正常心律方面疗效较好。由于老年人肝肾功能减退,对利多卡因的清除率降低,易致其血药浓度升高,加上老年人窦房结和房室传导系统的功能减退,对利多卡因的抑制作用较敏感,故应用剂量应减少50%,必要时监测血药浓度。

(五)调血脂药

高脂血症的老年患者应尽可能食用低脂肪和低胆固醇食物,对于低密度脂蛋白胆固醇高于3.37mmol/L和总胆固醇浓度高于5.18mmol/L的患者,多数专家认为应用调血脂药是有益的。HMG-CoA还原酶抑制药普伐他汀和辛伐他汀能减少胆固醇的生成,促进低密度脂蛋白和胆固醇的清除,对老年人高脂血症疗效明显。而考来烯胺、考来替泊、烟酸、吉非贝齐和氯贝胺等不良反应较严重,老年患者慎用。

三、呼吸系统药物

老年人哮喘可应用支气管舒张药和糖皮质激素治疗,但老年哮喘患者常并发心血管疾病,使其临床用药较为复杂。选择性β$_2$受体激动药和茶碱类等支气管舒张药可增加心肌耗氧量、诱发或加重快速性心律失常;口服氨茶碱易引起中毒,表现烦躁、呕吐、记忆力减退、定向力差、心律紊乱、血压急剧下降甚至死亡,静脉注射速度过快或浓度太高可引起心悸、惊厥等严重不良反应。氨茶碱的代谢可被CYP1A2酶抑制药如氟喹诺酮类药物所抑制,故二者联合应用时应适当减少氨茶碱的给药剂量或调整给药间隔,并监测氨茶碱的血药浓度,以免发生中毒反应。老年人慢性阻塞性肺疾病可联合应用异丙托溴铵吸入剂和选择性β$_2$受体激动药,前者可迅速扩张大中气道,后者可长效扩张小气道,二者合用可增加疗效、减少不良反应。

四、消化系统药物

(一)抗消化性溃疡药

老年消化性溃疡最好选用雷尼替丁,其优点是每日一次给药,药物相互作用少,还能有效预防溃疡复发性出血。雷尼替丁与抗幽门螺杆菌药(如枸橼酸铋钾、次水杨酸铋、阿莫西林、甲硝唑等)合用,可以提高疗效,降低复发率。

(二)泻药

老年便秘通常选用缓泻剂。不适用液体泻药的患者,可使用植物纤维类膨胀泻药,必要时可用渗透性泻药山梨醇或乳糖。对于顽固性肠蠕动减弱的老年患者,可口服成人1/2量的番泻叶制剂或比沙可啶,直至改善症状。老年人应用缓泻剂的起始剂量应较低,起效后应尝试减少或停止使用缓泻剂。

(三)止泻药

老年人因括约肌或肠功能紊乱引起的大便失禁,可应用止泻药如地芬诺酯、洛哌丁胺等治疗,使用最小剂量控制排便次数。

五、内分泌系统药物

（一）抗甲状腺药

放射性碘对老年人甲状腺功能亢进疗效确切,但可能有加重老年人甲亢症状的危险,故放射治疗后可用硫脲类抗甲状腺药(如丙硫氧嘧啶、甲巯咪唑、卡比马唑)降低甲状腺功能。应用 β 受体拮抗药普萘洛尔可减轻各种甲亢的损害,如心律失常、焦虑等,但必须严格控制用药剂量,并应注意加强对老年患者的观察。

（二）降血糖药物

老年糖尿病患者多属于非胰岛素依赖型糖尿病,在饮食控制无效时通常选用口服降血糖药。老年人对糖代谢调节功能减退,且中枢神经系统对低血糖的敏感性较高,使用降血糖药易引起低血糖和低血糖昏迷,所有口服降血糖药用于老年患者均应从小剂量开始,然后逐渐增加剂量,以防止发生低血糖反应。胰岛素对各种类型的糖尿病均疗效确切,也引起低血糖反应,老年患者应用时也应注意。老年患者低血糖的特点是症状隐匿,往往无先兆症状而迅速进入昏迷,且恢复缓慢。

老年糖尿病患者常多种药物合用,香豆素类、吩噻嗪类、水杨酸类、磺胺类、异烟肼、氯霉素等药物均可增强降糖药的作用,诱发或加重低血糖反应。β 受体拮抗药普萘洛尔不仅能增强降糖药作用,而且能抑制低血糖引发的交感神经兴奋,掩盖低血糖症状,使用时应注意观察,以免延误治疗。

老年非胰岛素依赖型糖尿病宜选择降糖作用温和的短效降糖药。α- 糖苷酶抑制药阿卡波糖可明显降低餐后血糖,长期应用可降低空腹血糖,使全天血糖保持平稳,不良反应少而轻。瑞格列奈是葡萄糖依赖型促胰岛素分泌药,不刺激细胞内蛋白质的合成,极少发生低血糖反应。长效磺酰脲类降血糖药如格列本脲能引起严重而持久的低血糖。双胍类易发生乳酸血症,严重者可致死,65 岁以上老年患者必须谨慎使用,并定期检查肾功能。不推荐 80 岁以上的患者使用双胍类,除非肌酐清除率检查表明其肾功能未降低。

六、抗 菌 药 物

老年人应用抗菌药物治疗感染性疾病,应注意如下几点:

1. 老年人体内脂肪比例增加,脂溶性抗菌药物在体内易蓄积,非脂溶性药物血中游离药物浓度升高。

2. 老年人肝肾功能减退,可根据肝肾衰退情况减量或延长给药时间。例如经肝代谢的氯霉素、四环素、大环内酯类以及经肾代谢的氨苄西林、氨基糖苷类半衰期延长,按正常剂量和给药间隔用药,易发生毒性反应。老年人肾功能下降,使呋喃妥因等治疗尿路感染的药物在尿中浓度降低而疗效减弱。

3. 老年患者免疫力低下,治疗细菌性感染宜选用青霉素、头孢菌素类、喹诺酮类药物,特殊情况下可考虑使用红霉素或林可霉素,必须使用氨基糖苷类抗生素应监测血药浓度,适当调整剂量。

4. 注意观察,正确应对,避免严重的不良反应。头孢孟多、头孢哌酮可引起凝血功能障碍,应检测凝血酶原时间,并适当补充维生素 K。如果出现长期腹泻,应考虑发生菌群失调。

使用氨基糖苷类抗生素时首先应检查肾功能,用药过程中观察老年人的水摄入、排泄比例及血尿素氮、肌酐值,用以调整剂量;用药过程中经常检查肾功、听力和前庭功能,避免与万古霉素、呋塞米、甘露醇等增加肾毒性、耳毒性的药物合用。苯海拉明能掩盖氨基糖苷类的耳毒性,应避免合用。同时使用氨基糖苷类和肌松药可能导致呼吸抑制,应避免二者合用。年老体弱、肌肉萎缩的患者,应避免皮下、肌内注射给药,以防药物吸收不良。

近年来,氟喹诺酮类广泛用于治疗老年人细菌性感染。大多数氟喹诺酮类药物都有非肾清除机制代偿作用,如司帕沙星、格帕沙星、曲伐沙星、莫西沙星,因而其半衰期无明显延长,药动学不随年龄变化。少数氟喹诺酮类药物如氧氟沙星、左氧氟沙星,主要经肾排泄,由于老年人肾功能减退,可能导致体内药物蓄积引起不良反应。

案例分析1:

案例:王某,男,70 岁,腹痛、腹泻 5 小时,诊断为急性胃肠炎。用药:阿托品 0.6mg,口服,每日 3 次;诺氟沙星 0.4 g,口服,每日 2 次。

分析:患者为 70 岁男性,其肝肾功能已减退,一次口服阿托品 0.6mg 及诺氟沙星 0.4g,剂量均偏大;另外,老年男性患者很可能有前列腺增生,阿托品可收缩尿道括约肌,加重排尿困难。应改用山莨菪碱,该药对胃肠道平滑肌解痉作用选择性高,较安全可靠。

案例分析2:

案例:患者,男,67 岁,就诊时血压 190/120mmHg,心电图示左心室肥厚,空腹血糖 5.8mmol/L,尿蛋白(+),尿酸 410umol/L,低密度脂蛋白 3.1mmol/L。患者嗜烟酒,体重指数 29.50kg/m²。用药:美托洛尔 25mg,口服,每日 2 次;氢氯噻嗪 25mg,口服,每日 2 次。用药后患者血压控制不理想,仍在 150/100mmHg 左右;1 周后查空腹血糖 6.8mmol/L,尿酸 460umol/L,低密度脂蛋白 3.40 mmol/L,均有升高。

分析:①β 受体拮抗药美托洛尔和利尿药氢氯噻嗪均影响糖、脂代谢,并诱发高尿酸血症,联用后会引起血糖、血脂升高及高尿酸血症、肾脏病变,且降低机体对胰岛素敏感性,增加体重,尤其对老年人以及合并上述症状患者应慎用。根据 2009 年版加拿大高血压指南和 2010 年《中国高血压防治指南》(第 3 版),老年高血压不宜首选 β 受体拮抗药治疗,宜首选噻嗪类利尿药、ACEI、长效 ARB、长效 CCB。对于此类高危患者,应首选耐受性较好的长效 ARB 氯沙坦(50mg,口服,每日 1 次),可一举多得,既可降血压、降尿酸,又可减轻左心室肥厚,保护心、肾和减少蛋白尿,不影响糖、脂代谢,并且能改善胰岛素敏感性。②噻嗪类利尿药可以大幅降低老年高血压患者心血管事件发生率及死亡率,但应严格掌握剂量,该患者氢氯噻嗪应改用小剂量(12.5mg/d),小剂量(小于25mg/d)对糖、脂代谢无影响。氯沙坦起效缓慢,与氢氯噻嗪联用为最佳搭配,降压效果可翻倍。③还可合用长效 CCB 左旋氨氯地平(2.5mg,口服,每日 1 次),3 药联合使用,将血压控制在 150/90mmHg 以下,如能耐受可降至 140/90mmHg 以下。④极高危者可合用阿司匹林,以协同预防心脑血管病。⑤还应使用他汀类药物辛伐他汀(10mg,口服,每晚 1 次)降低血脂。⑥同时控制血糖、戒烟限酒、低盐饮食、减肥控制体重到达标状态。

思考题

1. 老年患者选择药物的原则有哪些?

2. 老年人的用药剂量如何确定?

3. 查阅资料,为一位慢性阻塞性肺病急性发作的老年患者选择治疗药物,并说明用药注意事项。

（王垣芳）

第十一章　妊娠期和哺乳期妇女的临床用药

学习要求

1. 掌握妊娠期母体、胎盘、胎儿药动学特点；药物对胎儿的影响及用药注意。
2. 熟悉妊娠期常用药物的选择。
3. 了解分娩期、哺乳期的药物选择。

妊娠期是女性一生中独有而特殊的一个生理时期，是胚胎、胎儿在母体内生长发育的过程。在 20 世纪 60 年代以前，对于妊娠期的临床用药，认为胎盘具有屏障作用，故在对母体疾病的治疗上倾向积极用药，旨在通过药物缓解母体不适而为胚胎或胎儿提供良好的生长环境。但其后发生的震惊世界的"反应停事件"导致妊娠期的药物应用一度转为过度保守，甚至因拒绝用药而导致疾病的治疗被延误。因此，合理的妊娠期用药对母婴健康、优生优育至为关键。

在妊娠期这一特殊的生理时期，机体对药物的处置有其固有特点。妊娠期合理用药应在充分了解妊娠期的母体、胎盘、胎儿药动学特点的基础上，权衡利弊，从而正确选择药物及制定给药方案。

第一节　妊娠期药动学

一、妊娠期母体药动学特点

为适应胚胎、胎儿生长发育的需要，妊娠期母体各系统发生一系列适应性变化。其中与药动学相关的变化包括以下几个方面：

（一）药物的吸收

妊娠期胃肠道平滑肌张力下降，胃排空时间延长，胃酸及胃蛋白酶分泌减少，小肠蠕动变慢、减弱，对主要经胃肠道吸收的药物而言，可延缓其吸收速率，使药物吸收峰值后推且峰值偏低，但药时曲线下面积无明显变化，因此受影响的主要是需要快速起效的药物。另一方面，由于药物通过肠道的时间延长，某些难溶性药物的吸收可能会增加，如地高辛。此外，与怀孕有关的呕吐可使口服药物的吸收受到影响。

（二）药物的分布

1. 分布容积　在妊娠期，孕妇血容量约增加 35% ~ 50%，血浆从 2.5L 增加到足月时的 4L，红细胞增加相对较少，血细胞压积下降，血液被稀释。约 1/3 的孕妇细胞外液总量可达 8L。对水溶性药物而言其分布容积明显增加，若药物的清除率、维持剂量不变，则给药的初始剂量（负荷剂量）应随分布容积的增加而加大。

2. 血浆蛋白结合率　在妊娠期，血浆容积增加，血浆蛋白被稀释，造成生理性血浆蛋白浓度低下。同时,由于与妊娠相关的激素竞争血浆蛋白结合位点,使药物与血浆蛋白的结合减少,游离药物量增加,特别是血浆蛋白结合率高的药物其游离药物量常明显增加,如地西泮、苯妥英钠、普萘洛尔、水杨酸、磺胺异噁唑等。但由于药物的分布容积增加且游离药物较易清除,游离药物的浓度通常保持不变。

（三）药物的代谢

妊娠期肝血流量的变化不大,但肝脏对某些药物的代谢增加,这可能与妊娠期某些高水平的激素对肝药酶的诱导作用有关,如苯妥英钠的羟化过程加快,可能与妊娠期分泌的孕酮有关。

（四）药物的排泄

妊娠期由于心排血量的增加,肾血流量增加25%～50%,肾小球滤过率增加50%～70%,药物的排泄也相应增加。现已证明地高辛、碳酸锂、氨苄西林、注射用硫酸镁等药物的排泄可增加。但妊娠晚期仰卧时,由于压迫导致肾血流量减少,可使经肾排泄的药物清除减慢;此外,患妊娠高血压综合征的孕妇,肾功能受影响时,药物排泄减慢减少,使药物易在体内蓄积,也应加以重视。另外,由于妊娠期高雌激素水平的影响,胆囊排空时间延长,胆汁淤积,需要通过胆汁排泄的药物排出减慢。

二、胎盘对药物转运及生物转化的影响

胎盘是妊娠期特有的、维持胎儿在子宫内营养发育的重要器官,发挥物质交换、代谢、内分泌等功能。与物质转运一样,药物在胎盘的转运部位也是血管合体膜（vasculo-syncytial membrane,VSM）,它是由合体滋养细胞及其基底膜、绒毛间质、毛细血管基底膜及内皮细胞等5层组成的薄膜,具有一般生物膜的特性,因此有相当多的药物可通过胎盘屏障进入胎儿血液循环。

（一）胎盘的药物转运特点

药物经胎盘转运方式既与一般生物膜相似,又有其自身特点。

1. 简单扩散　又称脂溶性扩散,是一种顺浓度梯度和电化学梯度的跨膜转运,为胎盘药物转运的主要方式。它与药物分子大小、解离程度及脂溶性密切相关,水、电解质、气体及分子量低于1000道尔顿（Dalton）的药物均可以简单扩散的方式通过胎盘。药物转运速度受膜厚度的影响,如绒毛膜上皮层薄的部位物质交换较容易。

2. 易化扩散　一种特殊的扩散形式,须借助载体,速度快、不耗能,具有饱和性,如葡萄糖和铁经胎盘特异性载体系统的转运。

3. 主动转运　物质通过细胞质膜从低浓度区逆浓度梯度转运至高浓度区,需消耗能量。氨基酸、水溶性维生素及钙、铁等在胎儿血中浓度均高于母血,均通过此方式经胎盘转运。

4. 膜孔滤过　这是一种少见的转运方式。正常胎盘膜孔直径约为1nm大小,只允许分子量低于100道尔顿的物质通过。若孕妇由于各种原因如感染、缺氧等导致胎盘结构的损伤,膜孔变大,则可使在正常情况下不能通过的药物变得容易通过。

5. 胞饮作用　也是胎盘物质转运的一种方式。胎盘的合体细胞具有胞饮、吞噬作用,大分子物质如免疫球蛋白、病毒等被合体细胞吞饮入细胞内形成小泡,再转入胎儿血中。

（二）影响胎盘药物转运的因素

1. 药物的脂溶性和解离度　药物的胎盘转运受药物脂溶性和解离度的影响甚大。凡能影响药物解离度的因素皆可影响药物通过胎盘。药物多为弱酸性或弱碱性的有机化合物,当药物分子处在非解离状态时,脂溶性较高,易通过胎盘,而解离后脂溶性降低,不易通过胎盘。例如,安替比林和硫喷妥在生理 pH 时很少解离,因此迅速通过胎盘屏障进入胎儿循环;而 $pK_a>8$ 的有机碱和 $pK_a<3$ 的有机酸在生理 pH 时多数解离,脂溶性低而难以通过胎盘,如筒箭毒碱、肝素等。在生理情况下,胎儿血 pH 通常较母体低 0.1,因此,当药物转运达到平衡时,弱酸性药物较多集中在偏碱的母体一侧,而弱碱性药物较多集中于偏酸的胎儿一侧。

2. 药物分子的大小　小分子量药物比大分子量药物的扩散速度快。分子量 250～500 道尔顿的药物易通过胎盘;分子量在 700～1000 道尔顿的药物如多肽及蛋白质穿过胎盘较慢,分子量大于 1000 道尔顿的药物很少能通过胎盘。

3. 血浆蛋白结合率　药物与血浆蛋白结合率的高低与通过胎盘的量成反比,药物与血浆蛋白结合后分子量变大,不易通过胎盘,如甲氧西林和双氯西林与血浆蛋白结合率分别为 40% 和 96%,故前者通过胎盘相对较快,后者通过胎盘相对较慢、较少。

4. 胎盘有效膜面积与胎盘厚度　妊娠早期胎盘膜较厚,随着胎儿的发育,胎盘随之伸展、变薄,膜厚度从早期的 25nm 可减少至足月时的 2nm,有利于药物通过简单扩散在胎盘进行转运,尤其对非脂溶性药物,其转运速率不依赖于血流量,而受膜厚度的影响较大。此外,在某些疾病状态下,如妊娠合并感染性疾病、糖尿病、心脏病或妊娠高血压综合征等,胎盘可能发生病理变化,胎盘的渗透及转运发生改变,可使在正常情况下不易通过胎盘的药物容易通过。

5. 胎盘血流量　胎盘血流量的改变也影响药物在胎盘的转运。随着孕期增加和胎儿生长发育,胎盘灌流量也会相应增加,有利于药物经胎盘转运。在子宫收缩、孕妇体位不当、麻醉、脐带受压迫等状态下,胎盘血流量可减少,使胎盘转运功能受到不同程度的影响,药物转运速度减慢。

（三）胎盘对药物生物转化的特点

胎盘微粒体中存在多种 CYP450 同工酶,虽然其活性不及胎儿肝脏,但同样具有氧化、还原、水解和结合等代谢功能,其中以水解和还原最为活跃。肾上腺素、组胺、雌激素、5-羟色胺、乙酰胆碱和多肽类激素如胰岛素、缩宫素、加压素和血管紧张素等可被胎盘代谢。胎盘 CYP450 酶系统同肝药酶一样,可被含有多环的芳香烃类化合物所诱导,妊娠期妇女吸烟可诱导此酶的活性。氢化可的松及泼尼松通过胎盘转化为 11-酮衍生物而失活,地塞米松通过胎盘时则不经代谢直接进入胎儿体内,因此治疗孕妇疾病,可用泼尼松,治疗胎儿疾病时则宜用地塞米松。

三、胎儿体内药动学特点

（一）药物在胎儿体内的吸收

大多数药物经胎盘转运进入胎儿血液循环,部分药物可经羊膜进入羊水中。妊娠 12 周后胎儿开始吞咽羊水,药物可经胃肠道吸收进入胎儿血液;进入胎儿体内的药物可经肾脏排入羊水中,又可被胎儿吞饮再次进入体内,形成羊水-肠道循环。此外,羊水中的药物也可经胎儿皮肤进入胎儿体内。

（二）药物在胎儿体内的分布

胎儿肝、脑等器官体积相对较大,血流量多,同时胎儿的血-脑屏障尚未发育成熟,故肝、脑部位药物分布较其他器官为多。胎儿血液中血浆蛋白含量较低,故体内游离型药物增多。妊娠 12 周前胎儿体液含量高,脂肪组织较少,水溶性药物的分布容积较大;随着胎龄增长,胎儿的细胞外液含量逐步减少,脂肪含量增加而致脂溶性药物分布增加,亲脂性高的药物如硫喷妥钠等受此影响明显。

（三）胎儿的药物代谢

胎儿肝药酶缺乏,肝细胞微粒体中含有催化氧化过程的某些酶类,但不含催化葡萄糖醛酸苷类形成的酶类,故胎儿对药物的代谢能力不足。某些药物,如巴比妥、氨苯磺胺、水杨酸类和激素等,在一定条件下可在胎儿体内达到中毒浓度,特别是妊娠前半期,应予注意。

药物在肝脏的代谢是将极性小、脂溶性高的药物转化为极性大、亲水性高的物质,而亲水性物质不易通过胎盘屏障,因此进入胎儿体内的药物经胎儿肝脏代谢后,将较难通过胎盘扩散至母体,从而在胎儿体内蓄积。如地西泮的代谢产物 N- 去甲地西泮在胎儿肝内蓄积就与此过程有关,沙利度胺(thalidomide,反应停)致畸悲剧的发生,也与其形成亲水性代谢物而不易通过胎盘有关。

（四）胎儿的药物排泄

胎儿体内的药物主要通过胎盘转运至母体而排出体外。从妊娠第 11 ~ 14 周开始,胎儿肾脏具有排泄功能,但能力较低,同时胎儿肾脏的药物排泄是进入羊水中,可形成羊水-肠道循环而滞留在胎儿体内,因此当排泄的药物或其代谢物仍具活性时易对胎儿造成损害。如沙利度胺经胎儿肝脏代谢生成的水溶性代谢物具有致畸毒性,此代谢物经胎肾排泄至羊水中,形成蓄积,导致致畸发生。

第二节　药物对胎儿的影响及危险度分级

一、药物对胎儿的影响

药物对胎儿的影响可表现为胚胎死亡、流产、胎儿发育不良、宫内生长迟缓以及畸形发生。新生儿的畸形发生率约在 1% ~ 2% ,其中相当部分与妊娠期用药不当有关。药物所致畸形主要与以下两点相关:

（一）胎儿对药物的敏感性

胎儿对药物的敏感性主要与胚胎/胎儿的发育阶段密切相关。受精卵在着床前期对药物高度敏感,如受到药物严重损害,可造成极早期流产;如若受到部分损害,有时由于补偿功能胚胎可能继续发育而不发生后遗问题。故如在此期曾短期服用少量药物,不必过分忧虑。受孕后的 3 ~ 12 周左右,是胚胎、胎儿各器官高度分化、迅速发育阶段,药物影响此过程,可能导致某些系统和器官畸形。因此妊娠 12 周内是药物致畸最敏感的时期,此期用药应特别慎重。妊娠后期胎儿各组织或器官已经形成,此时使用药物相对较安全,不易引起畸形。但有些尚未分化完全的系统如生殖系统、神经系统仍可受到影响。

胎儿对药物的敏感性还与基因型有关。基因型影响个体对药物的代谢。现已证实,沙利度胺本身无致畸作用,在大约10个品系的大鼠和15个品系的小鼠试验中也并未发现有致畸作用,但在人体内沙利度胺代谢为环氧化代谢物后,具有了致畸毒性,产生明显的致畸后果。

（二）药物的致畸性

许多治疗药物,尤其是易通过胎盘到达胎儿体内的药物,都可能对胎儿产生某种影响。沙利度胺对肢体的致畸作用,酒精对中枢神经系统发育的影响,雌激素对男性和女性胎儿生殖系统发育的影响,这些均是总结临床资料获得的惨痛的药物致畸教训。有时药物对胎儿的影响可能需要数年时间才能表现出来,如己烯雌酚在20世纪40年代后期曾广泛用于防止流产和早产,直到70年代才有资料证实女孩在十几岁出现阴道腺癌与他们的母亲在怀孕期间曾接受己烯雌酚治疗有关。目前已知有致畸作用的药物见表11-1。

表11-1　已知有致畸作用的部分药物

药物	致畸表现	药物	致畸表现
沙利度胺	海豹肢体畸形	甲氨蝶呤	脑积水,无脑儿,腭裂
环磷酰胺	肢体畸形,腭裂,耳缺损	维生素A	尿道畸形,骨骼异常
四环素	早期:手指畸形,先天性白内障,骨发育不良	香豆素类	早期:鼻骨发育不良,脊柱侧突,软骨钙化
	后期:牙齿珐琅质形成不全		后期:胎儿华法林综合征
甲睾酮	女胎男性化	抗甲状腺药	甲状腺功能低下症
苯妥英钠	唇裂及腭裂	丙戊酸钠	多发性畸形,生长迟缓
放射性碘	先天性甲状腺肿大,甲状腺功能低下	己烯雌酚	男性睾丸发育不全,女性青春期阴道癌
金刚烷胺	单心室,肺不张,骨骼肌异常	酒精	异常面容,肢体、心脏畸形
卡那霉素	听力丧失	氯霉素	再生障碍性贫血,灰婴综合征
可的松	腭裂		

某些药物致畸性与药物剂量有关:如苯巴比妥在小剂量应用时可能无害,但在大剂量下有致畸的危险;而沙利度胺即使小剂量也会发生明显的致畸作用。

药物的致畸作用与妊娠不同阶段胚胎发育的特点有关:在着床前期,摄入微量(200mg)的沙利度胺可杀死胚胎,在妊娠3~12周,同等剂量的沙利度胺在早期可致外耳缺损及颅神经麻痹,中期可致严重上、下肢短肢畸形,后期可发生拇指、足部发育不良。

由于种属、药物代谢等方面的差异,药物对动物致畸实验作用的研究结果对临床妊娠期用药的借鉴非常有限。许多药物在大剂量用于怀孕实验动物时可导致出生缺陷,但这并不意味这些药物在治疗剂量下对人类具有胎儿致畸性;相反有些药物在动物实验中未发现致畸性,但临床应用却导致严重的致畸毒性,如沙利度胺。因此切实评价药物的致畸性需很大样本的回顾性调查,分析用药组的畸形发生率是否显著高于正常人群的新生儿畸形率。

导致胎儿畸形的因素是多方面的,除药物外,其他常见的因素还有:母体的营养状态与疾病状态,如糖尿病母亲所生的婴儿先天性异常的发生率较高;母体接触的物理性或化学性致畸因子等,如 γ 射线、X 射线等高能放射线可导致胚胎发育畸形;香烟中的尼古丁可引起胎儿缺血、缺氧,致使发育迟缓、体重低、易早产。

二、药物对胎儿危险度的分级

美国食品药品监督管理局(FDA)根据动物实验和临床实践经验及对胎儿致畸相关的影响,将药物分为 A、B、C、D、X 五类。

A 类:在有对照的研究中,药物在妊娠早期及中后期应用均未见对胎儿有损害,其危险性较低。A 类药物极少,水溶性维生素 B(包括叶酸等)和维生素 C、甲状腺素属于此类药物,脂溶性维生素如维生素 E、维生素 A 在 FDA 推荐剂量范围内为 A 类药物,但过大剂量的维生素 A 可致畸而成为 X 类药物。

B 类:动物试验未证实有致畸作用,但尚缺乏临床对照研究资料,或在动物实验中观察到对胚胎有损害,但临床对照研究未能证实。多种临床用药属于此类,如抗生素药物中青霉素类、头孢霉素类、红霉素、阿奇霉素、呋喃妥因、甲硝唑、均属 B 类药物,其他如氯苯那敏、氯氮平、利多卡因、阿昔洛韦等也是 B 类药物。

C 类:仅在动物实验证实对胎仔有致畸或杀胚胎的作用,但在人类缺乏对照研究资料证实;或动物和临床对照资料均缺乏。这类药物须在权衡药物的治疗益处大于对胎儿的危害后,方能使用。许多药物属于此类,如氟喹诺酮类、氯霉素、磺胺类、异烟肼、利福平、乙胺丁醇、异丙嗪、地高辛、肼屈嗪、泼尼松龙、氯磺丙脲、格列吡嗪、哌替啶等,双氯芬酸、布洛芬等非甾体类抗炎药在妊娠 30 周前使用属于 C 类药物,30 周后应用由于可能引起动脉导管提早关闭而列为 D 类药物。

D 类:临床观察资料表明对胎儿有一定危害,但治疗孕妇严重疾病的疗效肯定,且无其他药物替代,此时可权衡其危害性和临床适应证的大小,以决定取舍。如苯妥英钠、苯巴比妥、地西泮、氨基糖苷类、四环素类等。

X 类:动物实验资料和临床观察均证实对胎儿有严重的致畸作用,为妊娠期禁用的药物。如抗代谢药、沙利度胺、己烯雌酚、利巴韦林等。口服避孕药被列为 X 类,但现在有资料显示在怀孕时曾服用口服避孕药,即避孕失败,其新生儿的出生缺陷无显著升高。

根据 FDA 分类标准,在临床应用药物中,属 A 类仅有 0.7%,B 类 19%,C 类 66%,D 类和 X 类分别占 7%。虽然 FDA 分类是公认的对胎儿危险度的药物分级标准,但 FDA 所列药物仍存在着相对简单、明显滞后于临床用药的缺点。目前各类药物对胎儿的影响仍知之甚少,许多药物的特点尚未阐明,故妊娠期用药应当慎之又慎。

妊娠期用药注意事项:①尽量减少孕妇和胎儿与药物的接触,避免不必要的用药;②如为治疗所需,优先使用安全度高的药物,如 B 类药,尽量选用已有临床资料证实对胎儿无毒副作用的药物,在无临床对照资料的情况下,若老药有效就应避免应用新药;③尽量减少胎儿体内的药物浓度与药物停留时间,小剂量有效避免大剂量,单药有效避免联合用药;④妊娠 3～12 周是胎儿器官形成阶段,胎儿对药物致畸性最敏感,用药应尽量避开这一时期;⑤使用 D 类药物,应慎重权衡利弊;⑥X 类药物为妊娠期禁用,如必须使用,应给予真实、确切的说明,建议用药前终止妊娠。

第三节 妊娠期常用药物的选择

一、妊娠期特有疾病的药物选择

（一）妊娠呕吐

妊娠呕吐一般在妊娠 6~8 周时出现，持续 4~6 周。多数孕妇可通过调整生活和饮食加以克服，无需药物治疗；但是严重的妊娠呕吐需要进行治疗。常用的止吐药异丙嗪、氯丙嗪均为 C 类药，新一代抗组胺药美克洛嗪和塞克利嗪为哌嗪衍生物，属于 B 类药，目前尚无对人类有致畸作用的确切证据，但仍需进行深入研究。增强胃肠动力药甲氧氯普胺亦为 B 类药。

（二）先兆流产与早产

黄体酮为孕激素，大剂量应用可治疗先兆流产。FDA 药物分类中未将黄体酮对胎儿的危险性进行分类，动物实验及临床实践亦未发现黄体酮对胎儿的损伤。一些选择性 β_2 受体激动剂，如沙丁胺醇和特布他林（间羟舒喘灵）可松弛子宫平滑肌，抑制宫缩，常作为宫缩抑制剂用于早产、先兆流产的治疗，但两药均属 C 类药，在孕早期应遵循不需用药时绝不用药。非甾体类抗炎药吲哚美辛为 C 类药，可通过抑制环氧合酶，减少前列腺素的生成，缓解宫缩，常阴道给药用于治疗早产。

（三）妊娠高血压综合征

妊娠高血压综合征需用抗高血压药物进行降压治疗。血管紧张素转化酶抑制剂如卡托普利在动物实验中被发现有致胚胎死亡、新生儿颅骨发育不全、颅面部变形、可逆或不可逆的肾衰竭等毒性，临床资料亦证实其具有致胚胎死亡、畸形的作用，属于 D 类药物，应禁用。β 受体拮抗药如普萘洛尔、美托洛尔为 C 类药，动物实验显示普萘洛尔具有胚胎毒性，阿替洛尔为 D 类药，动物实验显示其具有剂量依赖性胚胎毒性和胎儿毒性，临床资料显示可致低体重出生儿、早产，应避免使用。α 受体拮抗药如哌唑嗪属于 C 类药，动物实验显示其可致宫内生长迟缓，但缺乏相应临床资料。钙通道阻滞药硝苯地平近年来用于治疗妊娠高血压综合征，疗效较好，属于 C 类药。噻嗪类利尿药不宜用于妊娠期，以免引起水电解质的平衡失调。

妊娠高血压综合征严重时可进展为先兆子痫或子痫。目前预防和控制子痫发作的首选药物为硫酸镁。硫酸镁为 D 类药物，对胎儿具有危害性，但在先兆子痫或子痫等危重症时，使用硫酸镁解痉带来的治疗益处大于危害性。

二、妊娠合并内科疾病时的药物选择

（一）妊娠合并心脏病

在我国孕产妇死亡原因排位中，妊娠合并心脏病高居第二位且为产科非直接死因的第一位。妊娠期血容量等方面的改变可加重心脏负担，患有心脏病的孕产妇的主要致死原因为心力衰竭。地高辛为常用的抗心功能不全药，为 C 类药物，能迅速经胎盘进入胎儿体内，但由于对孕妇疗效肯定，且临床资料显示在对母体不产生毒性的剂量下，对胎儿无显著不良影响，故常用于治疗孕妇心功能不全。地高辛还可用于治疗胎儿室上性心动过速。其他抗心律失常药如利多卡因为 B 类药,亦可用于治疗胎儿宫内心动过速。心脏人工瓣膜置换术后孕产妇,其抗凝治疗可选用肝素或低分子肝素,肝素为 C 类药,低分子量肝素为 B 类药,二者分子量在 3 000 道尔顿以上,不通过胎盘,不在乳汁中分泌,临床无胎儿致畸、胎儿出血危险的证据,但需要静脉给药或皮下给药。华法林为口服抗凝药,方便使用,但为 D 类药,可通过胎盘,有致畸作用及增加胎儿和母亲的出血风险。目前建议孕期抗凝治疗在孕早期使用肝素,后期口服华法林,产前再改用肝素。

（二）妊娠合并糖尿病

妊娠合并糖尿病患者应给予必要的监护与治疗。胰岛素是大分子蛋白质,不能通过胎盘,为 B 类药,动物实验无致畸作用,是目前最常用的降血糖药物。二甲双胍为 B 类药,动物实验未发现胎儿毒性,妊娠期亦常用。口服降糖药磺酰脲类,属 D 类药,有致畸报道,不推荐使用。

（三）妊娠合并自身免疫性疾病

常选用糖皮质激素如泼尼松龙、地塞米松进行治疗,两药均为 C 类药,动物实验表明糖皮质激素可使新生小鼠腭裂发生率增加,有临床报道妊娠早期使用糖皮质激素的妇女,娩出婴儿的腭裂发生率为 1.5%（腭裂的自然发生率为 0.04% ~ 0.1%）。

（四）妊娠合并癫痫

孕妇妊娠早期服用苯妥英钠,其子代畸胎发生率达 6%,苯巴比妥亦为 D 类药,但小剂量较安全。当两者合用时可增加畸胎的发生率,胎儿的唇裂和腭裂、先天性心脏损害或小头畸形的危险性可增加 2 ~ 3 倍。因此须根据病情,权衡利弊做出合理选择。由于苯妥英钠是叶酸拮抗剂,故在应用时可适当补充叶酸,以减少畸形发生。水合氯醛为 C 类药,孕期较常用,未发现显著不良作用。

（五）妊娠合并哮喘

常用于治疗哮喘的药物仍可在妊娠期使用。选择性 β_2 受体激动剂沙丁胺醇和特布他林亦常使用,该类药物也常作为宫缩抑制剂用于早产的治疗。哮喘急性发作时孕妇皮下注射肾上腺素对胎儿未见明显不良反应,但要及时停药,不可长期应用。除此之外,尚可选用糖皮质激素进行治疗。

（六）妊娠合并感染

在妊娠全过程中,孕妇可发生细菌性、真菌性、寄生虫或病毒感染,抗菌治疗的一般性原则同样适用于妊娠期。然而由于妊娠期的生理改变,往往会影响药物的药动学过程,同时必须考虑药物对胎儿的影响。

1. 抗生素及人工合成抗菌药　一般来讲,大部分抗生素对胚胎、胎儿的危害小,可安全应用。青霉素类广泛应用于临床,未见对胎儿的不良影响。氨苄西林的血浆蛋白结合率低,易透过胎盘屏障,也适用于胎儿宫内感染,奥格门丁（阿莫西林 + 克拉维酸）已在妊娠妇女中使用,尚未见不良反应的报道。头孢菌素类也已广泛用于妊娠期,这类药物易通过胎盘屏障,在胎儿血及羊水中均可达到有效的杀菌浓度,头孢噻肟和头孢他啶对胎盘的扩散能力强,适用于绒毛膜炎的治疗。红霉素的胎盘转运率仅为 10%,故在胎儿的血液循环中药物浓度相对较低,将限制其抑菌作用。

部分抗生素对胎儿具有不良影响,妊娠期不宜应用。如氨基糖苷类、氯霉素、四环素、磺胺类药物等。多数氟喹诺酮类药物如诺氟沙星、环丙沙星等被 FDA 列为 C 类药,在动物实验中可致软骨发育障碍,但无临床资料证实。

2. 抗病毒药　在病毒感染的治疗中,关于抗病毒药物安全性的临床资料不多。阿昔洛韦对动物无致畸作用,目前已试用于中、晚期妊娠疱疹病毒感染的治疗,未见不良影响。但由于其抗病毒机制尚不明确,故仅用于重症疱疹病毒性全身感染。阿糖腺苷、齐多夫定亦可用于治疗全身性疱疹病毒感染及新生儿病毒性脑炎。

3. 抗真菌药　妊娠期约有 10% 的妇女可能患有白色念珠菌阴道炎。当作为栓剂等外用剂型治疗霉菌性阴道炎时,制霉菌素、克霉唑分别被 FDA 列为 A 类、B 类药物;当口服应用时,制霉菌素、克霉唑、咪康唑、酮康唑等为 C 类药物,其中制霉菌素、克霉唑、咪康唑动物实验未发现致畸作用,酮康唑动物实验显示有胚胎毒性,但均无临床对照资料证实,如孕妇确有应用指征(如真菌性败血症危及孕妇生命),需衡量利弊做出决定。灰黄霉素有报道可致连体双胎,建议禁用。

4. 抗寄生虫药　滴虫性阴道炎在孕妇中较常见,对硝基咪唑类如替硝唑、甲硝唑的应用尚存在争议。甲硝唑对动物有致畸作用,但临床未得到证实,FDA 将其归为 B 类药物。抗疟原虫的奎宁致畸作用较肯定,应禁用;而氯喹的安全性相对大些,在东南亚疟疾高发区较常用,利大于弊。

(七)其他

1. 妊娠期镇静药的选择　巴比妥类药物易通过胎盘,由于胎儿体内消除有限,故在胎儿体内的药物水平可达到或超过母体水平。妊娠早期应用巴比妥类是否致畸,说法不一,但小剂量、短期应用对胎儿可能无不良影响。苯二氮䓬类为亲脂性药物,可迅速通过胎盘进入胎儿体内。母体应用地西泮后,原形药物及其主要代谢产物在胎儿体内可达较高浓度。研究发现,妊娠早期应用地西泮与新生儿口裂有关,但发生率较低,大约为自然发生率(0.1%)的 2 ~ 4 倍。分娩前 15 小时给予 30mg 或更大剂量的地西泮能引起婴儿呼吸抑制、张力减退等反应。

2. 分娩期镇痛药的选择　硬膜外阻滞麻醉是目前效果最好的分娩镇痛方式,其中产妇自控硬膜外镇痛便于掌控用药剂量、减少不良反应。硬膜外镇痛常用药物有利多卡因、罗哌卡因等,为 B 类药物,可保持产妇清醒,不易对胎儿产生呼吸抑制作用。哌替啶亦是常用的分娩镇痛药物,血药浓度在用药后 2 ~ 3 小时最高,胎儿娩出时间应避开药物在胎儿体内浓度最高峰,让胎儿在用药后 1 小时内或 4 小时后娩出为宜。吗啡对呼吸的抑制作用较明显,不宜应用。

3. 胎儿药物治疗学　近年来,随着医药卫生事业的发展,为治疗孕妇宫内的胎儿而用药的新课题——胎儿治疗学已有长足进步。如给孕妇间断吸氧并用药治疗胎儿心律失常,用糖皮质激素促胎肺成熟、防治肺玻璃样变等,临床实践证明确实有效。但在选择药物时,应注意选用不经胎盘代谢,能保持药效的药物,如在用糖皮质激素时,选用地塞米松,而不用泼尼松。

第四节　哺乳期妇女的临床用药

母乳喂养对母婴健康均有益,世界卫生组织已将保护、支持、促进母乳喂养作为卫生工作的重要环节。但哺乳期妇女用药后,绝大部分药物均能转运至乳汁中从而进入婴儿体内。

尽管研究显示转运量通常较小,但由于新生儿或婴儿对药物的处置能力低,因此哺乳期用药可能对乳儿带来危害,应慎重、合理地选用药物。

一、药物的乳汁转运

药物从母体血液转运至乳汁,需经过毛细血管内皮细胞、基底膜进入乳腺上皮细胞内,再通过上皮细胞顶端分泌入腺腔进入乳汁中。药物向乳汁转运的主要影响因素是血液与乳汁间的药物浓度梯度,浓度梯度越大药物转运越多。此外,分子量小于 200 道尔顿的药物易通过简单扩散进入乳汁,分子量大于 700 道尔顿的则难进入乳汁。血浆蛋白结合率低和脂溶性较强的药物较易进入乳汁,而蛋白结合率高的药物相对不易进入乳汁。多数药物为弱电解质,只有非解离型的药物才能通过生物膜,而药物的解离度与药物 pK_a 值及体液 pH 密切相关。血浆 pH 为 7.4,乳汁 pH 为 7.1,因此有机碱类药物较易进入乳汁。

二、哺乳期的药物选择

1. 镇静催眠药　苯二氮䓬类药物如地西泮、奥沙西泮等为亲脂性药物,易进入乳汁,一般浓度较低,可引起乳儿镇静、嗜睡,对早产儿可能产生毒性。

2. 抗生素及人工合成抗菌药　哺乳期使用青霉素类及头孢菌素类药物,毒性通常很低。如阿莫西林仅有少于 5% 的母体剂量进入乳汁,氨曲南则小于 1%。阿奇霉素通过哺乳摄入到乳儿体内药物很少,故毒性低。妊娠期被列为 D 类药物的氨基糖苷类药物如阿米卡星,仅有非常少的药物进入乳汁,且很难通过婴儿的胃肠道吸收,在哺乳期妇女用药研究中无证据显示副作用增加。氯霉素易进入乳汁中,乳汁与血浆药物比率约为 0.5,由于氯霉素可引起新生儿骨髓抑制、灰婴综合征,故哺乳期妇女应禁用。克林霉素在乳汁中的浓度可高于血浆药物浓度,可引起婴儿假膜性肠炎,哺乳期妇女应禁用。磺胺类药物通过竞争游离胆红素的血浆蛋白结合位点,可诱发婴儿核黄疸,但研究证明乳汁中浓度很低。四环素进入乳汁的药物很少,因此少见因哺乳期用药而致婴儿牙齿发育障碍。

3. 镇痛药及解热镇痛药　阿片类镇痛药转运至乳汁的量很少,对乳儿的毒性低。解热镇痛药物如阿司匹林、对乙酰氨基酚,只有极少量可进入乳汁,但阿司匹林可诱发瑞氏综合征,不建议选用。

4. 抗凝药　肝素为带强负电荷的高分子物质,几乎不进入乳汁;华法林具有高血浆蛋白结合率,亦不易进入乳汁,两者均能安全用于哺乳期妇女。

5. 避孕药　哺乳期妇女低剂量、少次口服避孕药后,进入乳汁的雌激素和孕激素少于母体用量的 1%,未见明显毒性。但高剂量、多次服用避孕药可能对婴儿产生毒性,有报道男婴发生女性型乳房,女婴出现阴道上皮增生等不良反应。

6. 其他　沙丁胺醇常用吸入治疗,不到 10% 的药物被吸收进入母体血浆,更少量的药物转运入乳汁,对婴儿影响小。金刚烷胺能抑制催乳素的分泌,因而哺乳期妇女应慎用。胺碘酮在乳汁中的药物浓度高于血浆药物浓度,可能对乳儿的心血管和甲状腺的功能产生影响,应禁用。糖皮质激素吸入或外用时,进入母体血浆的量很少,故对乳儿影响小。

案例分析:

案例:女性患者,21岁,因尿频、尿痛就诊,自述为膀胱炎,要求医生给予复方新诺明(磺胺甲噁唑和甲氧苄啶的组合)治疗。患者末次月经大约在六个星期前,但其月经周期自一年前停用口服避孕药后一直不规则,目前采用安全套避孕。体检结果:未见异常,未做阴道检查。尿液检测结果:隐血(+),蛋白(+)。诊断为急性膀胱炎。问:医生是否应给这位患者开具复方新诺明,为什么?

分析:不能用复方新诺明。因为,除非已证实未怀孕,否则应假设这名女患者是怀孕的。复方新诺明是治疗下尿路感染的主要药物,但磺胺甲噁唑和甲氧苄啶对叶酸合成具有双重抑制作用,而孕早期叶酸缺乏可导致胎儿畸形,特别是神经管发育畸形的比率比较高,故不能用。治疗用药可在等待培养和药敏结果的同时,给予口服青霉素类如氨苄西林治疗。备选方案包括口服头孢菌素或呋喃妥因。这些药物均适用于尿路感染,并属于B类药物。

思考题

1. 请简述安全度分别属于B、C、D类的常用抗生素。
2. 妊娠期的临床合理用药应注意哪些方面?
3. 简述哺乳期妇女的用药注意事项。

(陈 纯)

第十二章 儿童的临床用药

学习要求

1. 掌握新生儿、婴幼儿、儿童药动学特点及儿童合理用药原则。
2. 熟悉新生儿、婴幼儿、儿童的临床用药。
3. 了解新生儿、婴幼儿、儿童的生理特点。

儿童的最大特点就是处在不断的生长发育过程中。根据其生长发育过程中解剖和生理的特点,儿童可分为如下年龄期:①新生儿期:自胎儿娩出结扎脐带时开始至满 28 天之前;②婴儿期:又称乳儿期,出生后 1 个月至 1 周岁之前;③幼儿期:自 1 周岁至满 3 周岁之前;④学龄前期:自 3 周岁至 6～7 岁入小学前;⑤学龄期:自 6～7 岁至青春期(女 11～12 岁,男 13～14 岁)之前;⑥青春期(又称少年期):为儿童过渡到成年的发育阶段,女孩从 11～12 岁开始到 17～18 岁,男孩从 13～14 岁开始到 18～20 岁。

从新生儿、幼儿、少儿、青少年向成人转化的过程中,机体各系统组织、器官逐渐成长发育,功能日趋成熟,并逐步建立起正常的心理、行为、精神规律,体内由被动免疫逐渐建立起正常的、平衡的自身免疫体系。这些生理特点的变化,影响到儿童各年龄段对疾病的抵抗力和对药物的反应性,如新生儿期,由于来自母体 IgG 的保护,患某些传染性疾病的机会较少;婴幼儿期,由于 IgG 的保护已消退,其自身免疫力低下,易患呼吸系统和消化系统疾病;少儿期,一般 6～7 岁时其自身合成 IgG 的能力接近成人水平,防病能力有所增强,但传染性疾病、感染相关疾病(如急性肾炎、风湿热等)、运动性疾病(如意外创伤)还应引起高度重视;青少年时期,除应注意上述疾病外,由于受社会和外界环境的影响越来越大,如不正确引导,将导致其心理、行为、精神不稳定,易发生心理障碍、行为和精神异常等,应引起足够重视。此外,儿童对某些药物不良反应较敏感,后果相对严重,如我国每年约 3 万名儿童因不合理应用耳毒性药物致聋,其中 95% 以上的患儿由氨基糖苷类抗生素引起。

因此,在儿童的生长发育过程中具有明显的年龄特点,对疾病和药物的反应与成人存在明显差别。在临床用药中,应根据各年龄期的特点及药物在体内的药动学、药效学特点,合理选择药物。

第一节 新生儿合理用药

一、新生儿生理特点

新生儿期是婴儿期的特殊阶段,是从完全依赖母体生活的宫内环境到独立在宫外环境生活的过渡期。为适应宫外生活环境,新生儿的多项生理功能发生重大调整,如肺呼吸功能的建立、体温调节能力的适应、血液循环动力学的改变、消化和排泄功能的开始等。新生儿期这些迅速变化的生理过程决定其体内药动学过程不同于其他各年龄期。

二、新生儿药动学特点

新生儿的药物吸收、分布、代谢、排泄等体内药物处置过程均具有其特殊性。若将正常成人或年长儿童的用药资料应用于新生儿,所给剂量和用法可能无效或引起毒性反应。新生儿剂量不能单纯以成人剂量机械地折算,也不能机械套用年长儿童的剂量。必须考虑新生儿的胎龄和实足年龄所反映的成熟程度,根据药物特性按日龄计算,才不会因药物过量而产生毒性反应或因剂量不足而影响疗效。

(一)药物的吸收

1. 胃肠功能状态对口服药物吸收的影响

(1)胃容量:新生儿胃呈水平位,肌层发育差,贲门较松弛,而幽门括约肌相对较发达,加之胃容量小(初生时为 30~35ml,2 周时为 60~70ml,1 个月时为 90~105ml),故易发生溢乳或呕吐。

(2)胃排空:新生儿胃蠕动慢,排空速度个体差异较大,可达 6~8 小时,并可因疾病的影响而进一步减慢,如呼吸窘迫综合征和先天性心脏疾病。主要在胃内吸收的药物(如 β - 内酰胺类抗生素),在新生儿体内吸收的药量可能较多,而对主要在肠道吸收的药物,吸收速度减慢,达峰时间延长。

(3)胃液的酸度:刚出生时,胃液 pH > 6,生后 24~48 小时内,胃液 pH 降为 1~3,其后胃液酸度逐渐下降,至出生后 10 天左右基本接近无酸状态,以后酸度又逐渐增加,到 3 岁时才达到成人水平。在此期间不利于需要酸性环境的药物吸收,但对不耐酸的药物(如氨苄西林、阿莫西林等),由于受胃酸破坏较少,生物利用度增高。

(4)肠道的蠕动:新生儿的肠道蠕动不规则,个体差异大。肠管壁较薄、通透性高,药物较易吸收。新生儿的肠道与身长之比约为 1:8,较成人长(成人为 1:4),药物吸收较多。

(5)肠道微生物:新生儿肠道内菌群量较少,且菌种特点不同,细菌代谢类型不同,个体差异大,影响药物在肠内的转化与吸收。

由于新生儿胃肠道功能的以上特点,新生儿口服给药吸收较慢,吸收的量较难预测,胃肠道吸收功能存在较大的个体差异,使某些药物口服吸收量较成人增加,有些则较成人减少(见表 12-1)。

表 12-1　新生儿胃肠道功能特点对药物吸收的影响

药物名称	口服后对药物吸收量及吸收速率产生的影响
青霉素、氨苄西林、萘夫西林、阿莫西林、氟氯西林等	较成人增加
苯妥英钠、苯巴比妥、庆大霉素、利福平、核黄素、对乙酰氨基酚等	较成人减少
头孢氨苄、氨苄西林等;地高辛、地西泮、磺胺类、甲氧苄啶、头孢氨苄	病理情况下,如腹泻或胃肠道疾病,可减少吸收与成人相似
氯霉素	吸收慢、不规则

2. 给药途径对药物吸收的影响　与口服给药不同,新生儿注射给药吸收较快。此外,新生儿皮肤娇嫩,当外用药物应用过多时,经皮吸收增加可产生全身毒性。

(1)注射给药:新生儿平均心率为 116 ~ 146 次/分钟,新生儿心脏排血量为 180 ~ 240ml/(kg·min),比成人多 2 ~ 3 倍。血流速度快于成人,循环一周仅需 12 秒,成人为 22 秒。新生儿肌肉或皮下注射后的药物吸收情况主要取决于注射部位的血流量。新生儿由于肌肉组织较少,皮下组织相对量大,血液循环较差。当这些部位的血液灌注量减少时,情况就更为复杂,药物可滞留在局部,吸收不规则,吸收效果难以预料。当血液灌注突然改变时,进入循环的药量可意外骤增,导致血药浓度迅速升高而中毒。这种情况对强心苷、氨基糖苷类抗生素、抗惊厥药就更加危险。静脉注射给药能保证进入体循环的药量,是比较可靠的、常用的给药途径。

(2)皮肤或黏膜给药:新生儿皮肤角化层薄,黏膜娇嫩,皮下毛细血管丰富,药物局部外用后吸收速度较成人快而多。某些药物可以通过制作特殊的剂型经皮肤或黏膜给药,如口腔膜剂、喷雾剂、通过直肠黏膜吸收的栓剂、微型灌肠剂、通过皮肤吸收的贴敷剂以及经皮给药制剂等。当给药局部存在炎症或破损时,可因透皮吸收较多而引起不良反应甚至中毒,如阿托品滴眼可产生严重的全身反应,应用新霉素软膏治疗烫伤而发生肾损害、听力减退等。

(二)药物的分布

药物作用主要取决于靶器官中游离药物浓度及维持时间的长短。药物的分布与体液、体脂、组织血流量、血浆蛋白浓度与结合力、膜通透性有关。特别是体液、血浆蛋白结合率与药物分布容积的关系密切,而这些因素对新生儿与对成年人或年长儿的影响有很大差异。

1. 体液与细胞外液量对分布的影响　新生儿体液总量约为体重的 80% ,早产儿可达到 85% ,而成人为 60% 。新生儿细胞外液量占体重的 45% ,约为成人的 2 倍,因此新生儿对影响水盐代谢和酸碱平衡的药物较成人敏感。此外,水溶性药物如 β - 内酰胺类、氨基糖苷类等药物的分布容积增大,细胞外液中的药物浓度被稀释。

2. 体脂对分布的影响　新生儿脂肪含量低,占体重的 12% ,早产儿体脂更少,仅占体重的 1% ~ 3% ,因此地西泮等脂溶性药物的分布容积较小,血中药物浓度增高,易出现中毒。另一方面,脑组织富含脂质,新生儿血脑屏障尚未发育完善,脂溶性药物易进入中枢神经系统,产生不良反应,如吗啡较易引起新生儿呼吸中枢抑制,苯巴比妥的中枢抑制作用可影响智力发育和性格成长等。

3. 药物与血浆蛋白结合率对分布的影响　新生儿血浆蛋白含量较少,药物与血浆蛋白的亲和力也低,造成游离药物的比例增大,药物作用增加而易引起不良反应。如苯妥英钠的游离药物比例在新生儿血浆中为 11% ,而在成人则为 7% 。另外,新生儿出生后红细胞大量破坏,产生的游离胆红素可与药物竞争血浆蛋白结合部位,一方面可减少药物的血浆蛋白结合率,使游离药物浓度增高而出现毒性;另一方面,药物的竞争可将与血浆蛋白结合的胆红素置换出来而成为游离胆红素,产生高胆红素血症甚至核黄疸。因此,新生儿期对血浆蛋白结合率高的药物应慎重使用或减量使用,如苯二氮䓬类、口服抗凝药、水杨酸类、磺胺类、苯妥英钠、氯丙嗪等。

4. 膜通透性对分布的影响　新生儿膜通透性高,血-脑脊液屏障功能低于成人,有些药物,如青霉素,在脑组织和脑脊液中的分布较成人多,可用于儿童脑脊髓膜炎的治疗。

（三）药物的代谢

部分水溶性药物在生理酸碱度时,可以原形从尿中排出,但大多数药物则需要在肝药酶的作用下进行氧化、还原、水解、结合等代谢变化。药物代谢总速率取决于肝脏的相对大小和酶系统的活性。

新生儿肝重约占体重的 3.6%,相对于成人(约 2%)较大,对药物代谢有利。但新生儿肝微粒体酶发育不足,Ⅰ相反应的细胞色素 P450 酶的活性于出生一周后才逐渐达到成人水平,Ⅱ相代谢酶的活性则需要更长时间才能接近成人水平,因此在新生儿早期,药物代谢酶的活性很低,使地西泮、苯巴比妥、茶碱等药物代谢变慢,$t_{1/2}$ 延长(表 12-2)。葡萄糖醛酸转移酶等Ⅱ相代谢酶的量和活性在新生儿期均不足,其活性与体重的比值仅为成人的 1% ~ 2%,处理游离胆红素的能力较低,是新生儿发生生理性黄疸的主要原因。同时,与葡萄糖醛酸结合进行代谢的药物,如水杨酸盐、吲哚美辛、萘啶酸、氯霉素等,在新生儿体内代谢减慢,$t_{1/2}$ 延长,易造成药物蓄积中毒。例如成人口服氯霉素后代谢为氯霉素葡萄糖醛酸酯,约 90% 在 24 小时内由尿排出,但新生儿对氯霉素的葡萄糖醛酸化减少,同时新生儿的肾功能发育未全、排泄减慢,使得对氯霉素的结合与排出率均小于 50%,因此新生儿使用一般剂量的氯霉素即可发生"灰婴综合征"等中毒反应。此外,新生儿出生时已有一定的硫酸酯化能力,可部分代偿葡萄糖醛酸转移酶活性不足而造成的解毒能力低下;新生儿肝脏乙酰化能力较弱,使磺胺类药物形成乙酰磺胺的能力较低,因而血中游离磺胺与总量的比例较年长儿童及成人高。

有些药物在新生儿体内的生物转化途径和产物与成人不同,如在新生儿有相当量的茶碱转化为咖啡因,而在成人并不产生这种变化。新生儿肝微粒体酶易受诱导,如乳母服用苯巴比妥可诱导乳儿的肝微粒体酶活性增高。

表 12-2 新生儿和成人各种药物的半衰期比较

药物名称	新生儿年龄	半衰期(h)	
		新生儿	成人
对乙酰氨基酚		2.2 ~ 5	1.9 ~ 2.2
地西泮		25 ~ 100	15 ~ 25
地高辛		60 ~ 107	30 ~ 60
苯巴比妥	0 ~ 5d	200	64 ~ 140
	5 ~ 15d	100	
	1 ~ 3 个月	50	
苯妥英钠	0 ~ 2d	80	12 ~ 18
	3 ~ 14d	18	
	14 ~ 50d	6	
水杨酸		4.5 ~ 11	2 ~ 4
茶碱	新生儿	13 ~ 26	5 ~ 10
	儿童	3 ~ 4	
庆大霉素	1 ~ 7d	10	2
	7 ~ 20d	6	
	20 ~ 30d	5	

药物名称	新生儿年龄	半衰期(h)	
		新生儿	成人
阿米卡星	1~4d	6.5	2.5
	4~7d	5.1	
	>7d	4.9	
妥布霉素	1~7d	8.6	2.2
	>7d	6.0	
青霉素	1~7d	2.6	0.7
	8~14d	2.1	
氨苄西林	1~7d	4.9	1~1.5
	8~14d	2.3	
羧苄西林	1~7d	4.2	1
	8~14d	2.1	

（四）药物的排泄

肾脏是药物排泄的主要器官。新生儿肾脏结构发育已完成，但功能仍不成熟。肾小球数目与成人相等，但毛细血管小且分支少，其直径仅为成人的一半，肾小管长度则为成人的1/10。肾小球滤过率和肾小管分泌功能发育不全，按体表面积计算分别为成人的30%~40%和20%~30%，因此，主要由肾小球滤过排泄的药物，如地高辛、氨基糖苷类、林可霉素、磺胺类、异烟肼等，以及主要由肾小管分泌的药物如青霉素、丙磺舒等的清除率降低，消除显著延长，血药浓度较高，使药物有效作用时间延长而可能引起蓄积中毒。新生儿肾稀释功能虽与成人相似，但浓缩功能差，故不能有效处理过多的溶质和水。肾小管排酸及排磷能力差。

三、新生儿的临床用药

（一）新生儿窒息

新生儿窒息是指新生儿出生后不能建立正常的自主呼吸而导致低氧血症、酸中毒、多脏器损伤，是新生儿死亡及致残的主要原因之一。新生儿窒息是出生后常见的紧急情况，应立即进行复苏抢救，由产科、新生儿科医师及麻醉师共同协作进行，常采用国际公认的 ABCDE 复苏方案：A(airway)：尽量吸净呼吸道黏液；B(breathing)：建立呼吸，增加通气；C(circulation)：维持正常循环，保证足够心搏出量；D(drug)：药物治疗；E(evaluation)：进行动态评价。复苏过程严格按照 A→B→C→D 步骤进行，不能颠倒顺序。

药物治疗主要有：①经 A、B、C 步骤仍无心跳或心率 <80 次/分，应静推或心内注射肾上腺素；②疑似代谢性酸中毒时，在保证通气的条件下，可给予碳酸氢钠静推；③伴有低血容量表现时，应给予扩容剂如生理盐水、全血或血浆，在应用肾上腺素、扩容剂、碳酸氢钠后仍有循环不良者可加用多巴胺；④如窒息患儿的母亲在产前4小时内用过吗啡类镇痛药，应给予纳洛酮静脉或肌内注射。

（二）新生儿黄疸

新生儿出生后,胎儿红细胞大量破坏,生成大量的胆红素,同时由于新生儿血浆蛋白含量低,结合胆红素的能力不足,加之新生儿肝脏处理胆红素的能力较差,因此易出现新生儿黄疸。当由于各种原因引起血中游离胆红素过高时则形成高胆红素血症,亦称为病理性黄疸,此时血中过多的游离胆红素可通过新生儿尚未发育完善的血脑屏障,造成中枢性核黄疸而致死或致残。

药物治疗包括:①光照疗法,可使游离胆红素形成异构体而呈水溶性,可直接经肾排出。光疗是降低血清游离胆红素简单而有效的方法;②肝酶诱导剂:通过诱导尿苷二磷酸葡萄糖醛酸基转移酶的活性,增加肝脏结合和分泌胆红素的能力。常用苯巴比妥;③纠正代谢性酸中毒,以利于游离胆红素与血浆蛋白的结合,常用5%碳酸氢钠;④补充白蛋白,以增加游离胆红素与白蛋白的结合,预防核黄疸。

（三）新生儿败血症

新生儿败血症为新生儿常见的急重症,发生率为0.1%～1%。尽管医学和抗生素发展迅速,但新生儿败血症的发病率和病死率仍居高不下。我国以金黄色葡萄球菌为常见致病菌,其次为大肠埃希菌等革兰阴性杆菌。

抗生素的使用应遵循早期用药、联合给药、疗程充足等原则。在细菌培养和药敏结果出来前,经验性选用广谱青霉素类或头孢菌素类药物,静脉给药以快速达到有效血药浓度。注意药物毒副反应,如头孢三嗪和头孢他啶易影响凝血机制,使用时要警惕出血发生;氨基糖苷类抗生素因其耳毒性而不宜使用。

（四）新生儿细菌性脑膜炎

新生儿细菌性脑膜炎是新生儿期由细菌引起的颅内感染性疾病,绝大多数与新生儿败血症有关,病情常危重,早期诊断和及时有效的治疗对降低病死率和减少后遗症有重要意义。

病原菌多与败血症的细菌相同,抗生素的选用原则同新生儿败血症,但由于血脑屏障的存在,在药物选择上应选择脑脊液含量高的药物,如第三代头孢菌素类药物,剂量一般需加倍。氯霉素的脑脊液含量高,但由于可致新生儿"灰婴综合征"等毒性,不宜使用。

第二节　婴幼儿合理用药

一、婴幼儿生理特点

婴幼儿期为出生后1个月至3周岁之前,此期儿童生长迅速,体格发育显著加快,各器官功能逐渐趋于成熟。婴幼儿的气管、支气管狭窄,软骨柔软而支撑作用差。气管黏膜柔嫩,纤毛运动较差,清除能力低。故婴幼儿易发生呼吸道感染,一旦感染则易于发生因分泌物堵塞而导致的呼吸不畅。消化系统功能尚处在发育当中,2岁左右胃蛋白酶、胰脂酶、胰淀粉酶才达成人水平。由于婴幼儿生长所需营养多,消化器官负担重,易致消化紊乱、营养不良等疾病。肾功能逐渐发育成熟,1岁后肾小球滤过率、尿素清除率可接近成人水平。婴幼儿脑功能发育迅速,是语言、情感、行为发育的关键阶段,应注意药物对婴幼儿智力、性格等发育的影响,如有些中枢抑制性药物对智力有损害。婴儿出生6个月后从母体获得的抗体逐渐消失,而主动免疫尚未成熟,易患感染性疾病。婴幼儿时期是主要的哺乳期,母亲用药可通过乳汁进入婴幼儿体内,可能产生不良后果,应充分加以重视。

二、婴幼儿药动学特点

(一)药物的吸收

婴幼儿口服药物的吸收主要与婴幼儿胃肠道生理特点有关。婴幼儿胃内酸度仍低于成人,3个月左右才能达到成人的胃液 pH 水平。胃容积虽较新生儿时期有所增加,但仍小于成人。胃排空时间较新生儿时期缩短,在十二指肠吸收的药物吸收时间快于新生儿。

另外,婴幼儿吞咽能力比较差,吞服片剂有一定困难,且大多数婴幼儿惧怕药物而哭闹,如口服片剂可造成呛咳或误入气管,故可以用糖浆剂、颗粒剂、合剂等代替片剂,利用色、香、味等克服婴幼儿不愿用药的情况,并应注意喂药时药物的溅洒、量取误差等实际问题。值得注意的是,婴幼儿易发生消化功能紊乱,应注意与药物引起腹泻的区别。对于危重病儿,为及时达到有效血药浓度,应采用静脉给药。皮下或肌内注射药物吸收较慢或不完全。另外,婴幼儿皮肤、黏膜嫩,在局部破损时通透性更高,因此采用滴剂、栓剂、喷雾剂、膏剂等给药方式通过黏膜、皮肤吸收的药物较多,应予以注意。

(二)药物的分布

婴幼儿的体液组成与成人不同。1岁时的体液总量占体重的70%,高于成人的50%~60%。细胞外液量占体重的比值在1岁时为35%,也高于成人(20%),因此,水溶性药物分布容积增大,药物在细胞外液被稀释,药物浓度下降。例如氨基糖苷类药物的水溶性强,它们主要分布于细胞外液。庆大霉素在新生儿的表观分布容积(V_d)为 0.52~0.65 L/kg。随着年龄的增长,体液及细胞外液量逐渐下降,庆大霉素的 V_d 值亦相对下降,婴儿(2~12月龄)平均为 0.5 L/kg;儿童(2~12岁)为 0.22~0.35 L/kg,而成人则为 0.28~0.31 L/kg。青霉素类、短效磺胺类等药物也有类似表现。地高辛的 V_d 在婴儿和儿童也明显超过成人,但新生儿却有时与成年人相近。

婴幼儿时期体脂含量较新生儿期有所增加,脂溶性药物的分布容积较新生儿时期大。另外,婴幼儿体液调节能力较差,细胞外液比重大,水、电解质代谢平衡易被疾病、外界因素所干扰。又由于婴幼儿易发生脱水,故应注意脱水时对药物分布和血液浓度的影响。

婴幼儿血浆蛋白含量随着生长逐渐增高,但仍低于成人,与药物的结合率较低,使一些血浆蛋白结合率高的药物血中游离药物浓度增加,作用增强,甚至产生毒性反应。婴幼儿血脑屏障仍未发育完善,某些药物可进入中枢神经系统而产生不良反应。

(三)药物的代谢

由于细胞色素 P450 酶、葡萄糖醛酸转移酶等主要肝脏代谢酶的活性在婴幼儿期已趋于成熟,而婴幼儿期肝脏重量与体重的比值比成人高50%,因此婴幼儿对药物的肝代谢速率会高于新生儿,甚至可高于成人,使很多以肝代谢为主的药物其消除半衰期较成人短。如促进药物与体内葡萄糖醛酸结合的葡萄糖醛酸转移酶系已由胎儿时期的无活性,到新生儿期的迅速发育,再到婴幼儿期的活性接近成人水平;同时,其他酶系(如氧化、水解等酶)的活性也将随年龄的增长而逐步接近成人水平。因此,婴幼儿期的年龄和发育速度对药物代谢过程影响较大,在服用需要在体内转化(代谢)的药物时,应根据婴幼儿的成长状况(按千克体重计算)来综合考虑用药剂量。

（四）药物的排泄

部分药物以原形经肾脏排泄，其他药物经代谢后形成水溶性较强的代谢物经肾排出。新生儿和婴幼儿的肾小球滤过和肾小管分泌的功能都未发育成熟，肾脏的浓缩功能和重吸收功能也未完善，但随着年（月）龄的增长，肾功能迅速发育，肾小球滤过率在出生后 6 ~ 12 个月可达成人水平，肾小管排泄能力在 7 ~ 12 个月时接近成人水平。肾脏重量占体重的比例，婴幼儿时期为 0.7%，1 ~ 2 岁为 0.74%，高于成人的 0.42%，因此对一些主要经肾排泄的药物，婴幼儿的消除速度可高于成人。

由于婴幼儿药物肝代谢速率与肾排泄较快，一些以肝代谢为主要消除途径的药物的总消除率也较成人快，使不少药物的半衰期变短，如庆大霉素的半衰期新生儿期为 5 ~ 11 小时，婴幼儿期为 1.2 ~ 2.5 小时，而成人为 2 ~ 3 小时。

三、婴幼儿的临床用药

（一）婴幼儿腹泻

婴幼儿腹泻是我国婴幼儿最常见的疾病之一，是造成婴幼儿营养不良、生长发育障碍的主要原因。婴幼儿腹泻根据病因可分为感染性腹泻和非感染性腹泻，其中肠道内感染以病毒、细菌多见。根据临床表现，腹泻可分为急性腹泻、迁延性和慢性腹泻。

治疗上，急性腹泻多注意抗感染及维持水、电解质平衡；慢性腹泻则应注意肠道菌群失调及饮食疗法。水样便腹泻患者多为病毒感染，一般不用抗生素；黏液、脓血便患者多为致病性细菌感染，在药敏结果出来前，可根据临床特点经验性用药，常选用抗革兰阴性杆菌的药物。氨基糖苷类药物如庆大霉素对多数革兰阴性杆菌有效，且口服不吸收，不产生全身毒性，可用于细菌性腹泻，但如患儿有全身中毒表现时不宜应用。金黄色葡萄球菌肠炎、假膜性肠炎、真菌性肠炎应立即停用抗生素，选用苯唑西林、万古霉素、利福平、甲硝唑或抗真菌药物治疗。肠黏膜保护剂如蒙脱石粉，能吸附病原体和毒素，增强肠道的屏障功能。慎用止泻剂，因可增加毒素吸收，对感染性腹泻有时可带来危害。慢性腹泻常用微生态调节剂，如双歧杆菌、嗜酸乳杆菌、地衣芽孢杆菌、酪酸梭状芽孢杆菌等，有助于恢复肠道正常菌群的微生态平衡，抑制病原菌的侵袭，控制腹泻。非感染性腹泻应注意饮食调整，避免肠道刺激物及过敏性食物，乳糖酶缺乏的患儿，因肠道对糖的消化吸收不良而易致腹泻，饮食应限乳糖。

（二）肺炎

肺炎是婴幼儿时期的常见病，占我国住院小儿死亡原因的第一位，严重威胁小儿健康。婴幼儿肺炎常见病原体为呼吸道合胞病毒、副流感病毒、腺病毒、肺炎链球菌、流感嗜血杆菌等。大多数重症肺炎由细菌感染引起，或在病毒感染的基础上合并细菌感染。

采用综合治疗，改善通气、控制炎症、防止并发症。根据不同病原体选择药物。抗病毒治疗目前常用利巴韦林，肌注或静脉注射，也可超声雾化吸入。抗菌药物根据病原菌选用敏感抗生素，尽早、联合、足量用药。肺炎链球菌首选青霉素或阿莫西林，耐药者可选用头孢曲松或头孢噻肟。流感嗜血杆菌首选阿莫西林/克拉维酸或氨苄西林/舒巴坦，备选第三代头孢菌素或新大环内酯类。在全身中毒症状明显、呼吸衰竭等情况下，可短期应用糖皮质激素，减少炎症渗出，解除支气管痉挛，改善微循环。

（三）惊厥

惊厥是儿科临床常见急症。引起惊厥的病因众多，可在小儿许多急性疾病过程中出现，如高热引起的惊厥。婴儿惊厥发作可表现为不典型症状,如面部、肢体局部抽动,局部肌阵挛,突发瞪眼、呼吸暂停、青紫等。

积极处理原发病,预防惊厥发作。惊厥发作时应保持呼吸道通畅、监护生命体征。终止发作可采用地西泮缓慢静推,或水合氯醛保留灌肠,也可用苯巴比妥静注或肌注。若惊厥未能控制或反复发作,可地西泮持续静滴维持。

第三节　儿童期合理用药

一、儿童期的生理及药动学特点

3~13 岁儿童包括学龄前期和学龄期小儿,这一时期体格生长发育较平稳,每年体重增长 2kg,身高增长 5~7cm,各系统器官的功能也随年龄增长逐渐发育成熟。6 岁左右开始出恒牙,注意预防龋齿,保护牙齿健康生长。这一时期的儿童淋巴系统发育很快,青春期前达到高峰,以后逐渐减退至成人水平,故易患免疫性疾病。儿童期钙盐代谢和骨骼生长旺盛,生长高度易受药物影响。此外,学龄前期和学龄期儿童智能发展快,求知欲强,是性格形成、获取知识的重要时期,应避免使用对神经心理发育有不利影响的药物。

儿童期消化系统发育逐渐成熟,胃肠道蠕动、消化、吸收功能与成人相近,口服药物吸收较好,疾病轻症时常用口服给药。儿童体液总量占体重的 65%,高于成人的 55%,体内水的交换率比成人快 2~3 倍,对缺水、电解质失衡的耐受力较差。儿童的血脑屏障发育逐渐完善,治疗中枢系统疾病应选择易通过血脑屏障的药物。肝脏的 I、II 相代谢酶如细胞色素 P450 酶、葡萄糖醛酸转移酶等,其功能在儿童期已接近成人水平,但儿童的肝脏相对较大,故对药物的代谢速率较快。同时,儿童期肾脏的排泄速度较快,对主要经肾排泄的药物,儿童的消除速率甚至可高于成人。故多数药物在儿童期的单位体重剂量高于成人。

二、儿童期的临床用药

(一)流行性腮腺炎

流行性腮腺炎是腮腺炎病毒引起的急性呼吸道传染病,多在幼儿园和学校中流行,以 5~15 岁儿童多见。一次感染后可获得终身免疫。腮腺炎病毒常侵入中枢神经系统和其他腺体,可引起脑膜脑炎、睾丸炎、胰腺炎等并发症。

发病早期可使用利巴韦林 10~15mg/(kg·d)静脉滴注,疗程 5~7 天。对脑膜脑炎等重症患者需连用 10~14 天,必要时短期使用(3~5 天)肾上腺皮质激素治疗,控制惊厥发作可用地西泮、苯巴比妥等。

(二)风湿热

风湿热是一种由咽喉部感染 A 组乙型溶血性链球菌后反复发作的急性或慢性风湿性疾病,临床表现以关节炎和心肌炎为主,急性发作后常遗留轻重不等的心脏瓣膜损害,最常见于 5~15 岁儿童。

治疗上应清除链球菌感染,祛除诱因,常用青霉素 80 万单位肌内注射,每日 2 次,持续 2 周。青霉素过敏者可改用其他有效抗生素,如红霉素等。关节炎可用非甾体抗炎药,如阿司匹林 100mg/(kg·d),分次服用,2 周后逐渐减量,疗程 4~8 周。心肌炎宜尽早使用糖皮质激素,泼尼松 2mg/(kg·d),最大量≤60mg/d,2~4周后减量,总疗程8~12周。

(三)急性肾小球肾炎

急性肾小球肾炎可分为急性链球菌感染后肾小球肾炎和非链球菌感染后肾小球肾炎,临床上以 A 组 β 溶血性链球菌急性感染后引起的肾小球肾炎为多见,主要发病机制为抗原抗体免疫复合物引起肾小球毛细血管炎症病变。多见于5~14岁儿童,临床表现为急性起病,以血尿为主,伴不同程度的蛋白尿、水肿、高血压等。

急性期应注意休息及低盐饮食,存在感染灶时应使用青霉素等有效抗菌药10~14天。伴有水肿、高血压时应给予利尿、降压等对症治疗,如氢氯噻嗪 1~2mg/(kg·d),分3次口服,硝苯地平缓释片开始剂量为 0.25mg/(kg·d),最大剂量为 1mg/(kg·d),分3次口服。

(四)缺铁性贫血

缺铁性贫血是体内铁缺乏导致血红蛋白合成减少,引起小细胞低色素性贫血。本病以婴幼儿与儿童发病率最高,是我国重点防治的小儿常见病之一。发病原因有铁摄入量不足、生长发育较快、铁的吸收障碍和丢失过多。

治疗原则为祛除病因和补充铁剂。常采用二价铁盐制剂口服,如硫酸亚铁、富马酸亚铁、葡萄糖酸亚铁等,剂量为元素铁 4~6mg/(kg·d),分3次餐后 1~2小时后服用。同时服用维生素 C,可增加铁的吸收。注射铁剂仅用于口服无效或者口服不能耐受者。

第四节 儿童合理用药原则

儿童处在不断的生长发育过程中,其生理特点和药动学特点与成人差别较大,因此儿童的用药不是成人的缩小版,需要儿科专业的指导。只有切实地掌握儿童合理用药的方法,明确儿童合理用药的原则,才能避免对患儿的健康造成重大影响。使儿童用药合理化,应从下面几个方面进行:

一、药 物 选 择

儿童药物的选用依据,不仅应考虑药动学、药效学特点,更要关注毒副作用等用药安全问题。儿童正处于不断发育成长的时期,新陈代谢旺盛,血液循环时间较短,肝肾功能尚不成熟,但随着年龄的增长,对药物的代谢、排泄等功能日趋成熟,因此不同年龄段的儿科用药具有不同的特点:

1. 新生儿期 对药物的反应性与成人的差异通常被认为是因药动学差异所致,但新生儿亦具有药效学方面的特点。如新生儿对地高辛比较耐受,单位体重的用量较成人心脏病患者大;对吗啡则特别敏感,易引起呼吸中枢抑制,应禁用;由于对水、盐的调节能力低,过量水杨酸盐易致酸中毒;长时间应用糖皮质激素诱发胰腺炎的可能性远大于成人。此外,部分药物可引起新生儿特异性反应,如氯霉素中毒导致"灰婴综合征",磺胺药过量引起核黄疸等。

2. 婴幼儿期 有恶心等副作用的药物如抗胆碱药、苯丙胺等,可影响食欲而减少营养的吸收。吗啡、哌替啶(度冷丁)及中枢性镇咳药可待因等药物易引起呼吸抑制,但婴幼儿对水合氯醛等镇静药耐受性较大。婴幼儿对药物的毒性反应或过敏反应可以是明显的或不明显的,特别是中枢神经系统的毒性,如在婴幼儿很难发现氨基糖苷类的早期中毒指征,一旦发现听力受损,多造成终身聋哑。使用这类药品,要严格掌握指征,必要时应进行血药浓度监测。婴幼儿时期还容易发生消化功能紊乱。腹泻时慎用止泻剂,以免肠道毒素吸收增加而致全身中毒症状;便秘时应从改善饮食着手,除必要时使用缓泻剂,绝不可使用峻泻剂。

3. 儿童阶段　儿童正处于生长发育阶段,但机体尚未成熟,对药物的反应与成人有所不同。儿童期代谢速率快,代谢产物也排泄快,对镇静药、磺胺类药、激素等的耐受性较大,但对水、电解质调节能力差,易受到外界或疾病影响而引起平衡失调,因此在使用酸碱类药物、利尿药时则易发生不良反应。如利尿剂可引起低钠、低钾,应间歇给药,药量不宜过大。儿童期牙齿生长旺盛,而四环素类药物能与钙盐等形成络合物,引起釉质发育不良和牙齿着色变黄,应禁用。儿童期钙盐代谢和骨骼生长旺盛,易受药物影响,如皮质激素可影响钙吸收和骨钙的代谢,雄激素及同化激素可加速儿童骨骼融合,均能抑制儿童骨骼生长,影响生长高度。

二、给药途径选择

给药途径由病情轻重缓急、用药目的及药物本身性质决定。正确的给药途径对保证药物的吸收并发挥作用,至关重要。

一般来说:①轻中度病症及年长儿童尽量采用口服给药,选择合适的剂型。②危重症患儿及新生儿多采用静脉给药,疗效确实可靠。③皮下注射给药可损害周围组织且吸收不良,不适用于新生儿,少用。④年长儿童肌肉血管较丰富,肌注药物吸收好,但应避免刺激性的药物。⑤地西泮溶液直肠灌注比肌内注射吸收快,因而更适于迅速控制小儿惊厥。⑥由于儿童皮肤结构异于成人,皮肤黏膜用药很容易被吸收,甚至可引起中毒,体外用药时应注意。

三、剂　型　选　择

一些治疗窗窄的药物如地高辛、氨茶碱、苯妥英钠等,如需要按照临床用药剂量将成人用药物分成若干份进行给药,将使临床用量很难掌握,不但中毒事件时有发生,而且对于一些针剂也造成浪费;没有合适的儿童剂型也导致儿童不易吞服药物,可引起恶心呕吐、厌食等症状,服药依从性差,而达不到预期疗效。

一般来说,选择药物时应尽量使用儿童易接受的剂型,有儿童剂型的药物不要使用成人剂量用分药来解决问题;如果必须分药,尽量采用口服剂型来分;为了解决儿童喂药困难,应采用一些糖浆剂及含糖颗粒加入水果香料改善口感的、儿童易于接受的剂型来进行给药;在安全性有保障的前提下,采用半衰期相对较长的衍生物,可减少服药次数和服药天数,能较好地改善儿童用药的依从性;对于剂量受年龄因素影响显著的药品,用药尽量选用有多种剂量包装的药物,以便准确给药,达到治疗效果。

四、剂　量　确　定

剂量不当是儿科药物不良反应发生的另一主要原因。儿科用药剂量是一个复杂的问题,儿童药物剂量计算方法包括按年龄折算法、按体重计算法、按体表面积计算法等,各有其优缺点,可根据具体情况及临床经验适当选用。

(一)按年龄折算用量

儿童用药量可根据成人剂量,按规定的年龄比例计算,适用于药物剂量幅度大、不需严格精确的药物。以下是各个年龄段的儿童按成人剂量的分数(表12-3)。

表 12-3　儿童用药量按年龄折算表

月龄或年龄	成人剂量的分数	月龄或年龄	成人剂量的分数
新生儿~1月龄	1/24	4~7岁	1/4~1/3
1~6月龄	1/24~1/12	7~11岁	1/3~1/2
6月龄~1岁	1/12~1/8	11~14岁	1/2~2/3
1~2岁	1/8~1/6	14~18岁	2/3~全量
2~4岁	1/6~1/4		

按年龄折算的缺点是,由于个体的差异,剂量会有较大的偏差。多数药物按年龄折算计算后的剂量偏小。亦有以新生儿按1个月计算为0.04,超过1个月,按2个月计算,其余各月类推,按月递增0.01,1周岁为0.15,以后每岁递增0.05,到18岁为1,以此数乘以成人剂量,即为该年龄儿童剂量。

或简化为:

$$[0.01\times(14+月龄)]\times成人剂量(适用于1岁内婴儿)$$

$$[0.04\times(5.5+年龄)]\times成人剂量(适用于1~14岁内儿童)$$

但上述方法存在个体差异,个体间差距较大。所以,只适用于一般药物的计算,而且初次应用,剂量宜偏小。

(二)按儿童体重计算用量

1. 以儿童剂量计算

$$药物用量=儿童剂量\times体重$$

年长儿按体重计算如超过成人量则以成人量为上限。药物用量应视儿童营养状态适当增减。如Ⅰ度营养不良应减少15%~25%,Ⅱ度营养不良应减少25%~40%,Ⅲ度营养不良应减少40%以上。如无实测体重,则按下列公式估算儿童体重:

$$1~3个月儿童体重(kg)=3kg(出生时体重)+月龄\times0.7,$$

$$4~6个月儿童体重(kg)=3kg(出生时体重)+月龄\times0.6,$$

$$7~12个月儿童体重(kg)=3kg(出生时体重)+月龄\times0.5,$$

$$1岁以上儿童体重(kg)=8kg+年龄\times2$$

2. 以成人剂量计算

$$药物用量=\frac{儿童体重(kg)}{成人体重(按60kg)}\times成人剂量(g/kg)$$

这个公式是以成人体重平均为60kg为基础,考虑到多数药物的儿童剂量(g/kg计算)较成人略大,因此本公式计算所得的用量多偏小。

(三)按体表面积计算用量

目前认为按体表面积计算用药剂量是比较科学的方法,因其与基础代谢、肾小球滤过率等生理活动关系更为密切,适用于各年龄包括新生儿及成人的整个阶段。成人的体表面积(按70kg计算)为1.7m²。其余年龄的体表面积按下面公式计算:

$$体表面积(m^2)=体重(kg)\times0.035(m^2/kg)+0.1m^2$$

此公式用于计算体重在30kg以下者。体重在30kg以上者每增加体重5kg,体表面积增加0.1 m²。

按体表面积计算药物用量:

$$儿童用药量 = 儿童体表面积(m^2) \times 儿童剂量/m^2$$

按年龄(月龄)和体重折算体表面积可见表12-4。

表12-4　各月龄、年龄儿童体重及体表面积换算表

月龄	初生	1	3	6	7~8	9~10	11~12
体重(kg)	3	4	5	6	7~8	8~9	9~10
体表面积(m²)	0.21	0.24	0.28	0.32	0.34~0.38	0.38~0.41	0.41~0.45

岁龄	1	2	3	4	5	6	7	8	9
体重(kg)	10	12	14	16	18	20	22	24	26
体表面积(m²)	0.45	0.52	0.59	0.66	0.73	0.8	0.89	0.94	1.0

年龄	10	11	12	13	14	16	18	成人
体重(kg)	28	30	33	36	40	50	60	70
体表面积(m²)	1.08	1.15	1.19	1.26	1.33	1.5	1.6	1.65	1.7

可能影响剂量选择的因素包括:①经肝脏代谢或肾脏排泄的药物,用于有严重肝、肾疾病的患儿时,应减少剂量;②药理过程和其他潜在疾病等均可改变药物的动力学过程,需注意药量增减;③联合用药时,应注意药物浓度较单一用药时有无改变,及时调整用量。

五、个体化给药及监测

由于个体差异,不同患儿用药后产生的药效、不良反应可能不同,所以,对治疗窗窄、毒副作用明显的药物应根据血药或尿药浓度,随时调整给药剂量与给药时间,做到给药个体化,减少不良反应的发生。如氨基糖苷类的使用,应严格掌握指征,必要时进行血药浓度监测。新生儿体重和组织器官成熟与日俱增,药动学过程不断随日龄的增长而变化,因此,需按照日龄不同调整给药方案。

儿童期临床用药除治疗用药外,还应重视个体化的营养支持、心理和行为的指导等。此外,提高用药依从性对提高儿童药物疗效亦非常重要。

案例分析:

案例:患儿,男性,1岁,因癫痫发作急诊就诊。现在急诊室癫痫抽搐发作超过10分钟。医护人员数次静脉插管均未成功,无法静脉注射地西泮。请选择两种药物,并确定其给药途径,以尽快终止患儿抽搐。

分析:①可采用地西泮,保留灌肠。因为地西泮溶液灌肠比肌内注射吸收快,适用于迅速控制婴儿抽搐,同时婴幼儿对灌肠的接受度较高,易于操作;②可选用水合氯醛,保留灌肠。水合氯醛对癫痫抽搐有效,但口服刺激性较强,经灌肠后药物吸收快,3~5分钟起效,且操作简单易行。

思考题

1. 列表比较儿童各期与成人在药动学方面的差异。
2. 简述新生儿期特有的药物作用与不良反应。
3. 简述婴幼儿期的常见疾病及临床用药。

（陈　纯）

第十三章　肝功能不全患者的临床用药

学习要求

1. 掌握肝功能不全临床用药的注意事项。
2. 熟悉肝功能不全对药动学及药效学的影响。
3. 了解肝功能不全的病理生理特点。

药物在机体内的作用强度与作用的持续时间,在很大程度上取决于药物被机体清除的速率,药物清除主要通过机体生物转化和排泄。肝脏是药物进行生物转化的主要器官,当肝功能不全时,药物的体内过程会产生明显改变,进而影响药物的疗效或毒性。因此肝功能不全与临床用药的关系在药物治疗中颇受关注,如何对肝脏疾病患者实施合理用药,达到满意疗效而减少不良反应是一项重要课题。

第一节　肝功能不全的病理生理特点

肝脏是人体最大的代谢器官,承担着消化、代谢、解毒、分泌及免疫等多种生理功能。当肝脏受到某些致病因素的损害,可引起肝功能的异常和肝脏形态结构的破坏(变性、坏死、肝硬化)。轻度肝损害,由于肝脏具有巨大的再生能力和贮备能力,通过肝脏的代偿功能,一般不会发生明显的功能异常。如果损害比较严重而且广泛,将引起明显的物质代谢障碍、解毒功能降低、胆汁分泌和排泄障碍及出血倾向等肝功能异常改变,称为肝功能不全(hepatic insufficiency)。严重肝功能损害,肝脏不能消除血液中有毒的代谢产物或引起物质代谢平衡失调,产生中枢神经系统功能紊乱,称为肝衰竭(liver failure),主要表现为肝性脑病及肝肾综合征等。

肝功能不全时病理生理特点主要表现为以下几个方面:

一、物质代谢障碍

(一)糖代谢障碍

肝脏在糖代谢中具有合成、贮存及分解糖原的作用,使肝糖原与血糖之间保持动态平衡,维持血糖水平。轻度肝损害较少出现糖平衡紊乱。当发生严重的弥漫性肝损害,可致低血糖症,出现软弱、疲乏、头晕等症状。脑的能量来源主要依靠血液供给葡萄糖的氧化,当血糖急剧降低时,脑的能量供应不足,发生低血糖性昏迷。低血糖性昏迷常见于急性肝坏死、肝硬化及肝癌的晚期。

(二)蛋白质代谢障碍

肝细胞可合成多种血浆蛋白,特别是白蛋白,约占肝脏合成蛋白的25%。当急性或亚急性肝坏死、慢性肝炎、肝硬化等,血浆白蛋白合成明显减少,导致低蛋白血症,致血浆胶体渗透压降低是产生腹水或全身性水肿的重要原因之一。但急性肝炎在短期内,血浆白蛋白改变不明显。由于抗原的刺激球蛋白产生增多,故肝脏疾病可导致白蛋白/球蛋白的比值降低,甚至倒置。此外,肝细胞多种运载蛋白的合成障碍也可导致相应的病理改变。

(三)脂质代谢障碍

肝脏参与脂类的消化、吸收、运输、分解及合成等过程,其中胆汁酸盐辅助脂类的消化与吸收,而肝脏合成的三酰甘油、磷脂及胆固醇则通过合成极低密度脂蛋白和高密度脂蛋白辅助分泌入血。当肝功能不全时,由于磷脂及脂蛋白的合成减少可造成肝内脂肪蓄积,胆固醇酯化障碍,转运能力降低以及胆固醇转化为胆汁酸的能力下降,导致血浆胆固醇升高。

(四)水、电解质代谢紊乱

肝硬化等肝病晚期门静脉高压及肝窦内压增高,液体漏入腹腔增多及白蛋白合成减少致血浆胶体渗透压降低等原因可形成腹水。此时血液淤积在脾、胃、肠等脏器,使有效循环血量减少及肾血流量减少,可致水钠潴留,均可促进腹水的形成。腹水形成使有效循环血量减少可引起抗利尿激素分泌增加,同时肝脏对抗利尿激素灭活减少,导致肾小管对水重吸收增多,加之原有的水钠潴留,可造成稀释性低钠血症。肝硬化晚期,激活肾素-血管紧张素-醛固酮系统,加之肝脏灭活醛固酮减少,使体内醛固酮蓄积过多,导致肾脏排钾增多可致低钾血症。

二、门静脉高压和门-体侧支循环的开放

肝硬化时由于肝小叶结构破坏、再生结节形成、胶原纤维增多等原因,对肝窦及肝静脉的压迫导致门静脉阻力升高是门静脉高压的起始动因。门静脉系统与腔静脉之间存在许多交通支,当门静脉高压时消化器官和脾的回心血流经肝脏受阻,导致门静脉系统许多部位和腔静脉之间侧支循环开放出现门-体分流,血液通过门-体侧支循环进入腔静脉系统,并因此造成侧支血管血流增多而发生曲张,包括食管和胃底静脉曲张、腹壁静脉曲张、痔静脉扩张,一旦曲张的静脉破裂可导致大出血,如呕血,便血等。侧支循环开放不仅可引起消化道出血,还可因大量门静脉血流不经肝脏直接流入体循环,导致肠内吸收的有毒物质不经肝脏解毒进入体循环,是发生肝性脑病的重要因素。

三、生物转化功能障碍

(一)药物代谢障碍

肝硬化时受损肝细胞 CYP450 酶的活性或数量降低,门-体侧支循环的开放使自肠道吸收的药物绕过肝脏避免被代谢等原因,均可使体内药物的代谢障碍。因此,肝功能不全患者应慎重用药。

(二)解毒功能障碍

肝功能不全时,来自肠道的有毒物质经开放的门-体侧支循环绕过肝脏,直接进入体循环,对其解毒功能发生障碍。

(三)激素灭活功能减弱

肝功能不全时对激素灭活障碍,并出现相应的临床症状。如醛固酮、抗利尿激素的灭活减少导致水钠潴留,雌激素的灭活减少可产生女性月经失调及男性患者的女性化,小动脉扩张等。

四、胆汁分泌及排泄障碍

肝细胞负责胆红素的摄取、运载、酯化、排泄等功能。当肝功能不全时,胆红素的上述任一环节发生障碍,均可产生高胆红素血症(hyperbilirubinemia)或黄疸(jaundice or icterus)。肝细胞可通过各种载体摄入、运载和排泄胆汁酸。胆汁酸一旦排入毛细胆管,Na^+随即移入毛细胆管内,形成渗透压梯度,促使水进入毛细胆管,驱动胆汁流动,有助于某些毒物随胆汁经肠道排出。肝脏对一些内源性或外源性有毒物质的排泄,必须经过肝细胞的摄取、生物转化、输送及排出等一系列过程。当肝功能不全时,其排泄功能降低,由肝道排泄的药物或毒物在体内蓄积,导致机体中毒。如环孢素、秋水仙碱、氯丙嗪、红霉素及雌激素等。

五、凝血功能障碍

肝细胞可合成大部分凝血因子、重要的抗凝物质如蛋白 G、抗凝血酶Ⅲ、纤溶酶原、抗纤溶酶等。此外,很多激活的凝血因子和纤溶酶原激活物是由肝细胞清除,因此肝功能不全可导致机体凝血与抗凝血平衡紊乱,凝血因子(Ⅰ、Ⅱ、Ⅴ、Ⅶ、Ⅷ、Ⅸ、Ⅹ)生成减少,血液凝固性降低,是肝病患者出血倾向的重要原因,甚至可诱发弥散性血管内凝血(disseminated intravascular coagulation,DIC)。

六、免疫功能失调

库普弗细胞(kupffer cell)是存在于肝窦内的巨噬细胞,可吞噬清除来自肠道的异物、病毒、细菌及毒素等,并参与清除衰老破碎的红细胞以及监视杀伤肿瘤细胞。当肝功能不全时,库普弗细胞功能障碍及补体水平降低,常有免疫功能低下,易发生肠道细菌移位及感染等。

第二节　肝功能不全对药动学和药效学的影响

一、肝功能不全对药动学的影响

肝功能不全时,机体对药物的处置过程会发生改变,尤其对在肝脏消除的药物影响最明显。肝脏疾病涉及复杂的病理生理学紊乱,包括血浆蛋白含量减少、肝脏血流量减少、肝细胞代谢酶活性或数量下降、胆汁分泌量减少,这些病理改变会影响机体对药物的吸收、分布、代谢和排泄过程。

(一)吸收异常

肝功能不全时胆汁分泌量减少或缺乏,所以脂溶性较高药物,如地高辛、无机盐(铁、钙等)及维生素(叶酸、维生素 B_{12}、维生素 A、维生素 D、维生素 K)等易发生吸收障碍。另外,肝脏疾病时,其他脏器的功能也会受到一定程度的干扰而影响药物的吸收,如门静脉高压伴有小肠黏膜水肿时,可影响药物自肠道吸收。有学者证明,门静脉高压患者安替比林的吸收可能延迟数小时。

严重肝功能不全时,由于门-体侧支循环开放,自肠道吸收的药物绕过肝脏直接进入体循环,可导致首关消除明显的药物,进入体循环的药量相对增多,造成药物的生物利用度增大,药物作用增强。如重度肝硬化时,哌替啶的生物利用度增大2倍、拉贝洛尔的生物利用度增大2倍、普萘洛尔的生物利用度增大2倍,氨苯蝶啶的生物利用度增大12倍。

(二)表观分布容积增大

药物进入血液后,均会不同程度的与血浆蛋白结合,当急性肝炎或肝硬化时,血浆蛋白合成减少或内源性抑制物蓄积,如血浆游离脂肪酸、胆红素、尿素等,与药物竞争血浆白蛋白的结合部位并将药物置换下来,导致药物血浆蛋白结合率降低,游离型药物浓度升高,药物表观分布容积(apparent volume of distribution,V_d)增大。

(三)肝脏代谢能力降低

药物进入机体后化学结构发生改变,即药物代谢过程,也称生物转化,是药物从体内消除的方式之一。肝脏是药物代谢的主要器官,绝大多数的药物代谢主要在CYP450酶的催化下进行。当肝硬化及慢性肝病等时,肝脏代谢能力下降,导致药物的肝清除率(hepatic clearances of drugs,Cl_H)与总清除率下降,且Cl_H下降程度与肝病严重程度有关。由于$t_{1/2}=0.693V_d/Cl_H$,当肝功能不全时药物V_d增大,Cl_H下降或不变,均可使药物$t_{1/2}$延长(表13-1)。在晚期肝硬化或急性肝衰竭等肝病终末期,可发生功能性肾衰竭称为肝肾综合征(hepatorenal syndrome,HRS),此时肝肾两大药物的消除器官均出现障碍,可导致药物消除半衰期严重受阻,$t_{1/2}$明显延长。例如在肝肾功能正常时,羧苄西林的$t_{1/2}$为1小时,而HRS发生时可延长至24小时。

表13-1 肝脏疾病对药物半衰期的影响

药物	给药途径	半衰期 (小时 ± 标准差)	肝病种类	病态半衰期 (小时 ± 标准差)
镇痛药				
哌替啶	静注	3.4 ±0.8	急性病毒性肝炎	7.0 ±2.7
			肝硬化	7.0 ±0.9
对乙酰氨基酚	口服	2.0	肝硬化	3.3
心血管药				
氨茶碱	口服	1.4	肝硬化	6.7
利多卡因	静注	1.8	慢性酒精性肝病	4.9
普萘洛尔	静注	2.9 ±0.6	轻度慢性肝病	9.8 ±5.1
			重度慢性肝病	22.7 ±9.0
茶碱	静注	9.2 ±1.5	肝硬化	30.0 ±17.8
镇静催眠药				
异戊巴比妥	静注	21.1 ±1.3	慢性肝病	39.4 ±6.6
地西泮	口服	32.7 ±8.9	急性病毒性肝炎	74.5 ±27.5
	静注	38.0 ±20.2	肝炎	90.0 ±63.6
抗惊厥药				
苯巴比妥	口服	80.0 ±3.0	肝硬化	130.0 ±15.0

续表

药物	给药途径	半衰期 （小时 ± 标准差）	肝病种类	病态半衰期 （小时 ± 标准差）
皮质激素类				
氢化可的松	静注	1.6	肝硬化	5.3
泼尼松龙	静注	2.9	急性肝细胞病变	4.2
抗生素				
氨苄西林	静注	1.3 ± 0.2	肝硬化	1.9 ± 0.6
氯霉素	静注	2.3	肝硬化	4.1
林可霉素	静注	3.4 ± 0.5	肝硬化	4.5 ± 0.9
			急性肝炎及肝硬化	6.4
异烟肼	口服	3.2 ± 0.1	慢性肝病	6.7 ± 0.3
萘夫西林	静注	1.0	肝硬化	1.4
利福平	口服	2.8 ± 0.2	慢性肝病	5.4 ± 0.6

肝脏代谢能力降低,对不同药物肝清除率的影响不同。对高摄取率的药物比低摄取率的药物影响大,如肝硬化时,药物内在清除率(Cl_{int})的下降与肝病的严重程度有关,在某种程度上是可以预料的,但门-体侧支循环分流的量在各个患者之间的差别很大,且与肝病或门脉高压无关,因而很难预料,所以肝硬化时应尽量避免使用高摄取率药物;经氧化代谢的药物较经结合代谢或经胆道排泄的药物更易受到影响;对高蛋白结合率药物较低蛋白结合率药物的影响大;低脂溶性药物较高脂溶性药物的影响大,原因是低蛋白结合率药物和高脂溶性药物,更易透过毛细血管化的肝血窦而被肝细胞摄取。

肝病类型及程度不同,对药物肝脏代谢能力影响也不同。急性肝炎时肝细胞的炎性变化通常较轻也较短暂,鉴于肝脏的巨大贮备功能与代偿能力,药物的清除可以基本接近正常水平,随着炎症改善,对药物处置可恢复正常;轻中度肝硬化导致肝血流量减少及门-体侧支循环分流,使肝脏代谢能力轻度下降;重度肝硬化患者的肝脏 CYP450 含量降低,胆汁分泌量减小,使肝脏代谢能力明显下降,药物的消除半衰期延长。

（四）排泄量降低

某些药物以原形或其代谢产物经主动转运从胆汁排出,当慢性肝病尤其肝硬化时,胆囊功能降低出现胆汁淤积,使药物经胆汁排泄量降低,如地高辛,正常人 7 天内从胆汁排泄量为给药量的 30%,但肝功能不全时,可减少至 8%。利福平、红霉素、螺内酯、头孢匹胺等药物也可因上述原因致胆汁排泄量降低。

肝硬化时常伴有肾功能的降低,因此有些药物的肾清除率亦下降,尤其是肝肾综合征患者,此时肌酐清除率常常不能很好地反映药物的肾清除率,临床在选药和制订给药方案时应特别注意。

肝功能不全时,目前还没有很方便的试验方法来定量评估其对药动学过程的影响程度。以往曾采用血浆白蛋白下降、胆红素升高、凝血酶原时间延长等作为肝功能下降的指标,但这些指标都较粗糙。最近几年采用吲哚菁绿(indocyanine green)的清除率作为评价肝功能的指标,或以药物安替比林的肝摄取率变化反映肝清除率的变化,这些指标虽有一定临床意义,但尚未定论。

对肝清除率理论的分析有助于理解肝功能不全对药动学的影响。肝清除率(Cl_H)是指肝脏在单位时间内能将多少毫升血浆中的药物清除。药物进入肝脏和流出肝脏的量与肝脏血流量有直接关系。充分搅拌模型(well-stirred model)是药动学中最为常用的肝脏清除模型,如图13-1进入肝脏的药量为血流量(Q)与入肝时的血药浓度(C_A)乘积,被肝脏摄取的药量为$Q \cdot (C_A - C_v)$,C_v是流出肝脏时的血药浓度。肝摄取率(extraction rate,ER)是指药物通过肝脏时从门静脉血清除的分数。因此,药物的肝清除率是肝血流量与肝摄取率的乘积。设药物在血液中未与血浆蛋白结合(游离)的分数为f_u,药物的内在清除率(intrinsic clearance,Cl_{int})是指在无血流量和蛋白结合限制时药物经肝脏的固有清除率(主要与肝药酶活性、肝内药物转运速率等因素有关),药物随血液流经肝脏时的摄取率为:

$$ER = \frac{Q(C_A - C_V)}{Q \cdot C_A} = \frac{f_u \cdot Cl_{int}}{Q + f_u \cdot Cl_{int}}$$

$$Cl_H = Q \cdot ER = \frac{Q \cdot f_u \cdot Cl_{int}}{Q + f_u \cdot Cl_{int}} \tag{13-1}$$

因此,药物的血浆蛋白结合率、肝血流量、肝脏内在清除率是影响药物肝清除率的独立因素。在特殊情况下,若能掌握这三种因素的变化动向,便可计算Cl_H的变化。

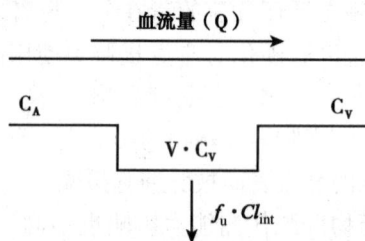

图13-1　肝脏清除的充分搅拌模型

肝脏被视为具有一定体积(V)和血流量(Q)的单一房室。入肝血中药物浓度用C_A表示,出肝血中的药物浓度用C_v表示,视肝脏中的药物浓度与出肝血中的药物浓度已达到平衡,以内在清除率清除未与血浆蛋白结合的药物。

肝功能不全时,由于不同药物的ER不同,故对不同类型的药物肝清除率的影响也不同。从式13-1分析,当药物ER<0.3,即f_u与Cl_{int}的乘积远小于肝血流量Q时,$f_u \cdot Cl_{int} + Q \approx Q$,则式13-1可简化为$Cl_H = f_u \cdot Cl_{int}$,即肝清除率与血浆中游离型药物分数及内在清除率成正比,药物经肝脏代谢清除受限于血浆蛋白结合、肝药酶活性、肝内药物转运速率,这种受肝血流量影响较小的药物称为限制性代谢药物(restrictively metabolized drugs),如哌替啶、地西泮、苯巴比妥、氨茶碱、呋塞米、华法林等。限制性代谢药物Cl_H受肝药酶活性的影响较大,当肝细胞严重受损,如慢性肝炎和肝硬化患者,肝脏微粒体酶合成减少,多种药酶的活性明显下降导致Cl_{int}下降,药物Cl_H降低,故药物的半衰期延长,可能会造成药效明显增强或发生毒性反应,应注意调整剂量。

　　药物的肝清除率随肝病严重程度的加重而降低,但不同代谢酶所对应的内在清除率降低的速度与程度并不一致,如图 13-2 所示,其中 CYP2C19 和 CYP3A4 的酶活性下降快而明显,而 CYP2D6 与葡萄糖醛酸转移酶的活性下降较慢且程度也较小。但当 Cl_{int} 基本不变时,血浆蛋白结合是这类药物消除的限速环节。此时肝病造成的血浆中游离型药物比例的增加最终将导致总的(结合型和游离型)药物消除增加,血浆中药物总浓度降低。而游离型浓度的升高只是一过性的,一般不会引起药效的明显变化,不必进行剂量调整。对血药浓度监测数据的解析需要谨慎,如果以血药总浓度(而不是游离浓度)为指标调整剂量时,有可能导致不恰当地增加剂量。

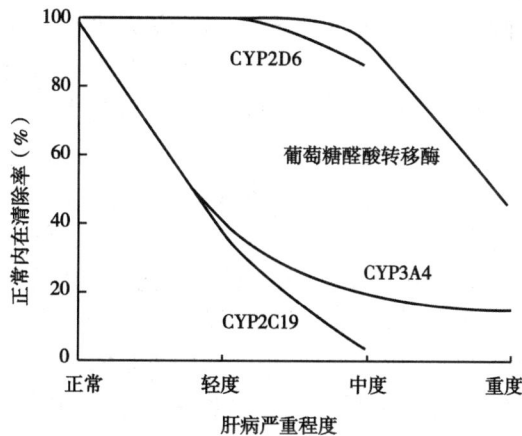

图 13-2　肝病严重程度与不同 CYP 酶活性衰减的关系

　　当药物 ER > 0.7,f_u 与 Cl_{int} 的乘积远大于肝血流量 Q 时,即:$f_u \cdot Cl_{int} + Q \approx f_u \cdot Cl_{int}$,式 13-1 可简化为 $Cl_H = Q$,即药物随血液进入肝脏后几乎都被代谢消除,肝清除率取决于肝血流量,且肝血流量的变化对肝清除率具有较大影响,这类药物称为非限制性代谢药物(non-restrictively metabolized drugs),如利多卡因、维拉帕米、吗啡、普萘洛尔、拉贝洛尔等。体内有些血液动力学的变化,如充血性心力衰竭会减少肝血流量,降低这类药物的肝清除率,此时需要适当调整其静脉给药量。当肝硬化患者出现门-体侧支循环分流时,将显著增加非限制性代谢药物的生物利用度,故需注意调整给药剂量。血浆蛋白结合率下降一般不会增加非限制性代谢药物的清除和总的(结合型和游离型)药物浓度,但血中游离药物浓度可持续升高,导致药效增强,因此需调整这类药物的剂量。

　　少数药物 0.3 < ER < 0.7,具有中等摄取率,这类药物的肝清除率需要考虑疾病或药物诱导的蛋白结合率的改变、肝血流量、内在清除率等因素。

二、肝功能不全对药效学的影响

　　肝功能不全时可引起药物效应发生改变,出现机体对药物的敏感性增高或降低现象。如前所述,肝硬化时,由于门-体侧支循环分流导致药物首关消除减少,生物利用度增加,使药理作用增强;药物的血浆蛋白结合率降低及高胆红素血症可使游离型药物的血浆浓度升高,使药物容易分布到作用部位而增强疗效;肝细胞受损 CYP450 酶活性降低或含量减少及肝血流量减少可导致肝清除率下降,药物半衰期延长使药物效应增强。但有例外,如肝硬化时血浆激素结合球蛋白浓度增高,可使睾酮与其结合率增高,使脑摄取睾酮下降。

(一)对药物敏感性增高

一些慢性肝脏疾病患者体内氨、甲硫醇及短链脂肪酸等代谢异常,使脑代谢处于非正常状态,大脑神经对药物的敏感性增高,使中枢神经系统对地西泮的镇静作用反应过于强烈,常用剂量的苯二氮䓬类药物可能导致肝病患者出现定向障碍,甚至诱发昏迷。当肝硬化患者和肝功能正常受试者的游离三唑仑血浆浓度相等时,肝硬化患者与正常受试者相比中枢神经系统功能改变更为明显,证明了肝硬化患者对苯二氮䓬类药物表现出超敏性,研究者发现中枢抑制性神经递质受体 GABA 数量增加导致脑的超敏性和药物清除率下降是产生这一现象的主要原因。此外肝病患者脑脊液与血清中的西咪替丁浓度之比明显异常,表明血脑屏障渗透性增高,也可能是肝病患者对许多其他的中枢神经系统药物更加敏感的原因。

肝病患者对吗啡类镇痛药也极为敏感,即使给予正常量的 1/2～1/3,也可能诱发肝性脑病的症状和脑电图改变,其他吗啡类镇痛药如哌替啶、芬太尼、可待因等药物使用时也应注意。当肝细胞受损血浆假性胆碱酯酶水平降低,使除极化型肌松药琥珀胆碱的作用延长,故应避免使用。肝病患者也应避免使用乙醚、氯仿、氟烷等麻醉药。

肝病时,对口服抗凝血药的敏感性增高,是由于肝病时依赖于维生素 K 的凝血因子 Ⅱ、Ⅶ、Ⅸ、Ⅹ 合成减少以及胆道阻塞引起维生素 K 吸收受损,其作用增强,应慎重应用口服抗凝血药。

(二)对药物的反应性降低

肝硬化患者经常给予利尿药以减少其腹水,但患者对袢利尿药反应性降低,即使加大剂量,反应性也不会增强,这可能原因是:①肝病腹水患者钠潴留增加,促进了腹水的形成;②肝硬化患者常有肾功能降低,肾功能降低可使转运到达肾小管作用部位的袢利尿剂药量减少,从而造成袢利尿剂反应性降低。由于肝硬化患者常有醛固酮增高症,而螺内酯的效应不依赖于肾小球滤过,因而螺内酯应是此类临床利尿疗法的首选药物。当螺内酯治疗不能产生有效的利尿效果时,可辅助少量多次使用袢利尿药。研究发现,利尿药确实能有效地减轻肝硬化患者体内的腹水,但常伴有很高的不良反应发生率,如肝硬化水肿和腹水患者使用过强利尿治疗,易致低钾血症而诱发肝性脑病,呋塞米治疗中肝肾综合征的发生率为12.8%,肝性脑病的发生率为11.6%。发生不良反应患者呋塞米总剂量平均为1384mg,而未出现不良反应患者的总剂量为743mg。

肝硬化时,β 受体激动药的作用减弱,如异丙肾上腺素加快心率作用降低。对 β 受体拮抗剂敏感性也降低。其原因是患者的 β 受体下调,即 β 受体密度降低,从而使患者对药物的敏感性降低。

前体药需经肝脏转化后才具有活性,因此慢性肝炎患者肝脏酶系活性下降则可降低这些药物药效。例如泼尼松在肝脏转化为泼尼松龙后才产生效应,慢性肝炎患者,口服泼尼松后血浆中泼尼松龙的浓度比正常人低。

此外,血管紧张素转化酶抑制剂和非甾体类抗炎药会增加引起急性肾衰竭的风险。

第三节　肝功能不全患者临床合理用药

一、肝功能损害程度的分级

肝脏疾病严重程度的评估一般采用 Child 分级法进行。Pugh 对 Child 肝功能分级法作了改进(见表13-2),将严重程度分为轻度、中度、重度,形成了 Child-Pugh 肝功能分级法,用于确定肝病患者推荐给药剂量的一般性分级方案。

表 13-2　Child-Pugh 肝功能分级法

评价参数	分值		
	1 分	2 分	3 分
肝性脑病等级	0	1 或 2	3 或 4
腹水	无	轻度	中度
胆红素(mg/dL)	<2	2~3	>3
白蛋白(g/dL)	>3.5	2.8~3.5	<2.8
凝血酶原时间(比对照组多出的秒数)	1~4	4~10	>10
	临床严重程度分级		
临床严重程度	轻度(A 级)	中度(B 级)	重度(C 级)
总分	5~6	7~9	>9

肝性脑病分级

0 级:意识、人格、神经学检查、脑电图(EEG)均正常

1 级:躁动、睡眠障碍、易怒/躁动、震颤、笔迹异常、EEG 出现 5-cps 波

2 级:昏睡、时间感知障碍、行为反常、扑翼样震颤、共济失调、EEG 出现慢三相波

3 级:欲睡、无感觉昏睡、方位感障碍、反射活动亢进、强直、EEG 出现慢波

4 级:昏睡、无人格/行为、无大脑反射、EEG 出现 2~3cpsδ 波

二、肝功能不全临床用药注意事项

肝脏是药物在体内最重要的代谢器官,其功能不全会显著影响药物的体内过程,进而影响到药物的药效学过程。肝功能不全者临床用药时需要考虑药动学与药效学改变的特点,合理地选择药物、设计方案,以达到提高疗效、降低不良反应风险的目的。

肝功能不全患者的用药注意事项如下:

(一)尽量选择不经肝脏消除的药物,禁用或慎用对肝功能损害的药物

肝功能不全时,许多药物在肝脏消除速率减慢,半衰期延长,可造成药物体内蓄积而引起毒性增加,因此应尽量选择不经肝脏消除的药物,尤其是经肝脏代谢消除且不良反应多的药物更应注意避免使用。如肝功能不全患者使用主要经肝脏代谢的洋地黄毒苷易致蓄积中

毒,应使用主要经肾脏排泄的地高辛;使用氯霉素对造血系统抑制更明显,再生障碍性贫血发生率增加。另外,有些需要血药浓度监测的药物在肝功能不全时更需要进行,如苯妥英钠、奎尼丁、氨茶碱等。

避免使用能引起肝功能损害的药物(表13-3),防止其对肝脏功能产生进一步损害。如对乙酰氨基酚过量使用时,其毒性代谢产物以共价键形式与肝脏中重要的酶和蛋白分子不可逆结合,引起肝细胞坏死;口服避孕药可能引起肝脏良性腺瘤及肝脏局灶性结节的增生,产生肝脏损害。需要注意:①当必须应用有肝毒性的药物时(如抗结核药物),应严密实施肝功能监护。②当必须应用主要经肝脏清除的药物时,应根据肝功能、药物在体内过程的特点进行必要的剂量调整。

表13-3 肝功能不全患者控制使用的药物

控制状况	药物	备注
禁用	**镇痛药:**吗啡、芬太尼、哌替啶、可待因	尤其是肝性脑病先兆时如烦躁、不安、躁动
	抗菌药物:依托红霉素、异烟肼、利福霉素、磺胺类、两性霉素B、灰黄霉素	损伤肝脏,尤其禁用于胆汁淤积患者
	解热镇痛药:阿司匹林、对乙酰氨基酚、吲哚美辛等	严重肝病时禁用
	抗肿瘤药:氟尿嘧啶、丝裂霉素等	
慎用	**镇静药:**异丙嗪、地西泮	不宜久用,肝性脑病先兆时禁用
	抗菌药物:头孢菌素、红霉素、羧苄西林	
	口服降糖药:氯磺丙脲、甲苯磺丁脲	
	口服避孕药:甾体性激素	胆汁淤积者禁用口服避孕药
	利尿剂:噻嗪类、呋塞米、依他尼酸	特别慎用于腹水、体液过量或脱水患者
	解热镇痛药:保泰松	

(二)精简用药种类,减少或停用无特异性治疗作用的药物

肝脏是体内唯一能调节自身生长的器官。人类肝脏被切除后,肝脏的再生能力足以维持肝功能处于正常水平。临床人类活体肝移植手术,术后7天供者的肝脏体积增大一倍,60天后肝脏体积可恢复至原来水平。对肝损伤的治疗应充分利用肝脏的这种特有再生能力。很多情况下,停止使用疗效不确定的无特异性治疗作用的药物,充分卧床休息,可能对肝脏的修复效果更好,因为疗效不确定的药物本身也会加重肝脏清除的负担。

(三)避免选用前体药,直接选用活性药

前体药物需经过肝脏代谢之后才具有药理活性,当肝功能不全时,肝脏的代谢作用减弱,使前体药物的活性减弱,应避免使用。例如泼尼松和可的松必须在肝脏代谢为泼尼松龙和氢化可的松才能起效,环磷酰胺无抗肿瘤活性,必须在肝脏代谢为磷酰胺氮芥才有抗瘤作用,依那普利在肝内水解为依那普利酸后,作用是依那普利的10倍以上。因此肝功能不全患者应尽量避免使用上述前体药物。

（四）应注意减少剂量或延长给药间隔时间

评估肝功能损害程度的分级,参照药物肝脏消除率,结合药物及其代谢物的肝毒性及有关生化检查等因素,合理使用药物。当严重肝病时,药物 Cl_H 下降,$t_{1/2}$ 延长,血浆蛋白结合率降低,游离型药物增多等因素,均应注意减少给药剂量或延长给药间隔时间,避免产生毒性。如表13-4列举了中度肝硬化患者至少需要剂量减半的部分药物。评估应用药物的效益和风险,如用药的风险大于效益,则不要使用该药。

表 13-4　中度肝硬化患者药物剂量至少需要减半的药物

药物	正常人 F(%)	肝硬化患者 F(%)	清除率	游离药物(%)
镇痛药				
吗啡	47	100	↓59%	
哌替啶	47	91	↓46%	
喷他佐辛	17	71	↓50%	
心血管药				
普罗帕酮	21	75	↓24%	↑213%
维拉帕米	22	52	↓51%	不变
尼非地平	51	91	↓60%	↑93%
其他药				
他克莫司	27	36	↓72%	
奥美拉唑	56	98	↓98%	

（五）正确解读血药浓度监测结果

肝功能不全时影响药物清除的因素复杂,如需做精确的剂量调整,则要进行血药浓度监测。同样,由于影响因素较复杂,解读血药浓度监测结果时:①考虑血浆蛋白结合率的影响。由于一般只进行药物全血浓度测定,肝功能不全患者游离药物浓度会高于从全血浓度推测的水平;②考虑活性代谢物的影响。由于一般只进行药物本身血浓度测定,其活性代谢产物在肝功能不全患者体内产生减少的影响必须注意。例如氯沙坦的活性代谢产物 EXP3174 对该药的降压作用强度与持续时间有重要作用,肝硬化患者口服标准剂量的氯沙坦后血浆浓度是正常人的 4~5 倍,但其活性代谢产物 EXP3174 血浆浓度仅增加 1.5~2.0 倍,因此剂量调整时只需减半即可,而不是按药物本身血液浓度减少 4~5 倍。

（六）充分考虑肝功能不全时某些药物敏感性的变化

重度肝病患者慎用中枢抑制药,可能会发生危险的深度中枢抑制,主要原因是中枢受体敏感性增高,如 GABA 受体随肝病严重程度而增加;避免长期大量应用呋塞米、噻嗪类利尿药,因能降低血钾诱发肝性脑病;避免使用 ACEI 和 NSAID,以免诱发急性肾衰竭;口服降糖药、甲基多巴、口服避孕药、乙酰唑胺等也应禁用或慎用。

肝功能不全患者用药方案的调整较复杂,一些肝功能分级方案和实验方法被用于指导肝功能不全患者的用药剂量调整。Child-Pugh 肝功能分级法形成了一个用于确定肝病患者推荐给药剂量的一般性分级方案。肝功能不全患者用药至少要考虑药动学改变、药效学改变及肝脏的功能状态。

目前临床主要根据用药利弊、用药经验以及血药浓度监测相结合调整给药方案,并不类似于肾功能不全时可根据肌酐清除率的改变来调整给药。如表13-4列出了中度肝硬化患者药物剂量至少需要减半的药物。用药剂量的调整一般应从小剂量开始逐渐增量,并密切监测血药浓度,严密观察药物的效应以调整剂量和给药的间隔时间,直至达到最满意的疗效和最小不良反应。肝功能不全患者用药通常要调整首次剂量。口服给药时,高摄取率的药物剂量调整为常用量的10%~50%,低摄取率的药物剂量调整为常用量的50%;肠外给药时首剂调整为常用量的50%,若患者伴有黄疸、低蛋白血症、腹水等,则首剂为常用量的25%。

案例分析:

案例:男,48岁,上腹饱胀不适,体重减轻,近一个月出现牙龈出血1个月余入院。2年前"乙肝大三阳"。体格检查:体温37.8℃,脉搏90次/分,呼吸:20次/分,血压:130/90mmHg,神志清楚,腹水征阳性,双下肢凹陷性水肿。白细胞12.8×10^9/L,红细胞3.08×10^{12}/L,血小板3.5×10^9/L,血红蛋白108g/L,白蛋白3g/dL,球蛋白4.3g/dL,胆红素2.8mg/dL。凝血酶原时间(比对照组多出的秒数)为7秒。诊断:肝硬化。此患者的肝功能临床严重程度分级及临床用药需注意哪些事项?

分析:对照Child-Pugh肝功能分级法判断此患者肝功能分级为中度。临床用药需注意:①尽量选择不经肝脏消除的药物,禁用或慎用对肝功能损害的药物;②精简用药种类,减少或停用无特异性治疗作用的药物;③避免选用前体药,直接选用活性药;④应注意减少剂量或延长给药间隔时间;⑤正确解读血药浓度监测结果;⑥充分考虑肝功能不全时某些药物敏感性的变化。

思考题

1. 试述肝功能不全对药动学的影响。
2. 试述肝功能不全对药效学的影响。
3. 试述肝功能不全患者的临床用药注意事项。
4. 简述肝功能不全的病理生理特点。

(崔红霞)

第十四章　肾功能不全患者的临床用药

学习要求

1. 掌握肾功能不全患者的临床用药注意事项及用药方案调整。
2. 熟悉肾功能不全对药动学及药效学的影响。
3. 了解肾功能不全时病理生理特点及透析患者的合理用药。

第一节　肾功能不全的病理生理特点及分期

一、肾功能不全的病理生理特点

肾功能不全是指各种病因引起肾小球滤过率（glomerular filtration rate，GFR）下降，肾脏排泄功能障碍，出现多种代谢产物、药物和毒物在体内蓄积，引起水、电解质和酸碱平衡等内环境紊乱以及肾脏内分泌功能障碍，最终导致机体多器官功能失调的一种临床综合征。肾功能不全的病理生理特点主要包括以下几点：

1. 肾小球滤过功能障碍　肾小球滤过功能以 GFR 来衡量。肾脏血流量的减少、肾小球有效滤过压的降低、肾小球滤过面积的减少以及肾小球滤过膜通透性的改变都可能导致 GFR 下降。

2. 肾小管功能障碍　各段肾小管功能不同，所以功能障碍时表现各异。近曲小管功能障碍可引起重吸收功能受损，导致肾性糖尿、氨基酸尿、钠水潴留和肾小管性酸中毒。髓袢功能障碍可引起原尿浓缩条件受损，导致多尿、低渗或等渗尿。远曲小管功能障碍可引起钠、钾代谢障碍和酸碱平衡失调。集合管功能障碍可引起肾性尿崩症。

3. 肾脏内分泌功能障碍　肾素-血管紧张素-醛固酮系统（renin-angiotensin-aldosterone system，RAAS）参与调节循环血量、血压和水、钠代谢。某些肾脏疾病可导致 RAAS 活性增强，形成肾性高血压。肾功能不全可引起促红细胞生成素分泌障碍，导致肾性贫血。1，25-二羟维生素 D_3 可促进肠道吸收钙、磷和骨骼钙、磷代谢。肾脏损害后，其生成减少，可发生维生素 D 治疗无效的低钙血症，并诱发肾性骨营养不良。甲状旁腺激素和胃泌素均在肾脏灭活。肾功能不全晚期时，易发生肾性骨营养不良和消化性溃疡。

二、肾功能不全分期

由于肾脏有强大的储备和代偿能力，因而肾功能不全是一个缓慢而渐进的过程。肾功能不全主要表现为 GFR 下降及与此相关的代谢紊乱等临床症状。因此临床常以 GFR 来评价肾功能，而评价 GFR 的指标临床常用内生肌酐清除率（endogenous creatinine clearance rate，Ccr）来表示。内生肌酐清除率 = 尿中肌酐浓度 × 每分钟尿量/血浆肌酐浓度。目前国际公认的慢性肾脏病分期依据美国肾脏病基金会制定的指南分为 1 ~ 5 期,见表 14-1。该分期方法将 GFR 正常(≥90ml/min)的慢性肾脏病(chronic kidney disease,CKD)称为 CKD1 期,其目的是为了早期识别和防治 CKD;同时将终末期肾病(end stage renal disease,ESRD)的诊断放宽到 GFR <15 ml/min,有助于晚期肾功能不全的及时诊治。

表 14-1　肾功能不全分期

分期	特征	GFR[ml/(min·1.73m²)]
1	GFR 正常或升高	≥90
2	GFR 轻度降低	60 ~ 89
3a	GFR 轻到中度降低	45 ~ 59
3b	GFR 中到重度降低	30 ~ 44
4	GFR 重度降低	15 ~ 29
5	ESRD	<15 或透析

知识链接:

GFR 目前推荐的估算方法

1. MDRD 公式:GFR = 170 × (血清肌酐)$^{-0.999}$ × (年龄)$^{-0.176}$ × (血清尿素氮)$^{-0.170}$ × (血清白蛋白)$^{0.318}$ × (0.762 女性)

2. MDRD 简化公式:GFR = 186 × (血清肌酐)$^{-1.154}$ × (年龄)$^{-0.203}$ × (0.742 女性)

3. Cockcroft-Gault 公式:GFR = Ccr × 体表面积/1.73m²

　　Ccr = [(140 - 年龄) × 体重(kg)] × (0.85 女性)/ 血清肌酐 ×72

注:血清肌酐、尿素氮和白蛋白的单位为 mg/dl

第二节　肾功能不全对药动学与药效学的影响

一、肾功能不全对药动学的影响

(一)肾功能不全时的药动学特点

药物作为外源性物质,既可治疗肾脏疾病有关的功能异常,也可能导致肾损伤。通常药物以原形经肾脏直接排出体外,也可以经代谢转化后以代谢产物的形式排泄。肾脏病变时,由于药动学发生改变,药物及其活性代谢产物的药理作用强度及维持时间也随之受到影响。

肾脏在药物的代谢和清除中起着极其重要的作用。由于肾脏含有多种肝脏富含的药物代谢酶,包括细胞色素 P450 和参与结合反应的药物代谢Ⅱ相酶,从而使某些药物能够在肾脏中代谢与清除。药物在肾小管的分泌和重吸收具有饱和现象,需要载体蛋白参与。因此,肾脏具有强大的转运系统,既能阻止尿中营养物质的丢失,又能使未经肝脏代谢清除的药物在肾小管中分泌排泄。

1. 药物与肾小球滤过　血液中除水、小分子物质及少量低分子量血浆蛋白可被肾小球滤过膜滤过外,其他大分子物质如球蛋白、纤维蛋白等则不能通过或被选择性通透。目前临床应用的大多数药物均属于小分子物质,随血流可自由通过肾小球滤过膜。由于与血浆蛋白结合的药物不能从肾小球滤过,因此药物的滤过量依赖于血药浓度、药物与蛋白的结合率以及 GFR 等多个因素。滤过的药量与游离的血药浓度呈线性关系,游离药物浓度越高,滤过的药量也越大。GFR 降低或血浆蛋白结合率增加,均可使滤过的药量减少。若扩张肾血管,增加肾血流量,可以提高 GFR,促进药物的排泄。

2. 药物与肾小管分泌　药物随血液进入肾小管管腔是载体参与的主动转运过程,因此有饱和现象。如两种药物是通过同一种主动转运机制从肾小管分泌时,将发生竞争作用从而干扰药物的排泄。目前已证实经肾小管分泌的药物主要分为两类:有机酸类如青霉素类、头孢菌素类、磺胺类、噻嗪类利尿药、苯巴比妥、水杨酸盐等,有机碱类如利尿药阿米洛利、抗心律失常药普鲁卡因胺等。

肾小管对药物分泌的转运系统按其对底物的选择性可分为有机阴离子和阳离子转运系统。位于基底侧膜的转运可调节血液中药物的吸收,而位于刷状缘的转运体可将细胞内的物质泵入肾小管管腔。如 P-糖蛋白和多药耐药相关蛋白均属于上述转运系统,具有将药物泵入肾小管管腔的功能。

某些抗生素如 β-内酰胺类抗生素的体内过程要经过肾小管分泌和重吸收,已知有机阴离子和阳离子转运系统均参与调节此类药物的分泌和重吸收,从而影响药物的代谢动力学特点和治疗效果。

对于肾脏阴离子转运系统已有广泛研究,表 14-2 列出了部分内源性物质和药物与肾脏阴离子转运系统的相互作用。临床用于研究肾小管阴离子转运系统的常用药物对氨基马尿酸可通过肾脏的滤过和分泌清除。

表 14-2　与肾脏阴离子转运系统相互作用的物质

内源性物质	外源性物质	内源性物质	外源性物质
维生素 C	头孢菌素	α-酮戊二酸	水杨酸
cAMP,cGMP	呋塞米		β-内酰胺类抗生素
草酸盐	甲氨蝶呤		非甾体类抗炎药
前列腺素	尿酸		雌甾酚酮-3-硫酸盐
尿酸	青霉素		

目前对阳离子转运系统的研究相对于阴离子转运系统较少。肾小管阳离子转运系统主要分泌弱碱,如在生理 pH 条件下能够离子化的一些含氮成分(包括大多数的神经递质)。表 14-3 列出了部分与阳离子转运系统相互作用的药物。

表 14-3 与肾脏阳离子转运系统相互作用的物质

内源性物质	外源性物质	内源性物质	外源性物质
乙酰胆碱	四乙胺	组胺	麻黄碱
胆碱	阿米洛利	去甲肾上腺素	β-内酰胺类抗生素
N-甲基烟酰胺	西咪替丁	5-羟色胺	吗啡
多巴胺	奎尼丁	卡尼汀	普鲁卡因胺
肾上腺素	维拉帕米		甲氧苄啶

3. 药物与肾小管重吸收 通常认为肾小管的重吸收是被动重吸收,但对某些内源性物质包括葡萄糖、维生素则是主动重吸收。主动重吸收过程是需要耗能的逆浓度转运,具有竞争性、饱和性和立体选择性。被动重吸收是由于肾小管细胞膜两侧的浓度差使溶质从高浓度向低浓度扩散,或由于电位差而进行扩散。药物的被动扩散程度与其脂溶性有关,通常可按照脂溶性的高低采用简单扩散方式由肾小管重吸收或由于肾小管重吸收降低而排泄。

肾小管尿液中药物以解离型与非解离型两种形式存在,解离型药物脂溶性低,非解离型脂溶性高。脂溶性高的药物,易于被动扩散重吸收,而脂溶性低的药物,不易被重吸收,导致尿中的排泄增加。体液环境的 pH 可影响弱酸性药物与弱碱性药物的解离度。酸性环境中的酸性药物解离度小而碱性药物解离度大,同理,碱性环境中碱性药物解离度小而酸性药物解离度大。某些弱酸性药物如阿司匹林、苯巴比妥、磺胺类等在偏碱性尿中的排泄增加,在偏酸性尿中的排泄减少;弱碱性药如氨茶碱、丙米嗪、哌替啶、抗组胺药等则在偏酸性尿中的排泄增加,在偏碱性尿中的排泄减少。药物除受体内环境 pH 的影响,也能改变尿液酸碱度,如碳酸氢钠和乙酰唑胺可使尿液碱化,氯化铵可使尿液酸化。因此,在处理药物中毒时,适当的碱化或酸化尿液可以加速某些药物的排泄。

4. 肾脏的药物排泄 肾脏是一个仅次于肝脏的药物代谢器官。药物体内代谢可分Ⅰ相和Ⅱ相反应,Ⅰ相反应主要包括氧化、还原、水解,Ⅱ相反应则以葡萄糖醛酸化、硫酸化、谷胱甘肽结合、乙酰化和甲基化等为。参与Ⅰ相的酶系主要是细胞色素 P450 酶,通过在底物上引进一个极性功能团如—NH₂、—OH、—SH、—COOH 等,增加药物水溶性,有利于排泄或进行Ⅱ相结合反应。现已证明肾脏含有多种 CYP450 同工酶如 CYP1A1、CYP3A4、CYP2E1 等以及Ⅱ相结合反应。上述药物代谢酶的含量虽然低于肝脏,但具有重要的临床意义。在肾小管细胞中含有高浓度的葡萄糖醛酸转移酶及硫酸转移酶等,静脉注射呋塞米及吗啡后,约 20% 的药物可在肾脏内进行葡萄糖醛化。机体约 50% 胰岛素也在肾脏内代谢,其他药物如水杨酸、胆碱、儿茶酚胺、5-羟色胺、磺胺类药物、吗啡、齐多夫定等均可在肾小管分解转化。在多数情况下,如果药物在尿中代谢浓度较高,而血浆中未出现代谢物时,则提示代谢物的生成部位在肾脏。药物在肾脏代谢的结果导致药物的极性增加,从而有可能增加自尿中的排泄。

(二)肾功能不全对药动学的影响

肾功能不全不仅使体液中的某些化学组分发生改变,同时可影响药物吸收、分布、代谢和排泄等体内过程,导致某些药物的药理作用发生改变,影响其疗效或出现毒性反应。

1. 对药物吸收的影响 由于肾功能不全患者常服用多种药物,因此药物生物利用度的变化情况较复杂。以下因素可改变药物的生物利用度：

（1）胃肠道功能：胃肠道蠕动时间、胃液 pH、胃肠道水肿、呕吐和腹泻均可改变肾脏病患者的药物吸收。如抗酸药可影响胃液 pH，降低多种药物的生物利用度。

（2）首过代谢：一些首过代谢明显的药物在肾病患者中的生物利用度增加。据报道肾功能不全患者绝对生物利用度增加的药物有普萘洛尔、右丙氧芬和二氢可待因。研究证实这是由于这些药物的首过代谢降低造成的。尽管上述药物的生物利用度可增加 50% ~ 200%，但只有二氢可待因和右丙氧芬出现严重临床不良反应，而某些药物如 β 受体拮抗剂未出现严重临床后果的原因可能是由于受体敏感性改变所致。此外，慢性肾脏病患者胃内高浓度尿素经胃内脲酶转化导致氨的含量增加，使胃液 pH 升高，从而改变某些药物（抗酸药、组胺 H_2 受体拮抗剂和质子泵抑制剂）的溶解性和电离度，导致生物利用度改变。

（3）体液 pH：肾功能不全患者若发生代谢性酸中毒、酸血症，可造成药物（如苯妥英钠、苯二氮䓬类药物）在注射部位沉积，使吸收时间延长，吸收不规则。

2. 对药物分布的影响　与正常人相比，肾功能不全患者对药物分布影响最显著的方面是药物的血浆蛋白结合。多种药物在肾功能不全患者体内的表观分布容积发生了显著性改变。表观分布容积的增加可归为蛋白结合率降低或组织结合增加、体液病理生理改变，如水、钠肾脏清除率降低导致细胞间液增加等。

（1）酸性药物的血浆蛋白结合：大多数酸性药物与血浆蛋白结合，后者也与许多内源性代谢产物结合。肾功能不全可造成大多数酸性药物的血浆蛋白结合率下降。原因包括：①低蛋白血症，使结合容量下降。一些肾脏疾病导致蛋白尿以及小肠吸收障碍引起的低蛋白血症使血浆蛋白含量明显下降。②代谢产物堆积，竞争蛋白结合位点。肾功能不全患者因代谢异常及排泄功能减退，使体内脂肪酸、芳香酸、肽类等物质在体内堆积，它们与白蛋白的亲和力很高，可将药物从结合位点上置换下来，降低酸性药物的蛋白结合率。如慢性肾功能不全患者体内大量蓄积的内源性物质可与苯妥英竞争白蛋白，引起苯妥英与蛋白的结合率降低和血药浓度的改变，影响苯妥英的疗效和毒性。③白蛋白构象变化，与药物亲和力降低。

由于药物与血浆蛋白结合率降低，理论上血中游离药物浓度应升高。但实际上，游离药物的增加使药物的消除与向血管外的分布也相应增加，游离型与结合型药物间的平衡会重新建立，最终的净效应是：结合型药物浓度减少而游离型药物浓度基本不变。以抗癫痫药苯妥英钠为例：给一名正常人和一名肾功能不全的患者分别口服 300mg/d 后，测得血药浓度结果如表 14-4 所示。

表 14-4　肾功能不同的癫痫患者苯妥英钠血药浓度的比较

患者肾功能状态	血药总浓度 µg/ml	游离型药物		结合型药物	
		浓度 µg/ml	%	浓度 µg/ml	%
肾功能不全	5.0	0.8	16	4.2	84
肾功能正常	10.0	0.8	8	9.2	92

可见肾功能不全患者的结合型药物浓度明显下降，使用相同剂量时，其血药总浓度仅有正常肾功能患者的一半。但二者游离型药物浓度相同，后者才与药物的效应与毒性反应相

关。因此,肾功能不全时血药总浓度与效应之间的关系将发生变化。由于治疗药物监测(TDM)通常只测定血药总浓度,需要特别注意此时对监测结果的解读。若仍按苯妥英钠通常的目标治疗浓度($10 \sim 20\mu g/ml$)进行剂量调整,肾功能不全患者将被错误地增加剂量。此时应监测游离型药物浓度才有意义。若仍监测血药总浓度,则需改变治疗浓度标准,一般采用肾功能正常者血药浓度值的 1/2 或 1/3 作为肾功能不全者的标准值。

(2)碱性药物的血浆蛋白结合:肾功能不全时,碱性药物与血浆蛋白的结合正常或仅轻度降低。这可能是碱性药物一般与血浆中的 α_1-酸性糖蛋白结合,而这种糖蛋白在肾功能不全患者血中的浓度并不降低。慢性肾脏病时由于 α_1-酸性糖蛋白浓度增加,可引起双嘧达莫、奎尼丁和利多卡因等碱性药物结合量也随之增加。此外,严重肾功能不全也可导致药物与 α_1-酸性糖蛋白结合增加,但这种变化很少引起表观分布容积的明显改变或严重不良反应发生。

(3)药物的组织结合:肾功能不全时,一些药物的表观分布容积(V_d)会发生变化。如地高辛的分布容积随着肾功能不全的加重而降低,并与患者的肌酐清除率(CL_{cr})的降低相平行:$V_d(L) = 3.84 \times 体重(kg) + 3.12\ CL_{cr}(ml/min)$。研究表明地高辛分布容积降低是由于内源性或外源性物质的竞争性抑制。酸中毒和地高辛样的免疫反应物质可与细胞膜 ATP 酶结合并抑制其活性。在此情况下,地高辛结合体的绝对量将减少,引起地高辛血浆药物浓度升高。终末期肾病对不同药物分布容积的影响不一致,如表14-5所示。

表 14-5　终末期肾病对药物分布容积的影响

增加			减少	
25%~50%	50%~100%	>100%	<50%	>50%
阿米卡星	头孢西丁钠	双氯西林	氯霉素	乙胺丁醇
阿洛西林	氯贝丁酯	苯妥英	地高辛	吡哌酸
托西溴苄铵	氯唑西林		甲氧西林	
头孢唑林	红霉素		吲哚洛尔	
头孢呋辛	呋塞米			
异烟肼	庆大霉素			
西索米星	米诺地尔			
甲氧苄啶	纳美芬			
万古霉素	磺胺甲噁唑			

(4)药物的脂溶扩散:在肾病伴随酸中毒时,水杨酸和苯巴比妥易分布到中枢神经组织,增加两药的中枢毒性。这与肾脏疾病引起体液的 pH 改变有关,影响药物的解离与脂溶扩散有关。

3. 对药物代谢的影响　肾脏疾病可引起机体多种病理生理过程的改变,从而导致药动学的改变。药动学的改变不仅包括药物的吸收、分布及蛋白结合,还包括药物代谢及排泄。慢性肾功能不全对肝药酶活性也产生一定的影响,与正常人相比,酶活性可降低 26%~71%,而酶活性的改变和肾功能不全的程度呈线性相关。肾功能不全时各种药物的代谢过程、转化速率及途径都将受到不同程度的影响。N-乙酰转移酶根据其遗传多态性可分为快速和慢速乙酰化型,可被终末期肾脏病所抑制,经肾脏移植后,移植作用可部分抵消。慢性肾衰竭患者异烟肼的血浆半衰期与正常人相比也明显延长,经肾脏移植后异烟肼的半衰期缩短,非肾清除明显增加。上述结果表明,慢性肾衰竭患者清除率的降低主要是由于肝脏N-乙酰化的降低,肾脏排泄的降低只是部分原因。尿毒症使机体对多种药物的乙酰化减慢,如氢化可的松、奎尼丁、异烟肼和普鲁卡因胺等,此外,尿毒症可抑制血浆酯酶的活性,延长酯类药物如普鲁卡因胺的作用。

药动学研究表明,多数药物在慢性肾衰竭患者体内非肾清除减少。尽管具体机制尚不清楚,但已经证明慢性肾衰竭通过抑制肝脏代谢酶系从而影响药物的代谢。在慢性肾衰竭患者中,肝CYP450同工酶的下调,导致通过CYP450参与的药物代谢减少,肝CYP450活性降低可能与调控CYP450活性因子在循环的积累有关。同时,慢性肾衰竭患者肝脏Ⅱ相代谢反应也明显下降,肠道对药物的处理也受到不同程度的影响。某些药物生物利用度升高提示药物在肠道的首过效应降低或通过P-gp调节泵出的药物减少。

在慢性肾功能不全患者体内的Ⅱ相反应中,硫酸化反应不变,而乙酰化和葡萄糖醛酸化则降低。如慢性肾衰竭者可通过葡萄糖醛酸化清除75%齐多夫定,AUC明显高于正常人,其原因除尿清除率降低外,还可能是由于齐多夫定的代谢降低。已知甲氧氯普胺的代谢主要通过Ⅱ相反应(葡萄糖醛酸化和硫酸化),慢性肾功能不全患者与健康志愿者相比甲氧氯普胺的代谢清除可降低30%,而普鲁卡因胺在慢性肾衰竭患者中的代谢清除降低大约60%。

慢性肾功能不全对不经肠道和肝脏代谢的药物清除也有影响,可能的作用机制阻碍这些药物的非肾清除,如通过P-gp调节的药物清除。P-gp能够主动地将许多药物和其他成分泵出细胞膜。肠道P-gp通过将药物从肠壁黏膜泵入肠腔限制药物吸收而有助于药物的清除。慢性肾功能不全可能通过使肠道P-gp的活性受到抑制从而阻止有些药物的非肾清除。

总之,肾功能不全对药物代谢的影响取决于药物的代谢途径。表14-6列举了肾脏疾病对一些药物代谢的影响。

表14-6　肾脏疾病对药物代谢的影响

代谢反应	药物举例	肾脏疾病时代谢速率
氧化	苯妥英钠	正常或加快
还原	氢化可的松	减慢
水解		
血浆酯酶	普鲁卡因	减慢
血浆肽酶	血管紧张素	正常
组织肽酶	胰岛素	减慢
结合		
葡萄糖醛酸结合	氢化可的松	正常
乙酰化	普鲁卡因胺	减慢
甘氨酸结合	对氨基水杨酸	减慢
O-甲基化	甲基多巴	正常
硫酸结合	对乙酰氨基酚	正常

4. 对药物排泄的影响 肾脏疾病不仅影响药物的蛋白结合、分布、生物转化，还影响药物的排泄。药物经肾脏的净排泄量＝药物的肾小球滤过量＋肾小管分泌量－肾小管重吸收量。肾功能不全时滤过、分泌和重吸收这三个过程任何一个环节的变化，都将影响药物的肾消除。由于药物的排泄还有肾外途径，肾功能不全对药物排泄的影响大小取决于两个因素：①药物以原形经肾脏排泄的比例。一般认为，原形经肾脏排泄的比例在40%以上的药物，肾功能不全将导致药物蓄积，血药浓度升高，药效改变。②肾功能受损的程度。一般通过肌酐清除率的下降程度进行评估。肾功能受损后主要从以下三方面影响药物的排泄：

（1）肾脏滤过功能下降影响药物的排泄：肾脏 GFR 下降可引起经肾小球滤过的药物如地高辛、氨基糖苷类、利尿药、某些降压药经肾脏排泄下降；譬如肾病综合征时可导致肾小球滤过膜的完整性破坏，结合型和游离型的药物都能从尿中排除；急性肾小球炎也会引起肾脏 GFR 降低，药物滤过量也随之减少。肾脏血流速率的变化一般对 GFR 影响不大，但当肾脏严重缺血时 GFR 会明显降低从而降低药物的排泄。GFR 与多数药物的血浆半衰期有关，滤过率降低常能延长一些主要经肾脏排泄药物的半衰期，如卡那霉素可随 GFR 的降低而使药物的血浆半衰期延长。因此，当 GFR 降低时，应及时调整给药剂量或时间间隔。

（2）肾小管分泌功能改变也可以引起药物排泄下降：肾功能不全患者体内有机酸增加，与弱酸性药物竞争转运，使药物从肾小管分泌下降，从而排泄减少。这类药物包括头孢菌素、噻嗪类利尿剂、呋塞米、螺内酯、磺胺药、磺酰脲类、非甾体抗炎药、水杨酸盐等。轻中度肾衰竭时，这种竞争所致的有机酸排泄减少可能比功能性肾单位减少更重要。

（3）肾小管重吸收增加：肾功能不全患者体内酸性代谢产物增加，尿液 pH 下降，弱酸性药物离子化减少，重吸收增加，从而减少药物的排泄。

肾功能不全时，肾小球和肾小管的功能并不是平行减退的。因此，在 GFR 降低程度相同的肾脏疾病患者中，因肾脏病变类型不同，药物排泄的受累程度仍会有差异。例如，氨苄西林和头孢氨苄在体内主要经肾近曲小管分泌排除，在肾小管间质性疾病患者中其排泄的降低程度显著大于原发性肾小球疾病患者。这说明在评估肾功能不全对药物排泄的影响时，应同时考察肾小球与肾小管的功能受损情况，才能为患者设计出更精确地给药方案。但目前定量评价肾小管功能损害对药物排泄影响的资料比较缺乏，所以肌酐清除率的测定结果仍是指导给药方案设计的主要依据。

总之，肾功能不全患者药动学与正常人不同，主要表现在以下几个方面：①药物的吸收方面：肾脏病患者由于氨的含量增多而使胃内 pH 升高，产生胃肠道症状影响药物的吸收，从而改变其生物利用度；②药物的分布方面：肾脏疾病可引起尿蛋白丢失或蛋白结构改变而降低与药的亲和力，从而影响药物的分布；③药物的分解代谢方面：肾脏病患者常表现为氧化速率加快，而还原、水解过程减慢，乙酰化过程则正常或减慢；④药物排泄方面：随着肌酐清除率的降低，药物的排泄速率减慢，半衰期延长。临床需根据肾功能减退的严重程度来调整给药剂量，否则，按常规给药，会因药物蓄积而中毒。

二、肾功能不全对药效学的影响

肾功能不全患者对一些药物的反应性会发生变化。常见的有：①肾功能不全患者对中枢神经抑制药更敏感，如镇静催眠药和麻醉性镇痛药。②由于体液容量调节障碍，发生低血容量的患者对降压药物高度敏感，特别是 α-肾上腺素受体拮抗药和血管紧张素转化酶抑制剂。③尿毒症患者因有出血倾向,抗凝药物的作用将增加,阿司匹林和其他非甾体类抗炎类药物更容易引起消化道出血。④引起钠潴留的药物(例如非甾体类抗炎药)可造成体液容量过剩、水肿和心力衰竭。⑤肾功能不全常导致高钾血症,保钾利尿药、补钾和血管紧张素转化酶抑制剂对高血钾的发生有相加作用。⑥因胆碱酯酶活性下降,对胆碱酯酶抑制剂更加敏感,如新斯的明。

第三节　肾功能不全患者的临床合理用药

一、肾功能不全用药注意事项

肾功能不全患者常因并发症需要使用多种药物。由于大多数药物以原形或代谢产物的形式从肾脏排泄,肾功能不全时药物排泄障碍引起药物蓄积。药物过量的毒副作用表现在多个系统,肾脏是常见的受累器官。氨基糖苷类和万古霉素等有肾毒性的抗生素,在肾功能不全时肾毒性加剧,更容易引起肾脏损伤。青霉素类和头孢菌素类肾毒性主要表现为过敏性间质性肾炎。β-内酰胺类抗生素血清浓度增高可以出现神经系统损害。另外,由于肾功能不全时血小板功能异常,药物引起的出血并发症较非肾衰竭者明显增加;肾功能不全时氯霉素的骨髓抑制毒性明显增强。

肾功能不全临床用药的注意事项如下:

1. 首先选用在较低浓度即可生效或毒性较低的药物。
2. 避免使用半衰期长的药物,如各种长效药物。
3. 应尽量避免应用具有肾毒性的药物。
4. 必须使用具有肾毒性的药物时,应进行血药浓度监测及肾功能监测。
5. 按照药物由肾排泄的百分率以及肾功能损害程度调整用药剂量。

知识链接:

常见具有肾毒性的药物

肾毒性大的相关药物在 200 种以上,包括:ACEI,非甾体类抗炎药,重金属盐如金、汞,青霉胺,抗菌药物(氨基糖苷类、头孢菌素类、糖肽类、磺胺类、两性霉素 B 等),抗病毒药,抗肿瘤药如顺铂、造影剂、环孢素等具有肾毒性的药物及某些中药等。肾功能不全时,由于药物排泄时间延长,致使一些毒性小的抗生素可显示出明显的肾外毒性,如红霉素、氯霉素的肝脏毒性,链霉素的耳毒性,呋喃类的周围神经毒性,多黏菌素的呼吸抑制作用等,大剂量青霉素可引起惊厥。

二、肾功能不全患者的用药调整方案

肾功能不全患者药物消除能力降低,药物消除速率常数(k)减少,$t_{1/2}$延长。如仍按常规给药,会因药物过量积蓄而导致毒性反应。因此,在使用主要经肾脏消除且毒性较大的药物时,应根据肾功能减退程度调整给药方案。

肾功能不全用药调整的原则应根据药物的药动学特点,维持药物足够的疗效,最大限度

地减低其副作用。

（一）调整方法

一般有两种：一是剂量不变，延长给药间隔；二是给药间隔不变，减少剂量。见式14-1和式14-2，另外还可减少剂量加上延长间期以及透析后补充维持剂量。

$$\tau_r = \frac{k}{k_r} \cdot \tau \tag{14-1}$$

$$D_r = \frac{k_r}{k} \cdot D \tag{14-2}$$

式中，τ、k、D分别为肾功能正常的给药间隔、消除速率常数和给药剂量，肾功能不全患者的相应值为τ_r、k_r、D_r。其中正常人的k值可以从文献中查到。肾功能不全患者的k_r值可以直接测定，也可以从肌酐清除率（CL_{cr}）或血清肌酐浓度（C_{cr}）间接推算，见式（14-3）。

$$k_r = k' + \alpha \cdot Cl_{cr} \tag{14-3}$$

式中，α为比例常数，k'为药物的肾外消除速率常数。为方便计算，上式两边乘以100，得式（14-4）：

$$100k_r = 100k' + 100\alpha \cdot Cl_{cr} \tag{14-4}$$

一些药物的α和k'值（均已乘以100）及肾功能正常者的k值列于表14-7。

表14-7 一些药物的k', α值和正常k值

药物名称	$100k'$(h^{-1})	100α	正常k值(h^{-1})
青霉素	3.0	1.37	1.40
氨苄西林	11.0	0.59	0.70
羧苄西林	6.0	0.54	0.60
甲氧苯西林	17.0	1.23	1.40
苯唑西林	35.0	1.05	1.40
头孢噻吩	6.0	1.34	1.40
头孢噻啶	3.0	0.37	0.40
头孢氨苄	3.0	0.67	0.70
氯霉素	20.0	0.10	0.30
庆大霉素	2.0	0.28	0.30
卡那霉素	1.0	0.24	0.25
链霉素	1.0	0.26	0.27
四环素	0.8	0.072	0.08
多西环素	3.0	0.00	0.03
金霉素	8.0	0.04	0.12

续表

药物名称	$100k'(\text{h}^{-1})$	100α	正常 k 值(h^{-1})
地高辛	0.8	0.009	0.017
洋地黄毒苷	0.3	0.001	0.004
毒毛花苷 G	1.2	0.038	0.05
红霉素	13.0	0.37	0.50
林可霉素	6.0	0.09	0.15
磺胺嘧啶	3.0	0.05	0.08
磺胺甲噁唑	7.0	0.00	0.07
甲氧苄啶	2.0	0.04	0.06
多黏菌素 B	2.0	0.14	0.16
异烟肼(快代谢)	34.0	0.19	0.53
异烟肼(慢代谢)	12.0	0.11	0.23

肾功能不全患者的肌酐清除率可以直接测定,或由患者的年龄、体重(单位为 kg)和血清肌酐浓度(单位为 mg/dl)按式 14-5 和式 14-6 换算出肌酐清除率(单位为 ml/min)。

$$男性:CL_{cr} = (140 - 年龄) \times 体重/72C_{cr} \tag{14-5}$$
$$女性:CL_{cr} = (140 - 年龄) \times 体重 \times 0.85 / 72C_{cr} \tag{14-6}$$

在获得肾功能不全患者的 k_r 值后,即可按式 14-2 调整给药方案。

举例:肾功能正常患者庆大霉素常用剂量为 80mg,给药间隔 8 小时。某肾功能不全患者肌酐清除率为 20ml/min,应如何调整给药方案?

解:由表 14-7 查到在肾功能正常患者的 k 值为 0.30(h^{-1}),$100k'$ 为 2.0(h^{-1}),100α 为 0.28,故该患者的 k_r 值为:$100k_r = 2.0 + 0.28 \times 20 = 7.6(\text{h}^{-1})$,$k_r = 0.076(\text{h}^{-1})$ 于是:$\tau_r = \frac{k}{k_r} \cdot \tau = 0.30 \times 8/0.076 = 31.6(\text{h})$;$D_r = \frac{k_r}{k} \cdot D = 0.076 \times 80/0.30 = 20.3(\text{mg})$

即给药剂量不变(80mg),给药间隔延长至 32 小时;或给药间隔不变(8 小时),剂量减为每次 20mg。

(二)肾功能不全患者用药调整流程

肾功能不全患者用药需要调整的时候,应参考如下流程:

1. 确定药物 尽量选择不以肾脏排泄为主的药物,如药物及其代谢产物非肾脏排泄,则无需调整剂量;如药物及其代谢产物主要经肾脏途径排泄,则需要调整剂量。一般以原形经肾脏排泄的比例在 40% 以上的药物,肾功能不全时将导致药物蓄积。由于药物容易损伤肾脏,因此应选择肾毒性小或无肾毒性的药物。另外还要检查正在使用的药物,尽量减少药物种类,停掉一些非必需药物,决定准备使用的药物是否确实是必要的。

2. 确定肾功能损伤程度 计算肾功能不全患者的 GFR,判断其肾功能损伤程度。

3. 确定起始剂量 一般来说,肾功能不全患者的药物负荷剂量和正常人相同。由于肾功能不全患者细胞外液增多,常用理想体重估计其负荷剂量。负荷剂量 = V_d(L/kg) × 理想体重(kg) × C_{ss}(V_d 为药物分布容积可从参考书查得;C_{ss} 为有效稳态血药浓度可从参考书查得;理想体重 = 身高 − 100)。

4. 确定维持剂量及给药间隔 可根据肾功能不全患者 GFR 和肾脏排泄率、药物的半衰期,还可根据教科书、说明书等推荐剂量使用。维持剂量的调整包括每次剂量不变,改变给药间期,适用于治疗窗较宽、半衰期较短的药物;给药间期不变,改变每次剂量,适用于治疗窗较窄、半衰期较长的药物,还可同时改变给药间隔和每次剂量。

5. 检查药物间的相互作用。

6. 决定是否进行血药浓度监测。

第四节 透析患者的临床合理用药

肾脏替代治疗包括血液净化和肾脏移植。常用的血液净化方式有:血液透析、血液过滤及腹膜透析。透析适用于尿毒症终末期(慢性肾脏病 5 期)患者。

透析方式或肾移植的选择应依据患者原发疾病、生活状况、患者及家属的意愿、当地的医疗条件等综合考虑。目前尚无哪一种方式更好、死亡率更低的循证医学证据。血液净化治疗对小分子溶质的清除仅相当于正常肾脏的 10% ~ 15%,对大分子溶质的清除率则更低;只有肾脏移植才有可能使肾功能接近完全恢复。

肾脏替代治疗患者的药物清除量等于机体的清除量与替代治疗清除量之和。如果替代治疗清除量较大,除了需要根据肾功能状况调整药物剂量外,还要根据透析的清除量对剂量进行调整或补充:由于血液透析是一种间断治疗,应每次透析后补充被清除的药物;由于腹膜透析是一种持续治疗,应根据机体清除量与腹膜透析清除量之和调整药物剂量和用药间隔。

血液透析过程中,药物通过弥散从血液中清除,其清除率决定于药物特性、患者特征以及所选择的治疗模式。分子量小于 500D 药物可以自由通过普通透析膜,蛋白结合率大于90% 或药物分布容积很大的药物难以通过血液透析清除。高通量透析能清除分子量较大的药物。可通过选择大面积透析器、提高血流速和透析液流速、延长透析时间来提高药物的清除率。

在高通量透析时,由于透析器的膜孔径较大,而大多数药物的分子量小于1500D,因此药物清除主要和药物的分布容积以及蛋白结合率有关,当然也和透析能达到的 K_t/V 有关。由于持续肾脏替代治疗(continuous renal replacement therapy,CRRT)也常常使用高通量滤过器,因此,影响 CRRT 对药物清除的因素和普通高通量透析相似,由于药物清除与尿素清除成比例,因此,可用尿素清除率估计药物清除率。

腹膜透析与血液透析相比,清除药物的能力比较低,一般来说,如果血液透析不能清除的药物,腹膜透析也不能清除。

由于药物的分子量各不相同、蛋白结合率也不尽相同,因此难以用单一公式表述单次透析药物的清除量。但是,由于患者的个体差异,并不能说仅仅依照说明书或参考资料进行药物调整就能达到安全、有效。对于治疗窗窄并且毒副作用大的药物,应当及时检测患者对药物的反应,必要时进行血药浓度监测。为了更好地监测血药浓度,一般在用药 4 ~ 5 个半衰期后,达到稳态血药浓度时进行。在用药并且药物分布均匀后立即采血可获得血药峰浓度,而在下次用药前采血可获得血药谷浓度,用于判断稳态血药浓度是否在要求的治疗窗,并帮助调整下次给药的间隔和剂量。

思考题

1. 试述肾功能不全对药动学的影响。
2. 试述肾功能不全患者的临床用药原则。
3. 试述肾功能不全的药物调整方案。

(徐华娥 孟 玲)

下篇 各 论

第十五章 精神障碍性疾病的临床用药

> **学习要求**
>
> 1. 掌握抗情感障碍性疾病、睡眠障碍、焦虑症、精神分裂症的常用药物及用药注意事项。
> 2. 熟悉抗情感障碍性疾病、睡眠障碍、焦虑症、精神分裂症的常用药物的不良反应及药物相互作用。
> 3. 了解抑郁症和精神分裂症的病因、发病机制。

第一节 概 述

精神障碍性疾病(mental disorder)是指在各种生物学、心理学以及社会环境因素影响下,大脑功能失调,导致认知、情绪和行为等精神活动出现不同程度障碍的疾病,可伴有痛苦体验和(或)功能损害。精神障碍性疾病主要分为轻型和重型。常见的轻型精神障碍性疾病包括抑郁症、强迫症、神经衰弱等。常见的重型精神障碍性疾病有精神分裂症等。轻型精神障碍性疾病患者出现焦虑、忧郁等情感障碍,强迫观念等思维障碍,但患者思维的认知、逻辑推理能力及其自知力都基本完好。而重型精神病,如精神分裂症患者初期也会出现焦虑、睡眠障碍、强迫观念等障碍,但此类患者的认知、逻辑推理能力明显降低,自知力几乎完全丧失。

一、情感障碍性疾病

情感障碍(affective disorder)性疾病包括抑郁症、躁狂症及躁狂-抑郁症。抑郁症(depression),以心境低落、思维迟缓和意志活动减退(三低症状)为主要症状,有强烈自杀倾向。按病因分类,由外界因素引起的是反应性抑郁症,无明显外因的是内源性抑郁症;按发作类型分为单相型抑郁症和双相型躁狂-抑郁症;按发病年龄分为更年期抑郁症和老年性抑郁症。躁狂症(mania)以情感高涨或易激惹为主要临床表现,伴随精力旺盛、言语增多、活动增多,严重时伴有幻觉、妄想、紧张症状等精神病性症状。躁狂发作时间需持续一周以上,一般呈发作性病程,每次发作后进入精神状态正常的间歇缓解期,大多数患者有反复发作倾向。躁狂-抑郁症简称为躁郁症,情感改变的特点为情感过度高涨或过度低落。躁郁症发病期间表现情感高涨时称为躁狂,表现为情感低落时称为抑郁。这类患者在一生中可以反复多次发作,其反复发病的形式可以每次都为躁狂,也可每次都为抑郁,也可有躁狂、抑郁两种形式不规则的交替发作。情感障碍性疾病的治疗策略较多,其中药物疗法占重要地位。

二、睡眠障碍与焦虑症

睡眠是重要的生理过程,对消除疲劳、恢复神经中枢自然平衡、恢复机体体力和促进智力发育起着重要作用。睡眠障碍(dyssomnia)原因众多,对因治疗比药物治疗更重要。大多数催眠药随剂量增加可依次产生镇静、催眠、抗惊厥等药理作用,催眠时常引起次晨后遗宿醉现象。催眠药多可缩短快动眼睡眠和慢波睡眠,长期用药的患者对催眠药易产生耐受性、依赖性和成瘾性,骤停时多可出现反跳现象。

焦虑症(anxiety disorder)是一种具有持久性焦虑、恐惧、紧张情绪和自主神经活动障碍的脑功能失调。患者除烦躁不安、紧张、恐惧失眠等精神方面的异常外,往往伴有生理功能的异常,妨碍机体的休息,形成恶性循环。焦虑症多发生于中青年群体中,根据其临床表现可分为急性焦虑和慢性焦虑两类。急性焦虑症又称惊恐发作(panic attack),以突然出现强烈恐惧、伴有自主神经功能障碍为主要表现。慢性焦虑症又称普遍性焦虑或广泛性焦虑症(generalized anxiety disorder),是一种自己不能控制的且没有明确对象或内容的恐惧,患者感到有某种实际不存在的威胁将至而紧张不安、提心吊胆样的痛苦体验,还伴有颤动等运动性不安,胸部紧压等局部不适感及心慌、呼吸加快、面色苍白、出汗、尿频、尿急等自主神经功能亢进症状。焦虑症的治疗包括心理治疗和药物治疗,急性发作或病情严重的患者应给予药物治疗。

三、精神分裂症

精神分裂症(schizophrenia)是一组病因未明的重型精神病,多在青壮年缓慢或亚急性发病,临床上往往表现为症状各异的综合征,涉及感知觉、思维、情感和行为等多方面的障碍以及精神活动的不协调等,包括以妄想、幻觉、思维紊乱为主的阳性症状和以思维贫乏、情感淡漠、社交能力低下的阴性症状。患者一般意识清楚,智能基本正常,但部分患者在疾病过程中会出现认知功能的损害。精神分裂症病程一般迁延,呈反复发作、加重或恶化,部分患者最终出现衰退和精神残疾,但有的患者经过治疗后可保持痊愈或基本痊愈状态。精神分裂症的发病机制未明,在其发病的众多假说中,DA 功能亢进假说、DA/5-羟色胺(5-hydroxytryptamine,5-HT)平衡障碍假说得到较多学者认可。目前多数抗精神分裂症药物作用的发挥多与脑内 DA 神经通路,拮抗 DA 受体有关。根据 DA 受体功能不同可分为 D_1 样受体和 D_2 样受体,其中 D_1 样受体包括 D_1 和 D_5 两种亚型,D_2 样受体包括 D_2、D_3、D_3 三种亚型。抗精神分裂症药物可拮抗四条 DA 通路:①中脑-边缘系统中的 DA 受体与情绪和行为功能相关,药物拮抗该部位的 D_2 受体与发挥抗精神分裂症作用有关;②拮抗黑质-纹状体中的 D_2 受体与锥体外系运动功能障碍有关;③拮抗结节-漏斗部的 D_2 受体与促进催乳素释放有关;④拮抗延髓催吐化学感受区的 DA 受体与止吐作用有关。药物治疗是精神分裂症首选的治疗措施,部分急性期患者或药物治疗疗效欠佳患者可以合用电抽搐治疗。

第二节 情感障碍性疾病的临床用药

一、抑郁症的临床用药

（一）抗抑郁药物的分类及常用药物

1. 选择性 5-HT 再摄取抑制药（selective serotonin reuptake inhibitors，SSRIs） 能选择性抑制 5-HT 再摄取，兼有抗焦虑作用。对植物神经系统、心血管系统的影响较小，不良反应较少。目前已开发 30 多个品种，化学结构各异，代表药物如氟西汀、帕罗西汀、舍曲林、氟伏沙明等。

氟西汀（fluoxetine，氟苯氧丙胺）

【药动学】 口服吸收好，6~8 小时可达血药浓度峰值，生物利用度为 100%。体内分布广，血浆蛋白结合率为 80%~95%。在肝脏经 CYP2D6 代谢成具有抗抑郁作用的产物去甲氟西汀及其他代谢物。氟西汀血浆消除 $t_{1/2}$ 为 2~3 天，去甲氟西汀 $t_{1/2}$ 为 7~9 天。代谢产物 80% 经肾排泄，15% 经粪便排泄。

【药效学】 选择性抑制 5-HT 再摄取，使突触间隙 5-HT 浓度升高，从而发挥抗抑郁作用。此外，氟西汀可以使 5-HT 发生适应性改变如脱敏，也与其发挥抗抑郁作用有关。

【临床应用】 用于治疗伴有焦虑的各种抑郁症、强迫症和神经性贪食症，尤其适用于老年抑郁症。

【禁忌证】 心血管疾病、糖尿病患者、癫痫患者、妊娠及哺乳期妇女等慎用，儿童遵医嘱。

【不良反应】 应用时偶有恶心、呕吐、头痛、头晕、乏力、失眠、厌食、体重下降、震颤、惊厥、性欲降低等，大剂量用药可出现精神症状。

【药物相互作用】 ①与肝药酶抑制剂合用可致代谢减慢，血药浓度增高，毒性增加。②与单胺氧化酶抑制剂（monoaminoxidase inhibitor，MAOI）合用或先后应用可致"5-HT 综合征"。初期阶段主要表现为不安、激越、恶心、呕吐或腹泻，随后高热、强直、肌阵挛或震颤、自主神经功能紊乱、心动过速、高血压、意识障碍，最后可引起痉挛和昏迷，严重者可致死，应引起重视。可采用 5-HT 受体拮抗药、赛庚啶、肌松弛药、氯丙嗪以及降温、止惊等措施抢救。③与卡马西平、三环类抗抑郁药合用，可使后两者的血药浓度升高。④与华法林、地高辛等蛋白结合率高的药物合用，游离药物浓度升高，不良反应增加。

【药物评价】 抗抑郁效果肯定，疗效与三环类相当，且安全有效、耐受性好、不良反应少，为一线抗抑郁药。

【注意事项】 $t_{1/2}$ 长，应用时要控制剂量，防止蓄积。肝功能不良者，可隔日给药。肾功能不全者，长期用药需减量，延长服药间隔时间。

帕罗西汀（paroxetine）

【药动学】 口服吸收完全，分布广泛，95% 与血浆蛋白结合，主要经肝首过消除，无活性代谢物经肾排泄。

【药效学】　强效抑制5-HT再摄取,增加突触间隙递质浓度。

【临床应用】　用于治疗各种抑郁症、伴有或不伴有广场恐怖的惊恐障碍,以及强迫症。

【不良反应】　常见有胆固醇水平升高、食欲减退、体重增加、嗜睡、失眠或兴奋、异常的梦境(包括梦魇)、眩晕、震颤、头痛、情绪不稳定、视力模糊、高血压、心动过速、打哈欠、恶心、便秘、腹泻、呕吐、口干、出汗、瘙痒、性功能障碍、关节痛、耳鸣等症状。

【药物相互作用】　禁与任何选择性5-HT再摄取抑制药或MAOI联用。西咪替丁可导致帕罗西汀稳态血浓度增加,因此合并使用时,应降低帕罗西汀剂量。地高辛可使帕罗西汀达峰时间延长,但地高辛本身血浓度无显著改变。肝酶诱导剂或抑制剂可影响帕罗西汀的代谢和药物动力学性质。与苯妥英钠合用,会降低帕罗西汀的血浓度,增加不良反应的发生。

【药物评价】　帕罗西汀比其他常用的抗抑郁药(如丙米嗪、阿米替林等)起效快,耐受性好,诱发癫痫的倾向较小,可用于老年抑郁患者。与氟西汀具有同样的效能,但帕罗西汀对伴发的焦虑症状起效早、作用强,对呼吸系统几乎无不良反应。

【注意事项】　长期应用需逐渐减量,不宜骤停。

舍曲林(sertraline,郁乐复)

可用于各类抑郁症的治疗,且对强迫症有效。主要不良反应为恶心、腹泻、口干、性欲减低、勃起功能障碍、男性射精延迟、震颤、出汗、嗜睡、晕眩等。禁与MAOI合用。

2. 选择性NA再摄取抑制药　选择性抑制NA再摄取,对5-HT再摄取几乎无影响,适用于脑内以NA缺乏为主的抑郁症。代表药如地昔帕明、马普替林等。

地昔帕明(desipramine,去甲丙米嗪)

【药动学】　口服吸收迅速。4~6小时达血药浓度峰值,血浆蛋白结合率为90%,血浆$t_{1/2}$为7~28小时。主要在肝脏代谢,最终被氧化成无活性的羟化物或与葡萄糖醛酸结合后自尿中排出,少量经胆汁排泄,其中原形占5%。

【药效学】　选择性抑制NA再摄取,比对5-HT再摄取的抑制高100倍。对DA的摄取亦有一定的抑制作用,对H_1受体有强拮抗作用,对α肾上腺素受体和M胆碱受体拮抗作用较弱。有轻度镇静、增加血压和心率作用。偶致直立性低血压,可能是由于抑制NA再摄取、拮抗α肾上腺受体作用所致。

【临床应用】　主要用于治疗各型抑郁症,对轻、中度的抑郁症疗效好。亦可用于治疗遗尿症。

【不良反应】　不良反应较小,主要为口干、便秘、视物模糊、嗜睡、眩晕等,对心脏毒性小。过量可导致血压降低、心律失常、震颤、惊厥等。

【药物相互作用】　MAOI可增强地昔帕明的药理作用,不宜合并使用。与胍乙啶及作用于肾上腺素能神经末梢的降压药合用,可减弱后两者的抗高血压作用。与拟交感胺类药物合用,可使后者作用增强。

【药物评价】　地昔帕明是三环类抗抑郁药,也是丙米嗪的活性代谢物,为常用的抗抑郁药,用于控制情绪低落、忧郁、消除焦虑紧张状态,起到调节情绪的作用。

【注意事项】　停药宜逐渐减量,不可骤停。孕妇及哺乳期妇女慎用。老年人应酌情减量。用药期间应密切观察患者生理状态。

马普替林(maprotiline)

【药动学】 口服吸收缓慢但完全,9~16小时血浆药物浓度达峰值,用药2~3周后才充分发挥疗效,$t_{1/2}$约为43小时,主要代谢产物为去甲基马普替林、N-氧化及羟化衍生物,最后与葡萄糖醛酸结合,主要经肾脏排泄。

【药效学】 为四环类抗抑郁药。选择性NA再摄取抑制药,对5-HT摄取几乎无影响。作用类似阿米替林和丙米嗪。

【临床应用】 用于各种类型的抑郁症,也可用于伴有抑郁或激越行为的儿童。

【不良反应】 治疗剂量可见口干、便秘、眩晕、头痛、心悸等,也有用药后出现皮炎和皮疹的报道。

【药物相互作用】 ①与抗组胺药合用可增强抗胆碱作用,合用时注意调整剂量。②与可乐定、胍乙啶合用,可减弱它们的降压作用。③与MAOI合用易引起"5-HT综合征"。④与甲状腺激素合用可增加心律失常的发生。

【药物评价】 化学结构虽有四环,但作用类似三环类阿米替林和丙米嗪,为第二代抗抑郁药,其抗抑郁作用起效较快,不良反应少而轻,适用于某些对三环类抗抑郁药效果欠佳或老年患者。

【注意事项】 停药时应逐渐减量,不可骤停。老年患者酌情降低剂量,孕妇及哺乳期妇女慎用或不用。

去甲替林(nortriptyline)

为阿米替林的代谢产物,药理作用与阿米替林相似,但抑制NA摄取远强于对5-HT摄取的抑制。与母药阿米替林相比,镇静、抗胆碱、降压作用及对心脏的影响和诱发惊厥作用较弱。主要用于治疗内源性抑郁症,较其他三环类抗抑郁药治疗显效快。也可用于儿童遗尿症和恐怖症。治疗剂量可见口干、便秘、眩晕、头痛、心悸等。偶见心律失常、眩晕、运动失调、癫痫样发作、直立性低血压、肝损伤及迟发性运动障碍。严重心脏病、青光眼及排尿困难者禁用。

普罗替林(protriptyline)

选择性抑制中枢和外周NA摄取,对5-HT系统几乎无影响。镇静作用较弱,可缩短REM睡眠,但延长深睡眠。口服吸收良好,半衰期长,充分发挥疗效需2~3周。主要用于治疗抑郁症。禁用于心肌梗死后恢复期、传导阻滞和心律失常的患者。禁与MAOI合用。

3. 非选择性单胺再摄取抑制药 由于化学结构中都有2个苯环和1个杂环,故称三环类抗抑郁症药,能非选择性地抑制NA和5-HT再摄取。包括丙米嗪、氯米帕明、曲米帕明、阿米替林、多塞平等。

丙米嗪(imipramine,米帕明)

【药动学】 口服吸收快,2~8小时血药浓度达峰值,生物利用度为29%~77%。广泛分布于各组织,以脑、肝、肾及心脏组织浓度较高,血浆蛋白结合率为90%,血浆 $t_{1/2}$ 为10~20小时。主要在肝内经肝药酶代谢,氧化生成2-羟基代谢物,并与葡萄糖醛酸结合,经尿液排出。

【药效学】　抑制突触前膜对 NA 和 5-HT 的再摄取,使突触间隙的 NA 和 5-HT 浓度升高,增强突触传递功能。正常人服用后,出现困倦、头晕、血压下降、嗜睡等抗胆碱症状,连续服用后上述症状可能加重,甚至出现注意力不集中,思维能力下降。但抑郁症患者连续服药后,情绪提高,精神振奋,出现明显抗抑郁作用。

【临床应用】　①抑郁症:用于各种原因引起的抑郁症。对内源性更年期抑郁症疗效较好,反应性忧郁症疗效次之,对精神分裂症患者的抑郁症疗效较差。此外,还可用于强迫症的治疗。②遗尿症:可试用于儿童遗尿症治疗。剂量依年龄而定,睡前口服,疗程以3个月为限。③焦虑和恐怖症:对伴有焦虑的抑郁症患者疗效显著。

【禁忌证】　严重心脏病、前列腺肥大、青光眼、支气管哮喘、孕妇、6岁以下儿童禁用。心脏病、哺乳期妇女慎用。

【不良反应】　①外周抗胆碱反应:常见的不良反应有多汗、口干、便秘、视力模糊等,在用药过程中可逐渐消失。严重者可能发生急性青光眼、肠麻痹、尿潴留等,应立即停药,必要时注射新斯的明。②心血管反应:常见心率加快、心律失常、直立性低血压等。③精神异常反应:老年人或用药过量可出现谵妄、恐怖症发作。双相型抑郁症患者,偶见躁狂发作,故只用于单相型抑郁症的治疗。

【药物相互作用】　①三环类抗抑郁症药与 MAOI 合用,可产生严重不良反应,如高血压、高热、惊厥昏迷等类似急性阿托品中毒样症状。服用 MAOI 者须停用至少14天后才可用丙米嗪,主要由于三环类药物抑制 NA 再摄取,MAOI 减少 NA 灭活,最终使 NA 浓度增高所致;②与拟肾上腺素类药物合用,可使后者升压作用明显增强或引起高热;③与甲状腺制剂合用,可相互增效,导致心律失常;④与抗胆碱药或抗组胺药合用,可相互增效;⑤与抗精神病药、抗帕金森病药合用时,抗胆碱作用可相互增强;⑥与乙醇合用,可增强中枢抑制作用。

【药物评价】　抗抑郁症疗效明确,但因为产生中枢神经系统、自主神经系统、心血管系统等广泛的不良反应,临床已不广泛使用。

阿米替林(amitriptyline)

是临床上常用的三环类抗抑郁药,药理学特性与丙米嗪类似。与丙米嗪相比,阿米替林对 5-HT 再摄取的抑制作用明显强于对 NA 再摄取的抑制;镇静作用和抗胆碱作用也较明显。治疗抑郁症剂量也与丙米嗪类似。口服吸收良好,但剂量过大可延缓吸收。在肝脏代谢为去甲替林,经尿液排泄。适用于治疗各型抑郁症或抑郁状态。对内因性抑郁症和更年期抑郁症疗效较好,对反应性抑郁症疗效次之。对兼有焦虑和抑郁症状的患者,疗效优于丙米嗪。亦用于治疗小儿遗尿症。禁忌证与丙米嗪相同。

氯米帕明(clomipramine,氯丙米嗪)

药理作用和应用类似丙米嗪,主要抑制 NA 和 5-HT 再摄取,对 5-HT 再摄取的抑制作用更强,而其活性代谢物去甲氯丙米嗪则对 NA 再摄取有相对强的抑制作用。具有抗抑郁及抗焦虑作用,亦有镇静和抗胆碱能作用。临床可用于治疗各种抑郁状态,也常用于治疗强迫症、恐怖症和发作性睡病引起的肌肉松弛等。不良反应及注意事项与丙米嗪基本相同,但抗胆碱作用和诱发惊厥危险较丙米嗪大。

曲米帕明(trimipramine,三甲丙米嗪)

药理作用和临床应用与丙米嗪类似。口服易吸收,在肝脏代谢,代谢物主要从尿中排泄。主要用于治疗抑郁症、消化性溃疡。不良反应与注意事项类似于丙米嗪,镇静作用和抗胆碱作用较后者强,口干、便秘、视力模糊、嗜睡、眩晕等不良反应更为多见。

4. 单胺氧化酶抑制药 可显著抑制单胺氧化酶(monoamine oxidase,MAO),提高 NA 和 5-HT 水平而发挥抗抑郁作用。MAOI 可分为两类,一类为可逆性 MAOI,如吗氯贝胺(moclobemide,manerix);另一类为不可逆性 MAOI,如苯乙肼(phenelzine),异卡波肼(isocarboxazid)等。

吗氯贝胺(moclobemide,manerix)

【药动学】 口服吸收快而完全,1~2 小时血药浓度达高峰。体内分布广,血浆蛋白结合率为 50%。主要在肝脏代谢,$t_{1/2}$ 为 1~3 小时。代谢物及少量原形药物经肾脏排泄,部分经乳汁分泌。

【药效学】 选择性、可逆性抑制 A 型-单胺氧化酶(MAO-A),减少单胺递质降解,明显提高脑内 5-HT 和 NA 水平,发挥抗抑郁作用。

【临床应用】 用于内源性、反应性抑郁症和轻度慢性抑郁症的长期治疗。

【禁忌证】 癫痫、肝功能不全、孕妇及哺乳期妇女、司机及机械操作者慎用。儿童、甲状腺功能亢进、精神分裂症及嗜铬细胞瘤患者禁用。

【不良反应】 常见有头痛、头晕、口干、多汗、恶心、失眠、心悸等。偶见震颤、可逆性意识模糊、皮疹、肝功能损害等。大剂量可能诱发癫痫。

【药物相互作用】 禁与麻黄碱、伪麻黄碱、哌替啶、可卡因及苯丙醇胺合用。与肝药酶诱导剂合用,代谢加速,血药浓度降低,疗效下降。与肝药酶抑制剂合用,代谢减慢,血药浓度升高,不良反应增加。可增强芬太尼和布洛芬的作用,合用时需调整两药的剂量。与西咪替丁合用,吗氯贝胺应从低剂量开始使用或用量减半。禁与其他抗抑郁药合用。

【药物评价】 由于 MAOI 可抑制多种神经递质的代谢,故作用范围广,不良反应较严重。故该药在临床上仅用于其他药物无效或有禁忌时。

【注意事项】 治疗期间不可饮酒。用药期间,避免进食奶酪、发酵豆制品等富含酪胺的食物,因可使酪胺在体内蓄积而导致高血压危象。

5. 去甲肾上腺素受体拮抗药

米氮平(mirtazapine)

【药动学】 口服后在胃肠道很快吸收,生物利用度 50%,3~5 小时达稳态血药浓度,血浆 $t_{1/2}$ 约为 20~40 小时,通常在服药后几天内通过尿液和粪便排出体外。其主要生化方式为脱甲基及氧化反应,随后是结合反应。脱甲后的代谢产物与原化合物一样仍具药理活性。肝功能不全者血浆半衰期可延长 40% ,肾功能不全者可降低药物清除率,对肝、肾功能不良者服用米氮平应进行监护。

【药效学】 通过拮抗突触前 α_2 肾上腺素受体而增加 NA 的释放,间接提高 5-HT 的更新率而发挥抗抑郁作用,抗抑郁效果与阿米替林相当。

【临床应用】 主要用于治疗各型抑郁症。

【禁忌证】 心脏病如传导阻滞、心绞痛和近期发作的心肌梗死患者应慎用。有很弱的抗胆碱作用,前列腺肥大患者、急性窄角性青光眼和眼内压增高的患者慎用。

【不良反应】 抗胆碱样不良反应及 5-HT 样不良反应(恶心、头痛、性功能障碍等)较轻。主要不良反应为食欲增加和体重增加。其他常见不良反应为口干、便秘和头昏。

【药物相互作用】 加重酒精对中枢的抑制作用,因此在治疗期间应禁止饮酒。两周内曾使用或正在使用 MAO 抑制剂的患者不宜使用米氮平。米氮平可能加重苯二氮䓬的镇静作用,两药合用时应予以注意。

【药物评价】 抗抑郁作用与阿米替林、氯米帕明、多虑平相似,且具有改善睡眠作用,同时抗胆碱样不良反应及 5-HT 样不良反应较轻。但近年报道服用米氮平时需要警惕出现的血液恶病质迹象(发热、喉痛、瘀点等)。

【注意事项】 肝肾功能不良者服此药需注意减少剂量,出现黄疸时应停药。连续用药 4～6 周后发现患者有发烧、喉痛或其他感染症状时,应立即停止用药,并做周围血象检查。

(二)抗抑郁药物的选择

各种抗抑郁药物的疗效大体相当,又各有特点,抗抑郁药物的选择主要取决于以下因素:①抑郁的症状特点:伴有明显激越的抑郁发作可优先选用有镇静作用的抗抑郁药;伴有强迫症状的抑郁发作可优先选用 SSRIs 或氯米帕明;非典型抑郁可选用 SSRIs。②既往用药史:如既往治疗药物有效则继续使用,除非有禁忌证。③药理学特征:如镇静作用较强的药物对明显焦虑激越的患者可能较好。④药物间相互作用:有无药动学或药效学禁忌。⑤患者躯体情况及耐受性。⑥治疗获益及药物价格。

二、躁狂症的临床用药

因为躁狂症的主要症状多属中枢兴奋的表现,故有中枢抑制作用的药物,如氯丙嗪、氟哌啶醇、氯普噻吨、苯二氮䓬类,甚至巴比妥类,都有一定的抗躁狂作用。单纯的抗躁狂药应从锂盐的发现开始,至今仍为首选药。此外,某些抗癫痫药、钙通道阻滞药也有较好的抗躁狂作用。

碳酸锂(lithium carbonate)

【药动学】 碳酸锂口服吸收快,血药浓度达峰时间为 2～4 小时。锂离子首先分布于细胞外液,然后逐渐蓄积于细胞内。不与血浆蛋白结合,$t_{1/2}$ 约为 18～36 小时。锂虽吸收快,但通过血脑屏障进入脑组织和神经细胞需要一定时间,因此,锂盐显效较慢。碳酸锂主要自肾排泄,约 80% 由肾小球滤过的锂在近曲小管与 Na^+ 竞争重吸收,故增加钠摄入可促进其排泄,而缺钠或肾小球滤出减少时,可导致体内锂潴留,引起中毒。

【药效学】 治疗量锂盐对正常人精神活动几无影响,但对躁狂发作者则有显著疗效,使言语、行为恢复正常。

【临床应用】　是治疗躁狂症的首选药,对抑郁症也有效,故有情绪稳定药之称。还可用于治疗躁狂-抑郁症(manic-depressive psychosis)。长期重复使用不仅可以减少躁狂复发,对预防抑郁复发也有效,但对抑郁的治疗作用不如躁狂显著。

【禁忌证】　有脑器质性疾病、严重躯体疾病和低钠血症患者慎用;儿童、孕妇及哺乳期妇女禁用。

【不良反应】　①常见胃肠刺激症状,乏力,肢体震颤,口干,多尿,体重增加等,常在继续治疗1~2周内逐渐减轻或消失,但肢体震颤和多尿则不会消失。出现严重症状则需减量或停药;②碳酸锂治疗量和中毒量较接近,安全范围小。急性治疗期的血锂浓度为0.6~1.2mmol/L,维持治疗的血锂浓度为0.4~0.8mmol/L,1.4mmol/L视为有效浓度的上限,超过此值容易出现锂中毒。③因有抗甲状腺作用,久用可发生甲状腺肿大或功能低下。

【药物相互作用】　与氨茶碱、咖啡因或碳酸氢钠合用,可增加碳酸锂的尿排出量,降低血药浓度和药效。与氯丙嗪及其他吩噻嗪衍生物合用时,可使氯丙嗪的血药浓度降低。与碘化物合用,可促发甲状腺功能低下。与NA合用,后者的升压效应降低。与肌松药(如琥珀胆碱等)合用,肌松作用增强,作用时效延长。与吡罗昔康合用,可导致血锂浓度过高而中毒。锂可增加钙通道阻滞药的作用。锂盐和氟哌啶醇合用可加重神经系统毒性。

【药物评价】　锂盐是单纯的抗躁狂药,治疗需7天左右才可见效。一般为了控制患者的兴奋症状,应在治疗起始时合并抗精神分裂症药或电抽搐等治疗。

【注意事项】　①躁狂症:急性躁狂症口服治疗量为每日1~2g,分2~3次服用。宜在饭后服用,以减少对胃的刺激,剂量应逐渐增加并参照血锂浓度调整。维持剂量为每日0.5~1g;②老年、肾功不良,脱水和钠摄入不足等可促发中毒。中毒时无特异性解毒药,仅能促进锂盐排出,必要时进行血液透析,注意维持体液和电解质平衡。因此,应用锂盐时必须监测血药浓度。

三、躁狂-抑郁症的临床用药

(一)躁狂发作的临床用药

主要有碳酸锂、卡马西平、丙戊酸钠。其他抗癫痫药如拉莫三嗪、加巴喷丁,非典型抗精神分裂症药如奥氮平、利培酮与氯氮平等也具有一定疗效,可作为候选。临床通常采用药物联合治疗以增加疗效和提高临床治愈率,即在急性期,非典型抗精神分裂症药联合碳酸锂或丙戊酸钠治疗比单一药物治疗的疗效更好。

(二)抑郁发作的临床用药

碳酸锂对躁狂-抑郁症的抑郁发作有效,而且不会导致躁狂或诱发快速循环发作。故躁狂-抑郁症抑郁发作的急性期治疗可单独使用足量碳酸锂,或在治疗开始时尽快使血锂浓度达到0.8mmol/L以上,是确保有效治疗的重要一步。若已接受一种抗情感障碍药物足量治疗,但抑郁症状仍然未获缓解甚至恶化的患者,可考虑加用碳酸锂或丙戊酸钠。非典型抗精神分裂症药喹硫平也可缓解躁狂-抑郁症抑郁发作。奥氮平能有效治疗躁狂-抑郁症的抑郁急性发作,并预防其短期内转躁。躁狂-抑郁症的抑郁发作的治疗是否加用抗抑郁药物需要充分权衡利弊,因为这样尽管可以缓解抑郁症状,但也会促使患者的情绪转向另一极端。

第三节　睡眠障碍与焦虑症的临床用药

一、抗睡眠障碍药

抗睡眠障碍的药物主要分为镇静催眠药(苯二氮䓬类、巴比妥类及其他类)和非镇静催眠药(抗精神分裂症药、抗抑郁药)两类。抗抑郁药已在第二节介绍,抗精神分裂症药在第四节介绍。

(一)苯二氮䓬类

应用于临床的苯二氮䓬类(benzodiazepines,BDZs)药物有 20 多种,根据消除半衰期的长短,可分为长效类(如地西泮)、中效类(如硝西泮)、短效类(如三唑仑)和超短效(如咪达唑仑)。各种 BDZs 药物药理作用虽基本相似,但药动学性质差异较明显,且其临床重要性往往比药效学的差别更大,值得注意。地西泮是 BDZs 药物的代表。

BDZs 仍是目前治疗焦虑症的首选药物,但各药的药动学特征及作用特点存在差别,应结合病情和药物作用特点选药。一般来说,急性焦虑发作可选用口服作用时间短的药物,如三唑仑、氟硝西泮等;慢性焦虑可选用长效药物,如地西泮、氟西泮、硝西泮等;对焦虑伴有睡眠障碍者可选用三唑仑或氟西泮等;治疗惊恐发作以阿普唑仑效果最好;对伴有自主神经功能障碍者应合用 β 受体拮抗药。

地西泮(diazepam,安定)

【药动学】　口服吸收迅速而完全,肌内注射吸收缓慢且不规则,临床不宜采用肌内注射给药,急需发挥疗效时可采用口服或静脉注射给药。脂溶性高,易通过血脑屏障,血浆蛋白结合率为 97% ~99% ,可与胆红素竞争血浆蛋白。在肝脏逐渐代谢成去甲西泮、奥沙西泮和替马西泮,三者均有药理活性。血浆 $t_{1/2}$ 为 30 ~60 小时。终代谢产物与葡萄糖醛酸结合后经尿液排出,部分经胆汁和乳汁排泄。

【药效学】　因所用剂量不同而呈现不同的药理作用,小剂量引起安静和嗜睡状态,表现为镇静作用,随着剂量加大而呈现抗惊厥、抗癫痫、中枢性肌肉松弛作用。①抗焦虑作用:选择性高,小剂量即可改善恐惧、紧张、忧虑、失眠、心悸、出汗、震颤等焦虑症状。②镇静催眠作用:随着使用剂量的增大,具有催眠作用,能显著缩短入睡时间,延长睡眠时间。③抗惊厥、抗癫痫作用:通过抑制病灶的放电向周围皮质及皮质下扩散,终止或减轻发作,具有很强的抗惊厥和抗癫痫作用。④有较强肌肉松弛作用,可缓解动物去大脑强直,也可减轻大脑损伤患者所致的肌肉强直。

【临床应用】　①焦虑症:对各种原因引起的焦虑均有较好的疗效,适用于急、慢性焦虑状态,是目前最常用的抗焦虑药之一。②失眠症:目前已取代巴比妥类药物成为临床最常用的镇静催眠药。③惊厥、癫痫:临床用于辅助治疗破伤风、子痫、小儿高热惊厥及药物中毒性惊厥;对癫痫大发作能迅速缓解症状,对癫痫持续状态疗效显著,是目前治疗癫痫持续状态的首选药。④肌肉强直:松弛骨骼肌,治疗大脑或脊髓损伤性肌肉强直和腰肌劳损引起的肌肉痉挛,以减轻痉挛性疼痛。

【禁忌证】　重症肌无力、青光眼患者、孕妇、哺乳期妇女禁用。肝、肾功能减退,老年体弱和儿童慎用。

【不良反应】 ①一般不良反应:催眠剂量常见口干、头晕、无力、头痛、视觉模糊以及上腹部不适等症状。②后遗效应:昏睡、乏力、头昏,影响技巧动作、驾驶安全和共济失调等。③过敏反应:偶见皮疹、白细胞减少等。④过量中毒:过量急性中毒可引起运动功能失调、语言不清、呼吸循环抑制,也可出现昏迷,但较少危及生命。⑤致畸作用:可引起畸胎,其中以唇裂和颚裂多见。⑥依赖性和成瘾性:连续应用数周或数月可产生依赖性,突然停用可发生戒断症状,如失眠、兴奋、焦虑、震颤,甚至惊厥,尽管 BDZs 药物依赖性的发生比巴比妥类药物缓慢,程度也较轻,但是研究表明,BDZs 药物若长期应用,即使在治疗剂量下也有不少患者产生不同形式的依赖性和戒断症状,主要特征是焦虑、睡眠障碍的反跳,使患者难以中断用药。因此,对较长时间用药的患者(4 周以上)需停药者,应在一周之内缓慢撤药。⑦肌张力低下:能引起肌张力低下而导致动作失灵和步态不稳。

【药物相互作用】 ①与乙醇、其他中枢抑制药合用,作用相加,若同时应用应注意调整剂量。治疗期间应避免饮酒或含酒精的饮料。②与三环类药物合用,可增强后者的镇静作用。③与利福平、卡马西平等肝药酶诱导剂合用,可使地西泮的消除加快,疗效减弱;与异烟肼、西咪替丁等肝药酶抑制剂合用,可使地西泮的消除减慢,疗效增强,不良反应增加。④可增加筒箭毒、三碘季铵酚的作用,但可减弱琥珀胆碱的肌肉松弛作用。

【注意事项】 长期用药产生依赖性,应短期或间歇用药,使用控制症状的低剂量。应减量停药,避免突然停药。用药期间不宜驾驶车辆、操作机械和高空作业。

氟西泮(flurazepam,氟安定)

是长效 BDZs 药物,口服易吸收,存在明显的首过消除,主要活性代谢物 N-去烷基氟西泮的 $t_{1/2}$ 长达 50 小时以上,老年患者则更长,易在体内蓄积。作用与地西泮相似,但催眠作用较强,能缩短入睡时间,减少觉醒次数和时间。常见不良反应为眩晕、嗜睡、共济失调等,长期应用可产生依赖性,因此氟西泮宜短期或间断使用。

氯氮草(chlordiazepoxide,利眠宁)

属于中长效 BDZs 药物。具有显著的抗焦虑、镇静和催眠作用。口服后吸收缓慢但较完全,肌内注射吸收缓慢且不规则,血浆蛋白结合率可高达 96%,药物缓慢进入脑组织,也可透过胎盘,$t_{1/2}$ 为 5～30 小时。在体内代谢为去甲氯氮草、去甲氧西泮、去甲西泮等,这些代谢物均具有活性,且在体内代谢缓慢,长期应用可引起代谢物蓄积。

奥沙西泮(oxazepam,去甲安定)

是中效 BDZs 药物,为地西泮的活性代谢产物。口服吸收慢且不完全,3 小时血药浓度达峰值,能通过胎盘屏障,也可分泌入乳汁,血浆蛋白结合率约为 90%,$t_{1/2}$ 为 5～10 小时。在肝内与葡萄糖醛酸结合而灭活,代谢物和少量原形药由尿排出。作用与地西泮相似,有较强的抗焦虑及抗惊厥作用,催眠作用较弱。主要用于焦虑症,也用于失眠和癫痫的辅助治疗。不良反应与地西泮类似。

(二)巴比妥类

巴比妥类(barbiturates)是巴比妥酸的衍生物,为传统催眠药,有许多缺点,镇静催眠应用已日渐减少,已被 BDZs 所取代。目前在临床上主要用于抗惊厥、抗癫痫和麻醉。此类药物有相同的作用谱,但作用强度、起效速度、作用持续时间有所差异。按作用持续时间分为 4 类:① 长效类:苯巴比妥(phenobarbital);② 中效类:戊巴比妥(pentobarbital)、异戊巴比妥(amobarbital);③ 短效类:司可巴比妥(secobarbital)、美索比妥(methohexital);④ 超短效类:硫喷妥钠(thiopental)。

【药动学】　巴比妥类口服吸收好,其钠盐肌内注射吸收快。体内过程均与其脂溶性有关。脂溶性越高的药物入脑速度越快,起效越迅速;而且其从脑组织再分布至外周脂肪组织的速度亦越快,故作用持续时间越短,如硫喷妥钠静脉注射后立即起效,但作用仅维持 15 分钟左右。而脂溶性低的苯巴比妥即使静脉注射,也需 30 分钟才起效。本类药物的消除有肝代谢和经肾排出两个途径。脂溶性高者主要被肝代谢失活,脂溶性低者有相当一部分经肾排出。脂溶性居中的中短效巴比妥类药物介于两者之间。脂溶性低的约 30% 经肾以原形排出,由于排泄缓慢,作用时间较长。本类药物为弱酸性,尿液酸碱度对长效类药物排泄影响较大。碱性尿液中经肾排出的苯巴比妥类药物解离增多,肾小管再吸收减少,排出增加。因此,在苯巴比妥中毒时,可用碳酸氢钠碱化尿液以促进药物的排泄。

【药效学】　巴比妥类对中枢神经系统呈普遍性抑制作用,选择性较低,随着剂量的增加其中枢抑制作用也由弱到强,相继呈现镇静、催眠、抗惊厥及抗癫痫、麻醉等作用,大剂量对心血管系统有明显的抑制作用,过量可致呼吸中枢麻痹甚至死亡。

【临床应用】　①镇静、催眠:小剂量可引起镇静,缓解焦虑、烦躁不安状态;中等剂量可催眠,使入睡时间缩短,睡眠时间延长,减少觉醒次数。②抗惊厥、抗癫痫:强效抗惊厥药,但所需剂量大于催眠量,临床用于各种因素所致的惊厥(小儿高热、破伤风、子痫、中枢兴奋药中毒等)。③麻醉作用:可引起麻醉,但大多本类药物产生麻醉的剂量一般与中毒剂量接近,仅硫喷妥钠和美索比妥可产生短暂的麻醉作用,静脉给药用于基础麻醉或诱导麻醉。

【禁忌证】　严重肝功能不全、慢性阻塞性肺病、有呼吸抑制倾向的患者禁用。孕妇和哺乳期妇女禁用。低血压,甲状腺功能低下,心、肝、肾功能不全及老年精神病患者等慎用。由于后遗宿醉作用,驾驶员或从事高空作业人员应慎用。

【不良反应】　①后遗效应:服用催眠剂量的巴比妥类后,次晨可出现头晕、困倦、嗜睡、精神不振及定向障碍等后遗效应,亦称"宿醉"。②耐受性:短期内反复服用巴比妥类可产生耐受性。③依赖性:长期连续服用巴比妥类使患者产生精神依赖和躯体依赖,形成躯体依赖后,一旦停药,12~16 小时后即可出现严重的戒断症状,表现为兴奋、失眠、焦虑、震颤、肌肉痉挛甚至惊厥。④对呼吸系统影响:催眠量的巴比妥类药物对正常人呼吸影响不明显,但能显著降低呼吸功能不全者(严重肺气肿或哮喘者)的每分钟呼吸量及动脉血氧饱和度。大剂量巴比妥类对呼吸中枢有明显抑制作用,抑制程度与剂量成正比,若静脉注射速度过快,治疗量也可引起呼吸抑制。呼吸深度抑制是巴比妥类药物中毒致死的主要原因。⑤少数人服用后出现荨麻疹、血管神经性水肿、红斑及哮喘等过敏反应,偶致剥脱性皮炎,严重过敏患者禁用。

【药物相互作用】　①对肝药酶有较强的诱导作用,结果不仅加速自身代谢,还可加速其他药物经肝代谢,疗效减弱。②明显加速双香豆素、皮质激素类、性激素、口服避孕药、强心苷、苯妥英钠、氯霉素及四环素等药物的代谢速度,降低后者血药浓度,缩短其半衰期。

【药物评价】　巴比妥类药物用于治疗睡眠障碍有许多缺点,故已不作常规镇静催眠药使用。

（三）其他镇静催眠药

水合氯醛（chloral hydrate）

为三氯乙醛的水合物，口服吸收迅速，在肝代谢为作用较强的三氯乙醛。作用与巴比妥类相似。可用于顽固性失眠。大剂量具有抗惊厥作用，可用于小儿高热、子痫等惊厥。治疗量对呼吸和血压无影响，中毒量可严重抑制呼吸和血压，大量可抑制心脏，过量对肝、肾等实质性脏器有损害。酒精可增强其作用，可能与三氯乙醇抑制乙醇代谢有关。

唑吡坦（zolpidem，思诺思）

为速效、短效催眠药。抗焦虑、抗惊厥和肌肉松弛作用弱。适用于各种失眠症，对暂时和偶发失眠较好。其催眠作用与氟硝西泮、三唑仑疗效相当，醒后感觉好。长期服用无耐药性、依赖性和戒断症状。不良反应少。

佐匹克隆（zopiclone，唑吡酮）

为 GABA 受体激动药，作用比 BDZs 作用强，具有镇静催眠、抗焦虑、抗惊厥及肌肉松弛作用。用于治疗各种原因引起的失眠，尤其适用于不能耐受后遗效应的失眠患者。起效快、半衰期短、成瘾性小、毒性低。不良反应少而轻。

二、抗 焦 虑 药

抗焦虑药是指在不明显影响其他功能的情况下选择性地消除焦虑症及相应躯体症状的药物。BDZs 类（地西泮、氯氮䓬）是抗焦虑的常用药物，三环类抗抑郁药（多塞平）、β 受体拮抗药（普萘洛尔）及某些抗精神分裂症药物也有一定的抗焦虑作用，在特定条件下可用。上述各类药物在其他章节介绍，本节仅介绍丁螺环酮等抗焦虑药。

丁螺环酮（buspirone，布斯哌隆）

属氮杂螺环癸烷二酮化合物，在化学结构上与其他抗精神分裂症药物无任何相似之处。丁螺环酮是继 BDZs 药物之后第一个获得美国 FDA 批准的治疗广泛性焦虑障碍的药物，是一种新型抗焦虑药。

【药动学】 口服吸收良好，$0.5 \sim 1$ 小时达血药浓度峰值，首过消除明显，生物利用度为 4%。主要分布在心脏、肝脏、脑、血液等组织中，蛋白结合率为 95%，体外研究显示丁螺环酮不会与苯妥英钠、普萘洛尔及华法林发生置换，但可置换出地高辛。大部分在肝内代谢，其代谢产物为 5-羟基丁螺环酮和 1-2-嘧啶基)-哌嗪，仍有一定生物活性。口服后，约 60% 由肾脏排泄，40% 由粪便排出。肝硬化时，由于首过效应降低，可使血药浓度增高，药物清除率明显降低，肾功能障碍时清除率轻度减低。

【药效学】 小剂量时可通过激活突触前膜的 $5\text{-}HT_{1A}$ 受体抑制 5-HT 的合成和释放，降低突触后膜 $5\text{-}HT_{1A}$ 和 $5\text{-}HT_{2A}$ 受体的功能，发挥抗焦虑作用；大剂量时可直接激活突触后膜 $5\text{-}HT_{1A}$ 受体，发挥抗抑郁作用。抗焦虑作用与地西泮相似。此外，丁螺环酮对中枢 DA 受体和 α_2 受体的拮抗作用可能参与其抗焦虑作用。无镇静、抗惊厥和肌肉松弛作用，也不产生戒断症状和记忆障碍。

【临床应用】 ①焦虑症:对广泛性焦虑的疗效与标准的 BDZs 如地西泮、罗拉西泮、阿普唑仑等相当,与 BDZs 药物比较,主要优点是镇静作用弱、运动障碍轻、对记忆影响小、无成瘾性,但其起效慢,需 2~4 周起效。②抑郁症:临床上约 30%~40% 的焦虑症者合并有抑郁症状,而 BDZs 药物对上述者的抑郁症状基本无效,甚至可能加重其症状。丁螺环酮对伴有焦虑症状的抑郁症疗效较好。③迟发性运动障碍:精神科常见的药物不良反应。有学者认为,丁螺环酮能通过调节 5-HT 或 DA 治疗运动障碍。④小脑共济失调:国外有数组研究资料表明,丁螺环酮可以改善小脑性共济失调的症状。但丁螺环酮对共济失调的治疗并非抗焦虑作用机制,可能与未受刺激的小脑 5-HT$_{1A}$ 受体被激活有关。

【禁忌证】 严重肝肾疾病、青光眼、重症肌无力、孕妇、儿童、对丁螺环酮过敏者禁用。

【不良反应】 常用剂量下不良反应少,安全范围大。随着剂量的增加可见头痛、眩晕、恶心、乏力、烦躁不安等不良反应。

【药物相互作用】 ①与酒精或其他中枢抑制药合用,可使中枢抑制作用增强。②与 MAOI 合用,可使患者血压升高,应避免合用。③与氟哌啶醇合用,可增加后者的血药浓度,引起锥体外系反应。④与氟伏沙明、氟西汀和大剂量的曲唑酮合用,可引起 5-HT 综合征。⑤与地高辛、环孢素合用,可增加后两者血药浓度。⑥与 CYP3A4 抑制剂(红霉素、咪唑类抗真菌药)合用,AUC 增大,$t_{1/2}$ 延长。

【药物评价】 该药为安全、有效、价廉的药物,对呼吸系统、心血管系统、自主神经系统作用轻微,不影响日间活动。

【注意事项】 急性患者初治时须与其他抗焦虑药联合应用。用药期间不宜驾驶车辆、操作机械和高空作业。与 BDZs 无交叉耐受性,换用丁螺环酮不能减轻其戒断症状。

其他 5-HT 受体激动药

依沙哌隆(ipsapirone,伊沙匹隆)和吉哌隆(gepirone,吉吡隆)结构与丁螺环酮类似,均属于 5-HT$_{1A}$ 受体部分激动药。临床上主要用于治疗焦虑症,对抑郁症也有效。坦度螺酮(tandospirone,喜得静)在脑内与 5-HT$_{1A}$ 受体选择性结合,主要作用部位集中在情感中枢的海马、杏仁核等大脑边缘系统以及投射 5-HT 能神经的中缝核。药物通过激动 5-HT$_{1A}$ 自身受体,调节从中缝核投射至海马的 5-HT,发挥抗焦虑和抗抑郁作用。

第四节 精神分裂症临床用药

抗精神分裂症药(antischizophrenic drugs)又称神经松弛药(neuroleptics),是指能够控制精神运动性兴奋,对某些精神分裂症症状具有治疗作用的一类药物。包括典型抗精神分裂症药(typical antipsychotics)和非典型抗精神分裂症药(atypital antipsychotics)。典型抗精神分裂症药传统上也称作神经安定药(neuroleptic drug)或第一代抗精神病药,按化学结构可分为三类:吩噻嗪类(phenothiazines)、丁酰苯类(butyrophenones)、硫杂蒽类(thioxanthenes)。非典型抗精神分裂症药也称第二代抗精神分裂症药,包括苯甲酰胺类(benzamide)、苯二氮䓬类(BDZs)及苯异噁唑类(benzisoxazole)等。

一、典型抗精神分裂症药

（一）吩噻嗪类

本类药物的基本结构是由硫原子和氮原子与两个苯环相连的三环,根据其10位N上侧链的不同又分为二甲胺类、哌嗪类和哌啶类。

氯丙嗪(chlorpromazine)

【药动学】 口服吸收慢且不规则,个体差异大,不同个体的血药浓度可有10倍之差,故应注意给药剂量个体化。食物和碱性药物均可明显减少吸收。口服2~4小时血药浓度达高峰。生物利用度为30%。肌内注射后血药浓度迅速达到高峰,生物利用度为口服的3~4倍。脂溶性高,易通过胎盘屏障和血脑屏障。吸收后分布到全身组织,脑、肺、肝、脾、肾等组织中药物浓度较高。其中肺药物浓度最高,其次为肝脏和脑,血浆蛋白结合率为96%。脑组织中药物浓度是血药浓度的10倍。单次用药 $t_{1/2}$ 约为17小时。存在首过消除。主要在肝脏由 GYP$_{450}$ 催化氧化或结合代谢。代谢产物有160多种,其中7-羟基氯丙嗪等有药理活性,停药6个月后可从尿中检测出代谢产物。主要经肾脏排泄,由于易蓄积于脂肪组织,故排泄慢,停药2~6周甚至更长时间尿中仍有氯丙嗪及其代谢物。有效血药浓度为100~600ng/ml,高于750ng/ml可能产生毒副作用。

【药效学】 氯丙嗪可拮抗 DA 受体、5-HT 受体、M 受体、α 肾上腺素受体等多种受体,对中枢神经系统、自主神经系统、内分泌系统具有广泛的药理作用。①抗精神病作用:作用于中脑-边缘系统和中脑-皮层通路的 D$_2$ 样受体。精神病患者服药后兴奋、躁动情况明显减轻,大量长期用药能消除幻觉和妄想,减轻思维障碍,使患者理智恢复,情绪稳定,达到生活自理,此作用无耐受性。可用于消除精神分裂症的幻觉、妄想、减轻思维、情感和行为障碍,但对抑郁、情感淡漠、行为退缩等症状疗效较差。②镇吐作用:小剂量抑制第四脑室底部的催吐化学感受区的 D$_2$ 样受体,产生强大的镇吐作用,大剂量可直接抑制延髓呕吐中枢。③对体温的影响:抑制下丘脑体温调节中枢,导致体温调节失灵,用药后恒温动物的体温将随环境温度的变化而升降。④对内分泌系统的影响:可拮抗下丘脑结节-漏斗处 DA 通路的 D$_2$ 受体,影响体内多种激素的水平,使催乳素抑制因子下降、促性腺释放激素下降、促皮质激素下降、垂体生长素下降,进而相应出现催乳素上升,雌、孕激素下降,糖皮质激素下降等。⑤对心血管系统的影响:可拮抗肾上腺素 α 受体,同时还能抑制血管运动中枢,引起血管扩张、血压下降。可翻转肾上腺素的升压效应。

【临床应用】 ①治疗精神分裂症:可用于控制精神分裂症的幻觉、妄想、兴奋躁动、紧张不安等阳性症状。对急性精神分裂症患者疗效好,但无根治作用,需长期维持给药以防止复发,对慢性患者疗效较差。氯丙嗪对其他精神疾病的兴奋、紧张、妄想和幻想等症状也有效。连续用药后治疗作用逐渐减弱,出现耐受性。对抑郁、木僵等阴性症状疗效差。②镇吐:用于治疗多种原因引起的呕吐,对尿毒症、癌症、妊娠中毒、放射病和洋地黄毒苷、吗啡、四环素等药物所致的呕吐有效。对晕动症呕吐无效。也可治疗顽固性呃逆。③低温麻醉与人工冬眠:配合物理降温,氯丙嗪与哌替啶、异丙嗪配成冬眠合剂,用于人工冬眠,治疗创伤性、中毒性休克及辅助治疗烧伤、高热、甲状腺危象等疾病。

【禁忌证】 儿童、孕妇、患有心血管疾病的老年人、严重肝肾功能损害者、青光眼、帕金森综合征等患者慎用;有癫痫史、惊厥史和昏迷患者禁用。

【不良反应】　①一般性不良反应:嗜睡、无力、淡漠、便秘、口干、视力模糊、眼干、鼻塞、血压下降、直立性低血压、起立时易出现脑缺血晕倒等。也可致心动过速、心动过缓、心电图改变等,老年人、高血压患者应定期检查心电图。②锥体外系反应:由于氯丙嗪拮抗黑质-纹状体通路的 DA 受体,致锥体外系胆碱能神经功能相对亢进,故长期大量服用氯丙嗪可引起锥体外系反应。③过敏反应:常见有皮疹,光敏性皮炎,白细胞、粒细胞和血小板减少。停药可消失。偶见肝损伤、黄疸、再生障碍性贫血等。④药源性精神异常:可引起兴奋、躁动、抑郁、幻觉、妄想、意识障碍等,一旦发生应立即停药。⑤神经松弛剂恶性综合征(neuroleptic malignant syndrome):表现为高热、肌僵直、妄想、意识不清和循环衰竭,可致死。⑥降低惊厥阈:少数患者用药过程中可出现局部或全身抽搐,脑电图有癫痫样放电。⑦急性中毒:一次大剂量吞服氯丙嗪后可致急性中毒,表现为意识不清、深度昏睡、血压下降、休克、心电图异常。

【药物相互作用】　①显著增强镇静药和镇痛药的作用,加强酒精、镇静催眠药、抗组胺药等中枢抑制药的药理作用,联合应用时应调整剂量。与吗啡、哌替啶合用时可能引起低血压和呼吸抑制。②能抑制 DA 受体激动药溴隐亭、普拉克索等药理作用,合用时可使其抗帕金森病作用减弱。③某些肝药酶诱导剂如苯妥英钠、卡马西平等可加速氯丙嗪代谢,合用应适当调整剂量。④氯丙嗪的去甲基代谢产物可拮抗胍乙啶降压作用。⑤与抗酸药和止泻药合用可减少氯丙嗪的口服吸收。应在氯丙嗪服用至少 1 小时或 2 小时后应用抗酸药。⑥与苯巴比妥类药物合用,两者血药浓度均降低。与普萘洛尔合用,两者的血药浓度均升高。⑦与抗心律失常药胺碘酮、普鲁卡因胺等合用,与匹莫齐特、阿托西汀等合用,可致室性心律失常。

【药物评价】　氯丙嗪临床用于抗精神病已有半个世纪,实践证明安全有效,至今仍为抗精神分裂症的临床常用药物之一。

【注意事项】　老年人对氯丙嗪耐受能力减低,剂量应减少,增量时应更缓慢;逐渐减量停药,不可骤停。用药期间应检查血象、肝功能、心电图等。

其他吩噻嗪类药物

奋乃静(perphenazine)、氟奋乃静(fluphenazine)及三氟拉嗪(trifluoperazine)是吩噻嗪类中的哌嗪衍生物,其共同特点是抗精神病作用强,锥体外系反应显著,但镇静作用弱。其中以氟奋乃静和三氟拉嗪疗效较好,最为常用,而奋乃静疗效较差。硫利达嗪(thioridazine,甲硫达嗪)是吩噻嗪类的哌啶衍生物,疗效不及氯丙嗪,锥体外系反应少见,但镇静作用较强。

（二）丁酰苯类

化学结构与吩噻嗪类完全不同,但药理作用与吩噻嗪类相似,是强效抗精神分裂症、抗焦虑药。

氟哌啶醇(haloperidol,氟哌啶苯、氟哌醇)

【药动学】　口服吸收快,生物利用度为 65% ,2 ~ 3 小时血浆浓度达高峰,持续约 72 小时,然后缓慢下降,血浆 $t_{1/2}$ 为 17.5 小时。静脉注射血浆 $t_{1/2}$ 为 15 小时。肌内注射 10 ~ 20 分钟血浆药物浓度达峰值。药物体内分布广,肝脏内浓度最高。血浆蛋白结合率为 92% 。通过 N- 去烷基作用代谢成两种无活性产物,与葡萄糖醛酸形成复合物,约 15% 从胆汁排出体外,其余由肾脏排泄。长效制剂癸酸氟哌啶醇 $t_{1/2}$ 为 3 周,注射给药 2~3 次后达稳态血药浓度。

【药效学】 选择性拮抗 D_2 受体,有很强的抗精神分裂症作用。与氯丙嗪相比,抗精神分裂症与镇吐作用比氯丙嗪强 50 倍,锥体外系反应较重;镇静作用较轻,拮抗 α 受体和 M 受体作用弱,心血管副作用小,降低体温作用较氯丙嗪弱。对躁动、幻觉、妄想有较好疗效。可用于氯丙嗪治疗无效的患者。

【临床应用】 用于治疗各种急慢性精神分裂症、躁狂症、难治性焦虑症、舞蹈症、Tourette 综合征、药物和酒精依赖的戒断症状及其他精神障碍所伴发的行为异常。控制兴奋、躁动、敌对情绪和攻击性行为效果好,心血管系统不良反应较少。临床还用于焦虑性神经官能症、秽语综合征、顽固性呃逆、呕吐等。

【禁忌证】 哺乳期妇女、孕妇、肝功能损害、肺或肾功能不全、尿潴留、基底神经节病变、帕金森综合征、严重中枢神经抑制状态者、骨髓抑制、青光眼、重症肌无力及对氟哌啶醇过敏者慎用。

【不良反应】 ①一般性不良反应:口干、泛力、视力模糊、便秘、出汗、直立性低血压、乳溢等。②锥体外系反应:较重且常见,发生率可达 80% 。③心血管系统反应:对心血管系统影响较少,但长期大剂量应用可引起心律失常、心肌损伤等,长期应用应定期检查心电图。④神经松弛剂恶性综合征:参见氯丙嗪。⑤过敏反应:偶见过敏性皮疹、粒细胞减少及恶性综合征。⑥药源性精神异常:少数患者可能引起抑郁反应。

【药物相互作用】 ①与酒精或其他中枢神经抑制药合用,中枢抑制作用增强。②与苯丙胺合用,可降低苯丙胺的药效。③与抗高血压药合用,可致严重低血压。④与肾上腺素合用,由于拮抗了 α 受体,使 β 受体的活动占优势,可导致血压下降。⑤与抗胆碱药、抗惊厥药(巴比妥)、卡马西平合用,可使氟哌啶醇的血药浓度降低,效应减弱。⑥与碳酸锂合用,需注意观察神经毒性与脑损伤。⑦与甲基多巴合用,可产生意识障碍、思维迟缓、定向障碍等症状。⑧咖啡和茶可减少氟哌啶醇的吸收,降低疗效。

【药物评价】 氟哌啶醇为丁酰苯类的代表性药物,是强效抗精神病药,可用于氯丙嗪治疗无效的患者。

【注意事项】 停药时宜在数周内逐渐减量,不可骤然停药;用药期间不宜驾驶车辆、操作机械和高空作业;应定期检查白细胞计数和肝功能。

其他丁酰苯类药物

丁酰苯类药物还有五氟利多(penfluridol)、氟哌利多(droperidol)、溴哌利多(bromperidol)、苯哌利多(benperidol)、匹莫齐特(pimozide)等。其中五氟利多是国内用于临床的一种长效、非镇静性抗精神病药物。口服后 8~16 小时血药浓度达峰值,128 小时后,血药浓度仍为峰值的 30% 。一次用药后 7 天,血中仍可检出药物。其长效原因与药物贮存于脂肪组织中,缓慢释放入血及入脑组织有关。每周口服一次即可维持疗效。疗效与氟哌啶醇相似,但无明显镇静作用。适用于急、慢性精神分裂症,尤适用于慢性患者的维持与巩固治疗。副作用以锥体外系反应较为常见。匹莫齐特具有较长效的抗精神病作用,其作用维持时间较五氟利多短,每日口服一次,疗效可维持 24 小时。

(三)硫杂蒽类

硫杂蒽类药物基本化学结构与吩噻嗪类相似,仅吩噻嗪环 10 位的 N 被 C 取代。药理作用也与吩噻嗪类相似。

氯普噻吨(chlorprothixene,氯丙硫蒽,泰尔登)

【药动学】　口服吸收快,血药浓度 1~3 小时可达高峰,血浆 $t_{1/2}$ 约为 30 小时。肌内注射后有效血药浓度可维持 12 小时以上。主要在肝脏代谢,代谢物大部分经肾脏排泄,少部分从粪便排泄。

【药效学】　药理作用及机制与氯丙嗪相似,抗精神病作用不及氯丙嗪;但镇静、抗焦虑、抗抑郁作用强于氯丙嗪,抗幻觉、抗妄想作用不如氯丙嗪。抗肾上腺素和抗胆碱作用较弱。镇吐作用强。

【临床应用】　治疗急性和慢性精神分裂症,伴有焦虑或抑郁的精神分裂症、焦虑型神经官能症及更年期抑郁症。

【禁忌证】　孕妇、哺乳期妇女慎用。心血管疾病(如心衰、心肌梗死、传导异常)患者慎用。可降低惊厥阈值,禁用于癫痫患者。

【不良反应】　①不良反应类似氯丙嗪而较轻,锥体外系反应较少。②偶见皮疹、接触性皮炎及迟发型运动障碍。③头晕、嗜睡、无力、直立性低血压和心悸、口干、便秘、视力模糊、排尿困难等抗胆碱能症状。④罕见不良反应有肝功能损害、粒细胞减少。⑤偶见血浆中泌乳素浓度增加,相关的症状表现为:溢乳、男子女性化乳房、月经失调、闭经等。

【药物相互作用】　①能增加中枢神经抑制药的药效,如对吸入全麻药或巴比妥类等静脉全麻药增效,合用时应将中枢神经抑制药的用量减少到常用量的 1/4~1/2。②与苯丙胺合用,可降低后者的药效。③与抗胆碱药合用,药效可互相加强。④与肾上腺素合用,由于 α 受体活动受阻,β 受体活动占优势,可出现血压下降。⑤与左旋多巴合用,可使后者的抗震颤麻痹作用减弱。⑥与三环类或 MAOI 合用,其镇静和抗胆碱作用增强。⑦与抗胃酸药或泻药合用,可减少氯普噻吨的吸收。

【注意事项】　能干扰某些诊断试验,如免疫、妊娠和尿胆红素试验均可出现假阳性。出现迟发性运动障碍,应停用所有的抗精神病药。应避免与皮肤接触,以防发生接触性皮炎。用药期间应检查肝功能、尿胆红素,大量或长期用药者应定时检查白细胞、眼部角膜和晶状体。用药期间不宜驾驶车辆、操作机械或高空作业。

其他硫杂蒽类药物

硫杂蒽类药物还有氟哌噻吨(flupentixol)、氯哌噻吨(clopenthixol)等。其中氟哌噻吨具有较强的抗精神病作用,比氯普噻吨强 4~8 倍而镇静作用较弱。同时还有抗焦虑、抗抑郁作用。适用于急、慢性精神分裂症,忧郁症及忧郁性神经官能症。易吸收,有首过效应,经肝脏代谢,肾脏排泄。氯哌噻吨适用于各种类型的精神分裂症,尤其适合于老年患者及心功不全者。用药初期有锥体外系反应,可用抗震颤麻痹药对抗。还有嗜睡、口干、排尿困难、便秘、心动过速、直立性低血压等副作用。有惊厥病史,肝、肾功能不良者,孕妇,哺乳期妇女,驾驶员慎用。

二、非典型抗精神分裂症药

非典型抗抗精神分裂症药除了拮抗 DA 受体外,对 5-HT$_2$ 受体也有较强的拮抗作用,且对中脑-边缘系统的选择性高于纹状体系统,因此也称 5-HT 和 DA 受体拮抗剂。

(一)苯甲酰胺类

以舒必利为代表药,此外还有泰必利、舒托必利等。

舒必利(sulpiride,硫苯酰胺)

【药动学】　口服吸收慢,2 小时达血药浓度高峰,生物利用度低。吸收后迅速分布到组织中,不易通过血脑屏障。血浆蛋白结合率低于 40%。可从乳汁分泌。血浆 $t_{1/2}$ 为 6～9 小时。原形药物主要经尿排出,部分经粪便排出。

【药效学】　抗精神病作用与氯丙嗪相似,能选择性地拮抗中脑-边缘系统的 D$_2$ 受体,对纹状体 D$_2$ 受体亲和力较低。对急、慢性精神分裂症均有良效,能有效减轻幻想、妄想、淡漠、退缩、木僵、抑郁、焦虑、紧张等症状。舒必利对其他抗精神病药无效的难治性病例也有一定疗效。此外还用于治疗抑郁症、溃疡病等。也可用于止吐,为中枢性止吐药,止吐作用强大,口服时,止吐作用为氯丙嗪的 166 倍,皮下注射比氯丙嗪强 142 倍。

【临床应用】　对淡漠、孤僻、退缩症状为主的慢性精神分裂症疗效好,可改善患者的情绪。对幻觉妄想型精神分裂症的疗效较吩噻嗪类和丁酰苯类弱。适用于更年期精神病、情感性精神病的抑郁状态、焦虑症、酒精中毒性精神病等。也可用于治疗顽固性恶心、呕吐及溃疡病。

【禁忌证】　幼儿、哺乳期妇女、嗜铬细胞瘤、躁狂症、对舒必利过敏等患者禁用。心血管疾病患者,如心律失常、心肌梗死、传导异常患者应慎用。高血压、肝功能不全患者慎用。基底神经节病变、帕金森综合征、严重中枢神经抑制状态者慎用。

【不良反应】　①常见不良反应有失眠、早醒、头痛、烦躁、乏力、食欲不振等。还可出现口干、视物模糊、心动过速、排尿困难与便秘等抗胆碱能不良反应。②少数患者可见兴奋、血压升高等。③锥体外系不良反应和抗胆碱作用较轻。④可引起血浆中泌乳素浓度增加,相关临床表现为溢乳、男子女性化乳房、月经失调、闭经、体重增加。⑤长期大剂量服用可引起迟发型运动障碍。

【药物相互作用】　①与三环类抗抑郁药合用,可致嗜睡。②与锂盐合用,可降低舒必利的疗效和加重其不良反应。③与佐替平、曲马多合用,可诱发癫痫发作。④与抗酸药和止泻药合用,可降低舒必利的生物利用度,应用时两药之间至少间隔 1 小时。

【注意事项】　出现过敏反应(瘙痒、皮疹等)、迟发性运动障碍应停药,用药期间应定期检查肝、肾功能和血象。

(二)苯二氮䓬类

本类药物以氯氮平(clozapine)为代表药,此外还有奥氮平(olanzapine)、氯噻平(clothiapine)、甲硫平(metiapine)等属 BDZs 类新型广谱抗精神病药。

氯氮平(clozapine)

【药动学】　口服吸收快而完全,1～6 小时达到峰浓度,血浆蛋白结合率 95%。可通过血-脑脊液屏障。经肝脏代谢,生成的代谢产物中 N-去甲基氯氮平有微弱活性。80% 由粪便排出,其余从尿液排泄。也可从乳汁中分泌。血浆 $t_{1/2}$ 平均为 9 小时。

【药效学】 氯氮平选择性拮抗 D_4 亚型受体,同时对脑内 5-HT$_{2A}$ 受体有较强的拮抗作用。因此,又称 5-HT-DA 受体拮抗药。此外,还有拮抗 M_1 胆碱受体、H_1 受体及 α 肾上腺素受体作用。氯氮平还具有较强的镇静催眠作用。

【临床应用】 用于各类精神分裂症,对急性和慢性精神分裂症的疗效很好,对阴性症状的效果尤为显著。但由于该药具有较多的不良反应,因此,主要用于治疗难治性精神分裂症。

【禁忌证】 严重心、肝、肾疾病、昏迷、谵妄、低血压、癫痫、青光眼、骨髓抑制或白细胞减少者禁用。对氯氮平过敏者禁用。

【不良反应】 常见的不良反应有恶心、呕吐、流涎、心动过速、视物模糊、直立性低血压、嗜睡、食欲增加和体重增加等。罕见的是骨髓造血功能抑制引起粒细胞减少和粒细胞缺乏症,用药期间应定期查血常规,必要时对症处理或停药。

【药物相互作用】 ①与乙醇或与其他中枢神经系统抑制药合用可增加中枢抑制作用。②与抗胆碱药合用可增加抗胆碱作用。③与地高辛、肝素、苯妥英、华法林合用,可加重骨髓抑制作用。④与碳酸锂合用,有增加惊厥、恶性综合征、精神错乱与肌张力障碍的危险。⑤与氟伏沙明、氟西汀、帕罗西汀、舍曲林等抗抑郁药合用或与大环内酯类抗生素合用可升高血浆氯氮平水平。

【药物评价】 控制精神分裂症的幻觉、妄想和兴奋躁动效果较好。几乎无锥体外系反应,也不致内分泌功能紊乱。

【注意事项】 治疗过程中要每周检查白细胞及其计数,白细胞总数少于 3000/mm^3 时应停药。

(三)苯异噁唑类

利培酮(risperidone)

【药动学】 口服吸收快而完全,1~2 小时达到峰浓度,血浆蛋白结合率 90%。经肝脏代谢,主要活性代谢产物为 9-羟利培酮。主要经肾脏排泄,少量随粪便排出。血浆 $t_{1/2}$ 为 24 小时。可经乳汁分泌。

【药效学】 对 D_2 受体、5-HT$_2$ 受体有较强拮抗作用,发挥抗精神分裂症作用,其中对 5-HT$_2$ 受体的亲和力较高。对组胺、胆碱受体作用弱。对 α 受体有一定拮抗,可引起低血压、心律失常。可促进慢波睡眠及改变睡眠节律,还能诱发催乳素升高。

【临床应用】 ①急性和慢性精神分裂症:对阳性症状和阴性症状均有效,对认知功能和情感障碍也有改善作用。急性期、恢复期及长期的维持治疗都可应用。②抽动秽语综合征(tourette syndrome)。

【不良反应】 常见的不良反应有失眠、头晕、头痛、激动与焦虑。大剂量可引起直立性低血压、锥体外系不良反应。还可引起体重增加、溢乳、月经失调、闭经、男性乳房增大等。

【药物相互作用】 ①与乙醇或其他中枢神经系统抑制药合用可增加中枢抑制作用。②与抗高血压药合用有增加直立性低血压的危险。③可拮抗左旋多巴与多巴胺的作用。④长期与氯氮平合用可减少利培酮的消除。⑤与吩噻嗪类、三环类和 β 受体拮抗药合用可升高利培酮的血药浓度。⑥与其他 DA 受体拮抗药合用可引发迟发性运动障碍。

【药物评价】 属苯异噁唑类新型广谱抗精神分裂症药,具有有效剂量小,用药方便,见效快,锥体外系反应轻,且抗胆碱样作用及镇静作用弱等优点,患者易耐受。自 20 世纪 90 年代推广应用于临床以来,已成为治疗精神分裂症的一线药物。

【注意事项】 若发生恶性综合征需停用。帕金森综合征、癫痫患者慎用。因利培酮对警觉性有影响,故驾驶汽车、机械操作者慎用。用药初期或加药速度过快发生直立性低血压时应考虑减量。

案例分析:

案例:患者,女,38 岁,诊断为精神分裂症 6 年,一直服氯氮平维持治疗,病情稳定,自知力较好,能坚持工作。近 1 月来,自己觉得受到周围人歧视,患了精神分裂症低人一等,难以根治,没有前途,因此不愿继续服药,不愿与人交往,不愿继续上班。该患者如何用药?

分析:在目前药物治疗的基础上,加用抗抑郁药治疗。精神分裂症患者抑郁症状的发生率为 20% ~ 70%,该患者出现了抑郁症状。因此,在治疗方案上,在原有抗精神分裂症药物基础上,应给予抗抑郁治疗。

知识链接:

难治性抑郁症及药物治疗策略

难治性抑郁症较严谨的诊断标准:首先符合第 10 次修订本《疾病和有关健康问题的国际统计分类》抑郁发作的诊断标准;并且用现有的两种或以上不同化学结构的抗抑郁药,经足够剂量(治疗上限,必要时测血药水平)、足够疗程(6 周以上)治疗无效或收效甚微者。其药物治疗策略:①增加抗抑郁药的剂量至最大治疗剂量。在增量过程中应注意药物不良反应,最好监测血药浓度。对三环类抗抑郁药的增量应慎重,应严密观察心血管不良反应。②抗抑郁药合并增效剂:可合并使用碳酸锂、甲状腺素、5-HT$_{1A}$受体拮抗药(如丁螺环酮)、苯二氮䓬类、非典型抗精神分裂症药、抗癫痫药等。③两种不同类型或不同药理作用机制的抗抑郁药联合使用,但应特别预防 5-HT 综合征的出现。

思考题

1. 简述抗抑郁症药物的分类及代表药物。
2. 简述地西泮的临床应用及用药注意事项。
3. 简述抗精神分裂症药的分类及代表药。
4. 试述氯丙嗪的临床应用及不良反应。
5. 简述应用碳酸锂治疗躁狂症时应注意哪些问题。

(龚其海)

第十六章　神经系统疾病的临床用药

学习要求

1. 掌握急性脑血管疾病、癫痫、偏头痛、帕金森病和阿尔茨海默病的常用药物、用药原则及用药注意事项。
2. 熟悉急性脑血管疾病、癫痫、偏头痛、帕金森病和阿尔茨海默病的治疗原则。
3. 了解急性脑血管疾病、癫痫、偏头痛、帕金森病和阿尔茨海默病的主要病理、病因特点。

第一节　神经系统药物的药动学特点

神经系统疾病包括脑血管意外、偏头痛、癫痫、神经退行性疾病等多种类型,涉及的药物种类繁多,也较为复杂。作用于神经系统药物的药动学特点与机体因素密切影响药物疗效的发挥。

1. 吸收　绝大多数作用于神经系统的药物脂溶性较高,易从胃肠道吸收;少数药物如奥沙西泮极性较强,吸收较缓慢。弱碱性药物如地西泮在胃内主要以离子型存在,不易经胃吸收,即便采用静脉给药,也易扩散积存于胃。地西泮肌注后易形成结晶,吸收慢而不规则,因而其疗效的稳定性小于口服。

2. 分布　许多神经系统药物血浆蛋白结合率高,如地西泮、苯妥英钠等,加上其安全范围小,临床用药时需注意药物间相互作用与治疗药物浓度监测。神经系统药物发挥药效,一方面,必须首先通过血脑屏障,由于其结构特征,只有分子量小于 500 的脂溶性小分子药物易于通过,如苯二氮䓬类、硫喷妥钠等。而多数非脂溶性药物则需借助特殊转运系统,如己糖转运系统、氨基酸转运系统、单羧酸转运系统、胺转运系统及特定受体介导的内吞作用等方能透过。另一方面,还受血脑屏障上的外排转运系统影响,其中最重要的是 P-糖蛋白,其次是多药耐药相关蛋白等。这些转运蛋白和外排系统的遗传多态性和表达异常,将显著影响神经系统药物在脑内分布浓度。例如,P-糖蛋白过表达是抗癫痫药物耐药的重要机制,当 P-糖蛋白底物苯巴比妥、苯妥英钠、拉莫三嗪、卡马西平等抗癫痫药物与 P-糖蛋白抑制剂如维拉帕米、尼莫地平联合应用时,可增加抗癫痫药物的脑内转运。

3. 代谢　机体对药物的生物转化主要通过肝脏代谢后改变其极性,以利于排泄,但同时也影响药物疗效。药物代谢酶主要是存在于肝脏微粒体的 CYP450 酶系统。神经系统药物如他克林为 CYP1A2 的底物,苯妥英钠为 CYP2C9/10、CYP2C19 的底物,地西泮、巴比妥类为 CYP2C19 的底物,可待因为 CYP2D6 的底物,乙醇与氟烷类麻醉药为 CYP2E 的底物,地西泮、三唑仑、咪达唑仑、卡马西平、乙琥胺为 CYP3A4 的底物,巴比妥类药物为 CYP2A6、2C19/3A4 的诱导剂,卡马西平本身也诱导 CYP3A4 的表达。因此,上述药物的代谢过程将受 CYP450 的诱导剂、抑制剂及遗传多态性的影响,进而影响疗效。

4. 排泄　肾脏和消化道排泄是药物排泄的主要方式。尿液 pH 影响药物解离度,如酸化尿液可加速弱碱性药物(如哌替啶)的排泄,而碱化尿液可以加速弱酸性药物(如苯巴比妥)的排泄。弱碱性药物如吗啡、地西泮可以从血液扩散至胃蓄积,可经消化道排泄。卡马西平等可出现明显的肝肠循环。

第二节　急性脑血管疾病的临床用药

一、脑血管疾病的分类与发病机制

脑血管病、心血管病和恶性肿瘤在许多国家已成为前三位的致死性疾病,脑血管病(cerebral vascular diseases)是各种病因引起的脑血管病变的总称,分为急性和慢性脑血管病两种。急性脑血管病又分为缺血性脑血管病和出血性脑血管病:缺血性脑血管病包括短暂性脑缺血发作、脑血栓形成和脑栓塞;出血性脑血管病包括高血压性脑出血及蛛网膜下腔出血。慢性脑血管病发病及进展均缓慢,主要包括脑动脉硬化症、血管性痴呆等疾病。

缺血性和出血性脑血管病均引起局部脑血流障碍,进而引起脑缺血缺氧。脑细胞对缺血缺氧非常敏感,血流完全阻断 6 秒钟后神经元代谢开始受影响,2 分钟后脑电活动停止,5 分钟后能量代谢和离子平衡即可遭破坏,5 ~ 10 分钟后,神经元发生不可逆损害。因此,在不可逆损害发生前,应尽快恢复血流供应是脑缺血治疗中的关键。

二、短暂性脑缺血发作的临床用药

短暂性脑缺血发作(transient ischemia attacks,TIAs)指由颅内血管病变引起的一过性或短暂性的局灶性脑或视网膜功能障碍,临床症状和体征一般持续 10 ~ 15 分钟,多在 1 小时内消失,不超过 24 小时,不遗留神经功能缺损的症状和体征。TIAs 的危险因素包括高血压、糖尿病、高脂血症、吸烟、饮酒、过量食盐摄入、长期服用口服避孕药等。

(一)治疗原则

在控制高危因素的同时,应进行抗血小板、抗凝治疗。

长期服用抗血小板药可减少急性脑血管疾病的危险性。TIAs 发作时,抗凝药不作为常规治疗药物,但频繁发作时可用抗凝药物辅助治疗,以降低短暂性脑缺血复发和预防脑梗死发生。

对已明确由颅内外动脉病变引起的反复发作的 TIAs 患者,可采用外科手术治疗。

(二)常用药物

1. 抗血小板药物　常用药物有阿司匹林(aspirin,乙酰水杨酸,acetylsalicylic acid)、噻氯匹定(ticlopidine)、双嘧达莫(dipyridamole)和阿魏酸钠(sodium ferulate)等。

(1)阿司匹林:小剂量阿司匹林抑制血小板 COX-1,减少 TXA_2 的合成而抑制血小板聚集。故小剂量阿司匹林可用于缺血性心脏病和脑缺血病患者,降低患者的病死率、再梗死率和脑卒中率,但以小剂量为宜。推荐剂量:首次剂量300mg;第 2 日起,每日 40 ~ 100mg(平均50mg),连续服用 12 ~ 24 个月;阿司匹林过量时,可碱化尿液,减少肾小管对其再吸收,加速其排出。

（2）噻氯匹定:通过作用于血小板上 P2Y$_{12}$受体,抑制纤维蛋白原与血小板膜 GpⅡb∕Ⅲa受体结合,抑制血小板聚集,用于短暂性脑缺血发作,每日 250mg,疗程为 12～24 个月。

（3）双嘧达莫:通过抑制磷酸二酯酶,升高 cAMP 水平,从而抑制 ADP 诱发的血小板聚集。同时,还可提高阿司匹林生物利用度,升高水杨酸血浆浓度。用量为 25～50mg,一日 3次,可连用 12 个月。

（4）阿魏酸钠:为当归和三七的有效成分,有抑制血小板聚集和抗血栓形成作用。

2. 抗凝药物 对频繁发作的 TIAs 应考虑抗凝药物治疗。可选用低分子量肝素 4000～5000U,皮下注射,每日 2 次。也可使用肝素静滴。

3. 其他 他汀类调血脂药物,钙通道阻滞剂如尼莫地平(nimodipine)。

（三）用药原则与注意事项

1. 对多数 TIAs,首选阿司匹林,对于不能耐受或疗效不佳者,可换用或加用噻氯匹定类药物。但使用噻氯匹定要监测血常规,防止出现严重的中性粒细胞减少。

2. 对频繁发作的 TIAs 应考虑静滴抗血小板药物。

3. 抗凝治疗不作常规治疗,但对于 TIAs 频繁发作、房颤、椎-基底动脉 TIAs 可应用抗凝治疗。

三、脑血栓形成和脑栓塞急性期的临床用药

（一）治疗原则

脑血栓形成和脑栓塞是缺血性脑血管病的主要病因,其治疗包括综合治疗、药物治疗的个体化方案、加强护理、防治并发疾病、康复治疗以及根据病因及病情采取针对性治疗措施。例如,对昏迷患者应注意保持呼吸道通畅,防治肺内感染,控制危险因素,恢复期进行认知功能和语言训练以及肢体运动功能的恢复训练等。

脑血栓形成和脑栓塞等脑血管病的药物治疗包括扩充血容量、血液稀释药、抗凝血药、纤维蛋白溶解药、脑血管扩张药和脑水肿治疗药等。

（二）常用药物

1. 血液稀释和血容量扩充药 血液稀释和血容量扩充药物通过降低血细胞比容,增加脑脊液,促进氧释放,而改善脑循环。常用药物为低分子右旋糖酐 40(dextran 40)。

低分子右旋糖酐 40 是平均分子量为 40 000 的右旋糖酐,为一种高渗胶体溶液,输注后通过胶体的渗透作用,使血管外水分转移到血管内,产生稀释血液、扩充血容量的作用,还可降低血浆黏度、维持血压、改善微循环和抑制血栓形成。临床用于治疗缺血性脑血管病。在治疗脑血栓形成方面,疗效比较显著,可降低死亡率。应用剂量 250～500ml,每日 1 次,14天为一疗程,必要时可重复。

不良反应主要有热原反应和过敏反应,表现为发热、寒战、荨麻疹、恶心、低血压、心律失常和呼吸困难等。偶有过敏性休克,多发生于输注初期,首次输注时应密切观察。有过敏史者应慎用。脑出血、严重血小板减少和凝血功能障碍患者应禁用。

2. 抗凝血药和纤维蛋白溶解药 血栓形成过程包括血浆中纤维蛋白原在凝血酶作用下形成纤维蛋白,然后血液中的有形成分聚集于纤维蛋白。针对血栓形成的治疗药物包括抗凝血药和纤维蛋白溶解药。前者的常用药物有肝素或低分子量肝素,后者的常用药物有组织型纤维蛋白溶酶原激活剂(tissue plasminogen activator,t-PA)、链激酶(streptokinase)、尿

激酶(urokinase)和蛇毒酶类。

3. 脑血管扩张药 脑血管扩张药适用于 TIAs 发作和不完全性脑梗死。在完全性脑梗死是否适用尚存在争议,但脑梗死并发低血压或脑水肿时应慎用脑血管扩张药。

(1)钙通道阻滞药:通过多个环节发挥改善脑缺血、直接保护神经元作用,减轻缺血性脑损伤:①抑制细胞外 Ca^{2+} 内流和细胞内贮 Ca^{2+} 释放,松弛血管平滑肌,扩张脑血管,增加脑血流量,改善脑循环及脑代谢;②抑制血小板凝集,增强红细胞变形力,降低血液黏度;③对抗钙超载造成的脑细胞损伤。常用的钙通道阻滞药有尼莫地平、尼卡地平、氟桂利嗪及桂利嗪等。

尼莫地平(nimodipine)

【药动学】 脂溶性高,口服胃肠道吸收迅速,生物利用度为 5%～13%,血浆蛋白结合率为98%,$t_{1/2}$ 为 0.5～1.5 小时,较易通过血脑屏障。

【药效学】 尼莫地平对神经元二氢吡啶受体的亲和力明显高于硝苯地平和尼群地平,因而对脑血管的选择性作用明显强于外周血管。对多种原因引起的脑血管收缩均有明显松弛作用,对血压影响相对较小。其对脑缺血、脑损伤及老年性记忆功能障碍的保护作用除与扩血管的功能有关,还与其直接保护神经元的作用相关。

【临床应用】 主要用于防治血栓形成和蛛网膜下腔出血引起的脑血管痉挛。还可用于治疗偏头痛、突发性耳聋、阿尔茨海默病、脑外伤恢复期、冠心病、心绞痛以及各种类型的轻、中度高血压等,对高血压合并有脑血管疾病患者疗效较优。

【禁忌证】 脑水肿及颅内压增高患者须慎用;尼莫地平的代谢产物具有毒性反应,肝功能损害者应当慎用。

【不良反应】 不良反应主要为低血压,发生率为 4.7%～8%。少数患者出现轻微的头晕、嗜睡、皮疹和胃肠道反应等,应尽可能避免与其他钙通道阻滞药或 β 受体拮抗药合用,联合应用时须对患者进行仔细观察。严重脑水肿及颅内压增高患者应慎用。

【药物相互作用】 与其他作用于心血管的钙通道阻滞剂联合应用时可增加其他钙通道阻滞剂的效用。

【药物评价】 目前,尼莫地平已作为预防蛛网膜下腔出血引起血管痉挛所产生的神经功能缺损的标准治疗。口服,每次 60mg,一日 4 次,能明显降低蛛网膜下腔出血发作后脑缺血和脑梗死发生率。但较大剂量(每次 90mg,一日 4 次)往往效果不佳,可能与大剂量尼莫地平降低血压、抑制脑血管自动调节功能以及诱发脑血管缺血有关。

【注意事项】 本品可引起血压降低。在高血压合并蛛网膜下隙出血或脑卒中患者中,应注意减少或暂时停用降血压药物,或减少本品的用药剂量。可产生假性肠梗阻,表现为腹胀、肠鸣音减弱。当出现上述症状时应当减少用药剂量和保持观察。避免与 β 受体拮抗剂或其他钙通道阻滞剂合用。

氟桂利嗪(flunarizine)

氟桂利嗪为亲脂性双氟哌嗪类衍生物,属Ⅳ类钙通道阻滞药。口服易吸收,2～4 小时达峰,$t_{1/2}$ 为 2.4～5.5 小时,连续服用 5～6 周达稳态,但个体差异明显。血浆蛋白结合率为90%,主要分布于肝、肺、胰,并在骨髓、脂肪积蓄,可通过血脑屏障,主要经肝脏代谢,经胆汁从粪便排出。氟桂利嗪对血管收缩物质引起的持续性血管收缩有持久的扩张作用,能改善脑循环和具有脑保护作用。临床用于急性脑梗死、外周血管疾病、眩晕、癫痫的治疗,以及偏头痛治疗和预防等。

最常见的副作用为嗜睡、乏力、头痛、失眠、抑郁、恶心、胃痛、皮疹等。长期用药可出现锥体外系症状,老年患者发生率较高,出现中、重度帕金森综合征,迟发性运动障碍,震颤和静坐不能。应用左旋多巴治疗无效,可能与其拮抗多巴胺能受体有关。氟桂利嗪有升高颅内压的作用,颅内高压者慎用或禁用。

(2)其他血管扩张药:

罂粟碱(papaverine)

罂粟碱为阿片中异喹啉类生物碱,可抑制组织磷酸二酯酶,提高 cAMP 水平,对血管、支气管、胃肠道、胆道等平滑肌有松弛作用。对大血管和小动脉平滑肌亦有松弛作用,能降低脑血管和外周血管阻力。主要用于脑血栓形成、肺栓塞、肢端动脉痉挛症及动脉栓塞性疼痛等。还可用于急性脑血管病的不完全性脑栓塞或短暂性脑缺血发作。

不良反应有恶心、厌食、便秘、腹部不适、腹泻、眩晕、头痛、心率加快、呼吸加深、轻度血压上升、面红、皮疹、多汗等。还可因过敏引起黄疸、肝功能异常等肝脏损害。静脉注射过量或过快可引起房室传导阻滞、室颤,甚至死亡,静滴给药应充分稀释后缓慢给药。

川芎嗪(ligustrazine)

川芎嗪为川芎的主要成分,化学结构为四甲基吡嗪。口服易吸收,1~3 小时达峰。易通过血脑屏障,脑内浓度高,仅次于肝、肾。能扩张脑血管、改善微循环、抑制磷酸二酯酶活性、提高血小板中 cAMP 含量、抑制 TXA2 的合成、抗血小板聚集等,对已经聚集的血小板有解聚作用。与罂粟碱相比,川芎嗪具有起效快、疗效好等优点。主要用于脑供血不足、脑血栓形成、脑栓塞等。偶有胃部不适、口干、嗜睡等不良反应。脑出血或有出血倾向者忌用。

四、缺血性脑水肿的临床用药

缺血性脑血管病所致脑水肿多属细胞毒性和血管源性脑水肿的混合型。脑水肿多始于脑梗死发病后 6 小时,3~4 天达高峰,2~3 周后逐渐消退。脑水肿若得不到及时妥善处理,即可发生脑疝,使脑干、丘脑下部受压而致死。

药物治疗是控制脑水肿、抢救脑疝的重要治疗方法,甘露醇、山梨醇、甘油、高渗葡萄糖及尿素等高渗脱水剂可提高血浆渗透压,使水肿区脑组织水分转入血浆中,脑组织体积缩小,颅内压降低。同时,血浆渗透压增高又可通过血管的反射功能而抑制脉络丛的滤过和分泌功能,使脑脊液产生减少,脑水肿减轻,颅内压降低。但由于在给药后几小时内,血浆高渗状态消失,很快会出现反跳现象。因此,临床反复应用这类药物时,可导致电解质紊乱,故脱水剂仅用于严重病例。另外,在急性期无氧糖代谢期,高渗葡萄糖会加重酸中毒,故在急性期不宜应用。糖皮质激素也可减轻脑水肿,但可增加感染机会和胃肠出血,不作常规使用。

五、出血性脑血管病急性期的临床用药

出血性脑血管病急性期治疗在病因治疗(如针对动脉瘤、脑血管畸形、高血压等)的同时,应使用脱水剂、止血药、利尿药和缓解脑血管痉挛等。

(一)蛛网膜下腔出血

1. 治疗原则 包括祛除病因、控制出血、预防血管痉挛和防止复发等。

2. 常用药物 止血药如氨基己酸(aminocaproic acid)、氨甲环酸(tranexamic acid)等抗纤维蛋白溶解药能降低复发率;应用脱水药如甘露醇(mannitol)等降低颅内压,同时应用尼莫地平(nimodipine)等防治脑血管痉挛。凝血酶(hemocoagulase Ⅱ)可用于各种出血和止血。

(二)高血压性脑出血

1. 治疗原则 包括脱水降颅压,减轻脑水肿;调整血压;止血;减轻水肿的继发性损伤;促进神经功能恢复,防治并发症等。

2. 常用药物 脱水治疗能有效地控制脑水肿,是降低脑出血死亡率的重要措施。常用的脱水药包括20%甘露醇和20%人白蛋白等。小到中等出血可考虑甘油果糖(glycerin fructose)。

呋塞米(furosemide)类利尿药一般用于较重的患者,增强甘露醇的疗效,或用于心、肾功能不良患者,以减少甘露醇的用量。

颅内出血时地塞米松(dexamethasone)可有效控制脑水肿,但仅用于高颅压危象或脑疝,以挽救患者生命。

六、脑保护及营养药

临床用于改善脑代谢或改善脑循环的脑保护药有数十种,其中许多药物的实验疗效评价以神经功能评分为主,缺乏多中心、随机、双盲和安慰剂对照试验的临床疗效研究,有些药物在临床应用数年后临床疗效已呈明显下降趋势。目前有多种脑保护药,如兴奋性氨基酸受体拮抗剂、自由基清除剂、抗细胞间黏附分子-1 抗体、胞磷胆碱、胆碱酯酶抑制剂、神经节苷脂等。

甘露醇(mannitol)

甘露醇除具有血液稀释及改善微循环作用外,还有较强的自由基清除作用,能较快地清除自由基连锁反应中毒性强、作用广泛的羟自由基,减轻迟发性神经损伤。在发病后 6 小时内开始使用,根据病情每日可用 500~1000ml,快速静脉滴入,连用 7~10 日。

地塞米松(dexamethasone)

急性脑梗死早期使用中等剂量的地塞米松可有效地抑制细胞膜脂质过氧化反应,稳定细胞膜,减轻脑缺血损伤,对于灰质神经元作用更明显,并有消除水肿和清除自由基作用。

胞磷胆碱(citicoline)

胞磷胆碱为核苷酸衍生物,作为辅酶参与体内卵磷脂生物合成,可增加脑部血流和氧消耗,对改善脑组织代谢、促进大脑功能恢复和促进苏醒有一定作用。对中枢神经系统受到外

伤所产生的脑组织代谢障碍和意识障碍具有调节和激活作用。临床用于颅脑外伤和脑手术所引起的意识障碍以及其他中枢神经系统急性损伤引起的功能和意识障碍、神经性耳聋、耳鸣、催眠药中毒等。不良反应有一过性低血压、面部潮红、兴奋、失眠等。严重脑干损伤及颅内出血时不宜大剂量应用。

艾地苯醌(idebenone)

艾地苯醌可改善脑缺血大鼠神经症状,改善记忆障碍和脑内能量代谢障碍。临床用于改善脑卒中后遗症、脑动脉硬化症等伴随的情绪低落、情感和语言障碍。不良反应主要为消化道症状,偶见肝功能和血液检查异常、皮肤过敏等。

吡拉西坦(piracetam)

吡拉西坦为 γ-氨基丁酸的环化衍生物,可促进脑内 ADP 转化为 ATP,改善脑内能量代谢,促进乙酰胆碱的合成,促进大脑蛋白质的合成和增加腺苷激酶的活性,降低脑血管阻力,间接增加脑血流量,从而增强对缺氧的耐受性,激活、保护、修复脑细胞,改善学习记忆能力。主要用于治疗各种原因引起的脑损伤和脑功能不全,如脑损伤、先天性或继发性脑功能不全、症状性精神病等。个别患者有口干、恶心、呕吐或嗜睡等副作用。偶见荨麻疹,停药可消失。

单唾液酸四己糖神经节苷脂(monosialotetrahexosylganlioside)

单唾液酸四己糖神经节苷脂易通过血脑屏障,对神经组织有较强亲和力,能促进神经修复、促进轴突生长和突触生成、改善神经传导。可用于治疗血管性或外伤性中枢神经系统损伤、小儿脑瘫和帕金森病等。遗传性糖脂代谢异常患者易发生过敏反应。

第三节 偏头痛的临床用药

一、偏头痛的定义及分类

偏头痛(migraine)是一种临床常见的反复发作的神经-血管功能障碍性头痛,其主要特征为间歇性发作的剧烈头痛,多局限于单侧,部分为双侧,常伴恶心、呕吐,可有视觉、运动或其他感觉异常等先兆。

常见的偏头痛可以简单分为典型偏头痛、普通偏头痛和特殊型偏头痛三种。发病机制尚不十分清楚,目前有神经源性学说、血管源性学说、三叉神经血管学说以及基因调控学说等。偏头痛的发作与遗传、饮食以及内分泌等因素密切相关。

二、抗偏头痛药物分类

临床常用的抗偏头痛药物可分为控制急性发作药和预防发作药。控制急性发作药包括非甾体抗炎药、麦角类、以舒马曲坦为代表的选择性 5-$HT_{1B/1D}$ 受体激动药等,见表 16-1。预防发作药包括 β 肾上腺素受体拮抗药、非甾体抗炎药、三环类抗抑郁药、5-HT 受体拮抗药、抗癫痫药物丙戊酸钠和托吡酯、钙通道阻滞药等,见表 16-2。

表 16-1 临床常用的控制偏头痛急性发作药

药物类型	常用药物	用法用量
非甾体抗炎药	阿司匹林(aspirin)	0.5~1.0g,口服
	对乙酰氨基酚(acetaminophen)	0.3~0.6g,口服
	布洛芬(ibuprofen)	0.2g,口服
	萘普生(naproxen)	0.25~0.5g,口服
	吲哚美辛(indometacin)	25mg,口服
麦角类	麦角胺(ergotamine)	口服1~2mg+咖啡因100~200mg,每周麦角胺不超过10mg
5-HT₁受体激动药	舒马曲坦(sumatriptan)	皮下注射6mg,25mg口服/吸入
	利扎曲坦(rizatriptan)	口服1~5mg,每日最大量30mg

表 16-2 临床常用的预防偏头痛发作药

药物类型	常用药物	用法用量
β受体拮抗药	普萘洛尔(propranolol)	每日40~320mg,分次服用
	阿替洛尔(atenolol)	每日25~100mg,分次服用
	美托洛尔(metoprolol)	每日50~300mg,分次服用
非甾体抗炎药(NSAIDs)	萘普生(naproxen)	每日550~1100mg,分次服用
	阿司匹林(aspirin)	每日1300mg,分次服用
三环类抗抑郁药	丙米嗪(imipramine)	每日10~200mg,宜睡前服用
	阿米替林(amitriptyline)	每日10~200mg,宜睡前服用
	多塞平(doxepin)	每日10~200mg,宜睡前服用
5-HT₂受体拮抗药	苯噻啶(pizotifen)	每次0.5mg,每日三次
	赛庚啶(cyproheptadine)	每次4mg,每日三次
	美西麦角(methysergide)	开始口服每次1mg,睡前服;2周内逐步增加至每日2~6mg,分次服用
钙通道阻滞药	维拉帕米(verapamil)	每日50~300mg,分次服用
	氟桂利嗪(flunarizine)	初始5mg,以后5~10mg
其他类	丙戊酸钠(valproate sodium)	每日750~1500mg,分次服用

三、常 用 药 物

(一)选择性5-HT₁受体激动药

舒马曲坦(sumatriptan)

【药动学】 口服生物利用度14%,首关消除明显,45分钟达峰,血浆蛋白结合率为

14%～21%，主要经肝代谢，尿排泄，$t_{1/2}$为 2 小时。皮下注射吸收迅速，30 分钟达峰，生物利用度达 96%。

【药效学】　选择性激动 5-HT$_{1D/1B}$受体，其 5-HT$_{1D}$受体激动作用与抗偏头痛密切相关。对生理状态血管的收缩作用轻微，但能强烈收缩已扩张的脑血管及脑膜血管，阻止脑膜及脑血管的血浆蛋白外渗，从而减轻动脉的神经源性炎症反应；作用于支配脑膜及颅动脉的神经末梢，抑制有致痛作用的神经介质释放，降低偏头痛时血中降钙素基因相关肽的含量。

【临床应用】　急性周期性偏头痛和丛集性头痛的急性发作。

【禁忌证】　禁用于缺血性心脏病、有心肌梗死病史或冠状动脉痉挛病史者、血压未得到控制的高血压患者以及有肺动脉高压病史的患者。肝、肾疾病者，有癫痫史者及孕妇慎用。偏瘫性偏头痛患者亦应避免服用本品。

【不良反应】　可见头昏、眩晕、不适、疲劳、嗜睡、感觉异常和暂时性血压升高；暂时性胸部压迫感、束缚感或胸痛；诱发冠状动脉痉挛或肺动脉高压，可能与激动 5-HT$_{1B}$体有关。

【药物相互作用】　与单胺氧化酶抑制剂、5-HT 再摄取抑制剂合用可增强心、肺不良反应。亦不宜与锂盐和麦角胺合用，用麦角胺的患者至少应停药 4 小时后，方可换用。

【药物评价】　该药起效迅速，快于二氢麦角胺，明显减轻偏头痛发作的程度，缩短发作时间，但不能预防偏头痛发作。价格较贵，轻度及中度偏头痛宜首先选用其他抗偏头痛药物治疗，亦可用于丛集性头痛发作的治疗。舒马曲坦用于偏头痛和丛集性头痛，用药前必须诊断明确，排除其他疾病，对新诊断的患者如用第一剂舒马曲坦无效，应重新诊断，而不应给第二剂。

【注意事项】　儿童及老年人不宜使用，不可静脉注射。

（二）麦角类

麦角胺（ergotamine）

【药效学】　激动 5-HT 受体而收缩脑血管，可使扩张的血管收缩，搏动恢复正常，能抑制脑膜血管及脑血管的血浆蛋白外渗，减轻动脉的神经源性炎症。

【临床应用】　用于偏头痛，使头痛减轻，与咖啡因合用有协同作用，提高疗效，减少副作用。仅减轻、缓解偏头痛症状，无根治与预防作用。应在头痛发作开始时立即使用，如头痛已达高峰，则难以奏效。该药亦可用于其他神经性头痛。

【禁忌证】　禁用于孕妇、哺乳期妇女、周围血管疾患、冠脉供血不足、心绞痛及肝肾功能不全患者。

【不良反应】　用量过大或皮下注射时常引起恶心、呕吐、上腹部不适、腹泻、肌无力甚至胸部疼痛。

【注意事项】　每日 1 次给药可引起反跳性头痛，主要表现为除偏头痛外，还有双侧额、颞、枕部或全头部的轻、中度钝痛，后者常在睡醒后出现，持续数日；用镇痛药有时反而使头痛加重，再服麦角胺又难以使之完全缓解。麦角胺还可引起药物依赖性，一般每周应用麦角胺制剂 2 次以上即可产生依赖。

（三）5-HT 受体拮抗药

美西麦角（methysergide）

【药动学】　胃肠吸收迅速，1 小时达峰，首关消除明显。部分在肝脏代谢为甲麦角新碱,代谢产物和原形药经肾排泄。

【药效学】 为麦角生物碱的衍生物,选择性拮抗 5-HT$_2$ 受体,抑制神经源性炎症反应产生,预防偏头痛发作,但一旦炎症反应发生,则无效。

【临床应用】 主要用于预防性治疗偏头痛和其他血管性头痛,可使发作频率减少 60%~70%,一般在服药后 1~2 日产生药效,停药后药效可维持 1~2 日,对已发作的偏头痛无效。也用于胃部分切除术后的倾倒综合征(postgastrectomy dumping syndrome)及缓解类癌瘤(carcinoid)引起的腹泻和消化不良。

【禁忌证】 瓣膜性心脏病、肺部疾病、胶原病患者禁用。溃疡病患者慎用。

【不良反应】 恶心、呕吐、腹痛、头晕、嗜睡、共济失调、失眠、不安、欣快、幻觉、精神错乱等精神症状,局部水肿,体重增加,偶见皮疹、脱发、关节和肌肉疼痛、中性粒细胞减少、嗜酸性粒细胞增加、直立性低血压和心率加快等。

【注意事项】 部分患者服用该药后会出现动脉痉挛,严重者可引起心绞痛症状,一旦发现,应立即停药。少数患者长期用药后可发生腹膜后纤维化、胸膜肺纤维化、冠状动脉纤维化或心瓣膜纤维化,一旦发生纤维化,应立即停药并给予糖皮质激素,必要时进行手术治疗,但应注意避免突然停药,需在 2~3 周内逐渐减量。为避免引起纤维化,应间断用药。一般连续用药不超过 6 个月,间隔至少 1 个月;也有研究认为连续用药不宜超过 3 个月。

苯噻啶(pizotifen)

苯噻啶为 5-HT 受体拮抗药,还有抗组胺和抗胆碱作用。主要用于典型和非典型偏头痛,能减轻症状及发作次数,也适用于红斑性肢痛症、血管神经性水肿、慢性荨麻疹以及房性和室性期前收缩。不良反应主要有头晕、口干等,长期服用应注意血象变化。因易导致嗜睡,故驾驶员、高空作业者慎用。青光眼患者及孕妇禁用。

赛庚啶(cyproheptadine)

赛庚啶有较强的 H$_1$ 受体拮抗作用,较弱的拮抗 5-HT$_{2A/1C}$ 受体的作用、抗胆碱能作用以及中枢性抑制作用。可刺激食欲,引起体重增加。可用于预防偏头痛发作。还可用于荨麻疹、湿疹、过敏性和接触性皮炎、皮肤瘙痒、鼻炎、支气管哮喘等变态反应性疾病。皮肤瘙痒通常在服药后 2~3 日内消失。此外,对库欣病、肢端肥大症也有一定疗效。不良反应包括嗜睡、口干、乏力、头晕、恶心等。机动车驾驶员、高空作业者及年老体衰者慎用。青光眼患者、早产儿及新生儿禁用。

(四) β 受体拮抗药

普萘洛尔(propranolol)

普萘洛尔可用于预防偏头痛发作,剂量为每次 20~40mg,每日 3 次服用,若效果不明显可增加日剂量至 240~300mg。长效制剂,每日 1 次,开始剂量为每日 80mg,逐渐加量,有效剂量为每日 160~240mg。若应用最大剂量后 4~6 周仍未见效,则应停用。停药应逐渐进行,在数周内撤完,因突然停药可引起戒断综合征。禁用于心源性休克、窦性心动过缓、房室传导阻滞、哮喘等。有肝、肾功能障碍者及应用钙通道阻滞药者慎用。

（五）钙通道阻滞药

尼莫地平（nimodipine）和氟桂利嗪（flunarizine）

常用于预防偏头痛。尼莫地平每日 120～160mg，分 3～4 次服用。氟桂利嗪每日 5～10mg，睡前服用。长期服用尼莫地平和氟桂利嗪可出现嗜睡、无力、体重增加、锥体外系症状、迟发性运动障碍、静坐不能等。

四、抗偏头痛药物的应用原则

（一）预防发作

若患者每月有 2 次及以上的发作，应考虑作药物预防性治疗；可依次试用阿司匹林、β 受体拮抗药（如普萘洛尔）、钙通道阻滞药（尼莫地平、氟桂利嗪）、抗癫痫药、抗抑郁药、5-HT$_2$受体拮抗药（美西麦角、苯噻啶）等，连用 2～3 个月无效应考虑换药；预防治疗除药物外，应消除诱发因素，如心理压力大、精神紧张、睡眠不足、嘈杂环境、强烈气味、过度疲劳以及某些饮品与食物如巧克力、奶酪、烟酒等。

（二）控制急性发作

偏头痛发作时部分患者经休息或睡眠后头痛即可缓解，无须特殊治疗，开始发作时进行药物干预为偏头痛缓解的最佳时机；轻、中度发作时服用解热镇痛药（如阿司匹林、对乙酰氨基酚等）或止痛药物，伍用咖啡因或镇静药可增强疗效；中至重度偏头痛急性发作时，选用麦角制剂或 5-HT$_{1B/1D}$受体激动剂，但是孕妇禁用麦角类制剂；偏头痛持续发作可用强镇痛药、激素，禁用麦角制剂。

（三）控制呕吐

偏头痛患者可伴呕吐，而大部分抗偏头痛的药物也会导致呕吐，可合并应用甲氧氯普胺或多潘立酮。

（四）非药物治疗

顽固性偏头痛可考虑高压氧治疗。

第四节　癫痫的临床用药

一、癫痫定义及分类

癫痫是一种反复发作的神经系统疾病，发作时大多伴有脑局部病灶的神经元兴奋性过高所致的阵发性异常高频放电，并向周围正常组织扩散而出现大脑功能短暂失调的综合征。癫痫在人群中的发病率约为 4‰～9‰。癫痫临床症状取决于病灶所在的部位、异常兴奋所累及神经组织的种类和所波及的范围，因而癫痫的临床表现具有多样性，发作时表现为短暂的运动、感觉或（和）精神失常，多伴有脑电图异常。

癫痫的分类较复杂，国际抗癫痫联盟根据临床表现和脑电图特征将癫痫分为局限性发作、全身性发作及不能分类的癫痫发作等。局限性发作包括单纯部分性发作不伴意识障碍，复杂部分性发作（精神运动性发作或颞叶癫痫）伴意识障碍。全身性发作主要包括全身强直-阵挛大发作，失神小发作，其他肌阵挛发作、阵挛发作、强直发作、失张力发作等。不能分类的癫痫发作主要包括癫痫持续状态(全身强直阵挛发作持续状态、失神发作持续状态、复杂部分发作持续状态和部分性癫痫持续状态)、某些特定情况下的发作(反射性发作、诱因引起的发作和周期性发作)。

二、常用药物

苯妥英钠(phenytoin sodium,大仑丁,dilantin)

【药动学】 口服吸收慢而不规则,药物制剂和个体差异影响大,达峰时间 3 ~ 12 小时。口服治疗量(每日 0.3 ~ 0.6g),需 6 ~ 10 天才能达到有效血浆浓度(10 ~ 20μg/ml)。血浆蛋白结合率为 85% ~ 90%。95% 药物被 CYP2C9/10 和 CYP2C19 代谢,再与葡萄糖醛酸结合自肾排出。血浆浓度在低或中浓度治疗量时,按一级动力学方式消除,$t_{1/2}$ 为 12 ~ 36 小时。

【药效学】 在无明显镇静的剂量时即有抗癫痫作用,阻止惊厥症状的发生,但不能消除癫痫的先兆症状。抗癫痫机制可能涉及:①降低 Na^+、K^+、Ca^{2+} 跨细胞膜的通透力,对许多可兴奋细胞具有抑制作用;对处于异常兴奋状态的细胞的 Na^+ 通道的亲和力增高,阻滞作用增强;②阻止异常放电向周围神经元扩散,可能与它抑制突触传递的强直后增强(post tetanic potentiation,PTP)有关。

【临床应用】

1. 治疗癫痫 主要用于治疗强直-阵挛性发作和部分性发作;对精神运动性发作和单纯性部分性发作亦有效;对小发作和肌阵挛发作无效,甚至会增加发作频率;静脉注射用于癫痫持续状态。

2. 治疗外周神经痛 如三叉神经、舌咽神经和坐骨神经等疼痛。可能与其稳定神经细胞膜有关。

3. 治疗心律失常 详见第十七章第三节。

【不良反应】 较多,治疗浓度与中毒浓度较近。

1. 一般刺激症状 口服可出现厌食、恶心、呕吐和腹痛等,饭后服用可减轻。静脉注射可致静脉炎。

2. 中枢神经系统症状 具有剂量相关性。血药浓度为 20 ~ 40μg/ml 时,可出现眼球震颤、共济失调、眩晕、复视;40 ~ 50μg/ml 时可致精神错乱;大于 50μg/mL 时可出现昏睡、昏迷。由于治疗量个体血药浓度差异悬殊,故有条件时应监测血药浓度。小儿中毒症状不易发现,故不宜使用。

3. 慢性毒性反应 长期应用可引起牙龈增生,多见于儿童和青少年,发生率约20%,可能与从唾液排出的药物刺激胶原组织增生有关,良好的口腔卫生可减轻,一般停药 3 ~ 6 个月后可自行消退。低血钙、佝偻病、骨软化和骨质疏松,可能与其诱导肝药酶而加速维生素 D 的代谢有关。巨幼红细胞性贫血,这与其干扰叶酸的吸收和代谢,以及抑制二氢叶酸还原酶活性有关。女性可见多毛症,男性乳房增生,并有致畸作用,孕妇禁用。

4. 过敏反应 较少见,可出现皮肤瘙痒、皮疹(发生率2% ~ 5%)、粒细胞减少、血小板减少和再生障碍性贫血。

【药物相互作用】 保泰松、磺胺类和水杨酸类等可竞争血浆蛋白结合;肝药酶抑制剂如氯霉素、异烟肼以及肝药酶诱导剂如巴比妥类药物、卡马西平等可影响其血药浓度。苯妥英钠也是较强的肝药酶诱导剂,可加快多种底物(包括自身)的代谢。

【注意事项】

1. 一般需连续口服用药 7 ~ 10 天才能达到稳态血药浓度,因而确定治疗是否有效、是否需增加剂量均应等待 7 ~ 10 天。若用本药替换其他抗癫痫药时也需 7 ~ 10 日的交替过程。

2. 由于起效慢,可先用苯巴比妥等作用较快的药物控制发作,然后换用苯妥英钠,但应逐步撤除前用药物,更换过程需要两药合用 7 ~ 10 天,不宜长期合用。

3. 由于呈强碱性,刺激大,不宜肌内注射,治疗癫痫持续状态时宜静脉注射。静脉注射时应进行心电图和血压监测。成人静脉注射量为 10 ~ 15mg/kg,最大速度为每分钟 50mg。儿童按每日 5mg/kg 开始给药,剂量探索调整方法同成人,其静脉注射量为 15 ~ 20mg/kg,最大速度为每分钟 30mg。

4. 血药浓度的个体差异较大,肝脏对苯妥英钠的代谢能力有饱和性;新生儿和老年人血浆蛋白结合率降低,因此,临床应用需注意剂量个体化。

苯巴比妥(phenobarbital)

【药效学】　能抑制癫痫病灶神经元的高频异常放电,并阻止异常放电的扩散,作用机制主要是激动突触后膜上的 $GABA_A$ 受体,Cl^- 通道开放的时间延长,使细胞膜超极化。可能还涉及:①抑制突触前膜 Ca^{2+} 的摄取,减少某些神经递质(NA 和 ACh 等)的释放;②减弱或拮抗谷氨酸受体作用。

【临床应用】　临床对癫痫大发作和癫痫持续状态效果良好,对单纯部分性发作及精神运动性发作亦有效,但对小发作无效。由于苯巴比妥透过血脑脊液屏障需要一定时间,静脉注射也需十几分钟起效,因而癫痫持续状态时宜先用异戊巴比妥或苯二氮䓬等起效迅速的抗癫痫药迅速制止惊厥,而后用本药维持治疗。

【禁忌证】　禁用于严重肝、肾功能不全及肝硬变、严重肺功能不全、支气管哮喘、呼吸抑制、血卟啉病、贫血、糖尿病未控制等患者;可通过胎盘屏障,亦可通过乳汁泌出,故孕妇和哺乳期妇女慎用。

【不良反应】　较轻,常有一过性嗜睡和困倦。小儿可出现兴奋不安、活动过多等反常现象。较大剂量可出现嗜睡、精神萎靡、共济失调等副作用,用药初期较明显,长期使用则产生依赖性。偶可发生巨幼红细胞性贫血、白细胞减少和血小板减少。

【注意事项】　长期用于治疗癫痫时不可突然停药,以免引起癫痫发作,甚至出现癫痫持续状态。本品为肝药酶诱导剂,与其他药物联合应用时应注意相互影响。

扑米酮(primidone)

口服吸收快而完全,除失神小发作外对所有癫痫均有效。有时对其他药无效者仍有效。与苯妥英钠合用效果更佳。开始每次 0.06g,一日 3 次,渐增至每次 0.25g,一日 3 次,每日总量不超过 1.5g。

卡马西平(carbamazepine)

【药动学】　口服生物利用度 70% ~ 85%,6 ~ 8 小时血药浓度达峰,食物可减慢其吸收。口服 3 ~ 6 日达稳态,V_d 约为 1L/kg。98% 被肝药酶 CYP3A4 代谢,单剂,$t_{1/2}$ 平均为 36 小时;

可诱导肝药酶对自身的代谢,长期用药其 $t_{1/2}$ 缩短,一般成人为 $10 \sim 25$ 小时,小儿为 $7 \sim 20$ 小时,其稳态血药浓度可下降 50%。最低有效浓度为 $4\mu g/ml$,安全治疗有效浓度为 $4 \sim 12\mu g/ml$。

【药效学】　降低神经元细胞膜对 Na^+ 和 Ca^{2+} 的通透性,提高神经元的兴奋阈,抑制大脑神经元高频放电和冲动的传播,因而对癫痫病灶的异常放电及其放电扩散均有抑制作用。此外,还可能促进 GABA 神经元传递,增强其突触后抑制。

【临床应用】

1. 为高效的抗癫痫药,临床对多种类型癫痫有效,其中对单纯部分性发作和精神运动性发作疗效最好,对大发作疗效较好,对小发作和肌阵挛性发作效果差或无效。

2. 治疗三叉神经痛、舌咽神经痛和躁狂症。

【禁忌证】　以下情况禁用:心脏房室传导阻滞;血小板、血常规及血清铁严重异常;有骨髓抑制病史;心、肝、肾功能不全;孕妇和哺乳期妇女;对本药及三环类抗抑郁药过敏者。

【不良反应】　复视、共济失调、恶心、呕吐、眩晕、头痛、嗜睡、皮疹等。有效治疗浓度与中毒浓度接近甚至重叠,大于 $12\mu g/ml$ 即可引起中毒反应,表现为骨髓抑制、粒细胞减少、心律失常、肝损害、幻觉等;大于 $20\mu g/ml$ 时可引起抽搐。

【药物相互作用】　可诱导肝药酶,加速自身代谢,连续使用数周后其稳态血药浓度逐渐降低;也可加快口服抗凝药(如华法林)、口服避孕药、苯妥英钠、丙戊酸钠、苯二氮䓬类等药物的代谢;丙戊酸钠和西咪替丁等肝药酶抑制剂可抑制卡马西平代谢。

【注意事项】　为了避免浓度相关性不良反应的发生,用药期间应监测血药浓度。

乙琥胺(ethosuximide)

【药动学】　口服吸收完全,3 小时达峰,连续服药 $7 \sim 10$ 日达稳态血药浓度。有效血药浓度为 $40 \sim 100\mu g/ml$,患者一般可耐受 $160\mu g/ml$。血浆蛋白结合低,快速分布到各组织,V_d 为 $0.7L/kg$。不在脂肪组织中蓄积。长期用药时脑脊液内的药物浓度与血浆浓度近似。儿童需 $4 \sim 6$ 日血浆浓度才达稳态。控制失神发作的有效血浆浓度约为 $40 \sim 100\mu g/ml$。成人血浆 $t_{1/2}$ 为 $40 \sim 50$ 小时,儿童约 30 小时。经肝代谢,约 25% 以原形随尿排出。

【药效学】　能对抗戊四唑所致的惊厥,只有在麻醉剂量对小鼠最大电休克发作才有效。机制可能与抑制神经元 T 型 Ca^{2+} 通道有关。

【临床应用】　临床治疗小发作(失神性发作)的首选药物,对其他癫痫类型无效。对难控制的失神小发作可与丙戊酸钠合用。

【不良反应】　厌食、恶心、呕吐等胃肠症状,发生率为 40%。也可见倦怠、乏力、头晕、头痛等。偶见嗜酸性粒细胞增多症或粒细胞缺乏症,严重者发生再生障碍性贫血,故用药期间应监测血象。

【注意事项】　停药时宜逐渐减量。定期检查血、尿常规及肝、肾功能。本品与甲琥胺、苯琥胺可发生交叉过敏反应,停药应逐渐减量防止出现失神状态。与三环类抗抑郁药、吩噻嗪类抗精神病药合用,可降低抗惊厥效应。可在食间服用,以减少对胃部的刺激。

丙戊酸钠(sodium valproate)

【药动学】　口服吸收迅速完全,$1 \sim 2$ 小时达峰。连续服药 $1 \sim 3$ 日达稳态。血浆蛋白结合率约为 90%，V_d 为 0.12~0.25L/kg。90% 经肝代谢。血浆 $t_{1/2}$ 为 9~18 小时，肝损伤时延长。

【药效学】　为广谱抗癫痫药，对各型癫痫均有效。对失神小发作疗效优于乙琥胺，因有肝毒性，一般不作首选；对精神运动性发作疗效与卡马西平相似；对大发作的疗效不如苯妥英钠和苯巴比妥。作用机制可能涉及：①抑制脑内 GABA 转氨酶，减慢 GABA 的代谢；易化GABA 合成酶-谷氨酸脱羧酶的活性，使 GABA 形成增加；抑制 GABA 转运体，减少 GABA 的摄取，使脑内 GABA 含量增高；提高突触后膜对于 GABA 的反应性，从而增强 GABA 能神经突触后抑制。②阻滞 Na^+ 通道和 L 型 Ca^{2+} 通道；在高浓度时，还能增加胞膜钾电导。此外，低浓度时能使膜超极化。

【临床应用】　为广谱抗癫痫药，临床上对各种类型癫痫均有一定疗效。

【禁忌证】　肝病或明显肝功能损害时禁用；血液病、肾功能损害、器质性脑病患者慎用；孕妇及哺乳期妇女慎用。

【不良反应】　胃肠道刺激症状如恶心、呕吐、食欲减退，发生率为 20%，宜饭后服用。偶有镇静、头痛、共济失调等。用药 3~6 个月约有 40% 患者可出现转氨酶升高，用药期间应注意监测肝功能。极少数可发生暴发性肝炎，2 岁以下儿童在合用其他抗癫痫药时较易发生。肝病、肾病、血液病患者、孕妇和哺乳期妇女禁用。

【药物相互作用】　抑制肝药酶，可使巴比妥、乙琥胺等药物的血药浓度增加；可与苯妥英钠竞争血浆蛋白结合；肝药酶诱导剂或抑制剂可影响丙戊酸钠的代谢。

【注意事项】　宜从小剂量开始，逐渐增量，最大日用量为 1.8g。血药浓度的个体差异较大，故应监测血药浓度。

苯二氮䓬类（benzodiazepines）

特异性地与苯二氮䓬受体结合，增强脑内 GABA 功能。另外，还能提高 Ca^{2+} 依赖性 K^+ 电导，减弱神经元的兴奋性。

地西泮（diazepam）是治疗癫痫持续状态的首选药，静脉注射显效快，安全性较大。硝西泮（nitrazepamnitrazepam）主要用于失神小发作和非典型失神性发作等。氯硝西泮（clonaze-pamclonazepam）和氯巴占（clobazam）的抗癫痫谱较广，对各型癫痫均有效，尤其对失神小发作、非典型失神性发作和肌阵挛性发作疗效突出。

癫痫持续状态，地西泮静注 10~20mg，速度不应超过每分钟 2mg。小儿按 0.3~0.5mg/kg 计算，5 岁以下每次不超过 5mg，5 岁以上不超过 10mg/kg。硝西泮：成人维持量每日 0.5mg/kg，小儿每日 1mg/kg。氯硝西泮：成人维持量每日 0.05~0.2mg/kg，小儿每日 0.1~0.2mg/kg。

加巴喷丁（gabapentin）

加巴喷丁可抑制最大电休克发作的强直性后肢伸展，抑制戊四唑引起的阵挛性发作。可单独或作为辅助用药，治疗部分性发作或其继发性全身性发作。还可用于治疗偏头痛和慢性钝痛。在人体内主要以原形从尿中排泄。单用时，$t_{1/2}$ 约为 5~9 小时，合用时对其他抗癫痫药的血药浓度无影响。患者耐受良好，可出现嗜睡、头晕、共济失调、眼颤等不良反应。

托吡酯(topiramate)

托吡酯对最大电休克发作、戊四唑和电点燃癫痫模型均有抑制作用,其机制可能与抑制神经细胞电位依赖性 Na^+ 内流,促进 GABA 功能有关。对难治性部分性发作和继发性大发作疗效显著。多作为辅加用药,也可单用。口服吸收迅速,1.4~3 小时达峰,主要以原形从尿排出,$t_{1/2}$ 为 25~47 小时。最佳治疗血药浓度可能为 3.4~5.2μg/ml。不良反应有嗜睡、疲乏、体重减轻、皮疹等;血药浓度过高可引起厌食,思维减慢、不集中、认知障碍;可降低雌二醇血浆浓度。成人用量为每日 600~800mg。

拉莫三嗪(lamotrigine)

口服吸收完全,经肝代谢,单用 $t_{1/2}$ 为 24~35 小时,与苯妥英钠、卡马西平、苯巴比妥或扑米酮合用时血药浓度下降,$t_{1/2}$ 可缩短为 15 小时。与丙戊酸钠合用数周,可使丙戊酸钠血浆浓度降低 25%,而丙戊酸钠可减慢拉莫三嗪的代谢。可抑制兴奋性神经递质谷氨酸释放。单用或作为辅助药物用于治疗成人部分性发作,继发性全身性大发作、小发作等。对新发的部分性发作和继发性全身性大发作,拉莫三嗪和卡马西平的疗效相近,但患者对拉莫三嗪耐受较好。广谱、低毒,对原发性和继发性性癫痫均有效。可见皮疹、头晕、复视、恶心等不良反应。

氟桂利嗪(flunarizine)

为双氟化哌啶衍化物,选择性阻滞 T 型和 L 型 Ca^{2+} 通道、电压依赖性 Na^+ 通道。抗惊厥谱广,对多种癫痫动物模型均有不同程度的对抗作用,抗电休克惊厥作用较强,对戊四氮引起的阵挛性惊厥无效。对各型癫痫均有效,尤其对局限性发作、大发作效果好。口服易吸收,2~4 小时达峰,有效血浆浓度 30~100ng/ml,血浆蛋白结合率 99%,$t_{1/2}$ 约为 19~22 天。常见困倦、镇静和体重增加等副作用。

三、抗癫痫药物的应用原则

癫痫是一种慢性疾病,治疗方式包括药物治疗和手术治疗,多数患者经长期用药,预后较好,而手术治疗应严格掌握适应证。抗癫痫药物可能需要终生用药。理想的治疗药物应具备疗效高、毒性低、抗癫痫谱广、价格便宜等优点。在用药时须注意如下几点:

1. 应在明确诊断后决定是否用药,选择安全、有效、价廉的药物进行治疗。

2. 应根据癫痫病情、类型和药物特点选择合适的药物,见表16-3。

3. 单纯型癫痫最好选用一种有效药物,一般先从小剂量开始,逐渐增量,获得理想疗效时,进行维持治疗。若用单种药难于奏效,或混合型癫痫患者常需合并用药,一般可作为辅助药物的抗癫痫药物有拉莫三嗪、加巴喷丁、托吡酯、噻加宾等。联合用药时,应选择作用机制不同的药物,同时充分考虑两药的不良反应和相互作用。

4. 在治疗过程中不宜随便更换药物。必需时,须采用过渡用药方法,即在原药基础上加用新药,待其发挥疗效后再逐渐减量、撤掉原药。

5. 对于长期使用抗癫痫药的患者,需注意毒副作用,密切观察并定期进行血象,肝、肾功等的检查。苯妥英钠、卡马西平、丙戊酸钠和乙琥胺等抗癫痫药的有效浓度和中毒浓度较接近,且有些药物的血药浓度个体差异较大,故用药时最好监测血药浓度,根据血药浓度并结合患者对药物的反应调整剂量。

6. 坚持连续服药,严格停药指征,即使症状完全控制后,也不随意停药,至少维持 2～3年再逐渐停药,否则可能导致复发。

表 16-3　根据癫痫发作类型合理选择抗癫痫药物

发作类型	一线药物	二线药物	其他可考虑药物
全面强直阵挛发作（大发作）	拉莫三嗪、丙戊酸钠、托吡酯等	氯硝西泮、卡马西平、苯妥英钠等	苯巴比妥、扑痫酮等
失神发作(小发作)	乙琥胺、拉莫三嗪、丙戊酸钠等	左乙拉西坦、氯硝西泮、托吡酯等	
部分发作	拉莫三嗪、丙戊酸钠、托吡酯、卡马西平、奥卡西平等	苯妥英钠、加巴喷丁等	氯硝西泮、苯巴比妥、扑痫酮等
肌阵挛发作	乙琥胺、丙戊酸钠、氯硝西泮等	硝西泮、苯妥英钠	
失张力性发作	丙戊酸钠、氯硝西泮等	卡马西平、苯妥英钠、左乙拉西坦	苯巴比妥、扑痫酮
婴儿痉挛症	ACTH、泼尼松	氯硝西泮、丙戊酸钠、托吡酯	
癫痫持续状态	地西泮、硝基西泮	苯妥英钠、苯巴比妥、副醛	

第五节　中枢神经退行性病变的临床用药

一、帕金森病的临床用药

（一）概述

帕金森病(Parkinson disease)又称震颤麻痹(paralysis agitans),是锥体外系进行性功能紊乱所致的一种慢性中枢神经系统疾患。帕金森病的主要临床表现为静止震颤、肌强直、运动迟缓和姿势反射受损,严重患者伴有记忆障碍和痴呆,如不及时治疗,病情呈慢性进行性加重,晚期往往全身僵硬、活动障碍,严重影响生活质量。帕金森综合征(Parkinson syndrome)是指某些因素如脑缺血性疾患、病毒性脑病、中枢神经系统变性、化学物质(如一氧化碳、锰、二硫化碳)中毒、某些药物(如利血平、吩噻嗪类抗精神病药、氟哌啶醇等)引起的类似帕金森病的症状。

帕金森病的病理特点表现为黑质多巴胺(DA)能神经元变性缺失和路易小体形成,纹状体多巴胺递质浓度降低。病因尚未完全清楚,已有多种学说,如多巴胺学说、自由基损伤学说、兴奋性神经递质毒性学说、线粒体功能障碍学说等。目前,多巴胺学说得到普遍接受,该学说认为帕金森病的病因为脑内黑质-纹状体处的多巴胺神经元变性,使多巴胺减少所致。在脑内黑质-纹状体处存在着多巴胺能和乙酰胆碱(ACh)能神经元,分别为抑制性神经元和兴奋性神经元,两者相对平衡,对维持肌张力、协调肌肉运动起着极其重要的作用。多巴胺在黑质细胞内生成,经黑质-纹状体通路运送至纹状体多巴胺能神经末梢。当多巴胺能神经元变性,多巴胺释放减少,胆碱能神经元活动相对占优势时则出现震颤麻痹症状。

(二)帕金森病的治疗原则

目前尚无根治帕金森病的方法。治疗原则以药物早期性保护性治疗和症状性治疗为主,辅以手术治疗和康复治疗的综合性治疗策略。

药物治疗是主要治疗措施,但药物常不能延缓疾病进程,如症状不明显,考虑到副作用,可不优选药物症状性治疗,主张保护性治疗,但是确切疗效未知;非药物治疗包括运动、语言物理治疗和康复治疗;在长期使用药物疗效明显下降,同时出现异动症且药物治疗无效患者,可考虑手术治疗。

(三)常用药物

根据药物作用机制,目前常用抗帕金森病药可以分为 5 类:中枢拟多巴胺药、中枢抗胆碱药、外周脱羧酶抑制剂、单胺氧化酶抑制剂和儿茶酚胺氧位甲基转移酶抑制剂。

左旋多巴(levodopa)

【药动学】 口服后小肠吸收迅速,0.5~2 小时达峰。胃排空缓慢、胃液酸度增加可减少其吸收,氨基酸可与左旋多巴竞争氨基酸跨膜转运系统,因而高蛋白饮食和餐后服用可减少其吸收。入血后,绝大多数左旋多巴主要经肝脏芳香族氨基酸脱羧酶脱羧变为多巴胺,代谢产物经尿中排泄,$t_{1/2}$ 为 1~3 小时。不易通过血脑屏障。约 1% 的左旋多巴进入中枢,在中枢脱羧酶的作用下变为多巴胺,部分可进一步转化为去甲肾上腺素和肾上腺素。

【药效学】

1. 抗帕金森病作用 左旋多巴入脑后转变为多巴胺,使黑质-纹状体的多巴胺与乙酰胆碱两种神经递质趋于平衡,用于治疗帕金森病。

2. 其他作用 ①心血管作用:95% 左旋多巴在外周脱羧酶的作用下脱羧生成多巴胺,用药后血液中多巴胺大量增加。多巴胺在外周激动 α_1、β 受体和多巴胺受体而产生心血管不良反应;②对内分泌系统的影响:多巴胺直接作用于垂体腺细胞,刺激释放催乳素抑制素,进而减少催乳素的分泌。

【临床应用】 治疗各种类型的帕金森病患者,对轻症及年轻患者疗效好,重症或年老弱者疗效较差。

【禁忌证】 严重精神疾患、严重心律失常、心力衰竭、青光眼、消化性溃疡和有惊厥史者禁用;高血压、心律失常、糖尿病、支气管哮喘、肺气肿、肝肾功能障碍、尿潴留者慎用。

【不良反应】

1. 胃肠反应 多巴胺刺激化学催吐感受区,单用左旋多巴约 80% 患者出现恶心、呕吐、厌食等胃肠反应。分次用药、饭后用药、抗酸药、饭前 30 分钟服用抗组胺药赛克力嗪 50mg 可有效减轻胃肠反应。多巴胺受体拮抗药多潘立酮不能通过血脑屏障,可用于对抗左旋多巴引起的外周不良反应;而甲氧氯普胺可通过血脑屏障,则不能用于此目的。外周脱羧酶抑制药(如卡比多巴)通过抑制外周氨基酸脱羧酶,使左旋多巴在外周转化为多巴胺的量减少,而进入中枢的左旋多巴量增加,因此可增其疗效,减少不良反应。

2. 左旋多巴在体内代谢需儿茶酚胺氧位甲基转移酶(COMT),此酶需甲基,甲基来源于蛋氨酸,故长期用药可导致蛋氨酸缺乏。

3. 心血管反应 用药初期约30%的患者可出现轻度直立性低血压,少数患者可出现眩晕甚至晕厥,继续服药这些症状减轻或消失。多巴胺激动外周β受体可引起心动过速、心律失常等,一般仅见于老年人和心脏病患者,必要时可用β受体拮抗药处理。

4. 运动障碍 左旋多巴治疗2~4个月时约50%、1年时约80%患者可出现傻笑、咀嚼、转动舌头、伸腿、皱眉等非自主异常动作。左旋多巴与外周脱羧酶抑制药合用时运动障碍发生率较高。降低左旋多巴剂量可减轻运动障碍,但同时可降低疗效。药物处理这些运动障碍常难取得满意效果。

5. 精神异常 临床表现多种多样,可出现抑郁、激动不安、失眠、焦虑、幻觉、噩梦、判断障碍、过度自信等症状。当左旋多巴与外周脱羧酶抑制药合用时精神异常发生率较高。抗精神病药奥氮平、利培酮及氯氮平可用于处理这些精神异常。

6. 药效波动 随着治疗时间的延长,左旋多巴药效波动常表现为耗损现象或(和)开关现象。增大左旋多巴剂量可减轻耗损现象,但易引发非自主异常运动。为防止耗损现象常采用缩短给药间隔和选用控释剂型药物。加用多巴胺受体激动药可减轻开关现象。

左旋多巴可加重思维障碍,精神病患者禁用;闭角型青光眼患者、黑色素瘤患者、孕妇禁用;溃疡病患者慎用;心脏病患者最好采用左旋多巴与卡比多巴合用。

【药物相互作用】 维生素B_6为多巴脱羧酶的辅酶,可增强外周组织脱羧酶的活性,使外周多巴胺生成增多,副作用加重。非选择性单胺氧化酶抑制剂如苯乙肼和异卡波肼减慢多巴胺的灭活,可增强多巴胺的外周副作用,应禁止与左旋多巴合用。已用非选择性单胺氧化酶抑制剂的患者应在停药14日后再用左旋多巴。抗精神病药阻断多巴胺受体,利血平耗竭神经元内多巴胺,它们均可降低左旋多巴的中枢作用。抗胆碱药可延缓胃排空时间减慢左旋多巴的吸收。

【药物评价】 对帕金森病患者的治疗有效率为75%。对少动和肌强直疗效较好,对震颤疗效较差,多巴胺激动肌肉β受体可引起肌肉震颤,长期大量用药对震颤仍有效。用药后患者的姿势、步态、言语、书写、吞咽、面部表情等运动功能明显改善;对轻度患者及年轻患者疗效好,但治疗抗精神病药如氯丙嗪所致的帕金森综合征无效。左旋多巴明显提高帕金森病患者生活质量,延长生存时间。随着用药时间的延长,疗效可降低。有研究表明,服药6年后,50%患者不能维持疗效或不能耐受其不良反应,只有25%患者仍可获得良好疗效,疗效降低可能与疾病本身进展有关。左旋多巴起效慢,2~3周见效,1~6月达最大疗效,连用6周无效者才考虑更换其他药。

【注意事项】 剂量应个体化。由于本品的安全度很小,应严格掌握指征,详细询问病史并做检查。用药剂量根据患者的耐受而定,从小剂量开始,逐渐增加,直至毒性反应出现即减量维持;用药期间,应尽量避免食用富含B_6的食物,如酵母、全麦、麸皮、内脏及瘦肉、绿叶菜;勿从事带危险的活动,如开车、登高等;当有情绪、智力、行为等方面的改变时,应减量;用药期间,可有假性尿糖阳性、尿酮体阳性及尿中假性尿酸升高。

卡比多巴(carbidopa)

卡比多巴是α-甲基多巴肼的左旋体,为较强的L-芳香族氨基酸脱羧酶抑制药,它不能穿透血脑屏障,因此与左旋多巴合用可减少外周的多巴胺生成,而减少左旋多巴的不良反应;同时使更多的左旋多巴进入脑,而增强其疗效。卡比多巴与左旋多巴剂量按1∶10合用时,左旋多巴的有效剂量可减少75%。单用卡比多巴并不产生抗震颤麻痹作用。卡比多巴每日100~125mg可达最大效应。同类药物有苄丝肼(benserazide)。

溴隐亭(bromocriptine)和培高利特(pergolide)

均为麦角胺的衍生物,溴隐亭为较强的 D_2 受体激动剂、D_1 部分激动剂;培高利特对 D_2 和 D_1 均有激动作用。培高利特的疗效优于溴隐亭,不良反应较少。起始治疗,均易引起严重高血压、恶心和疲劳,因而起始剂量应小,增量速度应慢,需数周或数月。

罗匹尼罗(ropinirole)和普拉克索(pramipexole)

选择性激动 D_2 受体。轻度胃肠反应、恶心和疲劳,起始用药1周内可增至理想剂量。也可引起白日突发睡意。由于左旋多巴可引起氧化应激反应,加重多巴胺能神经元损伤和缺失,而患者对此两药的耐受良好,较少出现开关现象和运动障碍,两药不再仅用作辅助用药,也可单用于治疗帕金森病。

司来吉兰(selegiline)

司来吉兰抑制单胺氧化酶(MAO)-B,可有效抑制纹状体中的多巴胺降解,还可抑制多巴胺再摄取;其有抗氧化作用,可抑制多巴胺氧化应激过程中羟自由基的形成,从而保护黑质多巴胺神经元,延缓帕金森病的发展。合用时,司来吉兰可增强左旋多巴的疗效,延长其作用持续时间,减少其剂量和副作用,对耗损现象和开关现象有效;但可加重运动障碍和精神症状。常用剂量为每日10mg,分2次服用。

金刚烷胺(amantadine)

金刚烷胺为抗病毒药,用于预防 A_2 型流感。对各型帕金森病均有效,其疗效强于抗胆碱药,弱于左旋多巴。与左旋多巴有协同作用。其抗帕金森病作用可能与其促进患者黑质-纹状体内残存的多巴胺神经末梢释放多巴胺,抑制神经元的多巴胺再摄取有关。显效快,2~3日起效。连续用药6~8周后疗效减弱。对少动、僵直效果较好,对震颤的效果较差。不良反应较轻,且是暂时和可逆的,可出现失眠、食欲下降。与抗胆碱药合用可引起幻觉、精神错乱、噩梦等。起始剂量50mg,每日2~3次,1周后增至100mg,每日2~3次。一般不宜超过每日300mg,老年人不宜超过每日200mg。

苯海索(benzhexol,安坦,antan)

苯海索通过拮抗胆碱受体而减弱黑质-纹状体通路中 ACh 的作用,用于帕金森病轻度患者,亦用于不能耐受或禁用左旋多巴的患者。缓解震颤效果好,改善僵直、动作迟缓疗效较差。可与左旋多巴合用。常见的不良反应有口干、瞳孔散大、睫状肌麻痹、心动过速、便秘、尿潴留等。闭角型青光眼、前列腺肥大者慎用。常用口服剂量为1~2mg,每日3次。

(四)抗帕金森病药物的合理应用

1. 药物选用　根据疾病进程、症状进行选取不同的药物。

（1）早期神经保护为主：选用 MAO-B 抑制剂司来吉兰、雷沙吉兰等，联用维生素 E 和辅酶 Q。

（2）早期帕金森病以震颤为主，首选抗胆碱药单用或合用金刚烷胺。

（3）早期帕金森病以僵硬、行动困难为主，首选金刚烷胺单用或合用抗胆碱药。

（4）中晚期帕金森病，首选左旋多巴复方制剂，如长期使用疗效减退，可联用多巴胺受体激动剂。

（5）对于帕金森病精神症状，可考虑氯氮平。

2. 药物使用原则

（1）尽量以较小剂量获得较好疗效，初始剂量从最小剂量开始，缓慢渐增。

（2）尽量药物单用。

（3）根据药物的不良反应和症状的改善效果，适当进行剂量调整。

（4）撤药原则：几乎所有病例一旦开始药物治疗均需终身服药，以便控制症状。如药物出现副作用（如精神症状）并认定药物直接相关时，应逐步减量或停药，一般根据"后上先撤"的原则，按如下先后顺序撤药：抗胆碱药→金刚烷胺→MAO-B 抑制剂→多巴胺受体激动剂→左旋多巴复方。

二、阿尔茨海默病的临床用药

（一）概述

阿尔茨海默病（Alzheimer disease，AD），又称老年性痴呆症，是一种与年龄高度相关的、以进行性认知障碍和记忆力损害为主的中枢神经系统退行性疾病。表现为记忆力、判断力、抽象思维等一般智力的丧失，但视力、运动能力等则不易受影响。其发病率在 65 岁以上人群为 5%，在 95 岁以上人群则高达 90% 以上。我国 65 岁以上老人的患病率为 4% 左右。该病总病程为 3~20 年，确诊后平均存活时间为 10 年左右。随着人类寿命的延长和社会老龄化问题的日益突出，阿尔茨海默病患者的数量和比例将持续增高。

阿尔茨海默病患者尸检显示脑组织萎缩，特别是海马和前脑基底部神经元脱失。特征的病理学变化为细胞外淀粉样蛋白沉积和神经元内纤维缠结。发病机制尚未完全明确，关于其发生机制的假说主要有 Tau 蛋白过度磷酸化导致神经元纤维缠结、脑缺血、兴奋毒性和氧化应激损伤、中枢神经系统炎症反应等，因而迄今尚无十分有效的治疗药物。

（二）常用药物

目前采用的药物治疗策略是增加中枢胆碱能神经功能，主要有胆碱酯酶抑制剂和 M 受体激动剂，其他如兴奋性氨基酸受体拮抗药、非甾体抗炎药、氧自由基清除剂、神经生长因子及其增强剂等。

多奈哌齐（donepezil）

【药动学】　口服吸收良好，不受进食和服药时间影响，生物利用度为 100%，达峰时间 3~4 小时，$t_{1/2}$ 为 70 小时。

【药效学】　通过抑制中枢 AChE 来增加中枢 ACh 的含量，改善轻度至中度阿尔茨海默病患者的认知能力和临床综合功能。用于改善患者的认知功能，延缓病情发展。用于轻度至中度阿尔茨海默病患者。

【临床应用】 用于轻度至中度 AD 患者。

【禁忌证】 禁用于对盐酸多奈哌齐、哌啶衍生物或制剂中赋形剂有过敏史的患者。禁用于孕妇。

【不良反应】 常见流感样胸痛、牙痛等,其他可见血压升高、低血压及心房颤动等,消化道反应有大便失禁、胃肠道出血、腹部胀痛等,神经系统反应有谵妄、震颤、眩晕、易怒、感觉异常、视物模糊等。

【药物相互作用】 治疗剂量时并不影响其他药物的代谢,但 CYP3A4、CYP2D6 的诱导剂或抑制剂可影响其血药浓度。与洋地黄、华法林联用会影响后两者的血浆蛋白结合率和疗效。在房室传导阻滞,胃溃疡和哮喘的患者,胆碱酯酶抑制剂的使用要慎重。多奈哌齐有可能增强琥珀酰胆碱类肌肉松弛药的作用。

【药物评价】 具有剂量小、毒性低和价格相对较低等优点。临床上用于轻度和中度阿尔茨海默病患者。对重度阿尔茨海默病患者的疗效尚无报道。在用药之前,应该对患者进行认知功能的评估。有关用药时间的报道不多,原则上如患者没有认知功能的持续下降,应该持续用药。如病情恶化,应停止用药。

卡巴拉汀(rivastigmine)

卡巴拉汀选择性地抑制大鼠大脑皮层和海马中的 AChE 活性,而对纹状体、脑桥以及心脏的 AChE 活性抑制力很小,能提高认知能力,如记忆力、注意力和方位感。临床试验表明,卡巴拉汀具有安全、耐受性好、不良反应轻等优点,且无外周 AChE 抑制活性,尤其适用于伴有心脏、肝脏以及肾脏等疾病的阿尔茨海默病患者。起始剂量每次 1.5mg,2 周后,剂量增加,最大剂量每日 12mg。主要不良反应有恶心、呕吐、眩晕和腹泻,但一般服药一段时间后即可消失。

加兰他敏(galanthamine)

加兰他敏抑制神经元 AChE 的能力比抑制血液中丁酰胆碱酯酶的能力强 50 倍,是 AChE 竞争性抑制剂。在胆碱能高度不足的区域(如突触后区域)活性最大。用于治疗轻、中度阿尔茨海默病,临床有效率为 50% ~60%,疗效与他克林相当,但没有肝毒性。用药后 6~8 周治疗效果开始明显。有可能成为阿尔茨海默病治疗的首选药。口服每日 30~60mg,分 3~4 次服,8~10 周为一疗程。主要不良反应表现为治疗早期(2~3 周)患者可有恶心、呕吐及腹泻等胃肠道反应,稍后即消失。

石杉碱甲(huperzine A)

石杉碱甲为强效、可逆性胆碱酯酶抑制药。口服胃肠道吸收迅速、完全,生物利用度为 96.9%。易通过血脑屏障。对改善衰老性记忆障碍及老年痴呆患者的记忆功能有良好作用。用于老年性记忆功能减退及老年痴呆患者,改善其记忆和认知能力。在改善认知功能方面,与高压氧治疗效果相比效果显著。常见不良反应有恶心、头晕、多汗、腹痛、视物模糊等,一般可自行消失,严重者可用阿托品拮抗。有严重心动过缓、低血压、心绞痛、哮喘及肠梗阻患者慎用。每次 0.15~0.25mg,一日 3 次。剂量超过 0.25mg 时记忆反而减退。

美金刚(memantine)

美金刚是美国 FDA 批准的具有中等亲和力的非竞争性 NMDA 受体拮抗药。用于治疗中度至重度的老年痴呆患者,作用机制可能是干扰谷氨酸能兴奋性毒性或是通过影响海马神经元的功能而改善症状。临床试验结果表明,美金刚能够显著改善轻度至中度的脉管性痴呆患者的认知能力,而且对较严重的患者效果更好,特别是有行为障碍的患者。每次10mg,一日 2 次能够明显抑制病情的发展,患者耐受较好。

(三)治疗阿尔茨海默病的药物选择

1. 对于轻中度学习记忆、认知功能障碍的患者,可以考虑使用促智药吡拉西坦、奥拉西坦等。

2. 中重度患者可考虑使用中枢胆碱酯酶抑制剂加兰他敏、石杉碱甲、多奈哌齐和 NMDA 受体拮抗药美金刚。

3. 一种胆碱酯酶抑制剂出现严重不良反应或疗效不佳时,可换用其他胆碱酯酶抑制剂,也可改用或联用 NMDA 受体拮抗药美金刚。

4. 在使用胆碱酯酶抑制剂、NMDA 受体拮抗药时,可综合使用抗氧化、抗炎、脑功能改善剂、钙通道阻滞药如尼莫地平等药物。

案例分析:

案例:某男性患者,65 岁,主诉无诱因头晕间断发作,伴视物旋转 1 月余,有既往高血压和高血脂病史,入院诊断为椎基底动脉供血不足。医师考虑给予阿司匹林肠溶片 100mg, qd, po;阿托伐他汀钙片 20mg, qd, po;马来酸桂哌齐特注射液 320 mg 加入 0.9% 氯化钠注射液 250ml, qd, iv gutta。

分析:该治疗方案合理,患者诊断为基底动脉供血不足,同时有高血压和高血脂病史,因此给予小剂量阿司匹林预防血栓形成;马来酸桂哌齐特扩张脑血管并降低血压;阿托伐他汀钙片调血脂,由于为长效,因而不需要晚上服用。

思考题

1. 常用抗癫痫药物有哪些类型? 简述抗癫痫药物的应用原则。

2. 常用抗偏头痛药物有哪些类型? 简述抗偏头痛药物的应用原则。

3. 简述抗帕金森病药物的合理应用原则。

(杨俊卿)

第十七章　心血管系统疾病的临床用药

第一节　心力衰竭的临床用药

一、概　　述

心力衰竭(heart failure)是指在各种病理因素影响下导致心肌舒缩功能受损,心排血量不能满足机体代谢需要而产生的临床症候群。临床根据其病理生理过程的不同环节使用不同类型的药物,以消除心力衰竭的临床症状,控制病情的发展。血管紧张素酶Ⅰ转化酶抑制药及相关受体拮抗药可逆转心肌肥厚,防止心肌重构,使心衰死亡率降低;利尿药促进 Na^+ 、水排泄,改善心力衰竭症状;β 受体拮抗药拮抗亢进的交感神经活性,改善心肌功能;强心药增加心肌收缩功能;血管扩张药可减轻心脏负荷。根据具体病情,实施个体化综合治疗方案,对心力衰竭的治疗至关重要。

(一)心力衰竭的机制及病因

心力衰竭发生发展的基本机制是神经激素激活和心室重塑,是由于一系列的分子及细胞机制导致了心肌结构、功能和表型的变化,引起心肌细胞肥大、凋亡,胚胎基因和蛋白质的再表达,心肌细胞外基质量和组成的变化。最终导致临床上出现心肌病变,心室容量增加,心室形态及功能的改变。

心力衰竭不是一个独立的疾病,它是由心脏病及各种非心脏性疾病导致的一组综合征。其病因归纳起来可分为两大类:①心肌病变,例如心肌炎、心肌病、心肌梗死等;②心脏负荷过重,例如高血压、心瓣膜病、肺栓塞等。心力衰竭的发生与进展还与感染、电解质紊乱、高动力循环、劳累及情绪紧张、心律失常、不规则治疗等诱因有关。

(二)心力衰竭的治疗进展

20 世纪 50 年代以前,治疗心力衰竭的药物主要是洋地黄类强心苷。强心苷有良好的对症疗效,能改善症状,提高生活质量。但无正性心肌松弛作用,未能降低病死率,且其安全范围小,毒性较大。

20 世纪 50 年代,心力衰竭的治疗开始重视水肿与体液调节障碍的意义,同时噻嗪类利尿药问世。利尿药的使用在心力衰竭的治疗上是一次重大进展,结束了强心苷独占治疗的时代。

20 世纪 70 年代,由于心导管术的应用,人们了解到心力衰竭时血流动力学参数变化在心力衰竭发病上的意义,临床开始使用血管扩张药及非洋地黄正性肌力药治疗心力衰竭。

20 世纪 80 年代以来,在应用血管紧张素转化酶抑制药(ACEI)治疗心力衰竭的过程中,人们发现 ACEI 除有血管扩张作用外,还可防止和逆转心肌肥厚,降低病死率。同时病因学上认识到心肌重构肥厚是心力衰竭重要的危险因素,其发生又与交感神经、肾素-血管紧张素系统(RAS)等神经体液因素有关。这就促进了 ACEI 和 β-受体拮抗药用于心力衰竭的治疗。

目前,基因工程与分子生物学的进展已渗入心血管医学的研究中,心力衰竭的发病也与某些原癌基因的表达异常有关,基因治疗可能是心力衰竭治疗的新方向之一。另外,人们还致力于研究干细胞治疗心力衰竭的可能性。

二、抗心力衰竭药物的分类

根据药物的作用及机制,治疗心衰的药物主要分为以下几类:

1. 肾素-血管紧张素-醛固酮系统(RAAS)抑制药
(1)血管紧张素转化酶抑制药(ACEI):卡托普利、依那普利等。
(2)血管紧张素 Ⅱ 受体(AT1)阻断药:氯沙坦等。
(3)醛固酮受体拮抗药:螺内酯。

2. 利尿药　氢氯噻嗪、呋塞米、螺内酯等。

3. β-受体拮抗药　美托洛尔、卡维地洛等。

4. 强心苷类药　地高辛等。

5. 血管扩张药　硝普钠、硝酸异山梨酯、肼屈嗪等。

6. 其他治疗心衰的药物
(1)非苷类正性肌力药:米力农等。
(2)钙通道阻滞药:氨氯地平等。
(3)窦房结起搏电流特异性抑制药:伊伐布雷定等。

三、常　用　药　物

(一)肾素—血管紧张素—醛固酮系统抑制药

1. 血管紧张素转化酶抑制药 血管紧张素转化酶抑制药(angiotensin converting enzyme inhibitor,ACEI)是治疗心力衰竭最重要的进展之一。其可逆转左室肥厚、防止心室的重构,在相当程度上逆转心力衰竭的病理过程,是治疗心力衰竭的基石。

ACEI 用于治疗慢性心力衰竭主要通过以下机制发挥作用:①抑制 ACE 的活性:抑制血管紧张素 Ⅰ(Ang Ⅰ)向血管紧张素 Ⅱ(Ang Ⅱ)的转化,降低循环和组织中的 Ang Ⅱ 和醛固酮水平,扩张血管,降低外周血管阻力,减轻水钠潴留,增加心排血量;扩张冠脉血管,增加缺血心肌血流灌注。另外还可抑制缓激肽的降解,使缓激肽水平增高,提高其扩血管及抗增生作用。②对血流动力学的作用:降低全身血管阻力、平均动脉压、肺楔压、右房压,增加心排血量。降低肾血管阻力,增加肾血流量。③抑制心肌及血管壁重构和肥厚的发生:此作用与本类药物可干扰 Ang Ⅱ 致心肌肥厚或促细胞生长作用有关。目前临床上应用的血管紧张素转化酶抑制药有卡托普利(captopril)、依那普利(enalapril)和培哚普利(perindopril)等。

卡托普利(captopril)

【药动学】 口服后吸收迅速,1~1.5 小时后达血药峰值浓度。胃中食物会减少药物的吸收,宜在餐前服用。口服给药后 60~90 分钟产生最大降压作用,持续 6~12 小时,继续服药降压作用增强,约需数周后才能取得最大疗效。$t_{1/2\beta}$小于 3 小时,在肝内代谢为二硫化物等。经肾脏排泄,约 40%~50% 以原形排出,其余为代谢物。

【药效学】 可竞争性抑制 ACE,使 Ang Ⅰ 不能转换为 Ang Ⅱ,血浆肾素活性升高,醛固酮分泌减少,扩张血管,降低外周血管阻力,心排血量不变或增加。对心力衰竭患者,可明显降低外周血管阻力、肺毛细血管楔压及肺血管阻力,增加心排血量,延长运动耐力时间。

【临床应用】 可用于治疗临床症状严重程度不同的心力衰竭患者,包括无症状的左室功能不全患者。

【禁忌证】 对 ACEI 曾有致命性不良反应的患者禁用,如曾有血管神经性水肿、无尿性肾衰竭或妊娠妇女。以下情况须慎用:① 双侧肾动脉狭窄;② 血肌酐水平显著升高(225.2μmol/L);③高钾血症(>5.5mmol/L)。④低血压者(收缩压<90mmHg)。

【不良反应】 常见皮疹、心悸、咳嗽、味觉迟钝。较少见的有蛋白尿、眩晕、头痛、昏厥、血管性水肿、心率快而不齐、面部潮红或苍白。少见白细胞与粒细胞减少。

【药物相互作用】 与利尿药同用可致严重低血压;与保钾利尿药如氨苯蝶啶或螺内酯合用,可增加发生高钾的危险性。与内源性前列腺素合成抑制剂如吲哚美辛同用,可减弱ACEI 的降压效果。与锂同用可致锂中毒,但停药后毒性反应即消失。在应用 ACEI 同时服用锂盐应严密监测血锂水平。

【注意事项】 最好于饭前 1 小时服药,因食物可减少本品的吸收。当发现有血管性水肿症(如面部、眼、舌、喉、四肢肿胀、吞咽或呼吸困难、声音嘶哑),应立即停药。出现舌、声门或喉部血管神经性水肿会引起气管阻塞,导致死亡。应立即皮下注射盐酸肾上腺素等药物进行紧急治疗。面部、口腔黏膜、唇、四肢的血管性水肿,一般停药后即可消失。必要时,也应用药物治疗。用药期间应定期检查白细胞分类计数、尿红细胞和蛋白、血清电解质等。

依那普利(enalapril)

【药动学】 依那普利是前体药物,其在肝内转化成有效代谢物依那普利拉而发挥降压作用。口服约 68% 被吸收,服药后 1 小时,血浆依那普利浓度可达峰值。服药后 3.5~4.5小时,依那普利拉血浆浓度可达峰值,$t_{1/2}$为 11 小时。肝功能异常者依那普利转变成依那普利拉的速度延缓。广泛分布于全身,主要由肾脏排泄。

【药效学】 口服后在体内水解成依那普利拉,后者强烈抑制血管紧张素转换酶,降低血管紧张素Ⅱ含量,使全身血管舒张,引起降压。对心力衰竭患者可减少心脏前后负荷,降低肺血管阻力,改善心排血量,延长运动耐力时间。

【临床应用】　用于慢性心力衰竭患者长期治疗;左心收缩功能不全(EF<40%)患者的治疗;预防和延缓心功能Ⅰ级、无症状患者心力衰竭的发生;伴有体液潴留者应合用利尿剂。

【不良反应】　咳嗽:一般出现在用药后1个月,可延迟到停药后1个月内才消失。其他:可见急性肾功能损害、高血钾、低血压、肝功能异常、味觉和胃肠功能紊乱、皮疹、血管神经性水肿等。

【药物评价】　依那普利治疗心力衰竭的随机双盲试验表明,经连续6个月治疗,依那普利组总病死率为26%,安慰剂组则为44%。依那普利组相对危险度下降40%。此外,依那普利组心功能改善更明显,心脏体积缩小,所需辅助治疗措施亦相应减少。

【注意事项】　给药剂量须遵循个体化原则,按疗效予以调整。功能差的患者应采用小剂量或减少给药次数或增加给药间隔,缓慢递增;若须同时用利尿药,建议用呋塞米而不用噻嗪类,血尿素氮和肌酐增高时,将本品减量或同时停用利尿药。用本品治疗心力衰竭,有不发生体液潴留和不使血醛固酮水平升高的优点,但须注意降压反应。

2. 血管紧张素Ⅱ受体(AT1)拮抗剂　ACEI是治疗心力衰竭的重要药物,但也有不足之处。首先,其不良反应如干咳、血管神经性水肿、肾损害等常使其应用受限,其次ACE并非AngⅠ转化为AngⅡ的唯一途径,胃促胰酶也可转化AngⅠ为AngⅡ,而ACEⅠ对此途径无效。而血管紧张素Ⅱ受体拮抗药(angiotensin Ⅱ receptor antagonists or blockers,ARB)则可较完全的阻止AngⅡ的作用。本类药物包括氯沙坦、缬沙坦、坎地沙坦、厄贝沙坦、替米沙坦等,均可用于治疗心力衰竭。

氯沙坦钾(losartan potassium)

【药动学】　口服吸收良好,经首过代谢后形成羧酸型活性代谢物及其他无活性代谢物,生物利用度约为33%。氯沙坦及活性代谢产物分别在1小时及3~4小时达到峰值,$t_{1/2}$分别为2小时和6~9小时。氯沙坦及其活性代谢产物的血浆蛋白结合率为99%;本药35%经肾排出,60%由粪便排出。

【药效学】　①降压:为可逆性竞争性AT1受体拮抗剂,阻止AngⅡ与AT1受体结合,使血管阻力降低,醛固酮分泌减少。其活性代谢产物作用强度为本药的10~40倍。由于不抑制ACE,亦不抑制缓激肽降解,故不引起干咳副作用。②心力衰竭:降低心脏负荷,扩张动、静脉,降低后负荷及前负荷,增加心排血量,使运动耐量和时间延长。③肾保护作用:增加肾流量及肾小球滤过率,增加尿量,促进尿钠、尿酸排泄,减少蛋白尿,延缓终末期肾病进展。

【临床应用】　主要用于治疗原发性高血压。不耐受ACEI的心力衰竭患者,如咳嗽、神经血管性水肿等。与ACEI合用治疗对β受体拮抗剂有禁忌证的心力衰竭患者。

【禁忌证】　禁用于妊娠及哺乳期妇女,双肾动脉狭窄及严重肝、肾功能不全患者。

【不良反应】　耐受性良好,不良反应轻微短暂,一般不需终止治疗。咳嗽比ACEI明显减少,其他不良反应有头晕、直立性低血压和皮疹等。

【药物相互作用】　本药与保钾利尿剂、补钾剂或含钾的盐代用品合用时,可导致血钾升高。与其他抗高血压药物合用,降压作用增强。非甾体抗炎药吲哚美辛可降低氯沙坦的抗高血压作用。

【药物评价】 对 ACEI 不能耐受者,可替代 ACEI 作为治疗慢性心力衰竭的一线治疗药物,以降低死亡率和合并症发生率。随着 AngⅡ受体拮抗药临床观察资料的积累,提高了其在心衰治疗中的地位。

缬沙坦(valsartan)

【药动学】 口服吸收迅速,进食会影响其吸收。吸收个体差异大,平均绝对生物利用度23%,蛋白结合率94%~97%,$t_{1/2\beta}$约9小时。服药后2小时出现降压作用,4~6小时内达峰值,持续24小时以上,长期给药无蓄积作用。主要以原形排泄,70%从粪便排出,30%从尿排出。

【药效学】 ①降压:为强效、特异性 AT1 受体拮抗剂,阻断血管收缩、醛固酮释放、平滑肌增生等作用,降血压而不影响心率,不影响缓激肽降解,不引起干咳;②用于急性心肌梗死后;③治疗心力衰竭:降低心脏负荷,扩张动、静脉,增加心排血量,使运动耐量和时间延长。

【临床应用】 治疗轻、中度原发性高血压。用于治疗不能耐受 ACEI 不良反应的心力衰竭患者。

【不良反应】 主要的不良反应有头痛、头晕、咳嗽、腹泻、疲劳、病毒感染等。

【药物评价】 目前不主张以 ARB 代替 ACEI 广泛用于心力衰竭的治疗。因 ARB 不抑制 ACE,因而在治疗中不产生缓激肽或 P 物质引起的咳嗽,故在不能耐受 ACEI 的心力衰竭患者,如咳嗽、神经血管性水肿时可改用 ARB。由于 ARB 和 ACEI 作用环节不同,若两者合用可增强疗效。

3. 醛固酮受体拮抗药 心肌有醛固酮受体,醛固酮具有独立于 AngⅡ之外对心肌的不良作用。醛固酮对心肌重构有不良作用,可引起心肌纤维化,诱发心律失常和猝死。在 ACEI 基础上加用醛固酮受体拮抗药,可进一步抑制醛固酮的有害作用,有更大的益处。本类的代表药有螺内酯以及选择性醛固酮受体拮抗药依普利酮(eplerenone)。

螺内酯(spironolactone)

【药动学】 口服吸收良好,约70%经胃肠道吸收,微粒化制剂更易吸收,生物利用度约90%,血浆蛋白结合率在90%以上。进入体内后80%由肝脏代谢为坎利酮,发挥药理活性。治疗剂量显效较迟,口服后1天起效,连续用药2~3天达作用高峰,停药后可持续药效2~3天。原形及代谢产物主要从肾脏、胆道排泄。代谢个体差异大,应根据患者的具体情况调整用药剂量。

【药效学】 醛固酮受体拮抗药除保钾利尿作用外,可阻止心肌和血管周围的纤维化,但不影响心肌组织的修复及瘢痕形成,可改善舒张和收缩功能,改善心肌重构。降低血浆儿茶酚胺水平,减少室性异位激动。同时,醛固酮受体拮抗药还可改变心率变异性和压力反射敏感性。在应用 ACEI 治疗的患者,醛固酮受体拮抗药可以改善内皮功能和纤溶平衡。

【临床应用】 适用于由左室收缩功能障碍引起的中、重度心力衰竭(NYHAⅢ~Ⅳ级),

且血肌酐水平≤150μmol/L、血钾浓度<5.0mmol/L者,与 ACEI、β 受体拮抗药和(或)地高辛联合应用受益更大。肾功能不全患者应慎用,需密切监测血钾水平。

【禁忌证】　高钾血症、肾衰竭少尿者禁用。下列情况慎用:①无尿;②肾功能不全;③肝功能不全,因本药引起电解质紊乱可诱发肝性脑病;④低钠血症;⑤酸中毒,一方面酸中毒可加重或促发本药所致的高钾血症;另一方面本药可加重酸中毒;⑥乳房增大或月经失调者。

【不良反应】　治疗剂量副作用较轻。常见的副作用是由螺内酯的抗雄激素作用所引起,表现为男性乳房增大并疼痛、女性月经不调、多毛症等。

【药物评价】　临床试验表明,螺内酯对于生存率、住院率和心力衰竭恶化有明显的改善作用。此外,可防止左心室肥厚时心肌间质纤维化,与 ACEI 合用可同时降低 Ang Ⅱ、醛固酮水平,明显抑制心肌胶原Ⅰ和胶原ⅡmRNA 的表达,改善临床症状和体征,降低病死率,是心力衰竭药物治疗的又一进步。

【注意事项】　使用时要注意发生危及生命的高钾血症,特别是已患有肾衰竭的患者,不应同时补钾或与其他保钾药同服。用药期间要监测血钾和肾功能。

(二) β 受体拮抗药

由于 β 受体拮抗药的负性变时及变力作用,心力衰竭曾被认为是使用 β 受体拮抗药的禁忌证。1975 年,瑞士 Waagstein 等首次报道 β 受体拮抗药普萘洛尔用于治疗扩张型心肌病导致的严重心力衰竭有效后,经大规模临床试验证明这类药物可缓解症状,降低病死率。由此 β 受体拮抗药治疗慢性充血性心力衰竭的观念在医药界受到广泛的重视,并在心力衰竭临床治疗中得到广泛应用。治疗心力衰竭可选用的 β 受体拮抗药有美托洛尔(metoprolol)、比索洛尔(bisoprolol)、卡维地洛(carvedilol)。

富马酸比索洛尔(bisoprolol fumarate)

【药动学】　口服吸收迅速完全,生物利用度>90%。吸收后进入组织,以肺、肾、肝内含量最高。$t_{1/2}$ 为 10~12 小时,50%经肝代谢,50%经肾排出。

【药效学】　为选择性 $β_1$ 受体拮抗药,其与 $β_1$ 受体亲和力比 $β_2$ 受体大 11~34 倍。无内源性拟交感作用,膜稳定作用弱。其主要药效学作用有:①降压:阻断心脏 β 受体,使心排血量降低;抑制肾素释放,使其血浓度降低;阻滞中枢及周围肾上腺素能神经元,减少去甲肾上腺素的释放。②心绞痛和心肌缺血:与减低心肌收缩力、心率及心肌耗氧有关。③心力衰竭:阻断交感神经 β 肾上腺素受体,使心力衰竭减轻。

【临床应用】　用于所有慢性收缩性心力衰竭 NYHA 心功能Ⅱ~Ⅲ级、病情稳定、LVEF<40%者。NYHA 心功能Ⅳ级、病情稳定、无液体潴留,体重恒定,不需静脉用药者,可由专科医师指导应用,但需严密监护。

【禁忌证】　以下情况禁用:①对 β 受体拮抗药过敏;②有支气管痉挛性疾病,心动过缓,二度以上房室传导阻滞,病态窦房结综合征(除非已植入起搏器);③有明显体液潴留,需静脉用利尿药者,严重低血压及休克。

【不良反应】　常见有:①低血压,一般是首剂或加量后的 12~24 小时内发生。注意监测血压,或将 ACEI、血管扩张剂与 β 受体拮抗药在每日不同时间应用;②心动过缓和传导阻滞,若心率<55 次/分或二度及二度以上房室传导阻滞,应减量或停药;③体液潴留和心力

衰竭恶化,注意每日测体重,如有增加,立即加用利尿剂。

【药物评价】 一项临床试验共纳入 2640 例缺血性或非缺血性心肌病伴中、重度心力衰竭者,比索洛尔最大剂量一次 10mg,一日 1 次,平均随访 16 个月而提前结束。结果显示,总病死率相对危险下降 34% ,心力衰竭恶化的住院率降低 36% ,猝死率降低 44% 。

卡维地洛(carvedilol)

【药动学】 口服易吸收,首过效应约 60% ~75% ,生物利用度 25% ,食物使其吸收减慢但不影响生物利用度。血浆蛋白结合率 98% ,亲脂性高。本药代谢完全,主要从粪便排出,16% 经尿排泄。$t_{1/2}$ 为 6 ~10 小时。

【药效学】 ①降压:是一种肾上腺素 α、β 受体拮抗药,阻断 β 受体作用强,为拉贝洛尔的 33 倍,普萘洛尔的 3 倍。无内在拟交感活性,具有膜稳定性。通过阻断突触后膜 α 受体,扩张血管,降低外周阻力,阻断 β 受体,抑制肾素分泌,阻断肾素-血管紧张素-醛固酮系统产生降压作用。②有症状心力衰竭:对心率影响小,极少产生水钠潴留。

【临床应用】 用于治疗有症状的充血性心力衰竭,可降低病死率和心血管事件的住院率,改善患者一般情况并减慢疾病进展。既可作为常规联合治疗,也可用于不耐受 ACEI 或没有使用洋地黄、肼屈嗪、硝酸盐类药物治疗的患者。

【禁忌证】 禁用于严重心力衰竭、过敏性鼻炎、哮喘及慢性阻塞性肺病、心动过缓、窦房结综合征、窦房阻滞、Ⅱ-Ⅲ度房室传导阻滞、休克、心肌梗死伴合并症、严重肝功能不全、糖尿病酮症酸中毒、代谢性酸中毒等患者。

【不良反应】 偶尔发生轻度头晕、头痛、乏力,特别是在治疗早期。治疗早期偶有心动过缓、直立性低血压等。

【药物评价】 多中心临床实验表明,卡维地洛对心力衰竭患者可降低住院率和死亡率。其中一项临床实验治疗缺血性心肌病所致轻度 CHF 患者 415 例,随访 18 ~24 个月,卡维地洛治疗组总死亡率和住院率合计降低 26% 。

(三)利尿药

【药效学】 利尿药可抑制钠水重吸收,增加心力衰竭患者的尿钠排泄,使尿量增加,减轻体液潴留,消除水肿,减少循环血容量,减轻肺淤血,降低心脏前负荷,降低心室舒张末期压力,减低心肌氧耗量,从而改善心室功能。在利尿药治疗后数天内,就可降低静脉压、肺淤血、腹水、外周水肿和体重,较快的缓解心力衰竭症状。

【临床应用和药物评价】 一般利尿药应与 ACEI、β 受体拮抗药或洋地黄合用。噻嗪类适用于轻度体液潴留而肾功能正常者;如水肿显著,特别当肾功能损害时,宜选用袢利尿药如呋塞米、布美他尼、托拉塞米。

对有液体潴留的心衰患者,利尿药是唯一可充分控制患者液体潴留的药物。合理应用利尿药也是其他抗心衰药物取得治疗成功的关键因素之一。利尿药用量不足可造成液体潴留,会降低对 ACEI 的反应,增加使用 β 受体拮抗药的风险;而不恰当大剂量应用利尿药则会导致血容量不足,使 ACEI 和血管扩张药发生低血压的风险增加,引发肾功能不全的风险增加。

【注意事项】 利尿药使用时通常应从小剂量(如氢氯噻嗪一次 25mg,一日 1 次;呋塞米一次 20mg,一日 1 次)开始,可逐渐加量直至尿量增加,体重每日减轻 0.5~1.0kg。一旦病情控制,即可以最小有效量长期维持。在长期维持期间,仍应根据液体潴留情况随时调整剂量。

(四)强心苷

强心苷(cardiac glycosides)是一类具有正性肌力作用的苷类化合物,在临床上已使用 200 多年,积累了丰富的经验。虽然仍有许多问题有待进一步研究,但临床实践和研究表明,洋地黄类制剂仍是目前治疗心力衰竭最常用、最有效的药物之一。洋地黄类强心苷不仅可减轻心力衰竭患者的症状,改善患者的生活质量,而且还可降低心力衰竭患者的再住院率,这是儿茶酚胺类和磷酸二酯酶类强心剂所不能比拟的。目前研究认为,强心苷并非只是正性肌力药物,还可通过降低神经内分泌的活性,对心衰起到一定的治疗效果。

临床常用的有洋地黄毒苷(digitoxin)、地高辛(digoxin)、去乙酰毛花苷(deslanoside)和毒毛花苷 K(strophanthin K),其分类及药动学特征见表 17-1。

表 17-1　强心苷的分类及药动学特征

类别	药物	给药途径	显效时间	达峰效应时间(h)	作用完全消失(d)
慢效	洋地黄毒苷	口服	4h	6~12	14~21
中效	地高辛	口服	0.5~2h	4~6	3~6
速效	去乙酰毛花苷	静脉注射	10~30min	1~2	3~6
	毒花毛苷 K	静脉注射	5~10min	0.5~2	3

地高辛(digoxin)

【药动学】　口服吸收约 75%,吸收后广泛分布到各组织,部分经胆道吸收入血,形成肝-肠循环。蛋白结合率为 20%~25%。口服 0.5~2 小时起效,2~6 小时作用达高峰;静脉注射 5~30 分钟起效,1~4 小时作用达高峰,作用持续 6 小时。治疗血药浓度为 0.5~2.0ng/ml。$t_{1/2}$ 为 32~48 小时。在体内转化代谢很少,主要以原形由肾排泄,尿中排出量为用量的 50%~70%。

【药效学】　强心苷增强心肌收缩力的直接作用及调节交感神经系统功能、减慢心率的间接作用以及降低衰竭心脏氧耗量的综合效应,构成其治疗心力衰竭的药理学基础。强心苷对心肌电生理的影响则在其治疗心律失常中发挥重要作用。①增加心肌收缩力和速度。②对心肌电生理特性的影响:降低窦房结自律性,提高浦肯野纤维自律性,减慢房室结传导速度,缩短心房有效不应期,缩短浦肯野纤维有效不应期。③对交感神经功能的影响:交感神经系统反射性张力过强得以减轻,迷走神经张力则相应提高,从而使心率减慢,房室结不应期延长。另有实验表明,强心苷类亦可对交感神经中枢产生直接影响,降低交感神经及肾素-血管紧张素系统活性,从而消除心力衰竭的临床症状。

【临床应用】　①用于治疗充血性心力衰竭:各种原因引起的充血性心力衰竭,凡有收缩功能障碍伴心率增快者,都可用地高辛,可以缓解症状,通过改善心肌收缩功能,增加搏出量,呈现较好的治疗效果。对于高血压、瓣膜病、先天性心脏病所引起的充血性心力衰竭疗效良好。对继发于严重贫血、甲状腺功能低下及维生素 B_1 缺乏症的充血性心力衰竭则治疗效果较差。对于肺源性心脏病、心肌严重缺血或活动性心肌炎及心肌外机械因素所致心力衰竭疗效也差,且易引起洋地黄中毒。对严重二尖瓣狭窄及缩窄性心包炎,地高辛的疗效很差甚至无效。②用于控制快速型心房颤动、心房扑动的心室率。

【禁忌证】　下列情况应禁用:任何强心苷制剂的中毒、室性心动过速、心室颤动,梗阻型肥厚性心肌病(若伴心力衰竭或心房颤动仍可考虑)、预激综合征伴心房颤动或扑动;下列情况应慎用:低钾血症、不全性房室传导阻滞、高钙血症、甲状腺功能低下、缺血性心脏病、急性心肌梗死、心肌炎、肾功能损害。

【不良反应】　①心律失常:强心苷中毒可表现为不同类型的心律失常,最常见的为室性期前收缩,约占心脏反应的33%。其次为房室传导阻滞、阵发性或非阵发性交界性心动过速、阵发性房性心动过速伴房室传导阻滞、室性心动过速、窦性停搏等。②胃肠道反应:为强心苷不良反应的早发症状,表现为胃纳不佳或恶心、呕吐(刺激延髓中枢)、腹泻(电解质平衡失调)、下腹痛等。③神经精神症状:头痛、头晕、疲倦、嗜睡等,还可出现视力模糊或"黄视"等中毒症状。④其他:皮疹、荨麻疹等过敏反应。

强心苷中毒中心律失常最重要。强心苷使用时应注意诱发其中毒的因素,如合并感染、低血钾、低血镁、高血钙、心肌缺血等。如出现中毒反应,立即停药。对过速性心律失常,轻者可口服钾盐,重者应静脉滴注钾盐,严重者宜用苯妥英钠。利多卡因可用于解救室性心动过速及心室颤动。特异性地高辛抗体可用于治疗严重的地高辛中毒。对心动过缓及二、三度房室传导阻滞者宜用阿托品解救,必要时进行心脏临时起搏治疗。

【药物相互作用】　β受体拮抗药与地高辛同时使用可导致房室传导阻滞而发生严重心动过缓。奎尼丁与地高辛合用可提高患者地高辛的血药浓度,甚至达到中毒浓度,故两药合用时应减少地高辛用量。有些药物因降低肾对地高辛的清除而提高后者的血药浓度,如胺碘酮、维拉帕米、地尔硫䓬、硝苯地平、吲哚美辛、环孢素、普罗帕酮、卡托普利、阿米洛利、螺内酯等。考来烯胺因减少肠道吸收而降低地高辛的血药浓度。利福平因产生肠道 P-糖蛋白而降低地高辛的血药浓度。红霉素、四环素等可抑制肠道菌群,减少地高辛降解,使其生物利用度增加,血浆地高辛浓度增高40%以上。

【药物评价】　地高辛是唯一经过安慰剂对照临床试验评估的洋地黄制剂,也是唯一被 FDA 确认可有效治疗心力衰竭的正性肌力药物,目前临床应用广泛。大规模双盲临床研究证实,地高辛可缓解及消除心力衰竭症状,改善血流动力学变化,加强运动耐力,改善左室功能,提高生活质量,但不能降低远期随访的病死率。对窦性心律时的轻中度充血性心力衰竭患者,地高辛可增加射血分数,改善左室功能,防止病情恶化。急性心肌梗死后的左心衰竭应少用或慎用。地高辛的主要缺点是缺乏正性心肌松弛作用,不能纠正舒张功能障碍。

【注意事项】　①可排入乳汁,哺乳期妇女应用要慎重;②新生儿对本品的耐受性不定,其肾清除减少;③老年人、肝肾功能不全、表观分布容积减小或电解质平衡失调者,对本品耐受低,须用较小剂量;④用药期间应注意随访检查,疑有洋地黄中毒时应作地高辛血药浓度测定。

(五)非强心苷类正性肌力作用药

此类药物主要包括磷酸二酯酶抑制剂和拟交感类药物。临床试验表明,长期口服这些药物可增加患者的病死率,主要与其对神经体液的激活作用有关。因此这类药物的口服制剂已被淘汰,只有静脉制剂仍沿用于临床,用于短期静脉给药治疗难治性心力衰竭。

1. 磷酸二酯酶抑制药　磷酸二酯酶抑制药为正性肌力药物,其正性肌力作用比洋地黄强,但长期应用副作用较多,且可能对心力衰竭自然病程产生不利影响。目前临床应用的有氨力农(amrinone)及其衍生物米力农(milrinone)的静脉注射制剂。

【药效学】　此类药物对心肌和血管平滑肌细胞内磷酸二酯酶有特异性抑制作用,从而增加心肌和血管平滑肌细胞内 cAMP 浓度,使 Ca^{2+} 的内流增加而细胞内 Ca^{2+} 水平增高,增强心肌收缩力。同时,血管平滑肌细胞内 cAMP 增加,促进肌浆网对 Ca^{2+} 的摄取,使平滑肌细胞内 Ca^{2+} 浓度降低,产生外周血管扩张效应。

【临床应用】　用于心力衰竭治疗,可降低外周血管阻力,提高心排血量,降低左心室充盈压,改善心脏功能,且不伴心率加速和动脉血压降低等不良反应。

【药物评价】　急性期用药疗效肯定,但远期疗效并不优于对照组,甚至增加病死率,使这类药的治疗意义和价值受到挑战。由于长期口服不良反应发生率高,因而其口服制剂的长期临床应用已被停止。但近年来采用小剂量短期用药,可改进血流动力学参数,增加运动耐力,不增加心率,不致心律失常,不增加病死率。或与 β 受体拮抗药合用,由于两类药的作用靶点不同,其作用可能协同,有利于正性肌力作用的发挥。在不良反应方面则能相互减弱,如 β 受体拮抗药可减慢心率,抗心律失常,而磷酸二酯酶抑制药的正性肌力作用又可抵消 β 受体拮抗药的负性肌力作用。

2. 拟交感胺类药物(sympathomimetic amines)　具有强大的正性肌力作用,但典型的拟交感胺类如肾上腺素、去甲肾上腺素等,除增强心肌收缩力外,尚增加心率和心肌氧耗,并有强大的外周血管作用。其正性肌力作用为时短暂,且口服无效,不适用于心力衰竭治疗。一些新型拟交感胺类,如多巴胺、多巴酚丁胺、普瑞特罗和吡布特罗,具有较高的作用选择性,是具有一定临床使用价值的强心药。短期应用此类药物可改善血流动力学,但长时间应用可引起心肌细胞 β 受体数目减少或密度下调,腺苷酸环化酶失活,疗效降低并引起心动过速等。故此类药物主要用于顽固性心力衰竭的短期治疗。

多巴酚丁胺(dobutamine)

多巴酚丁胺为异丙肾上腺素人工合成衍生物。其对肾上腺素能 $β_1$ 受体的兴奋作用强,而对 $β_2$ 受体及 α 受体的兴奋作用则较弱。可产生强效的正性肌力效应,而对心率和血压的影响很小。

【药动学】　口服无效,静脉注射 1~2 分钟内起效,如缓慢静脉滴注可延长到 10 分钟,静脉注射后 10 分钟作用达高峰。$t_{1/2}$ 约为 2 分钟,在肝脏代谢成无活性的化合物。代谢物主要经肾脏排泄。

【临床应用】　主要用于治疗各种心脏病引起的难治性或顽固性心力衰竭、心脏手术后低心排血量综合征、舒张功能不全性心力衰竭、伴有房室传导阻滞的心力衰竭及病窦综合征并心力衰竭。对各种难治性或顽固性心力衰竭,短疗程应用多巴酚丁胺和硝普钠治疗数日,常可取得明显疗效。但其用药时间不宜超过7天,长期应用可产生耐药性,且不提高患者生存率。

【禁忌证】 梗阻性肥厚型心肌病患者禁用。

【不良反应】 滴注速度过快或剂量过大,可增加心率及心肌氧耗量,诱发室性心律失常,引起猝死。用药过程中应使心率增加幅度不超过基本心率的10%。

【注意事项】 给药剂量应个体化,从小剂量开始,逐渐加量。用药期间应监测心电图、血压、心排血量等。

3. 钙增敏药 左西孟旦(levosimendan)为一新型钙离子增敏药,具有扩张血管和正性肌力作用。其通过与肌钙蛋白C结合而促进心肌收缩;也能促进三磷腺苷敏感性钾离子通道开放,具有扩张冠状动脉和外周血管的作用。因此左西孟旦在强心的同时,无心肌耗氧量增加和心律失常的不良反应。适用于经利尿药、ACEI和洋地黄类药物治疗疗效不佳,且需增加心肌收缩力的急性心衰的治疗。

(六)血管扩张药

血管扩张药通过扩张容量血管和外周阻力血管,减轻心脏前后负荷,从而改善症状,增加心排血量。同时减少心肌耗氧量,改善心功能。亦改善某些难治性心力衰竭的症状和预后。血管扩张药分类见表17-2。

常用的血管扩张药有硝基血管扩张药、肼屈嗪和钙通道阻滞药。

表17-2 血管扩张药的分类

分类	药物
以扩张静脉为主(减轻前负荷)	硝酸酯类、氯丙嗪、拉贝洛尔等
以扩张动脉为主(减轻后负荷)	酚妥拉明、肼屈嗪、酚苄明、六甲胺、咪噻芬、三甲唑嗪、氨氯地平等
同时扩张动、静脉(减轻前后负荷)	硝普钠、哌唑嗪、莨菪碱等

硝基血管扩张药(nitrovasodilator)

硝基血管扩张药是指能释放一氧化氮(NO),使环磷鸟苷(cGMP)合成增加而松弛血管平滑肌,发挥扩张血管作用的药物。心力衰竭治疗中常用药物有硝酸异山梨酯(isosorbide dinitrate)、硝酸甘油(nitroglycerin)等。

【药效学】 硝酸酯类通过扩张容量血管和肺血管,降低中心静脉压,使心脏前负荷降低;并通过降低肺动脉及外周血管阻力,使心脏后负荷降低,进而增加心排血量,临床症状减轻,患者运动耐力提高。

【临床应用】 硝酸酯类用于治疗心力衰竭有良好的疗效。但由于此类药物临床长期应用可能产生耐受性,所以不宜单独用于心力衰竭的治疗。硝酸异山梨酯与其他血管扩张药如肼屈嗪合用,可增强其临床疗效,并使改善血流动力学的作用得以维持,但对心力衰竭预后的影响仍不如ACEI。因此,硝酸异山梨酯加肼屈嗪可用于不能耐受ACEI治疗者。

【注意事项】 硝酸酯类药物易产生耐药性,用药超过 24 小时即有耐药性,使其扩张血管的作用消失。为防止其耐药性,建议采用间歇给药法,使每日留出 12 小时不用药的间歇期,如硝酸异山梨酯每次 10~40mg,每 6 小时给药 1 次,一日 3 次,留出夜间 12 小时不给药,或用单硝酸异山梨酯的缓释剂,一日 1 次。

肼屈嗪(hydralazine)

肼屈嗪对阻力血管有直接松弛作用,用于顽固性心力衰竭的治疗,可有效降低心室射血阻抗,增加心搏出量和心排血量,亦可降低肺血管阻力。而对动脉血压和左室充盈压无明显影响。

肼屈嗪治疗心力衰竭的疗效与患者心脏扩大程度相关。左心室明显扩大(舒张末期直径≥60mm)者,本品治疗可提高心排血量和心搏出量,消除临床症状作用显著;左心室无明显扩大(舒张末期直径＜60mm)者,则疗效不甚明显,反射性心率加速和低血压症发生率增加。

钙通道阻滞药(calcium channel blocker)

钙通道阻滞药有扩张全身血管和冠状动脉的作用。理论上应可改善心脏做功和缓解心肌缺血,但对照的临床试验未能证实这些可能的有益作用。近年的研究集中于评价血管选择性较高、负性肌力较弱的钙通道阻滞药,如氨氯地平(amlodipine)和非洛地平(felodipine),该类药物治疗心衰具有较好的安全性,但对心力衰竭患者的总病死率并无影响。可用于伴有心绞痛或高血压的心衰的治疗。

(七)窦房结起搏电流特异性抑制药

伊伐布雷定(ivabradine)

【药动学】 伊伐布雷定口服吸收迅速完全,空腹条件下 1 小时后可达血药浓度峰值。在体内约 70% 与血浆蛋白结合。血浆 $t_{1/2}$ 为 2 小时,作用持续 11 小时。

【药效学】 伊伐布雷定是近 20 多年来继 ARB 之后,唯一的一种被临床研究确定可改善心衰预后、降低再住院率的新药。本药是第一个窦房结起搏电流(I_f)选择特异性抑制药,通过特异性抑制起搏电流,降低窦房结节律,从而达到减慢心率的作用。其在减慢心率的同时不影响心肌收缩力、左心室收缩功能。

【临床应用】 2012 欧洲心脏病学会(European society of cardiology,ESC)指南对其用于心衰治疗推荐如下:①应用循证剂量 β 受体拮抗药后心率仍偏快(≥70 次/分)的患者;②不耐受 β 受体拮抗剂的患者。此外,也可用于慢性稳定性心绞痛的治疗。

【禁忌证】 肝功能损害者禁用。肾功能不全、老年、儿童、青少年慎用。

【不良反应】 较常见的不良反应是窦性心动过缓(3.2%)和一过性视觉症状(16.4%),如闪光幻视、频闪效应、非特异性视觉模糊等。视觉症状主要是因为本品抑制视网膜细胞存在 I_f 通道。

知识链接：
中国心力衰竭诊断和治疗指南

2014年2月,中华医学会心血管病分会颁布了中国心力衰竭诊断和治疗指南(中华心血管病杂志,2014),本指南包括成人慢性心衰和急性心衰的诊断和治疗,心衰的药物及非药物治疗。该指南提供的仅是诊疗原则,在临床实践中,应根据个体化原则制定诊疗措施。

四、抗心力衰竭的药物治疗原则

应用抗心力衰竭药物治疗心衰的主要目标是改善患者的血流动力学、缓解心衰症状,提高生活质量。同时,防止和逆转心血管肥厚和重构,延缓病程,延长寿命,降低病死率。抗心力衰竭的药物治疗原则如下:

(一)采取综合措施,减轻心脏负荷

减少体力劳动和精神应激,是减轻衰竭心脏负荷的基本措施。严重心力衰竭患者应卧床休息,待心功能改善后,适当下床活动,以逐步增强体质。高血压患者并发心力衰竭时,使用降压药物有效控制血压,也是减轻心脏负荷的有效措施。另外,适当限制饮食中钠盐摄入量,可进一步减轻心脏的负荷。

(二)β受体拮抗药的应用

对扩张性心肌病、冠心病心绞痛伴心衰患者,可在强心、利尿和扩血管药物综合治疗基础上,应用小剂量β受体拮抗药。并根据患者的心率、血压和耐受情况调整药物剂量,经2~3个月连续给药可使心功能明显改善。急性心肌梗死伴心衰患者,亦可服用β受体拮抗药。

(三)利尿药的应用

心力衰竭出现水肿时,首选噻嗪类利尿药。重度心力衰竭或伴肾功能不全者,可选用袢利尿药如呋塞米,以增强利尿效应。利尿排钠可引起血钾水平降低,低血钾则易诱发强心苷出现中毒反应,故应重视血钾的监测,必要时口服钾盐。噻嗪类利尿药和保钾利尿药如螺内酯合用,可加强利尿并预防低钾血症。

(四)ACEI的应用

上述治疗仍不能有效控制心衰症状时,可加用ACEI,以进一步降低心脏前、后负荷,消除心衰临床症状。对于无症状左心功能不全患者,首选ACEI治疗,可明显推迟和减少患者临床症状的发生。

(五)强心苷药物的应用

充血性心力衰竭患者,经上述综合措施治疗,仍不能有效控制临床症状,可加用强心苷类药物。此类药物尤其适用于心力衰竭伴发心房纤颤的患者。地高辛片剂最为常用,轻症患者采用地高辛维持量逐日给药法,重度心衰则可按地高辛速给法给药。

(六)硝酸酯类血管扩张药的应用

此类药物可扩张静脉容量血管,尤适用于肺循环淤血的左心衰竭患者。

通过抗心力衰竭的综合性药物治疗,可提高患者的生活质量,降低近期病死率,以达到进一步改善心力衰竭患者临床预后的目的。

案例分析：

案例：女性患者,70 岁,15 年前诊断为"冠心病、不稳定型冠心病心绞痛",平日未规律服药。近3 年出现双下肢水肿,口服氢氯噻嗪症状缓解。10 日前受凉再发呼吸困难,以活动时及夜间平卧时为著,伴咳嗽咳痰,为白色泡沫痰伴双下肢水肿,无胸痛、胸闷,于当地诊所静脉滴注"青霉素"症状无缓解入院。入院查体:呼吸 28 次/分,心率 110 次/分,血压 160/100mmHg,端坐位,双肺底可闻及湿啰音。胸片:右下肺动脉增宽,右下肺感染;心脏彩照:左室舒张末内径 68mm,射血分数 40%;心电图 ST-T 改变。

问题：该患者应如何选择抗心力衰竭药物治疗?

分析：该患者以心功能不全为主要症状,既往有冠心病病史,应给予利尿、扩血管及改善心室重构药物治疗。治疗:卡托普利、硝酸甘油、呋塞米,症状减轻后加用 β 受体拮抗药。

思考题

1. 试述利尿药治疗心力衰竭的选用原则。

2. 肾素-血管紧张素-醛固酮系统(RAAS)抑制药分几类? 试述血管紧张素转化酶抑制药治疗心力衰竭的机制和适应证。

3. 如何防治强心苷引起的心脏毒性反应?

(姚继红)

第二节　高血压的临床用药

一、概　　述

高血压是一种常见病,是心脑血管疾病最主要的危险因素,其患病率持续增高。我国高血压存在三高三低特点,即高发病率、高致残率和高死亡率;三低分别为知晓率低、治疗率低及控制率低。预防与控制高血压,可明显减少脑卒中及心脏病事件,显著改善患者的生存质量,有效降低患者负担。

(一)高血压的定义与分类

高血压(hypertension)是以体循环动脉血压持续增高为主要表现的临床综合征,按病因可分为原发性高血压和继发性高血压两大类。原发性高血压(primary hypertension)又称为高血压病,约占高血压患者的 95%,往往与遗传有关,可导致心脏、脑、肾脏和眼底等靶器官的结构和功能损害,发病机制复杂。继发性高血压(secondary hypertension)又称为症状性高血压,是有明确病因,由明确疾病所致的持续性血压升高,约占高血压患者的 1% ~5%。

高血压定义:在未用抗高血压药的情况下,收缩压 ≥140mmHg 和 (或) 舒张压 ≥90mmHg,这是目前我国成年人高血压的标准。收缩压 ≥140mmHg,舒张压 <90mmHg,称为单纯性收缩期高血压。患者既往有高血压史,目前正在用抗高血压药,血压虽然低于 140/

90mmHg,亦应诊断为高血压。

高血压分类:按血压增高的水平,高血压可分为1、2、3级,见表17-3。

表 17-3 高血压的分类　　　　　　　　　（单位:mmHg）

类别	收缩压		舒张压
正常血压	<120	和	<80
正常高值	120～139	和(或)	80～89
高血压:	≥140	和(或)	≥90
1级高血压(轻度)	140～159	和(或)	90～99
2级高血压(中度)	160～179	和(或)	100～109
3级高血压(重度)	≥180	和(或)	≥110
和单纯收缩期高血压	≥140	和	<90

注:当收缩压和舒张压分属于不同级别时,以较高分级作为标准。

(二)高血压的发病机制

动脉血压受心排血量、外周血管阻力和血容量的影响。心脏功能、回心血量和血容量可影响心排血量;小动脉紧张度可影响外周血管阻力;血容量受尿量影响。肾素-血管紧张素-醛固酮系统(renin- angiotensin- aldosterone system,RAAS)对上述因素具有调节作用,在血压升高中起重要作用。交感神经活性增强亦是高血压发病机制中的重要环节,长期的精神紧张、焦虑、压力或不良刺激可使大脑调节失衡,肾素增多,促使血压增高。此外,血管缓舒肽-激肽-前列腺素系统、血管内皮松弛因子-收缩因子系统等也参与了血压的调节。血管内皮功能紊乱可导致舒血管物质、缩血管物质合成及释放异常,促进高血压及并发症的发生和发展。抗高血压药可通过作用于上述不同环节而达到降低血压的目的。

(三)高血压的治疗目标

高血压治疗的首要目标是维持血压正常。不同患者高血压控制的目标不同,一般高血压患者治疗的目标为<140/90mmHg,老年人的血压目标为<150/90mmHg,慢性肾脏病患者的血压目标为<130/80mmHg,终末期肾病为<140/90mmHg,稳定性冠心病血压的目标为<130/80mmHg,但冠状动脉严重狭窄者可适当放宽。严重冠脉病变或高龄患者舒张压低于60mmHg时,应谨慎降压。血压控制应根据患者的耐受性,逐步降压达到控制标准。

对高血压患者来说,控制血压并不是唯一目标,更重要的是维持血液循环稳定,纠正代谢紊乱和防止器官损伤,降低高血压患者心、脑、肾等脏器的并发症风险,改善患者的生活质量,延长生命。高血压病主要并发症是心、脑、肾损害。流行病学调查表明,血压水平与心、脑、肾并发症发生率成正相关。循证医学证实,合理应用抗高血压药,使血压持续地维持于正常血压状态,可降低脑卒中、心肌梗死、心力衰竭和肾衰竭的发生率及病死率。

二、抗高血压药物的分类及常用药物

(一)抗高血压药物的分类

按作用部位及作用机制,抗高血压药物可分为以下几类:

1. 利尿药　氢氯噻嗪、吲达帕胺、呋塞米、螺内酯等。

2. 肾素-血管紧张素系统抑制药

（1）血管紧张素转化酶抑制药：卡托普利、依那普利、雷米普利、培哚普利片、福辛普利、贝那普利等。

（2）血管紧张素Ⅱ受体拮抗药：氯沙坦、缬沙坦、伊贝沙坦、坎地沙坦、替米沙坦等。

（3）肾素抑制药物：瑞米吉仑、依那吉仑、阿利吉仑等。

3. 交感神经阻断药

（1）中枢性抗高血压药：可乐定、α-甲基多巴。

（2）神经节阻断药：美卡拉明、樟磺咪芬。

（3）抗去甲肾上腺素能神经末梢药：利血平、胍乙啶。

（4）肾上腺素受体拮抗药：β受体拮抗药，普萘洛尔、美托洛尔；$α_1$受体拮抗药，哌唑嗪、特拉唑嗪、多沙唑嗪；α和β受体拮抗药，拉贝洛尔、卡维地洛。

4. 钙通道阻滞药　硝苯地平、氨氯地平、尼群地平等。

5. 血管扩张药

（1）直接扩血管药：肼屈嗪、硝普钠。

（2）钾通道开放药：二氮嗪、吡那地尔、米诺地尔。

（二）常用药物

目前常用的降压药物有：利尿剂；血管紧张素转化酶抑制剂（ACEI）；血管紧张素Ⅱ受体拮抗剂（ARB）；β受体拮抗剂及钙通道阻滞药。上述药物及由这些药物低剂量组成的复方制剂，均可作为高血压初始及维持治疗的药物。联合治疗有益于控制血压达到降压目标。

1. 利尿剂　通过排钠利尿作用，降低血容量，降压效果明确，可单独治疗轻度高血压，也常与其他降压药联合应用以治疗中、重度高血压。对老年人、肥胖的高血压患者效果更加明显。

主要包括排钾类利尿药噻嗪类（氢氯噻嗪、吲达帕胺）、祥利尿药（呋塞米、布美他尼、托拉塞米）、保钾利尿药（阿米洛利、氨苯蝶啶、螺内酯）等。噻嗪类利尿药临床应用最为广泛，疗效及不良反应相似，但药物效价及体内半衰期各不相同。祥利尿药为高效利尿药，但作用时间较短，其抗高血压作用并不比噻嗪类利尿药强，且因强效利尿作用而致不良反应增加。因此，祥利尿药主要用于高血压危象，通过注射呋塞米以发挥快速降压效应；亦可用于具氮质血症的肾功能不全的高血压患者。保钾利尿药降压作用强度与噻嗪类相似。优点是降压时不引起低血钾、高血糖与高尿酸血症，亦不影响血脂水平，可与其他类利尿药合用，协同利尿并对抗其他利尿药的失钾作用。但有可能致高钾血症，故肾功能受损者不宜应用。临床常用的利尿剂见表17-4。

表17-4　常用利尿剂的临床应用和主要不良反应

分类	药物	临床应用	主要不良反应
噻嗪类	氢氯噻嗪、氯噻酮、吲达帕胺	充血性心衰，老年高血压，单纯收缩期高血压	低血钾，低血钠，水电解质紊乱
祥利尿药	呋塞米、布美他尼、托拉塞米	肾功不全，充血性心衰	低血钾、耳毒性、电解质紊乱
保钾利尿药	螺内酯、氨苯蝶啶、阿米洛利	充血性心衰，心梗后，原发性醛固酮增多症	高血钾

氢氯噻嗪(dihydrochlorothiazide)

【药动学】　口服易吸收,生物利用度约60%～90%,与血浆蛋白结合率高,主要以原形从肾脏排泄。口服1小时产生效应,$t_{1/2}$为13小时。

【药效学】　用药初期降压机制,通过排钠利尿而导致血浆容量及心排血量减少。长期用药降压机制,心排血量虽恢复,外周血管阻力持续降低。因排钠作用降低动脉壁细胞内Na^+的含量,经Na^+-Ca^{2+}交换,细胞内Ca^{2+}减少,降低血管平滑肌对收缩血管物质反应性;诱导动脉壁产生扩血管物质。

【临床应用】　主要用于水肿、高血压、尿崩症。

【禁忌证】　肝病及服洋地黄类的患者慎用。糖尿病、痛风、肾功能低下患者禁用。严重肾衰竭(肾小球滤过率<30ml/min)者,噻嗪类无效。

【不良反应】　①电解质紊乱:如低血氯性碱中毒、低血钾、低血镁、低血钠;②潴留现象:高尿酸血症、高钙血症;③代谢性变化:高血糖、高脂血症;④过敏反应:皮疹、光敏性、发热等;⑤其他:可增高血尿素氮,加重肾功能不良,偶可致弛缓性麻痹性痴呆或低血钾性肾病。

【药物相互作用】　与拟交感胺类、雌激素、两性霉素B、非甾体抗炎药合用,利尿作用降低,易发生低钾血症;与多巴胺合用,利尿作用加强。增强非去极化肌松药的作用,降低抗凝药、降糖药的作用。与抗痛风药合用时,后者应调整剂量;与洋地黄类药物、胺碘酮等合用,慎防低血钾引起的副作用;与锂制剂合用,肾毒性增加;与碳酸氢钠合用,发生低氯性碱中毒机会增加。

【药物评价】　高血压治疗基础药物,降压作用温和持久。小剂量氢氯噻嗪(6.25～12.5mg/d)适用于1～2级高血压,尤对老年高血压、心力衰竭者有益。每天剂量不宜超过100mg,以免引起严重的不良反应。长期单独应用,宜与保钾剂合用。常与其他抗高血压药物联合应用。

【注意事项】　服药期间,应定期检查血中电解质含量,如出现口干、衰弱、嗜睡、肌痛、腱反射消失等症状,应减量或停药。长期服用可致低钠血症、低钾血症、低氯性碱中毒,建议隔日服药或间歇疗法。可多食用含钾食物或钾盐,以防血钾过低,或用药期间补钾40mmol/d。

2. 肾素-血管紧张素系统抑制药

(1)血管紧张素转化酶抑制剂(angiotensin converting enzyme inhibitor,ACEI):通过抑制低活性血管紧张素I转化为高活性的血管紧张素II,阻断肾素-血管紧张素-醛固酮系统而达到降压作用。此外,ACEI也通过抑制具有扩张血管作用的激肽类(包括缓激肽)降解代谢,致组织中该类物质浓度增高而扩张血管。ACEI扩张血管而不引起心率增加,逆转心脏重塑,恢复其结构和功能。

ACEI对糖、脂代谢无不良作用,并能改善胰岛素抵抗,有效延缓胰岛素依赖型糖尿病患者、特别是蛋白尿患者的肾病进程,改善预后。尤适于伴慢性心力衰竭、心肌梗死后伴心功能不全、糖尿病肾病、非糖尿病肾病、代谢综合征、蛋白尿或微量白蛋白尿的高血压患者。禁忌证为双侧肾动脉狭窄、妊娠、高血钾患者。限盐或加用利尿剂可增加ACEI的降压效应。常见的ACEI见表17-5。

表 17-5　常用肾素-血管紧张素系统抑制药的剂量、用法和主要不良反应（单位：mg）

分类	药物	剂量与用法	主要不良反应
ACEI	卡托普利	12.5～50/次，2～3 次/日	咳嗽
	依那普利	5～20/次，1 次/日；每日最大量 40	高血钾
	贝那普利	10～20/次，1 次/日；每日最大量 40	血管性水肿
	赖诺普利	10～40/次，1 次/日；每日最大量 80	
	雷米普利	2.5～5/次，1 次/日；每日最大量 10	
	培哚普利	4～8/次，1 次/日	
	福辛普利	10～40/次，1 次/日	
	咪达普利	5～10/次，1 次/日	
	西拉普利	0.255/次，1 次/日	
ARB	氯沙坦	50/次，1 次/日	高血钾
	缬沙坦	80～160/次，1 次/日	血管性水肿
	厄贝沙坦	150～300/次，1 次/日	
	坎地沙坦	4～12/次，1 次/日	
	替米沙坦	40～80/次，1 次/日	
	奥美沙坦	20～40/次，1 次/日	
肾素抑制剂	阿利吉仑	150～300/次，1 次/日	乏力、腹泻、血管性水肿

卡托普利（captopril）

【药动学】　口服易吸收，生物利用度约为 75%，食物影响卡托普利吸收，宜餐前 1 小时服用。吸收迅速，血浆蛋白结合率约为 30%，$t_{1/2}$ 为 2 小时，主要经肾脏排出，肾功不良者易发生药物蓄积。

【药效学】　竞争性地抑制血管紧张素转化酶活性，使血管紧张素 Ⅱ 合成减少，抑制缓激肽降解而升高缓激肽水平，促进前列腺素 E 或 E_2 的代谢产物 PGE-M 增加，通过以上机制舒张血管而产生降压作用。此外，抑制交感神经系统活性；降低醛固酮，促进排钠潴钾。

【临床应用】　对绝大多数轻、中度高血压有效，对正常肾素型及高肾素型高血压疗效更佳。

【禁忌证】　禁用于双侧肾动脉狭窄患者。ACEI 致畸，故妊娠高血压症或患有慢性高血压的孕妇禁用 ACEI 类药物。

【不良反应】　最突出的不良反应是咳嗽。常见皮疹、味觉异常、眩晕、头痛、血压过低和胃肠道功能紊乱，停药后可恢复；少见蛋白尿及肾功能损害；偶见低血压（常见于充血性心衰的患者）、严重血管性水肿及高血钾；罕见肝脏损害，应定期监测血钾和血肌酐水平。还可能加重老年充血性心衰患者的肾衰竭。

【药物相互作用】　与利尿药合用降压作用增强，为避免引起严重低血压，利尿药宜减量;与扩血管药同用可能致低血压,如合用,应从小剂量开始;与非甾体抗炎药合用,降压作用减弱;与抗酸药合用,卡托普利生物利用度下降;与保钾利尿药合用,可诱发高钾血症;与锂剂联合,可升高血清锂浓度而出现毒性;与辣椒素合用,咳嗽加重。卡托普利可增加地高辛血药浓度,增加别嘌醇过敏反应。

【药物评价】 降压作用起效快且作用强,短期或长期应用均有较强降压作用。降压谱广,除低肾素型高血压及原发性醛固酮增多症外,对其他类型或病因的高血压都有效。能逆转心室肥厚,改善心脏功能及肾血流量,改善充血性心力衰竭患者的心脏功能。

【注意事项】 肾功能损害者血肌酐升高和少尿者发生高钾血症时,需注意调整剂量。老年人对 ACEI 类药物降压作用敏感,应加强观察。

(2)血管紧张素Ⅱ受体拮抗药(ARB):通过干扰血管紧张素Ⅱ与其在心血管系统中受体的偶联而降低血压。Ang Ⅱ受体有 AT_1 和 AT_2 等亚型。目前临床应用的 AT_1 受体拮抗剂为非肽类,亦称沙坦类,根据其结构可分为两类:①联苯四氮唑类,包括氯沙坦(losartan)、缬沙坦(valsartan)、厄贝沙坦(irbesartan)、坎地沙坦酯(candesartan cilexetil)。②非联苯四氮唑类,包括依普罗沙坦(eprosartan)、替米沙坦(telmisartan)。此类药物具有明显的肾脏保护效应,特别是对糖尿病性肾病的恶化有逆转作用。此外还具有逆转左室肥厚和血管重塑的效应,能改善心脏舒张功能,是治疗高血压和心力衰竭的重要药物。常见 ARB 剂量与用法见表 17-4。

氯沙坦(losartan)

【药动学】 口服吸收迅速,首过效应明显,生物利用度约为 33%,$t_{1/2}$ 约为 2 小时,血浆蛋白结合率大于 98%,肝脏代谢形成活性代谢物 E_{3174},$t_{1/2}$ 约为 6~9 小时,主要经肝脏随胆汁排泄,少量经肾排出。

【药效学】 直接作用于 AT_1 受体,拮抗 Ang Ⅱ 的缩血管及增强交感神经活性作用,致血压下降。AT_1 受体拮抗药可松弛血管平滑肌、扩张血管、增加肾脏盐和水的排泄、减少血浆容量;阻断 Ang Ⅱ 促心血管细胞增殖肥大作用,长期应用抑制左心室肥厚和心血管重构;增加肾血流量,对高血压、糖尿病合并肾功不全具有保护作用。无 ACEI 类药物产生的血管性神经性水肿及咳嗽等不良反应。

【临床应用】 用于各型高血压。对合并糖尿病、肾功不全、心功不全患者疗效较好。

【禁忌证】 禁用于孕妇、高血钾、双侧肾动脉狭窄患者。不宜与潴钾利尿药合用。

【不良反应】 低血压、高血钾及单或双侧肾动脉狭窄所致的肾功能降低。不良反应和 Ang Ⅱ 作用的降低呈非相关依赖性。不引起干咳,血管神经性水肿的发生率较低。

【药物相互作用】 与利尿药合用,显著增强降压作用。

【药物评价】 适用于 1~2 级高血压,尤对高血压合并左室肥厚、糖尿病、肾病者有益。进食不影响其生物利用度。老年、肾功衰竭或血液透析患者均应调整给药剂量。

【注意事项】 口服,起始剂量与维持剂量为 50mg/次,每天一次。治疗 3 至 6 周可达到最大降压效果。部分患者剂量增加到 100mg/次,每天一次,可进一步降压。血容量减少和肝功能损害患者,应减少用量。

（3）肾素抑制剂：通过直接抑制肾素活性，阻滞肾素-血管紧张素-醛固酮系统而达到抗高血压目的，是新的抗高血压药物。抑制血管紧张素原转化为血管紧张素Ⅰ，减少了 Ang Ⅱ 的生成，降低肾素活性，降低醛固酮水平；具有抗交感作用，可避免血管扩张后反射性的心动过速；对肾脏的保护作用强于 ACEI 和 ARB；改善心衰患者的血流动力学。第一代肾素抑制剂为血管紧张素原类似物，代谢不稳定，第二代肾素抑制剂为拟肽类药物，生物利用度低，临床应用价值低。第三代肾素抑制剂为非肽类药物，代表药物阿利吉仑。

3. 肾上腺素受体拮抗药

（1）β 受体拮抗药：阻断不同部位（心脏、脑、肾脏和血管）不同亚型（β_1 或 β_2）的 β 受体，β 受体拮抗药广泛应用于治疗心血管疾病。药物种类较多，降压机制、临床应用及不良反应相似。常用药物有普萘洛尔、美托洛尔、比索洛尔、拉贝洛尔及卡维地洛等，应用剂量与用法见表 17-6。

【药效学】　阻断外周去甲肾上腺素能神经末梢突触前膜 β_1 受体，减少去甲肾上腺素释放；阻断中枢 β_1 受体，降低交感神经活性；减慢心率，降低心排血量；抑制肾素释放，减少 Ang Ⅱ 的生成。

【临床应用】　用于治疗高血压合并心绞痛、心肌梗死患者，心力衰竭，伴有窦性心动过速或心房颤动等快速性室上性心律失常患者，也适用于交感神经兴奋性高的年轻患者。

【禁忌证】　哮喘、过敏性鼻炎、窦性心动过缓、重度房室传导阻滞、心源性休克、低血压患者，已洋地黄化而心脏高度扩大的患者禁用 β 受体拮抗药。

【不良反应】　常见眩晕、疲倦、嗜睡、胃肠紊乱（恶心、腹泻），严重心动过缓、房室传导阻滞、诱发急性心衰或支气管哮喘（无选择性的 β 受体拮抗药尤为明显）、四肢冷厥及雷诺现象等。长期、大量使用 β 受体拮抗药可影响脂代谢，血清高密度脂蛋白降低，总胆固醇、三酰甘油水平升高。用药过量，可用异丙肾上腺素或阿托品拮抗。

【药物评价】　常用抗高血压药物。降压强度有限，常与其他降压药合用。对年轻高血压患者、心排血量及肾素活性偏高者疗效较好；对心肌梗死患者、高血压伴有心绞痛或心率偏快的 1~2 级高血压患者疗效尤佳。优点为不引起直立性低血压。不同高血压患者可根据具体情况、不同 β 受体拮抗药的药效及药动学特性，选择合适的 β 受体拮抗药。

非选择性 β 受体拮抗药普萘洛尔、纳多洛尔，作用于 β_1、β_2 受体。选择性 β_1 受体拮抗剂美托洛尔、比索洛尔、阿替洛尔，对 β_2 受体无明显阻断作用，收缩支气管和外周血管作用较弱，适于长期使用。拉贝洛尔和卡维地洛对 α、β 受体均有阻断作用，具有扩张血管特性。

美托洛尔、比索洛尔、卡维地洛，降压作用起效快而强，主要用于交感神经活性增强、静息心率较快的中、青年高血压患者或合并心绞痛的患者。该药能抑制应激和运动状态下血压的急剧升高。

心率较快的患者应该避免选用具有内在拟交感活性的 β 受体拮抗药，如布新洛尔、吲哚洛尔、醋丁洛尔和氧烯洛尔等。

【注意事项】　长期应用 β 受体拮抗药的患者如突然停药，可产生血压反跳，加重冠心病症状，故建议停药前 2 周逐步减量。非选择性 β 受体拮抗药可加强胰岛素降糖作用，并掩盖低血糖临床症状，故糖尿病患者应慎用 β 受体拮抗药。

表 17-6　常用 β 受体拮抗药的剂量、用法　　　　　　　　　　（单位:mg）

药物	剂量与用法
普萘洛尔	10 ~ 20/次,3 ~ 4 次/日
美托洛尔	100 ~ 200/次,2 次/日;缓释剂 1 次/日,50 ~ 100/次
阿替洛尔	6. 25 ~ 12. 5/次,2 次/日
比索洛尔	2. 5 ~ 10/次,1 次/日
倍他洛尔	20/次,1 次/日
拉贝洛尔	100 ~ 400/次,2 次/日
卡维地洛	25/次,1 次/日;最大日剂量 50
阿罗洛尔	10/次,2 次/日
索他洛尔	40 ~ 80/次,2 次/日
噻吗洛尔	起始 2. 5/次,2 ~ 3 次/日;日最大剂量 60;加药间隔大于 7 日

（2）α_1 受体拮抗药:通过阻断 α_1 受体而不影响 α_2 受体,发挥抗高血压作用,代表药物哌唑嗪。新一代 α_1 受体拮抗剂曲马唑嗪、特拉唑嗪、多沙唑嗪、乌拉地尔(urapidil) 和吲哚拉明(indoramine) 等克服了哌唑嗪"首剂现象"。多沙唑嗪在降压的同时,还能使血管平滑肌细胞的一氧化氮生成增加,使降压效果更加明显。临床常用的 α_1 受体拮抗药见表 17-7。

表 17-7　常用的 α_1 受体拮抗药用量、用法　　　　　　　　（单位:mg）

药物	剂量与用法
哌唑嗪	0. 5 ~ 10/次,2 次/日
乌拉地尔	30 ~ 60/次,2 次/日
酚苄明	10 ~ 40/次,2 次/日
酚妥拉明	静脉注射:成人 2 ~ 5,儿童 1
妥拉唑林	静脉注射:1 ~ 2mg/kg

哌唑嗪(prazosin)

【药动学】　口服吸收良好,生物利用度约为 50% ~ 70%。t_{max} 为 1 ~ 3 小时。蛋白结合率为 92% ,主要与 α-酸性糖蛋白结合,不能穿过血脑屏障。$t_{1/2}$ 为 3 ~ 6 小时,主要经肝脏代谢,约 10% 经肾排出。

【药效学】　选择性作用于突触后膜的 α_1 受体,使容量血管和阻力血管扩张,从而降低心脏的前、后负荷,使血压下降。对心率、心排血量、肾血流量和肾小球滤过率都无明显影响。

【临床应用】　常用于高血压伴前列腺增生、嗜铬细胞瘤引起的高血压患者,以及难治性高血压的联合用药。长期口服不损害肾血流量及肾小球滤过率,肾功能不全时亦可使用。

【禁忌证】　对哌唑嗪过敏者禁用;活动性肝脏疾病患者禁用。心绞痛患者、严重心脏病、精神病患者慎用;孕妇及 12 岁以下儿童慎用。

　　【不良反应】　在治疗开始(首剂效应)或加大剂量时,可发生严重直立性低血压,可采用睡前或小剂量服药以避免。单独长期服用易导致水钠潴留,疗效降低;长期应用可快速耐药,因此临床上多合并用药。

　　【药物相互作用】　与非甾体类抗炎镇痛药、拟交感类药物合用,降压作用减弱。

　　【药物评价】　对重度高血压者,宜与利尿药、β 受体拮抗药合用。

　　【注意事项】　口服,开始应用剂量为每次 0.5～1mg,每日 2～3 次(首剂为 0.5mg,睡前服),根据血压变化调整剂量。一般治疗剂量为每日 2～20mg(分 2～3 次服用),大多数患者超过 20mg 后并不相应增加疗效。

　　4. 钙通道阻滞药　按化学结构不同,钙通道阻滞药分为二氢吡啶类和非二氢吡啶类两大类。抗高血压药主要为二氢吡啶类钙通道阻滞药及其衍生物。通过选择性阻滞细胞膜上钙通道,干扰钙内流从而使心肌或血管平滑肌钙离子浓度降低,兴奋性减弱,导致心肌收缩力降低、血管扩张。二氢吡啶类钙通道阻滞药主要作用于血管平滑肌,作用机制、临床应用及不良反应相似,药动学过程各具特点。临床研究证明,长效二氢吡啶类钙通道阻滞剂降压作用强,对糖、脂代谢无不良影响,无明确的禁忌证,适用范围广,对老年患者降压效果好。可单药或与其他类抗高血压药物联合使用。伴有心力衰竭或心动过速的高血压患者应慎用。常见的钙通道阻滞药见表 17-8。

表 17-8　常用的钙通道阻滞药用量、用法　　　　　　　(单位:mg)

药物	剂量与用法
硝苯地平	10～20/次,3 次/日;控释制剂,10/次,1 次/日
氨氯地平	2.5～5/次,1 次/日
非洛地平	2.5～5/次,2 次/日
拉西地平	4～8/次,1 次/日
尼卡地平	20～40/次,3 次/日
巴尼地平	10～15/次,1 次/日
西尼地平	5～10/次,1 次/日,早饭后服用

硝苯地平(nifedipine)

　　【药动学】　口服和舌下含服吸收90%,舌下给药5～10 分钟内起效,口服20 分钟起效。生物利用度达65%以上,蛋白结合率约为98%。$t_{1/2}$ 为 4～5 小时。约 70%～80% 经肾脏排泄,10%～15% 随粪便排出。

　　【药效学】　作用于血管平滑肌细胞膜 L 型钙通道,使周围血管扩张,引起反射性增强交感神经活性,心率加快、传导加速。扩张冠状动脉,解除冠状动脉痉挛,增加冠脉血流量。

　　【临床应用】　用于治疗原发性、肾性高血压,对重症、恶性高血压或高血压脑病亦有效。也用于治疗冠心病,尤以冠状动脉痉挛引起的心绞痛更佳。

　　【禁忌证】　严重主动脉瓣狭窄、低血压、肝肾功能不全者禁用。妊娠 3 个月内慎用或禁用。

【不良反应】 颜面潮红、心悸、口干、头痛、眩晕,偶见低血压、踝部水肿、水钠潴留。

【药物相互作用】 与洋地黄类合用,可增加血药浓度。与双香豆素类、苯妥英钠、奎尼丁、奎宁、华法林等蛋白结合率高的药物合用,血药浓度改变。

【药物评价】 与 β 受体拮抗药合用,降压作用增强,并能减轻面红、心悸、头痛等不良反应;与利尿药合用,能加强降压作用,且能消除踝部水肿等不良反应。

三、抗高血压药物的应用原则

高血压病因未明,需终身治疗。抗高血压药物种类繁多,各有特点,疗效各异。抗高血压药物治疗应遵循以下原则:

(一)个体化药物选择

针对患者具体情况、疾病进展程度、是否伴并发症、对药物耐受性及依从性,评估危险因素及靶器官受损状况,在改善生活方式的基础上,充分考虑各类药物适应证及禁忌证,选择适合该患者的降压药物。

由于药物作用靶点的遗传多态性,患者对抗高血压药物的反应千差万别。基因技术开始应用于指导高血压个体化选择降压药物。通过对疾病基因组、药物基因组分析,基因检测,有益于排除疗效不佳及不良反应多的药物,为个体化选择适宜药物给予指导。即在全面搜集个体遗传和相关获得性因素的基础上,多因素综合预测药物疗效,并根据降压效果及临床反馈,及时调整、优化降压方案。

(二)从小剂量开始

抗高血压药物治疗宜从较小剂量开始,达到有效降压目标,同时不良反应最少。如降压效果不明显或不良反应难以耐受时,应改用另一类药物,不宜增加剂量,或加用另一类抗高血压药物。

治疗高血压需长期用药。在保证降压效果的前提下,如何避免或减少药物长期使用中带来的不良反应,是高血压治疗首先要考虑的问题。初始治疗从小剂量开始,便于观察疗效和药物不良反应,大多数降压药物在达到治疗量时,其剂量再翻倍,降压幅度仅增加约20%,而药物的不良反应大量增加,因此血压控制不佳时,不宜单纯增加剂量以提高降压效果。

利尿剂、血管紧张素转化酶抑制剂、血管紧张素 Ⅱ 受体拮抗剂、β 受体拮抗剂及钙通道阻滞剂均可单独用于抗高血压治疗。肾素-血管紧张素系统抑制药因不影响糖、脂类代谢,对靶器官具有保护作用,并能改善预后,临床应用愈加广泛。

(三)平稳降压

人体血压昼夜间存在着自发性的波动,即血压波动性。多数高血压患者的血压波动曲线与血压正常者的昼夜波动曲线相似,但波动幅度大,整体水平高。有研究结果表明,在血压水平相同的高血压患者中,血压波动性高者,靶器官损伤严重。因此,抗高血压药物可以通过平稳降压,干预血压波动性,保持血压稳定于目标范围内,防止从夜间到清晨血压突然升高而致心血管事件的发生(50%以上的缺血性心血管、脑血管意外发生在这段时间)。为了有效地防止靶器官损害,建议使用长效降压药物,其降压作用的谷/峰比值应>50%。减少用药次数,增加治疗的依从性。如使用中短效制剂,每天需用2~3次,以达到平稳控制血压。

(四)联合用药

为了增加降压效果,减少不良反应,用低剂量单药治疗不满意时可采用两种或两种以上的药物联合治疗,以提高血压控制的达标率。

四、抗高血压药物的联合应用

为了最大程度取得抗高血压的效果,减少不良反应的发生,不同作用机制的两种及两种以上抗高血压药联合应用不可避免。药物联合应用已成为抗高血压治疗的基本方案。联合用药的适应证:2 级高血压和(或)伴有危险因素、靶器官损害或临床并发症的特殊人群。联合用药有助于减少单药的用药剂量,增加降压效果而不增加不良反应,加强对靶器官的保护。

《中国高血压防治指南(2010 年修订版)》推荐以下有效的联合降压治疗方案:噻嗪类利尿剂加 ACEI/ARB;二氢吡啶类钙通道阻滞剂加 ACEI 或 ARB;钙通道阻滞剂加噻嗪类利尿剂;二氢吡啶类钙通道阻滞剂加 β 受体拮抗剂;利尿剂加 β 受体拮抗剂;α 受体拮抗剂加 β 受体拮抗剂及噻嗪类利尿剂/保钾利尿剂。经两种药物降压治疗后,如果仍没有达到目标血压,则应该酌情联合应用三种降压药物,原则上应包括利尿剂。

《2013 ESH/ESC 动脉高血压管理指南》强调,降压治疗收益主要来自于血压降低本身,在很大程度上独立于所选择药物。常用的五类降压药,无论单独用还是联合用,都可用于初始治疗和维持治疗。

《2014 年美国成人高血压治疗指南(JNC8)》认为,对除非洲裔美国人外的一般人群(包括糖尿病患者),初始降压治疗应包括噻嗪类利尿剂、钙通道阻滞剂(CCB)、血管紧张素转换酶抑制剂(ACEI)或血管紧张素受体拮抗剂(ARB)。该指南推荐:60 岁以上人群的目标血压为 150/90mmHg,60 岁以下人群目标值为 140/90mmHg,包括糖尿病和肾脏病患者。噻嗪类利尿剂、CCB、ACEI 和 ARB 四大类药物作为初始治疗药物(非洲裔美国人一线治疗药物,仅利尿剂与 CCB),可单独或联合使用;β 受体拮抗剂退出一线,降至四线。肾病患者首选RAS 拮抗剂;糖尿病患者四种药物均可;减少卒中发病率,CCB 优于 ACEI。主要治疗目标是达到并维持目标血压。如治疗 1 个月仍未达目标血压,应增大初始药物剂量,或加用另一种药物,继续评估并调整治疗策略,直至血压达标。如应用 2 种药物血压仍未达标,选择加用第 3 种药物并调整剂量。患者不能同时应用 ACEI 和 ARB。如患者由于有禁忌证,仅用推荐的药物不能使血压达标,或者是须应用超过 3 种药物使血压达标,可选择其他类降压药。

此外,联合用药时,应关注药物相互作用,加强药物不良反应监测,兼顾合理用药和经济学效应。

五、特殊人群的高血压药物治疗

(一)老年人高血压

随年龄增长,老年人血浆蛋白含量,脂肪组织占全身比重、神经系统对药物反应性、心脑血管硬化以及肝肾功能都会逐渐改变,对药物代谢能力也随之发生变化。老年人应根据个体情况、病情程度、肝肾功能、合并症等综合考虑,做到个体化用药。一般从小剂量开始。

老年高血压并发症多,血压波动大,合并直立性低血压和餐后低血压者多,常见血压昼夜节律异常。治疗药物应降压平稳、有效、安全、服药简便。常用的五类降压药均可选用。对于合并前列腺肥大或使用其他降压药血压控制不理想的患者,α 受体拮抗剂亦可应用,同时注意防止直立性低血压。对于合并双侧颈动脉狭窄≥70%并有脑缺血症状的老年患者,降压应慎重,不宜过快、过低降压。

(二)妊娠高血压

非药物措施(限钠、富钾饮食、适当活动、情绪放松)是妊娠高血压治疗的基础。由于所有的降压药对胎儿安全性均缺乏严格的临床验证,药物选择受到限制。采用非药物措施后,血压大于 150/100mmHg 开始药物治疗。常用静脉降压药物有甲基多巴、拉贝洛尔、硫酸镁;口服药物包括 β 受体拮抗剂;妊娠期间禁用 ACEI 或 ARB。

(三)高血压合并心力衰竭

高血压是引起心力衰竭最常见的病因。积极控制高血压是预防心力衰竭发生和防止心力衰竭进展的重要措施。临床研究表明,阻断肾素-血管紧张素-醛固酮系统药物(如 ACEI 和 ARB)、醛固酮受体拮抗剂(螺内酯、依普利酮)、交感神经阻滞剂、β 受体拮抗剂均可降低病死率,改善预后。高血压伴心衰患者常需两或三种药物合用。例如可先用利尿剂消除体内过多的潴留液体,用 β 受体拮抗剂与 ACEI 或 ARB 合用,协同抗心衰及降压,最终应用剂量显著高于高血压治疗剂量。

(四)高血压伴肾脏疾病

高血压可引起肾脏损害,肾脏损害使血压进一步升高;肾脏疾病进程中可产生高血压,高血压加剧肾功能减退。严格控制血压,是延缓肾脏病变进展的关键。高血压伴有蛋白尿患者,首选 ACEI 或 ARB,如不能达标可加用长效钙通道阻滞剂和利尿剂;若肾功能严重受损者或大量蛋白尿者,宜先用二氢吡啶类钙通道阻滞剂,加用祥利尿药。

(五)高血压合并糖尿病

高血压患者常伴发糖代谢异常。高血压合并糖尿病患者,心脑血管意外的风险显著增加,视网膜病变、肾病进展加速,死亡风险剧增。在饮食管理、减重、限钠、限酒、适宜运动基础上,血压不能达标,可首先采用 ACEI 或 ARB,或以之为基础与其他降压药(利尿剂、β 受体拮抗剂、二氢吡啶类钙通道阻滞剂)联合应用。糖尿病合并高尿酸血症或痛风,慎用利尿剂;反复低血糖发作,慎用 β 受体拮抗剂。

抗高血压的药物选择应该既以循证医学和指南为基础,同时又强调"量体裁衣,因人施药",实施以药物基因组学及定量药理为基础的个体化治疗。

案例分析:

案例:男性,58 岁,高血压 12 年,最高血压 180/100mmHg,不规律服用珍菊降压片,血压控制不理想。糖尿病史 8 年,口服二甲双胍控制。无冠心病、痛风病史。吸烟 30 余年,偶有饮酒。查体:血压 165/105mmHg,心电正常,心脏超声示升主动脉弹性减低,左心室肥厚改变。糖化血红蛋白 7.4%,三酰甘油 3.34mmol/L,总胆固醇 5.2mmol/L,低密度脂蛋白胆固醇 4.06mmol/L,血钾 2.3mmol/L,尿蛋白 +。

问题:该患者应如何治疗?

分析:该患者病史长,未规律用药,造成靶器官损害。珍菊降压片是中西药复方制剂,含盐酸可乐定、氢氯噻嗪。因有糖脂代谢异常、蛋白尿、低血钾等症状,该患者不应首选含有中枢降压成分和利尿药的复方制剂,建议用 ACEI 或 ARB;应积极进行生活方式调整。

思考题

1. 简述高血压药物分类及代表药物。
2. 简述高血压药物选用原则。
3. 简述 ACEI 类药物的临床应用与不良反应。
4. 合并肾病的患者,抗高血压药物应如何选择?
5. 合并糖尿病的患者,抗高血压药物应如何选择?

（杜智敏）

第三节　心律失常的临床用药

一、概　　述

心律失常（cardiac arrhythmia）是指心脏冲动的频率、节律、起源部位、传导速度或激动次序的异常。心律失常的治疗方式有药物治疗和非药物治疗（起搏器、电复律、导管消融和手术等）两种。药物治疗在抗心律失常方面发挥了重要作用,但抗心律失常药又存在致心律失常（proarrhythmia）的毒副作用,因此熟悉各种抗心律失常药物的电生理作用、药物动力学、药效学,掌握用药适应证及用法用量,以发挥最好的疗效,避免不良反应的发生。

（一）心律失常发生机制

心律失常发生机制包括冲动形成异常和（或）冲动传导异常,一些基因缺陷也是发生心律失常的重要机制。

1. 冲动形成异常

（1）自律性异常:窦房结、房室结和希-普细胞都具有自律性,当交感神经活性增高、低血钾、心肌细胞受到机械牵张时,自律性升高。非自律性心肌细胞,如心房、心室肌细胞,在缺血缺氧等条件下会出现自律性异常增高而形成各种快速性心律失常。

（2）后除极:某些情况下,心肌细胞在一个动作电位后产生一个提前的除极化,称为后除极（afterdepolarization）,后除极的扩布即会触发异常节律,发生心律失常。后除极有两种类型:①早后除极（early afterdepolarization,EAD）:是一种发生在完全复极之前的后除极,常发生在 2、3 相复极中,APD 过度延长时易于发生。延长 APD 的因素如药物、胞外低钾等都存在诱发早后除极的危险。早后除极所触发的心律失常以尖端扭转型心动过速（torsades de pointes）常见。②迟后除极（delayed afterdepolarization,DAD）:是细胞内钙超载时发生在动作电位完全或接近完全复极时的一种短暂的振荡性除极。诱发迟后除极的因素有强心苷中毒、心肌缺血、细胞外高钙等。

2. 冲动传导异常　冲动传导异常包括单纯传导障碍和折返。前者包括传导减慢、传导阻滞及单相传导阻滞。折返（reentry）是指一次冲动下传后,又可顺着另一环形通路折回,再次兴奋原已兴奋过的心肌,是引发快速型心律失常的重要机制之一。折返的发生有三个决定因素:①存在解剖上或功能上环形通路;②环路中各部位不应期不一致,折回的冲动落在原已兴奋心肌不应期之外;③环路中有传导性下降的部位。

3. 基因缺陷　Q-T 间期延长综合征（long QT syndrome,LQTS）是目前第一个被肯定由基因缺陷引起的心肌复极异常的疾病,表现为心电图 Q-T 间期延长并发生恶性心律失常性晕厥及猝死,已发现 13 个基因的突变与 LQTS 有关。最近有几种其他的与猝死相关的先天性心律失常的分子机制得到确定,如以室颤伴持续性 ST 段抬高为主要特征的 Brugada 综合征是由于 *scn5a* 基因突变导致钠通道功能缺失所致;至少一种类型的家族性房颤是由于 *kc-nq*1 基因突变引起 I_{Ks} 增强所致。

(二)心律失常分类

1. 激动起源异常

(1)窦性心律失常:窦性心动过速;窦性心动过缓;窦性心律不齐;窦性停搏;窦房阻滞。

(2)异位心律失常

1)被动性:①逸搏(房性、结性、室性);②异位心律(房性、结性、室性)。

2)主动性:①期前收缩(房性、结性、室性);②异位心律:阵发性心动过速(房性、结性、室性);扑动与颤动(房性、室性);"非阵发性"心动过速(结性、室性)。③并行心律(房性、结性、室性)。

2. 激动传导异常

(1)生理性传导阻滞-干扰与脱节:房性、结性、室性。

(2)病理性传导阻滞:①窦房传导阻滞;②房内传导阻滞;③房室传导阻滞;④室内传导阻滞。

(3)房室间传导途径异常:预激症候群。

临床上,心律失常可按其发作时心率的快慢分为快速性和缓慢性两大类。

二、抗心律失常药物的分类及常用药物

(一)抗心律失常药物分类

Vaughan Williams 根据药物的主要作用通道和电生理特点,将抗心律失常药物分为四大类:Ⅰ类,钠通道阻滞药;Ⅱ类,β 肾上腺素受体拮抗药;Ⅲ类,延长动作电位时程药(钾通道阻滞药);Ⅳ类,钙通道阻滞药。

1. Ⅰ类 钠通道阻滞药根据对钠通道阻滞程度和阻滞后通道复活时间常数($\tau_{recovery}$)分为Ⅰa、Ⅰb和Ⅰc三个亚类。

(1)Ⅰa类:适度阻滞 Na^+ 通道,降低动作电位 0 相上升速率,不同程度抑制心肌细胞膜 K^+、Ca^{2+} 通透性,延长复极过程,且延长有效不应期更为显著。代表药有奎尼丁、普鲁卡因胺等。

(2)Ⅰb类:轻度阻滞 Na^+ 通道,促进 K^+ 外流,轻度减慢动作电位 0 相上升速率,降低自律性,缩短或不影响动作电位时程。代表药有利多卡因、苯妥英钠、美西律等。

(3)Ⅰc类:明显阻滞 Na^+ 通道,显著降低动作电位 0 相上升速率和幅度,减慢传导性作用最为明显。代表药有普罗帕酮、莫雷西嗪、氟卡尼等。

2. Ⅱ类 β 肾上腺素受体拮抗药主要通过减低或阻断交感神经对心脏的作用,抑制 4 相自动除极速率,延长房室结传导时间。代表药有普萘洛尔、美托洛尔等。

3. Ⅲ类 延长动作电位时程药主要通过延迟复极时间,延长动作电位时程及有效不应期。代表药有胺碘酮、索他洛尔等。

4. Ⅳ类 钙通道阻滞药主要通过阻断慢 Ca^{2+} 通道的开放,抑制慢反应纤维的 0 相后期

除极及 2 相复极速率,从而减低传导速度及延长有效不应期。代表药有维拉帕米和地尔硫䓬。

除上述抗心律失常药物外,还有一些药物如腺苷等在临床治疗心律失常中亦有重要价值。

（二）常用药物

1. Ⅰ类钠通道阻滞药

（1）Ⅰa 类

普鲁卡因胺(procainamide)

【药动学】　静脉给药起效迅速,口服吸收快而完全,生物利用度为 70% ~85%,血浆浓度达峰时间约 1 小时,血浆蛋白结合率约 20%,消除半衰期约为 3 ~5 小时。主要经肝脏代谢,约一半在 N-乙酰转移酶作用下,代谢为仍具活性的 N-乙酰普鲁卡因胺。其代谢呈遗传多态性,可分快代谢型和慢代谢型两类。原形及活性代谢物均经肾排泄。

【药效学】　减慢传导速度,延长不应期及抑制舒张期除极,降低自律性。普鲁卡因胺对心肌收缩力抑制和抗胆碱能神经作用较弱,且无明显肾上腺素能 α 受体拮抗作用。

【临床应用】　普鲁卡因胺曾用于各种心律失常的治疗,但因其促心律失常作用等不良反应,现仅用于危及生命的室性心律失常。静脉注射适用于利多卡因治疗无效而又不宜电转复的室性心动过速患者。普鲁卡因胺不增加室性心律失常患者的存活率。

【禁忌证】　对普鲁卡因胺或普鲁卡因过敏,起搏或传导功能障碍,肝、肾功能不全,重症肌无力者禁用。

【不良反应】　过敏反应较常见,表现为皮疹、发热、粒细胞减少等。血药浓度过高,可因其神经阻滞作用,致外周血管扩张,血压降低。长期口服可出现胃肠道反应,如恶心、呕吐、腹泻等。用量过大可致白细胞减少,少数患者可能出现红斑性狼疮样综合征,其中慢代谢型患者尤易发生,出现症状后停药,必要时用皮质激素治疗。口服剂型长期应用不良反应多,故目前临床已少用。N-乙酰普鲁卡因胺较少引起狼疮样综合征,但也可引起 Q-T 延长综合征和尖端扭转型室性心动过速。

【药物相互作用】　合用碘酮、甲氧苄啶、西咪替丁,普鲁卡因胺血药浓度可能增加;合用拟胆碱药,普鲁卡因胺可抑制这类药物对横纹肌的效应。乙醇通过肝酶诱导降低普鲁卡因胺的血药浓度。

【注意事项】　紧急复律时,5 分钟内静脉注射 0.1g,必要时每隔 5 ~10 分钟重复一次,总量不得超过 10 ~15mg/kg。或 10 ~15mg/kg 静脉滴注 1 小时,然后以每小时 1.5 ~2mg/kg 维持。注射时应连续监测血压和心电图。口服片剂 0.25 ~0.5mg,每 4 ~6 小时一次维持。普鲁卡因胺可通过胎盘屏障在胎儿体内蓄积,孕妇及乳母用时须权衡利弊。

（2）Ⅰb 类

利多卡因(lidocaine)

【药动学】　吸收好,首过效应达 70%,难以达到临床有效血药浓度,一般静脉注射给药。静注后起效迅速(45 ~90 秒),持续 10 ~20 分钟。治疗血药浓度为 1.5 ~5μg/ml,中毒浓度为 5μg/ml 以上。持续静滴 3 ~4 小时达稳态血药浓度,急性心肌梗死者需 8 ~10 小时。

血浆蛋白结合率约70%,体内分布广泛,表观分布容积约1L/kg,心肌药物浓度为血药浓度3倍。消除半衰期1~2小时,90%经肝脏代谢,代谢物单乙基甘氨酰二甲苯胺(MEGX)及甘氨酰二甲苯胺(G_x)具有药理活性,持续静滴24小时以上,代谢产物可产生治疗及中毒作用。由肾脏排泄,10%为原形药,58%为代谢物(Gx),不被血液透析清除。心衰、肝病患者、老年人及持续静滴24~36小时以上者,清除减慢。

【药效学】 利多卡因抑制Na^+内流,促进K^+外流,减慢心室传导,消除折返激动,抑制心室应激性,提高室颤阈值。对激活和失活状态的钠通道都有阻滞作用,当通道恢复至静息态时,阻滞作用迅速解除,因此对除极化组织(如缺血区)作用强。心房肌细胞钠通道处于失活状态的时间短,利多卡因阻滞作用也弱。

【临床应用】 主要用于转复和预防室性快速性心律失常,如急性心肌梗死患者的室性期前收缩、室性心动过速和心室颤动,可作为首选药。对各种器质性心脏病及洋地黄中毒、心脏手术、心导管等所引起的心律失常均可使用。对室上性心律失常疗效差。

【禁忌证】 禁用于严重心脏传导阻滞,包括Ⅱ、Ⅲ度房室传导阻滞及双束支阻滞;禁用于严重窦房结功能障碍及对利多卡因过敏者。

【不良反应】 不良反应总发生率约6.3%,多与剂量及长时间使用有关。主要是对中枢神经系统的影响,如嗜睡、麻木、语言困难、头昏、震颤、不安、恐惧等,严重者可能出现精神障碍、呼吸抑制和惊厥。剂量过大亦可出现心率减慢、房室传导阻滞和血压下降等心血管反应。

【药物相互作用】 合用普萘洛尔、美托洛尔和西咪替丁可增加利多卡因的血药浓度;合用苯巴比妥可降低利多卡因的血药浓度。

【药物评价】 利多卡因虽可降低心室颤动的发生,但总病死率并未下降,因此近年来临床应用已明显减少。

【注意事项】 紧急复律时,可一次缓慢静脉注射利多卡因负荷量50~100mg,若5~10分钟后无效,可再重复注射50mg,可连续重复3次,但静脉注射累积量不宜超过300mg。有效后以1~4mg/min静滴1小时,继以1~3mg/min静脉滴注维持。老年人、心力衰竭、心源性休克、肝血流量减少、肝或肾功能障碍时应减少用量,以0.5~1mg/min静脉滴注。

美西律(mexiletine)

【药动学】 口服吸收好,生物利用度为80%~90%,急性心肌梗死者吸收减少。口服后30分钟起效,2~3小时达血药峰浓度,持续约8小时。血浆蛋白结合70%,体内分布广,V_d为5~7L/kg。血浆$t_{1/2}$为10~12小时,长期服药者为13小时,急性心肌梗死者为17小时,肝功能受损者半衰期延长。主要在肝脏代谢,3%~15%以原形从尿中排出,在酸性尿中排泄加快。

【药效学】 电生理作用与利多卡因相似,对心肌抑制作用较小,可进入脑组织,具有抗惊厥及麻醉作用。

【临床应用】 口服用于慢性室性心律失常,包括室性期前收缩及室性心动过速;静脉注射用于急性室性心律失常,如持续性室性心动过速。

【禁忌证】 重度心力衰竭、心源性休克、缓慢性心律失常及心室内传导阻滞者禁用。

【不良反应】 口服不良反应发生率20%~30%,静脉给药发生率高。常见胃肠道反应,如恶心、呕吐等;静脉给药及口服大剂量时,可见神经系统症状,如头晕、震颤、共济失调、嗜睡等,心血管系统症状,如窦性心动过缓、房室传导阻滞及低血压等;还有过敏性皮疹等。

【药物相互作用】　肝药酶诱导剂,如苯妥英钠、利福平和苯巴比妥等可降低美西律的血药浓度;西咪替丁、氯霉素和异烟肼可使美西律血药浓度增加。美西律可使茶碱血药浓度升高,与奎尼丁、普萘洛尔或胺碘酮合用治疗效果更好,可用于单一药物无效的顽固室性心律失常。但不宜与其他Ⅰb类药物合用。

【药物评价】　在危及生命的心律失常患者中使用美西律,有使心律失常恶化的可能。用药期间注意检查血压、心电图、血药浓度。

苯妥英钠(phenytoin sodium)

【药动学】　口服吸收慢,个体差异大,口服生物利用度约为79%,口服后4~12小时血药浓度达峰值,分布于细胞内外液,V_d 为0.6L/kg。苯妥英钠血浆蛋白结合率为88%~92%,主要在肝脏代谢,代谢物无药理活性,大部分经肾排泄。

【药效学】　抑制心脏失活态钠通道,缩短动作电位时程及有效不应期,还可抑制钙离子内流,降低心肌自律性,抑制交感中枢,对心房、心室的异位节律点有抑制作用,并能直接抑制强心苷中毒所致的后除极和触发活动,改善房室传导阻滞。

【临床应用】　主要治疗室性心律失常,对强心苷中毒引起的室性心律失常有效,亦可用于心肌梗死、心脏手术、心导管术等所引发的室性心律失常,但疗效不如利多卡因。

【禁忌证】　严重心衰、心动过缓、Ⅱ或Ⅲ度房室传导阻滞(洋地黄中毒所致除外)、低血压者禁用。

【不良反应】　中枢神经系统症状,如眩晕、头痛、震颤、共济失调等;血液系统巨幼红细胞贫血、白细胞减少和粒细胞缺乏等。另有齿龈增生、毛发增生、肝损害、致畸反应等。

【药物相互作用】　氯霉素、双香豆素、异烟肼、西咪替丁等可升高苯妥英钠血药浓度;地西泮、卡马西平、苯巴比妥、乙醇等可降低苯妥英钠血药浓度。苯妥英钠能使抗凝药(华法林)、皮质激素(地塞米松)、奎尼丁等药物消除加快。含钙、镁、铝的抗酸药与苯妥英钠形成难溶复合物,减少苯妥英钠的吸收。

(3)Ⅰc类

普罗帕酮(propafenone)

【药动学】　口服吸收良好,首过效应明显。生物利用度因剂量及剂型而异,约3.1%~21.4%。口服后半小时起效,经2~3小时作用达峰值。有效血药浓度个体差异大,平均为0.5~1.8mg/L,且血药浓度与剂量不成比例增加,故用药需个体化。吸收后主要分布在肺组织,其浓度比心肌及肝脏组织内高10倍,比骨骼肌及肾脏高20倍。V_d 为1.9~3.0L/kg,血浆蛋白结合率在85%~95%之间。$t_{1/2}$ 为6~7小时,主要经肝脏代谢,其代谢产物5-羟基-丙氨基苯丙酮仍具有药理活性。约1%以原形经肾排出,90%以氧化代谢物经肠道及肾脏清除。

【药效学】　主要抑制钠通道,抑制心房、心室及浦氏纤维动作电位最大上升速率,尚有膜稳定作用及竞争性β受体拮抗作用,故有抑制窦房结、心房、心室、房室结及希浦系统的传导及自律性,及延长旁路传导作用,并可提高心室的致颤阈值。

【临床应用】 口服主要用于室性期前收缩及阵发性室性心动过速,其次为室上性心律失常,纠正心房颤动及心房扑动效果差。静脉注射用于终止阵发性室性心动过速及室上性心动过速,包括预激综合征合并室上性心动过速,可减低预激综合征合并心房颤动或心房扑动的心室率,但可能延长心房不应期,使心房率减慢,减轻交界区隐匿性传导使心室率增快。

【禁忌证】 禁用于严重充血性心力衰竭、心源性休克、严重心动过缓、室内传导阻滞、病窦综合征及肝肾功能障碍者。早期妊娠、哺乳期妇女慎用。

【不良反应】 不良反应与剂量相关。常见消化道反应,如恶心、呕吐、味觉改变等;心血管系统不良反应,如房室传导阻滞,加重充血性心衰,还可引起直立性低血压等。由于其减慢传导速度超过延长 ERP 程度,易致折返,引发心律失常。

【药物相互作用】 其他抗心律失常药,包括维拉帕米、普萘洛尔、胺碘酮及奎尼丁等,可能增加普罗帕酮不良反应;与奎尼丁合用,有协同的抗心律失常作用,对治疗顽固性室性期前收缩有效;与地高辛合用,可增加血清地高辛浓度;与麻醉药或抑制心肌收缩力的药物合用,可增强普罗帕酮的作用;与华法林合用可增强其抗凝作用。

莫雷西嗪(moracizine)

【药动学】 口服生物利用度 35% ~40%,0.5~2 小时血药浓度达峰,饭后 30 分钟服用影响吸收速度,使峰浓度下降,但不影响吸收量。$V_d > 300L/kg$。血浆蛋白结合率 95%,60% 经肝脏转化,2 种以上代谢物具药理活性,$t_{1/2}$ 为 1.5~3.5 小时,56% 随粪便排出。

【药效学】 钠通道阻滞剂,有局麻作用,亦有扩张冠状血管和抗胆碱能作用。

【临床应用】 对室性和室上性心律失常均有效,多用于治疗高危室性心律失常。

【禁忌证】 禁用于 Ⅱ 或 Ⅲ 度房室传导阻滞及双束支传导阻滞且无起搏器者;禁用于心源性休克及对莫雷西嗪过敏者。

【不良反应】 不良反应较轻,可见头晕、恶心、头痛、乏力、嗜睡、腹痛、消化不良、呕吐、出汗、感觉异常、口干、复视等。致心律失常作用的发生率约 3.7%,且增加心梗患者的病死率,故临床应用受限。

【药物相互作用】 与西咪替丁合用,莫雷西嗪血药浓度增加;与茶碱类药物合用,莫雷西嗪可加快其清除;与华法林合用,可改变后者对凝血酶原时间。

2. Ⅱ类 β 受体拮抗药通过竞争性阻断心脏 β 肾上腺素受体,抑制外源性及内源性交感胺(儿茶酚胺)对心脏的影响而间接发挥抗心律失常作用。β 受体拮抗药抑制心律失常作用较弱,因可降低急性心肌梗死存活者猝死率,是目前常用的抗心律失常药物,包括普萘洛尔、阿替洛尔、美托洛尔、艾司洛尔等。

普萘洛尔(propranolol)

【药动学】 口服吸收完全,首过效应强,生物利用度为 30%,口服后 2 小时血药浓度达峰值,个体差异大。血浆蛋白结合率达 93%。主要在肝脏代谢,$t_{1/2}$ 为 3~4 小时,肝功受损时明显延长。主要经肾排泄,尿中原形药低于 1%。

【药效学】 降低窦房结、心房和浦肯野纤维自律性,在运动及情绪激动时作用明显。减少儿茶酚胺所致的迟后除极发生,减慢房室结传导,延长房室结有效不应期。

【临床应用】 用于室上性心律失常,对于交感神经兴奋性过高、甲状腺功能亢进及嗜铬细胞瘤等引起的窦性心动过速效果良好。与强心苷或地尔硫䓬合用,控制心房扑动、心房纤颤及阵发性室上性心动过速时的室性频率过快效果较好。心肌梗死患者应用普萘洛尔,可减少心律失常的发生,缩小心肌梗死范围,降低死亡率。普萘洛尔还可用于运动或情绪变动所引发的室性心律失常,减少肥厚型心肌病所致的心律失常。

【禁忌证】　禁用于病态窦房结综合征、房室传导阻滞、心源性休克、支气管哮喘及慢性肺部疾病患者;高脂血症、糖尿病患者慎用。

【不良反应】　可致窦性心动过缓、房室传导阻滞,可能诱发心力衰竭和哮喘、低血压、精神压抑、记忆力减退等。长期应用对脂质代谢和糖代谢有不良影响。突然停药可产生反跳现象。

【药物相互作用】　与维拉帕米合用可致房室传导阻滞、心脏收缩功能下降;肝药酶诱导剂如苯巴比妥、苯妥英钠、利福平可降低普萘洛尔血药浓度,而肝药酶抑制剂西咪替丁可增加普萘洛尔血药浓度。

美托洛尔(metoprolol)

【药动学】　口服吸收快而完全,首过效应明显,生物利用度约为50%。$t_{1/2}$为3～5小时,在肝内代谢,经肾排泄,尿内以代谢物为主,仅少量(3%～10%)为原形物。

【药效学】　选择性阻断 β_1 受体,对 β_2 受体拮抗作用弱,无内在拟交感活性和膜稳定作用。

【临床应用】　用于室上性快速心律失常、室性心律失常、洋地黄类及儿茶酚胺引起的快速心律失常,对高血压、冠心病和儿茶酚胺增多所致的快速性心律失常有效。美托洛尔能拮抗儿茶酚胺效应,可治疗甲状腺功能亢进引起的心律失常。

【禁忌证】　禁用于Ⅱ度或Ⅲ度房室传导阻滞、失代偿性心衰(肺水肿,低灌注或低血压)患者;禁用于有临床意义的窦性心动过缓、病态窦房结综合征、心源性休克患者;禁用于末梢循环灌注不良、严重的周围血管疾病患者。

【不良反应】　不良反应与剂量相关。常见疲乏和眩晕;消化系统不良反应,恶心、胃痛等;心血管系统不良反应,心率减慢、传导阻滞、血压降低、心力衰竭加重、外周血管痉挛导致的四肢冰冷或脉搏不能触及、雷诺症。

【药物相互作用】　美托洛尔与维拉帕米和二氢吡啶类钙通道阻滞剂合用,可能增加负性变力和变时作用;美托洛尔增加抗心律失常药(奎尼丁类和胺碘酮)的负性变力和负性变传导作用。利福平降低美托洛尔的血药浓度,西咪替丁、乙醇、肼屈嗪、选择性5-羟色胺再摄取抑制剂升高美托洛尔的血药浓度。

【注意事项】　静脉给药,须监测血压和心电,并有抢救设施。室上性快速型心律失常,开始时以1～2mg/min静脉给药,用量可达5mg,如病情需要,可间隔5分钟重复注射,总剂量10～15mg,静脉注射后4～6小时,心律失常已经控制,用口服制剂维持,一日2～3次,每次剂量不超过50mg。

3.Ⅲ类　延长动作电位时程药。

胺碘酮(amiodarone)

【药动学】　口服吸收缓慢,生物利用度约为50%,口服后4～6小时血药浓度达峰值,约1个月可达稳态血药浓度。血浆蛋白结合率约95%,主要分布于脂肪丰富的组织和器官。

长期口服,$t_{1/2}$ 为 19~40 天,停药后半年仍可测出血药浓度。用药后 4~5 天作用开始,5~7 天达最大作用,停药后作用可持续 8~10 天,偶可持续 45 天。静注后 5 分钟起效,停药可持续 20 分钟至 4 小时。有效血药浓度为 1~2.5μg/ml。主要在肝脏代谢,代谢产物去乙胺碘酮,与原形药理作用相似。主要经胆汁排泄,肾排出少,肾功不全者,不需减量。

【药效学】　抑制心脏多种离子通道电流,如:I_{Na}、$I_{Ca(L)}$、I_K、I_{K1}、I_{to} 等,抑制窦房结和房室交界区自律性,减慢心房、房室结和房室旁路传导,延长心房肌、心室肌的动作电位时程和有效不应期,延长旁路前向和逆向有效不应期,为广谱抗心律失常药。

【临床应用】　抗心律失常作用显著,用于室上性和室性快速性心律失常,将心房扑动、心房颤动和室上性心动过速转复为窦性心律;静脉注射可终止预激综合征合并心房颤动或室性心动过速;用于急性心肌梗死后患者,可预防猝死,降低病死率;预防威胁生命的快速性室性心动过速,尤其对心肌梗死后和合并急性心力衰竭的患者,是最有效的药物之一。

【禁忌证】　禁用于有甲状腺功能异常史或已有功能异常、碘过敏、心动过缓、房室传导阻滞、双分支阻滞、Q-T 间期延长综合征的患者。

【不良反应】　不良反应较多,且与剂量大小及用药时间长短成正比。常见的有胃肠道功能紊乱、剂量依赖性心动过缓、震颤等锥体外系症状、睡眠障碍、急性肝功能损害、弥漫性间质性或肺泡性肺病,可能发展为肺纤维化。长期应用,可见角膜微粒沉淀,亦可沉积于皮肤组织,引发过敏性皮炎。故患者用药期间,应避免暴露于日光或紫外光下。由于胺碘酮有较高浓度的碘,常见甲状腺功能亢进或减退。

【药物相互作用】　胺碘酮可使地高辛、阿普林定、奎尼丁、普鲁卡因胺等血药浓度增加,并加重不良反应;亦可增加其他抗心律失常药物对心脏的不良反应。与钙通道阻滞剂及 β 受体拮抗剂合用可增加包括窦房结及房室结与心肌收缩力的抑制作用,与华法林合用可增强其抗凝作用。

【注意事项】　口服胺碘酮后,作用发生及消除缓慢,临床应用根据病情而异。对危及生命的心律失常宜用短期较大负荷量,必要时静脉给药。对于非致命性心律失常,宜用小剂量缓慢负荷。胺碘酮半衰期长,故停药后换用其他抗心律失常药时应注意相互作用。

索他洛尔(sotalol)

【药动学】　口服吸收完全,生物利用度为 95%,2~3 小时血药浓度达峰,血浆蛋白结合率为 50%,V_d 为 1.6~2.4L/kg。有效血浆浓度范围为 1~3μg/ml。在肝脏内几乎不被代谢,主要由肾脏排泄,$t_{1/2}$ 为 15~20 小时,肾功能不全半衰期明显延长。

【药效学】　具有Ⅱ类、Ⅲ类电生理活性,无心脏选择性,无内在拟交感活性,无膜稳定活性。延长心肌组织动作电位的有效不应期、抑制窦房结及浦肯野纤维异常自律性,延长窦房结、房室结传导时间,延长房室旁路的传导。剂量依赖性 Q-Tc 间期延长,轻度减少心排血量,降低血压。

【临床应用】　用于危及生命的快速室性心律失常,如持续室性心动过速。因有促心律失常作用,不推荐用于非持续性室性心动过速和室上性心律失常。

【禁忌证】　禁用于支气管哮喘、窦性心动过缓、Ⅱ和Ⅲ度房室传导阻滞(除有起搏器外)、先天性或后天性长 Q-T 综合征、心源性休克、不能控制的充血性心衰患者;对索他洛尔有过敏史者禁用。

【不良反应】　不良反应与剂量有关,随剂量增加,尖端扭转型室性心动过速发生率上升。电解质紊乱,如低钾、低镁,加重索他洛尔毒性。用药期间应监测心电图变化,当 Q-Tc ≥0.55 秒时应考虑减量或暂时停药。

【药物相互作用】　索他洛尔与导致低血钾(如利尿剂)或延长动作电位时程药物(如 Ⅰa 类药物或胺碘酮)合用可能诱发尖端扭转型室性心动过速。与钙通道阻滞剂合用时可加重心脏传导障碍,进一步抑制心室功能,降低血压。

【注意事项】　低血钾或低血镁症患者在纠正前不应使用索他洛尔,严重或长期腹泻或服用利尿剂的患者应密切监护电解质和酸碱。不可骤然停药,应逐渐减量,1～2 周内停用。

4. Ⅳ类　钙通道阻滞药。

维拉帕米(verapamil)

【药动学】　口服吸收完全,肝脏首过效应明显,生物利用度低(25%～30%),口服 2 小时起效,3 小时血药浓度达峰,维持约 6 小时,血浆蛋白结合率为 90%。静脉注射量为口服量的 1/10,注射后 0.5～1 分钟起效,2～5 分钟达药效最大值,作用时间短暂,10～30 分钟后迅速下降。代谢产物中去甲维拉帕米具有生物活性。单次口服给药 $t_{1/2}$ 为 2.8～7.4 小时,多次给药为 4.5～12 小时,去甲维拉帕米半衰期约为 9 小时。约 75% 由肾脏排泄。

【药效学】　抑制心肌细胞或血管平滑肌细胞膜上钙通道,使窦房结及房室结传导速度减低,ERP 延长,可终止经房室结折返的心动过速,减慢窦性心律、心房颤动及心房扑动的心室率。对心房、心室及房室旁路传导影响则较小,使心电图 P-R 延长,QRS 及 Q-T 无改变。具有扩张冠状动脉、周围血管及抑制心肌收缩力的作用。

【临床应用】　阵发性室上性心动过速首选药物。用于终止折返性室上性心动过速及正常图形的预激综合征合并室上性心动过速的发作,对急性心肌梗死、心肌缺血及强心苷中毒引起的室性期前收缩有效。对转复心房颤动或心房扑动作用差,但可降低心房颤动或心房扑动的心室率。对大部分室性心律失常无效,甚至有害。

【禁忌证】　禁用于病态窦房结综合征及 Ⅱ、Ⅲ度房室传导阻滞(除已安起搏器外),充血性心力衰竭(除非继发于室上性心动过速而维拉帕米有效者),心源性休克或低血压(收缩压 <90mmHg),预激综合征伴心房颤动或心房扑动者。

【不良反应】　口服安全,可见胃肠不适、头晕、头痛及瘙痒等。静脉注射可引起血压降低,偶可致窦性心动过缓或停搏。

【药物相互作用】　不宜与 β 受体拮抗药合用,两药均抑制心肌收缩力、减慢心率、减缓传导,甚至有心脏停搏的危险。避免与其他具有负性肌力作用的抗心律失常药合用,如奎尼丁、丙吡胺等。维拉帕米可降低地高辛的肾清除率,使血药浓度升高,加重对房室结传导的抑制。与血浆蛋白结合率高的药物合用时,因竞争结合使非结合型血药浓度升高致效应增强。

5. 其他类

腺苷(adenosine)

腺苷为内源性嘌呤核苷酸,广泛存在于人体组织中,作用于 G 蛋白偶联的腺苷受体,激活心房、房室结、心室的乙酰胆碱敏感 K^+ 通道($I_{K(Ach)}$),缩短 APD,降低自律性。腺苷也抑制 $I_{Ca(L)}$,可延长房室结 ERP,抑制交感神经兴奋所致的迟后除极。静脉注射后迅速起效,血浆半衰期约 10 秒。被体内多数组织摄取,经腺苷脱氨酶灭活。宜快速静脉注射给药,否则在药物到达心脏前即被灭活。临床主要用于快速终止折返性室上性心律失常以及起源于心室流出道的室性心动过速。静脉注射速度过快可致短暂心脏停搏。治疗剂量,多数患者会出现胸闷、呼吸困难。因其消除迅速,不良反应短暂。有病态窦房结综合征、房室传导阻滞、哮喘者禁用,冠心病者慎用。服用双嘧达莫、心脏移植术后患者应减量。

三、抗心律失常药物的合理应用

心律失常患者长期用药之前,需了解心律失常发生的原因、基础心脏病变及严重程度和有无诱因。目前,应用的抗心律失常药物,有的能迅速终止心律失常发作;有的能显著减少心动过速复发;有的能通过减少心律失常而改善预后。抗心律失常药物均有致心律失常作用,为预防此作用的发生,应掌握抗心律失常药物的适应证。正确合理使用抗心律失常药物的原则包括:

(一)治疗基础心脏病及纠正病因和诱因

心肌缺血、缺氧、酸中毒及电解质紊乱等是促发心律失常的常见因素。药物治疗前应对患者进行全面评估,解决下列问题:①除心律失常外,影响患者远期预后和生活质量的因素和疾病;②从患者面临的临床问题中,找出急需解决的关键问题;③选择改善患者远期预后的干预治疗措施。

(二)掌握抗心律失常药物的适应证

并非所有的心律失常均需应用抗心律失常药物,对无器质性心脏病的室性心律失常,经长期观察无血流动力学症状者,不应使用抗心律失常药物治疗。对潜在致命性或致命性室性心律失常应积极治疗,包括纠正心力衰竭、心肌缺血和电解质紊乱等。对有可能发生致心律失常作用和心律失常猝死的患者,应最大程度限制使用抗心律失常药物。由于 β 受体拮抗剂对心肌梗死后室性心律失常和病死率有积极作用,胺碘酮有益于降低心律失常患者病死率,可根据具体情况选用上述药物,联合应用或考虑非药物治疗。

(三)用药个体化

根据病情慎重选择药物及剂量,防止不合理的联合用药。用药过程中应密切监测血钾、血镁、血钙及血药浓度,常规监测心电 Q-T 间期、QRS 间期、P-R 间期及心率与心律的变化。

知识链接:
2013 心律失常紧急处理专家共识

《中华心血管病杂志》2013 年 5 期,发表中华医学会心血管病分会编写的我国首部《心律失常紧急处理专家共识》。心律失常紧急处理的总原则:首先识别、纠正血液动力学障碍;其次纠正、处理基础疾病和诱因;衡量获益和风险;兼顾治疗与预防;对心律失常本身的处理。急性期心律失常药物应根据基础疾病、心功能状态、心律失常性质也予以选择;疗效不佳时,宜观察用药是否规范、剂量是否恰当,一般不建议短期换用或合用另一种抗心律失常药,宜考虑采用非药物治疗;序贯或联合应用静脉抗心律失常药,易致药物不良反应及促心律失常作用,仅室性心动过速/心室颤动风暴状态或其他顽固性心律失常时才考虑。

四、抗心律失常药物的致心律失常作用

致心律失常作用是指用药后诱发既往未曾发生过的心律失常,或使原有的心律失常恶化。致心律失常作用与药物的电生理特性、患者临床状况等诸多因素密切相关。致心律失常时的血药浓度往往低于最小中毒浓度,所以药物致心律失常作用不同于药物中毒。

(一)药物致心律失常作用的发生机制

多数抗心律失常药物可改变心肌细胞的动作电位,药物的致心律失常作用也与动作电位的改变有关。药物致心律失常作用的发生机制主要有:①Q-T 间期延长(Ⅰa 类药物及Ⅲ类药物)。Q-T 间期过度延长至 >500~600ms 或 Q-Tc >440ms 时,尤其是合并电解质紊乱或与延长 Q-T 间期的药物合用时,可引起早期后除极触发尖端扭转型室性心动过速;②传导减慢促使折返发生。Ⅰc 类药物可抑制快钠通道,致心肌电生理效应不一致性增加,产生折返,形成单向宽大畸形的室性心动过速。

(二)药物致心律失常的防治

抗心律失常药出现致心律失常作用时,应立即停用,并根据病情进一步治疗。对缓慢性心律失常患者可给予阿托品或异丙肾上腺素(高血压、冠心病患者禁用),可进行临时心脏起搏。对快速性心律失常患者合并明显血流动力学障碍者立即电复律,但对洋地黄中毒引起的快速性心律失常者,通常不宜用电复律,而应以钾盐、苯妥英钠或利多卡因治疗,发生心室颤动者,应给予直流电除颤。

案例分析:

案例:女性,43 岁,原发性高血压 1 年,最高血压 160/100mmHg,复方降压片控制到 130/80mmHg。无糖尿病、冠心病史,3 年前频发室性期前收缩。查体:脉搏 60 次/分,心律齐,血压 150/90mmHg,无持续性胸痛、端坐呼吸、黑矇、晕厥、头痛及恶心呕吐。Holter:24h 室性期前收缩约 3300 次;心电:窦性心律;血清甲状腺功能:FT3 8.65pmol/L、FT4 40.13pmol/L、TSH 9.27μIU/ml。

问题:该患者应如何选择抗心律失常药物? 治疗时应该注意哪些方面?

分析:室性心律失常严重者可发生心源性猝死,甲状腺功能亢进可引起心律失常。β 受体拮抗剂抑制交感神经,具有抗高血压、抗心律失常作用,适合该患者;在控制心率和血压时,还应定期监测甲状腺功能。

思考题

1. 简述抗心律失常药物分类及代表药物。
2. 简述胺碘酮的临床应用及不良反应。
3. 简述抗心律失常药物合理应用原则。
4. 简述抗心律失常药物的致心律失常作用的防治。

(杜智敏)

第四节　动脉粥样硬化和动脉粥样硬化性心脏病临床用药

一、概　述

(一)动脉粥样硬化

动脉粥样硬化(atherosclerosis)是动脉硬化中常见的类型,为心肌梗死和脑梗死的主要病因。动脉硬化是动脉管壁增厚、变硬,管腔缩小的退行性和增生性病变的总称。本病早期诊断很不容易。年长患者如检查发现血脂增高,动脉造影发现血管狭窄性病变,有利于诊断本病。当发展到相当程度,尤其有器官明显病变时诊断并不困难。

本病病因未完全清楚,目前认为本病与多种易患因素或危险因素有关。主要有:①年龄:多见于40岁以上的中老年人,49岁以后进展较快;②性别:男女比例约为2∶1;③高脂血症:各种类型均属易患因素;④高血压:高血压患者患冠状动脉粥样硬化者较血压正常者高3~4倍,且无论收缩压抑或是舒张压增高均属易患因素;⑤吸烟:吸烟增加冠状动脉粥样硬化的发病率和病死率达2~6倍,且与每日吸烟支数呈正比;⑥糖尿病:糖尿病患者动脉粥样硬化的发病率较无糖尿病患者高2倍。

其他因素还有:从事体力活动少、脑力活动紧张的职业者,常进食较高的热量,较多的动物性脂肪、胆固醇、糖和盐等饮食者,超标准体重的肥胖者,铬、锰、锌、钒、硒等微量元素摄入不足,而铅、镉、钴摄入过多者,以及遗传因素等。本病属多基因遗传性心血管病,为常染色体显性遗传所致,家族中有在较年轻患本病者时,其近亲同病的机会比无这种情况的家族高5倍,而作为本病易患因素的高血压和糖尿病也有遗传的影响。

本病发病机制未完全阐明,目前仍然是以多种学说或假说从不同角度来阐述。包括脂质浸润学说、血栓形成和血小板聚集学说、平滑肌细胞单克隆学说,以及内皮损伤反应学说。后者目前得到多数学者支持,认为本病各种危险因素最终都损伤动脉内膜,或引起功能变化,有利于脂质的沉积和血小板的黏附和聚集,而形成粥样硬化。

动脉粥样硬化发展过程,可分为四期:

1. 无症状期或亚临床期　其过程长短不一,包括从较早的病理变化开始,直到动脉粥样硬化已经形成,但尚无器官或组织受累的临床表现。

2. 缺血期　症状由于血管狭窄、器官缺血而产生。

3. 坏死期　由于血管内血栓形成或管腔闭塞而产生器官组织坏死的症状。

4. 纤维化期　长期缺血,器官组织纤维化和萎缩而引起症状。

按受累动脉部位的不同,本病分为:①主动脉及其主要分支粥样硬化;②冠状动脉粥样硬化;③脑动脉粥样硬化;④肾动脉粥样硬化;⑤肠系膜动脉粥样硬化;⑥四肢动脉粥样硬化等。

(二)血脂异常

血浆中脂质以与蛋白质结合成脂蛋白的形式存在,因此,血脂异常(dyslipidemia)实际上表现为异常脂蛋白血症(dyslipoproteinemia)。血脂异常可作为代谢综合征的组分之一,与多种疾病如肥胖症、2型糖尿病、高血压、冠心病、脑卒中等密切相关。长期血脂异常可导致动脉粥样硬化、增加心脑血管病的发病率和死亡率。血脂异常主要是总胆固醇过高或低密度脂蛋白胆固醇过高、三酰甘油过高、高密度脂蛋白胆固醇过低等。

1. 血脂和脂蛋白　血浆脂蛋白是由载脂蛋白(apoprotein,Apo)和三酰甘油、胆固醇、磷脂等组成,主要分为以下几类:乳糜微粒(chylomicron,CM)、极低密度脂蛋白(very-low-den-sity lipoprotein,VLDL-C)、低密度脂蛋白(low-density-lipoprotein,LDL-C)和高密度脂蛋白(high-density-lipoprotein,HDL-C)。各类脂蛋白各种成分的组成及其比例不同,因而其理化性质、代谢途径和生理功能也各有差异,见表17-9。

表17-9　脂蛋白的主要特征

脂蛋白	主要来源	主要脂质	主要 Apo	主要功能
CM	食物	三酰甘油	B48,C,E	运送外源性三酰甘油到外周组织
VLDL-C	肝脏	三酰甘油	B100,C,E	运送内源性三酰甘油到外周组织
LDL-C	VLDL-C 分解代谢	胆固醇酯	B100	运送内源性胆固醇到外周组织
HDL-C	肝脏、肠道	胆固醇酯	A,C	逆向转运胆固醇

在上述几种脂蛋白中,CM 颗粒最大,密度最小,富含三酰甘油,但 Apo 比例最小,其可能与动脉粥样硬化有关。VLDL-C 颗粒比 CM 小,也富含三酰甘油。目前认为 VLDL-C 水平升高是冠心病的危险因素。与 VLDL-C 相比较,LDL-C 颗粒小、密度高,胆固醇所占比例特别大,是导致动脉粥样硬化的重要脂蛋白。HDL-C 颗粒最小,密度最高,蛋白质和脂肪含量约各占一半,其生理功能是将外周组织中的胆固醇转运到肝脏进行代谢,这一过程称为胆固醇的逆转运,可能是 HDL-C 抗动脉粥样硬化作用的主要机制。

2. 异常脂蛋白血症分类　目前国际通用世界卫生组织(WHO)制定的分类系统。根据各种脂蛋白升高的程度将异常脂蛋白血症分为 5 型,其中第 Ⅱ 型又分为 2 个亚型,共 6 型,见表17-10。其中Ⅱa、Ⅱb 和Ⅳ型较常见。

表17-10　异常脂蛋白血症表型分类(WHO,1970)

分型	脂蛋白变化	血脂变化	
		TG	TC
Ⅰ 型	CM 增加	↑↑↑	↑
Ⅱa 型	LDL-C 增加		↑↑
Ⅱb 型	LDL-C 和 VLDL-C 同时增加	↑↑	↑↑
Ⅲ 型	CM 残粒和 VLDL-C 残粒增加	↑↑	↑↑
Ⅳ 型	VLDL-C 增加	↑↑	↑
Ⅴ 型	VLDL-C 和 CM 同时增加	↑↑↑	↑

注:TG 为三酰甘油,TC 为总胆固醇。

临床上也可简单的将血脂异常分为高胆固醇血症、高三酰甘油血症、混合型高脂血症和低高密度脂蛋白胆固醇血症,见表17-11。

表 17-11 血脂异常的临床分类

分型	TC	TG	HDL-C	相当于 WHO 表型
高胆固醇血症	↑↑			Ⅱa
高三酰甘油血症		↑↑		Ⅳ(Ⅰ)
混合型高脂血症	↑↑	↑↑		Ⅱb(Ⅲ,Ⅳ,Ⅴ)
低高密度脂蛋白胆固醇血症			↓	

注:HDL-C 为 HDL-胆固醇。

相当一部分原发性血脂异常患者存在一个或多个遗传基因缺陷,有明显的遗传倾向,称为家族性异常脂蛋白血症,包括家族性混合性高脂血症、家族性高三酰甘油血症。原因不明的称为散发性或多基因型异常脂蛋白血症。家族性异常脂蛋白血症是由于基因缺陷所致,如家族性脂蛋白酯酶(LPL)缺乏症和家族性 Apo CⅡ缺乏症等。大多数原发性血脂异常原因不明,呈散发性。临床上血脂异常可常与肥胖症、高血压、冠心病、糖耐量异常糖尿病等疾病同时发生,并伴有高胰岛素血症。不良的饮食习惯、体力活动不足、肥胖、年龄增加以及吸烟、酗酒等环境因素也可能与发病有关。全身系统性疾病,如糖尿病、甲状腺功能减退症、库欣综合征、系统性红斑狼疮等可引起继发性血脂异常。而噻嗪类利尿剂、β 受体拮抗药,以及长期大量使用糖皮质激素可促进血浆 TC 和 TG 水平的升高。

(三)冠状动脉粥样硬化性心脏病

冠状动脉粥样硬化性心脏病(coronary atherosclerotic heart disease)是冠状动脉血管发生动脉粥样硬化病变,或(和)冠状动脉痉挛而引起血管腔狭窄或阻塞,造成心肌缺血、缺氧或坏死而导致的心脏病,统称为冠心病(coronary heart disease,CHD)。世界卫生组织将冠心病分为 5 大类:无症状心肌缺血(隐匿性冠心病)、心绞痛、心肌梗死、缺血性心力衰竭(缺血性心脏病)和猝死 5 种临床类型。

冠心病的危险因素包括可改变的危险因素和不可改变的危险因素。可改变的危险因素有:高血压、血脂异常、超重/肥胖、高血糖/糖尿病,不良生活方式包括吸烟、不合理膳食(高脂肪、高胆固醇、高热量等)、缺少体力活动、过量饮酒,以及社会心理因素。不可改变的危险因素有:性别、年龄、家族史。此外,与感染有关,如巨细胞病毒、肺炎衣原体、幽门螺杆菌等。

冠心病的发作常常与季节变化、情绪激动、体力活动增加、饱食、大量吸烟和饮酒等有关。冠心病发作时会出现典型的胸痛,患者突感心前区疼痛,多为发作性绞痛或压榨痛,也可为憋闷感。疼痛从胸骨后或心前区开始,向上放射至左肩、臂,甚至小指和无名指,休息或含服硝酸甘油可缓解。如果发作时胸痛剧烈,持续时间长(常常超过半小时),硝酸甘油不能缓解,并可有恶心、呕吐、出汗、发热,甚至发绀、血压下降、休克、心衰,则为心肌梗死。约有1/3 的患者首次发作冠心病表现为猝死。合并心力衰竭的患者可伴有全身症状,如发热、出汗、惊恐、恶心、呕吐等。

冠心病的诊断主要依赖典型的临床症状,再结合辅助检查发现心肌缺血或冠脉阻塞的证据,以及心肌损伤标志物判定是否有心肌坏死。发现心肌缺血最常用的检查方法包括常规心电图和心电图负荷试验、核素心肌显像、冠状动脉 CT 等。有创性检查有冠状动脉造影和血管内超声等。但是冠状动脉造影正常不能完全否定冠心病。

二、常 用 药 物

血脂和脂蛋白代谢紊乱与动脉粥样硬化密切相关,TC、TG、LDL-C 和 VLDL-C 增高是冠心病的危险因素,其中以 LDL-C 是致动脉粥样硬化病变的基本因素,而 HDL-C 则被认为是冠心病的保护因素。纠正血脂异常的目的在于降低缺血性心血管病(冠心病和缺血性脑血管意外)的患病率和死亡率。许多研究证实,降低血浆胆固醇能减少冠心病的发病率和死亡率,血浆胆固醇降低 1%,冠心病发生的危险性可降低 2%。因此,调整血脂代谢可以防治动脉粥样硬化。

(一)抗动脉粥样硬化常用药物

1. 羟甲基戊二酰辅酶 A 还原酶抑制剂(HMG-CoA,他汀类)　具有明显的调血脂作用。属竞争性羟甲基戊二酰辅酶 A 还原酶抑制剂,减少甲羟戊酸合成而使内源性胆固醇合成减少,从而降低低密度脂蛋白,又能降低血三酰甘油水平,减缓和延缓冠状动脉粥样硬化,减少心血管病的发生。目前临床使用的 HMG-CoA 还原酶抑制剂主要是 HMG-CoA 还原酶的类似物。

【药动学】　洛伐他汀(lovastatin)和辛伐他汀(simvastatin)口服后在肝脏经过代谢转化为活性物质,而普伐他汀(pravastatin)和氟伐他汀(fluvastatin)在体内经代谢为无活性产物。该类药物口服后的肠道吸收率从 30% ~98% 不等,由于首过消除的原因,该类药物的生物利用度只有 5% ~30%。临床上常用的他汀类药物的药动学参数见表 17-12。

表 17-12　HMG-CoA 还原酶抑制剂药动学比较

药动学参数	普伐他汀	氟伐他汀	洛伐他汀	辛伐他汀	阿托伐他汀
肠道吸收率(%)	34	98	30	60 ~80	-
峰浓度时间(h)	1	0.5 ~0.7	2 ~4	1.3 ~2.4	1 ~2
血浆蛋白结合率(%)	50	98	95	95	98
生物利用度(%)	18	19 ~29	5	5	12
肾脏排泄率(%)	20	5	10	13	2
肠道排泄率(%)	70	90	83	60	90
半衰期($t_{1/2}$,h)	1.3 ~2.7	1.2	3	3	14

【药效学】　作用机制主要是通过竞争性抑制 HMG-CoA 还原酶,使机体内胆固醇的合成减少,发挥降血脂作用。此外,他汀类药物还可以使 LDL 受体增加,降低血浆中 LDL-C、降低血清三酰甘油(triglyceride,TG)和增高血 HDL-C 水平。近年来的研究也表明,该类药物除了降脂作用外,还有抗血栓、抗炎、抗氧化、抗血小板聚集、减少内皮素的生成、减少组织因子的表达和稳定粥样斑块等作用,可以从多个方面对冠心病和动脉粥样硬化起到预防和治疗的作用。

【临床应用】　他汀类药物是降低 LDL-C 的一线药物,主要用于原发性高胆固醇血症、杂合子家族性高胆固醇血症、Ⅱ型高脂蛋白血症的治疗。对 2 型糖尿病的高脂血症以及肾性高脂血症也有良好的效果。此外,该类药物也应用于冠心病、脑卒中和动脉粥样硬化的防治。

【禁忌证】 严重肝病患者禁用。儿童、孕妇、哺乳期妇女和准备生育的妇女不宜服用。

【不良反应】 较轻,主要有胃肠道反应、眩晕、头痛和皮疹。一般患者耐受良好,不必停药。少数患者会有血清转氨酶升高,因此肝病患者慎用该类药物。极少严重者因横纹肌溶解而致急性肾衰竭,在与免疫抑制剂、红霉素、烟酸类、苯氧酸类等药物合用时可增加横纹肌溶解发生率,一旦出现上述不良反应时则应停药。

【药物相互作用】 与抗凝药合用时,可使部分患者凝血酶原时间延长。与胆汁酸螯合剂考来替泊和考来烯胺合用时可以增强其降脂作用,但亦可使生物利用度降低。与其他调脂药(如贝特类、烟酸等),以及环孢素、环磷酰胺、大环内酯类抗生素以及吡咯类抗真菌药(如酮康唑)等合用时肌痛的发生率和横纹肌溶解的危险性会增加。

【药物评价】 在治疗剂量下,他汀类对 LDL-C 的作用最强,TC 次之,降 TG 作用很弱,调血脂作用呈剂量依赖性,用药 2 周出现明显疗效,6 周达高峰,而 HDL-C 略有升高。

洛伐他汀的作用随着剂量的增加而增加,辛伐他汀和普伐他汀存在相似的效应,氟伐他汀次之。辛伐他汀只有中等降低三酰甘油作用,因此不适合于治疗三酰甘油升高为主的 Ⅰ、Ⅳ、Ⅴ型高脂血症。普伐他汀在同类药中降胆固醇作用最显著。由于胆固醇的合成以午夜时最高,中午最低,因此该类药物每天仅给药一次,睡前给药效果最佳。

【注意事项】 有肝病患者使用本药时需定期监测肝功能及肌酸激酶。在使用过程中,一旦出现全身性肌肉疼痛、僵硬、乏力时应立即停药,过敏者慎用。该类药物均为口服给药,除了阿托伐他汀(atorvastatin calcium)可在任何时间服药外,其余制剂均为晚上一次口服。

2. 苯氧酸类(贝特类) 苯氧酸类是一类降低富含三酰甘油的血浆脂蛋白(如 VLDL-C)和升高 HDL-C 的药物。临床常用药物有氯贝丁酯(clofibrate)、吉非贝齐(gemfibrozil)、非诺贝特(fenofibrate)和苯扎贝特(benzafibrate)等。本类药物降脂作用强,不良反应较少,临床应用日益广泛。

贝特类药物既有调血脂作用,也有非调血脂作用。调血脂作用主要降低 TG、VLDL-C、TC、LDL-C,升高 HDL-C,但是各种贝特类药物作用强度不同,吉非贝齐、非诺贝特、苯扎贝特作用较强。非调脂作用有抗凝、抗血栓和抗炎作用等,共同发挥抗动脉粥样硬化的效应。临床应用于原发性高 TG 血症,对Ⅲ型高脂血症和混合型高脂血症有较好的疗效,亦可用于伴 2 型糖尿病的高脂血症。此类药物一般耐受良好,不良反应主要为消化道反应。其次为乏力、头痛、失眠、皮疹、阳痿等,偶有肌痛、尿素氮增加、转氨酶增加等。

吉非贝齐(gemfibrozil)

【药动学】 口服吸收快而完全,1~2 小时后血药浓度达峰值,血浆蛋白结合率为 92%~96%,70% 以原形经肾脏排出。$t_{1/2}$ 为 1.5 小时。治疗 2~5 天后降脂作用开始出现,第 4 周达到最大效应。

【药效学】 口服后能明显降低血浆 TG、VLDL、TC 和 LDL-C 水平,但在Ⅳ型高脂蛋白血症可能使 VLDL 升高。还可抑制肝脏的三酰甘油酶,升高 HDL-C 水平;并具有抗血小板聚集、抗凝血、降低血黏度和增强纤溶酶活性等作用。

【临床应用】 用于Ⅱa、Ⅱb、Ⅲ、Ⅳ及Ⅴ型高脂蛋白血症,对家族性高乳糜微粒血症及 LDL-C 升高的患者无效。

【禁忌证】 孕妇、哺乳期妇女、肝肾功能不全、胆石症和原发性胆汁性肝硬化患者禁用,小儿慎用。

【不良反应】　不良反应较轻,主要为胃肠道反应和乏力,偶有胆石症和横纹肌溶解;可见轻度一过性肝脏转氨酶升高,停药后可恢复。

【药物相互作用】　与口服抗凝血药合用时可明显增加抗凝血作用,故应调整抗凝血药剂量;与他汀类合用时可增加发生横纹肌溶解的危险性。

【药物评价】　研究显示贝特类药物可显著降低心血管事件。研究证实,本品降低了22%的心血管事件的发生。本品单用或与他汀类合用时发生横纹肌溶解和肾衰竭的几率相对较高,临床已较少应用。

【注意事项】　老年人肾功能不良者剂量酌减。用药早期应监测肝功能。

非诺贝特(fenofibrate)

【药动学】　口服吸收良好,与食物同服吸收可增加。口服后 4~7 小时左右血药浓度达峰值。单剂量口服后 $t_{1/2\alpha}$ 与 $t_{1/2\beta}$ 分别为 4.9 小时与 26.6 小时, V_d 为 0.9L/kg;持续治疗后 $t_{1/2\beta}$ 为 21.7 小时。血浆蛋白结合率大约为 99%,多剂量给药后未发现蓄积。主要分布在肝、肾、肠道。在肝和肾组织内代谢,代谢产物以葡糖醛酸化产物占大多数,有大约 60% 的代谢产物经肾排泄,25% 的代谢产物经大便排出。

【药效学】　具有显著降低胆固醇及三酰甘油的作用,升高 HDL-C 水平。高尿酸血症患者服用后能降低其血尿酸水平。

【临床应用】　用于高胆固醇血症、高三酰甘油血症及混合型高脂血症,疗效确切。

【禁忌证】　孕妇、哺乳期妇女、肝肾功能不全和胆石症患者禁用。

【不良反应】　不良反应较少,胃肠道反应以腹部不适、腹泻、便秘较为常见,神经反应有乏力、头痛、失眠等,偶有转氨酶升高。

【药物相互作用】　有增强抗凝血作用,与抗凝血药同服时,剂量应减半。

【药物评价】　长达 5 年的临床研究发现,非诺贝特治疗降低了总心血管终点事件达11%。还可降低其他预期的特殊大血管疾病终点事件,包括非致死性心肌梗死 24% 等。

【注意事项】　老年人肾功能不良者剂量酌减。用药期间应定期检查肝功能和血 TG、TC、LDL-C 和 HDL-C 水平。

苯扎贝特(benzafibrate)

【药动学】　口服后吸收迅速,2 小时后血药浓度达峰值,血浆蛋白结合率为 95%。主要经肾脏排出,50% 为原形,其余为代谢产物。$t_{1/2}$ 为 1.5~2 小时,缓释片为 26 小时,在肾病腹膜透析患者可长达 20 小时。

【药效学】　为贝丁酸类化合物,通过提高三酰甘油酶的活性而增进脂蛋白中的三酰甘油氧化降解及细胞内的低密度脂蛋白分解代谢,因此能明显降低 VLDL-C、TG 和 TC 并升高HDL-C。本品还有抗血小板聚集、降低血黏度、抗血栓作用。

【临床应用】　用于治疗高三酰甘油血症、高胆固醇血症、混合型高脂血症。

【禁忌证】　对本药过敏者、肝脏疾病、胆囊疾病、严重肾功能障碍、妊娠和哺乳妇女、儿童等慎用。

【不良反应】　最常见的不良反应为胃肠道不适,如消化不良、恶心、呕吐、胃部不适等;

偶有胆石症或肌炎(肌痛、乏力);偶有血氨基转移酶增高,以及性功能减退、脱发、过敏反应等。

【药物相互作用】　能增强香豆素类药物的抗凝作用,也能增强胰岛素和降血糖药的作用;与 HMG-CoA 还原酶抑制剂如洛伐他汀等合用治疗高脂血症,将增加两者严重肌肉毒性发生的危险,应尽量避免联合使用;与其他有肾毒性的药物合用时也应注意。

【药物评价】　与 HMG-CoA 还原酶抑制剂相比,苯扎贝特的优势在于更大程度地降低 TG 和升高 HDL-C 的同时,对 LDL-C 和 TC 影响较小。本品具有降低致死性或非致死性心肌梗死或猝死发生率的趋势,并且对糖尿病或代谢综合征胰岛素抵抗患者可能带来最大益处。

【注意事项】　肾功能障碍时按肌酐清除率调整剂量。

3. 烟酸及其衍生物　为维生素 B 族之一,大剂量烟酸能降低血清 TG,预防实验性动脉硬化。此类药物临床应用早,疗效确切,主要有烟酸、烟酸肌酸、戊四烯酸、维生素 E、烟酸脂素等。

烟酸(nicotinic acid)

【药动学】　口服吸收率为 100%,体内广泛分布,30~60 分钟可达血药浓度峰值,$t_{1/2}$ 为 20~45 分钟。主要经肾脏排泄。

【药效学】　为水溶性维生素,作为药物使用时有明显的降脂作用。一方面,烟酸抑制脂肪组织的降解,减少游离脂肪酸向肝内移动,减少 VLDL-C 的产生和分泌,降低血浆 IDL-C 和 LDL-C 的水平。另一方面,烟酸可以增加脂蛋白脂肪酶的活性,增加 VLDL-C 清除,降低 TG。烟酸可以引起血浆 HDL-C 的增加,降低 I 型纤维蛋白酶原,激活抑制因子的合成,加强纤溶作用。

【临床应用】　为广谱调血脂药,主要用于有致动脉粥样硬化的血脂障碍的高危人群,对 Ⅱb 和Ⅳ型疗效最好。适用于混合型高脂血症、高 TG 血症、低 HDL-C 血症。可作为一线药物用于除 I 型以外的所有高脂蛋白血症。也有报道用于心肌梗死。

【禁忌证】　过敏、活动性溃疡、显著肝功能异常、痛风患者禁用。

【不良反应】　可引起皮肤发红、瘙痒、头痛等血管扩张反应;该作用由前列腺素所引起,若与阿司匹林伍用,可使反应减轻。大剂量用药可导致腹泻、头晕、乏力、皮肤干燥、瘙痒、眼干燥、恶心、呕吐、胃痛、高血糖、高尿酸、心律失常、肝毒性反应;严重者可以发生消化道溃疡。一般服烟酸 2 周后,血管扩张及胃肠道不适可渐适应,逐渐增加用量可避免上述反应。如有严重皮肤潮红,瘙痒,胃肠道不适,应减少剂量。

【药物相互作用】　烟酸与阿司匹林、吲哚美辛合用时,可能减少该药的代谢;与胆汁酸结合树脂类药合用时可以增加疗效,但二者服用时间需错开 4~6 小时;与他汀类药合用有增加横纹肌溶解的危险,须慎用。烟酸与血管扩张剂不宜合用。

【注意事项】　普通制剂:一次 50~100mg,一日 3 次,最好与食物同服,从小剂量开始用药,最多不能超过一天 2~3g。缓释制剂:从一次 370~500mg,一日 1 次开始用,睡前服用,最大剂量 2g。孕妇、乳母慎用。肝病、糖尿病患者在用药期间需监测肝功能、血糖。与他汀类合用时需警惕发生肌病的可能。

阿昔莫司(acipimox)

【药动学】　口服吸收迅速、完全,口服后约 2 小时达血药浓度峰值,$t_{1/2\beta}$ 为 12～24 小时。大部分以原形排出。

【药效学】　能抑制脂肪组织的分解,减少游离脂肪酸自脂肪组织释放,从而降低三酰甘油在肝脏的合成。可抑制 LDL-C 及 VLDL-C 的合成和肝脏脂肪酶的活性,减少 HDL-C 的分解。

【临床应用】　主要应用于Ⅱa、Ⅲ和Ⅳ型高脂血症,既可作为首选降脂药物,治疗轻度高脂血症,又可作为基础降脂药物,与其他降脂药物合用以提高疗效。由于本品不会引起糖尿病患者的血糖改变和胰岛素抵抗,故可用于 2 型糖尿病合并高脂血症患者。此外,本品还可作为抗氧化药物。

【禁忌证】　对本品过敏者、有消化性溃疡者、严重肾功能不全者禁用;哺乳期妇女和孕妇慎用。

【不良反应】　少而轻微,偶见皮肤毛细血管扩张、瘙痒、上腹部烧灼感、头痛、乏力,大多数患者不需停药,一经停药即可消除。

【药物相互作用】　可与非诺贝特,洛伐他丁等强效降脂药合用以增加降脂作用,减少用药剂量并降低副作用。本品可提高降糖药物疗效,故需减少降糖药物剂量,并根据患者血糖调整降糖药物剂量。

【注意事项】　口服,一次 250mg,一日 2～3 次,饭后服用。肾功能障碍时需按肌酐清除率调整剂量。

4. 胆汁酸结合树脂　常用的胆汁酸结合树脂主要包括考来烯胺(cholestyramine,消胆胺)、地维烯胺(divistyramine)和考来替泊(colestipol),均为碱性阴离子交换树脂。此类药物进入肠道后不被吸收,与胆汁酸牢固结合阻止胆汁酸的肝肠循环和反复利用,促使胆酸随粪便排出,使血浆 TC 和 LDL-C 的水平降低。其强度与剂量有关,ApoB 也相应降低,但 HDL-C 几乎无改变,对 TG 和 VLDL-C 的影响较小。适用于Ⅱa 及Ⅱb 及家族性杂合子高脂血症,对纯合子家族性高胆固醇血症无效。对Ⅱb 型高脂血症者,应与降 TG 和 VLDL-C 的药物配合应用。

【药动学】　为非水溶性大分子碱性阴离子交换树脂,不被消化酶所作用,在胃肠道不吸收,到达肠道后与胆汁酸络合一起随粪便排出。

【药效学】　肝细胞以胆固醇为原料合成胆汁酸是胆固醇的主要代谢方式,而胆汁酸在空、回肠有约 95% 被再吸收,形成胆汁酸的肠肝循环。应用胆汁酸结合树脂以后,一方面增加了胆汁酸的排出,从而促使胆固醇在肝脏内经 7α 羟化酶更多的合成胆汁酸。另一方面,肠道吸收胆固醇也需要胆汁酸的参与,药物与胆汁酸的络合也影响胆固醇的吸收。两方面的作用使肝脏内的胆固醇减少,胆固醇的减少使肝脏产生代偿作用:一是 LDL 受体数量的增加使血浆 LDL-C 转运到肝内,导致血浆中 LDL-C 减少。二是 HMG-CoA 还原酶活性增加,使肝脏合成胆固醇增加。因此,HMG-CoA 还原酶抑制剂与该类药合用可以增加其降脂作用。

【临床应用】　主要用于治疗中度的 LDL-C 升高的患者,如家族性高胆固醇血症和Ⅱa 型高脂血症。尤其适用于中度的 LDL-C 升高的年轻患者和孕妇。对于高度 LDL-C 升高的患者,则需与其他药物合用。对于肝细胞缺乏 LDL 受体功能的纯合子家族性高脂血症患者,该类药物无效。

【不良反应】 最常见的不良反应为便秘,严重者可引起肠梗阻。该药有异味,可引起消化道症状,如恶心、呕吐和消化不良等。可以干扰脂肪的吸收,引起脂肪泻。由于该药为结合型树脂,故长期使用可以致维生素 A、D、K 的吸收减少,引起脂溶性维生素的缺乏和骨质疏松。镁、铁、锌、钙和叶酸等的吸收减少引起出血的倾向增加。其次可影响酸性药物的吸收,包括噻嗪类、香豆素类、洋地黄类等。

【药物相互作用】 本类药物与较多药物有相互作用。与下列药物合用时会影响它们的吸收,故需在服该类药前 1 小时或者后 4 小时才能服用下列药物:噻嗪类利尿剂、纤维酸类药物、左甲状腺素、华法林、叶酸、青霉素 G、氢化可的松、铁剂、对乙酰氨基酚、普萘洛尔、甲氨蝶呤、保泰松等。对于洋地黄类药,建议在服用 8 小时后再服用该类药物。由于该药和万古霉素合用可明显降低其抗菌活性,因此不宜与万古霉素合用。

【注意事项】 由于不良反应较多,可以引起多种物质的吸收障碍,孕妇、乳母、儿童和老年人需谨慎。有下列情况需慎用本类药:便秘、冠心病、痔疮、肾功能不全、胆石症、完全性胆道梗阻或闭锁、消化性溃疡、脂肪泻、出血倾向等。使用过程中需严密观察下列指标:TC、凝血酶原时间、血钙浓度。

【药物评价】 胆汁酸结合树脂类药多只适用于仅有 LDL-C 升高的患者。该药不影响 HDL-C 的水平,与 HMG-CoA 还原酶抑制剂合用效果增强。

5. 抗氧化剂 氧自由基和过度氧化都可以诱导内皮细胞损伤,通过对 LDL 修饰,可促进动脉粥样硬化的形成与发展。一些研究证实,抗氧化剂具有抗动脉粥样硬化的作用。近年来发现普罗布考具有一定的降脂作用。维生素 E 也有很强的抗氧化作用,抑制动脉粥样硬化发展,降低缺血性心脏病的发生率和死亡率。

普罗布考(probucol)

【药动学】 口服吸收差,生物利用度 5% ~ 10%,进餐时同时服用可增加药物吸收,使血药峰浓度增加,t_{max} 为 8 ~ 24 小时,$t_{1/2}$ 为 6 ~ 10 小时。本品脂溶性强,可在脂肪组织中蓄积,消除缓慢,在脂肪和血液可存留 6 个月以上。主要通过胆道和粪便排泄,约占 84%,经肾脏排出仅占 1% ~ 2%。胆道排泄以原药为主,经肾脏排出代谢产物。

【药效学】 主要有两方面的作用,一方面是降脂作用,通过降低胆固醇合成和促进胆固醇分解,降低 TC、LDL-C、HDL-C;对 VLDL 和 TG 基本无影响。另一方面是抗氧化作用,本品能抑制 LDL 氧化,抑制泡沫细胞形成,减少氧化型 LDL(ox-LDL)引起的动脉粥样硬化,保护血管内膜和消除胆固醇沉积的作用,促进动脉粥样硬化病变的减轻和消退。

【临床应用】 主要用于Ⅱa 型高脂蛋白血症,与其他调脂药合用可用于Ⅱb 和Ⅲ、Ⅳ型高脂蛋白血症以及肾病、糖尿病引起的高胆固醇血症,亦可应用于动脉粥样硬化的预防。

【禁忌证】 由于该药可使部分患者的心电图 Q-T 间期延长,故有心肌受损、严重室性心律失常、Q-T 间期异常,以及心肌梗死、心肌缺血患者禁用。对于儿童、妊娠期妇女和乳母应慎用。

【不良反应】 不良反应少而轻,约 10% 的患者有胃肠道反应,如恶心、腹痛、腹泻等。此外部分患者有头痛、头晕、失眠、皮疹。有转氨酶、胆红素一过性升高,偶见 Q-T 间期延长和心律失常,因此有心肌损害和严重心律失常的患者慎用。有使 HDL-C 降低的副作用。

【药物相互作用】　与烟酸、考来烯胺、HMG-CoA 还原酶抑制剂合用可使其作用加强。此外,本品还可以加强香豆素类抗凝药和降血糖药的作用。

【药物评价】　由于降低 HDL-C 的作用较为强烈,因此一般不作一线药使用,对 LDL/HDL 比值高的患者也不宜使用。但对于杂合子高胆固醇血症患者,该药是唯一可使黄瘤消退和降低胆固醇的药物。

【注意事项】　因该药亦可降低 HDL-C,长时间用药时要密切观察 HDL-C 的变化。

6. 多烯脂肪酸类　不饱和脂肪酸的作用与不饱和键数目有关。此类药物临床常用,如益寿宁、血脂平、脉通、多播康、月见油等。临床适用于 TG 性高脂血症,对心肌梗死患者的预后有明显改善,亦可用于糖尿病并发高脂血症。此药一般无不良反应,但长期或大剂量使用,可使出血时间延长,免疫反应降低。

多烯脂肪酸,即不饱和脂肪酸,主要包括亚油酸(linoleic acid)、γ- 亚麻油酸(γ-linolenic acid)、α- 亚麻油酸、二十碳五烯酸(eicosapentaenoic acid,EPA)、二十二碳六烯酸(docosa-hexaenoic acid,DHA)等。该类脂肪酸主要存在于植物油和海洋生物中。研究表明口服 EPA、DHA 等可以降低血 TG。该类制品虽已作为降血脂和预防动脉粥样硬化的药物,但单独使用还难以达到改善临床过程的效果,往往作为联合用药或者辅助用药。

(二)动脉粥样硬化性心脏病常用药物

1. 硝酸酯类

【药动学】　本类药物包括各种不同制剂、不同给药途径的药物,其药动学有较大差别。几种临床上常用药物的药动学参数如表 17-13 所示。药物在肝脏经过代谢形成去硝基代谢产物后,与葡萄糖醛酸结合从肾脏排出。

表 17-13　硝酸酯类和亚硝酸酯类药动学比较

药动学参数	硝酸甘油		硝酸异山梨酯		单硝酸异山梨酯	
	舌下	口服	舌下	口服	舌下	口服
起效时间	2~5min	30min	2~3min	0.5h	2~5min	10~40min
持续时间	30min	10min		4h	1~2h	8h
峰浓度(ng/ml)	2~3				9	3
半衰期	3~4min			1h	1h	5h
生物利用度(%)	80	8	40~60	30	59	100

【药效学】　所有的硝酸酯类和亚硝酸酯类药物有相同的药理作用,它们主要通过扩血管作用而抗心绞痛。其抗心绞痛的作用主要通过以下几个方面:①扩张静脉:低浓度的硝酸甘油以扩张静脉为主,使容量血管扩张,降低心脏的前负荷,减少心室的容量和舒张末压,从而降低心肌的氧耗量。②扩张动脉:硝酸甘油亦可以扩张动脉,降低心脏的后负荷,但心率无改变或者仅有少量增加,从而降低室壁肌的张力和氧耗量。③使冠脉血流重分配:急性心绞痛发作时心内膜下缺血最为严重,这是因为心内膜下的供血血管由心外膜的血管分支垂直穿过心肌而来,因此心内膜下的血管供血与舒张末压有较大关系,硝酸甘油可以使心室的舒张末压降低,改善心内膜下的缺血状况。④促使侧支循环开放:发生心绞痛时,缺血区的

阻力血管因为缺氧已经处于舒张状态。而硝酸甘油可以使未缺血区的血管扩张,使侧支循环血管开放,改善缺血区的血液供应。

【临床应用】 用于各种类型的心绞痛,舌下含服起效迅速,疗效确切。在出现心绞痛症状,如胸闷、紧张时,用药可以中止心绞痛的发生。此外,还可以用于心肌梗死和心力衰竭,但在用于心肌梗死时需注意用量。延迟见效或完全无效时提示患者并非患冠心病或为严重的冠心病,也可能所含的药物已失效或未溶解,如属后者可嘱患者轻轻嚼碎后继续含化。亦可制成口服制剂,用于冠心病的长期治疗和预防心绞痛发作,也用于心肌梗死后的治疗。

【禁忌证】 下列情况禁用本类药物:颅内高压、颅内出血、青光眼、严重低血压、梗阻型心肌病、严重贫血、严重肝功能不全、严重肾功能不全以及心动过速和对本类药物过敏者。下列情况慎用该类药物:妊娠和哺乳期妇女、心肌梗死伴有低血压和前列腺肥大者。

【不良反应】 常见的不良反应主要由扩张血管所引起,主要包括颜面潮红、搏动性头痛,眼压升高,以及大剂量使用时血管扩张所致的头晕、昏厥和直立性低血压。反射性引起的交感兴奋、心率增加、心肌收缩增强反而加重心绞痛。长期连续服用可以产生耐受性。因此给药时需注意药物的剂量和给药的频率,一般主张该药间隔至少在 8 小时以上。本类药物之间有交叉耐药性。此外,硝酸异山梨酯有偶发皮疹甚至剥脱性皮炎。

【药物相互作用】 常与普萘洛尔联合应用,可产生协同作用,但后者可引起血压下降,从而导致冠脉流量减少,有一定危险性。与降压药和其他扩血管药合用可以使直立性低血压的作用增强,与拟交感类药物合用可以降低该类药物的疗效;与三环类抗抑郁药合用可以加剧其低血压和抗胆碱效果。静脉使用可以使肝素的抗凝作用减弱。

【药物评价】 舌下含服硝酸甘油起效快,作用时间较短,因此常在急性发作时使用,不用于维持治疗。静脉滴注起效快但停药后效果马上消失,故仅适用于严重反复发作的心绞痛的治疗。口服制剂可以使血药浓度维持较长的时间,用于预防心绞痛发作和冠心病的长期治疗,也可用于心肌梗死后及心力衰竭的治疗。

【注意事项】 硝酸甘油、硝酸异山梨酯等舌下含服可缓解心绞痛,而对于预防心绞痛、治疗心力衰竭等时,可采用口服普通片或缓释片、气雾吸入、敷贴、乳膏,以及静脉滴注等方式给药进行治疗。

2. β 受体拮抗药 自普萘洛尔(propranolol)最早应用于临床以来,β 受体拮抗药治疗心绞痛已有三十余年的历史。本类药物阻断拟交感胺类对心率和心收缩力受体的刺激作用,减慢心率、降低血压,减低心肌收缩力和氧耗量,从而减少心绞痛的发作。负性作用有心室射血时间延长和心脏容积增加,这虽然可能使心肌缺血加重或引起心肌收缩力降低,但其使心肌氧耗量减少的良性作用远超过其负性作用。

【药动学】 普萘洛尔(propranolol)、美托洛尔(metoprolol)、阿替洛尔(atenolol)和比索洛尔(bisoprolol)是临床上常用的 β 受体拮抗药,它们的药动学参数如表 17-14 所示。

表 17-14　β 受体拮抗药的药动学特征

药动学参数	普萘洛尔	美托洛尔	阿替洛尔	比索洛尔
口服吸收率(%)	90	>95	50	>90
达峰时间(h)	1~1.5	1.5	2~4	1.7~3
生物利用度(%)	30	50	40	>90
血浆蛋白结合率(%)	93	12	6~16	30
消除半衰期(h)	2~3	3~7	6~7	10
主要消除途径	肾排泄	肝代谢,肾排泄	肾排泄	50%肝代谢,50%肾排泄

【临床应用】　主要用于治疗对硝酸酯类不敏感或疗效差的稳定型心绞痛,可减少心绞痛的发作次数和程度,提高运动耐量,改善生活质量。其减慢心率和降压作用特别适用于高血压伴有心率加快的心绞痛患者。对于不稳定型心绞痛,在无禁忌证时效果较好,联合用药可提高疗效。变异型心绞痛不宜应用该药,因本类药物阻断 β 受体后使 α 受体作用占优势,可致冠状动脉痉挛,加重心肌缺血。

【禁忌证】　严重心功能不全、病态窦房结综合征、房室传导阻滞、低血压、哮喘、慢性阻塞性肺疾病者禁用,孕妇、哺乳期妇女慎用。

【不良反应】　大多因 β 受体被拮抗而引起,严重的有心功能不全,窦性心动过缓,房室传导阻滞,支气管痉挛等。由于 β 受体被拮抗,内源性去甲肾上腺素兴奋 α 受体,引起外周血管收缩,肢端循环障碍。普萘洛尔可抑制糖原分解,诱发低血糖。长期应用时,β 受体向上调节,如突然停药会出现反跳现象,加重心肌缺血。

【药物相互作用】　可增强维拉帕米的降压作用,加重心脏抑制;与地高辛合用时可明显减慢心率而致心动过缓。西咪替丁可抑制 β 受体拮抗剂在肝脏的代谢,延长半衰期,提高生物利用度;水杨酸和吲哚美辛可减弱 β 受体拮抗剂的降压作用。本类药物具有抑制胰高血糖素、升高血糖的作用,延长胰岛素的降血糖作用,故合用时应加以注意。

【药物评价】　β 受体拮抗药治疗心绞痛的效果与长效硝酸酯类和钙通道阻滞药相同,而不良反应发生率相对较少。β 受体拮抗药是目前唯一较肯定的用于急性心肌梗死后二级预防的药物。临床试验证明,β 受体拮抗剂能降低急性心肌梗死的病死率和发病率,限制和缩小梗死范围,减少再梗死发生率。

【注意事项】　口服,从小剂量开始,逐渐增量。此类药物用量必须强调个体化。老年人、肝肾功能不全者应适当调整剂量。使用 β 受体拮抗药应还需要注意:①与硝酸酯类合用有协同作用,因而需要减小用量,以免引起直立性低血压等副作用;②长期应用该类药物停药时应逐步减量,以免发生反跳现象;③低血压、支气管哮喘以及心动过缓、二度或以上房室传导阻滞者不宜应用。

3. 钙通道阻滞药　钙通道阻滞药是 20 世纪 70 年代以来防治 CHD 的一类主要药物,其中硝苯地平(nifedipine)、尼群地平(nitrendipine)、非洛地平(felodipine)、氨氯地平(amlodipine)、维拉帕米(verapamil)和地尔硫䓬(diltiazem)可用于治疗心绞痛。

【药动学】　硝苯地平、维拉帕米和地尔硫䓬是临床上常用的钙通道阻滞药,其主要药动学参数如表 17-15 所示。

表 17-15 钙通道阻滞药的药动学特征

药动学参数	硝苯地平	维拉帕米	地尔硫䓬
口服吸收率(%)	90	>90	80
达峰时间(h)	0.5	3~4	2~3
生物利用度(%)	60~70	20~35	40
血浆蛋白结合率(%)	90	90	70~80
消除半衰期(h)	4~11	4~8	3.5
消除率(L/h)	32	58	49

【药效学】 抑制钙离子进入细胞内,也抑制心肌细胞兴奋-收缩偶联中钙离子的利用。因而抑制心肌收缩,减少心肌氧耗;扩张冠状动脉,接触冠状动脉痉挛,改善心内膜下心肌的供血;扩张周围血管,降低动脉压,减轻心脏负荷;还降低血黏度,抗血小板聚集,改善心肌的微循环。更适用于同时有高血压的患者。

【临床应用】 对冠状动脉痉挛所致的变异型心绞痛最为有效,也可用于稳定型和不稳定型心绞痛。

硝苯地平:扩张冠状动脉作用强,对房室传导无影响,对有房室传导阻滞的患者较安全。降压作用强,可反射性加快心率,增加心肌耗氧量,故对稳定型心绞痛疗效不及普萘洛尔,两药合用可提高疗效,减少不良反应。由于其抑制心脏的作用较弱,故一般不易诱发心力衰竭。

维拉帕米:扩张冠状动脉作用较强,扩张外周血管作用弱于硝苯地平,因此较少引起低血压。抗心律失常作用明显,特别是用于伴有心律失常的患者。

地尔硫䓬:作用强度介于上述两药之间,选择性扩张冠状动脉,对外周血管作用较弱;可减慢心率,抑制传导,非特异性拮抗交感神经作用。主要用于治疗冠状动脉痉挛引起的变异型心绞痛,疗效好且不良反应少。对不稳定型心绞痛的疗效较好。

【禁忌证】 心力衰竭、窦房结功能低下、房室传导阻滞的心绞痛患者禁用维拉帕米。

【不良反应】 可导致心脏停搏、心动过缓、房室传导阻滞和充血性心力衰竭等,主要是由于过度抑制心肌细胞钙内流,引起严重的心脏抑制。硝苯地平强效的降血压作用可能导致反射性心动过速而增加心肌梗死的发生。其他有胃肠道反应有恶心、便秘等。

【药物相互作用】 维拉帕米和硝苯地平可提高地高辛的血药浓度,延长其半衰期,使洋地黄中毒发生率提高,因此两药合用时应减少地高辛剂量。西咪替丁可降低本类药物的代谢,提高其生物利用度并降低清除率,增强其降压效应。因此本类药物与西咪替丁合用时应减量50%。地尔硫䓬和维拉帕米可降低卡马西平的代谢,卡马西平和利福平可促进钙通道阻滞剂的代谢。地尔硫䓬和维拉帕米可降低环孢素的代谢。

【药物评价】 钙通道阻滞药是治疗变异型心绞痛的首选药物,用于治疗急性心肌梗死尚有争议,目前认为短效二氢吡啶类不宜应用于治疗心肌梗死,因其可能导致心律失常,扩大梗死面积,增加心肌梗死病死率。维拉帕米适用于治疗心肌梗死并发室上性心动过速,地尔硫䓬对左室功能良好的初发且无 Q 波的心肌梗死可能有益。

【注意事项】　口服,从小剂量开始给药,逐渐增至最大疗效而能耐受的剂量。起始用药和长期应用时应监测血压,特别是已使用降压药治疗的患者。与 β 受体拮抗药合用时应特别注意观察心脏反应。

<h2 align="center">三、防 治 原 则</h2>

(一) 一般防治措施

合理膳食,控制体重。已确诊有冠状动脉粥样硬化者,严禁暴饮暴食,以免诱发心绞痛或心肌梗死。合并有高血压或心力衰竭者,应同时限制食盐(<6g/d)。增加蔬菜、水果、粗纤维食物、鱼类的摄入。适当的体力劳动和体育活动,不宜勉强做剧烈活动。合理安排工作和生活,避免过度劳累和情绪激动,注意劳逸结合,保证充分睡眠。戒烟,限制饮酒。

(二) 药物治疗

1. 硝酸酯类药物　心绞痛发作时可以舌下含服硝酸甘油、硝酸异山梨酯或使用其气雾剂。对于急性心肌梗死及不稳定型心绞痛患者,先静脉给药,病情稳定、症状改善后改为口服或皮肤贴剂,疼痛症状完全消失后可以停药。

2. 调整血脂药物　调脂治疗适用于所有冠心病患者。在改变生活习惯基础上给予他汀类药物,他汀类药物主要降低低密度脂蛋白胆固醇,治疗目标为下降到 80mg/dl。最近研究表明,他汀类药物可以降低死亡率及发病率。

3. 抗血栓药物　包括抗血小板和抗凝药物。可防止血栓形成,可能有助于防止血管阻塞性病变病情发展,用于预防冠状动脉和脑动脉血栓栓塞。药物主要有阿司匹林(aspirin)、氯吡格雷(clopidogrel)、双嘧达莫(dipyridamole)、噻氯匹定(ticlopidine)等。

抗凝药物包括普通肝素(heparin)、低分子肝素(low molecular weight heparin,LMWH)、比伐卢定(bivalirudin)等。通常用于不稳定型心绞痛和心肌梗死的急性期,以及介入治疗术中。

4. 溶血栓药　主要有链激酶、尿激酶、组织型纤溶酶原激活剂等,可溶解冠脉闭塞处已形成的血栓,开通血管,恢复血流,用于急性心肌梗死发作时。

5. β 受体拮抗药　β 受体拮抗药既有抗心绞痛作用,又能预防心律失常。在无明显禁忌时,β 受体拮抗药是冠心病的一线用药。β 受体拮抗药禁忌和慎用的情况有哮喘、慢性气管炎及外周血管疾病等。

6. 钙通道阻断剂　可用于稳定型心绞痛的治疗和冠脉痉挛引起的心绞痛。

7. 肾素血管紧张素系统抑制剂　包括血管紧张素转换酶抑制剂(ACEI)、血管紧张素Ⅱ受体拮抗剂(ARB)以及醛固酮拮抗剂。对于急性心肌梗死或近期发生心肌梗死合并心功能不全的患者,尤其应当使用此类药物。如出现明显的干咳副作用,可改用血管紧张素Ⅱ受体拮抗剂(ARB)。用药过程中要注意防止血压偏低。

(三) 经皮冠状动脉介入治疗

经皮冠状动脉腔内成形术(percutaneous tranluminal coronary angioplasty,PTCA),应用特制的带气囊导管,经外周动脉(股动脉或桡动脉)送到冠脉狭窄处,充盈气囊可扩张狭窄的管腔,改善血流,并在已扩开的狭窄处放置支架,预防再狭窄。适用于药物控制不良的稳定型心绞痛、不稳定型心绞痛和心肌梗死患者。心肌梗死急性期首选急诊介入治疗,时间非常重要,越早越好。

(四)冠状动脉旁路移植术

冠状动脉旁路移植术(简称冠脉搭桥术,CABG)通过恢复心肌血流的灌注,缓解胸痛和局部缺血、改善患者的生活质量,并可以延长患者的生命。适用于严重冠状动脉病变的患者,不能接受介入治疗或治疗后复发的患者,以及心肌梗死后心绞痛,或出现室壁瘤、二尖瓣关闭不全、室间隔穿孔等并发症患者。

四、血脂异常防治策略

血脂异常是动脉粥样硬化性心血管疾病(ASCVD,包括冠心病、脑卒中以及外周动脉疾病等)最重要的危险因素之一。目前临床常用的调脂药物主要包括他汀类、贝特类、烟酸类以及胆固醇吸收抑制剂。在上述各类药物中,他汀类药物具有最充分的临床研究证据,是唯一被临床研究证实可以显著改善患者预后的调脂药物。研究显示,对于伴或不伴胆固醇升高的心血管高危人群,他汀可有效降低 ASCVD 的发生率,因而被视为防治心血管疾病的核心药物。

贝特类与烟酸类一直广泛应用于临床。这两类药物不仅能够显著降低 TG、升高 HDL-C 水平,还可中等程度的降低 LDL-C 水平。然而近年来数项随机化临床研究发现,贝特类与烟酸类药物虽可对血脂谱产生有益影响,却未能显著减少受试者主要心血管终点事件与死亡率。因此,不推荐首选这两类药物用于血脂异常药物干预,除非患者 TG 严重升高或患者不能耐受他汀类治疗。当患者经过强化生活方式干预以及他汀类药物充分治疗后 TG 仍不达标时,可考虑在他汀治疗基础上加用贝特类或烟酸类制剂。

我国人群平均 TC 水平为 4.72mmol/L,明显低于欧美国家居民。我国大多数患者经过中等强度(可使 LDL-C 平均降低 30% ~ 50%)甚至低强度(可使 LDL-C 平均降低 <30%)的他汀治疗即可使 LDL-C 达标。

临床上,少数可能不能耐受常规剂量他汀治疗的患者,可考虑以下措施:①更换另一个药动学特征不同的他汀;②减少他汀剂量或改为隔日一次用药;③换用其他种类替代药物;④单独或联合使用贝特类或烟酸类制剂;⑤进一步强化生活方式治疗。

大量临床研究证据表明,合理应用他汀治疗可显著改善 ASCVD 的临床预后,故他汀类药物适用于所有无禁忌证的 ASCVD 患者,并坚持长期用药治疗。由于临床获益证据不足,其他种类的调脂药物(如贝特类、烟酸类、胆固醇吸收抑制剂等)不作为首选药物治疗,除非患者存在上述特殊情况。

根据我国现行的成人血脂异常防治指南,对于高危人群(确诊冠心病或其等危症患者),建议将其 LDL-C 控制在 <2.6mmol/L;极高危人群(急性冠状动脉综合征或 ASCVD 合并糖尿病患者),建议将其 LDL-C 控制于 <2.1mmol/L。LDL-C 达标后,多数患者需要长期维持治疗。若其 LDL-C <1.0mmol/L,可以考虑减小他汀剂量,但需要注意监测血脂参数。

尽管他汀等药物治疗对于 ASCVD 的防治至关重要,但充分的生活方式治疗(特别是控制饮食、增加运动、维持理想体重、戒烟限酒)仍然十分必要。因此在充分合理的药物治疗同时,必须为患者做出有针对性的生活方式治疗方案。

知识链接:

相关指南

中国成人血脂异常防治指南制订联合委员会于 2007 年制定了《中国成人血脂异常防治指南》,阐明了我国成人血脂异常的特点及其防治原则。2011 年制定了《三酰甘油增高的血脂异常防治中国专家共识》,提高了对三酰甘油异常增高的重视,并强调了生活方式的改变对高脂血症的治疗作用。

案例分析:

案例:患者男性,65 岁,体重 60kg,身高 172cm;血压 105/60mmHg。患有高脂血症十多年。近日检验结果:TC 7.76mmol/L, TG 2.52mmol/L, HDL-C 1.13mmol/L, LDL-C 4.40mmol/L。曾经治疗情况:曾服氟伐他汀两个月,检验结果有好转,但发现手臂肌肉痛,停服后血脂指标反弹。

问题:应该如何治疗? 药物治疗时需注意哪些方面。

分析:本患者属于混合型血脂异常,但 TG 升高不严重,所以治疗应该以降低 LDL-C 和 TC 为主,需长期服用他汀类药物。但是本患者服用他汀类后出现了肌肉疼痛,这是比较严重的不良反应,一旦出现就应该停药。建议改用其他他汀类药物,并注意复查肝功能和血脂。同时应注意饮食控制和适度身体锻炼。

思考题

1. 简述各类脂蛋白的特征。
2. 简述异常脂蛋白血症的特点以及防治原则。
3. 简述各类调脂药物的作用及其特点。
4. 简述动脉粥样硬化性心脏病的临床用药原则。

(于　锋)

第十八章　休克的临床用药

第一节　休克的病理生理学特点

休克是一类由各种有害因素作用于机体,引起急性有效循环功能不全,并导致以神经-体液因子失调与急性循环障碍为特征的临床综合征。临床主要表现为微循环障碍、组织和脏器灌注不足,以及细胞和器官缺血、缺氧、代谢障碍及功能损害。

一、休克的病因

失血或失液、烧伤、创伤、感染、过敏、强烈的神经刺激、心脏功能障碍等事件常造成机体大量失血、失液、各种神经-体液因子失调、血管舒张、血管床容积增大,毛细血管通透性增加、心排血量减少等生理或病理反应,使血容量或有效循环血量减少,血压下降,从而导致休克的发生。

二、休克的分类

根据休克发生的病因,可将休克分为失血性休克、创伤性休克、感染性休克、烧伤性休克、心源性休克、过敏性休克及神经源性休克等类型;亦可根据引发休克的主要原因将休克归为三大类,即:低血容量性休克、血管源性休克和心源性休克。

(一)低血容量性休克

此类休克中,大量体液丧失使血容量急剧减少,静脉回流不足,心排血量减少、血压下降,交感神经反射性兴奋,外周血管收缩,组织灌流量减少,出现中心静脉压(central venous pressure, CVP)、心排血量(cardiac output, CO)和动脉血压(blood pressure, BP)降低,而总外周阻力(total peripheral resistance, TPR)增高的"三低一高"现象。失血、失液、烧伤、创伤等原因所致的休克可归为此类。

(二)血管源性休克

正常情况下,20%的毛细血管交替开放足以维持细胞的生理代谢需要,而微循环中80%的毛细血管处于关闭状态,毛细血管网中的血量仅占总血量6%左右。某些病因,如感染、过敏等,会生成并释放大量的内源性或外源性血管活性物质,小血管特别是腹腔内脏小血管舒张,血管床容积扩大而导致血液分布异常,大量血液瘀滞在舒张的小血管内,使有效循环血量减少,由此导致的休克称为血管源性休克。

（三）心源性休克

心肌梗死、心肌病、严重的心律失常、瓣膜性心脏病及其他严重心脏病的晚期,导致心脏泵血功能衰竭,心排血量急剧减少,有效循环血容量下降,由此引起的休克称为心源性休克。

三、休克的病理生理

不同类型的休克虽然在各自发生发展过程中各有其特点,但其病生理过程和机制是共同的,即:微循环障碍(缺血、淤血、播散性血管内凝血)引起微动脉灌注不足,重要脏器因缺血、缺氧而发生功能和代谢障碍,最终导致多器官衰竭(multiple organ dysfunctions,MODs)而危及生命。

休克下的微循环先后经历"缺血期(ischemic anoxia phase,IAP)"、"淤血期(stagnant anoxia phase,SAP)"和"凝血期(diffuse intravascular coagulation,DIC)"三个阶段的改变。

休克早期,有效循环血容量明显减少,组织细胞灌注不足和细胞缺氧,表现为微循环缺血。为保证足够的血压和重要脏器的血液供应,机体启动代偿机制,兴奋交感-肾上腺素系统和肾素-血管紧张素-醛固酮系统,使微小动脉和毛细血管过度收缩,在重新分配血流同时,进一步减少了微循环灌流量,加重了局部微循环的缺血状态;血流不畅使代谢产物局部堆积,细胞酸中毒而坏死,肥大细胞破裂并释放大量的组胺、缓激肽等舒血管物质,引起毛细血管前括约肌舒张,小静脉括约肌的相对收缩造成微循环血液淤滞,微循环进入淤血状态;血液淤滞将激活凝血机制,使微循环内(特别是毛细血管静脉端、微静脉、小静脉)大量形成纤维蛋白性血栓,并常伴有局灶性或弥漫性出血;组织细胞因严重缺氧而发生变性坏死,发生播散性血管内凝血(diffused intravascular coagulation,DIC),此时微循环障碍进一步恶化,出现继发性肝、肾、脑等脏器功能损害,胃肠道发生水肿和出血,细胞膜屏障功能受损,引起毒血症等,最终因MODs而导致患者死亡。

在休克的发生发展过程中,组织细胞缺血缺氧,细胞器和细胞核膜受损,物质代谢障碍,溶酶体破裂,细胞自溶;能量代谢障碍亦可使细胞膜受体表达受损,功能减退。

第二节　休克的临床用药

一、休克治疗和用药的原则

目前,休克的治疗用药已不单纯局限于改善血流动力学,而是以稳定血压为主,同时根据不同类型的休克和休克发展的不同阶段,对休克的病因及病理生理变化特点给予针对性的综合治疗,目的是改善患者全身血液灌注和微循环,恢复患者正常的代谢和脏器功能。休克治疗及用药应遵循的原则有:

（一）做好休克病因的预防

1. 感染性休克　应积极防治感染和各种容易引起感染性休克的疾病,例如败血症、细菌性痢疾、肺炎、流行性脑脊髓膜炎、腹膜炎的发生和发展等。

2. 创伤、失血、烧伤性休克　做好外伤的处理,如及时采取止血、镇痛、保温等措施和用药,同时应及时酌情补液或输血。

3. 过敏性休克 尽量避免接触过敏原;在使用易导致过敏反应的药物(如青、链霉素等)或血清制剂(如破伤风、白喉抗毒素)前,务必做皮肤过敏试验,反应阳性者禁用;输血前应严格检查供受者血型是否相符等。

(二)积极开展对因和对症治疗

休克治疗应尽早进行。抢救中既要注重对因治疗,如抗感染、止血、抗过敏等,也要注重对症治疗,针对休克病理生理特点进行治疗。针对不同的休克类型及病情发展阶段合理选用药物,维持适宜的血压水平,同时保障良好的末梢循环;注意保持水、电解质及酸碱平衡;保证心、脑、肾等重要脏器的供血并预防 DIC 和 MODS 的发生。具体治疗过程中,可从以下几个方面考虑:

1. 改善微循环、提高组织灌流量

(1)补充血容量:各种休克均存在有效循环血量不足,如失血、脱水、血浆丧失造成血容量绝对减少或血管扩张造成血容量相对不足,并最终导致组织灌流量减少。因此,补充血容量是提高心排血量、改善组织灌流的前提。补液量应当遵循"量需而入"的原则,以达到迅速改善微循环的目的。补液过程中应严密观察患者的颈静脉充盈程度、尿量、血压、脉搏等临床指标,作为监护输液的尺度。有条件时,应当动态地监测患者的中心静脉压,最好还能测定肺动脉楔压,使二者保持在正常范围内。此外,在补充容量的同时,应考虑纠正血液流变学的异常,例如,由于血浆外渗而导致的血液浓缩,白细胞的黏附和阻塞等。失血性休克宜输全血,其他类型的休克在补充晶体液(如生理盐水、任氏液等)基础上,同时辅以补充适量的胶体溶液(如血浆及其代用品、右旋糖酐等)。

(2)合理应用血管活性药物:在补足血容量的基础上,根据休克的不同类型、发展阶段以及临床表现,合理选用血管活性药物,对于改善微循环、提高组织灌流量具有重要意义。①扩血管药物的应用:α 受体拮抗药酚妥拉明(phentolamine)适用于低动力高阻力型休克,如低血容量性休克、心源性休克,因为它们能解除小血管和微血管的痉挛,从而改善微循环的灌流和增加回心血量;而过敏性休克、神经性休克因为血管已经过度扩张,则不宜应用扩血管药物。需要强调的是,扩血管药物必须在血容量充分补充的条件下才能应用,否则,血管扩张将使血压进一步降低,从而减少心、脑的血液供应。②缩血管药物的应用:缩血管药物有助于保证和维持重要器官血液供应的收缩压。但这些药物也有进一步减少微循环灌流量的缺点,故目前不主张在各型休克患者中长期和大量应用。一般在血压过低而又不能立即补液时,可用缩血管药物来暂时提高血压以维持心、脑的血液供应;过敏性休克和神经源性休克因血管大量扩张、有效循环血量减少、血压降低,应用缩血管药物的效果良好,应当尽早使用;对于高动力型感染性休克和低阻力型心源性休克,缩血管药也有疗效。③扩血管药与缩血管药的联合应用:联合用药能达到取长补短,增强疗效,降低副作用的目的。例如去甲肾上腺素和 α 受体拮抗药妥拉唑林(tolazoline)联合应用,既可减少去甲肾上腺素的强烈缩血管作用,又可突出其 β 受体的兴奋作用。

2. 纠正酸中毒 休克导致乳酸大量堆积,引起代谢性酸中毒。酸中毒后,血小板和红细胞更加易于黏附、聚集,加重微循环障碍,诱发 DIC 的形成;微循环平滑肌对缩血管物质作用的反应性降低,微循环微小动脉、毛细血管床和微小静脉进一步扩张,有效循环血量进一步降低;ATP 生成减少,细胞能量代谢和功能障碍,生物膜破坏,药物效应减弱;溶酶体破裂并释放出组织蛋白酶和水解酶,可引起细胞自溶死亡,所释放的凝血活酶可诱发并加重

DIC。故在重度休克,单纯换气不能缓解酸中毒时,应给予 5% 碳酸氢钠 200～300ml,以纠正酸中毒,改善代谢,防止细胞损害和提高药物的疗效。

3. 改善细胞代谢,防止细胞损害　超氧化物歧化酶、亚硒酸钠、谷胱甘肽过氧化物酶、维生素 C、辅酶 Q、甘露醇和葡萄糖等都有清除自由基的作用,可防止或减轻组织细胞异常代谢所致的细胞损害。此外,由于交感-肾上腺髓质系统的兴奋使胰岛素效应被抑制,适当补充葡萄糖、胰岛素和能量合剂,有助于改善细胞营养和代谢,防止细胞损害。

糖皮质激素可降低机体对内毒素的敏感性,稳定溶酶体膜,对受体有轻度的抑制作用而扩张小动脉,降低周围血管阻力,增加肾小球滤过率,保护心肌,故可用于过敏性休克和感染性休克。其他溶酶体稳定药,如前列腺素(PGI_2、PGE_1)和组织蛋白酶抑制剂(如 parachloro-mercuribenzoate,PCMB)都可抑制溶酶体酶释放、稳定溶酶体膜。在休克状态下,钙离子流入细胞内,引起细胞内钙离子超负荷,进一步引起能量代谢障碍及细胞膜和细胞器损伤,钙通道阻滞药能阻断这一通路,达到治疗目的并对心脑血管起到保护作用。抗胆碱药物,如阿托品、山莨菪碱等能兴奋呼吸中枢,解除支气管痉挛,解除血管痉挛,降低血液黏稠度,改善微循环,也是临床上治疗休克的常用药物。磷酸二酯酶抑制剂具有很强的扩张血管的作用,对感染性休克、低血容量性休克及心源性休克有较好疗效。

其他休克治疗药物还有强心药、抗凝药、阿片受体拮抗剂等。

4. 治疗器官功能衰竭　休克时,如出现器官功能衰竭,则除了采取一般治疗措施外,尚应针对不同的器官衰竭采取不同的治疗措施,如出现心力衰竭时,除停止或减慢补液外,尚应强心、利尿,并适当降低前、后负荷;如出现呼吸衰竭时,则应给氧,改善呼吸功能;如发生急性肾衰竭时,则可考虑采用利尿,透析等措施。

二、常用药物

在补足血容量的基础上,可以根据休克的不同类型和不同的发展阶段以及不同的表现,联合应用血管活性药物,以改善微循环、提高组织灌流量。目前,休克治疗临床常用药物详见表 18-1。

表 18-1　抗休克药物分类

分类	作用机制	代表性药物
收缩血管药	激动 α、β 受体	肾上腺素
	激动 α 受体	去甲肾上腺素、间羟胺、去氧肾上腺素
扩张血管药	抗胆碱	东莨菪碱、阿托品、山莨菪碱
	阻滞 α 受体	酚妥拉明、酚苄明
	激动 $β_2$ 受体	多培沙明
	直接扩张血管	硝普钠
加强心肌收缩力药	激动 β 受体	多巴胺、多巴酚丁胺、异丙肾上腺素
	抑制 Na^+-K^+-ATP 酶	毛花苷 C、毒毛花苷 K
	抑制磷酸二酯酶Ⅲ	米力农、维司力农

分类	作用机制	代表性药物
血容量扩充药	渗透性扩容	低分子右旋糖酐、中分子右旋糖酐
糖皮质激素	扩血管、抗炎、稳定细胞膜	地塞米松、氢化可的松、甲泼尼龙
阿片受体拮抗药	拮抗阿片受体	纳洛酮
纠正酸碱平衡药	中和酸性代谢产物	碳酸氢钠、乳酸钠
抗凝血药物	增强抗凝血酶Ⅲ活性	肝素

（一）收缩血管的抗休克药

盐酸肾上腺素（adrenalin hydrochloride）

【药动学】 易被碱性消化液破坏，吸收部分很快在肠黏膜及肝脏中被破坏，因此不宜口服。皮下注射6~15分钟起效，作用持续时间约1~2小时。肌内注射因对骨骼肌血管不产生收缩作用，故吸收较皮下注射快，但作用持续时间较短，约为30分钟。药物进入机体后大部分被摄取或代谢而失活，经肾排除。

【药效学】 对α受体和β受体都有激动作用。通过α受体激动作用，收缩小动脉和毛细血管前括约肌，使血压升高并增加冠状动脉灌注，同时使毛细血管通透性降低并可减轻支气管黏膜水肿；通过激动β受体，改善心功能，舒张支气管平滑肌，抑制肥大细胞释放过敏介质，迅速缓解过敏性休克患者的心跳微弱、血压下降和呼吸困难等症状。

【临床应用】 主要用于抢救过敏性休克，可缓解过敏性休克的心跳微弱、血压下降、呼吸困难等症状；在抢救难治性休克时，如心肺分流术后，对伴心室颤动者特别适合，能提高室颤阈。

【禁忌证】 禁用于高血压、脑动脉硬化、器质性心脏病、糖尿病和甲状腺功能亢进症等。

【不良反应】 常见的有烦躁、焦虑、恐惧感、心悸和出汗等，停药后可自行消失。剂量过大可导致搏动性头痛，血压急剧上升，有诱发脑出血的危险性，也能引起心律失常。

【药物相互作用】 与其他拟交感胺类药物合用时，心血管作用加剧，容易出现不良反应。单胺氧化酶抑制剂可加强本药的升压作用。与β受体拮抗药同用，可增强α受体激动作用，可能导致血压急剧升高和脑出血、诱发或加重心肌缺血，故应禁止。与地高辛合用诱发或加重室性期前收缩，应予注意。

【注意事项】 皮下或肌内注射，也可生理盐水稀释后，缓慢静脉注射。如疗效不佳，可溶解于5%葡萄糖液中，静脉滴注。若用药剂量过大或静脉注射过快，或皮下、肌内注射时误入血管，可致心律失常或血压骤升，并有脑出血的危险，故使用时应严格掌握剂量，熟悉稀释及注射方法。

重酒石酸去甲肾上腺素（noradrenaline bitartrate）

【药动学】 口服因使胃黏膜局部血管收缩而影响吸收；在肠内易被碱性肠液破坏。皮下注射可因血管剧烈收缩而使吸收减少，且易致局部组织坏死。故一般采用静脉滴注给药，停止滴注后作用持续 1 ~ 2 分钟。代谢同肾上腺素。

【药效学】　直接激动血管平滑肌的 α_1 受体,使小动脉和小静脉收缩。皮肤、黏膜血管收缩最明显,对脑、肝、肠系膜血管收缩较弱,同时扩张冠脉,有利于血液分布于脑、心等生命重要器官。激动心脏 β_1 受体,加强心肌收缩力、加快心率和传导;机体通过反射性迷走神经兴奋使心率减慢。小剂量静脉滴注,血压升高,以收缩压增高为主,对组织血液灌流量影响较小;加大剂量,外周血管强烈收缩,血压明显升高且脉压变小,组织血液灌流量明显减少,加重微循环障碍。

【临床应用】　适用于伴有低外周血管阻力的休克,可用于各种休克的早期。小剂量短期内静脉滴注,可维持血压,保证心、脑等重要脏器的血液供应。感染性休克常与多巴酚丁胺合用,特别是早期发现的患者。

【禁忌证】　伴有高血压、动脉硬化症、器质性心脏病、少尿、无尿、严重微循环障碍的患者及孕妇禁用。

【不良反应】　用药时间过长,浓度过高或药液漏出血管可造成局部组织缺血坏死,还可引起急性肾小管坏死、肾衰竭。故用药期间应保证每小时尿量在 25ml 以上。剂量过大,长时间血管剧烈收缩,可增加心脏前后负荷,诱发心功能不全、心肌坏死和肺水肿,甚至导致严重心律失常等不良反应。

【药物相互作用】　与 β 受体拮抗药合用,各自疗效降低。β 受体拮抗后 α 受体作用突出,可发生血压异常升高、心动过缓。与洋地黄类、奎尼丁合用易致心律失常。与麦角制剂、可卡因、单胺氧化酶抑制剂、三环类抗抑郁药合用时,缩血管作用增强,可引起严重高血压。

【药物评价】　仅供短时间内治疗休克用,长时间、大剂量应用可加重微循环的障碍。

【注意事项】　一般静脉滴注给药,调整滴速使收缩压维持在 90mmHg 左右;危急病例也可稀释后缓慢静注,同时根据血压调整剂量,待血压回升后,再改用静脉滴注维持。剂量过大或持续应用可使血管收缩强烈,外周阻力明显升高,心脏负担加重,心排血量减少,主要器官灌注不足,组织更加缺氧,致病情恶化。

重酒石酸间羟胺(metaraminol bitartrate)

【药动学】　口服吸收,且不易被单胺氧化酶破坏。肌注约 10 分钟起效;皮下注射 5 ~ 20 分钟起效,持续作用约 1 小时;静注 1 ~ 2 分钟起效,持续作用 20 分钟。主要经肝脏代谢,经胆汁及尿液排出,酸化尿液可增加原药经肾排出的量。

【药效学】　为非儿茶酚胺类的拟肾上腺素药。对心血管的作用特点是:兴奋 α 受体而收缩外周血管;兴奋 β_1 受体的作用较弱,可中等程度加强心肌收缩力。升压作用较去甲肾上腺素弱、缓慢而持久。休克患者用药后心排血量增加,收缩压、舒张压上升。心率可因升压而反射性地减慢。对肾血管的收缩作用较弱,尿少或尿闭等肾衰症状较少发生。

【临床应用】　升压作用可靠,维持时间持久,与去甲肾上腺素相比,较少出现心悸、尿少等不良反应。因此,在抗休克临床应用中,常被用作去甲肾上腺素的代用品,亦可用于防治椎管内阻滞麻醉时发生的急性低血压。

【不良反应】　头痛、眩晕、震颤、恶心、呕吐。少数患者可出现心悸或心动过速,偶可引起失眠。糖尿病、甲状腺功能亢进、器质性心脏病及高血压患者忌用。

【药物相互作用】　本药与环丙烷、三氯甲烷或其他卤化烃类麻醉药并用易致心律失常,故属配伍禁忌。与洋地黄或其他拟肾上腺素药并用，可引起异位节律。与单胺氧化酶抑制剂并用，可致升压作用增强而诱发严重的高血压。不宜与碱性药物配伍，以免引起药物分解。

【注意事项】　使用时应注意：①短期内连续应用，因肾上腺素能神经末梢囊泡中去甲肾上腺素被该药迅速置换而减少，作用逐渐减弱，可出现快速耐受现象。②有蓄积作用，如用药后血压上升不明显，必须观察 10 分钟以上，再决定是否增加剂量，以免贸然增量使血压上升过高。肌内注射，必要时应观察疗效 10 分钟后再重复注射。静脉滴注应从小剂量开始，根据血压变化情况酌情逐渐增量。用药前应先纠正血容量不足；静脉内给药时应选择较粗大的静脉，避开四肢小静脉，特别是对周围血管病、糖尿病或血液高凝状态的患者更应注意；静脉用药时勿使药液外漏，避免在循环不佳的部位用药。

去氧肾上腺素（phenylephrine）

可被胃肠道和肝脏内的单胺氧化酶降解，故不宜口服。皮下注射后升压作用 10 ~ 15 分钟起效，持续 50 ~ 60 分钟；肌内注射 10 ~ 15 分钟起效，持续 30 ~ 120 分钟；静脉注射立即起效，持续 15 ~ 20 分钟。既能直接作用于靶器官的 α 受体，也能通过促进去甲肾上腺素的释放而发挥效应：收缩血管、使血流重新分配，升高血压；心率因迷走神经反射性兴奋而减慢。与去甲肾上腺素相比，本药效应较弱；与肾上腺素相比，作用持续时间更长。用于感染性休克或过敏性休克，也可用于麻醉时维持血压。

治疗剂量下很少引起中枢神经系统兴奋，少见胸部不适或疼痛、眩晕、易激动、震颤、虚弱、呼吸困难等。稀释后静脉滴注，开始剂量为每分钟 0.1 ~ 0.18mg，待血压稳定后，以每分钟 0.04 ~ 0.06mg 维持。也可根据血压目标来调整滴注速度。用药的同时应及早、足量补充血容量。静注时不要外漏药液，以免组织坏死或溃烂。若出现持续头痛、心动过缓或过速、呕吐、头胀、手足麻刺痛感，提示用药过量，应调整剂量。

（二）舒张血管的抗休克药

甲磺酸酚妥拉明（phentolamine mesylate）

【药动学】　口服效果差，仅为注射给药生物利用度的 20%。口服后 30 分钟达峰值，作用维持 3 ~ 6 小时；肌内注射 20 分钟血药浓度达峰值，作用持续 30 ~ 45 分钟；静脉注射 2 分钟血药浓度达峰值，作用持续 15 ~ 30 分钟；静脉注射 $t_{1/2}$ 约 19 分钟。大多以无活性代谢产物从尿中排泄。

【药效学】　对 α_1、α_2 受体均有阻断作用，使去甲肾上腺素不能发挥 α 型作用，血管不致产生强烈收缩，但其 β 型作用仍保留，因而能加强心肌收缩作用及增大脉压，可更有效地改善组织供血供氧，有利于纠正休克。

【临床应用】　临床常与去甲肾上腺素（或间羟胺）合用，用于心排血量低、外周阻力高、已补足血容量的感染性、神经源性和心源性休克的治疗；尚可用于预防和治疗嗜铬细胞瘤所致的高血压，包括手术切除时出现的阵发性高血压，协助诊断嗜铬细胞瘤、治疗左心衰竭等。

【禁忌证】　低血压、严重动脉硬化、心脏器质性损害、肾功能减退者禁用；胃炎、胃十二指肠溃疡病、冠心病患者慎用。

【不良反应】　常见的有低血压、腹痛、腹泻、呕吐和诱发溃疡病。静脉给药偶可引起严重的心率加快,心律失常和心绞痛。冠心病、胃十二指肠溃疡患者慎用。

【药物评价】　本药能明显降低肺血管阻力,对肺水肿有较好的疗效。

【注意事项】　因强烈的扩血管作用,故在用前必须补足血容量;本药与铁剂存在配伍禁忌,与呋塞米需稀释后再混合。

多培沙明(dopexamine)

在血浆中消除速度快,$t_{1/2}$为 7 分钟,组织分布广泛,血浆清除率为 36mg/(kg·min),药物经肾脏从尿以及粪便中排泄。尿中排泄呈双相,终末 $t_{1/2}$ 为 4 天。选择性激动 β_2 受体,对 β_1 受体作用很弱,对多巴胺受体(DA)有微弱激动作用,对 α 受体无作用。正性肌力作用主要通过压力感受器的反射或激动心肌 β_1 受体所致。显著地扩张周围血管及轻度的心肌正性肌力作用可改善心功能;扩张血管及激动 DA 受体作用可增加心、脑、内脏及肾血流量,但不引起血流重新分配。临床上主要用于感染性休克,特别是低排高阻型休克更为合适。常见恶心、呕吐、心动过速、低血压、胸痛、心绞痛等不良反应。血小板减少症患者禁用,缺血性心脏病、高血糖和低血钾患者慎用。

(三)加强心肌收缩力的药物

盐酸多巴胺(dopamine hydrochloride)

【药动学】　口服无效,静脉滴注后在体内分布广泛,但不易通过血脑屏障。$t_{1/2}$ 为 2 分钟左右,静注 5 分钟内起效,持续 5 ~ 10 分钟。在体内迅速经肝脏代谢,经肾脏排泄,极小部分为原形药。

【药效学】　心血管作用的特点是:①兴奋心脏 β_1 受体,使心肌收缩力加强、心排血量增加,但较少影响心率和引起心律失常;②大剂量时,可兴奋皮肤、肌肉及脏器血管 α 受体,使血管收缩、血流供应减少;③兴奋心、肾、肠系膜等重要脏器血管的多巴胺受体,使血管扩张、血流供应增加;④对血管的 β_2 受体作用十分微弱;⑤用低剂量静脉滴注时,对正常人血压无明显影响,但对已补足血容量的休克患者,可使血压升高,特别是收缩压有较明显的升高。

【临床应用】　适用于感染性休克、心源性休克、出血性休克等多种休克的治疗。

【不良反应】　剂量过大可诱发室性心律失常和心绞痛,偶可引起猝死。

【药物相互作用】　氟哌啶醇和吩噻嗪类药物可阻断心、肾、肠系膜等脏器上的 DA 受体,拮抗该药对这些部位血管的作用,故不能合用。不宜与环丙烷或卤化烃类麻醉药合用,以免心肌应激增加而致心律失常。与间羟胺合用升压作用快,但可引起后继性血压过度升高,故合用应慎重。与酚妥拉明合用产生协同的血管舒张作用,适用于伴有心脏后负荷增高的心力衰竭。与普萘洛尔合用,多巴胺对心肌的兴奋作用减弱。与硝酸酯类药物合用,可减弱硝酸酯的抗心绞痛及多巴胺的升压效应。

【药物评价】　对肾脏作用的特点是能增加肾血流量、增加肾小球滤过率,并能直接作用于肾小管和干扰醛固酮的合成和释放,产生排钠利尿效果。对心肌收缩力弱及尿量减少的休克患者最为适宜。

【注意事项】　因休克患者对该药反应的个体差异大,故剂量范围较宽。常加入 5% 葡萄糖注射液中静滴,滴速根据血压、心排血量及尿量反应情况而定。剂量不宜过大,否则由于肾脏血管 α 受体兴奋,反而可使肾血管收缩、肾血流量减少。治疗时注意补足血容量及纠正酸中毒。

盐酸多巴酚丁胺(dobutamine hydrochloride)

【药动学】 口服无效。静脉注射 1~2 分钟内起效,10 分钟作用达高峰;稳态血药浓度与剂量正相关。药物的清除符合一级动力学过程,$t_{1/2}$ 为 2 分钟。经肝脏代谢,肾脏排出。

【药效学】 选择性激动心脏 β_1 受体,治疗量能增加心肌收缩力和心排出量,但对心率影响远较异丙肾上腺素弱,较少引起心动过速。与多巴胺不同,本药不能直接释放去甲肾上腺素,也不影响多巴胺受体。小剂量能引起轻度血管收缩;较大剂量兴奋 β_2 受体作用大于兴奋 α 受体的作用,故血管扩张,阻力下降,有效地降低左室充盈压。在补足血容量的基础上能使患者血压、特别是收缩压升高。

【临床应用】 用于心肌梗死后或心脏外科手术后心排血量低的休克患者,其改善左心室功能的作用优于多巴胺。

【不良反应】 1%~3% 的患者可出现恶心、头痛、心悸、胸闷和气短症状。约 10% 患者用药后心率可增加 30 次/分,有 7.5% 患者收缩压升高大于 50mmHg,此时应减量。本药可致心律失常,特别是大剂量时更易出现,但比异丙肾上腺素和多巴胺要少。用药期应连续监测心率。

【药物相互作用】 本品不能与碱性溶液配伍。与环丙烷或卤化炔类麻醉药并用,可增加室性心律失常。与 β 受体拮抗药合用,α 受体占优势,外周血管总阻力增大。

【注意事项】 加入 5% 葡萄糖注射液中静脉滴注。不能同碱性溶液配伍。输注液体配好后应在 24 小时内用完。近期用过 β 受体拮抗剂的患者,应用本药可能无效。

(四)血容量扩充药

对于失血或脱水引起的血容量减少,应估计体液丢失量并等量补入,再根据静脉充盈度调整补入的液体量。常用的血容量扩充药物有右旋糖酐-40、羟乙基淀粉、人血白蛋白等。

右旋糖酐-40(dextran-40)

【药动学】 在体内停留时间短,$t_{1/2}$ 约为 3 小时,静脉滴注后 1 小时经肾脏排出 50%,24 小时排出 70%。

【药效学】 本药为低分子量(40000)的血容量扩充剂,其抗休克药理作用有:①提高血浆胶体渗透压,使血管外液体回流进血管,提高血容量,维持血压;②降低血液黏度,使已经聚集的血小板和血细胞解聚,改善微循环和组织灌流,防止休克晚期的血管内凝血;③抑制凝血因子Ⅱ的激活,防止血栓形成;④渗透性利尿,对肾脏具有保护作用。本药改善微循环的作用较右旋糖酐-70 更有效。

【临床应用】 用于失血、创伤、烧伤等各种原因引起的休克和中毒性休克,并可早期预防因休克引起的 DIC。

【禁忌证】 禁用于充血性心力衰竭、出血性疾病、少尿或无尿等疾病;慎用于急性出血、严重脱水、慢性心功能不全、肺水肿等。

【不良反应】 过敏反应:少数患者可出现皮肤瘙痒、荨麻疹、恶心、呕吐、哮喘,重者口唇发绀、虚脱、血压剧降、支气管痉挛,甚至过敏性休克等过敏症状,故用药前应做皮试。出血倾向:本药可引起凝血障碍,使凝血时间延长,该反应与剂量有关。其他反应:偶见发热、寒战、淋巴结肿大、关节炎、肾衰竭、ALT、AST 升高等。

【注意事项】 用药前须纠正脱水。用药前应做皮试,观察 15 分钟。

羟乙基淀粉(hetastarch)

低分子量羟乙基淀粉静脉给药后 30 分钟起效,最大效应时间为 1.5 小时。单次静脉给药后药效可持续 24 ~ 48 小时。中分子量的羟乙基淀粉可维持 4 小时的 100% 容量效力,6 ~ 8 小时的 70% 容量效力。分子量低于 70000 的可以原形经肾脏排泄;高分子量药物经单核-吞噬细胞系统或淀粉酶降解后,随尿液或胆汁排泄。静脉滴注后,可较长时间提高血浆胶体渗透压,增加组织液回流,使血容量迅速增加,同时使红细胞计数、血细胞比容、血红蛋白量及血液黏滞度下降,并延缓血栓形成和发展。用于各种原因引起的血容量不足,如失血性休克、烧伤、创伤、手术等;也可用于改善微循环。偶见过敏反应,也可引起发热、寒战、呕吐、流感样症状、颌下腺和腮腺肿大及下肢水肿等。大剂量用药可引起凝血障碍,出现自发性出血。

人血白蛋白(human albumin)

【药动学】 本药分子量较低,肾病患者可从尿液中排出。

【药效学】 白蛋白占血浆胶体渗透压的 80%,主要发挥调节组织与血管之间水分动态平衡的作用。在血液循环中,1g 白蛋白可保留 18ml 水,每 5g 白蛋白保留循环内水分的能力相当于 100ml 血浆或 200ml 全血的功能,故可起到增加循环血容量和维持血浆胶体渗透压的作用。白蛋白与某些物质可逆的结合,可起到物质转运的作用。此外,还可为机体提供丰富的氨基酸储备。

【临床应用】 预防或治疗循环血容量减少,用于休克的抢救治疗;也可用于烧伤的早期和后期治疗;此外,还可用于治疗低蛋白血症和水肿,如肝硬化、肾病综合征等引起的低蛋白血症,因食管、胃、肠道疾病引起的慢性营养缺乏,术后营养治疗以及脑水肿等。

【禁忌证】 禁用于对白蛋白有严重过敏、高血压、急性心脏病、正常血容量及高血容量的心力衰竭、严重贫血、肾功能不全等患者。

【不良反应】 偶见过敏反应,如发热、寒战、恶心、呕吐、皮疹、弥漫性红斑、心动过速、血压下降等;输入速度过快时,可引起循环超负荷而导致肺水肿。

【注意事项】 静脉滴注或缓慢静推给药,总剂量因人而异;严重大量失血的休克必要时可快速输注。15% ~ 25% 白蛋白溶液为高渗液,脱水患者必须事先补充足够的体液后,才能使用本药。不宜与含有蛋白质水解物或乙醇的溶液混合输注,否则易导致蛋白沉淀。不宜与血管收缩药同时应用。用药过程中应加强监护,防止患者的中心静脉压升高,尤其是心功能不全或有其他心脏疾病的患者,避免过快的输注导致肺水肿;如患者出现寒战、恶心、心动过速、背痛等过敏反应时,应立即停止输注。

(五)糖皮质激素类药物

糖皮质激素类药物用于各类休克的治疗始于 20 世纪 40 年代。临床常用药物有氢化可的松(hydrocortisone)、地塞米松(dexamethasone)、泼尼松(prednisone)、甲泼尼龙(methylprednisolone)等。本节以氢化可的松为代表进行介绍。

氢化可的松(hydrocortisone)

【药动学】 口服约 1 小时血药浓度达峰值,血中 90% 以上的氢化可的松与血浆蛋白结合。

作用可持续 1 ~ 1.5 天。生物 $t_{1/2}$ 约为 100 分钟。主要经肝脏代谢,极少量以原形经尿排泄。

【药效学】 兼有较强的糖皮质激素及弱盐皮质激素的特性。对中毒性休克、低血容量性休克、心源性休克均有对抗作用。作用机制有:①扩张痉挛的血管、兴奋心脏并加强心肌收缩力;②抑制炎性因子的产生,减轻全身炎症反应综合征及组织损伤,使微循环血流动力学恢复正常,改善休克状态;③与内毒素主要成分脂多糖结合,使其失去毒性,从而提高机体对细菌内毒素的耐受力;④对缺氧细胞有保护作用,抑制血小板聚集,降低血液黏稠度;⑤阻断致热原,并可直接作用于体温中枢,控制体温。

【临床应用】 各类抗休克及危重病例的抢救。

【禁忌证】 以下情况禁用:严重的精神病和癫痫,活动性消化性溃疡,新近胃肠吻合术,骨折,创伤修复期,角膜溃疡,肾上腺皮质功能亢进症,严重高血压,糖尿病,孕妇,抗菌药物不能控制的感染如水痘、麻疹、真菌感染等。

【不良反应】 本类药物的不良反应与剂量、疗程、用法及给药途径有关。静脉迅速给予大剂量时可能发生全身性的过敏反应,表现为面部、鼻黏膜及眼睑肿胀、荨麻疹、气短、胸闷、喘鸣等。此外,本类药物还可并发或加重感染。其他不良反应还包括肌无力、肌萎缩、胃肠道刺激、胰腺炎、水钠潴留、水肿、青光眼、良性颅内压升高综合征等。

【药物评价】 本类药物主要用于感染性休克、心源性休克、过敏性休克等各类休克的辅助治疗。在严重的感染性休克治疗中,早期研究显示大剂量糖皮质激素可以明显改善感染性休克患者的预后。但近年来的研究表明,大剂量、短疗程应用外源性糖皮质激素并不改善严重感染或感染性休克患者的预后,甚至可能加速病情的恶化;而小剂量较长时间补充外源性糖皮质激素有助于感染性休克的恢复,可能降低死亡率。故感染性休克患者建议每日氢化可的松剂量不高于 300mg,疗程一般为 5 ~ 7 天。

【注意事项】 治疗休克时,应遵循"早期、足量、短期"用药原则。用药期间必须伴以相关的其他有效治疗,如感染性休克合用抗生素,过敏性休克合用肾上腺素等。停药时不需严格递减。

(六)其他抗休克药物

硫酸阿托品(atropine sulfate)

【药动学】 单次口服给药 1 小时后血药浓度达峰值;肌注 2mg,15 ~ 20 分钟后即达血药浓度峰值。吸收后广泛分布于全身组织,血浆蛋白结合率 50%。部分药物在肝脏代谢,约 80% 经尿排出,其中 1/3 为原形。$t_{1/2}$ 为 2 ~ 4 小时。

【药效学】 能兴奋呼吸中枢,解除支气管痉挛;降低迷走神经张力,促进房室传导;解除血管痉挛,改善微循环;降低血液黏稠度;调节机体免疫功能等。适用于低排高阻型休克。

【临床应用】 用于各类休克的治疗,特别是感染性休克,大剂量阿托品尤为适用。

【禁忌证】 禁用于青光眼及前列腺肥大患者。

【不良反应】 常见便秘、出汗减少、口鼻咽喉干燥、视力模糊、皮肤潮红、排尿困难、胃肠动力低下等不良反应。

【药物相互作用】 与尿碱化药包括含镁或钙的制酸药、碳酸酐酶抑制药、碳酸氢钠、枸橼酸盐等伍用时,阿托品排泄延迟,作用时间和(或)毒性增加。与金刚烷胺、吩噻嗪类药、其他抗胆碱药、扑米酮、普鲁卡因胺、三环类抗抑郁药伍用,阿托品的毒副反应可加剧。与单胺氧化酶抑制剂(包括呋喃唑酮、丙卡巴肼等)伍用时,可加强抗 M-胆碱作用的副作用。与甲氧氯普胺并用时,后者的促进胃肠运动作用可被拮抗。

【注意事项】 用50%葡萄糖注射液稀释后于5~10分钟静注1次,直到患者四肢温暖,收缩压在75mmHg以上时,逐渐减量至停药。休克治疗时阿托品用量要求在短时间内达到阿托品化,此时常伴随出现瞳孔中度散大、面颊潮红、口干、心率加快、轻度不安等症状。

纳洛酮(naloxone)

【药动学】 口服后首过效应明显,静脉注射1~2分钟、肌注或皮下注射15分钟后即可起效,作用时间可达1~4小时。能很快透过血-脑脊液屏障,脑内浓度可达血浆浓度的4.6倍;蛋白结合率为46%,$t_{1/2}$为60~90分钟,主要在肝内与葡萄糖醛酸结合经尿液排出。

【药效学】 内啡肽是休克发病的重要刺激物,可加剧血压下降、微循环障碍和心脏抑制。纳洛酮为阿片受体拮抗剂,对内啡肽和脑啡肽有特异性拮抗作用,增强心肌收缩力,升高血压,改善组织的血液灌注,有助于缺血心肌的保护;稳定溶酶体膜,抑制超氧自由基对组织的损伤;改善休克时细胞代谢和细胞缺氧状态。

【临床应用】 主要用于感染性休克,对其他类型的休克也有效。

【不良反应】 偶有一过性恶心、呕吐、多发生在用药后5分钟;大剂量可引起行为改变,也可出现四肢麻木或针刺感、头晕等,一般在用药后15~30分钟消失。罕见血压升高、心律失常、惊厥、急性心肌梗死、急性肺水肿等症状。

知识链接:

低血容量休克复苏指南(2007)

2007年中华医学会重症医学分会发表的《低血容量性休克复苏指南(2007)》(根据最新循证医学的进展,对低血容量性休克的临床诊断、监测以及治疗给出了推荐意见,并按照研究文献的Delphi分级将推荐意见分成了A、B、C、D、E五个级别,促进了低血容量性休克的临床规范化治疗。

案例分析:

案例:患者,女性,45岁,患高血压病。因心悸,胸闷,胸部疼痛,咳嗽,咳白色黏液样痰。入院后给予5%葡萄糖溶液100ml + 头孢他啶注射液静脉滴注。输液开始2分钟后,患者感到全身皮肤瘙痒,继而出现面色苍白、心慌、头晕、烦躁不安等症状。体检发现,脉搏124次/分钟,呼吸30次/分钟,血压60/30mmHg,心率118次/分钟。立即停用头孢他啶;采取输氧、肌内注射苯海拉明20mg、地塞米松8mg及皮下注射肾上腺素1mg进行治疗。2h后患者症状缓解,生命体征平稳。请问以上临床用药的药理学基础是什么?

分析:患者表现属典型的头孢他啶过敏性反应。输氧可预防和治疗休克时机体缺血缺氧,改善细胞代谢;苯海拉明和地塞米松具有抗过敏、抗炎、稳定细胞膜、抑制有害因子释放等作用;肾上腺素可以升压、强心、改善微循环、解除气管和支气管痉挛的作用。

？思考题

1. 什么是休克？临床常见的引发休克的原因有哪些？
2. 休克的治疗用药原则是什么？
3. 试述血管活性药物在休克治疗中的作用、临床应用及应用中的注意事项。
4. 查阅文献,说明糖皮质激素在休克治疗中的应用特点。
5. 结合休克的病理生理过程,说明常用的休克治疗药物有哪些？

（张 骏）

第十九章　血栓性疾病的临床用药

第一节　概　　述

血栓性疾病是临床上十分常见的疾病,涉及全身各个脏器,常常造成严重后果。血栓性疾病的发生与血管损伤、局部血流改变以及血液成分的变化有关。随着临床各学科对血栓性疾病的认识不断提高,诊疗技术不断完善,人们更加关注血栓性疾病的发生机制,以寻求更加有效的防治手段;同时也更注重各学科间的交流和合作。这对于提高人类的健康水平和生活质量都具有重要意义。

血栓性疾病是血栓形成(thrombosis)及血栓栓塞(thromboembolism)两种病理过程所引起的疾病。血栓形成是指在一定条件下,血液有形成分在血管(多数为小血管)形成栓子,造成血管部分或完全堵塞、相应部位血供障碍的病理过程。依血栓组成成分可分为血小板血栓、红细胞血栓、纤维蛋白血栓、混合血栓等。按血管种类可分为动脉性、静脉性及毛细血管性血栓。血栓栓塞是血栓由形成部位脱落,在随血流移动的过程中部分或全部堵塞某些血管,引起相应组织和(或)器官缺血、缺氧、坏死(动脉血栓)及瘀血、水肿(静脉血栓)的病理过程。

一、血栓性疾病的分类

血栓形成是人体在进化过程中非常重要的保护机制,它的作用是机体在遭受创伤后能够有效止血。参与生理性止血的血栓形成过程被限制在损伤的局部,一般发生在血管腔外。相对于生理性止血,病理性血栓形成发生在血管腔内,如果累及动脉,则导致器官、组织的缺血和(或)坏死;如果发生在静脉内,则导致血液回流障碍,如肺栓塞、脑栓塞。目前国内外对血栓性疾病的分类尚不统一,一般依据血栓性疾病的病理过程及发生部位将其分为三类,即动脉粥样血栓形成、动脉栓塞和静脉血栓栓塞。

1. 动脉粥样血栓形成　动脉粥样血栓形成又分为两大类,即闭塞性和非闭塞性血栓。通常闭塞性血栓为心脏病及脑缺血发作的常见病因,临床上一般也称为心肌梗死及脑梗死。

2. 动脉栓塞　根据栓子来源的不同,动脉栓塞包括心源性、血管源性和矛盾性栓塞。

3. 静脉血栓栓塞　静脉血栓栓塞通常可分为深静脉血栓形成(deep vein thrombosis, DVT)和肺血栓栓塞症(pulmonary embolism,PE),其中DVT是PE主要的栓子来源,而PE是

DVT 的最重要的合并症或者临床表现。

二、血栓形成的机制与治疗靶点

正常人体拥有完善的生理性止血机制。在血管受损部位,血小板发生黏附、聚集,凝血系统被活化,最终在损伤局部形成血栓。如出现血管内皮损伤或血液成分发生变化,则会在血管腔内引起病理性血栓形成,并导致相应脏器功能受损,引发相关临床症状。病理性血栓形成的机制包括:

(一)血小板黏附、激活及聚集

血小板作为血栓的主要组成成分,在血栓形成中,特别是在动脉血栓和微血管血栓形成中起着关键作用。当血管壁受损如动脉硬化斑块破裂,暴露血管内皮下基质,血小板就会通过其表面膜糖蛋白 I b(GP I b)与 von Willebrand(vWF)因子结合而黏附于内皮下的胶原组织,同时通过其表面的胶原受体 GPIa-II a 和 GPVI 直接与胶原相结合,从而牢固地黏附于内皮下胶原组织。黏附的血小板会发生一系列反应,释放血栓素 A_2(TXA$_2$)和血小板颗粒内容物(ADP 等),最后导致血小板表面膜糖蛋白复合物(GP II b-III a)的构型改变,形成高亲和力受体,并通过与纤维蛋白原的结合而使血小板之间相互黏附、聚集成团,在血管破损处形成早期血栓。故有效抑制血小板功能是防治动脉血栓形成的主要方法之一,目前抗血小板药物的治疗靶点包括:

1. 抑制花生四烯酸代谢药物,如阿司匹林;
2. 抑制血小板表面 ADP 受体 P_2Y_{12},如氯吡格雷;
3. 阻断血小板活化的最终共同途径,即 GP II b/III a 受体拮抗剂,如阿昔单抗、替罗非班等;
4. 干扰血小板与内皮下胶原的初期黏附,如 GP I b 拮抗剂和 vWF 拮抗剂等。

(二)凝血级联反应及纤维蛋白溶解

其他促凝物质与抗凝物质不平衡导致相对不稳定的血栓栓子成为稳定的纤维蛋白凝块。除了刺激血小板反应,内膜损伤还能激活凝血的级联反应。一旦有刺激,外源性与内源性途径均能够通过凝血因子 X 来激活凝血级联反应的共同通路,最终经凝血放大途径产生的凝血酶使纤维蛋白原转变为纤维蛋白,形成牢固的止血栓。正常情况下,人体内纤溶系统产生的抗凝因子使纤维蛋白局限于损伤部位,并及时降解纤维蛋白以保持循环血流的通畅,如血管内皮细胞释放的组织型纤溶酶原活化剂(t-PA)能激活纤溶酶原形成纤溶酶,后者将纤维蛋白降解为可溶性纤维蛋白降解产物。而当凝血和抗凝系统失衡时将导致血管内血栓形成,这在静脉血栓形成中显得尤为重要。因此,目前抗凝及纤溶治疗的靶点有:

1. 抑制相关凝血因子的合成,如华法林;
2. 抑制凝血酶活性,如普通肝素和低分子量肝素,重组水蛭素等;
3. 抑制凝血因子 Xa 活性,如磺达肝癸钠、利伐沙班等;
4. 作用于纤溶酶原活化阶段的溶栓治疗药物,如组织型纤溶酶原激活剂(t-PA)等,但该药物存在对纤维蛋白选择性不高、出血等缺点。新一代溶栓剂包括 t-PA 的各种突变体、动物来源的纤溶酶原活化剂等。此外,由抗血小板抗体偶联的导向溶栓剂是近年来发展起来的新方法,为血栓性疾病的诊断和治疗提供了新途径。

用于治疗的抗血栓药物的选择可能受到血栓类型的影响:抗凝药物肝素和华法林应用

于治疗动脉与静脉血栓;单独使用改变血小板功能的药物或联合抗凝药物则被用来防止动脉血栓;纤维蛋白溶解药物在多种临床情况下用于血栓栓塞的快速溶解,特别是心肌梗死;此外,临床上对血栓性疾病除药物治疗外,根据血栓的类型、位置、大小等还可采用热敷、制动、导管抽吸或粉碎术、血栓切除术、导管溶栓等手段进行治疗。

第二节　血栓性疾病的临床用药

一、抗血小板药物的临床应用

阻断血小板在动脉粥样斑块上的沉着及随后的血栓形成,是抗血小板药物应用的主要目的。抗血小板药物能明显地降低冠状动脉、脑血管及周围血管性疾病的动脉血栓形成的发病率。

目前,临床应用的抑制血小板活化不同阶段的抗血小板药物包括:前列腺环素、L-精氨酸、NO 及双嘧达莫,能减轻或阻断内皮损伤所引起的血小板活化;GP I b 受体拮抗剂能阻断血小板在受损血管内皮下的黏附;凝血酶抑制剂水蛭素,5-羟色胺受体拮抗剂凯他色林,二磷酸腺苷(ADP)受体(P_2Y_{12})拮抗剂氯噻吡啶和氯吡格雷,血栓素 A_2(TXA$_2$)受体拮抗剂则分别抑制凝血酶、5-羟色胺、ADP 和 TXA$_2$,激活血小板和聚集;N-3 脂肪酸、阿司匹林、血栓烷合成酶拮抗剂双嘧达莫和西洛他唑等能抑制血小板代谢及其释放而抑制血小板聚集;近年来 GP II b/III a 拮抗剂已在临床使用,通过竞争性抑制 GP II b/III a 上纤维蛋白原受体拮抗血小板聚集的最终途径。在临床上,阿司匹林、氯吡格雷和 GP II b/III a 拮抗剂是当前抗血小板药物的主体。阿司匹林和氯吡格雷可以口服,而 GP II b/III a 拮抗剂只能静脉注射,仅适于疾病急性期,故其应用范围受限。

知识链接

新型抗血小板药物

美国胸科医师学会(ACCP)第 8 版抗栓及溶栓指南即(ACCP-8)推荐了血栓素 A_2(TXA$_2$)受体拮抗剂、二磷酸腺苷(ADP)受体拮抗剂和蛋白酶活化受体 1(PAR-1)拮抗剂 3 大类新型抗血小板药物。这些药物具有以下特点:抑制血小板聚集更完全,抗血小板作用更强,但出血事件亦相应增加;药物作用个体差异较小,药物抵抗发生率低;起效迅速,停药后血小板功能恢复较快;部分制剂具有抗增生以及抗炎作用,可能用于防止支架内再狭窄。

(一)抗血小板药物的分类及药理作用

常用抗血小板药物主要包括以下几类:

1. 影响花生四烯酸代谢的药物　此类药物主要通过对环氧酶(COX)-1 亚型的作用直接抑制 TXA$_2$ 合成,从而抑制血小板黏附和聚集活性。

2. TXA$_2$ 合成酶抑制药和 TXA$_2$ 受体拮抗药　此类药物通过抑制 TXA$_2$ 合成酶和阻断 TXA$_2$ 受体发挥抑制血小板 TXA$_2$ 的生成,抑制 ADP 诱导的血小板聚集作用。

3. 前列腺素类药物　通过激活腺苷酸环化酶,降低细胞内钙,阻断血小板聚集和分泌而发挥抗血小板作用。

4. 环核苷酸磷酸二酯酶抑制药　此类药物主要通过使血小板内环磷酸腺苷(cAMP)浓度上升,抑制血小板聚集,并可使血管平滑肌细胞内的 cAMP 浓度上升,血管扩张,增加末梢动脉血流量,从而发挥抗血小板聚集的作用。

5. ADP 受体 P_2Y_{12} 拮抗剂　ADP 存在于血小板内的高密度颗粒中,与止血及血栓形成有关。血小板 ADP 受体调控 ADP 浓度,人类血小板有 3 种不同 ADP 受体:P_2Y_1、P_2Y_{12} 和 P_2X_1 受体,其中 P_2Y_{12} 受体在血小板活化中最重要。P_2Y_{12} 受体拮抗剂通过抑制 P_2Y_{12} 受体,干扰 ADP 介导的血小板活化。P_2Y_{12} 受体拮抗剂有噻吩吡啶类和非噻吩吡啶类药物。

(1) 噻吩吡啶类药物:此类药物通过与 P_2Y_{12} 受体不可逆结合发挥抗血小板效应。

(2) 非噻吩吡啶类药物:为新研发的 P_2Y_{12} 受体拮抗剂,其对 P_2Y_{12} 受体的抑制作用是可逆的。与噻吩吡啶类药物相比,它可提供更快和更完全的抗血小板作用。

6. 血小板糖蛋白(GP)Ⅱb/Ⅲa 受体拮抗剂　血小板 GPⅡb/Ⅲa 受体拮抗剂可发挥最强的抗血小板作用。

7. 其他抗血小板药物　蛋白酶激活受体(protease-activated receptors,PAR)-1 亚型拮抗剂:尚处于研究中的 Vorapaxar 是 PAR-1 受体拮抗剂,目前的研究结果未显示 Vorapaxar 改善临床预后,且出血事件明显增加。西洛他唑:主要抑制磷酸二酯酶活性使血小板内 cAMP 浓度上升,抑制血小板聚集,并可使血管平滑肌细胞内的 cAMP 浓度上升,使血管扩张,增加末梢动脉血流量,从而发挥抗血小板聚集的作用。

(二)常用抗血小板药物

阿司匹林(aspirin)

【药动学】　口服吸收迅速、完全,吸收首先从胃开始,大部分药物在小肠上部被吸收。单次服药后,1~2 小时即达血药浓度峰值。蛋白结合率低,但水解后的水杨酸盐蛋白结合率为 65%~90%。药物大部分在胃肠道、肝及血液内很快水解为水杨酸盐,然后在肝脏中代谢,并以结合的代谢物(大部分)和游离的水杨酸(小部分)形式从肾脏排泄。代谢物主要为水杨酸及葡萄糖醛酸结合物,小部分氧化为龙胆酸。长期大剂量用药的患者,因药物主要代谢途径已经饱和,剂量稍增即可导致血药浓度较大的改变。服用量较大时,未经代谢的水杨酸排泄量增多。个体间可有很大的差别。尿液 pH 对本药的排泄速度有影响,在碱性尿中排泄速度加快,而且游离的水杨酸量增多,在酸性尿中则相反。半衰期为 15~20 分钟。水杨酸盐的半衰期长短取决于剂量的大小和尿液 pH,单次服用小剂量时为 2~3 小时,服用大剂量时可达 20 小时以上,反复用药时可达 5~18 小时。单次口服 650mg,水杨酸盐在乳汁中的 $t_{1/2}$ 为 3.8~12.5 小时。

【药效学】　通过选择性抑制 TXA_2 的合成过程而产生抗血小板活性。TXA_2 具有强大的血管收缩及促进血小板聚集作用,是血栓形成过程中重要生物活性物质。阿司匹林进入血小板,使血小板内的 COX 上第 530 位丝氨酸残基乙酰化,破坏酶活性中心从而阻止环过氧化物(PGG_2,PGH_2)及 TXA_2 的合成。血小板系无核细胞,其本身无合成 COX 的功能,因此阿司匹林对血小板 COX 活性的抑制作用是不可逆的。COX 活性在新生成的血小板进入外周血液循环之后才能恢复,需 7~10 天。小剂量阿司匹林对血管内皮细胞 COX 的抑制作用较弱,不影响内皮细胞合成前列环素(PGI$_2$);大剂量(900~1200mg)亦能抑制血管内皮细胞 COX 活性,使 PGI$_2$ 合成减少。一次服用阿司匹林 75~325mg,可抑制血小板 COX 活性的 90%。每天服用阿司匹林 25~75mg 维持量足够抑制血小板 COX 活性,使血浆 TXA$_2$ 水平降低 95%。阿司匹林缓释片,每小时释放药物 10mg,可完全抑制血小板合成 TXA$_2$,而对血管内皮细胞合成 PGI$_2$ 无明显影响。

最近发现阿司匹林能抑制肿瘤坏死因子(TNF),刺激核因子-κB 的动员以及抑制 TNF 对细胞间黏附分子-1 和内皮细胞-选择蛋白的诱导作用,从而抑制单核细胞,并激活内皮细胞之间的粘连,减轻内皮损伤。

【临床应用】 阿司匹林的抗血小板作用在临床用于心肌梗死、短暂性脑缺血发作、不稳定型心绞痛及脑卒中的预防及治疗,可单用或与溶栓剂及双嘧达莫合用。对于刚发生的血栓,为控制血栓发展并增加冠脉血流量,可及时采用阿司匹林与肝素、β 肾上腺素受体拮抗药伍用的方法。

【禁忌证】 有其他非甾体抗炎药过敏史者(尤其是出现哮喘、神经血管性水肿或休克者)、消化性溃疡病(尤其是有出血症状)患者、活动性溃疡病患者及其他原因引起的消化道出血者、血友病或血小板减少症患者、哮喘患者、出血体质者、孕妇、哺乳期妇女禁用。

【不良反应】 主要表现为胃肠道反应和过敏反应。胃肠道反应在治疗量即可发生,表现为恶心、食欲减退、呕吐、消化道溃疡等。服用肠溶胶囊或与食物同服可减少胃肠道刺激。阿司匹林在过敏体质的患者容易引起过敏反应,表现为荨麻疹、皮疹、血管神经性水肿等症状,严重者甚至引起致死性阵发性支气管痉挛及呼吸困难等。阿司匹林对正常人引起明显的出血时间延长,该作用可能与血小板内 COX 的乙酰化导致 TXA$_2$ 合成减少有关。每日药量达 3.6g 以上时,可出现耳鸣、耳聋等。此外,阿司匹林能从乳汁排泄,使乳儿出现出血倾向,因此孕妇及哺乳者应慎用。

【药物相互作用】 阿司匹林与许多药物之间存在相互作用(表 19-1)。

表 19-1 阿司匹林与其他药物之间的相互作用

药物	相互作用
促肾上腺皮质激素(ACTH)或皮质激素	ACTH 及皮质激素加快水杨酸代谢,使血浆水杨酸浓度降低
双嘧达莫	双嘧达莫提高阿司匹林生物利用度,升高血浆水杨酸浓度
美托洛尔	增加阿司匹林峰值
华法林	阿司匹林抑制肝对维生素 K 的利用,增强抗凝作用
巴比妥类、苯妥英钠、丙戊酸钠、胰岛素及磺酰脲类口服降糖药等	与阿司匹林竞争与血浆蛋白的结合,使游离血浆浓度升高,药效增强

【注意事项】 儿童患者(尤其有发热及脱水时)用药易出现毒性反应。急性发热性疾病,尤其是流感及水痘患儿使用本药,可能发生瑞氏综合征。由于老年人肾功能下降,用药时易出现毒性反应。在妊娠晚期中长期大量用药可使妊娠期延长,并有增加过期产综合征及产前出血的危险。用药前后及用药时应当定期检查或监测血细胞比容、肝功能、血清水杨

酸含量及监测凝血指标。

依前列醇(epoprostenol)

【药动学】 药物稳定性差,在体内迅速分解为6-酮-前列腺素 F_{1a}。其代谢产物较稳定,但生物活性较弱。本药经肾随尿液排泄,是否经乳汁分泌尚不明确。$t_{1/2}$ 为 2～3 分钟。

【药效学】 是血管内产生的一种天然前列腺素,为血管扩张药及抗血小板聚集药。临床常用其钠盐制剂,主要有两方面的药理作用:直接舒张肺动脉和全身动脉血管;抗血小板聚集,防止血栓形成。其抗血小板聚集的作用机制可能为激活腺苷酸环化酶,而使血小板内 cAMP 浓度上升所致。

【临床应用】 用于心肺分流术、血液透析、严重周围血管性疾病(如雷诺综合征)、不稳定心绞痛、心肌梗死、顽固性心力衰竭、多器官衰竭、血小板消耗性疾病等。

【禁忌证】 过敏、有出血倾向者、因严重左室收缩功能障碍所致的充血性心力衰竭患者、用药初期出现肺水肿者禁用。

【不良反应】 常见低血压、心动过速、面部潮红、头痛等,其发生率随剂量及滴注速度加大而增加;也可见恶心、呕吐、胃部不适、胃痉挛、血糖升高、嗜睡、胸痛等。

【药物相互作用】 与其他抗血小板或抗凝药合用,可增加出血的危险性。与利尿药、抗高血压药或其他扩血管药合用,可使血压明显下降。与地高辛或呋塞米合用,在用药的第2天,可使后两者的清除率分别下降15%～30%、13%,但这种改变均无显著的临床意义。

【药物评价】 有抗血小板和舒张血管作用,可防止血栓生成。用于治疗某些心血管疾病时作为抗血小板药,以防止高凝状态。也用于严重外周血管性疾病、缺血性心脏病,原发性肺动脉高压、血小板消耗性疾病等。

【注意事项】 粉针剂应临用时配制,必须使用专用的无菌稀释液重溶,不得使用其他注射液或药物重溶;重溶后的溶液也不得与其他注射液或药物混合使用。突然停药或大幅度减少用量,可能出现与肺动脉高压相关的反跳症状(如呼吸困难、眩晕、衰弱),故应避免突然停药或突然大幅度减慢输注速率。

双嘧达莫(dipyridamole)

【药动学】 口服后迅速吸收,血药浓度波动较大,普通制剂难以维持较稳定的有效抑制血小板聚集的血药浓度。少量药物可透过胎盘屏障,分布于乳汁。血浆蛋白结合率高达97%～99%。药物在肝内与葡萄糖醛酸结合后排入胆汁,进入小肠后被再吸收入血,故作用较持久。尿中排泄量很少。$t_{1/2}$ 为 2～3 小时。

【药效学】 抗血小板聚集药及冠状动脉扩张药,可抑制血小板第一相和第二相聚集。高浓度(50μg/ml)时可抑制胶原、肾上腺素和凝血酶所致的血小板释放反应。其作用机制为:可逆性地抑制磷酸二酯酶,使血小板中的 cAMP 增多;增强前列环素(PGI_2)的活性,激活血小板腺苷酸环化酶;轻度抑制血小板形成 TXA_2 的功能;注射时可显著增加正常冠状动脉的血流量,增加心肌供氧量。

【临床应用】 主要用于香豆素类抗凝药的辅助治疗、血栓栓塞性疾病及缺血性心脏病,还可用于弥散性血管内凝血。静脉制剂可用于心肌缺血的诊断性试验(双嘧达莫试验)。

【禁忌证】　过敏及休克患者禁用。

【不良反应】　不良反应与剂量有关。不良反应持续或不能耐受者少见,停药后可消除。常见头痛、头晕、眩晕、恶心、呕吐、腹部不适、腹泻、面部潮红、皮疹、荨麻疹、瘙痒。偶有肝功能异常。罕见心绞痛、肝功能不全。长期大量用药可致出血倾向。

【药物相互作用】　与阿司匹林合用,有协同作用,故两者联用时,本药应减量。与肝素、香豆素类药、头孢孟多、头孢替坦、普卡霉素或丙戊酸等合用,可加重低凝血酶原血症,或进一步抑制血小板聚集,引起出血。

【药物评价】　早年曾是治疗冠心病的常用药物,现已少用。其抗血小板聚集作用可用于心脏手术或瓣膜置换术,可减少血栓栓塞的形成。

【注意事项】　治疗血栓栓塞性疾病时,本药一日剂量不应少于400mg,并分4次口服,否则抗血小板作用不明显。因本药与血浆蛋白高度结合,故药物过量时采用透析治疗可能无效。如用药过量引起低血压,可用血管收缩药纠正。

西洛他唑(cilostazol)

西洛他唑主要通过抑制血小板及血管平滑肌内磷酸二酯酶活性,从而增加血小板及平滑肌内cAMP浓度、发挥抗血小板作用及血管扩张作用。其抑制ADP、肾上腺素、胶原及花生四烯酸诱导的血小板初期、二期聚集和释放反应,且呈剂量相关性。西洛他唑口服100mg对血小板体外聚集的抑制较相应剂量阿司匹林强7~78倍(阿司匹林对血小板初期聚集无效)。适用于治疗由动脉粥样硬化、大动脉炎、血栓闭塞性脉管炎、糖尿病所致的慢性动脉闭塞症。能改善肢体缺血所引起的慢性溃疡、疼痛、发冷及间歇跛行,并可用作上述疾病外科治疗(如血管成形术、血管移植术、交感神经切除术)后的补充治疗以缓解症状。

出血性疾病患者(如血友病、毛细血管脆性增加性疾病、活动性消化性溃疡、血尿、咯血、子宫功能性出血等或有其他出血倾向者)禁用。

氯吡格雷(clopidogrel)

【药动学】　口服迅速吸收。母体化合物的血药浓度很低,一般在用药2小时后低于限定量($0.25\mu g/L$)。多次口服75mg以后,血药浓度约在1小时后达峰值,约为3mg/L。在很广的浓度范围内,母体及其主要代谢物均可在体外与人体的血浆蛋白可逆性结合。药物主要由肝脏代谢,血中主要代谢产物是羧酸盐衍生物,对血小板聚集无影响。5日内约50%随尿液排泄,约46%从粪便排出。羧酸盐衍生物$t_{1/2}$为8小时。与血小板共价结合者$t_{1/2}$为11天。

【药效学】　本药为血小板聚集抑制药,能选择性地抑制ADP与血小板受体的结合,随后抑制ADP与糖蛋白GPⅡb/Ⅲa复合物,从而抑制血小板的聚集。也可抑制非ADP引起的血小板聚集。不影响磷酸二酯酶的活性。此外,本药通过不可逆地改变血小板ADP受体,使血小板的寿命受到影响。

【临床应用】　预防和治疗因血小板高聚集引起的心、脑及其他动脉的循环障碍疾病,如近期发作的脑卒中、心肌梗死和确诊的外周动脉疾病。

【禁忌证】　过敏、严重肝脏损伤者、近期有活动性出血(如消化性溃疡或颅内出血)者禁用,急性心肌梗死者在发病的最初几日不推荐使用。

【不良反应】　血液系统常见不良反应包括出血,如紫癜。偶见严重血小板减少。罕见严重中性粒细胞减少或粒细胞缺乏、血栓性血小板减少性紫癜。有报道可引起再生障碍性贫血。胃肠道常见不良反应包括恶心、胃肠道出血、胃炎、食欲缺乏、消化不良、腹痛、腹泻、便秘等,偶见胃及十二指肠溃疡。皮肤常见不良反应包括斑丘疹、红斑疹、荨麻疹、皮肤瘙痒,偶见皮肤黏膜出血。中枢神经系统常见不良反应包括头痛、眩晕和感觉异常等。泌尿生殖系统不良反应可出现血尿。其他偶见不良反应包括支气管痉挛、血管性水肿或类过敏性反应、血肿、鼻出血、眼部出血(主要是结膜出血)、颅内出血等。

【药物相互作用】　与萘普生、阿司匹林合用,可能增加胃肠道出血的潜在危险性。与华法林、肝素、溶栓药合用,可增加出血的危险,故不推荐与这些药物联用。与月见草油、姜黄素、辣椒素、黑叶母菊、银杏属、大蒜、丹参等合用,可增加出血的危险。

【注意事项】　择期手术患者应于术前1周停止用药。用药期间应监测白细胞和血小板计数。过量时无特殊的解毒药,如需要迅速恢复正常的出血时间,可输注血小板以拮抗本药的药理作用。药物代谢酶存在遗传多态性,CYP2C19功能降低的患者与CYP2C19功能正常的患者相比,对氯吡格雷活性代谢物的全身暴露较低,抗血小板作用降低,并且在心肌梗死后心血管事件的发生率较高。

噻氯匹定(ticlopidine)

【药动学】　口服后80%以上由肠道迅速吸收,常规用药2天后即可抑制血小板聚集,但临床明显起效(抑制大于50%)时间在4天内,而达最强作用(抑制大于60%~70%)则需用药8~11日。蛋白结合率高达98%(主要与血中白蛋白及脂蛋白结合)。由肝脏代谢,其代谢产物随尿液及粪便的排泄率分别为60%、25%。消除半衰期受年龄和给药方式的影响,停药后出血时间及其他血小板功能多于1~2周内恢复正常。

【药效学】　与阿司匹林、双嘧达莫等药不同,噻氯匹定不仅抑制血小板聚集激活因子,而且抑制血小板聚集过程。主要通过对ADP诱导的血小板聚集(包括Ⅰ期及Ⅱ期聚集)有较强而持久的抑制作用。此外,本药还可降低凝血因子Ⅰ浓度和血黏度。

【临床应用】　用于预防和治疗因血小板高聚集状态引起的心、脑及其他动脉的循环障碍疾病,包括首发与再发脑卒中、暂时性脑缺血发作以及单眼视觉缺失、冠心病、间歇性跛行等。也可用于体外循环心外科手术,预防血小板丢失,以及慢性肾透析时增强透析器的功能。

【禁忌证】　过敏、血友病、近期溃疡病、近期出血或其他出血性疾病患者、出血时间延长者、白细胞总数减少、血小板减少或有粒细胞减少病史者、严重肝功能损害患者禁用。

【不良反应】　常见胃肠功能紊乱(如恶心、呕吐、腹泻,一般为轻度,无须停药,1~2周后常可恢复)。罕见肝炎、胆汁淤积性黄疸,少数患者可有氨基转移酶轻度升高。也有出现消化道大出血的个案报道。血液系统不良反应可见血小板减少、粒细胞减少(低于1×10^9/L)或粒细胞缺乏(低于0.2×10^9/L),多出现于用药后3个月内。偶有报道,用药数年后发生血栓性血小板减少性紫癜、粒细胞减少、血小板减少。严重的粒细胞缺乏或TTP有致命的危险。也有出现再生障碍性贫血的个案报道的。其他不良反应可见皮疹、血管神经性水肿、脉管炎、狼疮综合征、过敏性肾病等。少数患者可有胆固醇轻度升高,停药可恢复正常。

【药物相互作用】 与茶碱合用,可降低后者的清除率,升高其血药浓度,从而有过量的危险,故用药期间及用药后应调整后者的剂量,必要时应监测后者的血药浓度。与其他血小板聚集抑制药、溶栓药、导致低凝血因子Ⅱ血症或血小板减少的药合用,均可加重出血,如临床必须联用,须密切观察并进行实验室监测。与地高辛合用,可使后者血药浓度轻度下降约15%。与环孢素合用时,应定期监测后者的血药浓度。进食时服药,可提高本药的生物利用度,并减少胃肠道反应。

【药物评价】 被认为是目前较好的广谱血小板聚集抑制药,是经美国 FDA 批准的、能降低脑卒中危险率的抗血小板聚集药。因本药的预防作用及不良反应均较阿司匹林强,故常用于对阿司匹林不能耐受或使用阿司匹林后出现血栓栓塞的患者。为避免加重出血,择期手术(包括拔牙)前 10 ~ 14 日应停用本药,急诊手术时按需要补充血小板,以防术中或术后出血。用药期间需严密监测凝血功能。

【注意事项】 用药期间应定期监测血常规,最初 3 个月内每 2 周 1 次。对严重肾功能损害的患者,应密切监测肾功能。如患者需行急诊手术,应检查出血时间及血小板功能。

替格瑞洛(ticagrelor)

【药动学】 吸收迅速,平均绝对生物利用度约为 36%,主要通过肝脏代谢消除,其体内代谢产物亦有抗血小板活性,药物平均 $t_{1/2}$ 约为 7 小时,活性代谢产物 $t_{1/2}$ 为 9 小时,稳态分布容积为 87.5L,血浆蛋白结合率 >99%。主要通过 CYP3A4 代谢,少部分由 CYP3A5 代谢。药物及其活性代谢产物的主要消除途径为经胆汁分泌。

【药效学】 是一种环戊三唑嘧啶类化合物。替格瑞洛及其主要代谢产物能可逆性地与血小板 ADP P_2Y_{12} 受体相互作用,阻断信号传导和血小板活化。

【临床应用】 主要用于急性冠脉综合征(不稳定性心绞痛、非 ST 段抬高心肌梗死或 ST 段抬高心肌梗死)患者,包括接受药物治疗和经皮冠状动脉介入(PCI)治疗的患者,降低血栓性心血管事件的发生率。

【禁忌证】 对药物或任何辅料成分过敏者、活动性病理性出血(如消化性溃疡或颅内出血)的患者、有颅内出血病史者、中-重度肝脏损害患者、使用强效 CYP3A4 抑制剂(如酮康唑、克拉霉素、奈法唑酮、利托那韦和阿扎那韦)患者禁用。心动过缓事件风险很大的患者(例如患有病态窦房结综合征、2 度或 3 度房室传导阻滞或心动过缓相关晕厥但未装起搏器的患者)需要谨慎使用。有哮喘和(或)COPD 病史的患者应慎用。

【不良反应】 最常见的不良反应为呼吸困难、挫伤和鼻出血,其他常见不良反应为:胃肠道出血,皮下或真皮出血,瘀斑以及操作部位出血,偶见不良反应为:颅内出血、头晕头痛、眼出血、咯血、呕血、胃肠道溃疡出血、痔疮出血、胃炎、口腔出血、呕吐、腹泻、腹痛、恶心、消化不良、瘙痒、皮疹及尿道和阴道出血、操作后出血;罕见不良反应为:高尿酸血症、意识混乱、感觉异常、耳出血、眩晕、腹膜后出血、便秘、关节积血、血肌酐升高、伤口出血、创伤性出血。

【药物相互作用】 CYP3A 抑制剂:合并使用酮康唑可使替格瑞洛的 C_{max} 和 AUC 分别增加 2.4 倍和 7.3 倍,活性代谢产物的 C_{max} 和 AUC 分别下降 89% 和 56%;其他 CYP3A4 的强抑制剂也会有相似的影响。应避免替格瑞洛与 CYP3A 强效抑制剂(酮康唑、伊曲康唑、伏立康唑、克拉霉素、奈法唑酮、利托那韦、沙奎那韦、奈非那韦、茚地那韦、阿扎那韦和泰利霉素等)联合使用。CYP3A 诱导剂：合并使用利福平可使替格瑞洛的 C_{max} 和 AUC 分别降低 73% 和 86%，活性代谢产物的 C_{max} 未发生改变，AUC 降低 46%。预期其他 CYP3A4 诱导剂(如地塞米松、苯妥英、卡马西平和苯巴比妥)也会降低替格瑞洛的暴露。替格瑞洛应避免与 CYP3A 强效诱导剂联合使用。阿司匹林：与大于 100mg 维持剂量阿司匹林合用时，会降低替格瑞洛减少复合终点事件的临床疗效。

【药物评价】 替格瑞洛与血小板 P_2Y_{12} ADP 受体之间的相互作用具有可逆性，没有构象改变和信号传递，并且在停药后血液中的血小板功能也随之快速恢复。目前有研究显示替格瑞洛的疗效明显优于氯吡格雷，所以被国内外多个指南列为一线推荐。

【注意事项】 摄食高脂肪食物可使替格瑞洛的 AUC 增加 21%、活性代谢物的 C_{max} 下降 22%，但对替格瑞洛的 C_{max} 或活性代谢物的 AUC 无影响。一般认为这些微小变化的临床意义不大，因此替格瑞洛可在饭前或饭后服用。有出血倾向(例如创伤、手术、凝血功能障碍、活动性或胃肠道出血)的患者慎用。在服用替格瑞洛片后 24 小时内联合使用其他可能增加出血风险药品[例如：用 NSAIDS、口服抗凝血药和(或)纤溶剂]的患者慎用。对于实施择期手术的患者，如果抗血小板药物治疗不是必需的，应在术前 7 天停止使用。

阿昔单抗(abciximab)

【药动学】 静脉注射后，在第一个半衰期(10 分钟)内和第二个半衰期(30 分钟)内，迅速与血小板糖蛋白 Ⅱb/Ⅲa 受体结合，使游离血小板数量迅速下降。静脉滴注 2 小时后，可抑制 90% 以上的血小板凝集。给药 10 天后，仍出现少量的糖蛋白 Ⅱb/Ⅲa 受体拮抗。

【药效学】 阿昔单抗是一种嵌合性单克隆抗体 7E3 的碎片，可选择性阻断血小板糖蛋白 Ⅱb/Ⅲa 受体，防止纤维蛋白原、血小板凝集因子、玻璃体结合蛋白及纤维蛋白结合素与激活的血小板结合，从而抑制血小板聚集，防止血栓形成。

【临床应用】 主要用于经皮穿刺冠状血管成形术或动脉粥样化切除术，防止患者突然发生冠状血管堵塞引起心肌急性缺血的辅助治疗。

【禁忌证】 活动性出血或有出血倾向患者、急性内出血、近期内(6 周内)胃肠道出血或泌尿道出血患者、2 年内的脑意外损伤患者、脑损伤出现明显的神经系统缺陷患者、7 天内口服抗凝药患者、血小板减少症患者、近期内(6 周内)做过大的外科手术或有严重损伤患者、颅内肿瘤患者、严重的失控性高血压患者、经皮透腔血管成形手术前或手术中注射了右旋糖酐者、对阿昔单抗或鼠蛋白过敏者禁用。

【不良反应】 给药后 36 小时出血是最常见的不良反应，其他不良反应包括低血压、恶心、呕吐、头痛、心动过缓、发热和血管功能障碍等。

【药物相互作用】 与溶血栓药、口服抗凝药、非甾体抗炎药及双嘧达莫等影响凝血的药物合用时需谨慎；禁止与低分子右旋糖酐合用。

【药物评价】 临床仅用于严重病例，如不稳定型心绞痛、心肌梗死、溶栓治疗后及 PTCA 术后，亦用于预防缺血合并症的治疗。

【注意事项】 临床应用时给药剂量须个体化，给药期间应监测血小板。给药后 2~4 周可能产生抗体，因此，须警惕首次用药、再次用药或使用其他单克隆抗体后可能发生的过敏反应。肝素等抗凝药也会增加出血的危险，若出现严重出血，应立即停用肝素。

替罗非班(tirofiban)

【药动学】　静脉给药后5分钟起效,作用持续3~8小时。稳态分布容积范围为22~42L,血浆蛋白结合率为65%,多以原形经胆道和尿液排出。$t_{1/2}$为1.4~2.2小时。药物可经血液透析清除。

【药效学】　是一种非肽类的血小板糖蛋白Ⅱb/Ⅲa受体的可逆性拮抗剂,可竞争性抑制纤维蛋白原和血小板GPⅡb/Ⅲa受体的结合,抑制血小板聚集、延长出血时间、抑制血栓形成。

【临床应用】　临床主要用于冠脉缺血综合征患者行冠脉血管成形术或冠脉内斑块切除术,以防止相关的心脏缺血并发症。也用于不稳定性心绞痛或非Q波型心肌梗死患者(与肝素或阿司匹林联用),预防心脏缺血事件的发生。

【禁忌证】　过敏者、有活动性出血、血小板减少症及出血史者、有颅内出血、颅内肿瘤、动静脉畸形或动脉瘤及有急性心包炎史的患者、用药前1个月内有脑卒中史或有任何出血性脑卒中发作者及行主要器官手术者或有严重外伤需手术治疗者、有分割性支脉瘤史、严重高血压以及同时使用其他静脉用GPⅡb/Ⅲa受体拮抗剂的患者禁用。

【不良反应】　常见不良反应有出血,如颅内出血、腹膜后出血和心包积血,其他不良反应尚有恶心、发热、头痛、皮疹或荨麻疹,血红蛋白、血细胞比容、血小板数目减少,尿粪隐血发生率增加。不良反应发生程度一般均较轻微,无需治疗,停药后即可消失。使用时必须严密观察出血等副作用,并监测出血时间。

【药物相互作用】　与阿加曲班、阿司匹林、维生素A、软骨素、多昔单抗、低分子肝素、曲前列尼尔、孕古树脂、抗凝药、溶栓药合用,有增加出血的危险性。与地西泮存在配伍禁忌。可与硫酸阿托品、多巴酚丁胺、多巴胺、盐酸肾上腺素、呋塞米、利多卡因、盐酸咪达唑仑、硫酸吗啡、硝酸甘油、氯化钾、盐酸普萘洛尔、法莫替丁配伍使用。与多种中药存在相互作用,合用时有增加出血风险的可能。

【药物评价】　对各种刺激因素诱发的血小板聚集都有效,对急性冠状动脉综合征(不稳定性心绞痛、心肌梗死)和行冠状动脉内介入治疗的患者均有抑制血小板聚集的作用,其抑制作用与剂量成正比。由于替罗非班强有力的抗血小板聚集作用,可使其延迟或抑制血栓形成,缩小形成血栓的大小;持续静滴可使血栓形成不易阻塞血管,并促进再灌注的形成。

【注意事项】　65岁以上老年冠心病患者血浆清除率约下降19%~26%。严重肾功能不全者(肌酐清除率小于30ml/min,包括需血液透析的患者)血浆清除率下降大于50%。轻中度肝功能不全者血浆清除率与正常人相比,无明显差异。当与肝素或阿司匹林合用时,可使出血时间更加延长。由于替罗非班对血小板聚集的抑制作用是可逆性的,当停止给药3小时左右以后,出血时间可恢复到正常。严重肾功能不全患者应用时其血浆清除率可降低50%以上,因此需减少用药剂量,减慢输注速率。哺乳期妇女在用药期间应停止哺乳。

二、抗凝药物的临床应用

血液凝固是由一系列凝血因子参与的复杂蛋白质水解活化过程,分为内源性及外源性两个重要途径。内源性凝血途径涉及凝血因子FⅦ、FⅨ、FⅪ和凝血因子FⅧ,外源性凝血途径涉及凝血因子FⅢ和FⅡ;此外,凝血因子FⅤ和FⅩ则为上述两种通路途径的共同凝血因子。凝血过程中形成的凝血酶原能使凝血酶原激活成凝血酶;凝血酶裂解纤维蛋白原,则依次形成纤维蛋白单体、纤维蛋白多聚体和交联纤维蛋白凝块;有时在内源性和外源性凝血系统间也存在着交叉,在病理生理性的血栓形成过程中时常因为血管损伤、组织因子释放,进而激活外源性凝血系统,再通过凝血因子FIX启动内源性凝血系统。外源性凝血系统产生最初的始动作用,而内源性凝血系统借此可以发挥放大和反馈的作用。

抗凝药物(anticoagulative drugs)通常是通过影响凝血因子与其内、外源性凝血系统的不同环节,从而阻碍血液凝固,防治血栓形成。此类药物主要用于防治血栓栓塞性疾病,如心肌梗死、外周静脉血栓、弥散性血管内凝血,以及体外输血或施以体外循环、导管操作等。

(一)抗凝药物的分类

抗凝药物的作用机制主要针对凝血酶,因此可简单分成凝血酶间接抑制剂和凝血酶直接抑制剂。前者主要包括华法林、肝素及低分子肝素,后者则包括阿加曲班、重组水蛭素和比伐卢定等。

1. 凝血酶间接抑制剂 这类药物主要通过与抗凝血酶结合使凝血酶灭活或抑制凝血酶生成而达到抗凝作用。

2. 凝血酶直接抑制剂 这类药物直接作用于凝血酶,抑制其活性,一种直接凝血酶抑制剂只作用于凝血酶的活性部位,如阿加曲班;另一种直接凝血酶抑制剂同时作用于凝血酶的活性部位和底物识别部位,如重组水蛭素和比伐卢定。

3. 香豆素类口服抗凝药 口服抗凝药有香豆素类衍生物和茚二酮两大类,后者因可引起严重过敏反应现已少用。

4. 新型抗凝药物 目前,新型的抗凝药物按作用机制主要分为3大类。凝血始动阶段抑制剂如替法可近(tifacogin)、重组线虫抗凝肽(NAPc2)和活性位点被阻断的因子IIa(因子IIai)等;凝血发展阶段抑制剂如凝血因子Xa间接抑制剂利伐沙班(rivaroxaban)、Va因子抑制剂替加色罗(drotrecogin)等;纤维蛋白形成阶段抑制剂水蛭素、阿加曲班和比伐卢定等。

(二)常用抗凝药物

抗凝药在临床上常用于防治血管内栓塞或血栓形成的疾病,其主要是通过影响凝血过程中的某些凝血因子而阻止凝血过程的药物。

肝素(heparin)

【药动学】 口服不吸收,皮下、肌内或静脉注射均吸收良好。吸收后分布于血细胞和血浆中,部分可弥散到血管外组织间隙。由于分子较大,本药不能通过胸膜和腹膜,也不能通过胎盘。起效时间与给药方式有关。药物在体内具有零级药动学的特点,直接静脉注射可立即发挥最大抗凝效应,以后作用逐渐下降,3~4小时后凝血时间恢复正常。一次静脉滴注给予负荷量可立即发挥抗凝效应,否则起效时间则取决于滴注速度。静脉注射后能与血浆低密度脂蛋白高度结合成复合物,也可与球蛋白及凝血因子I结合,由单核-吞噬细胞系统摄取到肝内,经肝内肝素酶作用,部分分解为尿肝素。静脉注射后 $t_{1/2}$ 为1~6小时,平均1.5小时,并与用量相关。大量静脉注射后50%以原形排出,尿肝素经肾脏排泄。慢性肝、肾功能不全及过度肥胖者代谢、排泄延迟,并有体内蓄积的可能。血浆内药物浓度不受透析的影响。

【药效学】 肝素是含有多种氨基葡聚糖苷的混合物,可影响凝血过程的多个环节。包括:与抗凝血酶Ⅲ(AT-Ⅲ)的δ氨基赖氨酸残基结合,形成肝素 AT-Ⅲ复合物,加速 AT-Ⅲ对凝血因子的灭活作用,从而抑制凝血酶原激酶的形成,并能对抗已形成的凝血酶原激酶的作用;与 AT-Ⅲ结合后使 AT-Ⅲ的反应部位(精氨酸残基)更易与凝血酶的活性中心(丝氨酸残基)结合成稳定的凝血酶-抗凝血酶复合物,从而灭活凝血酶,抑制凝血因子Ⅰ转变为纤维蛋白;干扰凝血酶对因子ⅩⅢ的激活,影响非溶性纤维蛋白的形成;阻止凝血酶对因子Ⅷ和Ⅴ的正常激活;阻抑血小板的黏附和聚集,从而防止血小板崩解而释放血小板第3因子及5-羟色胺。

【临床应用】　适用于急慢性静脉血栓或无明显血流动力学改变的肺栓塞(PE);预防二尖瓣狭窄、充血性心力衰竭、左心房扩大、心肌病合并心房颤动以及心脏瓣膜置换或其他心脏手术时所致的体循环栓塞,防止动脉手术和冠状动脉造影时导管所致的血栓栓塞;急性心肌梗死时的辅助治疗;弥散性血管内凝血;作为体外抗凝血药(如输血、体外循环、血液透析、腹膜透析及血样标本体外实验等);乳膏剂外用于浅表软组织挫伤及急性浅静脉炎。

【禁忌证】　过敏、有自发出血倾向(或不能控制的活动性出血)者、有出血性疾病及凝血机制障碍(包括血友病、血小板减少性或血管性紫癜)者、外伤或术后渗血者、先兆流产者或产后出血者、胃、十二指肠溃疡患者、溃疡性结肠炎患者、严重肝、肾功能不全者、胆囊疾病或黄疸患者、恶性高血压患者、活动性结核患者、内脏肿瘤患者、脑内出血或有脑内出血史者、胃肠持续导管引流者、腰椎留置导管者禁用。

【不良反应】　最常见的不良反应为出血,可能发生在任何部位(如肾上腺出血、卵巢出血及腹膜后出血)。当出现不明原因的血细胞比容下降、血压下降及不明症状时,应引起注意。常见寒战、发热、荨麻疹等过敏反应;少见气喘、鼻炎、流泪、头痛、恶心、呕吐、心前区紧迫感、呼吸短促甚至休克;可能出现瘙痒、发热感,特别是脚底部;注射局部可见局部刺激、红斑、轻微疼痛、血肿、溃疡症状;偶见腹泻。

【药物相互作用】　甲巯咪唑(他巴唑)、丙硫氧嘧啶等可增强肝素的抗凝作用;与香豆素及其衍生物,可导致严重的因子Ⅸ缺乏而致出血;与阿司匹林及非甾体消炎镇痛药合用,能诱发胃肠道溃疡出血;与双嘧达莫、右旋糖酐等可能抑制血小板功能;与肾上腺皮质激素、促肾上腺皮质激素等易诱发胃肠道溃疡出血;与透明质酸酶混合注射,既能减轻肌内注射痛,又可促进肝素的吸收。但肝素可抑制透明质酸酶活性,故两者应临时配伍使用,药物混合后不宜久置;肝素可与胰岛素受体作用,从而改变胰岛素的结合和作用致低血糖。

【药物评价】　需要迅速达到抗凝作用的首选药物,可用于外科预防血栓形成以及妊娠者的抗凝治疗,对于急性心肌梗死患者,可用肝素预防患者发生静脉血栓栓塞病,并可预防大块的前壁透壁性心肌梗死患者发生动脉栓塞等。其另一重要临床应用是在心脏、手术和肾脏透析时维持血液体外循环畅通。此外,还用于治疗各种原因引起的弥散性血管内凝血(DIC),以及肾小球肾炎、肾病综合征、类风湿性关节炎等疾病的治疗。

【注意事项】　肝素的临床常用方法为注射给药。肝素用药前后及用药期间应检查或监测凝血时间、血细胞比容、大便潜血试验、尿潜血试验及血小板计数等。肝素的抗凝作用与其分子中具有强负电荷的硫酸根有关。当硫酸基团被水解或被带有强正电荷的鱼精蛋白中和后,迅即失去抗凝活性。本药通常不影响出血时间,但在大剂量给予时,凝血时间延长。本药代谢迅速,轻微过量时,停用即可;严重过量时,1%的硫酸鱼精蛋白静脉滴注可以中和肝素的作用。缓慢滴注时,每 10 分钟内滴注量不能超过 50mg 硫酸鱼精蛋白;1mg 硫酸鱼精蛋白大约可以中和 100U 肝素,因为随时间的延长肝素被代谢,所以硫酸鱼精蛋白的需要量随时间的延长而减少,虽然肝素的代谢很复杂,但为计算硫酸鱼精蛋白的用量可以将静脉注射肝素的 $t_{1/2}$ 估计为 0.5 小时。应用鱼精蛋白可能引起严重的低血压和过敏反应,因为曾有发生致死的过敏反应报道,所以只有在复苏术和过敏抢救措施准备好时,才可以应用鱼精蛋白。

那屈肝素钙(低分子肝素钙)(nadroparin calcium)

低分子肝素是普通肝素直接分离后的片段,相对分子量低于 12kDa,通常在 4 ~ 6kDa 之间,临床上常用依诺肝素(低分子肝素钠)及那屈肝素钙(低分子肝素钙)。

【药动学】　皮下注射后 3 小时达血药浓度峰值,生物利用度接近 100%,V_d 为 3 ~ 7L/kg。静脉注射或皮下给药后,血浆抗凝血因子Ⅹa 活力 $t_{1/2}$ 为 2.2 ~ 3.6 小时。通过非渗透性肾机制清除,血浆清除率为 1.17L/h,肾功能损害患者的血浆清除率比健康人明显减少(0.6 ~ 0.8L/h)。$t_{1/2}$ 约 3.5 小时,老年患者的 $t_{1/2}$ 略延长。

【药效学】　分子量为 1 ~ 10kDa,平均分子量为 4.5kDa,系由肠黏膜获取的氨基葡聚糖(肝素)片段的钙盐。与普通肝素相比,具有明显的抗凝血因子Ⅹa 活性,抗凝血因子Ⅱa 或抗凝血酶的活性较低(30U/ml)。可抑制体内、外血栓和动静脉血栓的形成,但不影响血小板聚集和凝血因子Ⅰ与血小板的结合。

【临床应用】　主要用于预防血栓栓塞性疾病,特别是预防普通外科手术或骨科手术的血栓栓塞性疾病。同时也用于治疗血栓栓塞性疾病,以及在血液透析中预防体外循环中的血凝块形成。

【禁忌证】　过敏、血小板减少症(或有本药引起血小板减少症病史)的患者、凝血功能障碍或有与凝血障碍有关的出血征象或出血危险性(非肝素诱导的弥散性血管内凝血除外)的患者、有易出血的器质性病变患者、哺乳期妇女禁用。

【不良反应】　在发挥抗栓作用时,出血的可能性较小。故不同临床应用的推荐剂量下,不延长出血时间。在预防剂量,也不显著改变活化部分凝血活酶时间(APTT)。那屈肝素钙可以抑制肾上腺分泌醛固酮,导致高钾血症,特别是在血钾水平较高的患者或有增高血钾危险的患者如糖尿病、慢性肾衰竭、代谢性酸中毒和服用可能增高血钾水平的药物(如 ACE 抑制剂、NSAIDs)。可增加高钾血症的危险,但通常是可逆性的。其余不良反应与肝素类似。

【药物相互作用】　合用可加重出血危险的药物包括:香豆素及其衍生物、阿司匹林及非甾体消炎镇痛药、双嘧达莫、右旋糖酐、肾上腺皮质激素、促肾上腺皮质激素、依他尼酸、组织纤溶酶原激活物(t-PA)、尿激酶、链激酶等。其余同肝素类似。

【药物评价】　主要用于手术中预防血栓栓塞性疾病以及治疗不稳定性心绞痛和非 Q 波性心肌梗死。在发挥抗栓作用时,出血的可能性较小。针对不同临床应用的推荐剂量,不延长出血时间。在预防剂量,它不显著改变活化部分 APTT。肾功能不全及透析时需调整给药剂量。

【注意事项】　药物过量的处理:通过静脉缓慢注射鱼精蛋白(硫酸鱼精蛋白或盐酸鱼精蛋白)中和过量药物。根据情况决定所需的鱼精蛋白剂量:100UAH 的鱼精蛋白可用来中和相当于 100U 抗凝血因子Ⅹa 活性的低分子肝素;应考虑肝素注射后经过的时间,可适当酌情减少鱼精蛋白用量;此外,低分子肝素的吸收动力学决定这种中和作用是短暂的,要求在 24 小时内分次(2~4 次)注射所计算的鱼精蛋白的总量。

华法林(warfarin)

【药动学】 由胃肠道迅速吸收(个体间差异很小),进食对吸收无影响,生物利用度为100%。口服后 12~24 小时起效,抗凝血的最大效应时间为 72~96 小时,抗血栓形成最大效应时间为 6 日。单次给药的持续时间为 2~5 日,多次给药则为 4~5 日。蛋白结合率为99.4%,分布容积为 0.11~0.2L/kg。主要在肝脏代谢,代谢产物有醇类(活性最小)、羟基类(无活性)。S-华法林表现出的抗凝血活性约为 R-对映异构体的 2~5 倍。母药 $t_{1/2}$为 20~60 小时,R-华法林对映异构体的 $t_{1/2}$ 为 20~89 小时,S-华法林对映异构体的 $t_{1/2}$ 为18~43 小时。急性病毒性肝炎不会影响本药的 $t_{1/2}$。华法林可以无活性的形式通过乳汁排泄,对婴儿的凝血酶原时间(PT)无影响;也可以无活性的代谢产物排泄入胆汁,再被重吸收,从尿中排出。

【药效学】 通过抑制维生素 K 在肝脏细胞内合成凝血因子Ⅱ、Ⅶ、Ⅸ、Ⅹ,从而发挥抗凝作用。肝脏微粒体内的羧基化酶能将上述凝血因子的谷氨酸转变为 γ-羧基谷氨酸,后者再与钙离子结合,才能发挥其凝血活性。华法林的作用是抑制羧基化酶,对已经合成的上述因子并无直接对抗作用,必须等待这些因子在体内相对耗竭后,才能发挥抗凝效应,所以本药起效缓慢,仅在体内有效,停药后药效持续时间较长(直到维生素 K 依赖性因子逐渐恢复到一定浓度后,抗凝作用才消失)。此外,尚能诱导肝脏产生维生素 K 依赖性凝血因子前体物质,并使之释放入血,该物质抗原性与有关凝血因子相同,但并无凝血功能,反而具有抗凝血作用,并能降低凝血酶诱导的血小板聚集反应。因此,在华法林作用下,凝血因子Ⅱ、Ⅶ、Ⅸ、Ⅹ、蛋白 S 和蛋白 C 合成减少,而"假凝血因子"亦即"维生素 K 拮抗药诱导蛋白质"增多,达到抗凝效应。

【临床应用】 适用于需长期持续抗凝的患者。也用于防治血栓栓塞性疾病,防止血栓形成与发展,如防治深静脉血栓、血栓性静脉炎,降低肺栓塞的发病率和死亡率,减少外科大手术(包括骨科手术)、风湿性心脏病、人工心脏瓣膜置换术等的静脉血栓发生率。此外,也可用于心肌梗死的辅助用药,如心房颤动伴肺栓塞的治疗、冠状动脉闭塞的辅助治疗。

【禁忌证】 近期手术及手术后 3 天内、凝血障碍疾病患者、严重肝、肾疾病、肝脏或泌尿生殖系统出血、活动性消化性溃疡、脑血管出血及动脉瘤、开放性损伤、心包炎、心包积液、亚急性细菌性心内膜炎、血管炎、多发性关节炎、内脏肉瘤、出血性肉芽肿、严重过敏、维生素 C或维生素 K 缺乏、先兆流产、孕妇禁用。

【不良反应】 出血是主要不良反应(可为轻微局部瘀斑甚至大出血),最常见的为鼻出血,其中部分原因是治疗过量或 PT 延长。可能出现丙氨酸氨基转移酶(ALT)、天门冬氨酸氨基转移酶(AST)、碱性磷酸酶、胆红素升高等。偶有恶心、呕吐、腹泻、白细胞减少、粒细胞增高、肾病、瘙痒性皮疹、过敏反应等。接受华法林治疗者偶有(致死性)坏疽,皮肤、皮下组织或其他组织栓塞性发绀,血管炎和局部血栓等,90% 病例为妇女,常发生在服药 2~10 日。遗传性家族性蛋白 C(PC)缺乏症者,在华法林治疗过程中,尤易发生皮肤坏疽(高危)。

【药物相互作用】　不能与华法林合用的药物:盐酸肾上腺素、阿米卡星、维生素 B_{12}、间羟胺、缩宫素、盐酸氯丙嗪、盐酸万古霉素等。可能影响华法林体内抗凝作用的药物如表 19-2 所示。

表 19-2　影响华法林体内抗凝作用的药物

作用结果	相互作用	药物
增强华法林抗凝作用的药物	血浆蛋白亲和力高于华法林	阿司匹林、保泰松、羟基保泰松、甲芬那酸、水合氯醛、氯贝丁酯(安妥明)、磺胺类药、丙磺舒等
	抑制肝微粒体酶,使华法林代谢降低	氯霉素、别嘌醇、单胺氧化酶抑制药、甲硝唑(灭滴灵)、西咪替丁等
	减少维生素 K 的吸收和影响凝血酶原合成	各种广谱抗生素、长期服用液状石蜡或考来烯胺(消胆胺)等
	促进华法林与受体结合	奎尼丁、甲状腺素、同化激素、苯乙双胍
	干扰血小板功能,加强抗凝作用	大剂量阿司匹林、水杨酸类、前列腺素合成酶抑制药、氯丙嗪、苯海拉明等
	其他	丙硫氧嘧啶、二氮嗪、丙吡胺、口服降糖药、磺吡酮(抗痛风药)等
减弱华法林抗凝作用的药物	抑制华法林的吸收	制酸药、轻泻药、灰黄霉素、利福平、格鲁米特(导眠能)、甲丙氨酯(安宁)等
	竞争酶蛋白,促进因子 Ⅱ、Ⅶ、Ⅸ、Ⅹ 的合成	维生素 K、口服避孕药和雌激素等

【药物评价】　华法林的药动学参数较稳定,优于其他口服抗凝药(如茚茚二酮、苯丙羟香豆素和双香豆素等)。只有当患者对本药不耐受时,才选用其他口服抗凝药。在非风湿性心房颤动患者预防脑卒中时,华法林疗效明显优于阿司匹林。在治疗或预防妊娠患者血栓或栓塞形成时,皮下或静脉注射肝素疗效则优于华法林(因肝素不易通过胎盘)。由于华法林系间接作用的抗凝药,半衰期长,给药5~7日后疗效才可稳定,故维持量的足够与否必须观察5~7日后才能判断。同时,由于不同患者对本药的反应不一,种族、年龄、体重、生理状态、同时服用的药物、食物、环境等多种因素都能改变机体对抗凝药物的反应性。

【注意事项】　华法林过量易致出血,早期表现可有瘀斑、紫癜、牙龈出血、鼻出血、伤口出血经久不愈、月经过多等。出血可发生在任何部位(特别是泌尿道和消化道,肠壁血肿可致亚急性肠梗阻),也可见硬膜下和颅内血肿。任何穿刺均可引起血肿,血肿严重时可产生明显的局部压迫症状,甚至可有双侧乳房坏死、微血管病或溶血性贫血以及大范围皮肤坏疽等报道,单次剂量过大时尤其危险。

如发生明显不良反应,如衰弱、寒战、发热、咽痛、白细胞减少或高敏反应、皮疹、坏疽应立即停药,给予维生素 K_1 及肝素抗凝;反复家族性血栓或 PC 缺乏症者,应及时检查并合并肝素治疗数日。当 PT 已显著延长至正常的 2.5 倍以上或发生少量出血倾向时,应立即减量或停药;当 PT 超过正常的 2.5 倍(正常值为 12 秒)、凝血酶原活性降至正常值的 15% 以下或出现出血时,也应立即停药。严重时可用维生素 K_1 口服(4～20mg)或缓慢静脉注射(10～20mg),用药后 6 小时 PT 可恢复至安全水平;也可输入冷冻血浆沉淀物、新鲜全血、血浆或凝血酶原复合物。某些患者发生大出血,但又不能停用抗凝药,则最好单独采用凝血因子替代性输注,不给予维生素 K_1。

华法林临床应用过程中用量务必个体化,用药期间需依据 PT 或以 INR 值作为监控指标调整用量。

阿加曲班(argatroban)

【药动学】 静脉内给药,30 分钟起效,1～4 小时达峰反应,作用维持到停止输注后 2 小时。血药浓度峰值在开始静脉滴注后 1～3 小时达到,静脉注射后 2～4 小时达到,AUC 为 2.1781×10^{-3}(mg·h)/ml。总蛋白结合率为 54%,分布半衰期为 15 分钟,V_d 为 174～180ml/kg。药物经肝脏代谢,主要代谢物为喹啉环的氧化物。主要通过粪便排出,肾脏排泄率为 22%～24.5%。总体清除率在剂量达 40mg/(kg·min)时为 4.7～5.1ml/(kg·min)。其 $t_{1/2}$ 为 30～51 分钟,无蓄积性。

【药效学】 阿加曲班为合成的精氨酸衍生物,是一种凝血酶抑制药,能可逆地与凝血酶活性位点结合,通过抑制凝血酶催化或诱导的反应(包括血纤维蛋白的形成,凝血因子 V、Ⅷ和ⅩⅢ的活化,蛋白酶 C 的活化及血小板聚集)发挥抗凝作用。其抗血栓作用不需要辅助因子抗凝血酶Ⅲ。

【临床应用】 临床常用于缺血性脑梗死急性期(发病 48 小时内),改善患者的神经症状(运动麻痹)、日常活动障碍。也可用于慢性动脉闭塞症,改善四肢溃疡、静息痛及冷感等。

【禁忌证】 过敏患者、各种出血患者、脑栓塞患者、伴严重意识障碍的严重梗塞患者禁用。

【不良反应】 临床应用过程中可见凝血时间延长、出血(如脑出血、消化道出血、血尿)、贫血(红细胞减少、血红蛋白减少、血细胞压积降低)、白细胞增多、白细胞减少、血小板减少及血清总蛋白减少等血液系统不良反应。此外,还可能发生心血管、神经、呼吸、肌肉骨骼、泌尿生殖和消化等系统不良反应,故临床应用过程中应严密观察。

【药物相互作用】 与抗凝药(如肝素、华法林)合用,出血危险增加。与抑制血小板凝集作用的药物(如阿司匹林、奥扎格雷钠、盐酸噻氯匹定、双嘧达莫、山楂等)合用,出血危险增加,合用应减少剂量。与血栓溶解药(如尿激酶、链激酶等)合用,出血危险增加,两者合用应减少剂量。与巴曲酶合用,出血危险增加,应减少剂量。与维生素 A 合用,出血的危险增加,两者合用应谨慎,监测过度出血的症状和体征。

【药物评价】 对凝血酶具有高度选择性,对游离的、与血凝块相连的凝血酶均具有抑制作用,对相关的丝氨酸蛋白酶几乎无影响。与肝素诱导的抗体间无相互作用,无抗纤维蛋白溶解活性。

【注意事项】 应使用较大的静脉通道给药。应用过程中发生出血应立即终止给药,停药 2～4 小时内抗凝血参数会回到基础值水平,肝损害会延长抗凝血作用的反转(长于 4 小时)。尚无有效的解毒药,如药物过量,应立即停止给药或减少输入量,进行 PTT 检测及其他凝血试验,并对症治疗。用药前后及用药期间应检查或监测凝血功能。

利伐沙班(rivaroxaban)

【药动学】 吸收迅速,服用后 2~4 小时达到 C_{max},与血浆蛋白(主要是血清白蛋白)的结合率约为 92%~95%,稳态下分布容积约为 50L,1mg 剂量静脉给药的 $t_{1/2}$ 约为 4.5 小时,10mg 剂量口服给药的平均 $t_{1/2}$ 为 7~11 小时。体内主要通过 CYP3A4、CYP2J2 和不依赖 CYP 机制进行代谢,约有 2/3 通过代谢降解,然后其中一半通过肾脏排出,另外一半通过粪便途径排出。其余 1/3 用药剂量以活性药物原形的形式直接通过肾脏以主动分泌的方式在尿液中排泄。

【药效学】 高度选择性和竞争性抑制游离和结合的 Xa 因子以及凝血酶原活性,以剂量-依赖方式延长活化部分 APTT 和 PT。

【临床应用】 主要用于预防髋关节和膝关节置换术后患者深静脉血栓和肺栓塞的形成。也可用于预防非瓣膜性心房纤颤患者脑卒中和非中枢神经系统性栓塞,降低冠状动脉综合征复发的风险等。

【禁忌证】 对药物及辅料过敏者、有临床明显活动性出血的患者、具有凝血异常和临床相关出血风险的肝病患者、孕妇及哺乳期妇女禁用。

【不良反应】 常见不良反应为出血、出血并发症及转氨酶升高,其他不良反应包括恶心、口干、心动过速、肾功能损伤及骨骼肌肉系统异常。

【药物相互作用】 与 CYP3A4 抑制剂(如酮康唑、伊曲康唑、伏立康唑和泊沙康唑)合用时会增加药效。与强效 CYP3A4 诱导剂(如利福平、苯妥英、卡马西平、苯巴比妥或圣约翰草等)合用时会降低药效。与依诺肝素合用时抗因子 Xa 活性有相加作用。与非甾体抗炎药和血小板聚集抑制剂合用时,会提高出血风险。

【药物评价】 全球第一个高选择性直接抑制因子 Xa 的口服抗凝药。通过直接抑制因子 Xa 可以中断凝血瀑布的内源性和外源性途径,抑制凝血酶的产生和血栓形成。

【注意事项】 服药不受进食影响。用药过程中应严密临床观察,警惕出血风险。肌酐清除率 <15mL/min 的患者不建议用利伐沙班治疗。利伐沙班片内含有乳糖,有罕见的遗传性半乳糖不耐受、Lapp 乳糖酶缺乏或葡萄糖-半乳糖吸收不良问题的患者不能服用该药物。服药期间不应驾车或使用机械。

三、溶栓药物的临床应用

此类药物主要是通过激活纤维蛋白溶酶原(纤溶酶原),并使之变成纤维蛋白溶酶的治疗用药;除此之外,还包括一小部分去纤维蛋白的药物。就前者而言,已经研发出了第 3 代溶栓产品,其主要用于治疗急性血栓、栓塞疾病。第 1 代溶栓药物以链激酶和尿激酶为代表,第 2 代溶栓药物以组织型纤溶酶原激活剂(tissue-type plasminogenactivator,t-PA)为代表。第 3 代溶栓药物是在现有药品疗效和特异性的基础上,采用基因突变、重组技术,进一步修饰 t-PA、单链尿激酶型纤溶酶原激活剂(single-chain urokinase-type plasminogen activator,scu-PA)和葡萄球菌激酶(staphylokinase,Sak)等分子结构,经过改造之后而制成的突变体和嵌合体。上述溶栓药物目前常用于治疗急性心肌梗死、脑梗死、肺梗死、周围动脉闭塞、深静脉血栓形成等。

（一）溶栓药物的分类及药理作用

1. 第一代溶栓药物　　代表药物为尿激酶（urokinase，UK）、链激酶（streptokinase，SK）。尿激酶为直接纤溶酶原激活物，能促进体内纤溶系统的活力，使纤溶酶原从精氨酸至缬氨酸处断裂成纤溶酶。链激酶是从溶血性链球菌培养液中提取的一种蛋白质，不直接作用于纤溶酶原，而是先形成链激酶-纤溶酶原复合物，由该复合物激活纤溶酶原，将其转化为有活性的纤溶酶而发挥作用。因其不良反应较多，目前临床应用较少。

2. 第二代溶栓药物　　代表药物为t-PA。对纤维蛋白的亲和力高于纤溶酶原，能选择性地与血栓表面的纤维蛋白结合，形成的复合物对纤溶酶原亲和力较高，能将纤溶酶原转化为纤溶酶使血栓溶解。

3. 第三代溶栓药物　　随着基因工程技术和蛋白质工程技术的发展，现在已开发出第三代溶栓药物，包括阿替普酶（alteplase）、瑞替普酶（reteplase）、兰替普酶（lanoteplase）、替奈普酶（tenecteplase）等。此类药物优点包括对纤维蛋白特异性高、安全性好、专一性更强等，但它们的临床疗效和安全性有待进一步临床研究验证。

（二）常用溶栓药物

尿激酶（urokinase）

【药动学】　静脉注射后，纤溶酶的活性迅速上升，15分钟达高峰，6小时后仍继续升高。凝血因子 I 降至约1000mg/L，24小时后方缓慢回升至正常。在肝脏代谢，少量药物随胆汁和尿液排出体外。体内$t_{1/2}$约为20分钟。肝功能受损者其$t_{1/2}$有所延长。

【药效学】　其本身不与纤维蛋白结合，而是直接作用于血块表面的纤溶酶原，使纤溶酶原分子中的精氨酸560-缬氨酸561键断裂，产生纤溶酶，从而使纤维蛋白凝块、凝血因子 I 、V 和Ⅷ降解，并分解与凝血有关的纤维蛋白堆积物。此外，内皮细胞和单核细胞表面存在尿激酶受体，可增加尿激酶的催化活性。

【临床应用】　用于急性心肌梗死、急性脑血栓形成和脑血管栓塞、急性广泛性肺栓塞、肢体周围动静脉血栓、中央视网膜动静脉血栓及其他新鲜血栓闭塞性疾病。也用于眼部炎症、外伤性组织水肿、血肿等。同时也可用于防治人工心瓣替换手术后血栓形成，以及保持血管插管、胸腔及心包腔引流管的通畅等。

【禁忌证】　近期（14日内）有活动性出血（如胃与十二指肠溃疡、咯血、痔疮出血等）、手术、活体组织检查、心肺复苏（如体外心脏按压、心内注射、气管插管）、不能实施压迫的血管穿刺及外伤者、出血性疾病或有出血倾向、进展性疾病患者、有出血性脑卒中（包括一过性缺血发作）病史者、细菌性心内膜炎、左房室瓣病变伴房颤且高度怀疑左心腔内有血栓者、有难以控制的高血压[血压大于21.3/14.7kPa（160/110mmHg）]或不能排除主动脉夹层动脉瘤者、对扩容和血管加压药无反应的休克患者、糖尿病合并视网膜病变、低凝血因子 I 血症患者、意识障碍者、严重的肝肾功能障碍者禁用。

【不良反应】　可引起出血及已溶栓部位再出现血栓。可见头痛、恶心、呕吐、食欲缺乏、疲倦、丙氨酸氨基转移酶升高、血细胞比容中度降低等。少见发热、未完全溶解的栓子脱落、过敏反应。偶见过敏性休克。

【药物相互作用】　与肝素合用，可抑制尿激酶的活性，如需联用，两者应间隔2~3小时。与口服抗凝药合用，可能加重出血的危险，故两者不宜联用。

【药物评价】 对新鲜血栓疗效较好。对急性心肌梗死者,在促进阻塞的冠状动脉开放方面,冠状动脉内使用本药或链激酶的疗效相当。心肌梗死期间,在促进梗塞动脉开放方面,静脉内使用本药或阿替普酶的疗效也相当。对促进肺栓塞的溶解,静脉内使用比肝素更有效。

【注意事项】 不宜做肌内注射。必须在临用前新鲜配制,随配随用。用灭菌注射用水5ml 溶解,制成的药液显浅稻草黄色(色深或不能完全溶解者不可使用)。溶解时应将瓶轻轻转动,切勿用力振摇(因可产生不溶物),制得的药液要求通过 0.45μm 终端过滤器或小型赛璐珞过滤器,以除去不溶性颗粒,再按要求进行稀释备用。已溶解的药液易失活,故未用完的药液应丢弃,不宜保存再用。

临床应用过程中应进行溶栓监测。溶栓治疗后,因最初触发血栓的内皮暴露,未完全溶解的血栓残核可再致血栓形成,溶栓药促发血小板活化、溶栓酶促进凝血因子 FV 活化及导管促使血管痉挛、血管受损加重等因素,已溶栓部位可再出现血栓,故应做好溶栓并发症的处理的准备。

链激酶(streptokinase,SK)

链激酶于 1933 年被发现,1955 年开始用于临床,是 C 族 β 溶血性链球菌产生的一种蛋白质,相对分子质量为 117kDa。现已用基因工程技术制备重组链激酶。链激酶本身无活性,对纤溶酶原亦无直接激活作用,而是通过间接机制激活纤溶酶原。其过程包括三个阶段:SK 与纤溶酶原结合形成复合物;该复合物中的纤溶酶原变构,转化成有活性的 SK 纤溶酶复合物;血液中的纤维蛋白酶原激活,成为纤维蛋白溶解酶(简称纤溶酶)。生成的纤溶酶既可从血栓外部发挥溶栓作用,剥开新形成的血栓,又可渗入内部产生溶栓作用。但血栓机化后,链激酶难以渗入血栓内部,而被存在于血液循环的大量纤溶酶抑制因子所中和。因此,链激酶在血栓形成疾病应尽早应用。临床主要用于治疗各种急性栓塞,如肺栓塞、急性心肌梗死和动静脉血栓形成。

由于链球菌感染很普遍,人体内普遍存在抗链球菌抗体。当输入链激酶于体内时,则发生抗原抗体反应而使链激酶失活。因此,在开始用药时必须给予足够的负荷量以中和抗体。

最常见的不良反应是出血。对于轻度出血,例如发生在穿刺、切口、外伤等部位的出血,可局部加压止血,继续进行治疗。对于严重自发性出血,应立即停用。对有活动性内出血或出血倾向者链激酶属禁用药物。该药过量时,可用纤溶抑制剂 6-氨基己酸或纤维蛋白原对抗。链激酶为异种蛋白,有抗原性,可引起过敏反应如皮疹,较少发生过敏性休克。用药开始时缓慢给药或预先应用泼尼松龙 25mg,可以防止过敏反应发生。约有 1/4 患者用药后出现体温轻度升高。

链激酶为冻干针剂,应用时首先用负荷量 25 万 U,30 分钟内滴完,以后按每小时 10 万U 速度给药。治疗血栓形成或栓塞时通常给药 24～72 小时。停药后若凝血酶时间降至正常值的 1/2 以下时,给予肝素,使凝血酶时间延长 20～30s 为度。以后再改用口服抗凝药。链激酶粉针剂用等渗氯化钠溶液、5% 葡萄糖溶液配制,总量约 45ml,须在 24 小时内应用。

组织型纤溶酶原激活物(t-PA)

最初从人子宫组织和黑素瘤细胞株中分离出来,现通过基因工程生产的重组组织型纤溶酶原激活物(rt-PA),对纤维蛋白的亲和力高于纤溶酶原,能选择性地与血栓表面的纤维蛋白结合,形成的复合物对纤溶酶原亲和力较高,能将纤溶酶原转化为纤溶酶使血栓溶解。早期静脉给予 rt-PA 的溶栓治疗是目前唯一经循证医学证实有效的治疗方法,并且是美国目前唯一被批准可用于临床溶栓的药物。静脉内使用 rt-PA 的推荐剂量不超过 0.9mg/kg(最大剂量为 90mg),先将总量的 10% 于 2~5 分钟内静脉注射,然后将剩余的剂量于 1 小时内静脉滴注完。因对血浆中的游离纤溶酶原作用较少,不会造成全身纤溶状态,很少引起出血;本品无抗原性,不引起过敏反应。联用香豆素类衍生物、血小板聚集抑制剂、肝素和其他影响凝血药物,可增加出血危险。由于价格昂贵,限制了其在临床中的应用。

阿替普酶(alteplase)

阿替普酶又称茴酰化纤溶酶原链激酶激活剂复合物(anisoylated plasminogen streptokinase activator complex,APSAC),是将链激酶纤溶酶原复合物经化学方法处理后所获得的改良型溶栓剂。APSAC 因其分子结构中的茴香酰基掩盖了活性位点,须在体内经过缓慢转化后才有活性。该药进入血液后可弥散到血栓部位,经去乙酰化作用而被激活,通过纤溶酶原的赖氨酸结合部位与纤溶酶原结合,使纤溶酶原转化成纤溶酶,发挥溶栓作用。APSAC 溶栓作用有选择性,较少引起全身性纤溶活性增强,出血少见,但因其结构中含链激酶,故具抗原性,可引起过敏反应。

瑞替普酶(reteplase)

静脉给药起效时间为 30 分钟,出现峰反应的时间为 30~90 分钟。血浆活性药物浓度、曲线下面积和峰值血药浓度的增加与剂量呈线性正相关。本药主要通过肾脏清除,血浆清除率为 250~450ml/min,$t_{1/2}$ 为 11~16 分钟。是一种重组纤溶酶原激活药。通过将纤维蛋白溶解酶原激活为纤溶蛋白溶解酶,降解血栓中的纤维蛋白,发挥溶栓作用。本药可降低心肌梗死后的死亡率。目前主要用于成人由冠状动脉梗塞引起的急性心肌梗死的溶栓治疗,能改善心肌梗死后的心室功能,并能改善早期再灌注,通畅冠状动脉。最常见不良反应为出血,包括颅内、腹膜后、消化道、泌尿道、呼吸道、穿刺或破损部位出血。可引起再灌注性心律失常。有出现恶心、呕吐、发热、呼吸困难及低血压(过敏反应)的报道。罕有引起胆固醇栓塞。

与肝素属于配伍禁忌。如以含肝素的静脉通道给药,应在给药前、给药后用 0.9% 氯化钠或 5% 葡萄糖溶液冲洗血管。与维生素 K 拮抗药合用,发生出血的危险增加。与多种中药存在相互作用,用药期间如合用中药,需谨慎。与其他纤溶酶原激活药相比,本药具有迅速、完全和持久的溶栓作用。用药期间如进行凝血试验或纤维蛋白溶解活性检测,可用浓度为 2μmol/L 的氯甲基酮(PPACK)采集血液标本,以预防出现假象。用药应避免新近的注射部位出血,应仔细观察潜在出血部位(动脉穿刺、导管插入部位等)。用药期间如必须进行动脉穿刺,宜采用上肢末端的血管,穿刺后至少压迫 30 分钟,用敷料加压包扎,密切观察有无渗血。静脉穿刺如必须进行,操作也应注意。应尽量避免不可压迫的大血管(如颈静脉、锁骨下静脉)穿刺。用药期间应尽量避免肌内注射和非必需的搬动。

知识链接：

2013 年抗血小板治疗中国专家共识

中华医学会心血管病学分会和中华心血管病杂志编辑委员会根据近年来抗血小板治疗药物相关临床试验结果，综合国内外多个权威机构、专业学会发布的最新指南，和我国心脑血管疾病防治的现状，组织相关专家于 2013 年 3 月撰写了《抗血小板治疗中国专家共识》，分别对抗血小板药物种类及药物作用，抗血小板药物在冠心病、缺血性卒中、短暂性缺血性脑发作、心房颤动、心脑血管疾病一级预防、周围动脉疾病中的临床应用进行全面评估，并对抗血小板治疗中的其他主要问题进行了相应描述。

案例分析：

案例：王某，男性，63 岁，80Kg，因在自家除草时（当时是 7 月，气温为 38.3℃），出现持续性胸痛发作，在等待 4 小时后，被 120 急救中心送入急诊室。初步诊断为"急性前壁心肌梗死"。请问，该患者是否适合溶栓治疗？应使用何种药物治疗？

分析：具有 AMI 典型缺血症状持续≤6h 的患者，建议给予阿替普酶或替奈普酶。因患者有严重疼痛，心电图变化支持前壁心梗，所以具有合并症发生率和（或）死亡率高的危险性。t-PA 或阿替普酶与链激酶比较，在恢复冠状动脉血流时具有起效更快的优势，故可优先选择。但同时必须考虑到其费用高的缺点，故应进行充分的医患沟通，由患者主导选择溶栓药物及时进行溶栓治疗。

思考题

1. 简述血栓性疾病的定义及其主要病理过程。
2. 血栓形成的机制及其药物治疗靶点有哪些？
3. 简述抗血小板药的分类、药理作用及临床常用药物。
4. 简述抗凝药物的分类、药理作用及临床常用药物。
5. 简述溶栓药物的分类、药理作用及临床常用药物。

（王建华）

第二十章 呼吸系统疾病的临床用药

学习要求

1. 掌握平喘药的作用特点及其代表药物,掌握肾上腺糖皮质激素的平喘机制。
2. 熟悉镇咳药的临床应用与注意事项,熟悉祛痰药的分类及代表药物。
3. 了解镇咳药、祛痰药、平喘药及肾上腺糖皮质激素的主要不良反应。

第一节 概 述

呼吸系统疾病是威胁人类生命健康的常见病和多发病。随着工业化与经济的迅速发展,空气污染情况日益恶化,引起变应性疾病(哮喘、鼻炎等)的变应原种类及数量不断增多;同时,人口老龄化进程在加快,肺部感染病原学的变异及耐药性也在增加。由于多种原因,全球范围内的呼吸系统疾病如慢性阻塞性肺病(包括慢性支气管炎、肺气肿、肺心病)、支气管哮喘、肺癌、肺部弥散性间质纤维化以及肺部感染等的发病率、死亡率有增无减。由结核杆菌引起的肺结核发病率近年也呈增高趋势。

呼吸系统疾病包括多种类型,主要病变累及气管、支气管、肺部及胸腔。病变轻者多为咳嗽、咳痰、喘息、胸痛、呼吸不畅,重者呼吸困难、缺氧,甚至呼吸衰竭而致死。一般来说,咳嗽、咳痰、喘息是呼吸系统疾病最常见的三大症状,三者往往同时存在并互为因果。咳嗽是呼吸系统受到刺激时所产生的清洁气道和保护下呼吸道的反射性防御机制。不频繁的轻度咳嗽,在痰和异物被咳出后可自行缓解,一般不必使用镇咳药。但频繁咳嗽、刺激性咳嗽及剧烈干咳不仅增加患者痛苦,还能引起喉管黏膜充血,加重局部炎症反应,甚至引起严重并发症,此时应在对因治疗的同时适当应用镇咳药。痰是呼吸道炎症的产物,呼吸道积痰可刺激气道黏膜引起咳嗽,当痰液部分或完全阻塞气道时,既能引起气喘,还能导致继发感染。此时痰液的清除可以减轻或消除痰液对支气管黏膜的刺激和对小气道的阻塞,如果祛痰药应用得当,将有效缓解咳嗽、咳痰和喘息。所以,祛痰药不仅可以间接发挥镇咳与平喘作用,还能预防继发感染,它的合理使用对呼吸系统疾病的治疗具有重要临床意义。喘息是呼吸系统疾病的常见症状之一,多见于支气管哮喘和喘息性支气管炎,以气道炎症和气道高反应性为特征。哮喘多与速发型变态反应有关,外界环境因素中持续的特异性抗原(花粉、工业粉尘、螨尘、霉菌、药物等)或非特异性刺激物(冷空气、运动、组胺、氨气、乙酰胆碱、氯气等)以及呼吸道的细菌、病毒感染等易诱发支气管哮喘,而遗传因素是哮喘发作的另一个重要因素。支气管平滑肌痉挛和支气管黏膜炎症引起腺体分泌亢进和黏膜水肿,导致小气道阻塞,引起呼吸困难和喘鸣。此时因呼气阻力增加使肺部膨胀,肺牵张感受器所受刺激增强会反射性引起咳嗽,同时由于细支气管痉挛造成管腔闭塞,也会加重排痰困难。此时适当使用平喘药,不仅可以有效缓解支气管痉挛,还能起到止咳、祛痰的辅助作用。

在进行药物治疗时,除了对症治疗外,还须对因治疗。因此,呼吸系统疾病的临床治疗涉及药物种类较多。常用药物有镇咳药、祛痰药、平喘药、呼吸兴奋药、抗感染药、抗炎药、免疫抑制药、抗肿瘤药等。其中,镇咳药、祛痰药、平喘药是有效缓解呼吸系统疾病咳、痰、喘三大常见症状的治疗药物,此外,肾上腺糖皮质激素在许多呼吸系统疾病的临床治疗中都有应用,并占有重要位置。本章节仅就镇咳药、祛痰药、平喘药和肾上腺糖皮质激素四种药物分别加以叙述,其他药物将在有关章节讨论。

第二节 呼吸系统疾病的常用药物

一、镇 咳 药

镇咳药(antitussives)通过抑制咳嗽中枢或抑制咳嗽反射弧中任一环节而发挥镇咳作用。根据作用部位不同,镇咳药可分为中枢性镇咳药和外周性镇咳药(如那可丁、苯佐那酯等)两大类。中枢性镇咳药是指直接抑制延髓咳嗽中枢而发挥镇咳作用的药物,又分为成瘾性镇咳药(如可待因、福尔可定、羟蒂巴酚)和非成瘾性镇咳药(如右美沙芬、喷托维林、普罗吗酯等);外周性镇咳药主要是指抑制咳嗽反射弧中感受器、传入神经、传出神经以及效应器中任何一个环节而止咳的药物。有些药物如苯丙哌林兼具中枢性及外周性镇咳作用。

可待因(codeine)

【药动学】 口服后较易被胃肠道吸收,主要分布于肺、肝、肾和胰腺。易于透过血脑屏障,又能透过胎盘。蛋白结合率在25%左右。$t_{1/2}$为2.5~4小时。镇痛起效时间,口服为30~45分钟,肌内注射和皮下注射为10~30分钟。镇痛最大作用时间,口服60~120分钟,肌注为30~60分钟。镇痛作用持续时间为4小时,镇咳作用持续时间为4~6小时。主要以葡萄糖醛酸结合物经肾脏排泄。

【药效学】 选择性抑制延髓咳嗽中枢,镇咳作用强而迅速;作用于中枢神经系统,兼有镇痛、镇静作用;能抑制支气管腺体的分泌,可使痰液黏稠,难以咳出,故不宜用于多痰黏稠的患者。

【临床应用】 镇咳,用于各种原因引起的较剧烈的频繁干咳和刺激性咳嗽,尤其是伴有胸痛的剧烈干咳,如痰液量较多时宜联用祛痰药。镇痛,用于中度以上的疼痛。镇静,用于局麻或全麻时的辅助用药,起镇静作用。

【禁忌证】 痰黏且量多者,对可待因过敏者,婴幼儿、未成熟新生儿禁用。妊娠、哺乳期妇女慎用。下列情况应慎用:支气管哮喘;急腹症(诊断不明确时可能因掩盖腹痛真相而误诊);胆结石(可引起胆管痉挛);原因不明的腹泻(使肠道蠕动减弱、减轻腹泻症状而误诊);颅脑外伤或颅内病变(可引起瞳孔变小、视物模糊);前列腺肥大患者(引起尿滞留而使病情加重)。

【不良反应】 常见的不良反应有心理变态或幻想,呼吸微弱、缓慢或不规则,心律异常等。少见的不良反应有恶心、呕吐、便秘、眩晕、惊厥、耳鸣、震颤或不能自控的肌肉运动等,荨麻疹、瘙痒、皮疹或脸肿等过敏反应,精神抑郁和肌肉强直等。长期应用可产生耐药性和成瘾性,与其他吗啡类药物相比,常用剂量引起依赖性的倾向较弱。典型症状为:食欲减退、腹泻、牙痛、恶心、呕吐、流涕、寒战、打喷嚏、睡眠障碍、胃痉挛、多汗、衰弱无力、心率增速、情绪激动或原因不明的发热。过量时临床表现有头晕、嗜睡、烦躁不安、精神错乱、瞳孔缩小如针尖、癫痫、低血压、心率过缓、呼吸微弱、神志不清等。小儿过量会引起惊厥。

【药物相互作用】　与抗胆碱药合用时,可加重便秘或尿潴留的副作用。与美沙酮或其他吗啡类药物合用时,可加重中枢性呼吸抑制作用。与肌肉松弛药合用时,呼吸抑制更为显著。烯丙吗啡、纳洛酮能拮抗可待因的镇痛作用和中枢呼吸抑制作用。与甲喹酮合用,可增强镇咳和止痛作用,对疼痛引起的失眠亦有协同疗效。

【注意事项】　属于麻醉药品,应严格按照《处方管理办法》等相关法规管理和使用。重复给药可产生耐药性,久用有成瘾性。

氢溴酸右美沙芬(dextromethorphan hydrobromide)

服药后半小时起效,作用持续 6 小时。经肝脏代谢,主要生成 3-甲氧吗啡烷、3-羟-17-甲吗啡烷及 3-羟吗啡烷三种代谢产物,右啡烷的血浆浓度较低。原形药物和脱甲基代谢物由肾脏排泄。系中枢性镇咳药,抑制延髓咳嗽中枢而镇咳。其镇咳作用与可待因相似或稍强,无镇痛作用或成瘾性。用于各种原因引起的干咳。偶见头晕、轻度嗜睡、口干、便秘、恶心和食欲不振等。妊娠 3 个月内孕妇禁用;痰多者慎用。

萘磺酸左丙氧芬(levopropoxyphene napsylate)

口服吸收后,大约 2 小时血药浓度达峰值。分布于全身各脏器,经肝脏代谢,生成具活性的 N-去甲左丙氧芬,$t_{1/2}$ 为 6 小时,代谢产物经肾脏排泄。系非成瘾性中枢镇咳药。其镇咳强度约为可待因的 1/5,无镇痛和呼吸抑制作用。用于治疗急性或慢性支气管炎等引起的干咳。偶有恶心、头痛、头昏、嗜睡、腹胀和胸闷等,可自行缓解。排痰不畅情况下慎用;对于从事注意力需要高度集中的职业者慎用。

磷酸苯丙哌林(benproperine phosphate)

【药动学】　口服易吸收,服药后 15 ~ 20 分钟起效,镇咳作用可持续 4 ~ 7 小时。

【药效学】　为非麻醉性镇咳药,具有双重镇咳作用:①阻断肺、胸膜牵张感受器产生的肺迷走神经反射;②直接对咳嗽中枢产生抑制。其镇咳作用较可待因强 2 ~ 4 倍,起效快,不抑制呼吸。对平滑肌的作用类似罂粟碱,但不引起胆道和十二指肠痉挛,不会造成便秘,无成瘾性,未发现耐药性。有报道称镇咳作用优于磷酸可待因。

【临床应用】　用于各种原因引起的刺激性干咳。用于治疗急性支气管炎及各种原因(如感染、吸烟、刺激物、过敏等)引起的咳嗽,对刺激性干咳疗效更佳。

【禁忌证】　动物实验虽未发现致畸作用,但妊娠期间的用药安全性尚未确定,所以孕妇慎用。对苯丙哌林过敏者禁用。

【不良反应】　偶有口干、胃部灼烧感、头晕、嗜睡、食欲不振、乏力和药疹等。

【注意事项】　可引起口腔麻木感,故服用片剂时勿嚼碎。

其他镇咳药还有苯佐那酯、右美沙芬、匹考哌林、布他米酯、地美索酯、替培啶、地布酸钠、氯苯达诺、氯丁替诺、那可定、异米尼尔、哌美立特、二甲啡烷、阿洛拉胺、左羟丙哌嗪、奥索拉明、普罗吗酯、奥昔拉定、齐培丙醇等。

二、祛 痰 药

祛痰药(apophlegmatic)是一类能够增加呼吸道腺体的分泌,稀释或液化痰液,使痰液黏滞度降低并使其易于咳出的药物。祛痰药主要包括刺激性祛痰药和黏液溶解剂两类。前者刺激胃黏膜,反射性促进气道分泌较稀的黏液,稀化痰液使之易于咳出,常用药物有碘化钾合剂、氯化铵等;后者使痰液中黏性成分分解从而降低痰液黏稠度,使痰易于咳出,常用药物有氨溴索、乙酰半胱氨酸等。

(一)刺激性祛痰药(stimulant expectorant)

氯化铵(ammonium chloride)

【药动学】 口服后可被完全吸收,在体内几乎全部转化降解,仅极少量随粪便排出。

【药效学】 由于对黏膜的化学性刺激,反射性增加呼吸道腺体分泌,使痰液稀释而易于排出,有利于清除不易咳出的少量黏痰。同时,少量被吸收的氯化铵可由呼吸道黏膜排出,在渗透压的作用下带出水分,进一步稀释痰液,利于排痰。被吸收后的氯离子进入血液和细胞外液使尿液酸化,有微弱利尿作用,并可纠正代谢性碱中毒。

【临床应用】 干咳以及痰不易咳出等;酸化尿液;纠正代谢性碱中毒。

【禁忌证】 溃疡病患者慎用;肝、肾功能不全者禁用;代谢性酸中毒患者忌用。

【不良反应】 服用后有恶心,偶而出现呕吐。过量或长期服用可造成酸中毒和低钾血症。

【药物相互作用】 与磺胺嘧啶、呋喃妥因等有配伍禁忌;可以增强汞剂的利尿作用和四环素、青霉素的抗菌作用;促进哌替啶、苯丙胺、普鲁卡因等碱性药物的排泄。

(二)黏液溶解剂(mucolytic agent)

盐酸溴己新(bromhexine hydrochloride)

【药动学】 胃肠道吸收快而完全,口服吸收后 $0.5 \sim 3$ 小时血药浓度达峰值。生物利用度为 $70\% \sim 80\%$,绝大部分代谢产物随尿液排出,极小部分由粪便排出。

【药效学】 有较强的黏痰溶解作用,可使痰中的多糖纤维素裂解,稀化痰液。抑制杯状细胞和黏液腺体合成糖蛋白,使痰液中的唾液酸减少,减低痰黏度,使其易于排出。

【临床应用】 用于慢性支气管炎、哮喘、支气管扩张、硅沉着病等有白色黏痰,又不易咳出的患者。脓性痰患者需加用抗生素控制感染。

【禁忌证】 胃炎患者或胃溃疡患者慎用,过敏体质者慎用。

【不良反应】 对胃黏膜可有刺激反应。偶有恶心、胃部不适,减量或停药后可消失。

【药物相互作用】 可增加阿莫西林、四环素类抗生素在肺内或支气管的分布浓度,合用时能增强其抗菌作用。

【注意事项】 偶见血清氨基转移酶短暂升高,但能自行恢复。

盐酸氨溴索(ambroxol hydrochloride)

【药动学】 口服吸收快且完全,达峰时间为 $0.5 \sim 3$ 小时。吸收后迅速从血液分布至组织,血浆蛋白结合率为 90%,肺组织浓度高,$t_{1/2}$ 约 7 小时。未观察到累积效应。主要通过结合反应在肝脏代谢,约90%由肾脏清除。

【药效学】　为溴己新在体内的活性代谢物,具有黏痰溶解作用,可减少黏液滞留,显著促进排痰,并改善呼吸状况。用药后患者的黏液分泌可恢复至正常,咳嗽及痰量通常显著减少,呼吸道黏膜的表面活性物质与气道液体的分泌均有增加,能发挥其正常的保护功能。

【临床应用】　适用于伴有痰液分泌异常或排痰功能不良的急、慢性支气管疾病,尤其是慢性支气管炎急性发作、喘息性支气管炎、支气管哮喘等疾病。

【禁忌证】　对氨溴索过敏者禁用,出现过敏症状应立即停药。妊娠前3个月慎用;氨溴索可进入乳汁,但治疗剂量时对乳儿没有影响。

【不良反应】　仅少数患者出现轻微的上消化道不良反应(胃部灼热、消化不良,偶见恶心、呕吐);偶见皮疹等过敏反应;极少出现严重的急性过敏反应;罕见头痛、眩晕、血管性水肿。

【药物相互作用】　与某些抗菌药物(阿莫西林、头孢呋辛、红霉素、多西环素)合用时,可增加抗菌药物在肺组织的浓度。

【注意事项】　用药期间,应避免同服强力镇咳药。快速静脉注射可引起腰部疼痛和疲乏无力感。

乙酰半胱氨酸(acetylcysteine)

【药动学】　喷雾吸入1分钟内起效,最大作用时间为5～10分钟。吸收后在肝内脱去乙酰基而成为半胱氨酸进行代谢。

【药效学】　由于化学结构中的巯基(—SH)可使黏蛋白的双硫(—S—S—)键断裂,降低痰的黏滞性并使之消化,使痰液容易咳出。

【临床应用】　适用于痰液黏稠引起的咳痰困难、呼吸困难。

【禁忌证】　支气管哮喘者禁用。有消化道溃疡病史者、老年人伴有呼吸功能不全者慎用。

【不良反应】　可引起恶心、呕吐、胃炎等不良反应,吸入给药可造成咳嗽、支气管痉挛,但可被异丙肾上腺素所解除。

【药物相互作用】　可降低青霉素、头孢菌素、四环素等抗菌药物的疗效,故不宜混合或联用,必要时可间隔4小时交替使用。与硝酸甘油合用,可增加低血压和头痛的发生。与碘化油、糜蛋白酶、胰蛋白酶存在配伍禁忌。

【注意事项】　不宜与一些金属(如铁、铜)或橡胶氧化剂接触,喷雾器要采用玻璃或塑料制品。应用时应新鲜配制,剩余溶液须冷藏,48小时内用完。可能引起部分患者支气管痉挛,一经发生,立即停药。

其他祛痰药有碘化钾、愈创木酚甘油醚、愈创木酚磺酸钾、美司坦、厄多司坦、美司钠等。

三、平　喘　药

平喘药(antiasthmatic)为能够缓解或消除呼吸系统疾病所致喘息症状的药物。近年来,平喘药物的研究已不限于支气管扩张药,而向抗过敏、抗炎、抗胆碱等多环节发展。常用的平喘药有β-肾上腺素受体激动剂、M-胆碱受体拮抗剂、磷酸二酯酶抑制剂、过敏介质阻释剂、抗白三烯类药物。将上述几类药物制成复方制剂或吸入型制剂,以增强局部疗效并避免全身用药的不良反应,已经成为平喘药的发展趋势。

(一)β-肾上腺素受体激动剂

β-肾上腺素受体激动剂(beta adrenergic receptor agonists)主要通过激动呼吸道的 β_2 受体,激活腺苷酸环化酶,使细胞内的环磷腺苷(cAMP)含量增加,游离 Ca^{2+} 减少,从而松弛支气管平滑肌;抑制炎性细胞释放过敏反应介质;增强纤毛运动与黏液清除;降低血管通透性,减轻呼吸道水肿,发挥平喘作用。β-肾上腺素受体激动剂包括非选择性激动剂(如肾上腺素、麻黄碱和异丙肾上腺素)和选择性 β_2 肾上腺素受体激动剂(如沙丁胺醇、特布他林等)。肾上腺素受体激动剂发展迅速,其研发方向主要在于提高药物对 β_2 受体的选择性,而较少或几乎不作用于 β_1 受体;同时,提高药物作用时间,保持药效持续稳定。对 β_2 受体选择性强、作用久的福莫特罗、沙美特罗、班布特罗等已用于临床,该类药物扩张支气管作用强而迅速,疗效确切,已成为治疗急性哮喘的一线药物。近年来,作用时间长达 24 小时甚至更为持久的新型 β_2 受体激动剂茚达特罗已在美国上市,它已成为平喘治疗的一种新选择。为避免该类药物滥用,使用时需要注意:不可长期大剂量单独使用;同类药物不可合用;可与适量糖皮质激素、M 受体拮抗药合用;推荐采用雾化吸入剂。

麻黄碱(ephedrine)

【药动学】 口服、肌内注射或皮下注射均很快被吸收,可通过血脑屏障进入脑脊液。口服 15 ~ 60 分钟起效,肌内注射 10 ~ 20 分钟起效;口服持续作用时间为 3 ~ 5 小时,肌注或皮下注射 25 ~ 50mg 后持续作用时间为 0.5 ~ 1 小时;当尿液 pH 为 5 时其 $t_{1/2}$ 约为 3 小时,尿液 pH 为 6 时其 $t_{1/2}$ 约为 6 小时,大部分以原形由尿液排出。

【药效学】 系从中药麻黄中提取的生物碱,现已人工合成。作用与肾上腺素相似,较温和,可舒张支气管并收缩局部血管,作用时间较长;加强心肌收缩力,增加心排血量,使静脉回心血量充分,中枢神经兴奋作用较肾上腺素更强。

【临床应用】 适用于预防支气管哮喘发作以及轻度哮喘的治疗;预防椎管麻醉或硬膜外麻醉引起的低血压;治疗鼻黏膜充血肿胀引起的鼻塞;缓解荨麻疹和血管神经性水肿等过敏反应。

【禁忌证】 禁用于哺乳期妇女及甲状腺功能亢进、高血压、动脉硬化、心绞痛等患者。

【不良反应】 对前列腺肥大者可引起排尿困难,大剂量或长期使用可引起骨骼肌震颤、焦虑、失眠、头痛、心悸、心动过速等。

【药物相互作用】

1. 与肾上腺皮质激素合用,可增加其代谢清除率,需调整皮质激素的用量。

2. 尿碱化剂(如碳酸氢钠)可影响麻黄碱在尿中排泄,增加 $t_{1/2}$,延长作用时间,有导致麻黄碱中毒的倾向,应调整剂量。

3. 与 α 受体拮抗药(酚妥拉明、哌唑嗪、妥拉唑林)以及吩噻嗪类药物合用时,可对抗麻黄碱的升压作用。

4. 与全麻药(如氯仿、氟烷等)合用时,可使心肌对拟交感胺类药物反应更敏感,有发生室性心律失常的危险,必须同用时应减少麻黄碱用量。

5. 与三环类抗抑郁药同用时,降低麻黄碱升压作用。

6. 与洋地黄类合用,可致心律失常。

7. 与麦角新碱、麦角胺或缩宫素同用,可加剧血管收缩,导致严重高血压或外围组织缺血。

8. 与多沙普仑合用,两者升压作用可增强。

9. 与优降宁等单胺氧化酶抑制剂合用,会引起血压过高。

【注意事项】　对其他拟交感胺类药物(如肾上腺素、异丙肾上腺素等)过敏者,亦对麻黄碱过敏。

异丙肾上腺素(isoprenaline)

【药动学】　雾化吸入吸收完全,吸入 2 ~ 5 分钟即起效,作用可维持 0.5 ~ 2 小时;静脉注射作用维持时间不到 1 小时;舌下给药 15 ~ 30 分钟起效,作用维持 1 ~ 2 小时。主要在肝内代谢,肾脏排泄,雾化吸入 5% ~ 15% 以原形排出,静注后 40% ~ 50% 以原形排出。

【药效学】　为 β 受体激动剂,对 $β_1$ 和 $β_2$ 受体均有强大的激动作用,对 α 受体几乎无作用。作用于心脏 $β_1$ 受体,使心肌收缩力增强、心率加快、传导加速、心排血量和心肌耗氧量增加;作用于血管平滑肌 $β_2$ 受体,使骨骼肌血管明显舒张,肾、肠系膜血管及冠脉亦不同程度舒张,血管总外周阻力降低;作用于支气管平滑肌 $β_2$ 受体,使支气管平滑肌松弛;促进糖原和脂肪分解,增加组织耗氧量。

【临床应用】　用于支气管哮喘、心源性或感染性休克,完全性房室传导阻滞、心搏骤停等。随着多种高选择性 $β_2$ 受体激动剂的出现,治疗哮喘时已很少应用异丙肾上腺素。

【禁忌证】　禁用于冠心病、心肌炎和甲状腺功能亢进。

【不良反应】　常见口咽发干,心悸不安;少见头晕、目眩、面部潮红、恶心、心率加快、骨骼肌震颤、多汗、乏力等。

【药物相互作用】　与其他拟肾上腺素药物合用可增效,但不良反应增多。与普萘洛尔合用时,作用受到拮抗。与三环类抗抑郁药合用时,作用增强。

【注意事项】　对其他肾上腺素类药物过敏者,有交叉过敏。患者用药后若感到心律失常或胸痛,应重视。舌下含服时,应将药片嚼碎以达速效。

沙丁胺醇(salbutamol)

【药动学】　口服后 15 ~ 30 分钟有效,2 ~ 4 小时作用达高峰,作用持续 6 小时以上,生物利用度为 30%;气雾吸入后 1 ~ 5 分钟生效,1 小时作用达高峰,可持续 4 ~ 6 小时,生物利用度为 10%,大部分在肠壁和肝脏代谢,进入循环的原形药物少于 20%,主要经肾排泄。$t_{1/2}$ 约 2.7 ~ 5 小时。

【药效学】　为选择性 $β_2$ 受体激动剂,选择性激动支气管平滑肌 $β_2$ 受体,有较强的支气管扩张作用。抑制肥大细胞等致敏细胞释放过敏介质,亦与其支气管平滑肌解痉作用有关。

【临床应用】　用于支气管哮喘、喘息型支气管炎和肺气肿伴有支气管痉挛等呼吸道疾病。

【禁忌证】　高血压、冠状动脉供血不足、糖尿病、甲状腺功能亢进等患者慎用。

【不良反应】　较常见的有骨骼肌震颤、恶心、心率增快或心搏异常强烈。较少见的有头晕、目眩、口咽发干。过量中毒的早期表现是胸痛、头晕、持续的严重头痛,严重高血压,持续恶心、呕吐,持续心率增快或心搏强烈,情绪烦躁不安等。

【药物相互作用】 同时应用其他肾上腺受体激动剂,可使其作用增加,不良反应也可能加重。与茶碱类药物并用时,可增加松弛支气管平滑肌作用,也可增加不良反应。β受体拮抗剂(如普萘洛尔)能拮抗沙丁胺醇的支气管扩张作用。

【注意事项】 对其他肾上腺素受体激动剂过敏者,可能对沙丁胺醇呈交叉过敏;对抛射剂氟里昂过敏患者禁用沙丁胺醇雾化剂。长期使用可形成耐药性,不仅疗效降低,且有加重哮喘的危险。

克仑特罗(clenbuterol)

【药动学】 口服后10~20分钟起效,2~3小时达峰浓度,作用维持5小时以上;气雾吸入后5~10分钟起效,作用维持2~4小时;直肠给药后10~30分钟起效,作用持续8~24小时。

【药效学】 化学结构与沙丁胺醇相似,作用相同,为选择性强效β_2受体激动剂,能解除支气管平滑肌痉挛,而对心血管的影响甚微。具有起效快、维持时间较长、剂量小、毒副作用低等特点,尚有增加纤毛运动,作用于溶酶体,促进黏痰溶解及抗过敏作用。

【禁忌证】 妊娠早期、分娩前期妇女禁用。心律失常、高血压和甲状腺功能亢进患者慎用。

【临床应用】 用于支气管哮喘和喘息性支气管炎、肺气肿等呼吸系统疾病所致的支气管痉挛。适用于长期用药的慢性哮喘患者。

【不良反应】 少数患者可见轻度心悸,手指震颤,头晕等副作用,一般用药过程中可自行消失。

富马酸福莫特罗(formoterol fumarate)

【药动学】 吸入后,2~5分钟起效,2小时内支气管扩张作用达到高峰,维持12小时。口服比吸入起效慢,但作用时间长。疗效可维持20小时。应用福莫特罗1年,无耐受现象发生。口服40μg或吸入24μg,24小时分别在尿中排出96%和24%。

【药效学】 为长效选择性β_2受体激动剂,与β_2受体有很强的亲和力,具有支气管扩张作用,且呈剂量依赖关系。由于侧链结构较长和亲脂性强而与β_2受体牢固结合,增加药物作用时间。其支气管扩张作用比沙丁胺醇、特布他林等强。能抑制肥大细胞释放组胺和白三烯,具有抗炎作用。

【临床应用】 适用于哮喘持续期的治疗,尤其适用于夜间哮喘和运动诱发的哮喘。由于起效迅速,亦可用于哮喘急性发作的按需治疗。

【禁忌证】 甲状腺功能亢进、糖尿病、心脏病患者慎用;孕妇慎用。

【不良反应】 主要有肌肉震颤、头痛、心动过速及面部潮红等,偶见皮肤过敏、恶心。少见低钾血症。

【药物相互作用】 与肾上腺素、异丙肾上腺素等儿茶酚胺类药物合用时,可诱发心律失常,甚至心搏停止。

【注意事项】 与肾上腺素、异丙肾上腺素等儿茶酚胺类药物合用,可诱发心律失常或心跳骤停,应避免合用。

硫酸特布他林(terbutaline sulfate)

【药动学】　吸入5~30分钟开始起效,最大作用在1~2小时出现,持续作用时间为3~6小时;口服60~120分钟开始起效,最大作用在2~3小时出现,持续作用时间为4~8小时;皮下注射5~15分钟起效,0.5~1小时作用达高峰,持续作用时间1.5~4小时。在肝脏灭活,经肾脏排泄。

【药效学】　选择性激动β_2受体而舒张支气管平滑肌,也可舒张子宫平滑肌。

【临床应用】　用于支气管哮喘及其他伴有支气管痉挛的肺部疾病。主张短期间断应用,以吸入为主。只有在重症哮喘发作时才考虑静脉给药。

【禁忌证】　对该品及其他肾上腺素受体激动剂过敏者禁用。甲状腺功能亢进、冠心病、高血压、糖尿病者慎用。

【不良反应】　主要为骨骼肌震颤、头痛、强直性痉挛、心悸等拟交感胺增多的表现。

【药物相互作用】　与其他肾上腺素受体激动剂合用,可使疗效增加,但不良反应也可能加重。与茶碱类药物合用可增加疗效,但心悸等不良反应也可能加重。非选择性β受体拮抗剂可部分或全部抑制该药的作用。

【注意事项】　提倡短期间断应用,以吸入为主,只在重症哮喘发作时才考虑静脉给药。用药时,要注意肾上腺皮质激素等抗炎药物的应用。孕妇静脉给药时有引起致死性心动过速的报告。可舒张子宫平滑肌,所以可抑制孕妇的子宫收缩力及延长产程。如在分娩时静脉给药,可能引起母体一过性低血钾、低血糖、肺水肿及胎儿低血糖。大剂量应用,可使有癫痫病史的患者发生酮症酸中毒。长期应用可形成耐药,疗效降低。

非诺特罗(fenoterol)

【药动学】　胃肠道迅速吸收,口服2小时后血药浓度达峰值,作用可持续6~8小时;吸入后几分钟内起效,疗效可维持8小时。

【药效学】　是一种高效支气管扩张剂,为间羟异丙肾上腺素的衍生物,对β_2受体有较强激动作用,对心脏副作用小。用于治疗支气管哮喘和其他可逆性气道狭窄(慢性阻塞性支气管炎和伴发肺气肿);也可预防运动引起的支气管阻塞。

【临床应用】　用于支气管哮喘,对儿童支气管哮喘有较好的疗效。

【禁忌证】　对本品过敏者、快速型心律失常、主动脉瓣狭窄、肥厚性阻塞性心肌病等患者禁用。未控制的糖尿病、近期心肌梗死或严重器质性心血管疾病、甲状腺功能亢进者慎用。妊娠期应慎用,对子宫收缩有抑制作用,哺乳期用药安全性尚未建立。

【不良反应】　骨骼肌轻微震颤、焦虑,少见心动过速、眩晕、心悸或头痛。对高敏患者,偶见局部刺激或过敏反应。

【药物相互作用】　β受体激动剂、抗胆碱能药物、黄嘌呤类衍生物及皮质激素等可增强非诺特罗药效,与β受体拮抗剂合用时可能导致药效显著降低。如合用其他支气管扩张剂,可出现咳嗽、低钾血症。

【注意事项】　长期大剂量使用β受体激动剂控制气道阻塞症状,可能引起疾病控制能力下降。

其他β受体激动剂类平喘药还有氯丙西林、奥西那林、克仑特罗、丙卡特罗、班布特罗、甲氧那明、利米特罗、海索那林、瑞普特、罗吡布特罗、芬司匹利、曲托喹酚、比托特罗、普罗托醇、马布特罗、茚达特罗、阿福特罗等。

（二）M胆碱受体拮抗剂

迷走神经在维持呼吸道平滑肌张力上具有重要作用。如牵张感受器、刺激感受器等呼吸道感受器的传入和传出神经纤维均通过迷走神经。呼吸道内迷走神经支配的M胆碱受体(m-muscarinic receptor)分为三个亚型：①主要位于副交感神经节及肺泡壁内的M_1受体，对平滑肌收缩张力的影响较小；②位于神经节后纤维末梢的M_2受体，主要通过抑制末梢释放递质乙酰胆碱而起负反馈调节作用；③位于呼吸道平滑肌、气管黏膜下腺体及血管内皮细胞的M_3受体，兴奋时可直接收缩平滑肌，使呼吸道口径缩小。哮喘患者的M_3受体功能多偏于亢进，使气管平滑肌收缩、黏液分泌、血管扩张及炎性细胞聚集，导致喘息发作；而M_2受体功能低下时负反馈失调，胆碱能节后纤维末梢释放乙酰胆碱增加，加剧呼吸道内平滑肌收缩痉挛。但迄今尚未寻找到理想的M_3受体拮抗剂。最早应用的阿托品(非选择性M胆碱受体拮抗剂)虽能解痉止喘，但它无选择性地阻断呼吸道内M_1、M_2及M_3受体，也无选择性地阻断全身其他各组织的M胆碱受体，从而产生一系列严重不良反应，使其应用受限。目前所用抗胆碱平喘药均为选择性高、不良反应少的阿托品异丙基衍生物(如异丙托溴铵等)，可对呼吸道M胆碱受体具有一定的选择性阻断作用，但对M受体各亚型无明显选择性。

异丙托溴铵(ipratropine)

【药动学】 吸入后5~10分钟起效，对呼吸道的作用可持续5~6小时，亦适用于轻度或中度支气管痉挛的急性发作。吸入后生物利用度为5%，而口服为10%，吸入后的血浆浓度变化与口服相仿。3小时后血药浓度达峰值，$t_{1/2}$为3~4小时，血浆蛋白结合率少于20%，70%由肾脏排出，不能透过血脑屏障。

【药效学】 通过抑制迷走神经而控制支气管痉挛的发生，具有高度特异性，即使极低剂量，对呼吸道仍有局部作用，极少从黏膜吸收，其全身副作用轻微，适用于心脏病和循环系统疾病的患者。

【临床应用】 用于预防和治疗慢性气道阻塞性疾病的支气管痉挛，如支气管哮喘及伴有或不伴有肺气肿的慢性支气管炎。

【禁忌证】 对阿托品类药物及异丙托溴铵过敏者禁用；慎用于前房角狭窄的青光眼，或患有前列腺肥大而尿道梗阻的患者；怀孕期应慎用，哺乳期用药的安全性尚未建立。

【不良反应】 偶有口干或喉部激惹等局部反应及过敏反应，同其他支气管扩张剂一样，极少引起支气管收缩；有瞳孔扩大、眼压增高的副作用，闭角型青光眼患者慎用。若因操作不当而误入眼内可使眼内压增高，可用少许缩瞳眼药水治疗。

【药物相互作用】 预先使用β-肾上腺素能兴奋剂或黄嘌呤类制剂，可加强其支气管扩张作用。

（三）磷酸二酯酶抑制剂

磷酸二酯酶抑制剂(phosphodiesterase inhibitor)是一种抑制磷酸二酯酶活性的药物，其作用机制仍未完全阐明。它通过抑制磷酸二酯酶活性，使cAMP降解减少，从而增高细胞内cAMP浓度，降低细胞内Ca^{2+}浓度。曾认为这一作用可能与其松弛支气管平滑肌有关，但目前对此有异议，并提出如下可能：①对支气管平滑肌的松弛作用与其拮抗内源性产生的腺苷有关,已知腺苷能使支气管平滑肌收缩;②刺激肾上腺髓质释放内源性儿茶酚胺,间接发挥拟肾上腺素作用;③可增强膈肌和肋间肌的收缩力,消除呼吸肌的疲劳。

茶碱(theophylline)

【药动学】　口服易被吸收,吸收程度视不同剂型而异。液体制剂和未包衣片剂吸收快、连续而完全。血药浓度达峰时间:口服溶液为 1 小时,未包衣片剂为 2 小时,咀嚼片为 1 ~ 11.5 小时,缓释胶囊(片)为 4 ~ 7 小时,灌肠剂为 1 ~ 2 小时。V_d 为 0.3 ~ 0.7L/kg,成人与儿童平均为 0.45L/kg,健康成人蛋白结合率约 60%。新生儿(6 个月内)的 $t_{1/2}$ > 24 小时,小儿(6 个月以上)的 $t_{1/2}$ 为(3.7 ± 1.1)小时,成人(不吸烟并无哮喘者)的 $t_{1/2}$ 为(8.7 ± 2.2)小时,吸烟者(一日吸 1 ~ 2 包)的 $t_{1/2}$ 为 4 ~ 5 小时。在肝内被细胞色素 P450 酶系统代谢,由尿中排出,其中约 10% 为原形药物。

【药效学】　为平滑肌松弛药,对呼吸道平滑肌有直接松弛作用。其作用机制较复杂,过去认为通过抑制磷酸二酯酶,使细胞内 cAMP 含量提高,近年来实验认为,茶碱的支气管扩张作用部分是由于内源性肾上腺素与去甲肾上腺素的释放,此外,茶碱是嘌呤受体拮抗剂,能对抗腺嘌呤等对呼吸道的收缩作用。茶碱能增强膈肌收缩力,尤其在膈肌收缩无力时,作用更显著,故对改善呼吸功能有益。

【临床应用】　主要用于支气管性与心源性哮喘,也可用于心源性水肿。

【禁忌证】　活动性消化溃疡和未经控制的惊厥性疾病患者禁用;可通过胎盘屏障,也能分泌进入乳汁,随乳汁排出,孕妇、产妇及哺乳期妇女慎用;新生儿血浆清除率可降低,血清浓度增加,应慎用。老年人因血浆清除率降低,潜在毒性增加,55 岁以上患者慎用。

【不良反应】　茶碱血清浓度为 15 ~ 20μg/ml 时常出现毒性,特别是在治疗开始,早期多见有恶心、呕吐、易激动、失眠等。当茶碱血清浓度超过 20μg/ml 时,可出现心动过速、心律失常;超过 40μg/ml 时,可发生发热、失水、惊厥等症状,严重者甚至呼吸、心跳停止而致死。

【药物相互作用】
1. 地尔硫䓬、维拉帕米可干扰茶碱的肝内代谢,与茶碱合用可增加其血药浓度和毒性。
2. 西咪替丁、雷尼替丁可降低茶碱的肝清除率,合用时可增加其血清浓度和(或)毒性。
3. 大环内酯类的红霉素与喹诺酮类的依诺沙星、环丙沙星、氧氟沙星、克林霉素、林可霉素等抗菌药物,可降低茶碱清除率,增高其血药浓度,尤以依诺沙星为著,当茶碱与上述药物配伍时,应适当减量。
4. 苯巴比妥、苯妥英、利福平可促进茶碱的肝内代谢,加快其清除率;茶碱也干扰苯妥英的吸收,二者的血浆药物浓度均下降,合用时应调整剂量。
5. 与锂盐合用,可增加锂的肾排泄,影响锂盐作用。
6. 与美西律合用,可降低茶碱清除率,增加茶碱血浆浓度,需调整剂量。
7. 与咖啡因或其他黄嘌呤类药并用,可增加其作用和毒性。

【注意事项】　不适用于哮喘持续状态或急性支气管痉挛发作的患者。应定期监测血清茶碱浓度,以保证最大的疗效而不发生血药浓度过高的危险。茶碱制剂可致心律失常和(或)使原有的心律失常恶化;患者心率和(或)节律的任何改变均应进行监测和研究。

氨茶碱(aminophylline)

【药动学】　口服或由直肠或胃肠道外给药均能迅速被吸收。在体内氨茶碱释放出茶碱,后者的蛋白结合率为60%,V_d约为0.5L/kg,$t_{1/2}$为3～9小时。按照6mg/kg的剂量静脉注射氨茶碱,在半小时内其血药浓度可达10μg/ml,在体内生物转化率有个体差异。空腹状态下口服给药,血药浓度达峰时间为2小时。大部分以代谢产物形式通过肾脏排出,10%以原形排泄。

【药效学】　为茶碱与乙二胺复盐,其药理作用主要来自茶碱,乙二胺使其水溶性增强。药效学作用包括:①松弛支气管平滑肌,也能松弛肠道、胆道等多种平滑肌,对支气管黏膜的充血、水肿也有缓解作用;②增加心排血量,扩张肾脏输出和输入小动脉,增加肾小球滤过率和肾血流量,抑制远端肾小管对钠离子和氯离子的重吸收;③增加离体骨骼肌的收缩力;④在慢性阻塞性肺疾患情况下,改善膈肌收缩力;⑤茶碱加重缺氧时通气功能不全,被认为是过度增加膈肌收缩而致膈肌疲劳的结果。

【临床应用】　适用于支气管哮喘、喘息型支气管炎、阻塞性肺气肿等,用于缓解喘息症状;也可用于心力衰竭时的喘息治疗。

【禁忌证】　急性心肌梗死伴有血压显著降低的患者禁用。下列情况应慎用:酒精中毒、心律失常、严重心脏病、充血性心力衰竭、肺源性心脏病、肝脏疾患、高血压、甲状腺功能亢进、严重低氧血症、急性心肌损害、活动性消化溃疡或有溃疡病史者、肾脏疾患等。

【不良反应】　常见不良反应:恶心、胃部不适、呕吐、食欲减退,也可见头痛、烦躁、激动。中毒时其表现:心律失常、心率增快、肌肉颤动或癫痫。由于胃肠道受刺激,可见血性呕吐物或柏油样便。

【药物相互作用】　与克林霉素、林可霉素及某些大环内酯类、喹诺酮类抗菌药物合用时,可降低在肝脏的清除率,使血药浓度升高,甚至出现毒性反应。上述药物的相互作用,以与依诺沙星合用时最为突出,应在给药前调整用量。与锂盐合用时,可加速肾脏对锂的排出,后者疗效因而减低。与普萘洛尔合用时,支气管扩张作用可能受到抑制。与其他茶碱类药合用时,不良反应可增多。

【注意事项】　肌内注射应加用2%盐酸普鲁卡因;静脉注射时,每25～100mg用5%葡萄糖注射液稀释至20～40ml,注入速度每分钟<10mg;静脉滴注时,以5%～10%葡萄糖稀释后缓慢滴注。直肠给药,一般在睡前或便后。与其他茶碱类药存在交叉过敏。可通过胎盘屏障,使新生儿血清茶碱浓度升高到危险程度,须进行监测。可随乳汁排出,哺乳期妇女服用可引起婴儿易激动或出现其他不良反应。对诊断的干扰,可使血清尿酸及尿儿茶酚胺的测定值增高。

（四）过敏介质阻释剂

过敏介质阻释剂(inhibitors of mediator release)又称抗过敏平喘药。其主要作用是稳定肺组织肥大细胞膜,抑制过敏介质的释放;对巨噬细胞、嗜酸性粒细胞及单核细胞等多种炎性细胞活性均有抑制作用,还能阻断引起支气管痉挛的神经反射,降低哮喘患者的气道高反应性。由于该类药物平喘作用起效较慢,不宜用于治疗哮喘的急性发作,而主要用于预防其发作。该类药物主要包括炎症细胞膜稳定剂和H_1受体拮抗药。

色甘酸钠（sodium cromoglicate）

【药动学】　口服极少吸收、干粉喷雾吸入时,其生物利用度约10%。吸入剂量的80%以上,沉着于口腔和咽部,并被吞咽入胃肠道。吸入后10～20分钟即达峰值(正常人为14～

91ng/ml,哮喘患者为 1 ~ 36ng/ml)。血浆蛋白结合率为 60% ~ 75%。迅速分布到组织中,特别是肝和肾。V_d 为 0. 13L/kg。血浆 $t_{1/2}$ 为 1 ~ 1. 5 小时。经胆汁和尿排泄。

【药效学】　无松弛支气管平滑肌的作用和 β 受体激动作用,亦无直接拮抗组胺、白三烯等过敏介质的作用和抗炎症作用。但在抗原攻击前给药,可预防速发型和迟发型过敏性哮喘,亦可预防运动和其他刺激诱发的哮喘。目前认为,其平喘作用机制可能是通过:①稳定肥大细胞膜,阻止肥大细胞释放过敏介质。可抑制肺组织肥大细胞中磷酸二酯酶活性,致使肥大细胞中 cAMP 水平增高,减少 Ca^{2+} 向细胞内转运,从而稳定肥大细胞膜,抑制肥大细胞裂解、脱颗粒,阻止组胺、白三烯、5-羟色胺、缓激肽及慢反应物质等过敏介质释放,从而预防过敏反应的发生。②直接抑制,由于兴奋刺激感受器而引起的神经反射,抑制反射性支气管痉挛。③抑制非特异性支气管的高反应性。④抑制血小板活化因子(platelet activating factor,PAF)引起的支气管痉挛。

【临床应用】　支气管哮喘:可用于预防各型哮喘发作,对外源性哮喘疗效显著,特别是对已知抗原的年轻患者,疗效更佳。过敏性鼻炎:季节性花粉症,春季角膜炎、结膜炎、过敏性湿疹及某些皮肤瘙痒症。用于溃疡性结肠炎和直肠炎,灌肠后可改善症状,内镜检查和活检均可见炎症及损伤减轻。

【禁忌证】　对色甘酸钠过敏者禁用。对吸入拟肾上腺素药敏感者及孕妇慎用。

【不良反应】　少数患者因吸入的干粉刺激,可出现口干、咽喉干痒、呛咳、胸部紧迫感,甚至诱发哮喘,同时吸入异丙肾上腺素可避免其发生。

【药物相互作用】　与异丙肾上腺素合用可提高其疗效。

【注意事项】　原来应用肾上腺皮质激素或其他平喘药治疗的患者,使用色甘酸钠后应继续用原药至少 1 周或至症状明显改善后,才能逐渐减量或停用原用药物。获明显疗效后,可减少给药次数。如需停止用药,亦应逐步减量后再停止,不能突然停药,以防哮喘复发。

富马酸酮替芬(fumarate ketotifen)

【药动学】　口服经胃肠道可迅速地被完全吸收,$t_{1/2}$ < 1 小时。当其血浆浓度达到 100 ~ 200μg/ml 时,75% 与蛋白结合。

【药效学】　为强效抗组胺和过敏介质阻释剂,能抑制抗原诱发的人肺和支气管组织肥大细胞释放组胺和过敏性慢反应物质(slow reaction substance of anaphylaxis,SRS-A),兼有强大的 H_1 受体拮抗作用。此外,还有拮抗 5-羟色胺和过敏性慢反应物质的作用。富马酸酮替芬不改变痰的性质,亦不影响黏液纤毛运动。

【临床应用】　用于支气管哮喘或其他过敏性疾病的预防。

【禁忌证】　早期妊娠妇女、哺乳妇女禁用。正在服用降糖药者禁用。

【不良反应】　嗜睡,夜间服用嗜睡反应较少。少见的反应有口干、恶心、头晕目眩、头痛、体重增加。

【药物相互作用】　乙醇及镇静催眠药可增强酮替芬的中枢抑制作用;酮替芬抑制齐多夫定的肝内代谢。

【注意事项】　用药初期中枢神经活动处于抑制状态,禁止驾驶车辆或操作精密仪器。酮替芬是防止过敏和抗组胺药物,不直接舒张支气管,因此对支气管哮喘的作用在服药后的 2 ~ 3 周才出现。应用滴眼剂期间不宜佩戴隐形眼镜。

其他过敏介质阻释剂有氮䓬斯汀、托普司特、噻拉米特、色羟丙钠、奈多罗米、曲尼司特等。

（五）抗白三烯类药物

半胱氨酰白三烯（Cys-LT）是花生四烯酸（arachidonic acid）经 5-脂氧酶（5-lipoxygenase）途径代谢产生的一组炎性介质。哮喘时白三烯（LTs）在气道炎症反应过程中发挥重要作用。致敏的人体肺组织受抗原攻击时，多种炎性细胞（嗜酸性粒细胞、巨噬细胞、肥大细胞）所释放的 LTs 对支气管平滑肌的收缩作用较组胺、血小板活化因子强约 1000 倍，而且作用时间持久；LTs 还刺激黏液分泌，增加血管通透性，促进黏膜水肿形成；LTs 还是中性粒细胞的强趋化剂与激活剂，吸引嗜酸性粒细胞和中性粒细胞向肺内迁移聚集，增加中性粒细胞黏附到血管内皮、脱颗粒和释放溶酶体酶。抗白三烯类药物（anti leukotriene drugs）包括白三烯受体拮抗剂和 5-脂氧酶活性抑制剂。LTs 受体拮抗剂（如扎鲁司特、孟鲁司特、普仑司特等）通过与位于支气管平滑肌等部位上的 LTs 受体选择性结合，竞争性阻断 LTs 的作用，进而阻断器官对 LTs 的反应；5-脂氧酶活性抑制剂（如齐留通）则通过花生四烯酸的 5-脂氧合酶途径抑制 LTs 的合成。

孟鲁司特钠（montelukast sodium）

【药动学】 口服吸收迅速而完全，进食不影响吸收，平均生物利用度 64%，蛋白结合率 99% 以上。孟鲁司特及其代谢产物几乎全部经胆汁排泄，$t_{1/2}$ 为 2.7～5.5 小时。

【药效学】 为选择性 LTs 受体拮抗剂，能特异性抑制 Cys-LT 受体。近年研究表明，体内诸多自体活性物质（如白三烯等）在炎症、过敏反应和哮喘的病因学方面起一定作用，而孟鲁司特能有效抑制 LTC4、LTE4 与 Cys-LT 受体的结合，因此对哮喘有治疗、预防作用。

【临床应用】 适用于成人及 6 岁以上儿童支气管哮喘的长期治疗与预防。

【禁忌证】 妊娠期、哺乳期妇女慎用。

【不良反应】 可有轻度头痛、头晕和胃肠道反应。曾有超敏反应、睡眠异常、恶心、呕吐、消化不良、腹泻、肌肉痉挛、肌痛的报告。

【药物相互作用】 不能与特非那定、阿司咪唑、西沙必利、咪哒唑仑或三唑仑合用。与依非韦伦合用时，孟鲁司特钠的血浆浓度可能降低。与茚地那韦同时服用时，只需增加茚地那韦的剂量到 1000mg，8 小时 1 次。与利托那韦联合用药时，建议监测肝脏酶类。与克拉霉素联合用药时，应考虑调整克拉霉素的剂量。

【注意事项】 与皮质类固醇药物合用时，不应骤然用孟鲁司特钠取代吸入或口服的皮质类固醇。口服治疗急性哮喘发作的疗效尚未确定，故不宜单用治疗急性哮喘发作。

扎鲁司特（zafirlukast）

【药动学】 口服吸收良好，约 3 小时血药浓度达峰值，血浆蛋白结合率为 99%。主要在肝脏代谢，$t_{1/2}$ 约为 10 小时。口服剂量的 10% 经肾排泄，89% 由粪便排泄。正常人群与肾损害患者的药动学特点并无显著差异。但老人和酒精性肝硬化稳定期患者用同等剂量时，其峰浓度和 AUC 较正常者增高 2 倍。与食物同服时大部分患者的生物利用度降低，其降低幅度可达 40%。动物实验显示有少部分药物通过胎盘，在乳汁中也有低浓度的药物分布。

【药效学】 特异性拮抗引起气道超敏反应的白三烯受体，能够预防白三烯多肽所致的血管通透性增加、气道水肿和支气管平滑肌的收缩,抑制嗜酸性粒细胞、淋巴细胞和组织细胞的升高,减少因肺泡巨噬细胞刺激所产生的过氧化物,从而达到减轻气管收缩和炎症,减轻哮喘症状,减少哮喘发作及夜间憋醒次数,减少 β 受体激动剂的使用,改善肺功能。还能抑制各种刺激(如二氧化硫、运动和冷空气)引起的支气管痉挛,降低各种抗原(如花粉、猫毛屑、豚草和混合抗原)引起的速发性及迟发性反应,能预防运动和过敏原引起的哮喘发作。

【临床应用】　适用于成人及 12 岁以上儿童支气管哮喘的长期治疗与预防。

【禁忌证】　对扎鲁司特过敏者及 12 岁以下儿童禁用。肝功能损害者,孕妇及哺乳期妇女慎用。

【不良反应】　最常见的不良反应有,轻微头痛、胃肠道反应、咽炎、鼻炎,少见皮疹和氨基转移酶增高。罕见血管神经性水肿等变态反应。较大剂量时,可增加肝细胞肿瘤、组织细胞肉瘤和膀胱癌的发生率。

【药物相互作用】　与阿司匹林合用,可使扎鲁司特的血浆浓度升高约45%。与华法林合用能导致凝血酶原时间延长约35%,应密切监测。与红霉素、茶碱、特非那定合用,可降低扎鲁司特的血药浓度。

【注意事项】　食物可降低扎鲁司特的生物利用度。与皮质类固醇合用时不应骤然用扎鲁司特取代吸入或口服皮质类固醇制剂。扎鲁司特不能解除急性哮喘发作的症状,急性发作期应合用其他治疗哮喘药物。

四、肾上腺糖皮质激素

肾上腺糖皮质激素(adrenocortical glucocorticoids)具有抗炎、免疫抑制和抗休克等多种药理作用,临床应用广泛,在呼吸系统疾病的治疗中发挥着重要作用,常用于治疗支气管哮喘、中毒性肺炎、慢性阻塞性肺疾病、肺部结节病和急性粟粒性肺结核等。肾上腺糖皮质激素在支气管哮喘的治疗中占有重要地位,目前作为一线平喘药用于临床。其平喘作用机制包括:①抑制参与炎症反应的 T 细胞或 B 淋巴细胞、巨噬细胞、嗜酸性粒细胞的活性和数量;②干扰花生四烯酸代谢,减少白三烯和前列腺素的合成;③抑制炎性细胞因子,如白细胞介素、肿瘤坏死因子及干扰素等的生成;④稳定肥大细胞溶酶体膜,减少细胞黏附分子、趋化因子等炎性介质的合成与释放;⑤增强机体对儿茶酚胺的反应性,减少血管渗出及通透性。此外,肾上腺糖皮质激素还具有抑制磷酸二酯酶,增加细胞内 cAMP 含量,增加肺组织中 β 受体的密度等作用。

根据哮喘患者病情,糖皮质激素类药物可采用两种方式给药:①全身用药:当严重哮喘或哮喘持续状态经其他药物治疗无效时,可口服或注射糖皮质激素,待症状缓解后改为维持量,直至停用。常用药物有泼尼松、泼尼松龙及地塞米松。对于严重的哮喘持续状态,多采用大剂量冲击疗法,疗程限于 3 至 5 日;②局部吸入给药:主要用于持续性哮喘的长期治疗。为避免长期全身用药所致的严重不良反应,多采用局部作用较强的肾上腺糖皮质激素,如倍氯米松、布地奈德、氟替卡松等,气雾吸入。哮喘急性发作时,因肾上腺糖皮质激素起效较慢,建议应与预防性平喘药物或与其他速效平喘药物联用。

倍氯米松(beclomethasone)

【药动学】　吸入方式给药后,仅 10% ~20% 吸入气道,其中 4% 随呼吸呼出体外,进入气道的药物沉积在下呼吸道发挥局部抗炎作用,也有一部分经肺吸收入血。还有80%~90%的吸入药物沉积在咽部和吞咽到胃肠道,其中40%~50%经过肝脏首过效应灭活后进入血液。因此,全身循环中的药物包括经肺吸收的和由肠道吸收并由肝代谢灭活后剩余的药物总和。循环中倍氯米松由肝脏连续代谢而逐渐减少。吸入的倍氯米松与肝脏中微粒体P450酶结合而代谢。由于其含有亲脂性基团,有利于与P450结合,具有较高的清除率,比口服给药高3~5倍,因而全身不良反应小。口服生物利用度为20%~40%。$t_{1/2}$为3小时。其排泄主要途径为肝脏,其次为肾脏。

【药效学】 是局部应用的强效肾上腺糖皮质激素。局部抗炎、抗过敏作用是氢化可的松的300倍,是泼尼松的75倍。每日200~400μg即能有效地控制哮喘发作,平喘作用可持续4~6小时。

【临床应用】 用于需长期维持治疗的哮喘患者,依赖全身性皮质类固醇及促肾上腺皮质激素的重症哮喘患者,接受间断的全身性皮质类固醇治疗的患者,支气管哮喘症状开始时对支气管扩张药不敏感须再加大剂量以减轻症状的患者。

【禁忌证】 在吸入治疗时对哮喘持续状态或其他急性哮喘发作的患者禁用;对本品及赋形剂过敏者禁用;鼓膜穿孔的湿疹性外耳道炎、溃疡禁用;妊娠期妇女、活动性肺结核患者慎用。

【不良反应】 常用剂量下几乎不发生不良反应。所出现的某些不良反应大多由于药物在口咽部和上呼吸道留存所引起。局部不良反应:声音嘶哑是由于糖皮质激素沉积喉部并作用于声带,引起声带变形、萎缩所致。减少吸入次数及加用贮雾器可减少上述情况的发生,漱口亦可减少其发生率。喉部刺激与咳嗽在使用手控定量气雾器吸入者可发生,与气雾剂中抛射剂的刺激有关。全身不良反应:长期大量吸入糖皮质激素会引起的全身不良反应。主要表现为抑制下丘脑-垂体-肾上腺轴,导致继发性肾上腺皮质功能不全等。

【注意事项】 少数患者出现声音嘶哑,口腔及咽喉的白色念珠菌感染。给予抗真菌治疗而不需停用倍氯米松,感染即会很快被控制,静止期或活动期的结核患者使用时需权衡利弊。如果使用过程中出现呼吸道或鼻旁窦感染,立即进行抗生素治疗。对于糖皮质激素长期全身用药的患者,在使用气雾给药哮喘控制良好的情况下,应逐渐停用口服皮质激素,一般气雾给药4~5天后才可以缓慢减量停用。

布地奈德(budesonide)

【药动学】 经吸入给药时,大约10%的药物沉积在肺,90%被吞咽的残余药物经肝脏首过代谢而失活。吸入1mg后,30分钟达最大血药浓度(不到0.01μmol/L);吸入500μg后,32%的药物经尿液排出,15%经粪便排出。

【药效学】 是一种非卤代化的糖皮质激素,由于有极高的肝脏首过效应,故在较大剂量范围内,其局部抗炎作用具有良好的选择性。有抗炎和抗过敏作用,能缓解因即刻或迟发过敏反应所引起的支气管阻塞。对于气道高反应性患者,可降低其气道对组胺和乙酰胆碱的反应。

【临床应用】 适用于支气管哮喘或其他药物未能很好控制症状的患者。

【禁忌证】 中度及重度支气管扩张症禁用。怀孕期间及哺乳期、2岁以下小儿应慎用。肺结核、气道真菌感染者慎用。

【不良反应】　轻微喉部刺激感及声嘶,偶见口咽部念珠菌感染。罕见皮疹。

【注意事项】　剂量遵循个体化:当达到满意疗效时,应逐渐减量至能控制症状的最低维持剂量;对于需要加强疗效的患者,可增加剂量,非激素依赖的患者,一般10天内达到治疗作用;对支气管分泌过多的患者,开始时同时给予口服激素的短期治疗;口服激素依赖的患者,开始由口服激素改为布地奈德时,患者应处于相对稳定期,大剂量应与口服激素合用10天左右,随后口服激素可逐渐减至最低量。替代口服激素的过程中患者会重新表现出鼻炎、湿疹、肌肉痛、关节痛等一些早期症状,此时暂时增加口服激素的剂量有时是必要的。为减少咽喉部鹅口疮的发生,患者用药后应漱口。还可致胎儿发育异常。

丙酸氟替卡松(fluticasone propionate)

吸入30分钟后,与糖皮质激素受体结合的浓度达高峰,比布地奈德快60分钟。与糖皮质激素受体的亲和力在吸入糖皮质激素中最高。氟替卡松口服生物利用度仅为21%,分别为布地奈德和二丙酸倍氯米松的1/10和1/20。消除半衰期$t_{1/2}$为3.1小时。具有与糖皮质激素受体亲和力较强,脂溶性高等特点。目前其高脂溶性位于所有吸入性糖皮质激素之首。由于其高脂溶性,使其在气道内浓度和存留时间明显延长,并使其穿透细胞膜与糖皮质激素受体结合,局部抗炎活性更强。

用于持续性哮喘的长期治疗。具有持续性、轻度以上程度的哮喘即可使用。对丙酸氟替卡松过敏者禁用。局部不良反应与其他吸入性糖皮质激素相同。维持剂量应根据治疗效果决定。

案例分析:

案例:女性患者,65岁,高血压病史10年,干咳3个月,使用多种镇咳药仍不见效。问诊获知,该患者5个月前开始使用卡托普利(ACEI类药物)。如何为该患者选择镇咳药?

用药:立即停用卡托普利,将其更换为其他抗高血压药物;暂时无法停药者,可尝试加用镇咳药物。

分析:该患者属于慢性咳嗽(持续时间>8周的咳嗽即为慢性咳嗽),并且考虑该咳嗽是由于服用卡托普利而导致的不良反应。因为咳嗽是ACEI类药物最常见的不良反应,其发生率为10%～30%,占慢性咳嗽病因的1%～3%。

思考题

1. 什么是中枢性镇咳药与外周性镇咳药? 其代表药物是什么?
2. 简述可待因的临床应用、不良反应与用药注意。
3. 简述常用平喘药的作用特点,请举出各类代表药物。
4. 简述肾上腺糖皮质激素的平喘作用机制。
5. 什么是刺激性祛痰药和黏液溶解药? 请举出代表药物。

(张　波)

第二十一章　消化系统疾病的临床用药

消化系统疾病是临床的常见病、多发病,主要有消化性溃疡、胃食管反流病、炎症性肠病、胆道疾病、胰腺和肝脏疾病等。药物治疗仍然是目前临床应用最基本、最有效,同时也是最为广泛的治疗手段。由于胃肠道是主要的给药途径,而肝脏是体内重要的代谢器官,因此消化道疾病的存在会导致药物在体内的吸收、分布、代谢等药动学环节发生更为复杂的变化,故如何正确选择并合理应用治疗消化系统疾病的药物,对提高药物的治疗效果,减少不良反应的发生尤为重要。近年来,随着生物制剂、基因工程药物的不断发展,用于消化系统疾病的新药也层出不穷,使得其药物治疗也在发生着重大的变化。

第一节　消化性溃疡的临床用药

消化性溃疡(peptic ulcer,PU)是主要发生在胃或十二指肠球部的慢性疾病,病情具有自然缓解和反复发作的特点,是消化道的常见病。人群中的平均发病率为10% ~ 12%,包括胃溃疡(gastric ulcer,GU)和十二指肠溃疡(duodenal ulcer,DU),临床以十二指肠溃疡较多见,好发于青壮年。不同的患者消化性溃疡的病因和发病机制各异。

消化性溃疡的治疗原则包括消除病因、解除症状、愈合溃疡、防止复发和避免并发症。临床对消化性溃疡的药物治疗经历了很大的变化,自 1910 年 Schiwatz 提出"无酸,便无溃疡"的观点后,抗酸或抑酸成为主要治疗措施。直到 20 世纪 80 年代 H_2 受体拮抗药的应用,成为消化性溃疡治疗史的里程碑,而随后的质子泵抑制剂(proton pump inhibitor,PPI)也进一步提高了消化性溃疡的治疗效果。此外胃黏膜保护剂如硫糖铝、前列腺素 E 衍生物等的应用以及近年对幽门螺杆菌(*Helicobacter pylori*,*Hp*)的根除治疗法,使药物彻底治愈消化性溃疡成为可能。

一、抗酸分泌药物的临床应用

降低胃内酸度的药物包括抗酸药和抑酸药。抗酸药为无机碱类能直接中和胃酸,缓解消化性溃疡的疼痛症状;抑酸药则能抑制胃酸的分泌,是目前临床治疗消化性溃疡的首选药物。

(一)抗酸药

抗酸药(antacids)为弱碱性物质,口服后能直接中和胃酸从而降低胃内酸度,对消化性溃疡的止痛效果较好,但不能抑制胃酸分泌,且作用时间短、服药次数多,容易导致便秘和腹泻等不良反应,故很少单独应用,临床一般选用 2 ~ 3 种药物组成的复方制剂,常用制剂如下:

1. 氢氧化铝(aluminium hydroxide) 作用缓慢、持久,具有中和、吸附胃酸、收敛、止血、保护溃疡的作用。主要用于胃及十二指肠溃疡、反流性食管炎及上消化道出血。长期服用可引起便秘。氢氧化铝可妨碍膳食内磷酸盐的吸收,在老年人长期服用可导致低磷血症和高钙血症,引起肾结石、骨质疏松症。氢氧化铝含多价铝离子,可与四环素类形成络合物而影响其吸收,故不宜合用;还可干扰地高辛、华法林、双香豆素、奎尼丁、氯丙嗪、普萘洛尔、吲哚美辛、异烟肼及巴比妥类的吸收或消除,也不宜同时使用。

2. 氢氧化镁(magnesium hydroxide) 作用强大、持久,与胃酸作用生成氯化镁,具有导泻作用。适用于伴有便秘的胃酸过多症、胃及十二指肠溃疡患者。口服后少量可吸收,肾功能不良者可导致镁中毒;长期服用可导致低血钾;过量或发生过敏反应时,可出现腹痛、腹泻、皮疹、皮肤瘙痒。

3. 铝碳酸镁(hydrotalcite) 作用迅速而持久,能增加黏液中的 HCO_3^- 贮存,增强黏膜的抗酸缓冲能力。适用于胃及十二指肠溃疡、急慢性胃炎、胆汁反流性胃炎、食管炎,以及非溃疡性消化不良。含有铝、镁两种金属离子,相互抵消了便秘和腹泻的副作用,但个别患者可能出现腹泻。可干扰四环素类药物的吸收。

4. 三硅酸镁(magnesium trisilicate) 与胃酸作用生成氧化镁和二氧化硅,中和胃酸和保护胃黏膜。用于胃及十二指肠溃疡,反流性食管炎、慢性胃炎。不良反应及注意事项同氢氧化镁。

(二)抑酸药

1910 年 Schiwatz 提出"无酸,便无溃疡",明确了胃酸(H^+)是消化性溃疡发生的始动因子,使临床对消化性溃疡的治疗发生了历史性的改变,即主要通过使用抑制胃酸分泌的抑酸药治疗消化性溃疡。胃酸的分泌是由胃黏膜壁细胞的一种特殊酶(H^+-K^+ ATP 酶)介导,此酶又称质子泵或酸泵。质子泵由 α 和 β 两个亚基组成。当质子泵激活时,α 亚基催化 ATP 水解,产生能量,通过 H^+-K^+ 的交换,将 H^+ 从壁细胞的胞质"泵入"分泌小管腔。各种刺激,包括组胺、胃泌素和乙酰胆碱作用于相应的受体,激活质子泵,引起胃酸分泌,因此质子泵在胃酸分泌过程中是最重要的终末环节。抑制胃酸分泌的药物按机制分为四类:组胺受体拮抗药(H_2-receptor antagonist,H_2-RA)、抗胆碱药、胃泌素受体拮抗药和质子泵抑制剂(proton pump inhibitor,PPI)。抗胆碱药哌仑西平(pirenzepine)和胃泌素受体拮抗药丙谷胺(proglumide)等对溃疡疗效不理想,现已少用。临床常用的抑酸药主要是组胺(H_2)受体拮抗药和质子泵抑制剂。西咪替丁为第一代的 H_2 受体拮抗药,雷尼替丁为第二代 H_2 受体拮抗药,第三代 H_2 受体拮抗药有法莫替丁、尼扎替丁等。而质子泵抑制剂(如奥美拉唑、兰索拉唑、泮托拉唑、雷贝拉唑和埃索美拉唑等)是目前抑酸作用最强的药物,开创了消化性溃疡治疗的新纪元。

组胺受体拮抗药

【药动学】 口服给药胃肠吸收迅速而良好,平均生物利用度为 30% ~ 100%,达峰时间为 1 ~ 3.5 小时。胃排空缓慢时吸收延迟。血浆蛋白结合率为 15% ~ 20%,广泛分布于全身组织。44% ~70% 以原形从尿中排出,$t_{1/2}$ 为 1.5 ~4 小时,慢性肾功能不良患者 $t_{1/2}$ 明显延长。本品可通过胎盘屏障,也能进入乳汁。

【药效学】 内源性及外源性组胺与胃壁细胞的 H_2 受体结合后,促使细胞内的 cAMP 水平增高,继而激活碳酸酐酶,使 H_2CO_3 分解为 H^+ 和 HCO_3^-。组胺受体拮抗药与组胺化学结构相似,因而竞争性拮抗内源性及外源性组胺与 H_2 受体的结合,抑制胃酸的分泌。

西咪替丁(cimetidine,甲氰米胍)能明显抑制基础和夜间胃酸分泌,也能抑制由组胺、五肽胃泌素、胰岛素和进食等刺激的泌酸作用。临床上单次口服 300mg,可显著抑制基础胃酸分泌;西咪替丁还具有轻度抑制胃蛋白酶分泌,保护胃黏膜细胞和增加胃黏膜血流量的作用。雷尼替丁(ranitidine)的抑酸作用强大,其效价强度为西咪替丁的 5 ~8 倍,维持时间也更长。法莫替丁(famotidine)拮抗 H_2 受体和抑制胃酸分泌作用比雷尼替丁更强,为西咪替丁的 40 倍,持续时间长,健康人和溃疡病患者口服本品 20mg 对基础和各种刺激的胃酸分泌抑制达 80% 以上,在 12 小时仍能抑制 50%。罗沙替丁(roxatidine)和尼扎替丁(nizatidine)是两种新型的 H_2 受体拮抗药,其抑制胃酸分泌的作用与其他 H_2 受体拮抗药相同。

【临床应用】 适用于胃十二指肠溃疡、胃泌素瘤(卓-艾综合征)、应激性溃疡、急性上消化道出血和反流性食管炎等。各种组胺受体拮抗药的抑酸作用及药动学特性虽有不同,但在临床标准剂量下药物疗效大致相同。本类药物对十二指肠溃疡疗效优于胃溃疡,治愈率 70% ~80%,疗程约 4 周,胃溃疡需 6 ~8 周。

【禁忌证】 有药物过敏史者禁用,孕妇和哺乳期妇女忌用,儿童慎用。慢性萎缩性胃炎患者不宜使用。

【不良反应】 不良反应较轻,以西咪替丁较多见,常见头晕、头痛、疲乏、嗜睡、口干、轻泻、潮红、肌痛等反应,偶见一过性转氨酶增高、严重肝炎和肝坏死、间质性肾炎等;具有轻度抗雄性激素作用,长期应用或剂量较大(每日 1.6g 以上)可引起男性乳房发育、阳痿、精子数量减少以及女性溢乳等。少数患者可发生可逆性粒细胞减少和血小板减少。可通过血脑屏障,有一定神经毒性,症状类似抗乙酰胆碱药中毒,毒扁豆碱可对抗。

【药物相互作用】 西咪替丁为肝药酶 P450 抑制剂,同时也可减少肝血流量,降低多种药物在体内的分解代谢,如香豆素类、茶碱、苯妥英钠、苯巴比妥、卡马西平、普萘洛尔、奎尼丁、维拉帕米、地西泮等,使这些药物的血药浓度增高,作用时间延长,故这些药物应减量使用。雷尼替丁对肝药酶 P450 的抑制作用很弱,为西咪替丁的 1/5 ~1/10,法莫替丁和尼扎替丁则无上述作用。抗酸剂和甲氧氯普胺可减少西咪替丁 20% ~30% 的吸收。本品与酮康唑同服可使后者的吸收减少约 50%。由于硫糖铝需经胃酸水解后起效,本品抑制胃酸分泌,可使硫糖铝疗效降低。

【注意事项】 口服用于消化性溃疡时,一般于餐后及睡前各服一次,疗程 4 ~6 周;胃泌素瘤时剂量可加倍;急性上消化道出血时,可静脉输注。

质子泵抑制剂(proton pump inhibitor,PPI)

【药动学】 目前临床应用的质子泵抑制剂(PPI)为苯并咪唑环类化合物,呈弱碱性,在胃液中易降解,口服给药均为肠溶制剂。口服后吸收迅速,奥美拉唑(omeprazole)生物利用度为 37% ~60%,食物可延缓吸收;兰索拉唑(lansoprazole)和泮托拉唑(pantoprazole)生物利用度分别为 85%、77%。口服后达峰时间为 1 ~3 小时,奥美拉唑血浆蛋白结合率 95% ~

96%，$t_{1/2}$约为 1 小时，主要由肝脏代谢，代谢产物经尿液排出体外。

【药效学】　胃酸的分泌是由胃黏膜壁细胞质子泵所介导，将壁细胞内 H^+ 泵出至胃腔，同时又将细胞外的 K^+ 泵入壁细胞内，因此，质子泵是各种原因所致壁细胞泌酸的共同、最终环节。质子泵抑制剂与质子泵特异性结合，抑制 H^+-K^+ ATP 酶活性，从而产生强大的抑制胃酸分泌的作用。奥美拉唑对基础、夜间、五肽胃泌素和进食等各种刺激引起的胃酸分泌均有强大的抑制作用。健康志愿者和十二指肠溃疡患者，一次口服 20mg 奥美拉唑后，可使 6 小时内胃酸分泌停止，24 小时胃内胃酸分泌减少 60% ~ 70%，抑酸作用可持续 24 小时之久。本类药物对胃液总量和胃蛋白酶的分泌也有一定的抑制作用。兰索拉唑与奥美拉唑药理作用相似；泮托拉唑 40mg 抑酸效果优于奥美拉唑 20mg。

研究发现，质子泵抑制剂还具有抗 Hp 的作用，此外质子泵抑制剂可通过抑制胃酸分泌，提高胃液值，使不耐酸的抗菌药物能发挥最大的杀菌能力，从而与抗菌药物发挥协同抗 Hp 感染的作用。

【临床应用】　消化性溃疡，胃食管反流病，胃泌素瘤，非甾体类抗炎药（nonsteroidal anti-inflammatory drug，NSAID）诱发的溃疡。静脉注射可用于消化性溃疡急性出血的治疗。本类药物与克拉霉素、阿莫西林或其他抗菌药合用可杀灭 Hp。

【禁忌证】　对苯并咪唑类化合物过敏者禁用本类药物，肝功能不良患者及老年患者慎用，孕妇及哺乳期妇女不宜使用。

【不良反应】　轻微，少数患者有腹泻、疲乏、恶心、呕吐、腹痛、便秘、皮疹等，个别有血清转氨酶和胆红素增高。

【药物相互作用】　质子泵抑制剂经肝细胞色素 P450 酶代谢，奥美拉唑对肝细胞色素 P450 酶尚有一定抑制作用，可延长双香豆素、地西泮、苯妥英钠等药物的 $t_{1/2}$，代谢减慢。

二、保护胃黏膜药物的临床应用

正常情况下胃、十二指肠黏膜具有一系列的防御和修复机制（包括黏液-碳酸氢盐屏障、胃黏膜屏障、黏膜血流量、前列腺素、表皮生长因子等），当发生消化性溃疡时，由于受到胃酸、胃蛋白酶、胆汁、乙醇、Hp 以及药物和其他有害物质的侵袭，导致黏膜屏障功能失衡。胃黏膜保护药主要通过增强黏膜的防御和修复作用，促进溃疡的愈合。

硫糖铝（sucralfate）

【药动学】　本品是硫酸蔗糖和氢氧化铝的复合物，不溶于水，口服后约有 5% 经胃肠道吸收，大部分由肠道经粪便排出，少量代谢产物经肾脏排出。

【药效学】　硫糖铝没有抗酸作用，也不抑制胃酸分泌。其抗溃疡作用机制包括以下几方面：①在胃中酸性环境下形成不溶性的胶体，与溃疡处炎性渗出蛋白形成大分子复合物覆盖于溃疡表面，形成保护膜，阻止胃酸、胃蛋白酶和胆汁酸对溃疡面的渗透、侵蚀；②吸附胃蛋白酶和胆汁酸，抑制其活性。口服治疗剂量的硫糖铝，使胃蛋白酶活性降低约 30%；③能吸附表皮生长因子（EGF）积聚于溃疡处，保护胃黏膜；促进胃黏膜合成前列腺素 E，刺激表面上皮分泌碳酸氢盐，改善黏液质量，加速组织修复；④近年研究表明，硫糖铝还具有抗 Hp 作用。

【临床应用】　适用于消化性溃疡病，疗效与组胺受体拮抗药相似，治疗 4 周后十二指肠溃疡和胃溃疡愈合率分别为 59% ~85% 和 36% ~61% ;8 周后愈合率分别为 79% ~91% 和 75% ~94% 。还可用于急性胃黏膜损伤或出血、应激性溃疡和反流性食管炎。

【不良反应】 硫糖铝吸收少,故不良反应轻微,主要副作用为便秘,偶见口干、恶心、腹泻等,长期服用可致低磷血症。在肾功能正常情况下,长期服用本品可使血浆铝略有增加,但不致蓄积中毒。

【禁忌证】 习惯性便秘者;肾功能不全者、低磷血症患者不宜长服。

【药物相互作用】 硫糖铝可降低地高辛、华法林、喹诺酮类药物、苯妥英钠、氨茶碱、脂溶性维生素等的吸收,同时服用应间隔 2 小时再服用上述药物;可拮抗多酶片的作用,使两者疗效均降低;硫糖铝需在酸性环境中发挥作用,故与碱性药物合用会降低疗效;与西咪替丁合用可降低本品疗效,应间隔半小时或 1 小时。

【注意事项】 硫糖铝片剂在酸性环境中作用强,且易与蛋白质相结合,故主张餐前嚼碎服用,对不能口服片剂的患者可选择硫糖铝的混悬剂由胃管内注入。

枸橼酸铋钾(colloidal bismuth subcitrate,CBS)

【药动学】 口服本品仅有少量吸收,主要在胃内局部发挥作用。吸收入血后的微量铋剂在肾脏中浓度最高,少量分布在肺、脾、肝、大脑、心和骨骼肌。吸收后的铋从尿排出,未吸收的从粪排出。

【药效学】 枸橼酸铋钾具有胃黏膜保护和抑制 Hp 双重作用:①保护胃黏膜:枸橼酸铋钾在酸性条件下,能与溃疡面上蛋白质与氨基酸络合而凝结,形成保护屏障,抵御胃酸和蛋白酶的消化作用,有利于溃疡的愈合。枸橼酸铋钾能够抑制胃蛋白酶的活力,与胆汁酸结合,刺激内源性前列腺素的释放,促进胃黏液的分泌,改善胃黏膜局部的微循环,促进上皮修复等保护细胞的作用。②抑制 Hp:枸橼酸铋钾在试管内对 Hp 的最小抑菌浓度(MIC)为 4 ~ 50mg/L,且不易产生耐药性,与抗菌药物联合应用有协同作用。其机制可能与破坏细菌细胞壁合成、影响细胞膜功能和抑制蛋白质合成等有关。

【临床应用】 疗效与组胺受体拮抗药基本相似,主要应用于单独应用组胺受体拮抗药疗效不佳、Hp 阳性的十二指肠和胃溃疡患者,也可用于有明显症状的 Hp 阳性及慢性胃炎患者。

【禁忌证】 严重肾功能不全、孕妇和哺乳妇女禁用。

【不良反应】 枸橼酸铋钾在常规剂量下和服用周期内比较安全,不良反应少而轻。少数可见便秘、灰褐色大便、口腔不适、失眠、乏力等。由于重金属铋具有神经毒性,长期服用后可导致铋吸收中毒。

【药物相互作用】 枸橼酸铋钾不能与食物、牛奶、抗酸剂或钙剂同服,应间隔 0.5 ~1 小时,与四环素类同时服用可减少后者的吸收。

【注意事项】 治疗消化性溃疡枸橼酸铋钾常用剂量为颗粒剂 1 包/次,胶囊 1 粒/次,4 次/天,3 次餐前半小时服用和 1 次睡前 2 小时服用,疗程一般为 2 ~4 周,1 年内不可重复用药。因血铋浓度超过 100μg/L 有发生神经毒性(铋中毒性脑病)的危险,肝、肾功能不良者应慎用及减量。

米索前列醇(misoprostol)

【药动学】 口服后吸收快,达峰时间为0.5小时,1.5小时可完全吸收,$t_{1/2}$为20~40分钟,4~8小时完全从血浆消失。米索前列醇通过脂肪酸氧化系统代谢,不在肝脏进行,故不影响细胞色素氧化酶P450活性,肝病时也不影响其代谢,代谢产物主要经尿液排出,少量经粪便排出。

【药效学】 前列腺素(PG)良好的细胞保护作用是其治疗消化性溃疡的药理基础。米索前列醇为人工合成前列腺素E(PGE)的衍生物,克服了天然PG遇酸即灭活的缺点,且作用时间长、效力高和副作用少。可抑制基础胃酸的分泌和各种刺激所致的胃酸分泌。PGE还具有"适应性细胞保护"功能,通过加强胃黏膜屏障,增加胃十二指肠黏液分泌、刺激碳酸氢盐分泌、减少氢离子逆弥散,保持胃黏膜血供等途径保护胃黏膜免受胃酸、胆汁酸、碱液、非甾体类抗炎药(NSAID)、乙醇等的损害,防止黏膜坏死,促进黏膜修复。

【临床应用】 米索前列醇是目前预防和治疗非甾体类抗炎药(NSAID)类药物所致胃十二指肠黏膜损伤最有效的药物,保护作用可达67%~90%。对胃十二指肠溃疡的疗效与西咪替丁相似。

【不良反应】 主要不良反应为腹部痉挛性疼痛和腹泻,与食物同时服用可延缓吸收、降低血药浓度、减少腹泻等不良反应发生。

【禁忌证】 对前列腺类药物过敏者禁用;哮喘、青光眼患者不适宜使用;米索前列醇对妊娠子宫有收缩作用,故孕妇禁用;心、肝、肾或肾上腺皮质功能不全者禁用。脑血管或冠状动脉病变患者及低血压、癫痫患者慎用。

【药物相互作用】 与抗酸药合用可加重腹泻、腹痛等不良反应。与保泰松联合应用可发生神经系统不良反应。

三、根除幽门螺杆菌药物的临床应用

*Hp*是消化性溃疡发病中最重要的因素,约90%的十二指肠溃疡和70%胃溃疡与*Hp*感染有关。在控制症状和促进溃疡愈合方面以组胺受体拮抗药和质子泵抑制剂应用最广,但停药后还易复发,都不能彻底根治溃疡病,而只有彻底消灭*Hp*才有可能根治溃疡病,达到真正的治愈。由于大多数抗菌药在胃酸环境中活性较低且不能穿透黏液层到达细菌,单用某一种抗菌药疗效都较低。因而发展了以铋剂或质子泵抑制剂为基础的三联疗法(即选择一种质子泵抑制剂或枸橼酸铋钾制剂,合用克拉霉素、阿莫西林、甲硝唑或替硝唑中的两种抗菌药物)根除率可达90%左右,同时还可减少*Hp*耐药性的产生,成为抗*Hp*治疗消化性溃疡的主要趋势。

目前,*Hp*菌株对甲硝唑的耐药性迅速上升,而呋喃唑酮抗*Hp*作用强,不易产生耐药性,可取代甲硝唑。

第二节 胃食管反流病的临床用药

胃食管反流病(gastro-esophageal reflux disease,GERD)是指过多胃、十二指肠内容物反流入食管,引起食管炎和咽、喉、气道等食管外的组织损害。约半数患者内镜下见食管黏膜

糜烂、溃疡等炎症病变,称为反流性食管炎(reflux esophagitis,RE),但还有一部分患者内镜下无炎性表现,称为非糜烂性胃食管反流病(non-erosive reflux disease,NERD)。

GERD 治疗原则为缓解症状、治愈食管炎、预防和治疗并发症、防止复发。治疗手段包括改变生活方式、药物治疗以及介入或手术治疗。改变生活方式是治疗的关键,贯穿整个治疗过程,包括减少脂肪摄入,避免刺激性食物,餐后 3 小时避免平卧,睡眠时抬高头部等。药物治疗的目的是增强抗反流屏障的作用,提高食管的清除能力,改善胃排空和幽门括约肌的功能,防止十二指肠反流,抑制胃酸分泌,减少反流物中酸或胆汁含量,保护食管黏膜,促进修复,达到解除症状和防止病情复发的目的。

一、抗酸药物的临床应用

抗酸药可迅速中和胃酸,提高食管及胃内 pH,从而快速缓解 GERD 的临床症状,常作为 GERD 的初始治疗,对轻症患者有一定疗效,但抗酸药多为重金属盐且作用短暂,常须反复给药,安全性尚存问题,故只用于轻症、间歇发作的患者以缓解临床症状。常用药物有铝碳酸镁等,见本章第一节。

二、抑酸药物的临床应用

(一)组胺受体拮抗药(H₂-RA)

组胺受体拮抗药是临床常用抑酸药,能减少 24 小时胃酸分泌的 50% ~ 70%,抑酸作用强,不良反应少,可缓解 GERD 的临床症状,使食管炎好转或治愈,但作用不及质子泵抑制剂。该类药物初用时抑酸效果较好,长期使用会出现受体耐受性使作用逐渐降低,不适宜长期治疗,故适用于轻症 GERD 患者。

(二)质子泵抑制剂(PPI)

质子泵抑制剂通过抑制壁细胞泌酸的最后环节 H^+-K^+ ATP 酶活性,从而产生强大的抑制胃酸分泌作用,为西咪替丁的 8 ~ 20 倍,能快速缓解症状并治愈食管炎,对 GRED 的疗效优于组胺受体拮抗药和促动力药,是治疗 GRED 的主要药物,特别适合于症状重、有严重食管炎的患者,在难治性反流性食管炎患者中,联合促动力药可提高疗效。临床常用奥美拉唑、兰索拉唑、泮托拉唑、雷贝拉唑等。

三、促动力药物的临床应用

目前认为 GRED 是一种动力障碍性疾病,存在明显的食管、胃运动功能的异常。促动力药(prokinetics)是指促进胃肠道平滑肌的协调运动,加快胃肠道内容物转运和排空以及协调胃肠功能,有利于减少胃食管反流的药物,其对 GRED 的疗效与组胺受体拮抗药相似,对伴随腹胀、嗳气等动力障碍症状效果优于抑酸药,主要用于治疗功能性胃肠道动力障碍,不愿长期服用抑酸剂治疗的患者,或与抑酸剂联合治疗胃食管反流病。常用药物如下:

甲氧氯普胺(胃复安,metoclopramide)

【药动学】 口服和直肠给药吸收良好,肝脏的首关消除个体差异大,生物利用度为 32% ~ 97%。口服后 15 ~ 20 分钟开始起效,达峰时间为 0.5 ~ 1.0 小时。血浆蛋白结合率低,容易透过血脑屏障和胎盘,乳汁中药物浓度高于血浆。30% 药物以原形从尿中排泄,其余药物及其代谢物与硫酸盐和葡萄糖醛酸结合,自尿和胆汁排除,$t_{1/2}$ 为 2.6~5 小时。在肝、肾功能不全时 $t_{1/2}$ 延长。

【药效学】 甲氧氯普胺为第一代促动力药,作用机制如下:①拮抗胃肠道多巴胺 D_2 受体,减弱多巴胺能中间神经元对胃肠道初级运动神经元的抑制作用,还可激动 5-羟色胺 4 型 (5-HT_4)受体,促进乙酰胆碱的释放。对胃肠道的作用主要为上消化道,促进其动力,包括提高静止状态时胃肠道括约肌张力;增加食管下端括约肌张力和收缩的幅度,使食管下端压力增加,防止胃内容物反流至食管;增加胃和食管蠕动,从而促进胃的排空;促进幽门和十二指肠扩张,增进十二指肠和空、回肠的蠕动,加速食物通过。②拮抗延脑极后区 D_2 受体,抑制化学感受器触发区(chemoreceptor trigger zone,CTZ),具有强大的中枢性镇吐作用;③拮抗垂体结节漏斗部 D_2 受体,促进催乳素的分泌;④拮抗黑质纹状体 D_2 受体,产生锥体外系反应。

【临床应用】 用于反流性食管炎和胆汁反流性胃炎,功能性消化不良;因肿瘤治疗、放射治疗和手术后引起的呕吐;诊断性十二指肠插管前服用,有助于顺利插管。钡餐造影检查时减轻恶心、呕吐反应。

【不良反应】 一般剂量时常见的不良反应为嗜睡,偶见激动、便秘、腹泻、荨麻疹、口干、舌或眶周水肿,头颈发硬和高铁血红蛋白血症。在较大剂量时,可出现锥体外系症状,如静坐不能、运动困难、肌张力增强、角弓反张和抽搐等。可显著增加血浆催乳素水平,可刺激女性泌乳、男性乳房发育。

【禁忌证】 禁用于正在使用单胺氧化酶抑制剂、三环类抗抑郁药和拟交感胺类药物的患者;机械性胃肠梗阻;消化道出血和穿孔;嗜铬细胞瘤,对甲氧氯普胺过敏者。

【药物相互作用】 甲氧氯普胺与阿托品类抗胆碱药有拮抗作用,两者不能同时应用;可增强拟胆碱能药作用,两者合用时应注意作用和不良反应的增加。甲氧氯普胺可降低左旋多巴的效力,拮抗多巴胺的作用;由于缩短胃和小肠排空时间,可使地高辛和西咪替丁的吸收减少;增加阿司匹林、左旋多巴、锂化合物、乙醇和地西泮等的吸收;因其可致锥体外系不良反应,不能与吩噻嗪和丁酰苯类药物同时使用。

【注意事项】 注射给药可能引起直立位低血压。肝、肾功能不全患者,剂量减半。

多潘立酮(domperidone)

【药动学】 口服后吸收迅速,达峰时间为 30 分钟。不易透过血脑屏障,因此几乎无锥体外系反应,主要在肝内代谢,$t_{1/2}$ 为 7 小时,66% 由粪排出,30% 由尿排出。

【药效学】 多潘立酮为第二代促动力药,通过拮抗 D_2 受体,促进胃肠道动力。可增强食管下端括约肌张力,增进胃肠道蠕动,协调胃窦和幽门括约肌的运动,促进食管和胃的排空。延脑极后区 CTZ 和垂体部位缺乏有效的血脑屏障,因此多潘立酮仍可以拮抗 CTZ 和垂体漏斗部 D_2 受体,有显著的镇吐作用,并能促进催乳素分泌。

【临床应用】 用于治疗功能性消化不良、糖尿病性胃瘫、反流性食管炎、胃炎、胃下垂的患者,还可用于治疗抗肿瘤化疗或放疗引起的呕吐。

【禁忌证】 与甲氧氯普胺相同,婴幼儿慎用。

【不良反应】 轻度腹痛、腹泻、便秘、口干、皮疹、困倦、溢乳等。

【药物相互作用】 与甲氧氯普胺相仿,但与吩噻嗪等神经系统药物的相互作用少。

【注意事项】 服用 2 ~ 4 周,可产生耐受性,药效降低。用于癌症止吐,剂量可增加 1 倍。肝、肾功能不全者剂量减少。

西沙必利(cisapride)

【药动学】 口服吸收迅速,生物利用度 40% ~ 50%,血浆蛋白结合率为 97.5%,西沙必利在体内经 CYP3A4 催化代谢,$t_{1/2}$ 为 7 ~ 10 小时。肝病患者和老年人清除降低,$t_{1/2}$ 延长,肾功能不全患者药物的清除无影响。

【药效学】 西沙必利是第三代促动力代表药物,为 5-羟色胺 4 型(5-HT$_4$)受体的激动剂,选择作用于消化道平滑肌肠肌神经丛抑制性中间神经元的受体,促进乙酰胆碱释放,增加食管下端括约肌的张力,促进食管的蠕动和对酸的清除,还能增强胃的蠕动和排空,增进胃窦、幽门、十二指肠的协调以及小肠和结肠的动力,加速胆囊的收缩和排空,对消化道的作用范围比甲氧氯普胺和多潘立酮广,故西沙必利为一种全消化道促动力药。

【临床应用】 主要用于对其他治疗不耐受或疗效不佳的严重胃肠道动力性疾病,如慢性特发性或糖尿病性胃轻瘫、慢性假性肠梗阻、胃食管反流病。

【禁忌证】 禁用于机械性肠梗阻,消化道出血或穿孔,有心脏病和心电图 Q-T 间期延长者(大于 340 毫秒)及对西沙必利过敏者。早产、新生儿亦禁用。

【不良反应】 一般反应包括:稀便、腹泻、腹鸣、偶有腹痛、头晕、头痛等,大多在治疗早期出现且短暂。最严重的不良反应是心脏不良反应:可干扰心肌复极化,使心电图 Q-T 间期延长,甚至引起尖端扭转型室性心动过速,导致突然死亡,从而限制了西沙必利的临床应用,仅作为二线用药。

【药物相互作用】 西沙必利与 H$_2$ 受体拮抗药同时应用,可增加后者的吸收;与抗胆碱药合用,疗效降低;与吗啡、镇静剂、抗凝剂、乙醇等合用,可加快吸收、增加血药浓度和药效。禁止同时服用 CYP3A4 抑制药,如酮康唑、伊曲康唑、咪康唑、氟康唑、红霉素、克拉霉素、竹桃霉素等,也不可与西柚汁同服,以免代谢抑制,诱发严重的心律失常。

【注意事项】 肝病患者剂量减半。

莫沙必利(mosapride)和伊托必利(itopride)

莫沙必利为近年研制的新型胃动力药,作用与西沙必利相似,为选择性 5-HT$_4$ 受体激动药,难以透过血脑屏障,也不拮抗 D$_2$ 受体,因而无锥体外系副作用。主要用于功能性消化不良,可缓解胃灼热、嗳气、恶心、呕吐、早饱、上腹胀等消化道症状;也可用于胃食管反流病、糖尿病性胃轻瘫及部分胃切除患者的胃功能障碍。口服,一次 5mg,3 次/天,饭前服用。安全性优于西沙必利,不良反应主要表现为腹泻、腹痛、口干、皮疹及倦怠、头晕等,偶见转氨酶升高和嗜酸性粒细胞增多。

伊托必利也是新型胃动力药,具有双重作用机制:一方面拮抗 D$_2$ 受体,刺激内源性乙酰胆碱释放,另一方面通过抑制胆碱酯酶,抑制乙酰胆碱的水解,显著增强胃和十二指肠的运动,作用强度为多潘立酮的 10 倍,难以透过血脑屏障,无锥体外系反应,但能通过拮抗延脑极后区 CTZ 部位的 D$_2$ 受体,产生中等强度的镇吐作用。临床主要用于功能性消化不良。成人口服,每次 50mg,3 次/天。安全性较好,不引起心电图 Q-T 间期延长。常见不良反应为皮疹、发热、腹痛、腹泻、头痛、便秘等。

第三节　炎症性肠病的临床用药

炎症性肠病(inflammatory bowel disease,IBD)是由发生在结肠或小肠的慢性非特异性炎症引起的疾病,主要包括溃疡性结肠炎(ulcerative colitis,UC)和克罗恩病(crohn disease,CD)。

一、溃疡性结肠炎的临床用药

溃疡性结肠炎(UC)的病因和发病机制至今尚不明确,目前主要认为与免疫异常有关。其病变主要发生在大肠黏膜与黏膜下层,多累及远端结肠和直肠,可扩展至全结肠,以溃疡为主,呈弥漫性分布,好发于青壮年,病情轻重不等,呈反复发作的慢性病程,常用药物为氨基水杨酸类、肾上腺皮质激素类及免疫抑制药。

(一)氨基水杨酸类

柳氮磺吡啶(salicylazosulfapyridine,SASP)

【药动学】　柳氮磺吡啶口服后小部分被胃肠道吸收,经胆汁重新分泌入肠道,形成肝肠循环。未吸收的柳氮磺吡啶在小肠末端和结肠被细菌分解为5-氨基水杨酸(5-ASA)和磺胺吡啶,前者不被肠道吸收,后者吸收入血后经肝脏乙酰化途径代谢,代谢产物从尿液排出,故认为柳氮磺吡啶的不良反应主要由磺胺吡啶引起。

【药效学】　柳氮磺吡啶在肠道分解为5-氨基水杨酸和磺胺吡啶发挥作用,其中5-氨基水杨酸是治疗炎症性肠病(IBD)的主要成分,可与肠上皮接触发挥抗炎作用和免疫抑制作用,但其作用机制尚不明确,可能与抑制肠黏膜局部和全身免疫反应以及清除氧自由基等有关。磺胺吡啶通过阻止5-氨基水杨酸在胃肠道的吸收发挥载体作用。

【临床应用】　柳氮磺吡啶为临床治疗轻至中度的溃疡性结肠炎(UC)的主要药物和最有效的药物,也可作为重度UC的辅助治疗。柳氮磺吡啶片剂除直接口服给药外,还可将药片研磨后加入生理盐水或激素对左半结肠病变患者进行灌肠治疗,有较好的疗效。柳氮磺吡啶栓剂可直接用于溃疡性直肠炎的治疗。

【禁忌证】　柳氮磺吡啶禁用于对磺胺及磺胺衍生物(呋塞米、磺酰基类降糖药、噻嗪类利尿药、碳酸酐酶抑制剂等)和水杨酸过敏者;血小板或粒细胞减少、肠道或尿路阻塞以及肝肾功能不全、6-磷酸葡萄糖脱氢酶缺乏、血紫质病患者慎用。

【不良反应】　不良反应较多。主要分为两类,一类是剂量相关性,与磺胺吡啶在血液的积聚有关,表现为恶心、呕吐、食欲减退、叶酸吸收不良等,多发生在口服剂量超过4g/d等大剂量使用柳氮磺吡啶时,减量可改善症状;另一类不良反应为特异性变态反应,与用药剂量无关,表现为皮疹、溶血性贫血、粒细胞缺乏、支气管痉挛、肝炎、纤维性肺泡炎、肺嗜酸性粒细胞增多症等,需在用药过程中密切监测和观察,并定期复查血常规和肝功能。

【药物相互作用】　柳氮磺吡啶可与抗凝药、苯妥英钠、口服降糖药、巴比妥类等竞争血浆蛋白结合部位,使其作用延长毒性增强,需减量使用;与洋地黄或叶酸合用时,减少后者的吸收,血药浓度降低;与经尿排泄的弱碱性化合物合用可碱化尿液,从而减少磺胺吡啶的重吸收,促进其排泄,使毒副作用减轻。

【**注意事项**】 柳氮磺吡啶制剂应在用餐时服用,应用肠溶片可降低胃肠道不良反应的发生率。服用剂量应根据患者对治疗的反应及对药物的耐受性进行调整,治疗 UC 时,初始剂量每次 0.5g,2 次/天;无不良反应者每 1~2 天增加 0.5g/d 至 3~4g/d,维持 2~3 周,无效再增加至 4~5g/d,疗程 8 周,逐渐减量至 2g/d,维持 6~12 个月。

5-氨基水杨酸(5-aminosalicylic acid)

5-氨基水杨酸为柳氮磺吡啶的有效成分,其特点是取代了柳氮磺吡啶结构中无活性作用的磺胺吡啶,但因 5-氨基水杨酸口服后已在小肠近段大量吸收,无足量药物达到结肠,难以产生疗效,故近年已研究出多种采用高分子材料包裹、以减轻不良反应或增加其到达病变局部而发挥作用的新型 5-氨基水杨酸制剂。如:①以无不良反应载体替代磺胺吡啶:以一分子 4-氨基苯丙氨酸与 5-氨基水杨酸结合构成巴柳氮(balsalazide);②双分子 5-氨基水杨酸缩合物:奥沙拉秦(olsalazine)口服后在结肠分解两分子 5-氨基水杨酸作用于结肠黏膜,抑制前列腺素的合成,抑制炎症介质白三烯的形成,降低肠壁细胞的通透性,减轻黏膜的水肿;③缓释或控释剂型:采用高分子材料包裹 5-氨基水杨酸微粒制成的缓释片或控释片,可在限定时间内或 pH 环境中到达远端回肠或结肠发挥药效。此类药物统称为美沙拉嗪(mesalazine),如安萨科(ascol)、艾迪萨(etiasa)缓释胶囊、颇得斯安(pentasa)缓释片等;④5-氨基水杨酸灌肠剂和肛栓剂:适用于病变在远端结肠者,常与口服剂联合使用。

(二)肾上腺皮质激素类

糖皮质激素可抑制磷脂酶 A_2,减少白细胞介素-1(IL-1)、白三烯(LT)及血小板活化因子(PAF)等炎症介质的生成,从多个环节减轻炎症性肠病的炎症反应,同时其具有的抗毒作用也可缓解毒性症状,近期疗效较好,是目前临床治疗中、重度炎症性肠病(IBD)的主要药物。主要适用于氨基水杨酸类药物疗效不佳以及重症急性发作期或暴发型患者。长期应用该类药物不良反应多,如向心性肥胖、满月脸、高血压、骨质疏松、精神情绪改变等,且不能防止病情复发,故不宜长期用药,待症状好转后逐渐减量停药,疗程一般 6~8 周,常用中短效制剂如甲泼尼龙、氢化可的松等,疗效优于地塞米松,重症病例先由静脉给药,再口服用药逐渐过渡到口服氨基水杨酸类药物。目前新型糖皮质激素制剂如布地奈德(布地缩松,budesonide)等在临床应用也日益受到重视。糖皮质激素也用作局部治疗,适合于结肠远端受累患者,疗效好,全身不良反应少。

(三)免疫抑制剂

由于炎症性肠病的发病机制与免疫因素密切相关,使用免疫抑制剂可通过作用于免疫反应的某个环节或干扰嘌呤的生物合成来治疗炎症性肠病。常用药物有硫唑嘌呤(azathioprine)、6-巯基嘌呤(mercaptopurine,6-MP)、甲氨蝶呤(methotrexate,MTX)和环孢素(ciclosporin)。主要用于顽固性或用水杨酸制剂和糖皮质激素药物无效的溃疡性结肠炎,可减少糖皮质激素的用量。本类药物起效较慢,用药后 3~6 个月才起效,不良反应较多,限制了本类药物的应用。常见恶心、呕吐等胃肠道反应,也可出现皮疹、肝功能异常、骨髓抑制引起的白细胞减少等,长期用药有引起皮肤肿瘤和恶性淋巴瘤的报道,治疗过程中应严密监测血常规、肝功能变化。用法用量:6-巯基嘌呤从 50mg/d 开始逐渐加量至 2mg/(kg·d)维持,硫唑嘌呤从 50mg/d 开始逐渐加量至 2.5mg/(kg·d)维持;环孢素 7.5mg/(kg·d),疗程 1 年。

（四）其他药物

由于不能明确炎症性肠病为何种感染,目前抗菌药物不能单独用于炎症性肠病的治疗,主要用于重症或有中毒性巨结肠的溃疡性结肠炎,最常用的药物为甲硝唑、氨基糖苷类、第三代头孢菌素类抗生素和喹诺酮类药物。此外胃肠黏膜保护药如硫糖铝,脂肪氧化酶抑制药如鱼油,以及干扰素、抗过敏药、抗肿瘤坏死因子的抗体等药物的疗效需待进一步研究证实。

二、克罗恩病的临床用药

克罗恩病(Crohn's disease,CD)是一种病因不明的炎症性肠病,在胃肠道任何部位都可发生,但好发于末端回肠和右半结肠,病变呈节段性或局限性分布,病程多迁延,常伴各种并发症,反复发作不易根治。虽与溃疡性结肠炎(UC)临床表现有所不同,但病因和发病机制有许多相似之处,故治疗药物也多采用同类药物。近年来治疗克罗恩病的新药不断问世,尤其是生物制剂的迅速发展,针对炎症发病机制中的某一环节进行靶向治疗,提示对治疗克罗恩病势必会发挥重大的作用。

（一）克罗恩病的常规用药方案

1. 不同部位克罗恩病的分级用药方案　结肠型克罗恩病首选氨基水杨酸类药物,无效改用或合用糖皮质激素类药物;小肠型克罗恩病首选糖皮质激素类药物,可合用氨基水杨酸类制剂,无效者可选用硫唑嘌呤和甲硝唑。

2. 不同严重度的克罗恩病用药方案　轻度患者可用氨基水杨酸药物和甲硝唑;重度病例可静脉使用糖皮质激素药物和(或)环孢素,给以胃肠外营养,必要时考虑手术治疗;中度患者口服糖皮质激素 1～4 周,无效者换用硫唑嘌呤或 6-MP,若仍无效改用甲氨蝶呤等药物。

（二）新型生物制剂的临床应用

近年来治疗克罗恩病的新药不断问世,尤其是生物制剂,目前开发出多种特异性生物学疗法,可针对炎症发病机制中的某一环节进行靶向性治疗。

1. 新型糖皮质激素　为达到减少糖皮质激素类药物全身不良反应和局部抗炎的目的,研制了分子量大、局部浓度高及吸收后机体清除速度快的新型糖皮质固醇类药物,如布地奈德(布地缩松,budesonide)和间苯磺酸泼尼松龙(prednisolone metasulphobenzoate)。布地奈德是本类的代表药物,其与类固醇受体结合的能力较泼尼松龙强 15 倍,抗炎作用强大,口服后可达回肠各段,吸收后迅速被肝脏代谢,仅 10% 进入循环;结肠给药局部活性高,经门静脉途径至肝脏首关消除率高,避免了全身不良反应,有利于左半结肠的局部应用。一般口服剂量为 9mg/d,可长疗程用药,甚至主张用于维持治疗。

2. 新型免疫调节剂的研究及应用　由于多种细胞因子参与炎症性肠病发病,并与病情严重程度和复发相关,因此,近年研究重点集中在细胞因子,尤其是能改变 T 淋巴细胞功能的细胞因子。

(1)肿瘤坏死因子(TNF)抑制药:infliximab(CA$_2$)是一种基因工程性 IgG$_1$ 鼠-人嵌合性单克隆抗体,约含 75% 人蛋白质及 25% 鼠蛋白质。可能作用机制:中和可溶性与跨膜性 TNF;通过补体固定、抗体依赖性细胞毒性作用以及 T 淋巴细胞凋亡使肿瘤坏死因子产生细胞溶解。单次输注 5mg/kg,可使 2/3 中度活动性克罗恩病患者 2 周内起效,临床症状缓解,疗效可维持 6 周或以上。不良反应少,但费用昂贵,长期疗效和安全性尚待进一步评价。

(2)淋巴细胞信息通路抑制药:目前已有多种抑制淋巴细胞间信息通路的方法用于重度炎症性肠病的治疗,包括 α4 整合素的单克隆抗体 natalizumab,与抗 α4β7 整合素的单克隆抗体 LDP-02,以及反义细胞间黏附分子-1(ICAM-1)等。

(3)其他新型免疫抑制药:重组 IL-10 是具有代表性的抗炎细胞分子,初步临床研究证实其对糖皮质激素治疗无效的克罗恩病疗效较对照组为好,目前正在进行大样本皮下注射 IL-10 的临床观察。此外,IL-1 受体、IL-12 与 IL-18 的拮抗剂、抗 TNF-β 单抗治疗克罗恩病的实验研究也显示出良好的临床应用前景。预期开发应用多种有潜在治疗作用的细胞因子,有可能有效地提高克罗恩病的疗效,并达到预防复发和改善预后的治疗目的。

第四节 其他消化系统疾病的临床用药

一、胆道疾病的临床用药

临床上,胆道疾病多数需手术治疗,但对胆结石、急慢性胆囊炎等疾病可以药物治疗。这类药物主要通过促进胆汁分泌、降低胆汁中胆固醇饱和度,或增强胆囊收缩、舒张 Oddi 括约肌等发挥溶石或利胆消炎的作用。

(一)急性胆囊炎的临床用药

急性胆囊炎是我国的一种常见病,女性多发,为男性的 2～3 倍,是外科的急腹症之一,也是胆囊结石的常见并发症。急性胆囊炎是由于胆囊管阻塞、细菌感染或反流入胆囊的胰液的化学刺激引起的急性炎症性疾病,临床以发热、右上腹痛、压痛并伴有白细胞增多为常见表现。对初次发作或无明显急症手术指征者以药物治疗为主,经内科保守治疗后有 80%～90% 患者可消除炎症,病情好转或痊愈,仅 10%～20% 患者需手术治疗,常见治疗药物如下:

1. 解痉、镇痛的药物　可单用解痉药物阿托品 0.5mg,或山莨菪碱 10mg 肌内注射,或口服 33% 硫酸镁 10～30ml,解除 Oddi 括约肌的痉挛。如疼痛剧烈可合用哌替啶、可待因等镇痛药,不宜单独使用吗啡,因其可使胆总管平滑肌痉挛,增加胆道内压力而加重病情。

2. 抗菌药物　急性胆囊炎时伴有白细胞数增高、发热,或出现并发症时应及时控制感染。大量动物和临床实验表明,选择第三代头孢菌素中的头孢曲松钠、头孢哌酮钠;喹诺酮类环丙沙星、洛美沙星及第二代大环内酯类抗生素阿奇霉素、克拉霉素等药物,这些药物具有较好的胆汁药动学特点,在胆汁中药物浓度较高,半衰期长,临床疗效比较满意。

(二)慢性胆囊炎及胆石症的临床用药

慢性胆囊炎大多由急性胆囊炎演变而来或由胆固醇代谢紊乱引起,95% 患者伴有胆道系统结石、上腹部不适和消化不良,如多次发作的慢性胆囊炎伴结石者需手术治疗,但对非结石性胆囊炎患者进行消炎利胆,必要时进行消除或溶解胆结石等的药物治疗。

1. 利胆溶石的药物　胆汁分泌的量随着肝血流量增加而成比例增加,利胆药是指对肝细胞有直接作用,促进胆汁生成和分泌,增加胆汁排出量,反射引起胆囊的收缩,松弛胆总管括约肌,促进胆囊的排空,消除胆汁淤积和胆道炎症的药物。胆酸疗法系指使用溶胆石药物将过饱和的胆汁转变为不饱和的胆汁,增加胆固醇的转运能力,并溶解结石表面的胆固醇,使胆石趋于溶解。用于单纯或以胆固醇为主的结石,对直径小于1cm,胆囊收缩功能良好的老年患者尤为适用,但口服溶石药疗效并不肯定。近年来,通过逆行胰胆管造影放置鼻胆管,从鼻胆管内直接将溶石药注入胆管及胆囊内,可提高疗效。常用药物见表21-1。

表21-1　常用利胆溶石药物

药名	作用及应用	注意事项
亮菌甲素 armillarisin A	促进胆汁分泌,解除 Oddi 括约肌的痉挛,促进免疫功能及增强吞噬细胞吞噬作用。主要用于治疗急性胆囊炎、慢性胆囊炎急性发作及胆道感染	肌注 2~4 次/天;口服 3 次/天,疗程 2~3 个月。严重胆道梗阻者禁用
羟甲香豆素 hymecromone	舒张 Oddi 括约肌,加强胆囊收缩,增加胆汁分泌和抑菌,利胆作用明显利于胆石排出。用于胆石症、胆囊炎、胆道感染、胆囊术后综合征等	口服 3 次/天,饭前服用。肝功能不全及胆道梗阻慎用
去氢胆酸 dehydrocholic acid	胆酸衍生物,吸收后在肝脏转化为羟基酮和胆酸,作用与胆汁和胆盐相似,可刺激肝细胞分泌大量低比重低黏度胆汁,促进胆汁引流、脂肪消化和吸收。用于胆囊及胆道功能失调、胆囊切除后综合征、慢性胆囊炎、胆石症等。与阿托品或硫酸镁合用于胆道小结石排出	口服 3 次/天;静注 0.5g/d,以后根据病情逐渐加至 2g/d。胆道完全阻塞和严重肝功能减退者禁用
羟甲烟胺 nicotinylmethylamide	具有刺激胆汁分泌,抑菌作用;保护肝细胞。用于胆囊炎和胆管炎、肝炎后胆汁分泌或排泄障碍、胆石症、胃十二指肠炎等	口服 3 次/天,静脉给药应缓慢推注。肝功能严重缺陷、胆道梗死、胆囊积脓、肝性脑病患者禁用
茴三硫 anethol trithione	促进胆汁、胆汁酸和胆固醇分泌,升高还原性谷胱甘肽增强肝脏的解毒功能。用于治疗胆囊炎、胆结石、急慢性肝炎	口服 3 次/天。长期服用可致甲状腺功能亢进。胆道阻塞患者禁用
熊去氧胆酸 ursodeoxycholic acid	促进胆汁分泌,增加胆固醇在胆汁中溶解度,防止胆结石形成;拮抗疏水性胆酸的细胞毒作用,免疫调节作用。适用于不适宜手术的胆固醇性结石;是目前治疗原发性胆汁性肝硬化的首选药;慢性肝病也有广阔应用前景	晚餐前顿服或分两次服用,疗程至少 2~3 个月,一般 1~2 年。禁用于急性胆囊炎、胆管炎、胆道完全梗阻和严重肝功能不全、孕妇和哺乳妇女

2. 驱虫的药物　有蛔虫感染的胆道疾病患者可行驱虫治疗。如左旋咪唑(levamisole),成人 100~150mg,儿童 3mg/kg,睡前顿服。

二、肝脏疾病的临床用药

肝脏是人体内最大的实质性器官,具有多种复杂的功能,当其受到各种致病因素侵袭时,会导致肝脏结构和功能发生相应的变化,从而出现相关的各种临床症状,临床最常见的有肝炎、肝纤维化以及肝癌等。肝脏疾病的治疗包括祛除病因、减轻肝脏损伤和坏死或促进肝细胞再生、肝结构和功能的改善和修复、缓解临床症状等。目前尚无特效药物,多数药物只能起到辅助和对症治疗的作用。

(一)肝炎的临床用药

肝炎包括多种肝炎病毒引起的病毒性肝炎和非病毒因素引起的非病毒性肝炎,两者有许多相似特点,但最大区别是后者肝炎病毒学指标为阴性,无传染性。根据病因不同,非病毒性肝炎又分为酒精性肝炎、非酒精性脂肪性肝炎、药物性肝炎、自身免疫性肝炎、中毒性肝炎、胆汁淤积性肝炎等。病毒性肝炎的临床用药以抗病毒用药(详见第二十六章)和保护肝功能为主。非病毒性肝炎不需抗病毒治疗,临床用药主要有病因治疗、保护肝脏功能、抗脂肪肝、促进肝细胞再生、增强肝脏解毒功能、提高机体免疫等药物。

联苯双酯(bifendate)

联苯双酯能减轻四氯化碳及硫代乙酰胺引起的小鼠血清丙氨酸氨基转移酶(ALT)升高,增强肝脏解毒功能,促进肝细胞再生。降低 ALT 作用明确,可明显改善肝区疼痛、乏力、腹胀等临床症状。适用于迁延性肝炎及 ALT 异常者。临床常用其片剂:口服每次 25mg,3次/天;滴丸剂:口服每次 7.5 ~ 15mg,3 次/天。服用后个别患者出现恶心、黄疸或病情恶化,应引起注意。

硫普罗宁(tiopronin)

硫普罗宁是一种含游离巯基的甘氨酸衍生物,可使肝细胞线粒体的 ATP 酶活性降低,增高线粒体内 ATP 的含量,恢复电子传递功能,改善肝细胞的功能,对抗各种肝损伤;通过巯基与自由基的可逆结合,清除自由基;还可加速乙醇在体内的排泄、防止三酰甘油的堆积,抑制过氧化物产生,促进坏死肝细胞的再生和修复。临床可用于酒精性、非酒精性脂肪性及药物引起的各种急慢性肝炎引起的肝损伤。偶可出现皮疹、皮肤瘙痒、发热或胃肠道反应。重症肝炎或伴有重度黄疸、顽固性腹水、消化道出血、合并糖尿病或肾功能不全的患者慎用;孕妇、哺乳妇女、儿童及对本品有严重不良反应者禁用。

必需磷脂(essential phospholipid)

必需磷脂能以完整的分子渗入肝细胞膜内,对已破坏的肝细胞膜进行生理性修复,使细胞膜的流动性增加,让受损伤的肝功能和酶活力恢复到正常状态,并且能够缓解肝脏的能量失调,从而促进肝细胞的再生。其外,多烯磷脂酰胆碱还可以从组成细胞骨架,抑制肝细胞凋亡,抑制肝星状细胞活化,减少氧应激与脂质过氧化和降低炎症反应等多个方面保护肝脏。临床用于各种原因引起的脂肪肝、急慢性肝炎,还可用于肝纤维化和肝性脑病的辅助治疗。临床常用其软胶囊剂:每颗含多烯磷脂酰胆碱 228mg;注射液:10ml,250mg。严重病例静脉滴注,2 ~ 4 支/天,2 周后改为 2 支/天,并于进餐时口服胶囊 2 粒,2 次/天;轻度患者口服。静脉注射需缓慢,不能与其他药物混合应用,以无电解质液稀释使用。

促肝细胞生长素(hepatocyte growth-promoting factors)

促肝细胞生长素为乳猪新鲜肝脏提取的小分子多肽类活性物质。能明显刺激新生肝细胞的 DNA 合成,促进损伤的肝细胞线粒体、粗面内质网恢复,促进肝细胞再生,加速肝细胞的修复,恢复肝功能。抑制 TNF 活性和 Na^+-K^+ATP 酶活性抑制因子活性,从而促进肝坏死后的修复,同时具有降转氨酶、血清胆红素和缩短凝血酶原时间的作用。主要用于亚急性重症肝炎的辅助治疗。肌内注射,40mg/次,2 次/天;必要时将促肝细胞生长素 80 ~ 120mg 加入 10% 葡萄糖注射液中静脉滴注,1 次/天,疗程 1 个月。注射后偶有低热等过敏反应,过敏体质者慎用。

门冬氨酸钾镁(potassium magnesium aspartate)

门冬氨酸钾镁是由门冬氨酸钾和门冬氨酸镁混合而成的一种制剂,参与三羧酸循环与鸟氨酸循环,促进细胞除极化和细胞代谢,不仅能降低血氨和二氧化碳含量,还能降低血清总胆红素含量,从而起到维持肝细胞正常功能的作用。对黄疸型肝炎、高胆红素血症有效,对肝硬化并发肝性脑病患者有苏醒作用。主要用于急性黄疸型肝炎和其他急慢性肝病。门冬氨酸钾镁注射液:每支 10ml,含钾 106 ~ 122mg,镁 39 ~ 45mg。成人 10 ~ 20ml,加入 5% 葡萄糖液缓慢静脉滴注,1 次/天,重症黄疸患者可 2 次/天,儿童用量酌减。

(二)抗脂肪肝的临床用药

脂肪肝是由多种疾病和病因引起的肝脏脂肪性病变,当肝脏对脂肪合成的能力增加或(和)转运入血的能力下降时,脂类物质(主要为三酰甘油)在肝内蓄积过多,肝实质在组织学上达到50%以上的脂肪化时,称为脂肪肝。单纯的脂肪肝变性通常是一个良性的过程,但伴随着肝细胞的损伤和炎症,脂肪肝可发展为脂肪性肝炎,进而导致肝纤维化和肝硬化。除了注意饮食和运动,祛除原发病因和治疗原发病外,目前尚无治疗脂肪肝的特效药。

目前,临床多用调节血脂药物降低血浆血脂水平,使肝内脂肪沉积得到改善,包括胆汁酸结合树脂类(如消胆胺、降胆宁)、烟酸及其衍生物类(如烟酸、阿昔莫司)、他汀类(如洛伐他汀、辛伐他汀)和苯氧酸类(如吉非贝齐、苯扎贝特),这些药物尤其适用于脂肪肝伴有高脂血症的患者。

(三)肝硬化的临床用药

肝硬化是慢性肝炎和肝纤维化发展的结果,药物治疗应以保肝、护肝和抗肝纤维化为主,此外主要是治疗并发症,切忌乱用药物,以免加重肝脏的负担,不利于肝脏的恢复。改善肝功能按照肝炎的治疗原则进行,下面主要介绍肝纤维化以及肝硬化常见并发症门脉高压症及肝性脑病的临床用药。

1. 肝纤维化的临床用药　肝纤维化(hepatic fibrosis)是各种不同致病因子引起的慢性肝损伤,进而发展为肝硬化的共同病理改变及必经途径,其防治是当今肝病治疗的难点之一,也被认为是肝硬化前可逆性病变的时期。其特征是以胶原为主的细胞外基质(ECM)在肝内过量沉积。近年来,对肝纤维化发生、发展的分子和细胞机制已有了较深入了解,现一般采用综合的治疗方法,包括原发病、抗纤维化、免疫调节的治疗以及对症支持治疗,而抗纤维化治疗是其中的关键环节,临床常用的药物有干扰素、秋水仙碱、促肝细胞生长素以及黄芪、丹参等中药。

干扰素(interferon,INF)

肝纤维化的发生、发展过程中,肝星状细胞(hepatic stellate cell,HSC)具有重要作用,

HSC 激活并转化为肌成纤维样细胞(myofibroblastic-like cell, MFLC)和成纤维细胞(fibrocyte, FC),是肝纤维化发生、发展的中心环节。干扰素既是一种广谱抗病毒药,还可抑制肝星状细胞增殖和脯氨酸掺入,进而抑制胶原合成,也可直接抑制体外激活的星状细胞增生,减少胶原的表达,减少细胞外基质的分泌,促进胶原的分解。主要用于慢性肝炎及肝纤维化的治疗。

临床多用 γ-干扰素,注射剂:100 万 IU/瓶,皮下或肌内注射,前 3 个月 1 瓶/天,后 6 个月隔天注射 1 瓶,疗程 9 个月。在开始用药阶段出现发热、头痛、肌肉酸痛、乏力、畏寒等不良反应,一般可耐受,使用 5~8 天后逐渐减轻至消失。对干扰素过敏者,有心绞痛、心肌梗死病史或其他严重心血管疾病者,癫痫或中枢神经系统功能紊乱者禁用。

秋水仙碱(colchicine)

秋水仙碱能够明显抑制成纤维细胞增生,抑制胶原(Ⅰ、Ⅲ型)mRNA 表达及蛋白合成分泌,增强胶原酶活性,促进基质金属蛋白酶 MMP-1、MMP-9 活性增强,减少胶原的产生和沉积,促进胶原分解,起到抗纤维化的作用。可用于各种肝炎后的抗肝纤维化治疗。

秋水仙碱毒性较大,对胃肠道、中枢神经、循环系统、造血系统和肾脏都可引起损害,常见恶心、呕吐、腹泻、腹痛;胃肠反应是严重中毒的前驱症状,症状出现时即行停药;肾脏损害,可见血尿、少尿;对骨髓有直接抑制作用,引起粒细胞缺乏、再生障碍性贫血。孕妇及肾功能不全者禁用,老年患者、骨髓造血功能不全者及严重心、肾、胃肠道疾患者慎用。

安珐特(compound embryonic bovine liver extract,复方牛胎肝提取物)

安珐特是从牛胎肝脏中提取,含牛胎肝提取物(IFN,HGF 等细胞因子)、维生素 B_{12} 和肌醇等多种物质的生化制剂。最新研究发现,细胞因子对肝纤维化的发生与发展具有重要的作用,安珐特通过细胞因子间的拮抗效应,抑制肝星状细胞活化,减少 ECM 合成和释放,降低胶原合成,从而达到抑制纤维化形成的作用。主要用于急、慢性肝炎,肝纤维化,脂肪肝,肝硬化等疾病的辅助治疗。急性肝萎缩、肝性脑病患者禁用;对本品过敏者禁用。

2. 门脉高压症的临床用药 在确诊的肝硬化患者中,80% 以上都有门脉高压症的临床表现,食管静脉曲张可高达 50% 以上。食管静脉曲张破裂出血是门脉高压症严重的并发症,死亡率极高,再出血率及再出血死亡率也非常高。治疗药物主要为血管活性药。

(1)血管收缩药:通过降低内脏动脉血流,而降低门脉压力,常用药物有血管加压素(如三甘氨酸赖氨酸加压素)、生长抑素(如奥曲肽)、β 受体拮抗药等(非选择性 β 受体拮抗药有:普萘洛尔、纳多洛尔、索他洛尔;选择性 $β_1$ 受体拮抗药有:阿替洛尔、美托洛尔等)。

(2)血管扩张药:通过减低肝内和(或)肝外阻力而降低门脉压力,减少门静脉血流。药物主要有:硝酸盐类(硝酸甘油、硝酸异山梨酯等),钙通道阻滞药(常用维拉帕米、硝苯地平、桂利嗪和粉防己碱),α 受体拮抗药(酚妥拉明、哌唑嗪)。

(3)联合用药:肝硬化门静脉高压机制复杂,单一用药作用小,不良反应多,临床常联合用药增强降压作用,且能减少不良反应发生。常用的联合方案有:①缩血管药联合扩血管药:如加压素 + 硝酸甘油或酚妥拉明;②β 受体拮抗药 + 硝酸甘油;③β 受体拮抗药 + 5-HT

受体拮抗药:如普萘洛尔 + 酮色林;④硝酸酯类联合胃肠动力药,如硝酸甘油 + 甲氧氯普胺;⑤硝酸酯类联合利尿药:单硝酸异山梨酯 + 螺内酯。

3. 肝性脑病的临床用药　肝性脑病(肝昏迷)是急性肝功能衰竭时常见的一组严重临床综合征,也是肝硬化的主要并发症之一。其特点为进行性神经精神变化,从性格改变、嗜睡,很快进入意识障碍和昏迷。肝性脑病的发病机制复杂,目前尚未完全阐明,一般认为是多种因素综合作用的结果,除氨中毒(血氨升高)、脑内假性神经递质增加及氨基酸代谢障碍外,还有大脑的能量代谢障碍、脑水肿等因素。药物治疗主要包括:①降血氨药,如乳果糖、新霉素等;②纠正氨基酸失衡,补充支链氨基酸;③多巴胺前体药,如左旋多巴等。

三、胰腺炎的临床用药

胰腺炎是临床消化系统常见的疾病之一,分为急性胰腺炎(acute pancreatitis, AP)和慢性胰腺炎(chronic pancreatitis, CP)。急性胰腺炎的病因复杂,临床主要表现为突发腹痛及血淀粉酶增高,多数患者为轻症急性胰腺炎(mild acute pancreatitis, MAP),具有一定自限性,经对症处理预后较好,但部分病例出现器官衰竭或局部并发症(如胰腺出血坏死、假性囊肿、胰腺脓肿等)的重症急性胰腺炎(severe acute pancreatitis, SAP),表现为休克、高热、黄疸、腹胀以至肠麻痹、腹膜刺激征以及皮下出现瘀斑,严重者可危及患者生命。慢性胰腺炎为胰腺慢性、复发性炎症,是以胰腺结构和(或)功能的进行性损害最终导致胰腺内、外分泌功能丧失为特点的病变。主要的治疗途径有抑制胰腺外分泌、抑制胰酶活性、改善微循环以及抗菌治疗等,常用药物如下。

奥曲肽(octreotide)

奥曲肽是一种人工合成天然生长抑素的八肽衍生物,可抑制胃酸、胃泌素、胃蛋白酶以及胰腺分泌,刺激肝脏网状内皮系统,从而减少内毒素血症、抑制血小板活化因子的释放及对胰腺实质细胞发挥保护等作用。奥曲肽可有效降低急性胰腺炎的死亡率,缩短急性水肿型胰腺炎患者腹痛消失时间和血淀粉酶恢复正常时间。大剂量的奥曲肽可有效减轻疼痛等临床症状,还可降低急性呼吸窘迫综合征(ARDS)、急性肾功能衰竭、消化道出血、水电解质紊乱及胰腺假性囊肿等并发症的发生率;有效降低血清 IL-6 和 IL-8 的水平,减轻和抑制炎性反应。临床主要用于重型胰腺炎、胃肠道瘘管、门脉高压引起的食管静脉曲张出血、应激性溃疡及消化道出血、肢端肥大症等的治疗,也可用于胰酶替代疗法效果不佳的慢性胰腺炎患者。

醋酸奥曲肽注射液:每支 0.1mg,用于重症胰腺炎时,0.1mg 皮下注射,4 次/天,疗程 3 ～ 7 天。主要不良反应有注射部位疼痛或针刺感,一般可于 15 分钟后缓解;消化道不良反应有厌食、恶心、呕吐、腹泻、腹部痉挛疼痛等,偶见高血糖、胆石、糖耐受异常和肝功能异常等。患者长期治疗有形成胆石的报道,故在治疗前和治疗后应每 6 ～ 12 个月进行胆囊超声波检查 1 次。对胰岛素瘤患者,奥曲肽可能加重低血糖程度,并延长其持续时间,应注意观察。奥曲肽还可减少环孢素的吸收、延缓西咪替丁的吸收速度。对奥曲肽过敏者、孕妇、哺乳期妇女和儿童禁用;肾、胰腺功能异常和胆石症患者慎用。

加贝酯(gabexate)

加贝酯是一种非肽类蛋白的抑制剂,可抑制胰蛋白酶、激肽释放酶、纤维蛋白溶酶、凝血酶等蛋白酶的活性,从而制止这些酶所造成的病理生理变化。在急性胰腺炎动物模型中,加贝酯可抑制活化的胰蛋白酶、减轻胰腺损伤,同时血清淀粉酶、脂肪酶活性和尿素氮升高情况也明显改善。主要用于急性轻型水肿型胰腺炎的治疗,也可作为急性出血坏死胰腺炎的辅助用药。有药物过敏史者慎用;孕妇及儿童禁用,哺乳妇女尚不明确。

乌司他丁(ulinastatin,UTI)

乌司他丁是从尿中分离提取的一种尿胰蛋白酶抑制剂,广泛抑制多种蛋白水解酶(如胰蛋白酶、弹性蛋白酶等)以及糖类和脂类水解酶(如淀粉酶、脂肪酶、透明质酸酶等),从而减少细胞和组织损伤、抑制过度炎性反应及清除氧自由基、改善组织灌注;尚有稳定溶酶体膜、抑制溶酶体酶的释放和抑制心肌抑制因子产生等作用。主要用于:急性胰腺炎,慢性复发性胰腺炎,急性循环衰竭的抢救辅助用药。

乌司他丁注射粉末剂或冻干块状物,规格有 2.5 万 IU、5 万 IU、10 万 IU。①急性胰腺炎、慢性复发性胰腺炎,初期每次 100 000 单位溶于 500ml 5% 葡萄糖注射液或 0.9% 生理盐水注射液中静脉滴注,每次静脉滴注 1~2 小时,每日 1~3 次,以后随症状消退而减量;②急性循环衰竭,每次 100 000 单位溶于 2ml 生理盐水注射液中,每日缓慢静脉推注 1~3 次。并可根据年龄、症状适当增减。偶见白细胞减少或嗜酸性粒细胞增多、恶心、呕吐、腹泻,谷草转氨酶(AST)、谷丙转氨酶(ALT)上升以及过敏反应。避免与加贝酯合用;有药物过敏史、对食品过敏者或过敏体质患者慎用;妊娠妇女应根据病情需要慎用;可进入乳汁,哺乳妇女如必须使用应避免哺乳。

前列地尔(alprostadil;prostaglandin E$_1$,PGE$_1$)

前列地尔可抑制血管平滑肌细胞的游离钙离子,抑制血管交感神经末梢释放去甲肾上腺素,使血管平滑肌舒张,明显改善胰腺微循环,从而有效地防止胰腺各种消化酶的释放,防止胃酸刺激胰腺外分泌,同时,前列地尔还能直接抑制胰腺外分泌,因而减轻了胰腺的病理损伤过程。主要用于急性胰腺炎的治疗。严重心衰患者、妊娠或可能妊娠的妇女、既往对前列腺素有过敏史的患者禁用。前列地尔可使眼压增高、胃黏膜出血,故青光眼或眼压亢进的患者、既往有胃溃疡的患者以及间质性肺炎的患者慎用。

抗 菌 药 物

由于肠道菌群易位等原因,急性胰腺炎有 40%~70% 会继发感染,故如何预防和治疗感染,在急性胰腺炎的治疗中有举足轻重的作用。抗菌药物的选择应符合脂溶性强、有效通过血胰屏障以及以革兰阴性菌和厌氧菌为主要抗菌谱的三大条件,哌拉西林、美洛西林、亚胺培南、第三代头孢菌素、第四代喹诺酮类、甲硝唑等可有效通过血胰屏障。一般认为对于重症急性胰腺炎、胆源性轻症急性胰腺炎应使用抗菌药物治疗,而对于非胆源性轻症急性胰腺炎不主张常规应用抗菌药。

知识链接：

根除幽门螺杆菌三联疗法方案

1. 铋剂 + 两种抗菌药：如枸橼酸铋钾 + 甲硝唑（或替硝唑）+ 阿莫西林，疗程 1 ~ 2 周，治愈率 86% ~ 90%。

2. 质子泵抑制剂 + 两种抗菌药：如奥美拉唑 + 克拉霉素 + 甲硝唑（或阿莫西林），治疗 1 周，Hp 感染治愈率 86% ~ 90%；或奥美拉唑 + 阿莫西林 + 甲硝唑，疗程 1 ~ 2 周，治愈率为 77% ~ 83%。

3. H_2-RA + 抗菌药：如雷尼替丁 + 阿莫西林 + 甲硝唑，疗程 2 周，治愈率 80% ~ 85%，或雷尼替丁 + 铋剂 + 克拉霉素（或阿莫西林），疗程 2 周。

思考题

1. 简述治疗消化性溃疡的药物分类及代表药。
2. 目前用于治疗胃食管反流病的药物有哪些？评价其疗效。
3. 常用的利胆排石药有哪些？主要适应证是什么？
4. 常用的保肝药物有哪些？
5. 胰腺炎的药物治疗原则是什么？代表药物有哪些？

（李晓冰）

第二十二章　内分泌与代谢疾病的临床用药

📚 **学习要求**

1. 掌握胰岛素和口服降糖药在治疗糖尿病中的应用及用药原则,治疗糖尿病、甲亢、甲减、骨质疏松和痛风的药物分类和主要代表药物。
2. 熟悉糖尿病的分类及并发症的治疗。
3. 了解糖尿病、骨质疏松、甲状腺功能异常、痛风的病因、发病机制和临床表现,治疗骨质疏松的新药。

第一节　糖尿病的临床用药

一、概　　述

糖尿病(diabetes mellitus)是以长期血葡萄糖水平增高为特征的代谢疾病群。引起血糖增高的病理生理机制主要是胰岛素分泌缺陷和(或)胰岛素作用缺陷。最常见的临床表现为"三多一少"症状,即多饮、多食、多尿和体重减轻。目前国际上将糖尿病主要分为下列4类:

1型糖尿病:旧称胰岛素依赖型糖尿病(insulin dependent diabetes mellitus,IDDM),源于遗传与环境因素中病毒感染、化学物质所引起的自身免疫机制紊乱所导致的β细胞破坏,通常导致胰岛素绝对缺乏,是儿童及青少年最常见的内分泌疾病。

2型糖尿病:旧称非胰岛素依赖型糖尿病(noninsulin dependent diabetes mellitus,NIDDM),占糖尿病患者总数的95%以上,以胰岛素抵抗(insulin resistance,INR)为主伴有胰岛素相对缺乏,或胰岛素分泌不足为主伴有或不伴有胰岛素抵抗。

妊娠期糖尿病(gestational diabetes mellitus,GDM):指在妊娠期间发生或者妊娠前可能已有糖代谢异常而未被发现的糖尿病或葡萄糖耐量递减的妊娠患者。

其他特殊类型糖尿病:包括:①胰岛β细胞功能遗传缺陷引起的糖尿病;②胰岛素作用遗传缺陷所致的糖尿病;③胰腺外分泌疾病引起的糖尿病;④内分泌疾病引起的糖尿病;⑤药物或化学物质诱发的糖尿病;⑥病毒感染引起的糖尿病;⑦免疫介导的罕见类型的糖尿病;⑧其他遗传综合征伴随的糖尿病。

国际糖尿病联盟(IDF)提出糖尿病现代化治疗的五个要点:糖尿病教育、饮食治疗、运动治疗、血糖监测和药物治疗。治疗目标是使血糖达到或接近正常水平,纠正代谢紊乱,消除糖尿病症状,防止或延缓并发症,维持良好健康和劳动能力,保证儿童生长发育,延长寿命,降低病死率。应坚持早期治疗、长期治疗、个体化治疗和综合性治疗的基本原则。

应早预防、早发现、早治疗。对已患糖尿病者应及早合理治疗,预防并发症的发生;对已有的并发症给予恰当治疗,预防因并发症致器官功能衰竭、致残或致死。长期治疗合理控制血糖及相关指标长期达标,同时积极关注可能存在的高血压、脂代谢异常、肥胖与不合理生活习惯等的改善与控制。个体化治疗选择采取适合该患者的治疗措施,以达到最佳的治疗效果。结合药物的特点与疗效以及患者的个体因素制订治疗方案,提高治疗的依从性。综合治疗包括健康教育、饮食、运动、药物和疾病监测五大要素,对糖尿病良好控制缺一不可。

二、降血糖药物分类和常用药物

(一)降血糖药物的分类

主要分为胰岛素类和口服降糖药。口服降糖药包括:①磺酰脲类;②双胍类;③胰岛素增敏剂;④α-葡糖苷酶抑制剂;⑤非磺酰脲类促胰岛素分泌药;⑥醛糖还原酶抑制剂。

(二)常用药物

1. 胰岛素及胰岛素类似物

胰岛素(insulin)

分子量约6000,由两条多肽链组成,A链含21个氨基酸,B链含30个氨基酸。目前仍为1型糖尿病患者的首选药。

【药动学】 按起效快慢和作用维持时间,胰岛素制剂可分为三类:①短效(速效)胰岛素;②中效胰岛素;③长效胰岛素。见表22-1。

表22-1 胰岛素的分类

药名	给药途径	起效时间(小时)	高峰时间(小时)	持续时间(小时)
短效胰岛素				
普通胰岛素	皮下/肌内/静脉	0.5~1	2~4	5~7
中性胰岛素	皮下/肌内/静脉	0.5~1	1~3	5~7
生物合成人胰岛素	皮下/肌内/静脉	1~2	1~3	8
重组人胰岛素注射液	皮下/肌内/静脉	1~2	1~3	8
结晶锌胰岛素	皮下/肌注	0.5~1	2~4	5~7
半慢胰岛素	皮下/肌注	0.5~1	2~4	5~7
中效胰岛素				
慢胰岛素	皮下/肌注	1~4	6~12	24~28
中性鱼精蛋白锌胰岛素	皮下/肌注	1~2	6~12	24~28
精蛋白生物合成人胰岛素	皮下/肌注	1~2	4~12	24
低精蛋白胰岛素	皮下/肌注	1~2	4~12	24
长效胰岛素				
慢特锌胰岛素	皮下/肌注	4~8	18~24	>36
鱼精蛋白锌胰岛素	皮下/肌注	4~8	18~24	>36

【药效学】 胰岛素通过与靶组织(主要是肝脏、脂肪和肌肉)细胞膜上的胰岛素受体结合,在肌肉、肝脏、脂肪组织的中间代谢中起重要作用。

(1)对代谢的影响:①糖代谢:降低血糖;增加葡萄糖的穿膜转运,促进靶组织葡萄糖的摄取及在细胞的氧化、利用;抑制肝糖原分解、促进糖原合成,抑制肝葡萄糖输出;②脂肪代谢:促进脂肪合成,抑制脂肪分解,并能抑制脂肪酸和氨基酸转变为酮体;③蛋白质代谢:促进氨基酸通过细胞膜进入细胞,并促进 mRNA 的合成,增加蛋白质生成,抑制蛋白质分解。

(2)促细胞生长作用:胰岛素可与胰岛素样生长因子(insulin like growth factor-1,IGF-1)受体结合,发挥促细胞生长作用。

(3)作用机制:与胰岛素受体(insulin receptor,InsR)的 α 亚基结合后迅速引起 β 亚基的自身磷酸化,激活 β 亚基上的酪氨酸蛋白激酶(tyrosine protein kinase,TPK),导致对细胞内其他活性蛋白的连续磷酸化反应,从而产生降血糖等生物效应。

【临床应用】

(1)1 型糖尿病:由于 1 型糖尿病患者的胰岛素绝对缺乏,必须长期使用胰岛素制剂。

(2)2 型糖尿病经饮食控制和口服降糖药物无效,或出现各种急性或严重并发症,如酮症酸中毒、非酮性高血糖高渗性昏迷,严重的心、肝、肾、脑及眼的并发症。

(3)继发性糖尿病,如垂体性糖尿病。

(4)糖尿病合并妊娠或妊娠期糖尿病。

【不良反应】

(1)低血糖反应:常见。为胰岛素剂量偏大和(或)饮食不当有关,多见于 1 型糖尿病患者,可出现饥饿感、头晕、出冷汗、心悸、烦躁、惊厥甚至昏迷,应随时准备糖食或静脉注射葡萄糖以对抗低血糖反应。在午夜发生过低血糖而表现为清晨高血糖称 Somogyi 现象,应注意鉴别并及时调整前一天晚餐前或夜间胰岛素剂量。

(2)过敏反应:发生率低。多由使用不纯制剂引起,与 IgE 抗体有关。局部性过敏者注射后几小时到几天内注射部位出现红斑、丘疹、硬结;全身性过敏反应在注射后立即出现全身荨麻疹,可伴有或不伴有血管神经性水肿,出现呼吸系统症状,如哮喘、呼吸困难,严重者血压降低、休克甚至死亡,可换用其他动物种属的制剂。对必须使用但有全身过敏反应的患者,应进行脱敏治疗。

(3)胰岛素抵抗:应用超过常用量的胰岛素后没有出现明显的低血糖反应,即发生胰岛素抵抗,通常患者每日胰岛素用量超过 200U 的情况为胰岛素抵抗。急性耐受性常因感染、创伤、手术或酮症酸中毒等而引起,可能与血中具有抗胰岛素的肾上腺皮质激素增多有关;慢性耐受性与胰岛素抗体的产生有关,该抗体与胰岛素结合形成复合物影响胰岛素的生物活性,减弱降血糖作用。只有极少数患者发生胰岛素抵抗,可于数月至 1 年内自行消失。如原来用动物胰岛素引起胰岛素抵抗可改用人胰岛素制剂。

(4)脂肪营养不良:注射部位皮下脂肪萎缩或增生,停止注射后可缓慢自然恢复,女性多于男性,应经常更换注射部位以防止其发生。使用高纯度或人胰岛素制剂后可大大减少该症状出现。

(5)水肿:治疗初期因钠潴留作用而发生轻度水肿,可自行缓解而无须停药。

(6)视力模糊:部分患者注射后视力模糊,为晶状体屈光度改变引起,常在数周内自然恢复。

【药物相互作用】

(1)合用时应减少胰岛素剂量的药物有:口服降糖药、抗凝血药、水杨酸盐、磺胺类药、甲氨蝶呤、氯喹、奎尼丁、奎宁、单胺氧化酶抑制剂、奥曲肽、血管紧张素转换酶抑制剂、同化激素以及硫胺类药物。

（2）合用时应加大胰岛素剂量的药物有：钙通道阻滞药、可乐定、二氮嗪、生长激素、肝素、H_2 受体拮抗剂、大麻、吗啡、尼古丁、口服避孕药、甲状腺激素、噻嗪类等。

（3）β 受体拮抗剂，如普萘洛尔可掩盖其低血糖症状；中等至大量酒精可增强胰岛素的降血糖作用。

【药物评价】　急需应用胰岛素者，如糖尿病酮症酸中毒、糖尿病昏迷患者、糖尿病伴严重感染或大手术前后等需用短效胰岛素；幼年糖尿病患者可先选用短效胰岛素，剂量确定后可改用中效胰岛素；稳定性糖尿病患者可选用短效胰岛素，剂量确定后可改用中效或长效胰岛素，亦可直接选择中效或长效胰岛素。

【注意事项】　治疗必须在一般治疗和饮食治疗的基础上进行，由于患者表现的症状差异大，对胰岛素制剂的反应也有较大差异，应坚持个体化用药。从小剂量开始并注意患者对胰岛素的敏感性和治疗反应，及时测定血糖和（或）尿糖。用药后如发现低血糖或注射部位出现红肿、硬结应及时处理。原用口服降糖药者可按需要直接改用胰岛素，但应注意某些口服制剂尤其是长效磺脲类药物（如氯磺丙脲）在停药后其作用仍会持续一段时间，因此换药后应密切检测血糖，调整胰岛素剂量。对正在接受胰岛素治疗且有吸烟习惯的糖尿病患者，突然戒烟时应适当减少胰岛素的用量，或按血糖情况加以调整。

赖脯胰岛素（isulinlispro）

为速效人胰岛素的类似物。由于胰岛素分子形成多聚体的特性改变，易于解离，从而加速皮下注射后的吸收，有利于控制进餐后迅速升高的高血糖。

【药动学】　皮下注射后 15 ~ 20 分钟起效，30 ~ 60 分钟达峰，峰值比人普通胰岛素更高，作用持续 4 ~ 5 小时。

【药效学】　与人胰岛素基本相同，作用比人普通胰岛素起效更快，作用峰值更高，维持时间较短，可更好地控制餐后高血糖而较少引起低血糖。

【临床应用】　由于快速、短效的特点，更适合于：①经常发生低血糖的 1 型糖尿病患者；②生活不规律、外出活动较多的用胰岛素治疗的糖尿病患者。

【不良反应】　同胰岛素，低血糖的发生率低于人普通胰岛素。

【注意事项】　三餐前皮下注射各一次，亦可在进餐时即时注射，剂量视病情而定，并按血糖变化调整剂量，使用剂量可与人普通胰岛素基本相同。为了控制晚上高血糖，可于早晨加注一次中效胰岛素，但本品不能与其混合。为了控制晨起的高血糖，需在睡前加注一次中效胰岛素。

2. 口服降糖药物

（1）磺酰脲类（SU）：主要用于治疗 2 型糖尿病，临床上较常用的包括：①第一代：甲苯磺丁脲（tolbutamide，D_{860}）、氯磺丙脲（chlorpropamide）、醋磺己脲（acetohexamide）、妥拉磺酰脲（tolazamide）等；②第二代：格列本脲（glibenclamide）、格列吡嗪（glipizide）、格列齐特（gliclazide，达美康）、格列喹酮（gliquidone）、格列波脲（glibornuride）等；③第三代：格列美脲（glimepiride）等。

【药动学】　在胃肠道吸收迅速而完全，与血浆蛋白结合率高，多数药物在肝内氧化成羟基化合物，并迅速从尿中排出。各类药物在体内的药动学特征参见表 22-2。

表 22-2 磺酰脲类口服药物的体内过程

药名	$t_{1/2}$（小时）	维持时间（小时）	代谢形式	每日剂量（mg）
甲苯磺丁脲	4～6	6～10	肝代谢	500～3000,2～3 次/天
氯磺丙脲	25～40	30～60	肝代谢	100～500,1 次/天
妥拉磺酰脲	7	12～24	肝代谢	100～1000,1～2 次/天
醋磺己脲	4～10	16～24	肝代谢	2.5～15,1～2 次/天
格列苯脲	4～8	12～24	肝代谢	2.5～15,1～2 次/天
格列吡嗪	4	12	肝代谢	2.5～20,1～2 次/天
格列齐特	8～12	24	肝代谢	40～320,1～2 次/天

【药效学】 能降低正常人血糖和糖尿病患者的血糖,但只对胰腺功能尚未完全丧失的糖尿病患者有效(至少保留 30% 正常功能);对严重的糖尿病患者和完全切除胰腺的糖尿病患者,或胰岛素分泌能力严重衰竭的糖尿病患者无效。主要作用机制为:①刺激 β 细胞分泌胰岛素;②增加胰岛素与靶组织及受体的结合能力;③激活糖原合成酶和 3-磷酸甘油脂肪酰转移酶,促进葡萄糖的利用以及糖原和脂肪的合成。

【临床应用】 适用于经饮食控制及体育锻炼 2～3 个月疗效不满意的轻、中度患者,其胰岛 β 细胞有一定的分泌胰岛素功能,无感染、创伤、急性心肌梗死、酮症酸中毒、高糖高渗性昏迷等急性并发症,非妊娠期,无严重的慢性并发症。

【禁忌证】 下列情况禁用:①已明确诊断的 1 型糖尿病患者;②2 型糖尿病患者伴有酮症酸中毒、昏迷、严重烧伤、感染、外伤和重大手术等应激情况;③肝、肾功能不全者;④对磺胺药物过敏者;⑤白细胞减少的患者;⑥孕妇、哺乳期妇女。体质虚弱、高热、恶心、呕吐、肺功能或肾功能异常的老年人,有肾上腺皮质功能减退或腺垂体功能减退症,尤其未经激素替代治疗者,发生严重低血糖的可能性增加,应慎用本类药物。

【不良反应】

1)低血糖反应:由进餐延迟、剧烈体力活动、药物剂量过大或不合理的联合用药引起。发生低血糖反应后给患者饮食、饮糖水。

2)消化道反应:部分品种有轻度恶心、呕吐、上腹灼热感、食欲减退、腹泻、口中金属味等,症状程度与剂量有关。部分患者会有食欲提高、体重增加。大剂量应用 1～2 个月内,可出现肝损害和胆汁淤积性黄疸。

3)过敏反应:如皮疹,偶有发生剥脱性皮炎者。

4)其他:如中枢神经系统反应(嗜睡、眩晕、共济失调等)、血液系统反应(粒细胞减少等)。

【药物相互作用】

1)与下列药物合用可促进低血糖发生:①丙磺舒、别嘌醇抑制 SU 由尿中排泄;②酒精、H_2 受体拮抗剂、氯霉素、咪康唑、抗凝药延缓 SU 的代谢;③水杨酸盐、贝特类降脂药促使与血浆白蛋白结合的 SU 分离;④酒精、胍乙啶、单胺氧化酶抑制剂、奎尼丁类,本身具致低血糖作用;⑤其他类降血糖药物,如胰岛素、二甲双胍、阿卡波糖、胰岛素增敏剂。

2)与皮质激素、雌激素、噻嗪类利尿剂、苯妥英钠、利福平等药物合用时,可升高血糖,需增加磺酰脲类药物的剂量;β肾上腺素受体拮抗剂可拮抗 SU 的促胰岛素分泌作用,也可致高血糖。

【注意事项】　餐前服药效果好,进餐时服药可减少胃肠道反应。必须在饮食治疗的基础上使用,如漏服一次应尽快补上,如已接近下次用药时间不要加倍用药。用药期间要定期检查血糖及尿糖;尿酮体,尿蛋白,肝、肾功能,血象和眼科检查亦应定期进行。

格列齐特(gliclazide)

降糖作用为甲苯磺丁脲的 10~20 倍,适用于老年糖尿病患者,可降低血小板黏附与聚集,加速纤维蛋白溶解,消除微血栓,对糖尿病微血管病有防治作用。口服后吸收迅速,30分钟起效,2~6 小时达到高峰,持续 24 小时。$t_{1/2}$ 为 10~12 小时。10%~20% 自胃肠道排出,60%~70% 从肾脏排泄,肾功能不全者禁用。多数患者耐受性好,偶有头晕、恶心、腹痛与皮疹,剂量过大也可致低血糖反应。

(2)双胍类(biguanides):可加强胰岛素的敏感性,作用机制是促进脂肪组织摄取葡萄糖、降低葡萄糖在肠道的吸收,抑制肝糖原异生及高血糖素释放,增加胰岛素与受体的结合能力,降低血浆高血糖素水平等。常用的药物有二甲双胍(metformin),其引起乳酸性酸中毒的机会较少。

盐酸二甲双胍(metformin hydrochloride)

【药动学】　主要由小肠吸收,吸收半衰期为 0.9~2.6 小时,生物利用度为 50%~60%。口服后 2 小时内血浆浓度达峰值。结构稳定,不与血浆蛋白结合,以原形随尿液排出。

【药效学】　可降低 2 型糖尿病患者空腹及餐后高血糖,糖化血红蛋白(HbAlc)可下降1%~2%。无促进脂肪合成作用,对正常人无明显降血糖作用,对 2 型糖尿病患者单独应用时一般不引起低血糖。

【临床应用】　用于单纯饮食控制不满意的非胰岛素依赖型糖尿病患者,尤其是肥胖者。不但可降低血糖,还可减轻体重,对某些磺酰脲类疗效差的患者也可奏效。

【禁忌证】　以下情况禁用:①对本药及其他双胍类药物过敏者;②2 型糖尿病伴有酮症酸中毒、肝和肾功能不全(血清肌酐超过 1.5mg/dl)、心力衰竭、急性心肌梗死、严重感染或外伤、重大手术以及临床有低血压和缺氧情况者;③糖尿病合并严重的慢性并发症(如糖尿病肾病、糖尿病眼底病变)患者;④静脉肾盂造影或动脉造影前;⑤酗酒者;⑥严重心、肺疾病患者;⑦维生素 B_{12}、叶酸和铁缺乏者;⑧营养不良、脱水等全身情况较差者;⑨孕妇;⑩哺乳妇女。既往有乳酸性酸中毒史者慎用。

【不良反应】　常见的不良反应有恶心、呕吐、腹泻、口中有金属味等,有时有乏力、疲倦、体重减轻、头晕、皮疹等表现。本品可减少肠道吸收维生素 B_{12},使血红蛋白减少,导致巨幼细胞贫血;罕见乳酸性酸中毒,表现为呕吐、腹痛、过度换气、神志障碍、血液中乳酸浓度增加。

【药物相互作用】　可增加华法林等抗凝血药的抗凝血作用;合用西咪替丁可增加本品生物利用度并降低肾脏清除率,应减少剂量;同服树脂类药物可减少本品的胃肠道吸收;与胰岛素合用会增强降血糖作用,应调整剂量;与含醇饮料同服可发生腹痛、酸血症及体温过低;与磺酰脲类并用时,可引起低血糖。

【药物评价】 二甲双胍是唯一经大型、前瞻性、随机临床试验证实能控制血糖、改善大血管并发症(冠心病、脑卒中)的抗糖尿病药物。对肥胖 2 型糖尿病患者,单纯饮食控制效果不满意者,可作为首选。与磺酰脲类合用具有协同作用,较单用的效果更好;亦可与胰岛素联用治疗 1 型及 2 型糖尿病中需用胰岛素治疗的患者,以加强胰岛素的降血糖作用,但须防止低血糖反应。

【注意事项】 口服,成人开始一次 0.25g,一日 2~3 次,以后根据疗效逐渐加量,一般一日 1~1.5g,最大剂量一日不超过 2g。餐前即可服用,若有胃肠不适可餐中或餐后服用。肝功能或肾功能不全患者禁用,肾功能不全时药物排出受阻;心肺功能不全的患者禁用,因缺氧时组织中的乳酸增高。有酮症酸中毒、高渗昏迷、重度感染、创伤、高热、妊娠、心肌梗死时禁用;溃疡病患者慎用。治疗期间应禁酒。发生皮疹等过敏反应者应停药。胰岛素依赖型糖尿病不应单独应用本品。定期检查血糖、尿糖、尿酮体、肾功能等。

(3)胰岛素增敏剂:胰岛素抵抗和胰岛 β 细胞功能缺陷是 2 型糖尿病的主要病理生理机制,能够增强靶组织对胰岛素敏感性的药物可口服用来降低血糖,该类药物称为胰岛素增敏剂(insulin action enhancers),包括噻唑烷二酮类、β₃ 肾上腺素受体激动剂、高血糖素受体拮抗剂、脂肪酸代谢干扰剂、维 A 酸受体激动剂等。

1)噻唑烷二酮类化合物:噻唑烷二酮类化合物(thiazolidinediones,TZD)也称格列酮类化合物,代表药物有罗格列酮(rosiglitazone)、吡格列酮(pioglitazone)、曲格列酮(troglitazone)、环格列酮(ciglitazone)、恩格列酮(englitazone)等,其中罗格列酮和吡格列酮在临床中使用较多。本类药物能改善胰岛 β 细胞功能,显著改善胰岛素抵抗及相关代谢紊乱,对 2 型糖尿病及其心血管并发症均有明显疗效,主要用于治疗其他降糖药物疗效不佳的尚有分泌一定量胰岛素能力的 2 型糖尿病患者,尤其是对胰岛素抵抗的糖尿病患者。

其改善胰岛素抵抗及降糖的机制主要与竞争性激活过氧化物酶增殖体受体 γ(peroxisomal proliferator activated receptor γ,PPARγ),调节胰岛素反应性基因的转录有关。

本类药物有良好的安全性和耐受性,单用者罕见低血糖,常见的不良反应有呼吸道感染及头痛、轻度贫血、体液潴留、体重增加及肌痛、增加心血管疾病发生率。有的药物如曲格列酮可引起一定肝毒性,已被限制使用。

罗格列酮(rosiglitazone)

为环格列酮的体内代谢物,通过增加组织对胰岛素的敏感性,提高细胞对葡萄糖的利用而发挥降血糖作用,可明显降低空腹和餐后的血糖及胰岛素和 C-肽水平,被认为是最有效的 PPARγ 激动剂。其药动学参数不受年龄、种族、吸烟或饮酒的影响。主要用于以胰岛素抵抗为主的 2 型糖尿病患者,可与二甲双胍或磺酰脲类药物合用。对已服用最大推荐剂量二甲双胍或磺酰脲类药物,血糖仍控制不佳者,本品不可替代原抗糖尿病药物,需在其原来基础上联合应用。不良反应主要有上呼吸道感染、头痛、钠潴留致轻、重度水肿及轻度贫血等。心功能不全者、儿童、孕妇及哺乳期妇女、已知对本品过敏者禁用。

吡格列酮(pioglitazone)

为高选择性 PPARγ 激动剂,可提高肝细胞、骨骼肌对胰岛素的敏感性,从而降低血糖和血浆胆固醇水平并改善脂蛋白比例。用于 2 型糖尿病患者经饮食控制、体育锻炼后血糖仍不能正常者。可单用,也可与磺脲类、二甲双胍或胰岛素合用。不良反应与罗格列酮类似,少数有头痛、上呼吸道感染、肌痛、牙齿疾病、水肿等。与口服避孕药同服会使避孕药的血浆浓度降低 30% 左右,可能会使避孕药作用消失。

2)脂肪酸代谢干扰剂:脂肪酸是引起胰岛素抵抗的最主要非激素类物质之一,游离脂肪酸能够造成:①葡萄糖氧化减弱及糖原异生增加;②通过葡萄糖-脂肪酸循环抑制外周组织对葡萄糖的作用,促使糖尿病患者血糖升高,使胰岛素抵抗进一步加剧。代表药物依托莫司(etomoxir)为一种环氧乙烷酸衍生物,是肉毒碱软脂酰转移酶-Ⅰ(CPT-Ⅰ)的拮抗剂,抑制脂肪酸代谢,加速糖代谢,使 2 型糖尿病患者的脂肪酸氧化减少,葡萄糖利用增加,血糖降低。用于治疗 1、2 型糖尿病,对治疗糖尿病并发心力衰竭或冠心病具有一定价值。

3)β_3 肾上腺素受体激动剂:β_3 肾上腺素受体主要分布在脂肪组织、胆囊、小肠、膀胱和尿道括约肌中,可刺激胰腺细胞分泌胰岛素,抑制骨骼及糖原的合成,抑制胃肠道平滑肌收缩。其激动剂可刺激棕色脂肪组织产热,增加能量消耗,提高机体对胰岛素的敏感性,促进葡萄糖分解。分为芳乙醇胺类、芳氧丙醇胺类等,用于治疗 2 型糖尿病和肥胖症。

(4)α-糖苷酶抑制剂:是由放线菌属和链霉菌属细菌中提取的一系列具有抑制 α-糖苷酶活性的物质。其作用机制是与 α-糖苷酶相互竞争,抑制寡糖分解为单糖,减少肠道碳水化合物的消化和吸收,降低餐后高血糖,使血糖较平稳且缓慢地维持在一定水平而达到治疗目的。

目前用于临床的有阿卡波糖(acarbose)、伏格列波糖(voglibose)、米格列托(miglitol)等,其中阿卡波糖临床应用时间较长。

阿卡波糖(acarbose)

阿卡波糖的结构类似寡聚糖,能可逆性地抑制小肠绒毛上的 α-糖苷酶的活性,延缓蔗糖向单糖的转化,即延缓葡萄糖的吸收,降低血糖。口服后仅 1%～2% 被吸收入血液循环,故无全身副作用,对肝、肾功能无不良影响。用于 2 型糖尿病或与胰岛素联用治疗血糖不稳定的 1 型糖尿病,亦可与其他降糖药,如磺酰脲类、二甲双胍等联合使用。与抗酸药、考来烯胺、肠道吸附剂和消化酶制品等同服时,会降低本品的降血糖作用。开始治疗时可使一部分碳水化合物到达结肠,被结肠菌群酵解后产生含气产物,引起肠道渗透压改变,出现肠道胀气和腹泻。个别患者可能出现红斑、皮疹等皮肤过敏反应。

(5)非磺酰脲类促胰岛素分泌药:与磺酰脲类有所不同,该类药物在胰岛 β 细胞上有更高亲和力的位点,作用更加迅速,代谢极快,与食物同服可更好地控制血糖。现已应用的包括苯甲酸衍生物瑞格列奈(repaglinide)和苯丙氨酸衍生物那格列奈(nateglinide)。

瑞格列奈(repaglinide)

为氨甲酰甲基苯甲酸衍生物。与其他口服降糖药物不同的是,本品需在进餐时服用,不进餐就不服药。可模仿胰岛素的生理性分泌,有效控制餐后高血糖,被称为"餐时血糖调节剂"。促胰岛素分泌的作用较磺酰脲类快,降低餐后血糖的作用亦较快。

不良反应主要有轻微低血糖,腹痛、腹泻、恶心、呕吐、便秘等胃肠道反应,偶有瘙痒、发红、荨麻疹等皮肤过敏表现,个别病例服药期间肝酶指标轻度或暂时升高。禁用于有明显肝、肾功能损害者,孕妇、哺乳妇女和 12 岁以下儿童。与其他药物联用时,多数能够增强(或降低)磺酰脲类降糖作用的药物(参见本章口服降糖药物磺酰脲类部分),亦可类似地增强(或降低)本品的降糖作用,使用时需加以注意;能影响肝脏 CYP3A4 酶系作用的抑制剂,如酮康唑、伊曲康唑、红霉素、氟康唑以及诱导剂利福平、苯妥英钠均不宜与本品同时使用。

那格列奈(nateglinide)

为苯丙酸衍生物,对 β 细胞的作用更迅速,持续时间更短,解离速度更快,降血糖效应更为明显。进餐开始 15 分钟内胰岛素分泌即明显增加,血浆胰岛素在 3～4 小时内恢复到基础水平。一日 3 次,餐前即刻或餐前 30 分钟内服用。

(6)醛糖还原酶抑制剂:醛糖还原酶是山梨醇合成途径中的第一个酶,在糖尿病并发症发病机制中起重要作用,可有效改善机体聚醇代谢通路异常,达到预防和延缓糖尿病并发症的目的。代表药有依帕司他等。

依帕司他(epalrestat)

口服后通过抑制醛糖还原酶活性,减少体内山梨醇合成,改善糖尿病患者尾部神经和坐骨神经的传导速率,并可抑制坐骨神经中神经纤维密度的下降。可有效预防并改善糖尿病并发的末梢神经障碍、振动感觉异常等症状。

三、糖尿病并发症的临床用药

(一)糖尿病急性并发症的临床用药

1. 糖尿病酮症酸中毒(diabetic ketoacidosis,DKA) 是胰岛素缺乏引起的以高血糖、高酮血症和代谢性酸中毒为主要生化改变的临床综合征,以发病急、病情重、变化快为临床特点。治疗主要包括补液、补充胰岛素和纠正电解质及酸碱失衡。对仅有酮症,无失代偿性酸中毒及明显脱水,神志清楚并能进食的轻症患者,可只给普通胰岛素强化治疗,经消化道补充液体即可。对症状较重患者应积极进行抢救。

2. 糖尿病非酮症高渗综合征(diabetic nonketotic hyperosmolar,DNHS) 是以严重高血糖、高血浆渗透压、严重脱水、伴有进行性意识障碍为主的临床综合征,但无明显酮症。对于DNHS 的治疗与 DKA 类似,主要是补液、胰岛素治疗、补钾、纠正酸中毒以及治疗诱因与并发症。其中关键为迅速补液,扩充血容量并纠正血浆高渗状态。

3. 糖尿病性乳酸酸中毒 是糖尿病的一种后果严重、死亡率高的并发症,多由糖尿病患者双胍类药物的使用不当引起,也有糖尿病未受适当控制或部分糖尿病并发症,如 DKA、高血糖性高渗性昏迷或糖尿病合并严重心、肺、肾病变等引起。应尽快寻找并消除诱因,治疗血容量不足、休克和缺氧,纠正酸中毒,排除体内积聚的乳酸和药物。可根据血糖情况选择补充生理盐水或葡萄糖盐水加普通胰岛素(在中心静脉压监控下进行),必要时输血浆或全血。给予吸氧以补充氧气,合并呼吸衰竭者应予以人工通气治疗,吸入氧气浓度不低于30%。对肾衰竭患者,宜用腹膜透析或血液透析治疗以清除体内乳酸和药物,如出现感染,应及时采用抗生素进行治疗。

4. 糖尿病低血糖症 是糖尿病治疗过程中最常见也是最重要的并发症。低血糖指血浆静脉葡萄糖浓度低于 2.8mmol/L(50mg/dl),临床上表现一系列交感神经兴奋和中枢神经系统功能紊乱的综合征,重者可引起昏迷,甚至危及生命。临床上一般将低血糖分为轻度、中度和重度三类。

当患者确认出现低血糖症状时,应立即口服糖水或以碳水化合物为主的食物,如未能好转或出现神志不清、抽搐、胸痛、低血压等症状应送医院救治。入院后患者应在留取标本和(或)快速血糖测定后立即补充葡萄糖。氯磺丙脲或格列苯脲引起的低血糖应补糖至少2~3天,对静脉注射困难者立即肌注胰高血糖素1mg(儿童减半)。低血糖纠正后要及时治疗各种可能出现的并发症,调整胰岛素或口服降糖药物剂量,祛除诱因防止再发。

(二)常见慢性并发症及合并症的临床用药

常见慢性并发症及合并症主要有心脏病、眼科病、神经病变、肾脏疾病、皮肤病等。

糖尿病心脏病应尽快控制糖尿病血糖水平,同时积极治疗心脏病并发症。

糖尿病常引起眼部并发症,如视网膜、虹膜、眼部神经等病变以及白内障等,均可致盲或视力减退。其中患病率最高的是糖尿病性视网膜病变,一般分为非增殖型和增殖型两大类。治疗时,宜服用降糖药物及控制饮食,控制血糖;对非增殖型糖尿病视网膜病变可口服羟苯磺酸钙(导升明,doxium),降低血液黏滞性,改善微循环。

糖尿病患者的神经病变发生率较高。在控制糖尿病的基础上使用药物增加血流、改善神经营养,包括钙拮抗剂(如尼莫地平)、神经生长因子(NGF)、醛糖还原酶抑制剂(如托瑞司他)、神经节苷脂(康络素)等,B族维生素、维生素E和胞磷胆碱对糖尿病周围神经病变也有一定疗效。

糖尿病肾病是糖尿病的主要微血管并发症之一,临床表现有蛋白尿、水肿、高血压、肾功能减退及肾小球滤过率改变等。目前尚无特效的治疗方法,应进行控制血糖治疗和降压治疗;另外低蛋白饮食也被推荐用于本病治疗。对终末期患者,应当进行透析治疗或选择肾或肾-胰联合移植。

瘙痒是糖尿病患者最常见的皮肤疾病,其程度与血糖升高成正比,全身瘙痒可内服抗组胺剂(如苯海拉明),局部瘙痒可外用止痒剂(如1%达克罗宁霜)进行止痒。

除上述外,糖尿病还常并发或合并血脂代谢异常、口腔疾病、耳聋、下肢血管病变、肝病、骨质疏松等慢性疾病,应在控制血糖的基础上针对发病过程对症治疗。

第二节　骨质疏松症的临床用药

一、概　　述

骨质疏松症(osteoporosis)是以骨量减少和骨组织显微结构退行性改变为特征,骨脆性增加、易发骨折的一种全身性代谢性骨病。其组织病理表现主要为骨松质骨小梁变细、断裂和数量减少,皮质骨多孔、骨板结构紊乱。患者骨量减少,在轻微的外力作用下就可能发生骨折。随年龄的增加而加重,女性较男性多且发生时间较早。

依据病因可分为原发性骨质疏松(primary osteoporosis)、继发性骨质疏松(secondary osteoporosis)和特发性骨质疏松(idiopathic osteoporosis);依据病理特点可分为高转换型骨质疏松(high turnover osteoporosis)和低转换型骨质疏松(low turnover osteoporosis)。原发性骨质疏松分为绝经后骨质疏松(Ⅰ型骨质疏松)和老年性骨质疏松(Ⅱ型骨质疏松)。Ⅰ型骨质疏松均为绝经后妇女，Ⅱ型骨质疏松则发生于 60 岁以上的老人。

目前认为激素、营养状态、物理因素、免疫功能、遗传基因与骨质疏松的发生均有关联，主要有以下几方面：

1. 性激素分泌减少　绝经后雌激素水平下降，破骨细胞凋亡减少，生成增加；破骨细胞寿命延长而成骨细胞和骨细胞寿命缩短，骨重建的速度加快，且骨吸收比骨形成增加更快，造成骨量丢失。雄激素可促进蛋白合成，促进骨基质的合成。

2. 钙调节激素的分泌失调致使骨代谢紊乱　甲状腺"C 细胞"所分泌的降钙素（PTH）使骨代谢活跃，促进骨吸收。1,25-(OH)$_2$D$_3$ 促进钙的吸收利用。

3. 蛋白质、钙、磷、维生素及微量元素摄入不足　钙是影响骨密度的一个重要因素，尤其是生命中第三个 10 年间膳食钙的水平是决定骨密度和以后发生骨质疏松及骨折危险性的重要因素。蛋白质摄入不足或过量都对钙的平衡和骨钙含量起负性调节作用，低蛋白饮食还会通过减少 IGF-Ⅰ 而影响骨骼的完整性。IGF-Ⅰ 通过刺激肾脏无机磷运转和 1,25-(OH)$_2$D$_3$ 的产生而在钙磷代谢中起重要作用，IGF-Ⅰ 对骨小梁和骨皮质的形成亦有重要的促进作用。

4. 户外运动减少　运动对促进骨量形成和骨矿物质增加、提高骨密度起重要作用。机械用力的刺激可加强骨的形成，机械负荷可以增加骨转换率，刺激成骨细胞生物活性，增加骨的重建和骨量的积累。

5. 与维生素 D 受体（VDR）基因变异有密切关系。

骨质疏松症的药物治疗包括：①"钙 + 维生素 D"营养或"钙 + 维生素 D"治疗；②骨吸收抑制药：双膦酸盐、降钙素、女性激素替代治疗（HRT）等；③骨形成刺激药，包括甲状旁腺素、氟剂等。"钙 + 维生素 D"治疗是骨质疏松的"基础治疗"，可以有效防治继发性甲状旁腺功能亢进所致骨丢失和相应的骨折危险性，而且能加强双膦酸盐等药物的疗效。HRT 和二膦酸盐等能够有效地降低原发性和绝经后骨质疏松性骨折危险性，属于"强力治疗"。

提高骨峰值及降低骨丢失率，是预防骨质疏松的根本途径。而骨质疏松患者一旦发生骨小梁断裂，任何治疗均不能使其复原。骨质疏松的防治原则包括提高骨峰值和降低骨丢失率。除遗传因素外，青春期坚持户外运动、摄入足量的钙（元素钙 1000～1500mg/d）、避免大量吸烟、饮酒及浓咖啡等，有利于提高骨峰值；临床上采取补充雌激素、提高钙摄入量和应用骨吸收抑制剂的措施来降低骨丢失率。

二、骨质疏松症常用药物及分类

（一）骨质疏松症药物分类

主要有钙剂、降钙素、维生素 D 及其衍生物、雌激素、选择性雌激素受体调节剂、双膦酸盐、氟化物类、甲状旁腺素、依普黄酮、调节骨代谢的生长因子等。

（二）常用药物

钙　剂

钙剂是治疗骨质疏松疗效和安全性都较为肯定的药物之一。常用的钙剂分为无机钙和有机钙两大类。无机钙包括有：氯化钙、乳酸钙、碳酸钙、葡萄糖酸钙、枸橼酸钙、活性钙等；有机钙有 L-门冬氨酸钙等。

正常口服钙剂 1/5～1/3 被小肠吸收。钙以羟磷灰石的形式存在于骨,骨钙和血钙不断地交换保持动态平衡。当机体摄取钙不足或需要突然增加时,可引起一系列钙调节激素的水平变化,如甲状旁腺素、降钙素、维生素 D_3 等,动员骨中的贮存钙释放出来,以满足机体的需要。

【临床应用】　临床用于防治骨质疏松,也用于妊娠、哺乳妇女、更年期妇女、老年人等。

【禁忌证】　长期使用可致血清磷浓度下降,高钙血症、高钙尿症、含钙肾结石或有肾结石病史、类肉瘤病、洋地黄中毒禁用。

【不良反应】　常见的不良反应有低血压(仅见于静脉注射氯化钙),全身发热或皮肤发红,静脉注射速度过快可产生心律失常、恶心、呕吐。少见的有高钙血症和肾结石。

【药物相互作用】　①饮用含酒精和咖啡因的饮料、吸烟和进食富含纤维素的食物抑制钙的吸收。②合用苯妥英钠,可结合成不被吸收的化合物,使两者吸收均减少。③维生素 D、避孕药、雌激素会增加钙的吸收。④与四环素、降钙素、硫酸纤维素合用,会降低后者的吸收。

【药物评价】　补钙是抗骨吸收和增加骨密度的方法,但钙的吸收有阈值效应。碳酸钙由于其需要在酸性溶液中溶解,故不适合胃酸缺乏的患者。长期服用乳酸钙会使体内乳酸根增多,产生疲劳感。葡萄糖酸钙较适合于老年妇女,糖尿病患者不宜长期使用,临床上主要静注用于应急状态下补钙。枸橼酸钙虽然其含钙量较低,但比碳酸钙容易溶解,适用于胃酸缺乏的患者使用,但会明显增加饮食中铝的吸收,长期应用可能有致铝中毒的危险,而脑中铝蓄积又与老年痴呆有关,应谨慎推荐,服用前必须测定肾功能,特别是老年妇女和患糖尿病或高血压患者。磷酸钙因含有相当数量的磷,不宜用于患有慢性肾衰的患者。氧化钙呈强碱性(pH>12),对胃刺激性较大。氯化钙水溶性好,但副作用较大,现已少用。醋酸钙可降高血磷,也用作补钙剂,且价格较便宜。

【注意事项】　氯化钙不应用于小儿,葡萄糖酸钙不作婴儿肌内注射。

降钙素(calcitonin)

降钙素作用于破骨细胞,能降低破骨细胞活性和数目,直接抑制骨吸收,减慢骨转换,降低血钙,抑制肾小管对钙、磷重吸收,增加钙、磷排泄;抑制疼痛介质释放,拮抗其受体,增加 β-内啡肽释放,起到外周和中枢性镇痛作用。

【临床应用】　Paget 病,骨质疏松症,高钙血症,痛性骨病。

【禁忌证】　妊娠和哺乳期禁用。

【不良反应】　常见有颜面红潮,面部、耳、手或足刺痛,腹泻、恶心、呕吐等;偶见尿频、过敏反应、皮疹。

【药物评价】　降钙素不能明显增加骨密度,但可通过抑制骨吸收、减轻骨丢失而维持骨密度。单独应用降钙素,可引起低血钙及低血钙所致的继发性甲状旁腺功能亢进而增加骨质吸收和骨丢失,应和钙联用。

【注意事项】　①对蛋白质过敏者可能多对本品过敏,先用 1∶100 降钙素稀释做皮试。②大剂量作短期治疗时,在少数患者易引起继发性甲状腺功能减退,增加垂体肿瘤发生率。③治疗中如出现耳鸣、眩晕、哮喘和便意等应停用。④卧床患者长期用药需每月检查尿沉渣 1 次。⑤对维生素 D 引起的高钙血症,小儿较成人疗效好,应根据血钙水平和用药,用药疗程不宜过长。

依降钙素（elcatonin）

作用较天然降钙素强 10～40 倍。主要是通过抑制骨的吸收和骨的自溶,使骨骼释钙减少,从血中摄钙增加。对肾脏增加钙、磷排泄作用则很弱。临床用于高钙血症、骨质疏松症和 Paget 病。

常见的不良反应有恶心、呕吐、双手针刺感,大多数停药后可消失。尚有眩晕、耳鸣、面红、热感、皮疹、腹痛、ASL 和 ALT 上升及注射部位疼痛等不良反应。偶可引起休克、水肿、瘙痒感、发热、寒战、全身乏力、哮喘发作、发汗、咽部薄荷样爽快感、尿频、视力模糊、低钠血症等。

维生素 D 及其衍生物（vitamin D and analogue）

维生素 D 是促进肠道钙吸收的唯一激素。临床上常用的活性维生素 D 主要为阿法骨化醇和骨化三醇(罗钙全)。给予阿法骨化醇后,会迅速在肝脏转化生成骨化三醇,因此阿法骨化醇和骨化三醇的作用相似。

维生素 D 能在体内转化为多种活性代谢物,口服后由肠道迅速吸收进入血液,在肝细胞微粒体中受 25-羟化酶系统催化生成骨化二醇(25-羟基维生素 D),经肾近曲小管细胞在 1-羟化酶系统催化下,生成具有生物活性的维生素 D,即骨化三醇(1,25-二羟基维生素 D)。有关药动学参数见表 22-3。

表 22-3　维生素 D 及其衍生物的药动学

药品	经肝 25-羟化	经肾 1-羟化酶	起效时间（小时）	贮存部位	$t_{1/2}$	持续时间
维生素 D_3	骨化二醇 25-(OH)D_3	骨化二醇 1,25-(OH)D_3	12～24	脂肪、肝	19～48 小时	6 个月
维生素 D_2	25-(OH)D_2	1,25-(OH)D_3	12～24	脂肪、肝	19～48 小时	6 个月
骨化二醇		活化	4	脂肪	16 天	16 天
骨化三醇			2～6	脂肪		15～20 天
双氢速甾醇	活化		7～14			60 天
阿法骨化醇	活化		8～24			

维生素 D 可促进小肠黏膜刷状缘对钙的吸收及肾小管重吸收磷,提高血钙、血磷浓度,协同 PTH、CT,促进旧骨释放磷酸钙,维持及调节血浆钙、磷正常浓度。维生素 D 促进钙沉着于新骨形成部位,使枸橼酸钙在骨中沉积,促进骨钙化及成骨细胞功能和骨样组织成熟。

常与钙制剂合用,用于预防和治疗骨质疏松。

短期内摄入超量或长期服用大量维生素 D 可引起高钙血症,导致严重中毒反应。

雌激素（estrogenic hormone）

雌激素能增加降钙素分泌,抑制 PTH,抑制骨钙溶出,且雌激素可使成骨细胞活动增强,骨形成大于骨吸收,使骨骼变得坚硬、强壮。雌激素能帮助活性维生素 D 在肾内的合成,促进骨的重建过程,促进钙在肠内的吸收。雌激素有天然和人工合成两大类,详见表 22-4。

表 22-4　雌激素及有关药物分类

分类		代表药物	外文名	作用特点
雌二醇类	天然雌激素	雌二醇	estradiol（E_2）	促进女性器官和副性征发育
	雌二醇酯类	苯甲酸雌二醇	estradiol benzoate	同 E_2,肌注 2~5 天
		戊酸雌二醇	estradiol valerate	同 E_2,肌注长效
	雌二醇炔类	炔雌醇	ethinylestradiol	同 E_2,口服高效
		炔雌醚	quinestrol	同 E_2,口服长效
雌三醇类	天然雌激素	雌三醇	estriol（E_3）	雌激素活性低,选择作用于阴道和宫颈
	炔雌三醇醚类	尼尔雌醇	nilestriol	同 E_3,口服长效
混合型	天然结合型	妊马雌酮	Conjugatedestrogens	同 E_3,口服有效
人工合成非甾体类化合物	二苯乙烯类	乙烯雌酚	diethylstilbestrol	口服为 E_2 的 2~3 倍
		己烷雌酚	hexestrol	同 E_2,效力较弱
	三苯乙烯类（弱雌激素及抗雌激素作用）	氯烯雌醚（泰舒）	chloritrianisence	同 E_2,效力温和持久
		枸橼酸氯米芬	clomifene citrate	用于诱导排卵
		他莫昔芬（三苯氧胺）	tamoxifen	用于乳腺和卵巢癌
伪性腺激素	7-异炔诺酮	利维爱（替勃龙）	livial	兼有弱雌、孕、雄激素活性

雌激素能促使细胞合成 DNA、RNA 和相应组织内各种不同的蛋白质;可减少骨吸收,降低血清钙、磷水平,也使尿钙和尿羟脯氨酸排泄减少;还可使甲状旁腺激素水平升高,促进肠钙吸收。

雌激素替代疗法对防治骨质疏松效果明显。还可治疗转移性乳腺癌、晚期前列腺癌、痤疮、白细胞减少症,事后避孕和回奶。

常见的不良反应有腹胀气或绞痛、胃纳不佳、恶心、乳房肿胀、体重增加或减少。偶见不规则阴道出血、闭经、尿频、突发头痛、行为失调、视力改变、血压升高、精神抑郁、皮疹等。

雷洛昔芬(raloxifene)

雷洛昔芬是选择性雌激素受体调节剂(SERMs),在子宫和乳腺组织呈现拮抗雌激素作用,抑制乳腺上皮和子宫内膜增生;使髋部和脊柱骨密度和全身骨量显著增加,与雌激素对骨重建和钙代谢的作用相似。与钙制剂合用能预防骨的丢失,保持骨密度并有降血脂作用。每日 60mg 可使骨吸收降低的同时使钙平衡正向转移,使尿钙的丢失减少,对骨的作用表现为血清和尿的骨转换标志物水平下降。主要用于预防和治疗绝经后妇女的骨质疏松症。

应用时可出现小腿痛性痉挛,极少有胃肠症状如恶心、呕吐、腹痛和消化不良,皮疹、血压升高、头痛。极少病例出现 AST 或 ALT 轻度增加。仅用于绝经后妇女。有静脉栓塞或肺部栓塞史、有心血管疾病、子宫颈疾病、子宫癌及有妊娠可能的患者禁用;对雷洛昔芬高敏的患者禁用;肝、肾功能不全者慎用;不推荐与全身雌激素合用。与华法林或其他香豆素类衍生物合用时能轻度减少凝血酶原时间。

羟乙膦酸盐(etidronate)

羟双膦酸盐是一类与含钙晶体有高度亲和力的人工合成化合物,可抑制骨吸收,降低骨转换,增加骨密度,降低骨折率,防治骨质疏松症的有效药物。

【药动学】 常规剂量下,口服后肠道吸收率为 1% ~6%,药物在体内不进行代谢,血浆 $t_{1/2}$ 约 6 小时,24 小时内 50% 通过肾脏排出,余下部分被骨吸收。药物在骨的 $t_{1/2}$ 达 90 小时,未被吸收的药物由肠道排出。

【药效学】 与羟磷灰石有高度亲和性,能进入羟磷灰石晶体中,当破骨细胞溶解晶体时,药物就会释放出来,降低破骨细胞活性;并可通过成骨细胞间接抑制骨吸收。

【临床应用】 用于治疗高钙血症、骨质疏松症、甲状旁腺功能亢进症和 Paget 病。

【禁忌证】 中、重度肾功能衰竭者禁用,孕妇慎用。

【不良反应】 口服可出现恶心、腹泻,静脉注射过程中或注药后可引起短暂味觉改变或丧失,过敏反应如皮疹、瘙痒等少见。

【药物相互作用】 抗酸药和导泻剂会影响药物吸收,与氨基糖苷类合用会诱发低钙血症。

【注意事项】 长期大剂量可能引起骨矿化障碍,钙和维生素 D 缺乏可引起低血钙。

阿伦膦酸盐(alendronate)

为氨基二膦酸盐骨吸收抑制剂,与骨内羟磷灰石有高度亲和性,通过抑制成骨细胞的活性而发挥抗骨吸收的作用。其特点是抗骨吸收活性强,无骨矿化抑制作用。用于治疗绝经后妇女的骨质疏松症,继发型骨质疏松症,骨质疏松症骨痛,恶性肿瘤骨转移骨痛及高钙血症。常见有胃刺激症状,如恶心、呕吐、腹痛、消化不良、便秘,另有无症状血钙降低,短暂血白细胞升高,尿红细胞、白细胞升高。

氯曲膦酸盐(clodronate)

主要与骨内羟磷灰石络合,抑制破骨细胞或吞噬细胞的功能,导致破骨细胞发生形态学的变化,抑制产生破骨细胞活化因子,使活性破骨细胞的数量减少;也可阻断碳酸钙在尿液和其他体液中沉积,使骨骼以外的组织不致矿化。用于治疗高钙血症、骨质疏松症、甲状旁腺功能亢进症和Paget病。常见有胃刺激症状,如恶心、呕吐、腹痛、消化不良、便秘,另有无症状血钙降低,短暂血白细胞升高,尿红细胞、白细胞升高。

特乐定(tridin)

特乐定为氟化物,主要作用于成骨细胞,可刺激成骨细胞增殖,加强对成骨细胞的募集和分化,促进骨形成,增加骨量,提高骨密度,并能增加小梁骨的厚度,虽不能改变已断裂的小梁联结性,但可抵御因吸收而致的骨小梁穿孔。可显著增加骨密度,在一定条件下使骨质疏松症患者的骨密度恢复到正常人的水平。当骨密度达到骨峰值时,应停药并给予抗骨重吸收药物,如雌激素、双膦酸盐制剂或降钙素等维持骨密度。监测血氟浓度及血清碱性磷酸酶水平是氟化物治疗中的基本原则,这两项指标保证了用药的安全性及双氟化物治疗的反应性。

常见不良反应有胃肠道不良反应、外周疼痛综合征、应激性骨折。儿童或发育期间,妊娠、严重肾衰、高钙血症及高尿钙禁用。用药后出现关节疼痛应减量或暂时停药。应激性骨折和肢体骨折应停止用此药。与维生素C合用,可加速氟的排出。与含铝离子药物合用,减少氟的吸收。

甲状旁腺素(parathyroid hormone,PTH)

PTH分泌主要受血浆钙浓度的调节,血钙浓度与PTH分泌呈负相关。PTH可加强骨细胞溶解骨钙的作用和破骨细胞吸收骨基质的作用,同时促进成骨细胞形成及矿化骨的作用。骨钙可以不断地释出以维持血钙水平,旧骨也得以不断地被新骨替换。也可以加强肾酶的活性,促进肾脏合成活性代谢物维生素D_3,从而间接地促进肠吸收钙。用于辅助诊断甲状旁腺疾病,鉴别高钙血症和低钙血症。过量可导致血中钙浓度过高,造成严重的并发症,如肾脏和血管骨化。也可引起过敏反应,因此静脉给药前应做皮试。

依普黄酮(ipriflavone,IP)

依普黄酮结构与雌激素相似,但无雌激素活性,进入人体内可增加雌激素的活性。抑制破骨细胞前体细胞分化并抑制成熟破骨细胞活性,降低破骨细胞对甲状旁腺激素的敏感性,抑制骨吸收;促进成骨细胞增殖分化和骨形成;协同雌激素促进降钙素分泌而抑制破骨细胞的生成。用于骨质疏松症、原发性甲状旁腺功能亢进症、Paget病。不良反应有胃纳减退、恶心、呕吐、腹痛、腹胀。

细胞因子

造骨微环境中有大量的细胞因子,有的促进骨形成和骨吸收,有的抑制骨吸收。促进骨形成的细胞因子主要有类胰岛素样生长因子Ⅰ、Ⅱ(IGF-Ⅰ、Ⅱ)、生长转化因子β(TGF-β)、成纤维细胞生长因子(FGF);促进骨吸收的细胞因子主要有白细胞介素1-α、β(IL-1α、β)、白细胞介素-6(IL-6)、生长转化因子α、β(TGF-α、β)、肿瘤坏死因子α、β(TNF-α、β),其中IL-1-α、β、TNF-α、TGF-β还可抑制骨形成,IL-4、α-干扰素(IFN-α)、巨噬细胞集落刺激因子(M-CSF)则可抑制骨吸收。

成纤维生长因子(fibroblast growth factor,FGF)

成纤维生长因子是一类与肝素结合的细胞生长因子,作用于毛细血管内皮细胞,使局部毛细血管数目明显增加,有利于骨质生长,刺激间质细胞、骨髓基质细胞、软骨细胞和成骨细胞的分裂,协同骨形态发生蛋白(BMP)诱导间质细胞分化为软骨细胞,并通过软骨内骨化形成骨组织,增加骨细胞合成胶原和非胶原蛋白的能力。在骨折区,FGF 可以刺激血管内皮细胞及骨组织形成细胞的移行,促进增殖和分化,促进成骨细胞、软骨细胞蛋白质合成,协同其他骨生长因子成骨。

胰岛素样生长因子(insulinlike growth factor,IGF)

胰岛素样生长因子(insulinlike growth factor,IGF)为一族结构上类似于胰岛素原的多肽,主要包括 IGF-Ⅰ 和 IGF-Ⅱ。IGF-Ⅰ 对参加骨转换的所有细胞均具有刺激有丝分裂和启动分化的作用,尤其能促进成骨细胞前体增殖,增加功能性成骨细胞数目。同时 IGF-Ⅰ可抑制间质中胶原酶转录,减少骨胶原降解,保持骨量。破骨细胞活性增强进行吸收的同时,通过自分泌或旁分泌的方式释放出储存于骨的 IGF-Ⅱ,作用于前成骨细胞或成熟的成骨细胞,使其活性增强,刺激胶原生成,生成新的骨修复吸收腔,在骨吸收与形成耦联过程中起关键作用。

软骨调节素(chondromodulin,ChM)

软骨源性生长因子软骨调节素(chondromodulin,ChM)分为 ChM-Ⅰ、ChM-Ⅱ、ChM-Ⅲ三种,其中 ChM-Ⅰ 是 ChM 家族中效应最强的一种软骨特异性生长因子。ChM-Ⅰ 可促进软骨细胞增生和蛋白多糖的合成,是软骨生长过程中的一种重要调节因子,也是一种血管内皮细胞生长抑制剂,在软骨内骨化及视网膜等其他软骨样组织无血管状态的维持中发挥着重要作用。

三、其他治疗骨质疏松症的药物

近年来随着对成骨细胞与破骨细胞的分子生物学研究,临床用于治疗骨质疏松症药物研究、开发取得很大进展,主要分为骨吸收抑制剂、骨形成促进剂。

1. 骨吸收抑制剂 巴多昔芬、狄诺塞麦及骨保护素属于此类药物。巴多昔芬(bazedoxifene)是新一代选择性雌激素受体调节剂,可以竞争性抑制 1713-雌二醇与雌激素受体 ERoc 和 ER13 的结合,对乳腺和子宫内膜完全无雌激素样作用,对骨的作用强而不良反应发生率低,已被 FDA 批准用于治疗骨质疏松症。狄诺塞麦(denosumab)拮抗破骨细胞分化因子,用于治疗绝经后妇女骨质疏松症,降低骨折风险,于 2010 年 6 月在 FDA 上市。骨保护素(osteoprotegerin,OPG)可竞争性结合核因子 κB 受体,抑制破骨细胞的生成与活化。

2. 骨形成促进剂

(1)锶盐:锶离子与骨组织有较高的亲和性,口服后可沉积在骨基质的矿物质晶体中,激活成骨细胞的 G 蛋白偶联受体,促进成骨细胞前身细胞分化和骨保护素分泌。雷奈酸锶

（strontium ranelate）在 2006 年被欧洲经济共同体国家批准治疗骨质疏松,2008 年列入新版《中国骨质疏松性骨折诊疗指南》。

（2）他汀类:即 HMG-CoA 还原酶抑制剂,临床上广泛用于降低胆固醇及预防心脑血管疾病。近年发现有刺激骨形成、恢复骨骼微细结构、增加骨强度及降低骨折发生率的作用。动物试验证实辛伐他汀治疗骨质疏松效果优于雌激素替代法和钙剂,与双膦酸盐效果相似。

（3）中药制剂:根据"肾藏精,主骨生髓"的中医理论,临床上应用以淫羊藿、骨碎补、仙茅、菟丝子等为主药的中药方剂,可起到促进骨形成、抑制骨吸收的作用。国内已有多种经 CFDA 批准的骨质疏松症治疗中成药,常用的有仙灵骨葆、骨舒康等。

第三节　甲状腺功能异常的临床用药

一、概　　述

甲状腺功能亢进或减退,可分别导致体内甲状腺素水平过高或低下,从而引起各种症状。

甲状腺功能亢进症(hyperthyroidism),简称甲亢,是由多种原因引起的甲状腺功能增高,甲状腺激素[包括甲状腺激素(T_4)和三碘甲状腺原氨酸(T_3)]合成过多,释放入血引起氧化过程加快,代谢率增高的一组常见内分泌疾病,其中 Graves 病最为常见。Graves 病又称病毒性弥漫性甲状腺肿或突眼性甲状腺肿,主要是遗传基础上因精神刺激等应激因素作用而诱发自身免疫反应所致,有明显的家族史,可发生在任何年龄,以青年女性最多见。

甲状腺功能亢进临床表现主要有甲状腺激素过多综合征、甲状腺肿大、单纯性突眼和浸润性突眼。

甲状腺功能减退症(hypothyroidism),简称甲减症,是指由不同原因引起的甲状腺激素合成、分泌、生物效应不足所致的全身性低代谢综合征。患者以女性居多,按起病年龄分为三型,起病于胎儿或新生儿者,称为呆小病;起病于儿童,称为幼年型甲减;起病于成年者,称为成年型甲减。

甲状腺功能减退临床表现主要有:易疲劳、畏冷、乏力、表情淡漠、反应迟钝、体重增加、记忆力减退、食欲减退,出现顽固性便秘、嗜睡、抑郁,男性常有阳痿,女性月经增多或闭经、贫血,病情严重患者出现黏液性水肿、昏迷。

甲亢的治疗目的在于控制甲亢症状,使血清中甲状腺激素水平降到正常,促进免疫监护的正常化。一般治疗包括:①治疗初期,适当休息,补充足够热量和营养以纠正消耗,避免吃含碘丰富的食物,如海带、紫菜等。症状控制、血甲状腺功能正常后方可逐渐恢复工作;②心动过速者可用 β 受体阻滞剂(普萘洛尔等),失眠者可加用地西泮等镇静剂。治疗方案选择的原则:①甲亢用药剂量应个体化,根据病情、治疗反应及甲状腺功能检查结果随时调整;②放射性碘治疗前 2~4 日应停用抗甲状腺药物,以减少对放射性碘摄取的干扰;③甲亢手术前 7~10 日应加用碘化物,以减轻甲状腺充血,便于手术;④由于停药后甲亢复发率高达 50%,因此建议药物治疗至少维持 1~2 年,个别可达 3~4 年,儿童和青少年的甲亢服药时间应比成年人更长。

甲减的一般治疗原则:①饮食以高维生素、高蛋白、高热量为主,鼓励患者多吃水果、新鲜蔬菜等,以利于病情缓解;②患者常有畏寒、低体温,应加强保暖措施,如加厚被褥、保持较高室温等;③鼓励患者适当活动,进行腹部按摩以刺激增加肠蠕动,促进排便。甲状腺素替代治疗是基本疗法,需要终身服用。甲减患者用药应高度个体化,正确掌握剂量。治疗期间根据症状、体征及有关实验室检查结果及时调整剂量。避免与其他药物合用以免干扰甲状腺激素的作用。继发性甲减如伴肾上腺皮质功能低下时,应先补充糖皮质激素,然后补充甲状腺制剂,以免诱发肾上腺皮质功能减退危象。黏液性水肿昏迷是甲减的严重并发症,如不及时抢救,病死率很高,必须紧急处理。

二、甲亢的临床用药

(一)硫脲类

硫脲类药物包括硫氧嘧啶类和咪唑类。硫氧嘧啶类药物有甲硫氧嘧啶和丙硫氧嘧啶,因甲硫氧嘧啶的不良反应较为严重,目前临床上已很少应用,应用最广的为丙硫氧嘧啶。咪唑类药物包括甲巯咪唑和卡比马唑。

丙硫氧嘧啶(propylthiouracil)

【药动学】 口服后胃肠道迅速吸收,吸收率为80%,经代谢后广泛分布于全身,但浓集于甲状腺。血浆蛋白结合率为75%。$t_{1/2}$为2.5小时。丙硫氧嘧啶及其代谢物大部分以结合型经肾脏排泄,还能通过胎盘和经乳汁排泄,在乳汁中浓度较高。

【药效学】 抑制甲状腺激素的合成,其作用机制是抑制甲状腺滤泡内过氧化物酶,使进入甲状腺的碘化物不能氧化成活性碘,从而使酪氨酸不能碘化,并阻止碘化酪氨酸缩合成T_4和T_3。同时在外周组织中抑制T_4脱碘转化为T_3,使血清中活性较强的T_3含量降低。近年来发现还具有轻度抑制免疫球蛋白生成的作用,使甲状腺中的淋巴细胞减少,血液循环TSH受体抗体(TRAb)下降。

【临床应用】 ①甲亢内科治疗:适用于轻症和不宜手术或放射性碘治疗者,如儿童、青少年及手术后复发而不适于放射性碘治疗者。②甲状腺危象:首选,与大剂量碘剂合用可很快控制症状。③甲亢术前准备:为减少麻醉和手术后合并症,防止术后发生甲状腺危象,术前应先服用本品使甲状腺功能恢复到正常或接近正常。

【禁忌证】 对本品及其他硫脲类药物过敏者禁用,严重肝肾功能损害、严重粒细胞缺乏、结节性甲状腺肿伴甲亢者、甲状腺瘤者禁用。

【不良反应】 ①用药初始的2个月常见粒细胞减少,服药后应定期检查血常规,如出现粒细胞明显减少,应停止用药。②荨麻疹、药疹、皮肤瘙痒等过敏反应常见,如出现严重过敏反应如剥脱性皮炎等,应停药抢救。③偶可见中毒性肝炎、肝坏死、胆汁淤滞综合征等肝功能损伤症状。④其他胃肠道反应、关节痛、头晕、食欲不振、红斑狼疮综合征,罕见间质性肾炎、肺炎、免疫功能紊乱等。

【药物相互作用】 ①磺胺类、对氨基水杨酸、保泰松、巴比妥类、酚妥拉明、妥拉唑林、维生素B_{12}、磺酰脲类药物可抑制甲状腺功能和引起甲状腺肿大,与本品合用时需注意。②服用本品时不宜服用碘剂。③与抗凝药合用使抗凝作用增强。

【药物评价】　是目前治疗甲亢的首选用药。作用快、疗效肯定,治疗效果明显。因其吸收快,半衰期短、代谢快,主要用于甲状腺危象和妊娠期的治疗,对甲巯咪唑过敏者可选用本品。

【注意事项】　可通过胎盘屏障,孕妇宜采用最小有效量服用。可由乳汁分泌,用药期间不宜哺乳。老年人和小儿用药剂量较中、青年相对少。

甲硫氧嘧啶(methylthiouracil)

甲硫氧嘧啶口服吸收迅速,T_{max}为 2 小时,$t_{1/2}$为 2.5 小时,大部分经肾脏排出,并可通过胎盘和乳汁排泄。适用于甲亢的治疗,但不适于甲状腺危象、妊娠甲亢及青少年甲亢的首选用药,已被丙硫氧嘧啶替代。不良反应包括粒细胞缺乏症、过敏反应、肝损害、胃肠道反应、恶心、头痛等。因其不良反应较多,且可通过胎盘和乳汁排泄,目前临床已很少应用,尤不适于妊娠和哺乳期妇女应用。

甲巯咪唑(thiamazole)

可抑制甲状腺激素的合成,作用机制是抑制甲状腺内过氧化物酶,使甲状腺滤泡内的碘化物不能氧化成活性碘,阻碍碘化酪氨酸的缩合过程。用于甲亢的药物治疗,可用于重症甲亢、甲亢手术前准备,并可作为放射碘治疗的辅助治疗等。

作为治疗甲亢的基础用药,其作用强,疗效明显,临床上观察其疗效与丙硫氧嘧啶无明显差别。因其$t_{1/2}$较长,代谢慢,治疗甲亢作用维持时间长;不能抑制 T_4 在外周组织中脱碘生成 T_3,使血清中活性较强的 T_3 含量降低,所以不作为 T_3 型甲亢、甲状腺危象的首选用药,一般甲亢患者应用本品可获得较好疗效。

卡比马唑(carbimazole)

为甲巯咪唑的衍生物,须在体内逐渐水解,转化为甲巯咪唑而起作用,故作用缓慢。一般不首选治疗甲亢。在某些患者应用丙硫氧嘧啶、甲巯咪唑后均出现明显的不良反应时,可改用卡比马唑治疗。

(二)碘和碘化物(iodine and iodides)

碘化钾(potassium iodide)

【药动学】　碘和碘化物在胃肠道内吸收迅速完全,碘也可经皮肤进入体内。在血液中碘以无机离子形式存在,由胃肠道吸收的碘约 30% 被甲状腺摄取,其余主要由肾脏排出,少量由乳汁和粪便中排出,极少量由皮肤与呼吸排出。碘可以通过胎盘到达胎儿体内,影响胎儿甲状腺功能。

【药效学】　碘为合成甲状腺激素的原料之一,不同剂量的碘对甲状腺功能的影响不同。小剂量碘剂可补充生理量的碘,纠正因缺碘造成的甲状腺代偿性肿大,并可抑制 TSH 分泌,用于预防地方性甲状腺肿。大剂量碘剂则产生抗甲状腺作用,抑制甲状腺球蛋白水解酶,阻碍 T_3、T_4 的释放。此外还能短暂抑制过氧化物酶,阻碍酪氨酸的碘化和碘化酪氨酸的缩合过程,抑制甲状腺激素的合成。

【临床应用】 用于预防或治疗地方性甲状腺肿、甲状腺危象、甲状腺次全切除的准备。

【禁忌证】 对碘过敏者、活动性肺结核患者禁用。孕妇及哺乳期妇女慎用。

【不良反应】 ①过敏反应:少数对碘过敏患者,用药后即刻或几小时后发生血管神经性水肿、上呼吸道黏膜刺激症状,甚至喉头水肿引起窒息。②慢性毒性反应:长期服用可出现口内铜腥味、喉部烧灼感、唾液增多、鼻炎、眼部刺激症状等。③诱发甲状腺功能紊乱:长期服用碘剂可诱发甲亢、甲状腺功能减退和甲状腺肿。碘还可通过胎盘或进入乳汁,引起新生儿甲状腺肿。

【药物相互作用】 ①与抗甲状腺药物或锂盐合用,可能致甲状腺功能减退和甲状腺肿大。②与 ACEIs 或保钾利尿药合用,易致高钾血症。③与^{131}I 合用,将减少甲状腺组织对^{131}I 的摄取。

【药物评价】 长期小剂量补充碘剂可防止地方性甲状腺肿的发生,大剂量、短期应用碘剂具有封闭甲状腺的作用,可防止已经合成的甲状腺素的持续释放,缓解甲状腺危象的病情,并且能防止手术中甲状腺素的释放,能防止术后甲状腺危象的发生。碘剂是甲亢手术准备不可缺少的药物。过敏反应较少见,应用过程中应注意防止过量而诱发甲亢。

【注意事项】 用于补充碘缺乏所致的甲状腺肿时,应根据国家规定使用碘盐或碘油;用于甲亢术前准备时,应先用抗甲状腺药物,待甲状腺功能恢复正常后,再加用碘剂;甲状腺危象时需静脉用药,避光静脉滴注。

(三)放射性^{131}I

^{131}I 被甲状腺摄取后衰变释放出 β 射线和 γ 射线(其中 β 射线占99%),β 射线可以使部分甲状腺上皮组织遭到破坏,从而减少甲状腺激素的产生,达到治疗的目的。其在组织内的射程仅为 2mm,因此其辐射作用仅局限在甲状腺局部,而很少涉及周围组织。

用于:①中度甲亢年龄在25岁以上者;②长期使用抗甲状腺药物疗效差,病情易复发,或对药物过敏者;③甲状腺次全切除术后复发者;④甲亢合并心脏病、糖尿病或有其他手术禁忌证者。

易致甲状腺功能减退,一旦发生可补充甲状腺素对抗。应用放射性治疗有发生甲状腺功能减退的危险,在发生甲减后,可用 L-T_4 替代治疗,使患者的甲状腺功能维持正常;由于^{131}I 可以通过胎盘和乳汁分泌,故妊娠和哺乳期妇女禁用。

(四)β 受体阻滞药

通过拮抗 β 受体,减轻甲亢患者交感-肾上腺系统兴奋症状,抑制儿茶酚胺效应,如焦虑震颤、心跳加速等,还可抑制甲状腺激素的分泌,抑制 T_4 转化为 T_3。目前应用广泛的是普萘洛尔和美托洛尔。

普萘洛尔(propranolol)

能选择性拮抗 β 肾上腺素受体,降低交感神经兴奋性,可控制甲亢的多种症状,如使心率减慢,心悸好转。此外能抑制 5′-脱碘酶,减少 T_3 的生成并使其浓度下降,同时使反式无活性的 rT_3 浓度升高。用于甲状腺功能亢进、甲亢术前准备及甲状腺危象的辅助治疗。可出现眩晕、神志模糊、精神抑郁、反应迟钝、心率过慢等不良反应。

（五）其他治疗药物

碳酸锂（lithium carbonate）

可降低甲状腺对于 TSH 的敏感性,抑制 TSH 诱导的甲状腺激素释放,还能轻度抑制 T_4 转变为 T_3,可用于甲状腺功能亢进症的治疗。常用剂量为 $300\sim450mg/d$,症状控制 2 周后逐渐减量。与硫脲类药物相比无优越性,反而不良反应较多,可导致肾性尿崩症、精神抑制等严重反应,仅适用于不耐受硫脲类药物的患者。

地塞米松（dexamethasone）

可有效控制 Graves 病甲亢患者甲状腺激素的合成和释放,抑制外周组织 T_4 向 T_3 转化,使血清游离三碘甲状腺原氨酸(FT_3)、游离四碘甲状腺原氨酸(FT_4)迅速下降并较快恢复正常,同时使患者 T 细胞、B 细胞、甲状腺自身抗体及甲状腺免疫球蛋白等免疫指标的异常趋向正常化。长期应用可引起精神症状及精神病,大剂量应用可引起糖尿和类库欣综合征。

三、甲减的临床用药

（一）甲状腺激素类药物

甲状腺激素包括 T_4、T_3,由甲状腺内囊状小泡分泌。T_3 能够促进生长发育,促进物质代谢,提高机体对儿茶酚胺的敏感性等。T_4 需脱碘转化为 T_3 发挥作用。甲状腺激素类药物主要用于甲状腺功能减退症的替代治疗,还可用于单纯性甲状腺肿、甲状腺术后的治疗及甲亢的诊断等。常见药物包括甲状腺粉、碘塞罗宁、左甲状腺素等。

甲状腺粉（powdered thyroid）

维持正常生长发育,甲状腺素对机体正常生长发育,尤其是神经系统和骨骼的发育起重要调节作用。甲状腺功能不足可引起呆小病,成人甲状腺功能不足则引起黏液性水肿;促进代谢,增加产热;提高交感-肾上腺素系统的敏感性。

用于呆小病、甲状腺功能减退症、单纯性甲状腺肿、甲状腺切除术后的替代治疗、甲亢治疗中预防药物性甲减,防止甲状腺肿大和突眼。

甲状腺粉是治疗甲减常用的药物之一,其治疗作用受产地和纯度影响,纯度高者作用明显,但均不如左旋甲状腺素强。对于轻、中度甲减患者,用甲状腺片可获得较好疗效,但对重症甲减患者,需应用作用强的甲状腺制剂,如碘塞罗宁、左旋甲状腺素等药物。

碘塞罗宁（liothyronine）

为 T_3 的钠盐,其与受体的亲和力较 T_4 高 20 倍,为主要的具活性的甲状腺激素。T_4 进入靶细胞后需转化为 T_3 发挥作用。作用机制是 T_3 与细胞核内特异性受体结合,后者被激活,从而与 DNA 上特异的序列结合,调控甲状腺激素的靶基因转录与表达,促进新生蛋白质包括特殊酶系的合成,从而调节蛋白质、糖类和脂肪三大物质以及水、盐和维生素的代谢。

用于甲状腺激素抵抗综合征或外周甲状腺激素代谢障碍引起的甲状腺功能减退,也可用于黏液性水肿昏迷和甲状腺功能诊断药。起效快、血药浓度不稳定,主要用于治疗需要迅速见效的甲状腺功能减退患者,不可用于一般甲状腺功能减退的替代疗法。用药应高度个体化,正确掌握剂量,每日按时服药,治疗期间应根据症状及实验室相关检查结果(包括 T_3、T_4 或 FT_3、FT_4、超敏 TSH)调整剂量。

左甲状腺素(levothyrothine)

为人工合成的 T_4,常用其钠盐,作用似甲状腺片,但较强,维持时间较长,还可明显降低胆固醇和低密度脂蛋白,对心肌兴奋作用较强。用于甲状腺功能减退症和黏液性水肿昏迷。

(二)促甲状腺素类药物

包括促甲状腺素和普罗瑞林,临床上主要用作甲状腺功能减退症的诊断用药。

促甲状腺素(thyrotrophin)

【药效学】　在甲状腺功能不足的情况下,能促使甲状腺合成并分泌甲状腺素,但如果甲状腺组织已被破坏,则不能产生此作用。

【临床应用】　用于 TSH 试验,用来区别原发性或继发性甲状腺功能减退症;提高甲状腺癌转移病灶吸收[131]I。

【禁忌证】　少数患者可出现过敏反应,冠心病患者禁用。

【不良反应】　少数患者出现过敏反应。

【药物评价】　TSH 主要作为诊断用药,对甲状腺功能亢进或减退的治疗无明显作用。

【注意事项】　①TSH 试验:每次 10μg,每日肌内注射 2 次,共 3 日。注射前后测定甲状腺吸碘率或血浆蛋白结合碘。②用于甲状腺癌转移病灶:每次 10μg,每日肌内注射 1 次,共 7 日,使转移病灶的吸[131]I 率提高后,再给以治疗量碘。

普罗瑞林(protirelin)

可刺激腺垂体分泌促甲状腺素,从而刺激甲状腺合成分泌甲状腺素,循环中过高的甲状腺素对促甲状腺素释放激素和促甲状腺素的分泌又起负反馈调节作用。此外本品还能刺激泌乳素的释放。作为一种诊断用药,用于诊断 Graves 病、内分泌性突眼症、甲状腺功能减退症等。可见头晕、头痛、恶心、口腔异味、面部潮红等,偶可出现低血压或血压升高、心率加快。

第四节　痛风的临床用药

一、概　　述

痛风(gout)是嘌呤代谢紊乱所致的一组异质性疾病,其临床特点为高尿酸血症、反复发作的痛风性急性关节炎、间质性肾炎和痛风石形成,严重者伴关节畸形或尿酸性尿路结石。痛风可分为原发性和继发性两大类。前者常与肥胖、糖脂代谢紊乱、动脉硬化和冠心病共同发生,多见于中老年人,多数在 40 岁以上发病,男性占 95% 以上,女性多见于更年期后,常有家族遗传史。

痛风的临床表现可以分为四期：

1. 无症状期　仅有血尿酸持续性或波动性增高。

2. 急性关节炎期　原发性痛风最常见的首发症状。患者常在夜间疼醒而难以忍受，急性期缓解后，患者全无症状成为间歇期，此期可持续数月至数年，大多数患者在一年内复发。

3. 痛风石及慢性关节炎期　此期发作较频，间歇期缩短，疼痛日益加剧。

4. 肾脏病变期　病程较长的痛风患者约1/3有肾脏损害。

继发性痛风的临床表现常较原发性严重，肾石病多见，但关节症状多不典型，病程不长，常被其原发病的症状所掩盖而不易察觉，需引起注意。

由于目前大多数痛风缺乏病因治疗，因此不能根治，但如早期即采取治疗一般预后良好，到晚期尿酸广泛弥漫性地在组织中沉积，或发生肾功能不全，则预后不佳。痛风的一般治疗包括合理的饮食控制、充足的水分摄入、规律的生活节奏、适当的体育活动、有效的药物治疗、定期的健康检查。临床治疗要达到以下目的：①尽快终止急性关节炎发作；②纠正高尿酸血症，防止关节炎复发；③纠正高尿酸血症，防止因尿酸盐沉积于肾脏、关节等所引起的并发症；④防止尿酸结石形成和肾功能损害。临床上根据患者具体情况，采用秋水仙碱、非甾体抗炎药、糖皮质激素、促尿酸排泄药及抑制尿酸生成药治疗。对痛风应坚持长期用药，将血液中的尿酸浓度控制在正常水平是治疗成功的关键。

二、痛风药物分类和常用药物

（一）痛风药物分类

目前治疗痛风的药物主要分以下几类：①秋水仙碱；②非甾体类抗炎药；③肾上腺糖皮质激素；④抑制尿酸生成药，如别嘌醇；⑤促进尿酸排泄的药物，如丙磺舒；⑥碱性药物，如碳酸氢钠等。

（二）常用药物

1. 秋水仙碱（colchicine）

秋水仙碱（colchicine）

由于痛风性关节炎的炎症反应是关节液和关节滑膜中的中性白细胞趋化、聚集并吞噬尿酸盐，以及释放一些炎症介质所致。秋水仙碱可通过以下机制发挥抗痛风作用：①与中性粒细胞微管蛋白的亚单位结合而改变细胞膜功能，包括抑制中性粒细胞趋化、聚集和吞噬作用；②抑制磷脂酶 A_2，减少单核细胞和中性白细胞释放前列腺素和白三烯；③抑制局部细胞产生 IL-6 等，从而达到控制关节局部的疼痛、肿胀和炎症反应。不影响尿酸盐的生成、溶解和排泄，无降血尿酸的作用。

用于急性痛风性关节炎，短期预防痛风性关节炎急性发作。

治疗剂量下可出现恶心、呕吐、腹痛、腹泻或便秘等胃肠道反应，剂量大时可引起严重腹泻、胃肠道出血、皮疹和肝肾损害。少见周围神经炎、肌病、脱发、精子生成受抑制、休克、血尿、抽搐及意识障碍，死亡率高，多见于静脉用药及老年人。长期应用有导致骨髓抑制的可能。

2. 非甾体类抗炎药(non-steroidal anti-inflammatory drugs,NSAIDs) 是一类具有解热、镇痛、抗炎、抗风湿作用的药物,均能抑制体内前列腺素(prostaglandin,PG)的生物合成,发炎组织(如类风湿关节炎)中有大量 PG 存在,PG 与缓激肽等致炎物质还有协同作用。NSAIDs 可阻止炎症时 PG 的合成,因而起到镇痛、缓解炎症反应的作用。

吲哚美辛(indomethacin)

【药动学】 口服吸收迅速完全,4 小时可达到给药量 90%,直肠给药较口服更易吸收。吸收后 99% 与血浆蛋白结合。口服 1~4 小时血药浓度达到峰值。$t_{1/2}$ 平均为 4.5 小时。部分肝脏代谢物又可水解为本品重新吸收再循环。60% 从肾脏排泄,其中 10%~20% 以原形排出;33% 从胆汁排泄,其中 1.5% 为原形药。也可通过乳汁排出。

【药效学】 PG 合成抑制剂,通过抑制环氧化酶的活性而减少 PG 合成,抑制炎性反应,包括抑制白细胞的趋化和溶酶体酶的释放等。还作用于下丘脑体温调节中枢,引起外周血管扩张及出汗,使散热增加。

【临床应用】 缓解急性痛风性关节炎的疼痛及炎症。

【禁忌证】 过敏性鼻炎、哮喘、消化道溃疡、震颤麻痹、癫痫患者及孕妇、哺乳期妇女禁用。经肝脏代谢,肾脏排泄,肝肾功能不全患者应慎用或禁用。精神病、心功能不全、高血压、血友病及其他出血性疾病、再生障碍性贫血、粒细胞减少患者慎用。

【不良反应】

(1)胃肠道反应:消化不良、恶心、呕吐、腹痛、腹泻、胃及十二指肠溃疡等。

(2)中枢神经系统症状:头痛、眩晕、头昏、抑郁、嗜睡、精神错乱、幻觉、癫痫等。

(3)肝功能损害:少数患者可有黄疸、转氨酶升高,严重者出现中毒性肝炎。

(4)抑制造血系统:少数患者引起粒细胞减少,偶有再生障碍性贫血及血小板减少性紫癜。

(5)过敏反应:常见的有皮疹、哮喘等。

【药物相互作用】

(1)与氨苯蝶啶合用可引起肾功能损害。

(2)与肝素、口服抗凝药、溶栓药合用,有增加出血的危险。

(3)与对乙酰氨基酚长期合用,可增加肾脏毒副作用;与其他非甾体类抗炎药合用,消化道溃疡的发病率增高。

(4)与糖皮质激素、促肾上腺皮质激素合用,可增加胃肠道溃疡或出血的倾向。

(5)与秋水仙碱、磺吡酮合用时可增加胃肠溃疡和出血危险。

【药物评价】 可用于缓解急性痛风性关节炎的疼痛及炎症,但不能纠正高尿酸血症,不适于慢性痛风的长期治疗。

【注意事项】 本品长期应用可导致角膜色素沉着及视网膜改变,遇有视力模糊应立即做眼科检查。外用软膏只适用于无破损皮肤表面,忌用于皮肤损伤或开放性创口处。与阿司匹林有交叉过敏,对其他非甾体类抗炎药过敏者也可能对本品过敏。在乳汁中也有排出,每天可达 0.5~2.0mg,14 岁以下小儿患者一般不宜应用此药,如必须应用应密切观察,以防止不良反应的发生。

布洛芬（inbuprofen）

可减轻组织充血、肿胀，降低周围神经痛觉敏感性。布洛芬的抗炎、镇痛、解热作用均强于阿司匹林，胃肠道不良反应小，对血象和肾功能无明显影响。临床用于缓解风湿、类风湿关节炎、骨关节炎、脊柱关节炎及痛风性关节炎等各种慢性关节炎的急性发作期或持续的关节肿痛症状。

少数患者可出现恶心、呕吐、胃烧灼感或轻度消化不良、胃肠道溃疡及出血、转氨酶增高、头痛、头晕、耳鸣、视力模糊、精神紧张、嗜睡、下肢水肿或体重骤增。罕见皮疹、过敏性肾炎、膀胱炎、肾病综合征、肾乳头坏死或肾功能衰竭、支气管痉挛。

尼美舒利（nimesulide）

选择性环氧化酶抑制剂，高度选择性抑制 COX-2 的活性，对 COX-1 抑制作用不明显，故在发挥有效抗炎作用的同时，减少了其他 NSAIDs 常见的消化道溃疡和出血的副作用。

还可通过抑制炎症部位嗜中性粒细胞产生过氧化物，清除已产生的次氯酸、抑制蛋白水解酶的活性、抑制 H_1 受体组胺释放与组胺活性及抑制 α-肿瘤坏死因子的释放，抑制致热物质白介素-6 等，起到强大的抗炎、消肿作用。通过抑制磷酸二酯酶Ⅳ型抑制嗜碱性粒细胞释放组胺，不会促使白三烯的合成，因此不会像阿司匹林等引起变态反应而导致支气管痉挛，故可安全用于哮喘患者。

适用于多种需要抗炎治疗的疾病，如骨关节炎、关节外风湿病、手术和急性创伤后的疼痛和炎症、急性上呼吸道炎症引起的疼痛和发热、痛经等。

耐受性良好，胃肠道反应少，偶有上腹痛、灼热、恶心、头痛眩晕、出汗、面部潮红、红斑、失眠和兴奋过度等。罕见过敏性皮疹，但一般均较轻微，可以耐受，且发生率低于同类其他药物。

3. 排尿酸药物

苯溴马隆（benzbromarone）

口服易于吸收，在肝内代谢物仍有药理活性。主要分泌入胆汁，经粪便排出，少量经肾脏排泄。可抑制肾脏近曲小管对尿酸的重吸收作用，从而促进尿酸排泄，降低血中尿酸浓度，减轻高尿酸血症和组织中尿酸结晶的沉着并促进尿酸结晶的重新溶解。主要用于治疗慢性痛风、原发性和继发性高尿酸血症。可见恶心、腹部不适、肾结石、肾绞痛，诱发痛风性关节炎急性发作；少见发热、皮疹、肝肾功能损害等。

丙磺舒（probenecid）

抑制尿酸盐在近曲小管的主动再吸收，增加尿酸盐排泄而降低血中尿酸盐的浓度。减少尿酸盐结晶形成和关节损伤，亦可促进已形成的尿酸盐结晶溶解。无抗炎、镇痛作用。用于发作频繁的痛风性关节炎伴高尿酸血症者及痛风石。被认为是目前治疗慢性痛风及与痛风有关的高尿酸血症较为有效而安全的药物。

4. 抑制尿酸生成药

别嘌醇（allopurinol）

别嘌醇及其代谢产物氧嘌呤醇均能抑制黄嘌呤氧化酶，阻止次黄嘌呤和黄嘌呤代谢为尿酸，从而减少尿酸生成。使血和尿中尿酸含量降低到溶解度以下水平，防止尿酸形成结晶沉积在关节及其他组织内，也有助于痛风患者组织内尿酸结晶重新溶解。别嘌醇亦通过对次黄嘌呤-鸟嘌呤磷酸核酸转换酶的作用抑制体内新的嘌呤的合成。

用于具有痛风史的高尿酸血症，预防痛风性关节炎的复发。

不良反应发生一般较少。少数患者可有胃肠道反应、皮疹、皮肤瘙痒、荨麻疹、头晕、头痛、嗜睡、白细胞减少、血小板减少、贫血、脱发、发热、淋巴结肿大、间质性肾炎及过敏性血管炎等。

与华法林等香豆素类抗凝血药合用，可抑制凝血药的代谢，使抗凝治疗失控；与磺酰脲类降糖药合用，可增强其作用并延长其半衰期；与维生素 C、氯化钙、磷酸钾（钠）合用，可增加肾脏中黄嘌呤结晶的形成；与巯嘌呤（6-MP）合用，可使后者分解代谢减慢而增加毒性，6-MP 用量减至常用量 1/4 左右；与噻嗪类利尿药不宜合用。

5. 糖皮质激素 治疗痛风性关节炎只是对症治疗，仅用于秋水仙碱和非甾体类抗炎药治疗无效、不能耐受或有禁忌证的患者，且应短期应用。

地塞米松（dexamethasone）

有较强的抗炎作用，能对抗各种原因如物理、化学、生理、免疫等所引起的炎症。在痛风性关节炎的急性炎症早期可减轻渗出、水肿、毛细血管扩张、白细胞浸润及吞噬反应等。从而迅速改善红肿热痛等症状，但不可长期应用。

醋酸泼尼松（prednisone acetate）

血浆蛋白结合率为 70%，在肝脏内转化为活性泼尼松龙。$t_{1/2}$ 为 2.9~3.5 小时，口服作用维持时间 18~36 小时，一次口服 5~10mg，一日 3 次。能够迅速缓解关节炎急性发作，但停药后易发生反跳。症状缓解后逐渐减量以免复发。

案例分析：

案例：男性患者，近 3 个月常感到乏力，近半个月来乏力加重，感觉易饥、口渴，体重无明显下降，多尿且夜间小便次数增加，但无发热、尿痛、血尿、尿失禁等其他症状，体重指数 32，空腹血糖水平明显升高（13.2mmol/L），糖化血红蛋白 8.5%，尿糖阳性，无尿蛋白和酮体。诊断为 2 型糖尿病。

用药：二甲双胍片、吡格列酮加那格列奈。

分析：鉴于肥胖的 2 型糖尿病患者常存在 IR，靶器官组织对胰岛素不敏感，故在药物选择过程中尽量选用能增加胰岛素敏感性的药物，早期一般不选择促胰岛素分泌药。二甲双胍和吡格列酮可增加胰岛素敏感性，α-葡萄糖苷酶抑制剂阿卡波糖和速效、短效的胰岛素促分泌剂那格列奈有利于降低餐后血糖，均适用于本案例的治疗。

思考题

1. 胰岛素使用过程中主要的不良反应是什么？应如何防治？

2. 比较 1 型和 2 型糖尿病之间的区别，分析 2 型糖尿病合并高血压的临床用药。

3. 降钙素和双膦酸盐的治疗作用和不良反应分别有哪些？

4. 出现甲状腺危象应如何治疗？

5. 丙磺舒、秋水仙碱和别嘌醇有什么临床用途？使用过程中可能出现哪些药物相互作用？

（王　晖）

第二十三章 利尿药的临床应用

学习要求

1. 掌握强效利尿药、中效利尿药、弱效利尿药及脱水药的作用原理、临床应用及其注意事项。
2. 熟悉强效利尿药、中效利尿药、弱效利尿药及脱水药的常见不良反应及减轻不良反应的对策。
3. 了解尿液的生成过程、利尿药的分类以及利尿药相关的药物相互作用。

第一节 概　　述

泌尿系统由肾脏、输尿管、膀胱、尿道及有关血管、淋巴和神经等器官和组织组成,其主要生理功能是排泄代谢产物,维持体内水、电解质和酸碱平衡,保持机体内环境的稳定。利尿药(diuretics)是一类作用于泌尿系统,通过增强电解质和水的排泄,治疗因心血管系统、肝脏、肾脏等脏器功能障碍所致的水肿、腹水、高血压、尿崩症等疾病。

一、尿液的形成过程

尿液的形成包括三个基本过程:①血浆经肾小球毛细管的滤过,形成原尿;②原尿流经肾小管和集合管的过程中发生选择性重吸收;③肾小管和集合管的分泌。经过以上三个阶段最后形成终尿液。正常人经肾小球滤过每天生成的原尿约为180L,而终尿量仅1.5L左右,原尿中的水分约99%被肾小管和集合管重吸收,原尿中的其他物质则通过选择性重吸收或分泌,回到血液中或排出体外。肾小管各段的物质转运方式、转运量和机制均不相同。

在肾小管的近端,原尿中约70%的水、Na^+和Cl^-被重吸收,机制是:Na^+和Cl^-在管腔膜侧通过Na^+-H^+、Cl^--HCO_3^-逆向交换转运或经Na^+-葡萄糖和Na^+-氨基酸同向转运方式进入肾小管上皮细胞内,细胞内的Na^+在小管细胞基膜侧经钠泵被泵入细胞间隙,并带动小管内的水进入细胞间隙,再以被动扩散方式促使Na^+和水进入毛细血管而被重吸收;细胞内的Cl^-则经基底侧膜上的K^+-Cl^-同向转运体转运至细胞间隙并吸收入血。经肾小球滤过的HCO_3^-经碳酸酐酶催化,与H^+结合生成H_2CO_3,再解离成CO_2,经简单扩散方式进入小管上皮细胞并在细胞内再经碳酸酐酶催化生成可被重吸收的HCO_3^-和用以Na^+-H^+交换的H^+。

在肾小管髓袢处,肾小球滤过的NaCl约20%、水分约15%被重吸收。髓袢升支粗段NaCl主要经Na^+-K^+-$2Cl^-$同向转运体以主动转运的方式被重吸收,而水不通透,使得大量Na^+聚集于周围髓质,加上通过穿行于周围髓质的集合管透过的尿素,构成了髓部组织间隙的高渗状态。该区域离子转运和髓质高渗状态的改变,将对终尿的形成产生重大影响。

在肾小管远端和集合管,约有12%的Na^+和Cl^-被重吸收。在始段,小管液中的Na^+和

Cl⁻经 Na⁺-Cl⁻同向转运体以主动转运的方式转运,细胞内的 Na⁺则由钠泵泵至细胞间隙。作用于该段的利尿药,对尿液的形成有较大影响。在小管后段和集合管,通过 Na⁺-K⁺交换和 Na⁺-H⁺交换机制完成 Na⁺的重吸收和 K⁺、H⁺的排泄。影响此处的离子转运,也会对终尿的形成产生一定的影响。

二、利尿药的作用和分类

利尿药通过影响肾小管和集合管不同节段对电解质和水的重吸收而发挥利尿作用。根据药物作用部位、作用机制、作用强弱及药物的结构特征的差异,将利尿药分为:①强效利尿药(袢利尿药);②中效利尿药(噻嗪类利尿药);③弱效利尿药(碳酸酐酶抑制剂、醛固酮受体拮抗剂及氨苯蝶啶等药物)。

1. 强效利尿药　本类药物抑制髓袢升支粗段 Na⁺-K⁺-2Cl⁻同向转运功能,减少 Na⁺、K⁺、Cl⁻的重吸收。Na⁺吸收的减少,不仅抑制了水的重吸收,而且降低了周围髓质的渗透压,从而极大减少了肾脏对 Na⁺、水分的重吸收,产生强大的利尿作用。

2. 中效利尿药　本类药物作用于远曲小管近端,与 Na⁺-Cl⁻同向转运体结合,抑制其对 Na⁺-Cl⁻同向转运,减少电解质和水的重吸收而发挥中等程度的利尿作用。

3. 弱效利尿药　本类药物可分为碳酸酐酶抑制剂、Na⁺通道阻滞剂和醛固酮受体拮抗剂三类。碳酸酐酶抑制剂抑制肾小管细胞内 H⁺的生成,间接抑制 Na⁺-H⁺交换,从而具有利尿作用,但因肾小管后续节段和集合管的代偿作用,使得此类利尿药的利尿效果较弱;而在远曲小管远端和集合管,Na⁺通道阻滞剂可以抑制该区段的 Na⁺-K⁺交换和 Na⁺-H⁺交换,减少 Na⁺的重吸收和 K⁺的排泄,发挥利尿作用;醛固酮受体拮抗剂可竞争性抑制醛固酮在此部位的保钠排钾作用,减少 Na⁺的重吸收而利尿。由于该区段的 Na⁺重吸收所占整个 Na⁺重吸收的比例很小,故本类利尿药利尿作用较弱,属弱效利尿药。

第二节　常用的利尿药

一、强效利尿药(袢利尿药)

本类药物不仅可以口服,也可静脉注射。口服后均具有较好的生物利用度,多数药物蛋白结合率大于90%;药物既可经肝脏代谢后排泄,也可以原形形式从肾排泄;在不同的病理条件下药动学特征可有较大改变,如:在肾病晚期或严重心衰水肿患者,因肠壁水肿而使口服药物的吸收大为减少;多数药物在无尿患者或肝肾同时损害患者体内的 $t_{1/2}$ 显著延长;本类药物可通过胎盘进入胎儿体内。

呋塞米(furosemide)

【药动学】　口服吸收率在60%~70%之间,食物虽可影响吸收快慢,但不影响吸收率。晚期肾病患者口服吸收率下降至45%左右。水肿性疾病可因肠壁水肿而吸收减少。口服后起效时间为30~60分钟,作用持续时间6~8小时;而静脉注射后起效时间为5分钟,作用持续时间2小时。正常人 $t_{1/2}$ 为30~60分钟,无尿患者 $t_{1/2}$ 为75~155分钟。肾脏为本药的主要排泄器官,只有12%药物经肝脏代谢后随胆汁排泄。透析无法清除本药。

【药效学】

(1)利尿作用:作用于髓袢升支粗段,抑制 Na^+-K^+-$2Cl^-$ 同向转运体,减少髓袢升支粗段对 Na^+、Cl^- 的重吸收,这一作用不仅抑制了水的重吸收,而且降低了髓质区的渗透压梯度,干扰尿的浓缩,可产生强大的利尿作用。本药还可减少 Mg^{2+}、Ca^{2+} 等离子的重吸收,促进远端小管和集合管 K^+ 的排泄,故易造成低血钾、低血镁;不过,Ca^{2+} 在远曲小管的重吸收可代偿性地增加,故不易发生低血钙。

(2)扩血管作用:可抑制前列腺素酶的活性,增加前列腺素 E_2 的水平,从而具有扩张肾脏血管、降低肾血管阻力、增加肾血流量的作用,这在肾衰竭时更加明显,因而适合于肾衰竭患者的利尿和肾脏保护。扩张静脉可减少回心血量,降低左心室舒张末期压力和肺毛细血管通透性,减轻肺水肿。

【临床应用】

(1)水肿性疾病:可用于治疗心力衰竭、肝硬化、各种肾脏疾病等所引起的水肿。静脉内给药或与其他药物合用可治疗急性肺水肿和脑水肿。

(2)高血压:不作为原发性高血压的首选药,但当噻嗪类药物疗效不佳,或伴发肾功能衰竭、高血压急症时,可使用本药或与其他降压药合用。

(3)急、慢性肾衰竭:大剂量应用于各种原因导致的肾血流灌注不足,如:失水、休克、中毒、麻醉意外以及循环功能不全等。本药可增加尿量,冲洗肾小管,减少急性肾小管坏死的发生。

(4)高钾血症和高钙血症:在给予等渗盐水,补足血容量的前提下,给予本药可以促进 K^+ 和 Ca^{2+} 的排泄。

(5)药物或毒物急性中毒:如巴比妥类、水杨酸类药物中毒时,通过利尿,可加快排泄。

(6)其他:强大的利尿作用可增加肾小管内尿液的渗透压,抑制加压素促进水分和尿素重吸收的功能,治疗加压素分泌过多症;化疗中的水化治疗:大剂量使用肾毒性较大的化疗药物前或过程中,适当加用本药,可增加肾血流量和发挥利尿作用,促进化疗药物的排泄,减轻其对肾脏的损害。

【禁忌证】 呋塞米慎用于下列疾病:糖尿病、高尿酸血症或有痛风病史(本药抑制尿酸排泄)、严重肝功能损害(诱发肝性脑病)、急性心肌梗死(大量利尿促发休克)、红斑狼疮(可恶化红斑狼疮)、前列腺肥大(加重排尿困难)、哺乳(本药可通过胎盘屏障)、妊娠前三个月(本药有致畸作用)及老年人(对药物作用敏感)。

【不良反应】

(1)体液和电解质紊乱:大剂量或长期使用,可引起低血钠、低血钾、低血镁、低氯性碱血症和直立性低血压等,其中以低血钾最常见;与水和电解质紊乱相关的临床表现有:食欲不振、恶心、呕吐、疲劳、乏力、口渴、头晕、肌肉痉挛、心律失常等。

(2)耳鸣、听力障碍:多见于大剂量静脉快速注射,多为暂时性,少数为不可逆性,特别是与其他耳毒性药物(如氨基糖苷类药物)合用时,更易发生。

(3)其他:在泌尿生殖系统,高钙血症患者使用本药,可致肾结石;偶见过敏反应,如光感性皮炎、皮肤红斑及血液学异常,如骨髓抑制、粒细胞减少、血小板减少等;其他代谢改变,如:低血钾致胰岛素释放抑制,产生高血糖症等。

【药物相互作用】

(1)肾上腺皮质激素、促肾上腺皮质激素及雌激素能降低本药的利尿作用;并增加电解质紊乱,尤其会导致严重的低钾血症。

(2)与氨基糖苷类、头孢菌素和两性霉素合用,药物的肾毒性和耳毒性增强。

(3)所致低血钾可增加洋地黄中毒的发生率和危险性,故两者合用时应补 K^+。

(4)利尿作用使凝血因子在血中的浓度升高,导致抗凝药物和抗纤溶药物的作用降低;与阿司匹林、双香豆素、华法林等合用时,竞争血浆蛋白,增加后者的游离药物比例,从而导致出血。

(5)与巴比妥类药、麻醉药、镇静药等合用,可引起直立性低血压反应。

(6)与多巴胺合用,利尿作用增强;与苯妥英或丙磺舒合用,利尿作用减弱。此外,还可降低降糖药的疗效;与锂盐合用,抑制后者排泄,增强其毒性;非甾体类抗炎药可降低本药的利尿和扩血管作用。

【注意事项】

(1)同时使用排钾的甾体激素或洋地黄类药物时,应特别注意监测电解质水平,存在低钾血症倾向时应注意及时补钾。

(2)部分患者对本药过敏,应禁用;对磺胺类或噻嗪类药物过敏者对本药也可能过敏。

(3)与降压药合用时,应适当减少降压药的剂量。

(4)因注射液的碱性较强,故静脉注射时不宜用葡萄糖注射液稀释,而应用氯化钠注射液稀释。

(5)快速而大量的利尿,可引起脱水和直立性低血压,老年人甚至可导致血栓形成;从小剂量开始用药,并根据利尿效果逐步调整至个体化的有效剂量;心衰患者肾血流量减少,药物峰浓度降低,达峰时间延长,需加大给药剂量;大剂量静脉注射速度过快时,可出现听力减退或暂时性耳聋,应缓慢注射;避免连续 7 日以上给药;宜采用间歇疗法,即:每给药 1~3 天后,停药 2~4 天,以防出现耐药。

布美他尼(bumetanide)

【药动学】　口服吸收迅速、完全,起效时间为 0.5~1 小时;静脉给药数分钟内即可起效。蛋白结合率为 94%~96%。部分药物可经肝脏代谢,胆汁粪便排泄,部分以原形从肾脏排泄。$t_{1/2}$ 为 1~1.5 小时,较呋塞米稍长;肝肾功能不全时 $t_{1/2}$ 将延长。

【药效学】　作用机制与呋塞米相似,通过抑制髓袢升支粗段的 Na^+-K^+-$2Cl^-$ 同向转运体,而发挥利尿效应。本药还能升高前列腺素 E_2 含量,扩张血管,特别是肾血管,增加肾血流量。最大利尿效应与呋塞米相似,但效价是呋塞米的 20~40 倍。与呋塞米相比,对碳酸酐酶抑制作用弱,排钾能力小,不易引起低钾血症。

【临床应用】

(1)各类水肿性疾病:对于其他利尿药疗效不佳的水肿性疾病本药仍可能有效。

(2)高血压:当噻嗪类利尿药无效或出现高血压危象、伴肾功能不全时可考虑使用。

(3)肾功能衰竭:用于各种原因所致的肾功能衰竭、肾血流灌注不足等疾病。

(4)其他:还可用于高钾血症、高钙血症以及药物、毒物的急性中毒。

【禁忌证】　老年人用药,直立性低血压和电解质紊乱的发生率升高;哺乳期妇女慎用。

【不良反应】　与呋塞米类似,可出现严重的水和电解质紊乱,但低钾血症的发生率低于呋塞米和噻嗪类利尿药。其他不良反应有:直立性低血压、休克、过敏反应、高糖血症、高尿酸血症、消化系统反应及损害、耳鸣及听力障碍等。

【药物相互作用】

(1) 与多巴胺合用,利尿作用增强。

(2) 可增强降压药的降压作用,合用时应适当减少降压药物的剂量。

(3) 与两性霉素、氨基糖苷类药物合用时,肾毒性和耳毒性增加。

(4) 与巴比妥类药物或麻醉剂合用,易致直立性低血压。

(5) 与洋地黄类药物合用,易致心律失常。

(6) 可降低降糖药物、抗凝药物和纤溶药物的作用。

【注意事项】　用药期间应定期或不定期检查和监测血电解质、肝肾功能、血糖、血尿酸、听力等指标。

托拉塞米(torasemide)、依他尼酸(ethacrynic acid)

托拉塞米和依他尼酸均为作用于髓袢升支粗段的临床常用的强效利尿药,作用机制与呋塞米相似。不同之处是,托拉塞米的作用缓和而持久,利尿作用比呋塞米强 5~8 倍,而且不激活肾素-血管紧张素-醛固酮系统的活性,能抑制醛固酮与其受体结合,降低醛固酮的利尿抵抗效应,低血钾的副作用发生率低。依他尼酸可用于其他利尿药无效的情况。

二、中效利尿药

本类药物作用于髓袢升支粗段皮质部和远曲小管近端,抑制管腔膜上的 Na^+-Cl^- 同向转运体的功能,促进 Na^+、Cl^- 和水的排出。由于该部位 Na^+ 重吸收量只占肾小球滤过量的小部分,故利尿作用不及袢利尿药,但较弱效利尿剂强。本类利尿药从结构上可分为噻嗪类与非噻嗪类利尿药两类。

氢氯噻嗪(hydrochlorothiazide)

【药动学】　口服吸收迅速,生物利用度为 60%~80%。起效时间在 2 小时左右,作用高峰时间为 4 小时。蛋白结合率为 40%,$t_{1/2}$ 为 15 小时,充血性心力衰竭和肾功能受损时 $t_{1/2}$ 延长,给药量的 50%~70% 以原形由尿液排出。

【药效学】

(1) 利尿作用:主要作用于髓袢升支粗段的皮质部和远曲小管近端,与 Na^+-Cl^- 同向协同转运体的 Cl^- 结合点结合,干扰 Na^+、Cl^- 以及水的主动重吸收而利尿;本药有轻度的抑制碳酸酐酶的作用,抑制 H^+-Na^+ 交换,减少 Na^+ 重吸收。排 Na^+ 和水作用,刺激致密斑通过管-球反射,激活肾素-血管紧张素-醛固酮系统,引起肾血管收缩,从而降低肾小球滤过率,特别是当静脉给药时,可能直接作用于肾血管,减少肾血流量;因增加 Na^+ 和水的排出量,使肾小管远端和集合管的 K^+-Na^+ 交换增加,导致低血钾;增加 Mg^{2+} 的排泄,导致低镁血症;小管液中高浓度的 Na^+、Mg^{2+} 离子及细胞内低水平的 Na^+ 可促进远曲小管增加 Ca^{2+} 重吸收而减少尿钙排泄,引起高钙血症;此外,还可抑制尿酸排泄。

(2) 降压作用:降压作用确切而温和。其降压作用机制源于两个方面,一是通过利尿作用引起血容量下降而具有中等程度的降血压作用;二是长期用药,使血管平滑肌细胞内 Na^+ 浓度降低,进而可抑制细胞内外的 Na^+-Ca^{2+} 交换,使得平滑肌细胞内 Ca^{2+} 浓度下降,血管平滑肌儿茶酚胺的敏感性和张力降低,从而导致血管张力降低而降压。

(3)抗利尿作用:增加机体 Na^+ 排泄,降低血浆渗透压,减轻了患者的烦渴、多饮和多尿症状,可减少肾源性尿崩症患者的尿量达50%。

【临床应用】

(1)水肿性疾病:是轻、中度心源性水肿的首选利尿药;对肝硬化腹水、糖皮质激素或雌激素治疗过程中的水钠潴留、部分肾脏疾病如肾病综合征、急性肾小球肾炎所致水肿有效。肾小球滤过率小于30ml/min 时,本药无效。

(2)高血压:可单独或与其他抗高血压药物合并使用,是治疗原发性轻、中度高血压的首选药物之一。

(3)尿崩症:治疗轻型的中枢性或肾性尿崩症,对抗利尿激素无效者有效,但对重症者疗效差。

【禁忌证】

(1)本药可通过胎盘,诱发胎儿或新生儿黄疸、血小板减少症。孕妇和哺乳期妇女不宜服用。如病情确需应用者,应尽量短期使用。

(2)肝性脑病患者禁用本药;高尿酸血症或痛风、糖尿病、高钙血症患者服用时应注意调整给药剂量和加强监测。

【不良反应】 多数不良反应与剂量和疗程有关。

(1)长期给药可导致电解质紊乱,引起低血钠、低血氯、低血镁及低血钾,其中以低血钾最为重要。长期缺钾可损伤肾小管,严重失钾可引起肾小管上皮的空泡变化,以及引起严重快速性心律失常等异位心律。

(2)干扰肾小管排泄尿酸,可致高尿酸血症,这对一般患者无临床意义,但对痛风患者偶可诱发或加重症状,停药后可恢复。

(3)可抑制胰岛素的作用,降低糖耐量,升高血糖。停药可恢复,但对糖尿病患者可加重病情。

(4)可降低肾小球滤过率,升高血尿素氮水平,导致肾损害和肾功能不全。

(5)长期服用可升高血三酰甘油和胆固醇水平,也可导致高钙血症、低磷血症。

(6)极少数患者偶有过敏性皮疹、粒细胞减少、血小板减少及胰腺炎等过敏反应。

【药物相互作用】

(1)与磺胺类药物有交叉过敏反应。

(2)肾上腺皮质激素、促肾上腺皮质激素、雌激素等可增加电解质紊乱发生率,尤其是低钾血症,并降低利尿效应;非甾体类抗炎药可减少前列腺素的合成,降低肾血流量及本药的肾小管浓度,使利尿作用下降。

(3)与治疗量的多巴胺等扩血管降压药物合用,可加强本药的利尿、降压作用。

(4)痛风患者使用本药时,应增加抗痛风药物的给药剂量;可使降糖药的降糖作用和抗凝药的抗凝作用减弱;所致的低血钾易致强心苷类、胺碘酮等药物中毒,合用时应调整后者剂量。

(5)与碳酸氢钠合用时,发生低氯性碱中毒机会增加;与锂盐合用,因减少锂盐的肾排泄,从而增加锂的肾毒性。

【注意事项】

(1)餐后给药有助于减轻胃肠道反应;口服1次时,可在早上给药;若需一日2次给药,则第2次给药不要晚于下午3:00,以免夜尿多而影响睡眠。

(2)宜从小剂量开始用药,以减少不良反应和反射性肾素和醛固酮的分泌。停药时应逐渐减量,以免引起水钠潴留。

(3)服药期间应定期检查血液电解质水平,并注意观察电解质失衡的早期症状,如有口干、倦睡、肌痛、腱反射消失等症状,应停药或减量;间歇式给药,隔日用药或每周用药1~2次,或连续用药3~4天后停药3~4天,或与保钾利尿药合用,同时限制钠盐摄入,及时补钾等措施,均可减少低钾血症的发生。

(4)少数患者服药后可出现胃肠道反应,如恶心、呕吐、腹泻;部分患者可发现结晶尿、血尿酸浓度增高。

(5)治疗心源性水肿时应从小剂量开始用药,同时调整洋地黄类药物的用量,以免洋地黄中毒;治疗肝硬化腹水时最好与螺内酯合用。

(6)少尿或严重肾功能障碍时,最大剂量给药后24小时内仍无尿者,应停用药物。

临床上常用的其他中效利尿药还有氯噻嗪(chlorothiazide)、苄噻嗪(benzthiazide)、氢氟噻嗪(hydroflumethiazide)、氯噻酮(chlorthalidone)、苄氟噻嗪(bendroflumethiazide)、环戊噻嗪(cyclopenthiazide)、吲达帕胺(indapamide)、喹乙宗(quinethazone)、美托拉宗(metolazone)等。这些药物的作用机制、主要药效学、不良反应、药物相互作用、禁忌证、临床应用均与氢氯噻嗪相似。但各药的药理作用特点、作用持续时间和强度方面略有差异,如环戊噻嗪利尿作用强度较氢氯噻嗪强100倍;美托拉宗对碳酸酐酶无抑制作用;吲达帕胺的扩血管作用大于利尿作用;当肾功能减退而使氢氯噻嗪治疗水肿无效时,大剂量美托拉宗和吲达帕胺仍可有效;吲达帕胺引起低血钾的发生率低,仅为3%~7%,较为安全。

三、低效利尿药

本类药物作用于远曲小管和集合管醛固酮受体,拮抗醛固酮的排钾保钠作用,或阻滞管腔膜上的Na^+通道,减少Na^+重吸收,抑制K^+-Na^+交换,从而达到增加Na^+、水排出的利尿之效。由于此部位的最大排Na^+强度仅为正常滤过Na^+总量的2%~4%,故此类利尿药属低效利尿药。本类药物包括醛固酮拮抗药(如螺内酯)和Na^+通道阻滞剂如氨苯蝶啶、阿米洛利等。

螺内酯(spironolactone)

【药动学】 口服后生物利用度90%左右,服后1天左右起效,2~3天达作用高峰,停药后仍可持续2~3天,血浆蛋白结合率大于90%,80%的药物在肝脏代谢为具药理活性的代谢产物坎利酮;原形药物和代谢产物皆可通过胎盘,其中坎利酮还可通过乳汁分泌;药物及其代谢产物主要经肾、部分经胆汁排泄,$t_{1/2}$为16小时。

【药效学】 结构上与醛固酮相似,可在远曲小管和集合管的皮质部位与醛固酮竞争结合醛固酮受体,拮抗并逆转醛固酮的保钠排钾作用,阻断Na^+-K^+交换和Na^+-H^+交换,使Na^+、Cl^-和水的排泄量增多,而K^+、Mg^+、H^+排泄减少,产生保钾排钠的利尿作用。本药对其他醛固酮靶器官也有作用;对血液中醛固酮水平高的水肿疗效佳。

【临床应用】

(1)治疗醛固酮水平增高的顽固性水肿,对肝硬化腹水、肾病综合征等有效;对醛固酮水平较高的充血性心衰,本药不仅能通过利尿,减轻水肿,降低心脏前负荷,而且能够有效控制长期应用血管紧张素转化酶抑制剂后出现的醛固酮脱逸现象,抑制心肌纤维化,逆转心室重构。与排钾利尿药合用,可对抗后者的排钾作用。与其他类利尿药合用治疗特发性水肿,既可增强利尿作用,又能防止低血钾。

(2)用于高血压的辅助治疗。与排钾利尿药合用,既可增强降压作用,又可预防低血钾。

(3)用于原发性醛固酮增多症的诊断和治疗。

【禁忌证】 肾功能衰竭及高血钾禁用;无尿、肾功能不全、肝功能不全、低钠血症、酸中毒等皆易引起电解质紊乱,应慎用本药;孕妇、哺乳期妇女、肾衰竭患者及血钾偏高者忌用。

【不良反应】

(1)高钾血症、胃肠道反应最常见。特别是在用药期间有高钾饮食、合用含钾药物或合并有少尿、无尿症状的肾功能损害时,更易发生。

(2)中枢神经系统不良反应:头痛、嗜睡、运动失调、发热等。

(3)性激素样作用:男性长期使用可出现乳房增大、阳痿;女性则出现月经不规则、声音变粗,喉结突出、毛发增多等。

(4)罕见的不良反应有:过敏反应,皮疹、呼吸困难等。

【药物相互作用】

(1)与噻嗪类药物合用,既可增强疗效、延长作用时间,又可减轻不良反应。

(2)下列药物可降低本药的利尿作用:非甾体抗炎药物、肾上腺皮质激素、促肾上腺激素、雌激素、甘珀酸钠、甘草制剂等。

(3)与钾制剂、血管紧张素转化酶抑制剂、血管紧张素Ⅱ受体拮抗剂、环孢素等药物合用,易致高血钾。

(4)多巴胺可加强本药的利尿作用。

【注意事项】

(1)给药应个体化,从最小有效剂量开始使用。

(2)注意与含钾药物或食物合用,可致高血钾。心律失常为高血钾的首发临床表现,故用药期间应密切监测血钾水平和心电图。

(3)如每日给药1次,应于早晨给药,以免夜间排尿次数多。

氨苯蝶啶(triamterene)

【药动学】 作用迅速而短暂,口服给药后2~4小时即产生利尿作用,6小时作用达高峰,药效可持续12~16小时。$t_{1/2}$为1.5~2小时,无尿者$t_{1/2}$显著延长,可达10小时以上。血浆蛋白结合率30%~70%。主要由肝脏代谢,原形和代谢物主要经肾脏排出。可透过胎盘和随乳汁分泌。

【药效学】 直接抑制远曲小管和集合管上皮细胞管腔膜侧的Na^+通道,抑制Na^+-K^+交换,使Na^+重吸收和K^+的排出减少,Na^+、Cl^-和水排泄增多,从而发挥排钠保钾的利尿作用。

【临床应用】 用于治疗充血性心力衰竭、肝硬化和慢性肾炎等引起的顽固性水肿或腹水。常与噻嗪类排钾利尿药合用,可增强疗效和减少钾丢失。也可用于对氢氯噻嗪和螺内酯无效的患者。

【禁忌证】

(1)无尿、肾功能不全、糖尿病、肝功能不全、低钠血症、酸中毒、高尿酸血症或有痛风病史者、肾结石等患者慎用。

(2)孕妇、哺乳期妇女慎用。严重肝、肾功能不全者及有高钾血症倾向者忌用。服该药后尿液常呈绿蓝色荧光。

【不良反应】 大剂量长期使用,常出现血钾过高现象,停药后症状可逐渐消失。少数患者可出现恶心、呕吐、嗜睡、腹泻、皮疹等。极少数患者可发生过敏反应、粒细胞缺乏症、血小板减少性紫癜等;抑制二氢叶酸还原酶,引起叶酸缺乏,肝硬化患者服用后可发生巨幼细胞贫血。

【药物相互作用】

(1)除与螺内酯的药物相互作用类似外,与噻嗪类和髓袢利尿药合用时可使血尿酸大幅度升高,故在高尿酸血症或有痛风史患者中应与治疗痛风的药物合用,并适当增加后者的剂量。

(2)可升高血糖,与降糖药合用时应适当增加后者的剂量。

(3)应避免与其他保钾利尿药合用。

【注意事项】

(1)应个体化给药,从最小有效剂量开始使用,以减少电解质紊乱等副作用。

(2)老年人应用本药较易发生高钾血症和肾损害。

(3)可干扰部分生化指标的检测。可使血糖(尤其是糖尿病患者)、血肌酐和尿素氮(尤其是在肾功能损害时)、血浆肾素、血钾、血镁、血尿酸及尿酸排泄量的测定值升高。

阿米洛利(amiloride)

主要抑制肾远曲小管及集合管的 Na^+-K^+ 和 Na^+-H^+ 交换,增加 Na^+、Cl^- 排泄、减少 K^+、H^+ 分泌的弱效利尿药。其利尿作用与氨苯蝶啶相似,不依赖醛固酮,是目前保钾利尿药中作用最强的。

四、利尿药的临床应用原则

利尿药在临床上主要用于各种水肿性疾病。由于各类水肿的发病机制和临床症状各不相同,利尿药的选择、用量、用法、疗程等也有差异,必须充分考虑,并尽量避免药物使用中常见的副作用,如水、电解质紊乱和酸碱失衡、利尿药的耐受等问题。合理选择和联合应用利尿药对于充分而有效地发挥其作用非常重要。

(一)根据不同的适应证选择不同的利尿药

1. 肝硬化腹水 常有继发性醛固酮增高,螺内酯为首选药物。若血钾高,可与呋塞米联合用药;开始治疗时不宜采用强效利尿药,以防电解质紊乱诱发肝性脑昏迷。

2. 脑水肿 首选高渗甘露醇进行渗透性脱水治疗,以降低颅内压,改善脑水肿症状。必要时,可合用强效利尿药,如呋塞米或依他尼酸进行利尿脱水。

3. 肺水肿 首选髓袢利尿药。药物的扩血管作用可减轻心脏前负荷,有利于改善气促症状;强大的利尿作用可迅速降低血容量和细胞外液,减少回心血量,降低左室充盈压和肺楔压,减轻肺水肿。为避免血容量增加所导致的左室舒张末压增高而加重肺水肿,禁用渗透性利尿药。

4. 肾性水肿　肾病综合征中,严重的低蛋白血症导致血浆胶体渗透压下降,循环血量减少,肾灌注不足。故扩容为利尿的前提,同时注意限盐、水,补充白蛋白、输血浆等提高血浆胶体渗透压。利尿时,应采用大剂量的强效利尿药(正常剂量的 2～3 倍);效果不佳时,可加用螺内酯,以拮抗继发性醛固酮增多所致的水、钠潴留效应。慢性肾功能衰竭时,可选用噻嗪类利尿药,但肾肌酐清除率小于 50ml/min 时,则中效利尿药效果较差,可选用袢利尿药。对于急性肾功能衰竭,首选大剂量强效利尿药,以增加肾脏血流,冲洗肾小管。急性肾小球肾炎一般不用利尿药,主张以限盐、卧床休息、消肿为主要治疗手段。

5. 心源性水肿　所有心衰只要有液体潴留证据,均应给予利尿药。可根据病情轻重,采用阶梯式用药的选药步骤进行利尿治疗:轻度心衰可选用中效利尿药,中、重度心衰宜用强效利尿药,必要时强、中、弱三种利尿药可以联合应用。一般从小剂量开始,逐渐增加剂量至体重每日减轻 0.5～1.0kg,待病情稳定后以小剂量维持。急性心衰,首选强效利尿药,在利尿作用出现之前即可改善血流动力学,缓解心衰症状。

6. 特发性水肿　多见于老年人,特别是肥胖妇女。患者一般仅有倦怠、乏力、不愿活动、下肢发胀等感觉。治疗中首选限盐,一般无须利尿药治疗。

(二)需要联合用药时,应选用不同类别的利尿药

噻嗪类、髓袢利尿药及保钾利尿药三者合用,利尿效果最强,对严重且顽固的水肿可选用。排钾利尿药与保钾利尿药合用有明显的协同作用,并可减轻钾离子的丢失;同类利尿药合用一般无协同效应,只会增加不良反应,应注意避免。

(三)用药期间,应严密监测利尿药使用的效果,随时调整方案

用药效果包括疗效和不良反应两方面。发生利尿剂失效的主要原因有:休息不充分、摄钠过多、选药或剂量不当、严重电解质紊乱、药物相互作用、肝肾功能不全、继发性醛固酮增多、低蛋白血症等。可通过调整给药剂量、改变给药途径、联合用药、纠正电解质紊乱、改善全身状况等方式加以克服;通过间断用药,亦可提高疗效,减轻副作用。

(四)长期应用强效利尿药,应注意利尿药的耐受问题

长期使用强效利尿药后,疗效变差,可能是由于小管液中高浓度 Na^+ 长期刺激,使远曲小管和集合管增生而导致 Na^+ 和水的重吸收增加,减弱了利尿效应。同时服用噻嗪类利尿药可抑制远曲小管和集合管的增生,防止出现利尿药耐受,但应密切监测电解质状况。

第三节　脱　水　药

脱水药(dehydrant)通过静脉给药后提高血浆渗透压,产生组织脱水作用,药物经肾小球滤过后,在肾小管不被重吸收,提高小管液渗透压而减少水分的重吸收,发挥利尿作用,故本类药物又称脱水药。临床常用药物有:甘露醇、山梨醇、高渗葡萄糖、尿素等。

甘露醇(mannitol)

【药动学】　口服几乎不被吸收。静脉注射后,主要分布在细胞外液,利尿作用于用药0.5～1 小时出现,可维持 3 小时;降低颅内压和眼压的作用于静脉滴注后 20 分钟起效,

0.5～1小时达最大疗效,作用维持4～8小时。$t_{1/2}$为100分钟,急性肾衰竭时可延长至6小时。经肾脏排泄,肾功能正常时,静脉注射100g,3小时内80%经肾脏排出。

【药效学】　可提高血浆渗透压,使组织脱水,降低颅内压和眼压。此外,可通过增加血容量、扩张肾血管的作用增加肾血流量和肾小球滤过率。由于本药几乎不被小管重吸收,故可提高肾小管液渗透压,减少肾小管水分的重吸收,发挥利尿作用。

【临床应用】

(1)预防急性肾衰竭:在心血管手术、严重创伤、有并发症的胆道手术以及失血(常伴低血压)时,肾小球滤过率急剧降低、肾小管通透性急性改变,出现少尿、无尿,此时普通利尿药已无作用,而甘露醇仍可发挥作用。合理及时应用本药可有效地避免急性肾衰竭。甘露醇一般不用于慢性水肿患者。

(2)治疗脑水肿:广泛用于神经外科术后、创伤等引起的脑水肿;在脑血管造影后脑肿胀、酮症酸中毒性昏迷、心脏停搏后脑缺氧中,可降低颅内压,治疗脑水肿。

(3)降低眼压:作为青光眼术前准备。

(4)用于内源性或外源性物质如水杨酸盐、巴比妥类、溴化物、尿酸等急性中毒,促进毒物和药物的排泄。

【禁忌证】

(1)不宜注射过快:心力衰竭因脱水造成的少尿患者应慎用。活动性颅内出血,除非在手术过程或危及生命时,一般不宜应用。

(2)因可致一过性血容量增加和血液持续性高渗,故禁用于:急性肺水肿或严重肺瘀血、急性肾小管坏死、充血性心力衰竭、代谢性水肿、颅内出血(手术过程中或危及生命时除外)、休克、严重脱水、妊娠(本药可透过胎盘屏障)、过敏史、尿闭等。

【不良反应】

(1)如静脉注射过快,可引起体内甘露醇积聚,血容量迅速大量增多,易导致心功能不全患者心力衰竭、稀释性低钠血症,偶可致高钾血症。

(2)大剂量静脉快速滴注,可致恶心、呕吐、高渗性口渴、头痛、眩晕、视力模糊、畏寒、发热、脱水、尿潴留等症状。

(3)大剂量久用,可引起肾小管损害及血尿、血容量减少并加重少尿。

(4)偶可见过敏反应,表现为皮疹、荨麻疹、呼吸困难、过敏性休克等过敏症状。

(5)注射部位疼痛,可出现血栓性静脉炎,如发生注射液外渗,可导致组织水肿和渗出部位组织坏死。

(6)长期使用,少数患者可出现高渗高血糖非酮症性昏迷。

【药物相互作用】

(1)甘露醇可增加洋地黄的毒性作用,与低钾血症有关。

(2)甘露醇可增加利尿药、碳酸酐酶抑制剂的利尿和降眼内压作用,与这些药物合并时应注意调整给药剂量。

【注意事项】

(1)老年人应用本药易出现肾损害,故应适当控制剂量。

(2)静脉滴注速度要适当,既不可过快,也不宜过慢,以免发生因剂量过大、给药速度过快而引起的血高渗。

（3）给药时应选择较粗大静脉,防止发生血栓性静脉炎或药液漏出,漏出液可致局部组织肿胀,严重者可发生组织坏死,热敷可消退。

（4）长期用药,应定期检查尿量、血糖、血浆渗透压、电解质,以及血压、肾功能、心功能等。一旦发现少尿、血糖 $>20mmol/L$ 、血钠 $>150mmol/L$ 、血钾 $<3.5mmol/L$ 、血浆渗透压 $>320mOsm/L$ 、尿糖阳性、酮体阴性,应立即停用本药。

知识链接:

长期使用利尿剂导致肾损害

长期使用利尿剂,会造成电解质紊乱、低血容量、尿酸代谢、脂代谢、糖代谢异常,而这些异常又会造成肾损害。如:低血容量使肾血流灌注不足而致肾损害;电解质紊乱导致低钾性肾损害,使肾脏丧失尿浓缩功能;高尿酸血症、高血糖、高血脂均可恶化肾功能障碍。

案例分析:

案例:某男,27岁。近2周面部及下肢水肿。该男患有风湿性关节炎,病史3年。入院检查:尿常规蛋白2+,管型尿,肌酐清除率30ml/min。诊断为慢性肾小球肾炎合并风湿性关节炎。处方:呋塞米20mg×14片,20mg bid,po;吲哚美辛片:25mg×30片,25mg tid,po。该处方是否合理,为什么?

分析:不合理,吲哚美辛为非甾体抗炎药物,可拮抗呋塞米促进前列腺素 E_2 合成而扩张血管的作用,降低利尿药的疗效,增加肾损害概率。

思考题

1. 试述利尿药的分类,并从各类利尿药的作用原理出发分析其临床应用的异同。
2. 试述利尿药在各类水肿治疗中的应用及注意事项。
3. 利尿药的主要不良反应有哪些?克服这些不良反应的策略是什么?
4. 利尿药应用的原则是什么?
5. 脱水药适应证及临床应用注意事项有哪些?

（张 骏）

第二十四章　抗恶性肿瘤药物的临床应用

学习要求

1. 掌握抗恶性肿瘤药物的分类及常见药物的药理作用、药动学特征、临床应用特点及不良反应。
2. 熟悉常见抗恶性肿瘤药物的作用机制。
3. 了解肿瘤细胞耐药性机制及抗肿瘤药物联合应用的原则。

第一节　概　　述

恶性肿瘤又称癌,是严重威胁人类健康和生命的常见和多发性疾病,全世界约有数百万之多的患者死于恶性肿瘤,占死亡总人数约四分之一。自1943年Gilman等运用氮芥于淋巴瘤的治疗,从而开创了恶性肿瘤的化学(药物)治疗(chemotherapy,简称化疗)时代,与外科手术、放射治疗成为三大主要治疗手段。近几十年来,由于对肿瘤细胞的分子生物学、细胞增殖动力学、药动学以及免疫学等方面的深入研究,使抗恶性肿瘤药物(anticancer drugs)的研究开发取得迅猛的发展。从传统的细胞毒类药物(cytotoxic agents)向针对机制的多环节作用新的抗恶性肿瘤药物的研发和进入临床,如抑制微管蛋白解聚的紫杉醇,抑制拓扑异构酶 I 的伊立替康,干扰素的生物反应调节剂,生物治疗药酪氨酸激酶抑制药伊马替尼,新生血管生成抑制药等,不但使化学治疗仅作为缓解症状的姑息疗法或仅作为手术、放射治疗的辅助疗法向根治治愈水平提升,如急性淋巴性白血病、绒毛膜癌、睾丸癌等,采用化疗已可使部分患者达到根治。加之免疫治疗、基因治疗等手段,促进了恶性肿瘤的治疗向综合治疗的方向发展,有望更大幅度提高恶性肿瘤的治愈率和改善患者的生活质量。

一、抗恶性肿瘤药物的作用机制

应用化疗药物治疗恶性肿瘤的目的,在于有效地和选择性地杀灭肿瘤细胞,药物对肿瘤细胞的杀灭作用遵循一级动力学的原则,即一定剂量的药物杀灭恒百分率的肿瘤细胞,而不是杀灭恒数量的肿瘤细胞。因此,为达到有效地杀灭肿瘤细胞的目的,必须在患者能耐受药物毒副作用的情况下应用足够大的药物剂量。其作用机制如下:

(一)抗恶性肿瘤药物作用的细胞生物学机制

肿瘤细胞群可分为增殖细胞群、静止细胞群(G_0 期)和无增殖能力的细胞群(图24-1),增殖细胞群在瘤体中不断分裂增殖而使肿瘤增大,它在全部肿瘤细胞群中的比率称生长比率(growth fraction,GF)。GF对肿瘤细胞群体的增长速度起决定性作用,GF值接近于1.0的为增长迅速的肿瘤细胞群,瘤体增大也迅速,对化疗药物的敏感性亦高,如急性淋巴性白血病、霍奇金病和绒毛膜癌等;GF值为 0.01～0.5 之间的为分裂增殖缓慢的肿瘤细胞群,它们对化疗药物不敏感,如慢性白血病和多数的实体瘤。

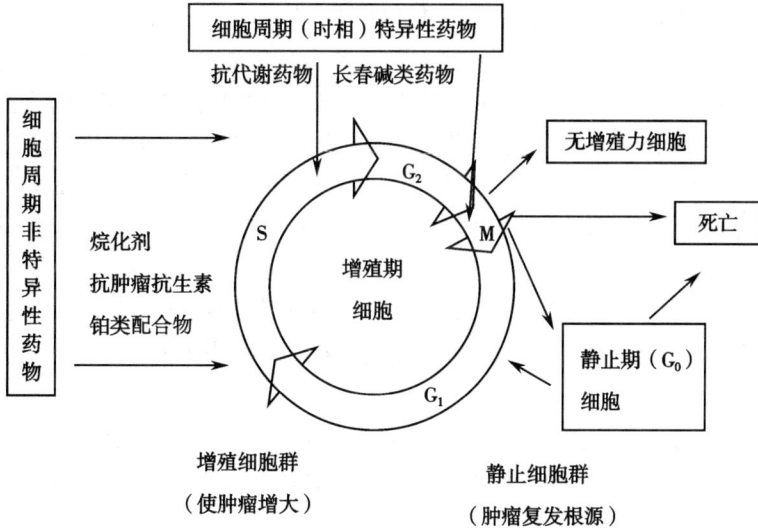

图 24-1 细胞增殖周期及药物影响时相示意图

肿瘤细胞从一次分裂结束到下一次分裂结束的时间过程称细胞增殖周期,全过程是循环的,可分为 4 期(时相)。

G_0 期:当肿瘤细胞分裂结束而还未进入 G_1 期时,有一个持续时间长短不同的阶段,此阶段的细胞为 G_0 期细胞。其代谢非常缓慢而相对处于静止状态,不但对化疗药物低敏感性,且是肿瘤复发的根源,因敏感细胞被杀灭后,它可进入周期补充。

G_1 期:又称 DNA 合成前期,此期细胞由 G_0 期细胞分裂进入而来,是细胞继续增大成长的时期,为向 S 期过渡作物质上的准备,此期存在的时间长短因不同的肿瘤细胞而差别较大,可经数小时至数日。

S 期:即 DNA 合成期,是 DNA 复制的时期,因肿瘤细胞的分裂增殖,需以蛋白质为原料,蛋白质又需合成,则先要复制 DNA,以 DNA 为模板转录合成 RNA,再翻译合成蛋白质。此期时间需 2.0 ~ 3.0 小时。

G_2 期:即 DNA 合成后期或分裂前期,因此期 DNA 合成已结束,正进行分裂的准备,此期继续合成 RNA 和蛋白质,并进行分裂前分子水平上的生物学变化,如染色体形成、中心体复制和膜解体等。

M 期:为有丝分裂期,此期是细胞完成遗传物质的分配,通过前、中、后、末 4 个时相,每个细胞即分裂形成两个新的子细胞。此期持续时间与正常细胞相同并未缩短,经 1.0 ~ 2.0 小时。

另外,在 G_1/S 期、S/G_2 期及 G_2/M 期的交界时段存在着细胞周期时相控制点(check point),精密地控制着细胞周期运行。抗恶性肿瘤药物就是通过影响细胞周期的生化事件或细胞周期的调控机制,对不同时相的肿瘤细胞发挥细胞毒作用和细胞周期时相过渡的延缓,从而发挥其抗肿瘤的作用。

(二)抗恶性肿瘤药物作用的生物化学机制

抗恶性肿瘤药物作用的生物化学机制,多是干扰或阻抑核酸或蛋白质代谢的生化过程,药物作用于该过程的不同部位、不同的酶或蛋白质(图 24-2)。

1. 干扰核酸的生物合成 抗恶性肿瘤药物具有特异性的影响体内叶酸、嘌呤、嘧啶等重要代谢物质的作用,干扰核酸尤其是 DNA 的生物合成的不同环节。突出地表现在与内源性代谢物竞争酶或酶系,阻止酶功能的发挥,影响细胞代谢,使肿瘤细胞不能进行分裂增殖,最终导致细胞死亡,故又称这类药物为抗代谢药,如甲氨蝶呤、5-氟尿嘧啶等。

2. 直接影响 DNA 的结构、功能及其复制 抗恶性肿瘤药物直接破坏 DNA 的结构,或者是抑制拓扑异构酶的活性,阻碍了 DNA 的复制和影响其修复的功能而产生抗肿瘤的作用。如铂类配合物、喜树碱等。

3. 干扰转录过程及阻止 RNA 的合成 抗恶性肿瘤药物可嵌入 DNA 的碱基对之间,从而干扰转录过程,阻止了 mRNA 的形成,因此称这类药物为 DNA 嵌入药,如蒽环类抗生素等。

4. 干扰蛋白质合成及其功能 抗恶性肿瘤药物作用于蛋白质合成过程的不同环节,使蛋白质的合成受阻,或影响蛋白质功能的发挥,从而抑制肿瘤细胞的生长增殖,如紫杉醇类等。

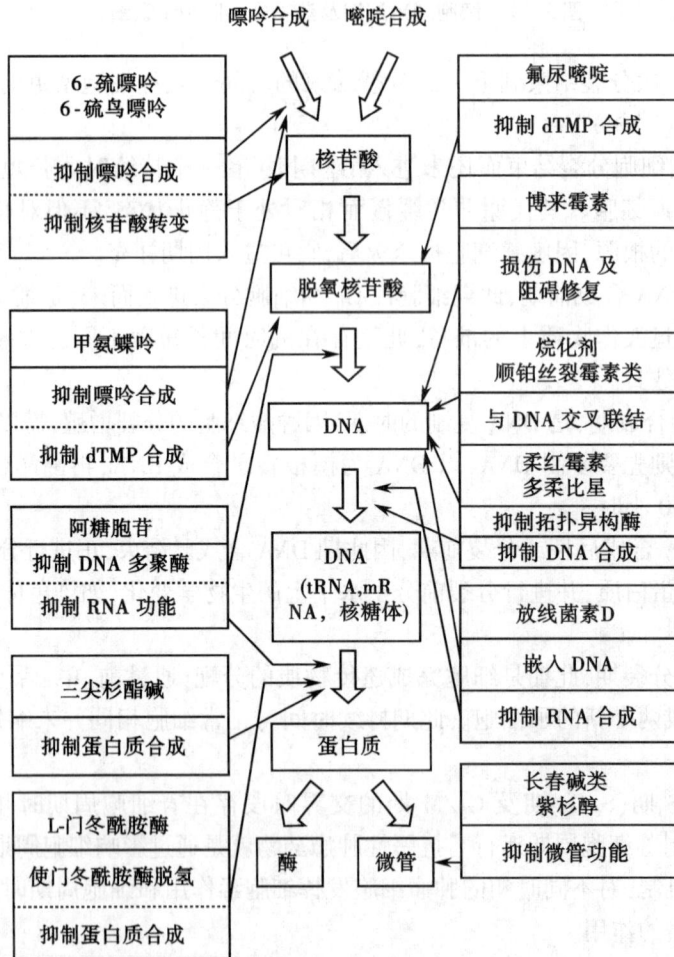

图 24-2 抗恶性肿瘤药物的作用部位示意图

5. 影响体内激素的平衡　这类抗肿瘤药物是特定地针对某些激素依赖性肿瘤的作用，通过调控相应激素的平衡，达到抑制肿瘤的生长，如雌、雄激素等激素类。

二、抗恶性肿瘤药物的分类

临床常用的抗恶性肿瘤药物绝大部分属细胞毒类，依据药物的化学结构与来源、药物作用的生化机制和药物对细胞周期或时相作用的特异性，而分为下列几类。

（一）根据药物的化学结构与来源分类

1. 烷化剂　氮芥类（如氮芥、环磷酰胺）、乙撑亚胺类（如噻替哌）、亚硝基脲类（如卡莫司汀）、甲磺酸酯类（如白消安）等。

2. 抗代谢物　叶酸、5-氟尿嘧啶、巯嘌呤、甲氨蝶呤、阿糖胞苷、羟基脲等。

3. 抗肿瘤抗生素　蒽环类（如多柔比星、柔红霉素）、丝裂霉素类（如丝裂霉素 C）、博来霉素类（如博来霉素）、放线菌素类（如放线菌素 D）等。

4. 抗肿瘤植物药　长春碱类（如长春碱、长春新碱）、喜树碱类（如喜树碱、托泊替康、伊立替康）、紫杉醇类（如紫杉醇、紫杉特尔）、三尖杉生物碱类（如三尖杉酯碱、高三尖杉酯碱）、鬼臼毒素衍生物（如依托泊苷、替尼泊苷）等。

5. 激素类　肾上腺皮质激素、雌激素及抗雌激素类、雄激素及抗雄激素类、孕激素类等。

6. 其他类　铂类配合物（如顺铂、卡铂）、酶（如 L-门冬酰胺酶）等。

（二）根据抗肿瘤作用的生化机制分类

1. 干扰核酸生物合成的药物

（1）二氢叶酸还原酶抑制药，如甲氨蝶呤等。

（2）胸苷酸合成酶抑制药，如 5-氟尿嘧啶等。

（3）嘌呤核苷酸互变抑制药，如巯嘌呤等。

（4）核苷酸还原酶抑制药，如羟基脲等。

（5）DNA 多聚酶抑制药，如阿糖胞苷等。

2. 直接影响 DNA 结构与功能的药物

（1）DNA 交联药，如氮芥、环磷酰胺、塞替派等烷化剂。

（2）破坏 DNA 的铂类配合物（platinum coordination complex），如顺铂、卡铂等。

（3）破坏 DNA 的抗生素，如丝裂霉素 C、博来霉素等。

（4）拓扑异构酶抑制药，如喜树碱、托泊替康、伊立替康、依托泊苷、替尼泊苷等。

3. 干扰转录过程和阻止 RNA 合成的药物　属于这类 DNA 嵌入药物多为抗生素类，如放线菌素 D、多柔比星、柔红霉素等。

4. 干扰蛋白质合成及影响其功能的药物

（1）微管蛋白活性抑制药，如长春碱、长春新碱、紫杉醇、紫杉特尔等。

（2）干扰核糖体功能药，如三尖杉酯碱、高三尖杉酯碱等。

（3）阻碍氨基酸供给药，如 L-门冬酰胺酶。

5. 影响体内激素平衡药

（1）肾上腺皮质激素（泼尼松、泼尼松龙、氟美松）。

（2）雌激素（己烯雌酚、雌二醇）。

（3）抗雌激素类药（他莫昔芬、雷洛昔芬）。

（4）雄激素（丙酸睾酮、甲基睾酮）。

（5）抗雄激素类药（氟他胺等）。

（6）孕激素类药（甲羟孕酮酯等）。

（7）芳香化酶抑制药（氨鲁米特）

（三）根据对细胞周期或时相作用的特异性分类

根据药物对细胞增殖周期或时相作用的特异性，可将抗恶性肿瘤药物分为两大类（图24-1）。

1. 细胞周期非特异性药物（cell cycle nonspecific agents，CCNSA）　这类药物能直接破坏DNA 的结构及影响其复制或转录的功能，包括烷化剂、抗肿瘤抗生素和铂类配合物等。它们可抑制或杀灭细胞增殖周期各期（时相）的细胞，甚至是 G_0 期细胞，所以称这类药物为细胞周期非物异性药物。它们对恶性肿瘤细胞的杀灭作用强而迅速，而且呈剂量依赖性，对肿瘤细胞的杀灭百分率与剂量成正比，量效曲线呈指数性，即接近直线，表明随剂量增加临床疗效亦提高，故大剂量间隙静注给药是发挥 CCNSA 疗效的最佳选择。

2. 细胞周期特异性药物（cell cycle specific agents，CCSA）　这是指药物仅对细胞增殖周期的某些期（时相）具有作用，对 G_0 期细胞不敏感，如能影响 DNA 合成即作用于 S 期的抗代谢药和作用于 M 期抑制有丝分裂的长春碱类药物。CCSA 杀伤肿瘤细胞的作用通常弱而慢，虽其杀灭肿瘤细胞的百分率亦与剂量成正比，但达到一定剂量的作用后，即使剂量再增加，对肿瘤细胞的杀伤力亦不会再提高，故其量效曲线，小剂量时类似直线，而达到一定剂量范围时即向水平方向转折形成坪的渐近线型。因此，这类药物小剂量持续缓慢静脉滴注、肌注或口服为最佳的给药方式。

无论 CCNSA 和 CCSA 对肿瘤细胞的杀灭作用仍都遵循一级动力学原理。此外，这种分类亦非绝对，如作为细胞周期非特异性抗肿瘤抗生素放线菌素 D，小剂量时 S 期细胞对其最敏感，而 G_1 期细胞对其大剂量时较敏感。因此，抗恶性肿瘤药物作用的特异性仅针对细胞周期而言，而此细胞周期则应包括肿瘤细胞和正常组织细胞。

三、恶性肿瘤的耐药性

肿瘤细胞对抗恶性肿瘤药物产生不敏感的耐药性，是肿瘤化学治疗失败的重要原因之一，有些肿瘤细胞固有或天然的对抗恶性肿瘤药物不敏感，称为天然耐药性（natural resistance），如 G_0 期的肿瘤细胞通常对抗恶性肿瘤药不敏感。亦有些肿瘤细胞经原本敏感的药物治疗一段时间后产生不敏感现象，称为获得性耐药性（acquired resistance），这是肿瘤细胞与药物长期接触逐步形成的。依据耐药谱又可分为原药耐药性（primary drug resistance，PDR）及多药耐药性（multidrug resistance，MDR）或称多向耐药性（pleiotropic drug resistance）。PDR 是指肿瘤细胞仅对原本所用药物产生耐药，而对其他抗肿瘤药仍敏感不产生耐药；MDR是由某一种抗肿瘤药诱发，不但对原本所用药物，而且同时对其他多种化学结构不同和作用机制各异的抗肿瘤药物产生的交叉耐药性。MDR 的产生常发生于天然来源的抗恶性肿瘤药物的治疗过程中，如长春碱类、鬼臼毒素衍生物、紫杉醇类、蒽环类抗肿瘤抗生素、丝裂霉素类及放线菌素类。这些类药物均为亲脂性，分子质量在 300~900Da 之间，它们都是以被动扩散方式跨膜进入细胞内。但由于耐药细胞的细胞膜通透性降低，被动扩散进入胞内的药物量减少，致胞内药物积聚浓度远低于敏感细胞而不足以产生细胞毒作用。另外，耐药细胞膜上出现一种称为 P-糖蛋白(P-glucoprotein,P-gp)的跨膜蛋白,其依赖 ATP 介导药物的转运,它具有外排细胞内药物的功能降低胞内药物浓度,故又称其药物外排泵(drug efflux pump)。此外,多药耐药性的形成除与耐药基因 *mdrl* 过度表达 P-gp 有关外,也与蛋白激酶 C(PKC)、谷胱甘肽及谷胱甘肽 S-转移酶、拓扑异构酶Ⅱ等多药耐药性相关蛋白密切相关。由此可见肿瘤细胞产生耐药性的原因十分复杂且机制各不相同,同一种药物可存在多种耐药机制。肿瘤细胞有较固定的突变概率,每次突变均可产生耐药瘤株,分裂次数越多,耐药瘤株产生的机会越大;肿瘤细胞的耐药除上述对药物摄取的减少、外排的增加外,尚与加速药物的灭活、药物作用的受体或靶酶的改变、细胞利用更多的替代代谢途径以及肿瘤细胞受损伤的 DNA 的修复相关。

四、抗恶性肿瘤药物的毒性及其防治

(一)抗恶性肿瘤药物的毒性反应

根据抗恶性肿瘤药物毒性反应发生的时间分远、近期两类毒性反应,又依据毒性反应的特点,近期毒性可分为共有和特殊的两种毒性反应。毒性反应的严重程度,通常与用药剂量密切相关,即剂量愈大,其毒性反应亦愈大。

1. 近期毒性反应

(1)共有的毒性反应:此毒性反应一般出现较早,大多发生于如骨髓、消化系统、皮肤、毛囊等增殖迅速的组织。

1)对骨髓造血系统的毒性:是骨髓抑制,出现白细胞和血小板减少,甚或全血象减少,从而导致贫血、出血、感染等。

2)对消化系统的毒性:可发生恶心、呕吐等,其发生率与用药剂量呈正相关,因除与药物及其代谢产物刺激延脑呕吐中枢与催吐化学感受区有关外,还与其直接刺激胃肠道相关。另对消化道黏膜可发生损伤,发生口腔炎、咽喉炎、黏膜水肿、腹痛、腹泻等,甚至可致严重的消化道出血和黑便等。

3)对皮肤和毛囊的毒性:皮肤红斑、水肿及色素沉着和脱发等。

(2)特殊毒性反应:此毒性反应较共有毒性反应出现较晚,常是长期大剂量用药后发生,可累及心、肝、肺、肾等主要器官。

1)对心脏的毒性:可能由于抗恶性肿瘤药物诱导产生大量的氧自由基及脂质过氧化物破坏细胞器,从而发生心率加快、心肌缺血渐进性心肌病变并急性心衰等。

2)对肝、肾、膀胱的毒性:药物可致肝大、黄疸及肝功能下降;可造成肾小管坏死,出现血尿、蛋白尿等;对膀胱致膀胱炎。

3)对肺部的毒性:主要是引起肺纤维化,而造成咳嗽和呼吸困难,这与药物使肺间质纤维蛋白渗出有关。

4)对神经系统的毒性:有些药物可致精神错乱、谵妄或自主神经功能紊乱,反射迟钝。

5)其他方面的毒性:药物可抑制和杀伤机体的免疫细胞,致机体抵抗力下降而易继发感染;若注射不慎药液外渗,易致局部组织坏死。

2. 远期毒性　远期毒性主要发生于长期生存的患者,可使患者生殖细胞和内分泌功能受影响,造成不育;也可因遗传基因突变而发生致畸胎;加之免疫功能的抑制,可能诱发第二原发性恶性肿瘤。

（二）抗恶性肿瘤药物常见毒性的防治

1. **骨髓抑制** 由于大多数药物能引起程度不同的骨髓抑制,因此,应严格掌握适应证,正确选用药物,且对近期已做过化疗和放疗的患者尤其要慎用;在应用药物的过程中,应定期进行血常规检查,若白细胞低于 $3 \times 10^9/L$、血小板低于 $80 \times 10^9/L$ 时,应停药或更换骨髓抑制不显著的长春新碱、博来霉素;并应使用升白细胞、血小板的药物,严重者可给予如粒细胞集落刺激因子、粒细胞-巨噬细胞集落因子或白介素-11;为预防感染应给予抗生素。

2. **胃肠道毒性** 出现的恶心、呕吐,可应用中枢性镇吐药甲氧氯普胺、氯丙嗪,特别可使用昂丹司琼等 5-羟色胺-3 受体阻滞药。

3. **心脏毒性** 蒽环类抗肿瘤药物所致的心脏毒性,可以洋地黄、利尿药、低盐饮食和卧床休息等对症治疗。大剂量环磷酰胺所致的心脏毒性,可用美司钠救治,因其可与环磷酰胺代谢的有毒物丙烯醛结合成无毒化合物。

4. **肺毒性** 肺纤维化的毒性虽无特殊处理办法,但一旦发生应立即停药,并给予吸氧及抗生素等;或应用氯喹等纤维细胞抑制药、皮质激素及大量维生素 C 以减轻症状。如发生过敏性肺毒性时,则停药后病变可消除。

5. **脱发** 脱发只影响头发,其程度与用药剂量相关,剂量越大脱发越严重,目前有给患者戴冰帽使头皮冷却和血管痉挛;或用头皮止血带,以减少药物进入头皮,这些方法可在一定程度上预防脱发,但实际效果不大。

抗恶性肿瘤药物主要毒性反应见表 24-1。

表 24-1 抗恶性肿瘤药物主要毒性反应

靶器官	毒性	抗恶性肿瘤药物
骨髓	白细胞减少和血小板减少	除长春新碱、博来霉素、L-门冬酰胺酶外,其他药物均有程度不同对骨髓具有的抑制作用,致血白细胞减少;丝裂霉素 C、卡铂可致血小板减少
消化系统	恶心、呕吐	烷化剂、顺铂、多柔比星、阿糖胞苷、甲氨蝶呤等
	口腔黏膜溃疡	甲氨蝶呤、氟尿嘧啶、多柔比星、柔红霉素、放线菌素 D 等
	腹泻	甲氨蝶呤、氟尿嘧啶、放线菌素 D、伊立替康等
	便秘	长春新碱、长春碱等
肝脏	肝功能异常	甲氨蝶呤、丝裂霉素 C、阿糖胞苷、环磷酰胺、巯嘌呤、L-门冬酰胺酶、放线菌素 D、依托泊苷等
心脏	心肌炎、心力衰竭、心律失常	多柔比星、表柔比星、柔红霉素、环磷酰胺(大量)、米托蒽醌等
肺脏	纤维化	博来霉素、环磷酰胺、丝裂霉素 C 等
泌尿	膀胱炎	环磷酰胺、羟喜树碱、异环磷酰胺等
系统	肾功能异常	顺铂、卡铂、丝裂霉素 C、卡莫司汀、异环磷酰胺等
皮肤	皮炎	博来霉素、甲氨蝶呤、氟尿嘧啶、放线菌素 D 等
	色素沉着	博来霉素、氟尿嘧啶、多柔比星、头孢硫脒等
	脱发	多柔比星、环磷酰胺、柔红霉素、放线菌素 D、依托泊苷等

靶器官	毒性	抗恶性肿瘤药物
腺体	性腺功能异常	苯丙酸氮芥、环磷酰胺、阿糖胞苷、丙卡巴肼等
神经系统	周围神经、脑神经	长春新碱、长春碱、顺铂、卡铂、环磷酰胺、阿糖胞苷等
	嗜睡	L-门冬酰胺酶、长春新碱、异环磷酰胺、丙卡巴肼等
其他	发热	博来霉素、L-门冬酰胺酶、阿糖胞苷、放线菌素 D 等
	全身过敏反应	L-门冬酰胺酶、紫杉醇、鬼臼噻吩苷、丙卡巴肼、紫素等

第二节　常用抗恶性肿瘤药物

一、影响核酸生物合成的药物

又称抗代谢药。它们的化学结构大多数与核酸代谢物(如叶酸、嘌呤碱、嘧啶碱等)相类似,与相应的代谢酶产生竞争,或以代谢物身份参与代谢过程,从而干扰核酸,尤其是 DNA 的生物合成,阻止肿瘤细胞的分裂繁殖。属细胞周期特异性药物,主要作用于 S 期。其主要不良反应是对造血系统、消化道黏膜、毛发、肝和肾的损害,有时可能出现延迟性毒性。

根据抗代谢药物主要干扰细胞代谢的步骤或作用靶酶的不同可分为 5 类:

(一)二氢叶酸还原酶抑制药

甲氨蝶呤(methotrexate,MTX)

甲氨蝶呤又名氨甲蝶呤(amethopterin),化学结构与叶酸相似,是抗叶酸药。

【药动学】　用量小于 $30mg/m^2$ 时,口服吸收良好,血浆蛋白结合率约为 50%。不易透过血-脑脊液屏障,但鞘内注射可达全身循环。主要经肾(40% ~90%)排泄,大部分为药物原形;小于 10% 随胆汁排泄。

【药效学】　抑制二氢叶酸还原酶而使二氢叶酸不可还原成具有生理活性的四氢叶酸,从而使嘌呤核苷酸和嘧啶核苷酸的生物合成过程中一碳基团的转移作用受阻,导致 DNA 的生物合成明显受抑制。主要作用于 S 期,对 G_1/S 期的细胞也有延缓作用。

【临床应用】　①用于儿童急性白血病和绒毛膜上皮癌;②鞘内注射可用于预防和治疗脑膜白血病及恶性淋巴瘤的神经系统转移;③大剂量给药时可用于骨肉瘤。

【禁忌证】

(1)有肾病史或发现肾功能异常者,禁用该大剂量疗法。

(2)用药期间及用药后至少 8 周内应采取适当的避孕措施。用药期间应终止哺乳。

(3)白细胞低于 $3.5 \times 10^9/L$ 或血小板低于 $50 \times 10^9/L$ 时不宜用本品。

【不良反应】　最常见为恶心、呕吐、食欲不振等消化道反应。骨髓抑制可致白细胞、血小板减少,出现出血以致贫血。也有脱发、皮炎等。大剂量长期用药可致肝、肾损害。

【药物相互作用】

(1)乙醇和其他对肝脏有损害药物,如与本品合用,可增加对肝脏的毒性。

(2)本品可增加抗凝血作用,与其他抗凝药同用时宜谨慎。

(3)用本品后可引起血液中尿酸水平增高,痛风或高尿酸症患者应增加别嘌醇等药剂量。

(4)与水杨酸类、保泰松、磺胺类、苯妥英、四环素、氯霉素、氨苯甲酸合用可导致本品血药浓度升高而致毒性增加。

【注意事项】 使用本品大剂量疗法,用药前应准备好解救药亚叶酸盐,并应充分补充液体和碱化尿液。患者须住院治疗,在血药浓度监测下谨慎使用,每次滴注时间不宜超过6小时,滴注时间过长可增加肾毒性。

(二)胸苷酸合成酶抑制药

氟尿嘧啶(5-fluorouracil,5-FU)

氟尿嘧啶是尿嘧啶5位的氢被氟取代的衍生物,是抗嘧啶药。

【药动学】 口服吸收不规则,常采用静脉给药。可透过血-脑脊液屏障,静脉注射后约0.5小时到达脑脊液中,并可维持3小时。$t_{1/2}$为10~20分钟。主要经肝脏分解代谢,大部分分解为二氧化碳经呼吸道排出体外。约15%在给药1小时内以原形随尿排出体外。

【药效学】 在体内先转变为5-氟-2-脱氧尿嘧啶核苷酸,而抑制胸腺嘧啶核苷酸合成酶,阻断脱氧尿嘧啶核苷酸转变为脱氧胸腺嘧啶核苷酸,从而抑制DNA的生物合成。另外,还可以三磷酸氟尿嘧啶核苷(伪代谢物)的形式掺入RNA中,干扰蛋白质的生物合成。主要作用于S期,但对其他各期细胞也有作用。

【临床应用】 对多种肿瘤有效,特别是对消化道癌症(胃癌、结肠癌、直肠癌)疗效较好;对乳腺癌、卵巢癌、绒毛膜上皮癌、膀胱癌、头颈部肿瘤等也有效。

【禁忌证】 下列患者应慎用本品:①肝功能明显异常;②周围血白细胞计数低于3.5×10^9/L,血小板低于50×10^9/L者;③感染、出血(包括皮下和胃肠道)或体温超过38℃者;④明显胃肠道梗阻;⑤失水或(和)酸碱、电解质平衡失调患者。

【不良反应】 对骨髓和消化道毒性较大,可见恶心、食欲减退或呕吐,严重时有血性腹泻,可引起脱发、皮肤色素沉着、共济失调等。可致静脉炎或动脉内膜炎。

【药物相互作用】 与甲氨蝶呤合用,可使本品疗效减弱,故应先给甲氨蝶呤,4~6小时后再给氟尿嘧啶。先给予亚叶酸钙(CF)60~300mg静脉滴注,继用本品可增加本品疗效。

【注意事项】

(1)本品有潜在的致突变、致畸和致癌性和可能在婴儿中出现的毒副反应,应用期间不允许哺乳。

(2)除有意识地单用本品较少剂量作放射增敏剂外,一般不宜和放射治疗同用。

(三)嘌呤核苷酸互变抑制药

巯嘌呤(6-mercaptopurine,6-MP)

巯嘌呤是腺嘌呤6位上的—NH$_2$被—SH所取代的衍生物,为抗嘌呤药。

【药动学】 口服吸收良好。在体内分布于全身各组织,少量药物可进入脑脊液,血浆蛋白结合率约为20%。部分在肝脏转化为硫尿酸等产物而失去活性。静脉注射后,$t_{1/2}$约为90

分钟,约50%经代谢后在24小时内迅速经肾脏排泄,其中7%~39%为药物原形。

【药效学】　在体内先经酶催化变成6-巯基嘌呤,竞争性阻断肌苷酸转变为腺苷酸和鸟苷酸,干扰嘌呤代谢、阻碍核酸合成,阻止肿瘤细胞的分裂繁殖。主要作用于S期。

【临床应用】　起效慢。主要用于急性淋巴细胞白血病,对儿童患者的疗效较成人好。大剂量对绒毛膜上皮癌和恶性葡萄胎亦有较好疗效。

【禁忌证】

(1)已知对巯嘌呤高度过敏的患者禁用。

(2)巯嘌呤有增加胎儿死亡及先天性畸形的危险,故孕期禁用。

【不良反应】　多见胃肠道反应和骨髓抑制;大剂量可出现黄疸和肝功能障碍。敏感患者可致高尿酸血症。

【药物相互作用】

(1)与别嘌醇同时服用时,可明显地增加巯嘌呤的效能和毒性,故应仔细观察药物的不良反应,适当地减少巯嘌呤的剂量。

(2)与对肝细胞有毒性药物同服时有增加本品对肝细胞毒害的危险。

(3)与其他对骨髓有抑制的抗肿瘤药物或放射治疗合并应用时,会增强巯嘌呤的效应,须考虑调节本品的剂量和疗程。

【注意事项】

(1)本品作用有延迟性,故在治疗过程中首次出现显著的粒细胞减少、粒细胞缺乏、血小板减少、出血或黄疸等征象时,应立即停药并及时调整剂量。

(2)对诊断的干扰:白血病时有大量白血病细胞破坏,在服用本品时则破坏更多,血液及尿中尿酸浓度明显增高,严重者可产生尿酸性肾结石。

(3)骨髓已有明显抑制,并出现相应的严重感染或明显的出血现象者及有肝肾功能损害的患者应慎用。

(4)用药期间应注意定期检查周围血象及肝、肾功能。

(四)核苷酸还原酶抑制药

羟基脲(hydroxycarbamide,HU)

【药动学】　口服吸收较快,1~2小时后血药浓度达高峰,可透过血-脑脊液屏障。20%在肝内代谢,80%随尿液排出,12小时内可排出80%。

【药效学】　能抑制核苷酸还原酶,阻止胞苷酸转变为脱氧胞苷酸,选择性地抑制DNA的合成,对RNA及蛋白质的合成无抑制作用。主要作用于S期细胞。

【临床应用】　主要用于治疗慢性粒细胞白血病、真性红细胞增多症、多发性骨髓瘤。对转移性黑色素瘤也有暂时缓解作用。

【禁忌证】　严重贫血未纠正前、骨髓抑制、肾功能不全、痛风、尿酸盐结石史等情况应慎用。

【不良反应】　主要为抑制骨髓,为剂量依赖性,停药后1~2周可恢复。可致畸胎,孕妇慎用。

【药物相互作用】

(1)本品能提高服用者血尿酸的浓度,因此与别嘌醇、秋水仙碱、丙磺舒等合用治疗痛风时,须调节抗痛风药物剂量。

(2)与能引起白细胞或血小板减低的药物或放射治疗联合应用时,应根据患者血白细胞及血小板数适当调节本品的用量。

【注意事项】

(1)本品对中枢神经系统有抑制作用,故与巴比妥类、安定类、麻醉药等合用时应谨慎。

(2)老年患者对本品较敏感,故服用本品时应适当减少剂量。

(3)治疗前后及治疗期间应定期随访血常规、血尿素氮、尿酸、肌酸酐浓度。

吉西他滨(gemcitabine,dFdC)

【药动学】 静脉注射后,可迅速分布至体内各组织。5分钟血药浓度达峰值,在肝、肾、血液和其他组织中,迅速被胞苷脱氨酶代谢。$t_{1/2}$达20小时以上,以不到10%的原形药物形式自尿中排泄。

【药效学】 在细胞内由核苷激酶代谢成有活性的吉西他滨二磷酸盐(dFdCDP)和吉西他滨三磷酸盐(dFdCTP)。dFdCDP可抑制核糖核苷酸还原酶,导致脱氧核苷酸的浓度降低。dFdCTP可与脱氧胞苷竞争性结合DNA,从而阻止DNA合成。主要作用于S期,其细胞毒作用呈剂量与时间依赖性。

【临床应用】 主要用于治疗局部晚期或已转移的非小细胞肺癌、胰腺癌。

【禁忌证】 对本品高度过敏者禁用;联用放疗、严重肾功能不全的患者联用顺铂时慎用;妊娠及哺乳期妇女禁用。

【不良反应】 具有骨髓抑制作用。胃肠道反应发生比例较高,可见口腔毒性(口腔溃疡及红斑)、恶心、呕吐、腹泻、便秘。约60%患者可出现肝脏转氨酶异常。可出现轻度蛋白尿和血尿。可发生皮疹、瘙痒等过敏反应,严重的出现呼吸困难和支气管痉挛。

【注意事项】

(1)与其他抗肿瘤药进行联合或序贯化疗时,应考虑对骨髓抑制作用的蓄积。

(2)肝功能失代偿或肾功能损害者,应慎用。

(五)DNA多聚酶抑制药

阿糖胞苷(cytarabine,Ara-C)

【药动学】 本品不稳定,又极易在胃肠道黏膜及肝脏的胞嘧啶脱氨酶作用下脱氨而失去活性,故不宜口服。可经静脉、皮下、肌内或鞘内注射而吸收。静脉给药时,$t_{1/2}$为10~15分钟,主要在肝中被胞嘧啶脱氨酶迅速脱氨而形成无活性的尿嘧啶阿拉伯糖苷,迅速由尿排出。

【药效学】 在体内经脱氧胞苷激酶催化转变为阿糖胞苷三磷酸及阿糖胞苷二磷酸,前者能强有力地抑制DNA聚合酶的合成,后者能抑制二磷酸胞苷转变为二磷酸脱氧胞苷,从而抑制细胞DNA的合成及聚合。也可掺入DNA中干扰其复制,使细胞死亡。S期细胞对之最敏感,属周期特异性药物。

【临床应用】 对急性粒细胞白血病疗效最好。对慢性粒细胞白血病、头颈部癌也有效。对多数实体瘤无效。

【禁忌证】

（1）哺乳期妇女慎用。

（2）骨髓抑制、白细胞及血小板显著减低者、肝肾功能不全、有胆道疾患者、有痛风史、尿酸盐肾结石病史、近期接受过细胞毒药物或放射治疗患者应慎用。

【不良反应】　对骨髓的抑制可引起白细胞及血小板减少。久用后胃肠道反应明显。可有血胆红素及转氨酶升高，大剂量给药可出现明显肝功能异常及黄疸。静脉注射可致静脉炎。

【药物相互作用】　与其他骨髓抑制药合用时，血液学毒性的发生率和严重程度均会加强。与柔红霉素、多柔比星、环磷酰胺及亚硝脲类药物合用时，对本品有增效作用。

【注意事项】　用药期间患者应定期检查血象以及肝、肾功能。

安西他滨（ancitabine，环胞苷，cyclocytidine，cyclo-C）

为阿糖胞苷的脱水衍生物，在体内转变为阿糖胞苷而起作用。主要作用于细胞周期的 S 期，并对 G_1/S 及 S/G_2 转换期也有作用。口服可吸收，且不易被体内灭活。药物在血液和脏器内停留时间较长，$t_{1/2}$ 为 8 小时。主要以原形从尿中排泄。用于急性白血病、恶性淋巴瘤等，可出现骨髓抑制（多在给药后 2~4 周出现），可见白细胞、血小板减少。个别出现直立性低血压。用量过大时可出现腮腺疼痛，可局部冷敷以缓解症状。用药期间应定期检查血象。

二、直接影响和破坏 DNA 结构及其复制功能的药物

（一）烷化剂类（alkylating agents）

是一类高度活泼的化合物。所含烷基能与细胞的 DNA、RNA 或蛋白质中亲核基团起烷化作用，常可形成交叉联结或引起脱嘌呤，使 DNA 链断裂，直接抑制 DNA 的复制，阻止细胞分裂繁殖。属于细胞周期非特异性药物。

1. 氮芥类

氮芥（nitrogen mustard，mechlorethamine，HN_2）

【药动学】　静脉注射后，迅速分布于肺、小肠、脾、肾和肌肉中。主要在体液和组织中代谢，20% 的药物以二氧化碳形式经呼吸道排出，有多种代谢产物从尿中排泄。

【药效学】　为一种双功能烷化剂类抗癌药，可与 DNA 交叉联结，阻止 DNA 复制，对增殖细胞各期和暂时静止的 G_0 期均有杀伤作用。

【临床应用】　用于治疗恶性淋巴瘤，尤其是霍奇金淋巴瘤。

【禁忌证】　对本药物过敏者禁用；儿童、孕妇及哺乳期妇女禁用。

【不良反应】　最常见为骨髓抑制，可显著降低白细胞及血小板计数，严重者可出现全血细胞减少。可见食欲减退、恶心、呕吐或腹泻等胃肠道反应。局部刺激作用较强，多次注射可引起血管硬化、疼痛及血栓性静脉炎。

【药物相互作用】　烷化剂的耐药性与 DNA 受损后的修复能力有关，咖啡因、氯喹可阻止其修复，故可增强疗效。与氯霉素及磺胺类药合用可加重骨髓的抑制作用。使用前宜加用止吐剂如恩丹西酮或格拉司琼等，减轻胃肠道反应。

【注意事项】　用药期间应定期检查血象。用药前后给予止吐剂、镇静剂可减轻胃肠道

反应。注射时若药液外漏,应立即用硫代硫酸钠注射液或1%普鲁卡因注射液作局部注射,并冷敷。

环磷酰胺(cyclophosphamide,endoxan,cytoxan,CTX)

【药动学】　口服后吸收完全,约1小时后达血药峰浓度。吸收后迅速分布到全身,在肿瘤组织中浓度较正常组织高,脏器中以肝脏浓度较高。17%~31%的药物以原形由粪排出。30%以活性型由尿排出。

【药效学】　可口服或注射,在体外无活性,在体内经肝药酶的作用转化为醛磷酰胺(aldophosphamide),它在肿瘤细胞内,分解出具有强大烷化作用的磷酰胺氮芥(phosphamide mustard),才与DNA发生烷化,形成交叉联结,影响DNA的功能。属周期非特异性药物。

【临床应用】　抗瘤谱较广。用于恶性淋巴瘤、急性或慢性淋巴细胞白血病、多发性骨髓瘤。对乳腺癌、睾丸肿瘤、卵巢癌、横纹肌肉瘤及骨肉瘤也有一定的疗效。也常用作免疫抑制剂治疗自身免疫性疾病。

【禁忌证】　低白蛋白血症、肝肾功能不全、骨髓抑制及育龄期妇女慎用。

【不良反应】　呕吐、恶心反应较轻,静脉注射大剂量时仍多见;抑制骨髓,对粒细胞的影响更明显;对膀胱黏膜刺激可致血尿、蛋白尿;偶可影响肝功能,导致黄疸。

【药物相互作用】

(1)与抗痛风药(如别嘌醇、秋水仙碱、丙磺舒)合用,可增加血清尿酸水平,应调整抗痛风药剂量。

(2)与大剂量巴比妥或皮质激素同用,可增加急性毒性。

(3)可抑制胆碱酯酶而延缓可卡因的代谢,因此延长可卡因的作用并增加毒性。

【注意事项】

(1)本品注射剂稀释后不稳定,应于2~3小时内使用。静脉给药时,注意勿漏出血管外。

(2)本品可在乳汁中排出,在开始用环磷酰胺治疗时必须中止哺乳。

(3)用药期间须定期检查血象、尿常规、肝肾功能。

美法仑(melphalan)

【药动学】　口服后的吸收量个体差异较大,生物利用度为25%~89%,能快速分布于体内各脏器,在肝、肾中浓度较高,脑脊液浓度低于血浆浓度的10%,约有30%与血浆蛋白不可逆结合。24小时内50%的药物随尿排出。

【药效学】　作用机制与氮芥相似,可与DNA及RNA发生交叉联结,也可抑制蛋白质的合成。

【临床应用】　用于治疗多发性骨髓瘤、乳腺癌、晚期卵巢腺癌。

【禁忌证】　肾功能损害、痛风史及泌尿道结石患者慎用。妊娠初期3个月及近期患水痘或带状疱疹的患者禁用。

【不良反应】　骨髓抑制,表现为白细胞减少、血小板减少及贫血,白细胞减少于用药后2~3周出现,老年患者的骨髓抑制有时可延续5~6周。大剂量用药时,可见恶心、呕吐、食欲缺乏。

【药物相互作用】　与环孢素合用,可出现肾衰竭。

【注意事项】 用药期间应定期检查血象及肾功能。根据血细胞计数及治疗天数进行剂量调整。

2. 亚硝脲类

卡莫司汀(carmustine,卡氮芥,BCNU)

【药动学】 静脉注射后,进入血液循环后迅速分解。可透过血-脑脊液屏障,在脑脊液中的浓度为血浆浓度的50%～70%。主要在肝脏代谢,以代谢物形式由肾排出。

【药效学】 能与DNA发生共价结合,使DNA的结构和功能破坏;还可抑制DNA聚合酶,抑制DNA与RNA的合成。对G_1-S过渡期细胞作用最强,对S期有延缓作用。

【临床应用】 用于脑瘤(恶性胶质细胞瘤、脑干胶质瘤、成神经管细胞瘤、星形胶质细胞瘤、室管膜瘤)、脑转移瘤和脑膜白血病。

【禁忌证】

(1)可致畸,孕妇及哺乳期妇女宜慎用,特别是妊娠初期3个月。

(2)老年人易有肾功能减退,可影响排泄,应慎用。

(3)下列疾病或者情况慎用:骨髓抑制、感染、肝肾功能异常、接受过放射治疗或抗癌药治疗的患者、有白细胞低下史者。

【不良反应】 迟发性骨髓抑制是本品剂量限制性毒性。可有恶心、呕吐、食欲缺乏等胃肠道反应。可出现肾体积缩小、氮质血症、肾功能不全。

【药物相互作用】 长期使用苯妥英的患者在加用本品后,可致苯妥英血药浓度减低,药效下降。

【注意事项】 联合化疗时,应避免合用有严重降低白细胞、血小板作用,或可产生严重胃肠反应的抗癌药。用药期间应注意检查血常规、肝肾功能及肺功能。

洛莫司汀(lomustine,罗莫司丁,CCNU)

【药动学】 口服易吸收。主要分布在肝、肾、脾,能透过血-脑脊液屏障。在肝内代谢迅速,其代谢产物可经胆汁排入肠道,形成肠肝循环。50%以代谢物形式从尿中排泄,经呼吸道排出约10%。

【药效学】 可使细胞DNA链断裂,RNA及蛋白质受到烃化;还可破坏某些酶蛋白,使DNA受烃化破坏后较难以修复,对G_1晚期、S早期的细胞敏感,对G_2期细胞也有抑制作用。

【临床应用】 用于治疗原发性及转移性恶性脑部肿瘤。与其他药物合用,用于治疗胃癌、直肠癌、支气管肺癌、恶性淋巴瘤等。

【禁忌证】 有感染、放疗史、化疗史、肝肾功能不全及骨髓抑制患者、有溃疡病或食管静脉曲张患者慎用。孕妇、哺乳期妇女禁用。

【不良反应】 本品可抑制卵巢或睾丸功能,出现闭经或精子缺乏。可导致延迟性骨髓抑制,血小板减少常发生于服药后3～5周;白细胞降低可在服药后第1、4周先后两次出现。

【药物相互作用】 与西咪替丁合用可使骨髓抑制反应加重。

【注意事项】 应避免与可能导致严重白细胞和血小板减少的抗癌药组成联合化疗方案。用药期间应注意检查血常规、肝肾功能及肺功能。

3. 乙撑亚胺类

塞替派(thiotepa, triethylene thiophosphoramide, TSPA)

【药动学】 口服不吸收。快速静脉注射给药后 5 分钟内血药浓度达峰值。在体内广泛分布于各组织,主要在肝脏代谢。大部分药物于 24~48 小时内以代谢物形式经尿液排出。

【药效学】 本品在结构上具有乙撑亚胺基,在生理条件下,可形成不稳定的亚乙基亚胺基,与 DNA 的碱基发生交叉联结,使碱基烷基化,从而干扰 DNA 和 RNA 的功能。

【临床应用】 主要用于治疗乳腺癌、卵巢癌、膀胱癌等。

【禁忌证】 肝肾功能不全、痛风病史、泌尿系结石病史、合并感染及有骨髓抑制患者慎用。

【不良反应】

(1)骨髓抑制,可引起白细胞及血小板下降,多在用药 1~6 周后发生。

(2)有恶心、呕吐、食欲不振及腹泻等胃肠道反应,个别有发热及皮疹等。

(3)可引起男性患者无精子、女性无月经。

【药物相互作用】 可抑制假胆碱酯酶的活性。因此,与琥珀胆碱合用前必须测定血中假胆碱酯酶水平。

【注意事项】 治疗时大量补液、碱化尿液,必要时服用别嘌醇等药物,以防止高尿酸血症。

4. 甲烷磺酸酯类

白消安(busulfan, 马利兰, myleran)

【药动学】 口服后吸收良好。吸收后快速自血浆消失,绝大部分代谢成甲烷磺酸从尿中排出。

【药效学】 通过与细胞核中 DNA 内的鸟嘌呤起烷化作用而破坏靶细胞 DNA 的结构和功能。主要作用于 G_1 及 G_0 期细胞,对非增殖细胞也有效。

【临床应用】 主要用于慢性粒细胞白血病。

【禁忌证】 既往对此药过敏的患者。本品有可能增加胎儿死亡及先天畸形的危险,因此在妊娠初期 3 个月内不能用此药。

【不良反应】 常见骨髓抑制。久用可致闭经或睾丸萎缩,偶见出血、再生障碍性贫血及肺纤维化。

【药物相互作用】 与对乙酰氨基酚、伊曲康唑合用可降低本品清除率。

【注意事项】 用药时应增加液体摄入量,并碱化尿液;或服用别嘌醇,以防高尿酸血症及尿酸性肾病。近期接受过放射治疗或足量的其他化疗药物者暂不宜使用本药。

5. 环氧化物类

二溴甘露醇(dibrommannitol)

【药动学】 口服吸收迅速完全,分布均匀,部分经肝脏代谢,以代谢产物的形式随尿排泄。

【药效学】 通过释放氢溴酸,形成双环氧乙烷化合物而显效;具有抑制癌细胞分裂的作用。

【临床应用】 用于慢性粒细胞白血病。

【禁忌证】

（1）肾功能不全者禁用，有出血倾血者慎用。

（2）勿与细胞毒药物和 X 线照射并用。

（3）孕妇及哺乳期妇女禁用。

【不良反应】 骨髓抑制，胃肠道反应较轻，可见轻度脱发及皮肤色素沉着。

【药物相互作用】 尚不明确。

【注意事项】 禁止与细胞毒药和 X 线照射合用。

（二）直接破坏 DNA 的铂类配合物

20 世纪 70 年代以顺铂为代表的抗癌药成功应用于临床并取得较好的效果，但因胃肠道反应及肾脏毒性较大，使临床应用受到限制，其后因高效止吐剂的出现及水化疗法的应用，方使其在临床上得以推广，迄今仍是肿瘤化疗最常用的药物之一。之后，通过对这类化合物结构修饰，相继产生了疗效更好、毒性更小的铂类化合物，并在临床上得到广泛应用。

顺铂（cisplatin，顺氯氨铂，DDP）

顺铂是中心以二价铂同 2 个氯原子和 2 个氨分子结合的金属配合物。

【药动学】 口服无效，静脉注射后在体内主要聚积于肝、肾及膀胱。主要以原形从肾排出，排出较慢。

【药效学】 本品与 DNA 上的核碱鸟嘌呤、腺嘌呤和胞嘧啶形成 DNA 单链内两点的交叉联结，也可能形成双链间的交叉联结，从而破坏 DNA 的结构和功能。对 RNA 和蛋白质合成的抑制作用较弱。属周期非特异性药物。

【临床应用】 抗瘤谱广。对睾丸胚胎癌及精原细胞瘤疗效较好。对卵巢癌、肺癌、鼻咽癌、淋巴瘤、膀胱癌等也有效。

【禁忌证】 对顺铂和其他含铂制剂过敏者、怀孕、哺乳期、骨髓机能减退、严重肾功能损害、失水过多、水痘、带状疱疹、痛风、高尿酸血症、近期感染及因顺铂而引起的外周神经病等患者禁用。

【不良反应】 可见恶心、呕吐、食欲减退、腹泻等。肾毒性与给药剂量有关。还能致听力减退及神经症状。

【药物相互作用】

（1）与抗组胺药、吩噻嗪类或噻吨类药物合用，可能掩盖本药的耳毒性症状，如耳鸣、眩晕等。

（2）本品诱发的肾功能损害可导致博来霉素毒性反应增加。两者合用时应谨慎。

（3）与各种骨髓抑制药合用可增加毒性反应，应减量。

【注意事项】 为预防肾脏毒性，需充分水化：使用本药前 12 小时静脉滴注等渗葡萄糖液 2000ml，使用当日静脉滴注等渗盐水或葡萄糖液 3000～3500ml，并用氯化钾、甘露醇及呋塞米，每日尿量 2000～3000ml。大量补液时需监测出入量。

卡铂（carboplatin，CBP）

卡铂为第二代铂类配合物，抗癌作用与顺铂相似，但抗恶性肿瘤活性较强，毒性较低。

【药动学】 在体内的分布与顺铂相似,在肝、肾、皮肤和肿瘤组织中浓度最高。主要由肾排泄。

【药效学】 作用机制与顺铂相同。与顺铂有不完全交叉耐药。

【临床应用】 用于治疗卵巢癌、小细胞肺癌、非小细胞肺癌、头颈部鳞癌、睾丸癌、恶性淋巴瘤、子宫颈癌等。

【禁忌证】
(1)有明显骨髓抑制和肝肾功能不全者。
(2)对顺铂或其他含铂化合物过敏者。
(3)对甘露醇过敏者。

【不良反应】 常见骨髓抑制、恶心和呕吐。

【药物相互作用】 与氨基糖苷类抗生素合用,耳毒性增加。

【注意事项】
(1)对甘露醇或右旋糖酐过敏者禁用本药。
(2)铝与本品会发生反应,产生黑色沉淀及气体,故药物不能接触含铝器具。

奥沙利铂(oxaliplatin)

【药动学】 以130mg/m² 连续静脉滴注2小时。滴注结束时,50%的铂与红细胞结合,另50%存在于血浆中。48小时内随尿液排出50%。

【药效学】 通过产生烷化络合物作用于DNA,形成链内和链间交联,从而抑制DNA的合成及复制。本品无顺铂的肾脏毒性,也无卡铂的骨髓毒性。

【临床应用】 与5-氟尿嘧啶和亚叶酸(甲酰四氢叶酸)联合用于转移性结直肠癌及原发肿瘤完全切除后结肠癌的辅助治疗。

【禁忌证】 奥沙利铂禁用于以下患者:已知对奥沙利铂过敏者;哺乳期妇女;在第1疗程开始前已有骨髓抑制者,如:中性粒细胞计数 $<2\times10^9$/L 和(或)血小板计数 $<100\times10^9$/L;在第1疗程开始前有周围感觉神经病变伴功能障碍者。

【不良反应】 常见腹泻、恶心、呕吐、口腔炎或黏膜炎、腹痛、便秘等消化道反应。肾损害。

【药物相互作用】 与伊立替康合用,可增加发生胆碱能综合征(腹痛、唾液分泌过多等)的风险。

【注意事项】
(1)不得与碱性药物同时使用,以免导致本品降解。
(2)本品与铝接触后可降解,故不得使用含铝的注射材料。

(三)破坏DNA的抗生素类
抗肿瘤抗生素是微生物产生的具有抗肿瘤活性的化学物质,是肿瘤化疗药物的重要组成部分。其化学结构多种多样,作用机制各不相同,但主要作用于遗传信息传递的不同环节,甚至生物大分子本身,最终抑制DNA、RNA及蛋白质的生物合成。

1. 博来霉素类

博来霉素(bleomycin,BLM)

博来霉素为多种糖肽抗生素的混合物,共有13种成分,A2为主要成分。

【药动学】 口服无效。注射给药后,广泛分布到肝、脾、肾、肺、皮肤、腹膜及淋巴等组织中,以皮肤和肺浓度较高,在该处不易被灭活,而其他组织的水解酶能使之迅速灭活。可透过血-脑脊液屏障。主要由肾排泄。不能通过透析清除。

【药效学】 本品能与铜或铁离子络合,使氧分子转成氧自由基,从而使 DNA 单链断裂,阻止 DNA 复制,干扰细胞分裂繁殖。作用于 G_2 及 M 期,并延缓 S/G_2 边界期及 G_2 期时间。属周期非特异性药物。

【临床应用】 主要用于鳞状上皮癌。对淋巴瘤也有一定疗效。

【禁忌证】 胸部及其周围接受放射治疗的患者禁用本药。

【不良反应】 对骨髓和免疫的抑制及胃肠道反应均不严重;约有 1/3 患者用药后可有发热、脱发等。少数患者可有皮肤色素沉着。最严重是肺纤维化,与剂量有关。

【药物相互作用】 与其他抗肿瘤药合用有诱发间质性肺炎、肺纤维化的可能。与顺铂合用可降低本品清除率。

【注意事项】

(1)肺功能基础较差者,间质性肺炎、肺纤维化及肺功能损害出现频率较高,总剂量应在150mg 以下。同时应注意与肺部感染作鉴别。

(2)用药期间应注意随访检查,如肺部有无啰音、胸部 X 线、肺功能、血胆红素、丙氨酸氨基转移酶、血尿素氮、血尿酸、肌酐清除率。

平阳霉素(pingyangmycin,争光霉素)

【药动学】 静脉注射后 30 分钟达血药峰浓度,随后迅速下降。随尿液排出。

【药效学】 作用机制与博来霉素相似,主要抑制胸腺嘧啶核苷掺入 DNA,并与 DNA 结合使之破坏。也能使 DNA 单链断裂,破坏 DNA 模板,阻止 DNA 的复制,影响癌细胞代谢功能。

【临床应用】 用于治疗头颈部鳞癌(唇癌、舌癌、齿龈癌、鼻咽癌等),也可用于治疗皮肤癌、乳腺癌、食管癌、宫颈癌、外阴癌、阴茎癌、恶性淋巴瘤、坏死性肉芽肿。

【禁忌证】

(1)对博来霉素类抗生素有过敏史的患者禁用。

(2)对有肺、肝、肾功能障碍的患者慎用。

【不良反应】 可见肝、肾功能损伤。常见色素沉着、皮肤角质增厚。

【药物相互作用】 尚不明确。

【注意事项】 为预防高热反应,初用时可从小剂量开始(如 1~4mg),逐渐增至常规剂量。

2. 丝裂霉素类

丝裂霉类 C(mitomycin C,MMC)

丝裂霉素 C 是从链真菌培养液中分离得到的,属亚甲基亚胺类抗生素。

【药动学】 口服能吸收,但血中浓度只能达到静脉给药的 1/20。静脉注射后,迅速进入细胞内,以肌肉、心、肺、肾和腹水中的药物浓度较高,不能透过血-脑脊液屏障。主要在肝脏代谢,通过肾脏随尿排出。

【药效学】　本品化学结构中有乙基亚胺及氨甲酰酯基团,具有烷化作用。能与 DNA 的双链交叉联结。可抑制 DNA 复制,也能使部分 DNA 断裂。对肿瘤细胞的 G_1 期最敏感,特别是晚 G_1 期及早 S 期。属周期非特异性药物。

【临床应用】　抗瘤谱广,用于胃癌、肺癌、乳腺癌,也适用于肝癌、胰腺癌、结直肠癌、卵巢癌、宫颈癌、慢性粒细胞白血病、恶性淋巴瘤等。

【禁忌证】

(1)水痘或带状疱疹患者禁用。

(2)用药期间禁用活病毒疫苗接种和避免口服脊髓灰质炎疫苗。

(3)孕妇及哺乳期妇女禁用。

【不良反应】　明显而持久的骨髓抑制,表现为白细胞及血小板减少,其次为消化道反应,偶有心、肝、肾毒性。注射局部刺激性大,若药液渗出血管外,可引起局部疼痛、坏死和溃疡。

【药物相互作用】　与多柔比星合用可增加心脏毒性。

【注意事项】

(1)静脉注射时应避免漏出血管外,若有外漏应立即停止注射,并以 1% 普鲁卡因注射液局部封闭。

(2)用药期间应密切随访血常规及肾功能。

(3)长期应用抑制卵巢及睾丸功能,造成闭经或精子缺乏。

（四）拓扑异构酶抑制药

1. 拓扑异构酶Ⅰ抑制药　喜树碱是从我国特有的植物喜树中提取的一种生物碱。羟喜树碱为喜树碱羟基衍生物。拓扑替康和伊立替康为用于临床的新型喜树碱的人工合成衍生物。属细胞周期特异性药物,主要作用于 S 期细胞。

喜树碱（camptothecine,CPT）,羟喜树碱（hydroxycamptothecine,10-OH-CPT）

【药动学】　静脉注射后,胆囊和小肠内药物浓度最高,其次为癌细胞、肝、骨髓、胃及肺。主要从粪便排出。

【药效学】　通过抑制 DNA 拓扑异构酶Ⅰ而使 DNA 不能复制,造成 DNA 链不可逆破坏,从而导致细胞死亡。主要作用于 S 期细胞,对 G_1、G_2、M 期细胞有轻微杀伤力。

【临床应用】　抗瘤谱较广。用于治疗原发性肝癌、胃癌、膀胱癌、直肠癌、头颈部上皮癌、白血病等恶性肿瘤。

【禁忌证】　羟喜树碱静脉注射,一日 4~6mg。而喜树碱为一日 10mg。

【不良反应】　常见骨髓抑制,表现为白细胞减少,对红细胞及血小板无明显影响。尿痛、尿血及恶心、呕吐、脱发。

【药物相互作用】　尚不明确。

【注意事项】　用药期间应监测血、尿常规和肝、肾功能。

托泊替康（topotecan,TPT）

托泊替康为喜树碱类衍生物,在 CPT 的 9 位上为二甲基胺甲基取代,10 位上为羟基取代。

【药动学】 静脉给药后分布迅速而广泛,在肝、肾、胆汁中浓度较高,可进入并蓄积于脑脊液中。大部分经肾脏排泄,肾功能不全的患者对本品清除率降低。肝功能不全患者对本品的代谢和毒性与正常人无明显差异。

【药效学】 本品与拓扑异构酶 I-DNA 复合物结合,阻碍断裂 DNA 单链的重新连接,产生双链 DNA 的损伤,其细胞毒作用主要在 DNA 合成期。主要作用于 S 期细胞,为细胞周期特异性药物。

【临床应用】 抗瘤谱广。主要用于小细胞肺癌及经一线化疗失败后晚期转移性卵巢癌的治疗。

【禁忌证】 对喜树碱类药物或其任何成分过敏者。严重骨髓抑制者。妊娠、哺乳期妇女。

【不良反应】 骨髓抑制,可出现白细胞和血小板减少、贫血等。可见恶心、呕吐、腹泻等胃肠道反应,有时出现转氨酶升高。静脉给药时,若药液溢出血管外,皮肤可出现红斑、青紫。

【药物相互作用】 本品与其他细胞毒药物(如紫杉醇、依托泊苷)合用,可加重骨髓抑制作用,需减量使用。

【注意事项】

(1)可能发生严重的骨髓抑制,出现中性粒细胞减少,可导致患者感染甚至死亡。

(2)肝功能不全患者,血浆清除率降低。

(3)药液溅至皮肤上,立即用肥皂和清水清洗;溅至黏膜或角膜上,则应用清水彻底冲洗。

伊立替康(irinotecan,CPT-11)

伊立替康是喜树碱的水溶性衍生物。

【药动学】 静脉给药后,$t_{1/2}$ 为 4~6 小时,而其活性代谢产物 SN-38 的 $t_{1/2}$ 为 11~18 小时。代谢通过酯酶的作用,一部分转化为 SN-38,与葡萄糖醛酸结合,30% 从尿中排出,胆汁中的葡萄糖醛酸结合物在肠管内解脱结合,70% 从粪便排出。

【药效学】 本品在大多数组织中被羧酸酯酶代谢为 SN-38。本品及 SN-38 通过抑制拓扑异构酶 I 而阻碍 DNA 合成。SN-38 对肿瘤细胞的作用比伊立替康强 100 倍。作用于 S 期的周期特异性抗癌药。

【临床应用】 用于治疗成人转移性大肠癌,非小细胞肺癌。用于非小细胞肺癌时,先用顺铂再用本药的疗效优于先用本药再用顺铂的疗效。

【禁忌证】 慢性肠炎和(或)肠梗阻炎性肠病和(或)肠梗阻,对该药物过敏史者。孕妇和哺乳期。严重骨髓功能衰竭。

【不良反应】 腹泻为本药剂量限制性毒性,可见恶心、呕吐、畏食、腹痛、便秘、肠梗阻、口腔炎等胃肠道反应,重症腹泻可致水电解质紊乱、循环衰竭。在用药 24 小时内可出现乙酰胆碱能综合征,表现为多汗多泪,唾液分泌增多,视物模糊、痉挛性腹痛。SN38 在尿中易形成大量结晶可诱发对肾脏的损害。

【药物相互作用】 本品具有抗胆碱酯酶的活性,凡具有抗胆碱酯酶的活性药物可延长琥珀胆碱的神经肌肉阻滞作用,非去极化神经肌肉阻滞剂可能被拮抗。

【注意事项】

（1）静脉滴注时如发生外渗,可引起局部组织坏死或血栓性静脉炎。

（2）代谢产物 SN-38 在尿中易形成结晶,可引起肾脏损害,故用药期间应多饮水并碱化尿液。

（3）本品接触到皮肤,立即用肥皂和清水彻底冲洗。如溶液或输注的溶液接触到黏膜,立即用清水冲洗。

2. 拓扑异构酶 II 抑制药 依托泊苷（etoposide,VP-16）和替尼泊苷（teniposide,VM-26）为植物西藏鬼臼的有效成分鬼臼毒素（podophyllotoxin）的半合成衍生物。

依托泊苷（etoposide,VP-16）

【药动学】 口服易吸收,血浆蛋白结合率为 97%,肾排泄。

【药效学】 本品作用于 DNA 拓扑异构酶 II,阻碍拓扑异构酶 II 对 DNA 的修复,导致 DNA 复制受阻,从而抑制肿瘤细胞的增殖。属周期特异性抗肿瘤药。

【临床应用】 用于治疗小细胞肺癌、恶性淋巴瘤、生殖细胞恶性肿瘤、白血病。

【禁忌证】 孕妇及哺乳期妇女禁用。本品含苯甲醇,禁止用于儿童肌内注射。

【不良反应】 骨髓抑制反应较明显。可出现呼吸暂停、呼吸困难、支气管痉挛。偶有四肢麻木、头痛。

【药物相互作用】 与各种其他抗肿瘤药物合用,可加重骨髓抑制作用,合用时应谨慎。

【注意事项】 皮肤或黏膜接触本品,应立即用肥皂彻底刷洗皮肤,用水彻底冲洗黏膜。

替尼泊苷（teniposide,VM-26）

【药动学】 口服后吸收不规则,静脉滴注后主要分布于血液中,易透过血-脑脊液屏障。主要经肝脏代谢,大部分以葡萄糖醛酸或硫酸盐结合物形式随胆汁排出。

【药效学】 作用机制与依托泊苷相似。作用为依托泊苷的 5~10 倍,与依托泊苷有交叉耐药性。

【临床应用】 与其他抗癌药物联合应用于恶性淋巴瘤、急性淋巴细胞性白血病、中枢神经系统恶性肿瘤、膀胱癌和儿童的其他实体瘤。

【禁忌证】 对本药任一成分过敏者、严重白细胞减少或血小板减少者。〔警告〕本药可能导致严重的骨髓抑制、感染或出血。如发现骨髓受抑制应停止使用。

【不良反应】 最常见恶心、呕吐,罕见口腔炎。骨髓抑制,肝功能异常。静脉注射时药液外渗可致组织坏死或血栓性静脉炎。

【药物相互作用】 与甲苯磺丁脲、水杨酸钠合用,可增加药物作用和毒性反应。与其他有骨髓抑制作用的抗癌药合用,可加重骨髓抑制作用。

【注意事项】

（1）发生过敏反应时应立即停止用药,并同时给予升压药、皮质激素、抗组胺药、吸氧等治疗。

（2）用药期间应密切监测血细胞和血小板计数、肝肾功能。

三、干扰转录过程阻止 RNA 合成的药物

放线菌素 D(dactinomycin,更生霉素,DACT)

【药动学】 口服吸收差。静脉注射后迅速分布至各组织,肝、肾中药物浓度较高。原形药的 10% 随尿液、50% ~90% 由胆道随粪便排出。

【药效学】 能选择性地与 DNA 中的鸟嘌呤结合,插入 DNA 分子的鸟嘌呤和胞嘧啶碱基结构中,抑制以 DNA 为模板的 RNA 多聚酶,从而抑制 RNA 的合成,使蛋白质合成受阻。对 G_1 期作用较强,且可阻止 G_1 向 S 期的转变。

【临床应用】 抗瘤谱较窄。用于治疗无转移的绒癌、睾丸癌、儿童肾母细胞瘤、横纹肌肉瘤、尤因肉瘤。

【禁忌证】 有出血倾向者慎用或不用本品,有水痘病史者忌用。本品有致突变、致畸和免疫抑制作用,孕妇禁用。

【不良反应】 常见有消化道反应如恶心、呕吐、腹泻等,骨髓抑制。有局部刺激作用,可致疼痛和脉管炎。

【药物相互作用】
(1)与放射治疗同时应用,可能加重放射治疗的降低白细胞作用和局部组织损害作用。
(2)本品也可能削弱维生素 K 的疗效。

【注意事项】
(1)水痘或最近患过水痘患者不宜用本品。
(2)骨髓功能低下、有痛风病史、肝功能损害、感染、有尿酸盐性肾结石病史、近期接受过放射治疗或抗癌药治疗患者慎用。

多柔比星(doxorubicin,adriamycin,ADM,阿霉素)

【药动学】 静脉注射后,迅速分布于心、肾、肝、脾、肺组织中,不能透过血-脑脊液屏障。主要在肝脏代谢,经胆汁排泄。

【药效学】 可嵌入 DNA 的碱基对之间,使 DNA 链裂解,阻碍 DNA 及 RNA 的合成。对各期细胞均有作用,其中对 S 期细胞最为敏感。

【临床应用】 抗瘤谱广,可用于多种联合化疗。用于治疗急性白血病、恶性淋巴瘤、乳腺癌、肺癌、卵巢癌、前列腺癌、头颈部鳞癌、睾丸癌、胃癌、肝癌等。

【禁忌证】 心脏病患者及孕妇、哺乳期禁用。

【不良反应】 骨髓抑制及口腔炎,尤应注意其心脏毒性,最严重的毒性反应为可以引起心肌退行性病变和心肌间质水肿。

【药物相互作用】 与环磷酰胺、氟尿嘧啶、甲氨蝶呤、顺铂、亚硝脲类药物合用,有不同程度的协同作用。与肝功能损害的药物合用,可增加本品的肝毒性。

【注意事项】 增加本品剂量至 $400mg/m^2$ 以上时,可增加充血性心力衰竭风险。与各种骨髓抑制药合用时,应减少本品的单次用量和总剂量。

柔红霉素(daunorubicin,DRN)

柔红霉素是 *Streptomyces peucetins* 的发酵产物。化学结构有一个蒽环平面,通过糖苷键

附着于一个柔红糖胺上,属醌类抗生素。

【药动学】 静脉滴注给药,不能透过血-脑脊液屏障。在肝内代谢成具有抗癌活性的柔红霉素醇,通过胆汁、尿液排泄。

【药效学】 作用机制与多柔比星相似,可嵌入 DNA,进而抑制 RNA 和 DNA 的合成,对 RNA 的影响尤为明显。抗瘤谱远较多柔比星窄。

【临床应用】 用于治疗急性粒细胞白血病、急性淋巴细胞白血病、早幼粒性白血病。

【禁忌证】

(1)心脏病患者及有心脏病史的患者。

(2)对本药有严重过敏史患者。

(3)孕妇和哺乳期妇女。

【不良反应】 主要表现为心肌毒性,儿童年龄越小发生心肌病的风险越高。

【药物相互作用】 与影响肝肾功能的药物合用,可使本品的毒性和(或)药效受影响。

【注意事项】 本品不得与有心脏或肝脏毒性的药物联用。用药期间不能进行放疗,特别是胸部放疗。

米托蒽醌(mitoxantrone)

【药动学】 在体内广泛分布于各器官,血浆蛋白结合率为78%。主要在肝脏代谢,由粪便排出。

【药效学】 结构与多柔比星类似,属广谱抗肿瘤药物,对各期肿瘤细胞均有抑制作用,但主要作用于 S 后期。

【临床应用】 主要用于治疗恶性淋巴瘤、乳腺癌和急性白血病。

【禁忌证】

(1)对本品过敏者禁用。

(2)妊娠及哺乳期妇女禁用。

(3)有骨髓抑制或肝功能不全者禁用。

(4)恶液体质,伴心、肺功能不全的患者应慎用。

【不良反应】 骨髓抑制为本品剂量限制性毒性。心脏毒性较多柔比星轻。

【药物相互作用】 与多柔比星合用,可加重心脏毒性。

【注意事项】 本品总累积量不宜超过 $140 \sim 160mg/m^2$。使用多柔比星总累积量超过 $450mg/m^2$ 的患者不宜使用本药;多柔比星总累积量超过 $350mg/m^2$ 的患者,必须在严密观察下用药。

四、影响蛋白质合成的药物

(一)微管蛋白活性抑制药

1. 长春碱类

长春碱(vinblastin,VLB)

【药动学】 静脉注射后迅速分布至体内各组织,但较少透过血-脑脊液屏障。在肝脏代谢,通过胆汁排泄。

【药效学】　主要通过抑制微管蛋白的聚合,妨碍纺锤体微管的形成,从而使肿瘤细胞停止于有丝分裂中期;从而影响微管装配和纺锤丝的形成。是作用于 M 期的细胞周期特异性药物。

【临床应用】　主要用于急性白血病、霍奇金病及绒毛膜上皮癌。

【禁忌证】　骨髓功能低下和严重感染者禁用或慎用。

【不良反应】　可引起骨髓抑制、白细胞及血小板减少。也有脱发、恶心等。反复静脉注射可引起血栓性静脉炎。

【药物相互作用】　与伊曲康唑合用,可增加本品所致的神经毒性,如麻痹性肠梗阻。

【注意事项】　接受过放射治疗或抗癌药物治疗的患者慎用本品。

长春新碱(vincristine,VCR)

【药动学】　口服吸收差。静脉注射后迅速分布至各组织,主要在肝脏代谢,通过胆汁排泄。

【药效学】　作用机制与长春碱相似,但疗效优于长春碱。

【临床应用】　用于小儿急性淋巴细胞白血病,并常与其他类型抗癌药合用于多种癌瘤的治疗。

【禁忌证】

(1)恶病质及全身明显衰竭者禁用。

(2)本品有致癌、致畸可能,孕妇、哺乳妇女禁用。

【不良反应】　神经毒性为本品剂量限制性毒性。表现为指、趾麻木、腱反射迟钝或消失、外周神经炎等。

【药物相互作用】　与门冬酰胺酶、异烟肼合用,可加重神经毒性。

【注意事项】　本品对光敏感,给药时应避免日光直接照射。

2. 紫杉醇类　紫杉醇(paclitaxel,taxinol)是由短叶紫杉或我国红豆杉的树皮中提取的有效成分。

紫杉醇(paclitaxel,taxinol)

【药动学】　静脉滴注后,血浆蛋白结合率为 89%~98%。该药不易透过血脑脊液屏障,通过肝脏代谢,肾脏排泄。

【药效学】　能促进微管聚合,同时抑制微管的解聚,从而使纺锤体失去正常功能,细胞有丝分裂停止。

【临床应用】　主要用于治疗卵巢癌、乳腺癌和非小细胞肺癌。

【禁忌证】　白细胞数目小于 $1.5 \times 10^9/L$ 的患者。孕期、哺乳期妇女及儿童。

【不良反应】　骨髓抑制、神经毒性、心脏毒性和过敏反应。

【药物相互作用】　因顺铂可使本品的清除率降低约 1/3,若先给顺铂再给予本品药,可产生更为严重的骨髓抑制。与酮康唑合用,可影响本品的代谢。

【注意事项】

(1)为避免出现严重的过敏反应,紫杉醇治疗前应给予相应处理。

(2)用药期间应定期检查白细胞计数、血小板计数、肝肾功能和心电图等。

紫杉特尔（taxotere,docetaxel,多西他赛）

紫杉特尔是由植物 Taxus baccate 针叶中提取巴卡丁（baccatin）并经半合成改造而成,其基本结构与紫杉醇相似,水溶性较高。

【药动学】 静脉滴注后,可分布于全身各脏器,以肝脏、胆汁、肠、胃中含量较高。蛋白结合率高于95%。主要在肝脏代谢,粪便排泄。

【药效学】 可促进小管聚合成为稳定的微管,并抑制其解聚,也可通过破坏微管的网状结构,抑制细胞有丝分裂。

【临床应用】 用于治疗于先期化疗失败的晚期或转移性乳腺癌、非小细胞肺癌。

【禁忌证】 孕期、哺乳期妇女及儿童禁用。

【不良反应】 骨髓抑制、神经毒性、心脏毒性和过敏反应。

【药物相互作用】 与顺铂合用,可增加致神经病变的危险。

【注意事项】 发生严重过敏反应,则需立即停止给药,并给予对症治疗。出现严重的周围神经病变、或严重的中性粒细胞减少,下一个疗程应减量。

（二）干扰核糖体功能的药物

三尖杉酯碱（harringtonine,HRT）和高三尖杉酯碱（homoharringtonine）

三尖杉酯碱（harringtonine,HRT）和高三尖杉酯碱（homoharringtonine）是从三尖杉属植物的枝、叶和树皮中提取的生物碱。

【药动学】 肌内注射或口服给药吸收慢而不完全,静脉注射后骨髓内浓度最高,主要在肝脏代谢。肾脏及胆道排泄,少量经粪便排泄。

【药效学】 可使多聚核糖体解聚,从而抑制真核细胞蛋白质的合成,但对 mRNA 或 tRNA 与核糖体的结合无抑制作用。

【临床应用】 用于急性粒细胞白血病疗效较好,也可用于急性单核细胞白血病及慢性粒细胞白血病、恶性淋巴瘤等的治疗。

【禁忌证】 对本药物过敏者慎用。孕期、哺乳期妇女及儿童禁用。

【不良反应】 骨髓抑制、消化道反应、脱发等,偶有心脏毒性。

【药物相互作用】 与其他可能抑制骨髓功能的抗癌药合用,可加重毒性。处理:合用时应调整本药的剂量及疗程。与蒽环类抗癌药合用,可增加心脏毒性。

【注意事项】 用药时应适当增加患者的液体摄入量,以防尿酸增高及尿酸性肾病。

（三）影响氨基酸供应的药物

L-门冬酰胺酶（L-asparaginase,ASP）

【药动学】 肌内注射和静脉注射血浆 $t_{1/2}$ 分别为 39～49 小时、8～30 小时。排泄呈双相性,仅有微量随尿排出。

【药效学】 能将血清中的门冬酰胺水解为门冬氨酸和氨。使机体内门冬酰胺急剧缺乏,肿瘤细胞的蛋白质合成受阻,从而可使肿瘤增殖受抑制。正常细胞有自身合成门冬酰胺的功能,受影响较少。

【临床应用】 用于治疗急性淋巴细胞白血病、急性粒细胞白血病。对儿童急淋的诱导缓解疗效较好。易产生耐药性,故多与其他化疗药物组成联合方案。

【禁忌证】

(1)由于不能排除本品有潜在的致畸胎、致突变和致继发性癌的作用,妊娠 3 个月内的孕妇避免使用。由于考虑到本品对婴儿的危害,在哺乳期间接受治疗的乳母应停止哺乳。

(2)下列情况禁用:①对本品有过敏史或皮试阳性者;②有胰腺炎病史或现患胰腺炎者;③现患水痘、广泛带状疱疹等严重感染者等。

(3)下列情况慎用:①糖尿病;②痛风或肾尿酸盐结石史;③肝功能不全、感染等;④以往曾用细胞毒或放射治疗的患者。

(4)胰腺炎患者或有胰腺炎病史者以及以前对本品有过敏反应者禁用,肝病、肾病、骨髓功能抑制、合并感染以及水痘患者慎用。

【不良反应】 常见有胃肠道反应及肝、肾功能的损害。偶见过敏反应,应作皮试。

【药物相互作用】 与泼尼松、促皮质素、长春新碱合用,可使本品的不良反应增加。

【注意事项】 用药前须备有抗过敏反应的药物。药物稀释后应在 8 小时内使用,药液不澄清者不能使用。

五、调节体内激素平衡的药物

激素敏感组织来源的肿瘤均与相应的激素失调有关,因此应用某些激素或其拮抗药,改变激素失调状态,可以抑制如乳腺癌、前列腺癌、甲状腺癌、宫颈癌、卵巢肿瘤及睾丸肿瘤等肿瘤生长,且无骨髓抑制等不良反应。常用调节体内激素平衡的抗肿瘤药物(表 24-2)。

表 24-2　常用调节体内激素平衡的抗肿瘤药物

药名	作用特点
肾上腺糖皮质激素(泼尼松、泼尼松龙、氟美松)	对急性淋巴细胞白血病及恶性淋巴瘤的疗效较好,较快
雌激素(己烯雌酚、炔雌醇)	用于前列腺癌治疗
雄激素(丙酸睾酮)	对晚期乳癌,尤其是骨转移者效佳
孕激素(甲羟孕酮)	主要用于肾癌、乳腺癌、子宫内膜癌
雌激素拮抗剂(他莫昔芬)	可用于治疗晚期乳癌
雄激素拮抗剂(氟他胺)	晚期前列腺癌
氨鲁米特(AG)	用于绝经后晚期腺癌

六、肿瘤生物治疗药物

重组 DNA 技术的应用已能生产大量的生物分子,许多生物分子如 IL-2、IFN-α、集落刺激因子和各种单克隆抗体已广泛应用于临床。

(一)细胞因子

细胞因子是一类由细胞释放的蛋白质,并能与其他细胞上的受体结合,触发一系列反应。可用来保护骨髓和肠道免于放疗和化疗的毒性。

白细胞介素(interleukins,IL)

IL-2 已经用于体外扩增淋巴因子激活的杀伤细胞、肿瘤浸润 T 细胞和抗病毒 T 细胞。

IL-2 受体的抗体可能用于阻滞器官移植的排斥反应。IL-11 能明显恢复乳腺癌患者化疗诱导造血功能抑制和血小板减少。IL-12 具有抗肿瘤活性。

肿瘤坏死因子(tumor necrosis factor)

肿瘤坏死因子(TNF)主要由巨噬细胞和单核细胞产生,其他多种细胞也能分泌,这些细胞包括自然杀伤细胞和淋巴细胞等。TNF 在体外对细胞的主要作用是细胞毒作用和诱导基因的表达,包括可溶性因子的释放。

干扰素(interferon,IFN)

干扰素(IFN)是由病毒感染诱导产生的一种抗病毒的细胞因子。为慢性粒细胞性白血病 CML 非移植治疗中的主要用药。也可调节黑色素细胞刺激素 MSH 受体的表达,在体外影响对 MSH 的反应,产生酪氨酸和黑化,使黑色素瘤细胞减少。

(二)单克隆抗体

曲妥单抗(herceptin,赫赛汀,trastuzumab)

【药动学】 曲妥单抗的 $t_{1/2}$ 和剂量相关。随剂量水平的提高,平均 $t_{1/2}$ 延长,清除率下降。在 16～32 周之间,曲妥珠单克隆抗体的血浆浓度达到稳定状态,平均谷浓度约 $75\mu g/ml$。

【药效学】 曲妥单抗是一种重组 DNA 衍生的人源化单克隆抗体,高选择性及亲和性的结合到人表皮生长因子受体蛋白 2(HER2 蛋白)的细胞外区域。

【临床应用】 曲妥单抗目前主要用于有 Her-2 过度表达的转移性乳腺癌。

【禁忌证】 对曲妥单抗或其他成分过敏的患者禁止应用。

【不良反应】 较少患者出现腹痛、发热、血管扩张、腹泻、水肿、鼻出血、呼吸困难、低血压。

【药物相互作用】 与蒽环类、环磷酰胺合用可使血液及心血管毒性增加。与华法林合用有增加出血的危险。

【注意事项】 在使用本药治疗的患者中观察到有心脏功能减退的症状和体征,如呼吸困难,咳嗽增加,夜间阵发性呼吸困难,周围性水肿,S3 奔马律或射血分数减低。与赫赛汀治疗相关的充血性心衰可能相当严重,并可引起致命性心衰、死亡、黏液栓子脑栓塞。特别在赫赛汀与蒽环类药(阿霉素或表阿霉素)和环磷酰胺合用治疗转移乳腺癌的患者中,观察到中至重度的心功能减退。

在本药治疗过程中,左室功能应经常评估。若患者出现临床显著的左室功能减退应考虑停用赫赛汀。监测并不能全部发现将发生心功能减退的患者。

在灭菌注射水中,苯乙醇作为防腐剂,对新生儿和 3 岁以下的儿童有毒性。当本药用于已知对苯乙醇过敏的患者时,应用注射用水重新配制。

(三)癌疫苗

设计用于治疗的癌疫苗的一些新的免疫治疗方法已用于临床,这些治疗性疫苗明确地证实能诱发抗肿瘤免疫反应。设计抗癌疫苗需要考虑的是人类癌免疫原性较差;疫苗必须要表达一个适当的肿瘤抗原靶点;能最有效地产生反应性 T 细胞的免疫接种疗效最好;树突状细胞介导疫苗功能;细胞因子、趋化性细胞因子和协同刺激分子能增强疫苗接种效能;选择的免疫原在治疗已建立的肿瘤中必须有效;最适剂量、加强免疫和免疫接种途径应根据免疫学基本原理确定。

七、其他抗恶性肿瘤药物

(一)肿瘤细胞诱导分化剂

维A酸(retinoid acid,RA)

维A酸主要通过调节表皮细胞的有丝分裂和更新,促进正常角化,影响上皮代谢。临床主要用于治疗鳞状细胞癌和黑色素瘤。不良反应主要为口唇及皮肤干燥、恶心、呕吐、头痛、骨关节痛,肝功能受损。

三氧化二砷(arsenic trioxide,AsT)

可诱导肿瘤细胞凋亡和分化,抑制肿瘤细胞端粒酶活性,促进自由基产生。

静脉给药后广泛分布于各组织。静脉滴注 10mg 后,4 小时达血药峰浓度,$t_{1/2}$ 为 9~15 小时。尿排泄 1%~8%,而指(趾)甲和毛发砷蓄积明显。用于急性早幼粒细胞白血病(APL)。静脉滴注,一次 5~10mg 或 7mg/m² 。4 周为一疗程,间歇 1~2 周,也可连续用药。

与延长 QT 间期的药物(某些抗心律失常药、硫利达嗪、齐拉西酮)合用,有增加心脏毒性的危险。可见心悸、胸闷、心电图改变,还可出现室性心动过速、心包积液。用药期间,应避免使用含硒药品及食用含硒食品。

(二)酪氨酸激酶抑制剂

伊马替尼(imatinib)

【药动学】 口服易于吸收,2~4 小时后达血药峰浓度,蛋白结合率为 95%。主要在肝脏被代谢为具有药理活性的代谢物(N-去甲基哌嗪衍生物)。68% 经粪便排泄,代谢物的 $t_{1/2}$ 约为 40 小时。

【药效学】 作用靶点为 Bcr-Abl 蛋白酪氨酸激酶,是 ATP 与 bl 蛋白激酶结合的竞争性抑制剂,阻止 ATP 与 Abl 结合,从而抑制其激酶活性,抑制下游信号转导途径而达到抑制肿瘤生长的作用。

【临床应用】
(1)用于治疗费城染色体阳性的慢性髓细胞白血病(Ph+CML)的慢性期、加速期或急变期。
(2)用于治疗成人不能切除和(或)发生转移的恶性胃肠道间质瘤(GIST)。
(3)用于治疗成人复发的或难治的费城染色体阳性的急性淋巴细胞白血病(Ph+ALL)。
【禁忌证】 对本品活性物质或任何赋形剂成分过敏者禁用。
【不良反应】 常见恶心(51%)、呕吐(25%)、腹泻(25%)、腹痛(14%)、消化不良(13%)。常见皮炎、湿疹、皮疹。具有肝毒性。
【药物相互作用】 与细胞色素 P450(CYP)3A4 抑制药(如克拉霉素、红霉素、红霉素/磺胺异噁唑、伊曲康唑、酮康唑等)合用,可使本品血药浓度升高。

【注意事项】 出现严重非血液学毒性(如严重水潴留),应停止治疗。治疗前应检查肝功能。

吉非替尼(gefitinib)

【药动学】 口服后 3~7 小时可达血药峰浓度。蛋白结合率约为 90%,主要在肝内代谢,90% 随粪便排泄,$t_{1/2}$ 为 6~49 小时。

【药效学】 是一种选择性的表皮生长因子受体(EGFR)-酪氨酸激酶抑制药,通过促凋亡、抗血管生成、抗分化增殖和抗细胞迁移等方面而发挥抗肿瘤作用。

【临床应用】 用于治疗既往接受过化疗(主要指铂类和紫杉醇类)的局部晚期或转移性非小细胞肺癌。

【禁忌证】 已知对该活性物质或该产品任一赋形剂有严重超敏反应者禁用。

【不良反应】 最常见皮疹、痤疮、皮肤干燥和瘙痒。

【药物相互作用】 与抑制细胞色素 P450(CYP)3A4 活性的药物(伊曲康唑、酮康唑等)合用,可降低本品代谢,升高其血药浓度。

【注意事项】 肝氨基转移酶轻中度升高的患者应慎用。定期监测肝功能及全血细胞计数。

(三)肿瘤新生血管抑制药

原发肿瘤具有诱导新生血管生成的能力,其生长和转移都依赖于肿瘤新生血管的生成。破坏或者抑制肿瘤的新生血管生成,有效地阻止肿瘤的生长和转移。

贝伐珠单抗(bevacizumab)

【药动学】 给予大于或等于 0.3mg/kg 的剂量,药动学呈线性。$t_{1/2}$ 为 20 天。

【药效学】 为重组人源化抗血管内皮生长因子(VEGF)的单克隆抗体。可通过抑制 VEGF 诱导的血管形成,使肿瘤稳定或抑制肿瘤生长。

【临床应用】 用于转移性结肠直肠癌,与以氟尿嘧啶为基础的化疗联合作为一线或二线治疗;或与以氟嘧啶-伊立替康或氟嘧啶-奥沙利铂为基础的化疗方案联合,用于含有贝伐珠单抗的一线治疗方案后有疾病进展患者的二线治疗。

【禁忌证】 贝伐珠单抗禁用于已知对下列物质过敏的患者:产品中的任何一种组分;中国仓鼠卵巢细胞产物或者其他重组人类或人源化抗体。

【不良反应】 可见高血压、充血性心力衰竭。可见白细胞减少、中性粒细胞减少、血小板减少、出血。

【药物相互作用】 与舒尼替尼合用可导致微血管病性溶血性贫血(MAHA)。不推荐两者合用。

【注意事项】 使用本药前可以给予苯海拉明预防过敏反应。

尼妥珠单抗(nimotuzumab)

【药动学】 体内主要分布于肝脏、脾脏、心脏、肾脏和胆囊,其中肝脏是摄取最高。动物药动学数据证实给药后 24 小时以肿瘤组织药物浓度最高。静脉注射本药 50mg,24 小时由尿路排出量占注射剂量的比例分别为 21.1%,$t_{1/2}$ 为 62.92 小时。

【药效学】 EGFR 为一种跨膜糖蛋白,其胞内区具有特殊的酪氨酸激酶活性。尼妥珠单抗可阻断 EGFR 与其配体的结合,并对 EGFR 过度表达的肿瘤具有抗血管生成、抗细胞增殖和促凋亡作用。

【临床应用】 与放疗联合用于治疗表皮生长因子受体(EGFR)阳性表达的Ⅲ或Ⅳ期鼻咽癌。

【禁忌证】 对该药品或其任一组分过敏者禁止使用。

【不良反应】 常见恶心、呕吐。血压降低。

【药物相互作用】 尚不明确。

【注意事项】 用药过程中及用药结束后 1 小时内必须配合复苏设备。

西妥昔单抗(cetuximab)

【药动学】 静脉给药后,一般在 6 周内起效。静脉滴注结束时达血药峰浓度。在肝细胞和皮肤通过与 EGFR 结合或内吞代谢,$t_{1/2}$ 为 3 ~ 7 天。

【药效学】 可抑制表达 EGFR 的人类肿瘤细胞的增殖并诱导其凋亡。在体外,本药可抑制肿瘤细胞分泌的血管生成因子并阻碍内皮细胞的移动;在体内则可抑制肿瘤细胞血管生成因子的表达,以减少肿瘤血管的新生和转移。

【临床应用】 用于含伊立替康的化疗失败后的转移性结肠直肠癌。与放射治疗联合用于局部晚期头颈部鳞状细胞癌。

【禁忌证】 使用本品前应进行过敏试验,静脉注射本品 20mg,并观察 10 分钟以上,结果呈阳性的患者慎用,但阴性结果并不能完全排除严重过敏反应的发生。因本品能透过胎盘屏障,可能会损害胎儿或影响妇女的生育能力,故孕妇及未采取避孕措施的育龄妇女慎用。因本品可通过乳汁分泌,故哺乳期妇女慎用。在本品对儿童患者的安全性尚未得到确认前,儿童禁用。

【不良反应】 常见腹泻、恶心、呕吐、食欲减退、过敏反应。

【药物相互作用】 本药物不影响伊立替康的药动学特性。尚未进行本品与其他药物相互作用的人体研究。

【注意事项】 为及早发现和抢救严重的输注反应(过敏反应),建议应用本药前预先给予 H_1 受体拮抗药(如苯海拉明 50mg),且静脉滴注结束后应监测至少 1 小时,同时应准备好必要的药物和设备。

第三节 抗恶性肿瘤药物的合理应用

由于恶性肿瘤已是多发和常见病,其重要治疗手段之一是众多的化疗药物被广泛使用,但是药物的毒副反应普遍比较大,对患者造成伤害,同时肿瘤细胞对化疗药物又易产生耐药性而使治疗失败;为防止、降低和减少上述情况的产生,临床医务工作者必须掌握抗恶性肿瘤药物的合理应用原则,获得最佳治疗效果。

一、确定给药方法

给药方法的确定,一般在临床采用患者能耐受药物毒性反应的条件下,应用最大治疗剂量,尤其是对早期和健康尚好的肿瘤患者更适用,此种大剂量治疗原则常可取得最佳的疗效,甚至达完全缓解、延长生存期和甚或根治部分患者。

1. 大剂量间隙给药 在繁多的化疗药物中,尤其是周期非特异性药物,临床的应用常主张患者可耐受的情况下,采用大剂量间隙给药疗法。如环磷酰胺、多柔比星、丝裂霉素 C、羟基脲、喜树碱等,一次大剂量给药所能杀灭的肿瘤细胞数,远超过每日小剂量分次连续给药所能杀灭肿瘤细胞数的总和,且大剂量给药不但较大量地杀灭增殖期细胞,尚可诱导促使 G_0 期细胞转入增殖期,增加对抗肿瘤药物的敏感性而提高疗效。小剂量连续给药显然使残留的肿瘤细胞较多,不但容易产生耐药性,也易造成肿瘤的复发。此外,大剂量间隙给药还可使受药物损伤的机体造血系统功能得到恢复,这是由于造血干细胞的 G_0 期细胞较肿瘤细胞多,在停药间隙期,血液细胞可获得快速补充,从而减轻了抗恶性肿瘤药物的毒性。

2. 短期连续给药 此法适用于体积倍增时间比较短的肿瘤,如绒毛膜上皮癌、霍奇金病和弥漫性淋巴瘤等。一个疗程相当于细胞增殖 1~2 个周期(5~14 天),间隙 2~3 周重复疗程,可连续反复 6~7 个疗程,如巯嘌呤、泼尼松等药常采用此法。但毒性和危险性均较大,不过也常可获得较长的缓解期。

3. 序贯给药 恶性肿瘤虽随时间的延长,肿瘤细胞数目增加和肿瘤组织体积增大,但其生长比率是逐渐下降的,故增殖的细胞数亦相对地减少。而增殖细胞对抗肿瘤药,尤其是细胞周期特异性药物,较非增殖细胞敏感。因此,对生长比率不高的,增长缓慢的实体瘤,如腺癌 G_0 期细胞较多,宜先用细胞周期非特异性药物。如大剂量的环磷酰胺杀灭较大量的增殖细胞后,驱使 G_0 期细胞进入增殖周期,即所谓招募(recruitment)作用,然后再应用甲氨蝶呤等细胞周期特异性药物,杀灭进入细胞增长周期的肿瘤细胞,这对肺未分化癌的疗效较满意,若如此重复多个疗程,有可能杀灭 G_0 期细胞而达根治。反之,对于生长比率高的肿瘤如白血病等,则先用如阿糖胞苷加巯嘌呤或长春新碱加泼尼松等细胞周期特异性药物,以杀灭细胞增殖周期中 S 期和 M 期较多的增殖细胞,然后再应用环磷酰胺等细胞周期非特异性药物杀灭残留的肿瘤细胞,这样也可驱动 G_0 期细胞进入细胞增殖周期,反复数个疗程同样可取得较好的疗效。

4. 同步化后给药 实际这也是序贯给药法,如首先应用作用于 S 期的周期特异性药物,如羟基脲、阿糖胞苷等使肿瘤细胞滞留于 G_1 期,然后再使 G_1 期细胞敏感药物放线菌素 D,这样可提高疗效;或先应用长春新碱使肿瘤细胞停止于 M 期;再经 6~24 小时使肿瘤细胞同步进入 G_1 期,再用环磷酰胺,亦可获得满意疗效。

二、联合化疗方案的设计

为提高抗恶性肿瘤药物的疗效,降低或减少药物的毒性反应、避免或延缓肿瘤细胞对药物的耐药性,临床通常根据肿瘤的种类和抗肿瘤药的特性设计联合化疗方案。联合化疗可采用先后以几种药物的序贯给药法,也可以采用同时使用几种药物的联合给药法,故提出下列几点联合化疗药物选择的一般原则。

1. 从肿瘤细胞周期增殖动力学考虑 常以作用于细胞周期不同期(时相)的药物联合应用,如选用主要作用于 M 期的长春新碱,与抑制核酸合成作用于 S 期的氟尿嘧啶,及细胞周期非特异性药物环磷酰胺联合应用,分别杀灭细胞周期各期的细胞,故疗效可提高。

2. 从抗肿瘤药物的作用机制考虑 选用作用于不同生化环节的抗肿瘤药的联合应用,

可提高疗效,但应选择不同作用机制、不同细胞周期的抗肿瘤药物组成联合化疗方案,这样就可能在治疗时发挥协同的抗肿瘤作用。

(1)序贯抑制,即抑制同一代谢物合成的各个不同阶段,如先用羟基脲抑制核苷酸还原酶的活性,继而使用阿糖胞苷抑制 DNA 聚合酶的活性,协同阻断 DNA 的合成,疗效提高。

(2)同时抑制,即抑制产生同一代谢物的多条不同途径,如阿糖胞苷与巯嘌呤合用,前者抑制聚合酶的活性,后者阻断嘌呤核苷酸互变,从而增强了对急性粒细胞白血病的疗效。

(3)互补抑制,即将直接损伤生物大分子合成药物与抑制核苷酸生物合成药物合用,如氟尿嘧啶与环磷酰胺合用治疗乳腺癌明显增效。

3. 从抗肿瘤药物的抗瘤谱考虑 由于药物的种类和肿瘤的类型均较多,不同类型的肿瘤对不同种类的药物的敏感性不相同,因此,在治疗时应先考虑药物的抗瘤谱,如胃肠道癌宜用氟尿嘧啶、亦可用喜树碱、环磷酰胺、丝裂霉素、羟基脲等;鳞癌宜用博来霉素、甲氨蝶呤等;肉瘤可用环磷酰胺、顺铂、多柔比星等;骨肉瘤常以多柔比星及大剂量甲氨蝶呤并加用亚叶酸钙;脑原发或转移瘤首选亚硝脲类,也可应用羟基脲等。

4. 从抗肿瘤药的药动学关系上考虑 抗肿瘤药物的体内过程对其疗效有较大的影响,因为只有药物进入肿瘤细胞内才能起杀灭作用,且抗肿瘤的疗效与药物在细胞内的浓度密切相关。如长春新碱可使甲氨蝶呤由细胞内向细胞外流出减少,由此甲氨蝶呤胞内浓度相对增加,滞留胞内时间亦延长,因此提高了甲氨蝶呤的疗效,故临床当应用大剂量甲氨蝶呤前先使用长春新碱。前已述及多药耐药的肿瘤细胞,是由于其细胞膜上的 P- 糖蛋白可将药物从细胞内泵出而产生药物外排性耐药,而钙通道阻滞药如维拉帕米、粉防己碱等可逆转该作用。另有些抗肿瘤药物因受体内代谢酶的作用而失去活性,若酶活性被抑制,则可减少药物的失活而提高其疗效。如阿糖胞苷受体内胞苷脱氧酶催化脱氨成阿糖乌苷而失去活性,当合用四氢乌苷(tetrahydrouridine,THU)可逆性抑制该酶,从而延缓阿糖胞苷的灭活,相应增强其疗效。

5. 从抗肿瘤药物的毒性考虑 通常选择不同毒性的药物联合应用,这不但可减小毒性,尚可提高疗效。由于大多数抗肿瘤药物有抑制骨髓的作用,故需特别要考虑的是将对骨髓抑制不太明显的药物,如长春新碱、博来霉素、L-门冬酰胺酶、泼尼松等,作为与其他抗肿瘤药物合并用药,减少对骨髓的毒性和提高疗效。又如亚叶酸钙与甲氨蝶呤合用可减轻后者的骨髓抑制;而美司钠可预防环磷酰胺所致的出血性膀胱炎。

第四节　抗恶性肿瘤辅助药

在临床应用抗恶性肿瘤药进行治疗时,绝大多数药物对人体的正常组织细胞,尤其如骨髓、胃肠道上皮、生殖细胞、毛囊等生发组织产生损伤或毒害作用,其后果则是白细胞减少、血小板下降和贫血等的骨髓功能抑制,或发生严重的恶心、呕吐、腹泻等胃肠道反应,还可产生脱发、心脏、肾脏和神经等毒性反应,对这些毒副作用,采用一些辅助药物进行防治,显然是必要的。

一、止　吐　药

恶心、呕吐是抗恶性肿瘤药临床化疗中最为常见的不良反应,约有75%的化疗患者可发生,尤其是随着药物剂量和化疗次数的增加,其发生的频率及严重程度亦增加。若以严重程度可分为重度致恶心、呕吐药,如顺铂、氮芥、环磷酰胺等;中度致恶心、呕吐药,如卡铂、多柔比星、紫杉醇等;轻度致恶心、呕吐药,如替尼泊苷、依托泊苷、甲氨蝶呤、5-氟尿嘧啶、长春碱类等。对可产生重度致恶心、呕吐抗恶性肿瘤药治疗时,可联合应用地塞米松和昂丹司琼、格拉司琼等5-羟色胺-3(5-hydroxyptamine-3,5-HT$_3$)受体阻滞药;对使用中度恶心、呕吐抗恶性肿瘤药时,可采用昂丹司琼或格拉司琼加地塞米松20mg静脉注射,亦可采用甲氧氯普胺(metoclopranide,灭吐灵)静脉注射3mg/kg,一日4次,2日后,口服40mg,一日4次,并加用地塞米松静脉注射20mg;对致轻度恶心、呕吐抗恶性肿瘤药,则可口服10~20mg氯丙嗪或静脉注射地塞米松10~20mg。

抗恶性肿瘤药,尤其是顺铂主要是通过5-HT$_3$系统引起恶心、呕吐,这是它刺激十二指肠中富含5-羟色胺的肠嗜铬细胞释放5-HT,后者再刺激小肠内的5-HT$_3$受体发出冲动刺激迷走神经,传至化学感应区(CTZ)和极后区,激动这些部位的5-HT$_3$受体,最终兴奋呕吐中枢而产生呕吐,而5-HT$_3$受体阻滞药是阻滞外周和中枢5-HT$_3$受体而发挥止吐的作用,现介绍临床常用的几种5-HT$_3$受体阻滞药。

昂丹司琼(ondansetron)

【药动学】 口服吸收迅速,绝对生物利用度约为60%,单次口服,血药浓度达峰时间约1.5小时,吸收后迅速分布全身各组织,但脑脊液中含量很少,血浆蛋白结合率为70%~76%,主要经肝代谢,44%~60%的代谢产物经肾脏排泄,约25%随粪排出,$t_{1/2}$约为3.0小时,老年人可延长至5.0小时。

【药效学】 由于其化学结构与5-HT相近似,而与5-HT$_3$受体的亲和力极高,能选择性地与存在于消化道黏膜的迷走神经传入末梢中的5-HT$_3$受体结合而阻滞之,从而发挥其止吐的作用。由于其选择性高,又无拮抗多巴胺(dopamine)的作用,故其无如其他止吐药的锥体外系、过度镇静等不良反应。

【临床应用】 适用于恶性肿瘤化疗和放疗引起的恶心和呕吐,亦可防治因手术而引致的恶心、呕吐。

【禁忌证】 怀孕期间(尤其头3个月)除非用药的益处大大超过可能引起的危险,否则不宜使用本品。由于本品可经乳汁分泌,故哺乳妇女服用本品时应停止哺乳。有过敏史或对本品过敏者禁用。胃肠梗阻者忌用。

【不良反应】 有头痛、头部和上腹部温热感、腹部不适和腹泻、便秘、嗜睡、乏力、皮疹,偶有支气管哮喘、过敏反应、短暂的氨基转移酶升高及运动失调,低血压、心律不齐及心动过缓等,但无锥体外系反应。

【药物相互作用】 对司巴丁及异喹胍代谢差的患者,对本品消除的半衰期无影响。对这类患者重复给药后,药物的暴露水平与正常人体无差异,故用药剂量和用药次数不须改变。与地塞米松合用可加强止吐效果。

【注意事项】

(1)如与地塞米松或甲氧氯普胺伍用,则止吐作用可显著增强;与降压药并用时,降压作用亦有增加的可能。

(2)由于其经肝药酶代谢,故配伍酶诱导或抑制药时,均将改变其$t_{1/2}$及清除率。

(3)可应用对乙酰氨基酚等一般解热镇痛药治疗其头痛的不良反应;亦可采用水果、蔬菜等食物纤维、增加运动或新斯的明治疗其引起的便秘。

格拉司琼(granisetron)

【药动学】　单次快速静脉注射后,可在体内广泛分布,血浆蛋白结合率65%。大部分药物很快经肝代谢,8%~9%以原形、70%以代谢物形式随尿排泄,15%从粪排出。$t_{1/2}$约为9.0小时,重复给药无明显蓄积现象,单次给药疗效可维持24小时。老年人药动学参数与年轻人无差异。

【药效学】　该药与5-HT$_3$受体的亲和力较5-HT$_1$、5-HT$_2$、组胺H$_1$等受体强13 000多倍,可能是其化学结构中的氧和氮原子的静电作用与5-HT$_3$受体结合,从而阻滞5-HT与5-HT$_3$受体结合而止吐,治疗抗肿瘤药引起的中度呕吐的疗效与昂丹司琼相同,而治疗由顺铂等引起的重度呕吐时,其疗效还优于昂丹司琼。

【临床应用】　主要用于防治由抗肿瘤药引致的恶心、呕吐。也用于防治放疗和手术后的恶心、呕吐,给药后第2天使用地塞米松可增强其疗效,若本药无效时,换用甲氧氯普胺仍有效。

【禁忌证】

(1)对本品或有关化合物过敏者禁用。

(2)胃肠道梗阻者禁用。

【不良反应】　患者对其耐受性较好,常见的不良反应有头痛、倦怠、发热、便秘、嗜睡、氨基转移酶暂时升高等,少见过敏反应,罕有发生过敏性休克,亦无中枢和锥体外系反应。

【药物相互作用】

(1)格拉司琼是通过肝细胞色素P450药物代谢酶进行代谢,诱导或抑制此酶可以改变清除率和格拉司琼的半衰期。

(2)格拉司琼本身不会诱导或抑制细胞色素P450药物代谢酶系统,可以和苯二氮䓬类、神经安定类和抗溃疡类药联合使用。

【注意事项】

(1)由于本品可减慢消化道运动,故消化道运动障碍患者使用本品时应严密观察。

(2)本品不应与其他药物混合使用。

托烷司琼(tropisetron)

【药动学】　口服吸收迅速完全,但其绝对生物利用度与给药剂量相关。如每次服5mg,则生物利用度约为60%,而服45mg时,生物利用度几近100%。进餐时服药可延缓吸收,生物利用度可适度增至80%,若单次服100mg,血药达峰时间为2.0~3.5小时。约71%与血浆中α$_1$-糖蛋白结合,由于脂溶性高,故广泛分布于机体各组织,V_d为400~600L。主要经肝代谢,8%原形和70%的代谢物随尿排泄,15%代谢物随粪排出。口服$t_{1/2}$为8.6小时。当剂量每次超过10mg,一日3次,连服8日后,肝药酶的代谢能力可达饱和,导致血药浓度与剂量间呈依赖性升高,患者虽可耐受,但仍主张以每日5mg,连服6日的无蓄积性风险的治疗方案。

【药效学】　其是5-HT$_3$受体高选择性阻滞药,除选择性阻滞周围神经元中的5-HT$_3$受体外,亦可直接阻滞中枢的 5-HT$_3$ 受体,从而抑制极后区迷走神经的刺激,发挥止吐的作用。对诸如组胺 H$_1$ 和 H$_2$ 受体,胆碱受体、肾上腺素受体、多巴胺受体无亲和力。

【临床应用】 主要用于防治抗肿瘤药引致的恶心和呕吐,如对顺铂(40mg/d×3日)引起的呕吐有效率达 92%,而对引起中度呕吐的抗肿瘤药的呕吐控制率可达 100%,与地塞米松合用,疗效提高。

【禁忌证】
(1)对本品过敏者及妊娠妇女禁用。
(2)哺乳期妇女不宜应用,儿童暂不推荐使用。

【不良反应】 不良反应多为一过性,常见的有头痛、便秘、头晕、疲劳及腹痛、腹泻等胃肠功能紊乱,多次大剂量应用可发生幻视,高血压患者的血压可升高。

【药物相互作用】 单用本品疗效不佳时,不增加药物剂量而同时合用地塞米松可提高止吐疗效。

【注意事项】 本品可能对血压有一定影响,因此高血压未控制的患者每日剂量不宜超过 10mg。

二、其他抗肿瘤辅助药

非格司亭(filgrastin)

该药又名重组人粒细胞集落刺激因子(recombinant human granulocyte colont stimulating factor,rhG-CSF),其是通过 DNA 重组技术由大肠埃希菌合成,为 175 个氨基酸组成的蛋白质,与天然人粒细胞集落刺激因子(G-CSF)的氨基酸序列和糖链完全相同,不同的仅是 rhG-CSF 链的 N 端具有甲硫氨酸。它主要刺激粒细胞系造血,促进粒细胞集落形成,促使造血干细胞向中性粒细胞增殖、分化和成熟,促进骨髓成熟粒细胞的释放,增强中性粒细胞的趋化及吞噬的功能。但临床主要用于肿瘤化疗间隙期,预防抗肿瘤药引致的白细胞减少,提高对抗肿瘤药的耐受性。于每一化疗疗程结束后的第 3 日开始应用,以 100ml 5% 葡萄糖液稀释成浓度不低于 15μg/ml,每天静脉滴注 100μg/m^2,30 分钟滴完。若采用皮下注射,则每日 1 次,每次 75μg,连续 14 日为一疗程,若白细胞已升至(2~5)×10^9/L 时即可停药。其不良反应较少,较常见的有骨痛及关节肌肉酸痛,偶可出现食欲缺乏、恶心、呕吐等消化道反应,可逆性氨基转移酶、碱性磷酸酶升高,一过性低血压、发热、头痛、倦怠、心悸等。因可能出现过敏反应,故即使对其他 G-CSF 制剂过敏者,亦应禁用本品。

香菇多糖(lentinan)

香菇多糖是由香菇子实体或菌丝体提取的多糖,对肿瘤细胞虽不直接产生细胞毒作用,但能激活机体的杀伤 T 细胞、巨噬细胞、自然杀伤细胞及抗体依赖性巨噬细胞的细胞毒作用,而且还能使受抑制的辅助 T 淋巴细胞恢复功能和增加血液中干扰素水平,从而发挥协同抗肿瘤作用。常与丝裂霉素 C、多柔比星等伍用于不能手术或术后复发的胃癌;与卡铂、依托泊苷合用治疗小细胞肺癌。不良反应偶有胸闷、胸部压迫感和休克,停药后即可消失,另也偶有头痛、头晕、恶心、呕吐、食欲下降等。口服一次 12.5mg,一日 2 次,静注和静脉滴注时用生理盐水或 5% 葡萄糖注射液稀释,均为一周 1 次,一次 2mg,或一周 2 次,一次 1mg。

右雷佐生(dexrazoxane,ICRF-187)

该药是雷佐生(ICRF-159)的右旋异构体,属依地酸二钠钙(disodium calcium ethylene diamine,EDTA)的衍生物,用作减轻或减少蒽环类抗生素如多柔比星等化疗时引起的心脏毒性。这是由于多柔比星与铁离子形成多柔比星-Fe^{3+}螯合物,后经自我氧化还原成多柔比星-Fe^{2+}自由基,再与氧反应形成超氧阴离子和多柔比星-Fe^{3+},后者又可产生大量的自由基损伤心脏。右雷佐生本身并非螯合剂,但在细胞内水解成开环形式而具螯合作用,与铁离子和多柔比星-Fe^{3+}螯合,从而阻断多柔比星-Fe^{3+}的形成,并抑制自由基的产生,起到保护心肌细胞的作用。

泛癸利酮(ubidecarenone)

其常用辅酶 Q_{10}(coenzyme Q_{10})为药名,是脂溶性醌类化合物,在生物体内广泛存在。它不但在人体呼吸链中质子移位和电子传递起着激活细胞代谢和细胞呼吸的重要作用,而且还是机体重要的抗氧化剂和非特异性免疫增强剂。它能促进氧化磷酸化反应,从而保护生物膜结构的完整性。因此,它可以拮抗多柔比星所致的心脏毒性。临床应用是饭后服每次10~15mg,一日3次,2~4周一疗程,亦可肌内注射和静脉注射,剂量均为5mg,一日1次,2~4周一疗程。有食欲下降、胃部不适、腹泻、恶心等轻微的不良反应,无须停药,偶有一过性心悸和荨麻疹。

亚叶酸钙(calcium folinate)

该药是叶酸(folic acid)的活性形式,临床常用作预防拮抗叶酸抗肿瘤药,如甲氨蝶呤大剂量或过量所致的严重骨髓抑制和消化道上皮细胞生长的毒性"解救"治疗;另外,它可与5-FU联用治疗晚期结肠及直肠癌,这是由于其在体内代谢为活性的甲基四氢叶酸,而增加了与5-FU在体内活化的氟尿嘧啶脱氧核苷,取代脱氧尿苷酸与胸苷酸合成酶形成稳定而不易解离的三联复合物,使胸苷酸合成酶失活,从而抑制肿瘤细胞 DNA 的合成,增强了 5-FU 抗肿瘤的作用。

案例分析:

案例:患者因"结肠脾区高分化腺癌术后1月余,返院化疗"入院。入院后辅查心电图、胸片、血常规、血生化、凝血常规未见明显异常。肿瘤标志物:CEA 23.34ng/ml,余正常。在局麻下行经右侧颈内静脉穿刺静脉输液港植入术并予第 1 次 mfolfox6 方案化疗(注射用奥沙利铂140mg,氟尿嘧啶注射液 4.25g)。还给予亚叶酸钙注射液600mg,注射用盐酸托烷司琼2mg,重组人粒细胞集落刺激因子注射液75μg。

分析:抗恶性肿瘤的化疗多采用联合用药方案。氟尿嘧啶为胸苷酸合成酶抑制药,能抑制 DNA 的合成,主要作用于 S 期;奥沙利铂为直接破坏 DNA,从而抑制 DNA 的合成及复制;亚叶酸钙可增强 5-FU 抗肿瘤的作用。而盐酸托烷司琼、重组人粒细胞集落刺激因子作用是在肿瘤化疗期止吐及预防抗肿瘤药引致的白细胞减少,从而提高对抗肿瘤药的耐受性。

思考题

1. 抗恶性肿瘤药物的毒性及其防治。
2. 简述肿瘤耐药性的机制及防治方法。
3. 如何进行抗肿瘤联合化疗方案设计?
4. 简述抗肿瘤辅助药物应用的临床意义。
5. 目前应用于临床的肿瘤生物治疗药物有哪些?

(包 旭)

第二十五章　抗菌药物的临床应用

第一节　抗菌药物概述

抗菌药物是指具有杀灭或抑制细菌,用于治疗和预防细菌性感染的药物。由微生物合成的能产生抑制或杀灭其他微生物的化学物质称为抗生素(antibiotics),而由人工合成的药物则称为合成抗菌药物。理想的抗菌药物必须对致病菌具有较高的"选择性毒性"作用,对患者不造成或尽量少造成损害。抗菌药物的"选择性毒性"来源于药物对于病原菌特殊靶位的作用,其作用机制决定了抗菌药物的疗效及不良反应。

一、抗菌药物分类及作用机制

临床根据抗感染治疗需要,将抗菌药物按抗菌谱和抗菌活性分为抗革兰阳性(G^+)菌、抗革兰阴性(G^-)菌、广谱、抗结核分枝杆菌、抗厌氧菌药物以及 β 内酰胺酶抑制剂等。但药理学通常按抗菌药物的化学结构进行分类。

(一)抗菌药物分类

1. β-内酰胺类(β-lactams)　主要包括青霉素类(penicillins),头孢菌素类(cephalosporins),β 内酰胺酶抑制剂(β-lactamase inhibitors)以及非典型 β-内酰胺类,属于繁殖期杀菌药。

2. 氨基糖苷类(aminoglycosides)　常用品种有链霉素、庆大霉素、阿米卡星、依替米星、奈替米星、异帕米星等,为静止期杀菌药。

3. 大环内酯类(macrolides)　常见品种有 14 元环的红霉素、琥乙红霉素、依托红霉素、罗红霉素、克拉霉素;15 元环的阿奇霉素;16 元环的乙酰螺旋霉素、麦迪霉素;新型酮内酯类的泰利霉素、喹红霉素等,为抑菌剂。

4. 喹诺酮类(quinolones)　常用品种有诺氟沙星、左氧氟沙星、环丙沙星、洛美沙星、莫西沙星等,为广谱抑菌剂。左氧氟沙星、莫西沙星等明显增强了对肺炎链球菌等呼吸道感染的抗菌活性,同时对肺炎支原体、衣原体等非典型病原体具有良好抗菌活性,被称为"呼吸喹诺酮"。

5. 四环素类(tetracyclines)　目前临床常用半合成品类的美他环素、多西环素及米诺环素等,为广谱抑菌剂;替加环素为新型甘氨酰四环素衍生物。

6. 糖肽类与新型抗 G⁺ 菌药物糖肽类（glycopeptide）　包括万古霉素、去甲万古霉素和替考拉宁等；新型抗 G⁺ 菌药物包括噁唑烷酮类的利奈唑胺、脂糖肽类的特拉万星、环酯肽类的达托霉素、链阳霉素类的奎奴普丁-达福普汀。

7. 磺胺类（sulfonamides）　常用药物有磺胺嘧啶、磺胺甲噁唑、磺胺异噁唑等，为广谱抑菌剂。甲氧苄啶常与磺胺类组成复方制剂，又称磺胺增效剂。

8. 硝基咪唑类（nitroimidazoles）　常用药物有甲硝唑、替硝唑和奥硝唑。

9. 抗真菌药（antifungal drugs）　治疗深部真菌感染的药物主要有多烯类、三唑类、棘白菌素类和氟胞嘧啶。多烯类代表药物为两性霉素 B，三唑类为氟康唑、伊曲康唑、伏立康唑、泊沙康唑，棘白菌素类为卡泊芬净、米卡芬净、阿尼芬净。

10. 其他　林可霉素、克林霉素、磷霉素、多黏菌素等。

（二）抗菌药物作用机制

1. 干扰细菌细胞壁的合成　所有细菌（除支原体外）都有细胞壁，可保护细胞不易因渗透压变化而被破坏。细胞壁的主要成分是肽聚糖、脂蛋白、脂多糖和类脂质组成的聚合物。许多抗菌药物可干扰肽聚糖合成，从而干扰细胞壁的合成，如 β-内酰胺类抗生素、糖肽类及磷霉素。

2. 损伤细菌细胞膜　细菌的细胞膜具有选择性屏障作用，脂溶性物质较易透入细胞内，且能将各种物质浓集于细胞内，防止外漏。如多黏菌素及两性霉素 B 可破坏细胞膜结构，咪唑类抗真菌药可抑制细胞膜生物合成，达托霉素可使细胞膜去极化，从而使细胞膜通透性增加，导致细菌死亡。

3. 影响细菌蛋白质的合成　氨基糖苷类、大环内酯类、四环素类、氯霉素类、林可霉素、利奈唑胺、替加环素等可与细菌核糖体不同亚基结合，通过影响蛋白质合成的起始、延长及终止阶段，从而影响细菌蛋白质的合成。

4. 抑制细菌核酸的合成　多种抗菌药物可影响脱氧核糖核酸（DNA）和核糖核酸（RNA）的合成、转录等。如利福平、喹诺酮类及硝基咪唑类药物。

5. 抑制细菌叶酸代谢　细菌不能利用环境中的叶酸成分，必须在细菌体内合成，参与核苷酸和氨基酸的合成，使细菌得以生长繁殖。磺胺类及甲氧苄啶在不同环节抑制细菌叶酸合成及代谢，联合应用可产生协同作用。

6. 与细菌靶位蛋白结合　抗菌药物可与靶位蛋白结合，改变其功能或数量，从而达到抗菌的目的，如 β-内酰胺类抗生素与青霉素结合蛋白（penicillin binding proteins，PBPs）结合，使细胞壁肽聚糖正常合成受阻而杀菌。

二、抗菌药物不良反应

抗菌药物在抗感染治疗的同时，会对机体产生不良反应。了解抗菌药物常见不良反应有助于避免治疗过程可能带来的损害，也是抗感染治疗监护的重点内容之一。抗菌药物常见的不良反应包括毒性反应、变态反应及二重感染，其中二重感染是抗菌药物特有的不良反应。

（一）毒性反应

抗菌药物的毒性反应是指药物引起的生理、生化功能异常，或组织器官的病理改变，其严重程度随剂量增大或疗程延长而增加。主要表现在神经系统、肾脏、肝脏、血液系统、胃肠道及给药部位等方面。

1. 神经系统毒性　表现为中枢神经系统及脑神经损害。青霉素用药剂量过大或静脉注射速度过快时,可出现肌痉挛、抽搐及昏迷,称为"青霉素脑病";亚胺培南西司他丁可诱发抽搐和癫痫;氨基糖苷类可导致第Ⅷ对脑神经损害;使用乙胺丁醇 2 ~ 6 个月后可发生球后神经炎。阻滞外周神经肌肉接头的药物包括氨基糖苷类、林可霉素、克林霉素等,可引起呼吸抑制甚至呼吸骤停。导致精神异常的药物包括氯霉素、青霉素、氟喹诺酮(氟罗沙星、曲伐沙星)、异烟肼等,可引起幻视、幻听、定向障碍、失眠、抑郁、狂躁等精神症状。

2. 血液系统毒性　以白细胞减少最为常见,大多数抗菌药物都可以导致此作用,停药后多可恢复。引起贫血的抗生素中,氯霉素占第一位,其发病与氯霉素的剂量无关,发病机制可能与过敏有关;含 N- 硫甲基四氮唑的抗菌药物如头孢孟多、头孢哌酮、头孢地嗪、头孢曲松、头孢米诺、头孢美唑、头孢甲肟、拉氧头孢等可引起出血反应,与其抑制维生素 K 依赖的凝血因子合成有关。

3. 肝脏毒性　能引起肝损害的药物主要有四环素类、抗结核药物、红霉素酯化物、喹诺酮类及部分 β- 内酰胺类。可表现为一过性或短暂的血清转氨酶升高、高胆红素血症或胆汁郁积性黄疸。

4. 肾脏毒性　易导致肾毒性的抗菌药物主要有氨基糖苷类、多黏菌素、两性霉素 B、糖肽类、头孢菌素类、青霉素类、磺胺药等。肾毒性表现轻重不一,自单纯性血尿和生化异常、肾小管变性坏死,到不同程度的肾功能减退均有所见。

5. 其他毒性　如喹诺酮类可影响软骨发育,四环素类引起牙齿及骨骼发育异常,两性霉素 B 可引起心肌损害,氟喹诺酮(司氟沙星、莫西沙星)及克拉霉素可导致 Q-T 间期延长等。

(二)变态反应

抗菌药物所引起的过敏性反应主要是由于抗原、抗体的相互作用而引起的变态反应,是抗菌药物的常见不良反应。

1. 过敏性休克　多见于青霉素类及链霉素,半数患者发生于给药后 5 分钟内,10% 出现于半小时以后,极少数发生于连续用药过程,甚至做皮试时亦可发生。用药前必须详细询问用药史及过敏史,使用前必须皮试。

2. 药物热　药物热可发生于应用各类抗菌药物后,以 β- 内酰胺类、万古霉素最常见。药物热潜伏期一般为 7 ~ 12 天,多数伴有皮疹,停药后 2 ~ 3 天内大多退热。药物热的主要诊断依据如下:①应用抗菌药物后感染得到控制,体温下降后又上升;②原来感染所致的发热未被控制,应用抗菌药物后体温反较未用前更高;③发热或热度增高不能用原有感染解释,而且也无继发感染的证据,患者虽有高热,但其一般情况良好;④可伴有其他变态反应如皮疹、嗜酸性粒细胞增多等;⑤药物停用后热度迅速下降或消退。

3. 皮疹　几乎每一个抗菌药物均可引起皮疹,以荨麻疹、斑丘疹、麻疹样皮疹等最为多见。青霉素引起的皮疹以荨麻疹和麻疹样皮疹为常见;链霉素则多表现为广泛的斑丘疹;磺胺药以麻疹样皮疹多见。应用抗生素后发生的稀疏皮疹虽在疗程中可自行消退,但在少数患者中可发展为剥脱性皮炎而危及生命,因此应及时停药为妥。

4. 光敏反应或光毒性　常发生于应用青霉素类、头孢菌素类、链霉素、卡那霉素、庆大霉素、氯霉素、氟喹诺酮、四环素或半合成四环素等过程中,皮肤直接暴露于日光下的患者。

临床表现为不同程度的日光灼伤,暴露处有红肿热痛,继以水疱和渗液。

5. 其他 氟喹诺酮中环丙沙星、诺氟沙星和氧氟沙星均有溶血尿毒综合征报道;血清病型反应多见于应用青霉素类的患者,表现为发热、关节疼痛、荨麻疹、淋巴结肿大、腹痛、蛋白尿、嗜酸性粒细胞增多等。

(三)二重感染

正常情况下,人体的口腔、呼吸道、消化道、泌尿生殖系统等处都有细菌定植,大多为条件致病菌,长期使用广谱抗菌药后,敏感菌群受抑制,而未被抑制者大量繁殖造成继发感染。严重原发疾病、大手术、应用肾上腺激素和抗代谢药等损伤人体免疫功能后,未被抑制的细菌及外来菌乘虚而入,也可导致二重感染。因此二重感染也称菌群交替症,是广谱抗菌药物应用过程中出现的新感染。多见于长期应用广谱抗菌药物者、婴儿、老年人、有严重原发病(如恶性肿瘤、白血病、糖尿病、肝硬化)者及进行腹部手术者。

二重感染的致病菌主要为革兰阴性杆菌、真菌、葡萄球菌属等,可引起口腔及消化道感染、肺部感染、尿路感染、血流感染等,其中预后严重须作紧急处治的为假膜性肠炎、血流感染及肺部感染。

1. 口腔及肛门感染 口腔感染最为多见,主要为白色念珠菌引起,表现为鹅口疮。肛门感染多由革兰阴性菌及念珠菌引起,多数患者继发于持续腹泻后。

2. 抗菌药物相关腹泻及结肠炎 除万古霉素和甲硝唑外,其他抗菌药物几乎均可引起本病,以克林霉素、β-内酰胺类(第2、3代头孢菌素,氨苄西林、阿莫西林)、氟喹诺酮、红霉素等发生率较高。多数为假膜性肠炎,难辨梭状芽孢杆菌为主要致病菌,该菌可产生一种使肠黏膜坏死的外毒素。临床表现为大量水泻、少数可排出片状假膜,伴发热、腹痛、恶心、呕吐。

3. 肺炎 成人患者的主要致病菌是革兰阴性杆菌如肺炎克雷伯菌、大肠埃希菌、铜绿假单胞菌和真菌(白念和曲霉)等,婴儿和儿童则以金黄色葡萄球菌肺炎为多见,病毒感染如麻疹后尤易发生。

4. 尿路感染 主要由奇异变形杆菌、铜绿假单胞菌、大肠埃希菌等引起,耐药金葡菌、肠球菌属则少见。患者大多有发热,但尿频、尿急等症状不一定出现。尿中可含有较多脓细胞,尿培养的菌落计数也在 1×10^5 cfu/ml 以上。

5. 血流感染 是比较常见的二重感染,致病菌最常见为葡萄球菌属,其次为革兰阴性杆菌如大肠埃希菌、肺炎克雷伯菌、铜绿假单胞菌、不动杆菌。由于广谱抗生素应用,近年来真菌血流感染的发病率明显上升。各种细菌所致的血流感染,临床表现并无特殊,可伴有迁徙性病灶、多发性脓肿、心内膜炎等并发症,脑、脑膜、肺、肾、肝脾、肾上腺、脊柱、膀胱等均可被累及。真菌性血流感染一般有肺、肠道或尿路真菌感染史。

第二节 抗菌药物的药动学及药效学

抗感染治疗与其他药物治疗不同,作用部位包括机体以及致病菌。抗菌药物与致病菌作用产生的生物效应,称为药效学,同时病原菌可以对抗菌药物产生耐药;机体对抗菌药物的处置,称为药动学。因此抗菌药物-机体-致病菌是确定抗感染治疗的三要素。抗菌药物的药效学和药动学相结合(PK/PD)的研究,对抗菌药物给药方案的优化、防止细菌耐药、临床抗菌药物合理使用起到了重要指导作用。

一、抗菌药物药动学

利用药动学可以了解抗菌药物在体内的吸收、分布、代谢和排泄过程,对制订合理的给药方案以提高疗效、减少不良反应以及评估药物相互作用均具有重要意义。

（一）抗菌药物的体内过程

除口服或局部应用不吸收者外,抗菌药物给药后在体内均具有吸收、分布和排泄过程,部分药物尚可在体内代谢。抗菌药物经吸收(口服和肌注)或直接(静脉给药)进入血液循环,进入血液循环的药物以两种形式存在,一部分与血浆蛋白结合,一部分呈游离状态,后者具有抗菌活性,而且易分布进入组织和体液。继分布之后或在分布过程中药物开始自体内清除,以药物原形或代谢物形式排出体外。

1. 吸收　除血管给药外,抗菌药物从给药部位进入血液循环过程通常用吸收速度和吸收程度来描述,药物吸收程度通常指生物利用度(bioavailability)。药物的吸收通常与患者吸收表面积、血流速率、药物与吸收表面接触时间长短以及药物浓度有关,口服给药尚存在首过效应(first pass effect)。大多数抗菌药物在胃肠中吸收属于被动扩散,因此脂溶性、非离子型药物更易吸收。

不同的抗菌药物其吸收程度和吸收速率各不相同。一般在口服后 1~2 小时,肌注后 0.5~1 小时药物吸收入血,达峰浓度。口服吸收完全的药物有头孢氨苄、头孢拉定、头孢克洛、头孢丙烯、阿莫西林、氯霉素、克林霉素、多西环素、复方磺胺甲噁唑,以及甲硝唑、氟喹诺酮类的某些品种,如左氧氟沙星、莫西沙星等,这些药物口服后均可吸收给药量的 80%~90%;四环素类除多西环素外,其吸收一般低于给药量的 60%~70%;大多数青霉素类可被胃酸破坏(青霉素 V 例外),口服氨苄西林、苯唑西林后仅吸收给药量的 30%~40%。氨基糖苷类、万古霉素、部分头孢菌素、两性霉素 B 口服吸收仅为给药量的 0.5%,在治疗危重感染时宜采用静脉或静脉滴注,以避免口服或肌注时多种因素对其吸收的影响。

与吸收相关的 PK 参数有:吸收速率常数(K_a)、吸收半衰期($t_{1/2}$)、达峰时间(T_{max})、血药峰浓度(C_{max})、药时曲线下面积(AUC)、生物利用度等。

2. 分布　无论哪种给药途径,药物进入血液后,均随血液分布到组织中。血供丰富的组织,如肝、肾、肺药物浓度较高,血供差的组织如脑、骨、前列腺等药物浓度较低。与分布有关的 PK 常数有:表观分布容积(V_d)、血浆蛋白结合率等。

各类抗菌药物的分布由于受多种因素的影响,其 V_d 可相差甚多。一般而言,如某种药物的 $V_d>1L/kg$ 时,提示该药的组织浓度高于血药浓度,在体内分布广泛,有利于组织或感染病灶内细菌的清除。如氟喹诺酮类药物,大多数品种的 V_d 高达 2~3L/kg 甚或更高,因此以该类药物治疗某些细胞内感染和细菌性前列腺炎等感染时,均能取得良好疗效。绝大多数抗菌药物进入血液后,与血清白蛋白结合。当患者有低蛋白血症(见于肾病综合征,严重肝硬化,烧伤,营养不良,某些胃肠道疾病等),血清白蛋白过低或游离脂肪酸过高时,抗菌药物的蛋白结合率会降低。新生儿及婴幼儿血清白蛋白结合药物的能力远比成人低。尿毒症时可能存在某种抑制因子,使蛋白的结合率减低,以上因素均可导致游离型药物浓度增高。

多数药物不易达到骨、前列腺、脑脊液等组织,但某些药物仍可达到有效药物浓度,其分布特点如下。

(1)骨组织:大多数抗菌药物的骨组织浓度均较低,而克林霉素、林可霉素、磷霉素、利奈唑胺、氟喹诺酮类的大多数品种,骨组织中药物浓度可达血药浓度的 0.3~2 倍,在骨感染时宜根据病原菌对抗菌药物的敏感情况选用上述骨组织浓度高的药物。

(2)前列腺:氟喹诺酮类、大环内酯类、SMZ/TMP、四环素类在前列腺液或组织中可达有效浓度。

(3)脑脊液:由于血-脑脊液屏障存在,大多数抗菌药物脑脊液浓度低,是大脑的自我保护机制。但某些脂溶性高、非极性、蛋白结合率低的药物易通过血-脑脊液屏障进入大脑。脑脊液中药物浓度是否可达有效治疗水平,取决于给药剂量和病原对药物的敏感性。一般而言,当脑脊液药物浓度达到最低杀菌浓度 10 倍时可达杀菌效果。脑膜炎症时,血-脑脊液屏障通透性可增加,氯霉素、磺胺嘧啶、氟胞嘧啶、甲硝唑等在脑脊液药物浓度可达血药浓度的 50%~100% ,能有效杀菌或抑菌;某些青霉素类、头孢菌素类在脑膜炎症时亦可达抑菌或杀菌水平;但两性霉素 B、氨基糖苷类、苯唑西林、红霉素、克林霉素等脑膜穿透性差,无论有无脑膜炎症,脑脊液中药物均不能达到抑菌水平,所以除全身给药外,两性霉素 B、氨基糖苷类亦可加用鞘内给药。

(4)浆膜腔和关节腔:抗菌药物全身用药后可分布至各体腔和关节腔中,局部药物浓度可达血药浓度的 50%~100% 。因此,除有包裹性积液或脓腔壁厚者外,一般不需腔内局部注入抗菌药物。

(5)胎盘屏障:几乎所有抗菌药物都能穿过血-胎盘屏障进入胚胎循环,在妊娠期应避免使用对胎儿发育有影响的抗菌药物,如氯霉素、氨基糖苷类、四环素类、磺胺类、氟喹诺酮类等。

3. 代谢 部分抗菌药物在体内代谢,代谢物可保持抗菌活性、或抗菌活性减弱或消失。异烟肼和磺胺类抗菌药物可在肝酶作用下产生乙酰化代谢产物;利福平在肝内乙酰化后抗菌活性明显降低,头孢噻肟在体内的代谢物去乙酰头孢噻肟抗菌活性降低。许多大环内酯类(如红霉素)、氟喹诺酮类(如依诺沙星)和三唑类抗真菌药物对肝药酶有抑制作用,而异烟肼具有肝药酶诱导作用,可干扰其他药物(如茶碱等)代谢而产生不良相互作用。

4. 排泄 大部分抗菌药物或其代谢物经肾脏排泄,部分经肝胆系统排泄,并有肝肠循环。此外,少数抗菌药物还可从唾液、痰液、泪液、乳汁及皮肤排泄。与药物排泄有关的 PK 参数有:血浆消除半衰期($t_{1/2\beta}$)、消除速率常数(K_e)、药物清除率(Cl)。

(1)肾排泄:大部分抗菌药物主要经肾排泄,如大多数 β-内酰胺类、青霉素类、头孢菌素类、碳青霉烯类、氨基糖苷类,尿液中药物浓度高,可达血药浓度的数十至数百倍;即使不经肾排泄为主的大环内酯类、喹诺酮类、林可霉素类和利福平等,也可在尿中达到有效药物浓度。不同的抗菌药物在不同酸碱度的尿液中,抗菌活性可有明显的差异,例如庆大霉素等氨基糖苷类在碱性尿中抗菌作用显著增强,而四环素类则在酸性尿中抗菌活性增高。因此,治疗尿路感染时可根据情况加服碳酸氢钠使尿液碱化,或服用维生素 C 酸化尿液以提高药物疗效。肾功能减退时,主要经肾排出的抗菌药物 $t_{1/2}$ 延长,肾清除率减缓,导致药物在体内积聚和血药浓度升高,此时应调整给药剂量或给药间隔。

(2)胆汁排泄:胆汁排泄是原形药物的次要排泄途径,却是多数药物的代谢产物、尤其是水溶性代谢产物的主要排泄途径。大环内酯类、林可霉素类、利福平、头孢哌酮、头孢曲松等主要或部分经肝胆系统排泄,并有部分药物经胆汁排入肠道后重新吸收入血,形成肝肠循环,胆汁中药物浓度可比血药浓度高数倍至数十倍;氨基糖苷类、氨苄西林、哌拉西林等在胆汁中可达一定浓度。

（3）粪排泄:口服吸收差的药物主要经粪排泄。大多数抗菌药物的粪浓度较尿浓度为低,红霉素、四环素类、利福平等粪便的药物浓度较高。

（二）药动学在抗菌药物应用中的临床意义

根据抗菌药物体内过程的一般规律,抗感染治疗中抗菌药物的使用要注意以下几点:

1. 常规剂量治疗时,大多数抗菌药物在血液和血供丰富的组织可以达到有效药物浓度,但在血供少或存在生理屏障的组织,需根据药物分布特点选择在相应组织或体液内浓度较高的药物,尤其是脑脊液、骨组织、胰腺及前列腺等。

2. 可选择口服吸收好的药物治疗轻中度感染,但对于急重症患者,建议采用非口服给药方式,尽量避免口服给药时药物吸收对疗效的影响。

3. 应根据患者的病理生理状态(尤其是肝肾功能),结合药物的主要代谢和排泄途径,设定并调整药物剂量。

4. 注意某些对肝药酶有抑制作用的抗菌药物,以及某些蛋白结合率高的药物与其他药物合用时可能产生的相互作用。

二、抗菌药物药效学

抗菌药物的药效学参数主要用于描述抗菌药物抑制或杀灭病原微生物的能力及动力学过程,一般可由体内与体外(化学实验治疗)两种方法来测定。目前,用于指导临床用药的药效学参数包括:药物对细菌的最低抑菌浓度(minimal inhibition concentration,MIC)、最低杀菌浓度(minimal bactericidal concentration,MBC)、抗生素后效应(post antibiotic effect,PAE),但MIC 或 MBC 值只能反映该药物对某种细菌抑菌或杀菌活性的高低,并不能说明药物抑菌或杀菌活性持续时间的长短,也不能反映药物与细菌停止接触后有无持续抗菌作用或抗生素后效应等。

1. 最低抑菌浓度(MIC)和最低杀菌浓度(MBC) MIC 和 MBC 分别指体外抑制或杀灭细菌所需要的抗菌药物的最低浓度,是抗菌药物的活性指标,可用于比较不同药物的药效强度。MBC 与 MIC 值比较接近时说明该药可能为杀菌剂。当细菌暴露于低 MIC 水平时,细菌生长受到暂时抑制的现象称为亚 MIC 效应。

2. 累积抑菌百分率曲线 是以 MIC 试验中的药物浓度为横坐标,累积抑制百分率为纵坐标描记的量效曲线,可用于比较不同抗菌药物的效价强度。

3. 杀菌曲线(killing curve,KC) KC 是抗菌药物的药效动力曲线,是以药物作用时间为横坐标,以不同时间点的菌落数对数(lgCFU/ml)为纵坐标绘制的曲线,一般分延迟期、杀菌期和恢复再生长期 3 个时相。

4. 联合药敏指数(fractional inhibitory concentration index,FIC) 由于抗菌药物的抗菌活性、抗菌谱不同,临床治疗细菌感染时常需要联合应用两种或两种以上的抗菌药物。联合药敏试验通常以棋盘法设计,采用微量平板稀释法计算 FIC。通常 FIC < 0.5 时提示为协同效应,0.5≤FIC≤1 为相加效应,1 < FIC≤2 为无关效应,FIC >2 提示拮抗效应。

5. 抗菌药物后效应(post antibiotic effect,PAE) 指抗菌药物与细菌短暂性接触,当药物清除后,细菌生长仍然受到持续抑制的效应,是评价抗菌药物疗效的一个重要指标。目前有关 PAE 的机制尚不明确,其学说之一是抗菌药物与细菌短暂接触后产生细菌非致死性损伤,或抗菌药物与细菌靶位持续性结合,导致细菌恢复生长时间延长;学说之二是抗菌药物后促进白细胞效应,指抗菌药物与细菌接触后,菌体变形,易被吞噬细胞识别和吞噬,出现抗菌药物与吞噬细胞协同杀菌效应,是体内 PAE 的主要机制。

PAE 较长的抗菌药物有氟喹诺酮类、氨基糖苷类、碳青霉烯类、糖肽类、大环内酯类及硝基咪唑类。影响 PAE 长短的因素包括以下几点:

(1)细菌种类:同一抗菌药物对不同细菌的 PAE 不同,如氨苄西林对流感嗜血杆菌 PAE 为 0.5 ~ 2.1 小时,对奇异变形杆菌却无 PAE。

(2)抗菌药物种类:不同抗菌药物对同种细菌的 PAE 不同,如对 G⁻ 杆菌,大多数 β - 内酰胺类 PAE 较短,但碳青霉烯类药物 PAE 很长。

(3)抗菌药物浓度:按浓度与 PAE 关系分为两类,①非浓度依赖型:如 β - 内酰胺类对 G⁻ 杆菌仅在较高浓度时可产生 PAE,呈现部分剂量依赖性;②浓度依赖型:如氨基糖苷类对大肠埃希菌的 PAE 随药物浓度增加而持续性增大。

(4)与抗菌药物接触时间:接触时间越长,PAE 越强,如红霉素与肺炎克雷伯菌接触 1 小时,PAE 为 3.2 小时;接触 2 小时,PAE 为 5.2 小时;接触 4 小时,PAE 延长至 6.3 小时。

PAE 可以作为设计合理给药方案的重要依据。既往认为,抗菌药物浓度必须高于 MIC 才有抗菌活性,但对于 PAE 较长的药物,即使经过 4-5 个半衰期已在体内清除,其对细菌的抑制作用仍持续存在。目前认为 PAE 较长的药物可以适当延长给药间隔,或减少给药次数,如氨基糖苷类可采用一日一次给药,既可提高疗效又可减少耳肾毒性;青霉素类半衰期短,但因其峰浓度较高,快速静脉滴注可使细菌与高浓度抗生素短暂接触,产生持续 PAE,获得较高临床治愈率。

临床在治疗严重的难治性感染、混合感染或防止耐药时,常采用联合用药,PAE 结合体外联合药敏试验可作为联合用药的合理性评价指标。抗菌药物联合使用后,对 PAE 的影响可呈现协同、相加、无关和拮抗作用;临床选择具有协同及相加作用的抗菌药物联合使用,如 β - 内酰胺类和氨基糖苷类联合呈协同作用,氟喹诺酮与氨基糖苷类联合呈相加作用。

6. 首次接触效应(the first- exposure effect) 如氨基糖苷类药物在初次接触细菌时有强大的杀菌活性,但当再次接触或连续接触时,并不再次出现或显著增加这种明显的抗菌效应,而需间隔相当时间后才能再起作用。此效应支持氨基糖苷类药物日剂量单次给药方案。

7. 防耐药突变浓度(mutant prevention concentration,MPC)和突变选择窗(mutant selection window,MSW)

(1)MPC:是指抑制细菌耐药突变株被选择性富集扩增所需的最低抗菌药物浓度,是评价抗菌药物抗菌效能、反映药物抑制耐药突变株生长能力大小的新的药效学指标。

(2)MSW:是指以 MPC 为上界,MIC 为下界的浓度范围。每种抗菌药物对不同致病菌的 MSW 都是不同的。抗菌药物治疗时,当治疗药物浓度高于 MPC 时不仅可以治疗成功,而且不会出现耐药突变;药物浓度如果在突变选择窗内,耐药突变株可以被选择性富集扩增,即使临床治疗成功,也可能出现耐药突变。T_{MSW} 为血浆药物浓度落在 MSW 内的时间。

(3)基于 MIC 与 MSW 理论的临床治疗策略:①选择合适的抗菌药物和剂量,关闭或缩小"突变选择窗":MSW 表示可产生耐药菌株的药物浓度范围,MSW 越宽越可能筛选出耐药菌株,MSW 越窄产生耐药菌株的可能性越小。当药物浓度低于 MIC 时,虽不能杀灭致病菌但也无选择压力,因此无耐药突变株产生;如果药物浓度位于 MSW,容易选择出耐药突变菌株;如果药物浓度高于 MPC 则可杀灭耐药菌。因此为防止耐药菌株的产生,理论上应选择抗菌药物浓度既高于 MIC 又高于 MPC 的药物,这样可关闭 MSW,既能杀灭细菌,又能防止细菌产生耐药性。②采用联合用药,关闭或缩小"突变选择窗":研究发现,临床上应用的大多数药物在常规治疗剂量下的 C_{max} 低于 MPC,在应用过程中可能导致耐药突变菌株富集生长。MSW 理论认为,两种不同作用机制的抗菌药物联合应用,且其血药浓度同时处于各自的 MIC 之上时,细菌需要同时发生两种耐药突变才能生长。因此联合应用不同作用机制的药物提供了一种缩小 MSW 的治疗策略。

总之,MPC 和 MSW 是评价抗菌药物耐药的新指标。在应用抗菌药物时,应尽量缩小突变选择窗,力争遏制和延缓细菌耐药突变。除选择更理想的药物、调整药物剂量外,联合用药在理论上讲也是一个安全、有效的用药途径。

8. 选择指数(selection index,SI) SI 是 MPC 与最低抑菌浓度 MIC 之比,用于比较抗菌药物诱导耐药突变株产生的能力。SI 越大表明抗菌药物诱导产生耐药突变株的能力越强。

9. 选择性压力(selective pressure) 即在抗菌药物浓度-时间曲线上,低于 MIC 的曲线下面积。半衰期长而抗菌活性低的抗菌药物,较活性高而半衰期短的抗菌药物的选择性压力要大。

三、抗菌药物的 PK/PD

抗菌药物-机体-致病菌是决定抗菌药物疗效的三要素,其药动学(PK)与药效学(PD)的相互关系影响治疗方案的制订。PK 反映药物在体内的动态变化过程,可用血药浓度-时间曲线定量地表现出来。PD 主要研究药物对致病菌的作用,反映药物的体外效应,可以作为临床疗效的参考。PK/PD 就是反映在相应药动学条件下,抗菌药物抑制或杀灭病原微生物的生物学效应及临床疗效,即抗菌药物血药浓度变化与杀菌效应及副作用的关系。只有将 PK/PD 两者结合,才能制订有效的治疗方案,获取最佳的临床和细菌学清除效应。

(一)PK/PD 主要参数的临床意义

在抗菌药物 PK/PD 参数与临床效应的关联研究中,因患者体内抗菌药物的靶浓度难以测定,通常采用 MIC 代替,由此衍生的 PK/PD 主要参数有:C_{max}/MIC、AUC/MIC(AUIC)、$T > $MIC。

C_{max}/MIC:抗菌药物血药峰浓度(C_{max})和最低抑菌浓度(MIC)的比值。

AUC_{24}/MIC(AUIC):一般指血药浓度-时间曲线图中,24 小时 AUC 与 MIC 的比值。

$T > $MIC(Time above MIC):指给药后,血药浓度大于 MIC 的持续时间。将该抗菌药物对某特定细菌的 MIC 值叠加到血药浓度-时间曲线图上,高于 MIC 所对应的时间,通常以占一个给药区间的百分比表示。

(二)依据 PK/PD 的抗菌药物分类和特点

根据药物 PK/PD 特点,可分为浓度依赖性抗菌药物、典型的时间依赖性抗菌药物、具有时间依赖性且 PAE 较长的抗菌药物三类。

1. 浓度依赖性抗菌药物 抗菌药物的杀菌作用在很大范围内与峰浓度或给药剂量相关,浓度是决定临床疗效的主要因素。主要包括氨基糖苷类、氟喹诺酮类、硝基咪唑类、两性霉素 B、酮内酯类和达托霉素等。这类抗菌药物通常具有良好的快速杀菌作用,其抗菌活性随药物浓度升高而增强,可以通过提高 C_{max} 来提高疗效,但不能超过最低毒性剂量,对于治疗窗比较窄的氨基糖苷类药物尤应注意。部分浓度依赖性抗菌药物还具有首剂效应和较长的 PAE。评价浓度依赖性抗菌药物杀菌作用的参数主要有 C_{max}/MIC 或 AUC_{24}/ MIC (AUIC)。

对于喹诺酮类浓度依赖性抗菌药物,防突变浓度(MPC)是其重要的药效学参数。当治疗药物高于 MPC 不仅可以治疗成功,而且不会出现耐药突变;药物浓度如果在突变选择窗内,即使临床治疗成功,也将可能出现耐药突变。

2. 典型的时间依赖性抗菌药物　该类抗菌药物疗效评价参数为 $T > $MIC,其杀菌作用与 C_{max} 或 AUC 关系不大,而血药浓度高于病原微生物 MIC 的接触时间是临床疗效的预测因素。主要包括多数 β - 内酰胺类、林可霉素类、红霉素等大部分大环内酯类及利奈唑胺等。当抗菌药物浓度在 MIC 的 4~5 倍时杀菌作用即处于饱和状态,盲目加大剂量对治疗毫无意义,当血清和组织浓度低于 MIC 时细菌很快开始继续生长。24 小时内只要血药浓度高于 MIC 的时间超过一定的临界值,就能获得可靠的临床疗效,因此可通过提高 $T > $MIC 来增加临床疗效。具体策略有:对血浆半衰期短的抗菌药物宜小剂量多次给药;制成长效缓释剂型,使抗菌药物较长时间内不断地释放入血;适当延长静脉给药时间。

3. 具有时间依赖性且 PAE 较长的抗菌药物　时间依赖性且 PAE 较长的抗菌药物疗效评价参数为 AUC_{24}/MIC 的比值,包括阿奇霉素、链阳霉素、碳青霉烯类、糖肽类、唑类抗真菌药、替加环素等。这类抗菌药物呈现很小的浓度依赖杀菌作用,并表现一定的 PAE,同时具有时间依赖性杀菌作用。正是由于 PAE 存在,使血药浓度即使低于 MIC 水平仍可持续存在抑菌作用。因此在给药时,通过增加药剂量或者适当延长给药间隔时间,以此来提高 AUC_{24}/MIC。

<h3 style="text-align:center">四、抗菌药物给药方案制订</h3>

治疗细菌性感染时,应根据患者的感染部位、感染严重程度、病原菌种类选择恰当的抗菌药物、合理的剂量及疗程(见抗菌药物治疗性使用章节),还应参考不同药物的 PK/PD 特点制订给药方案。

(一) β - 内酰胺类

包括青霉素类、头孢菌素类、β - 内酰胺酶抑制剂、碳青霉烯类、单酰胺环类等。除碳青霉烯类外,β - 内酰胺类抗菌药物基本没有 PAE,因此 $T > $MIC 是评价疗效的主要指标。对于 $t_{1/2} > 2$ 小时的 β - 内酰胺类抗菌药物每日给药一次,每次 1~2g,可使 $T > $MIC 达 12 小时(如头孢替坦、头孢尼西)到 24 小时(如头孢曲松);$t_{1/2}$ 介于 1~2 小时的 β - 内酰胺类(头孢他啶、头孢唑啉、氨曲南等),每 12 或 8 小时给药,可使大部分给药间隔时间中药物浓度高于 MIC;其他头孢菌素和大多数青霉素类的 $t_{1/2}$ 为 30~60 分钟,推荐用法为每 4~6 小时给药一次,需每日超过三次给药。假如药物对致病菌的效价甚高,则只需少次给药即可达到足够 $T > $MIC,如头孢噻肟尽管 $t_{1/2}$ 介于 1~2 小时,因对常见致病菌的 MIC 值都很低,只需每隔 12 小时给药就足以治疗下呼吸道感染。对一些 $t_{1/2}$ 或 PAE 比较长的 β - 内酰胺类抗菌药物,可以适当减少给药次数,如头孢曲松半衰期为 8.5 小时,12~24 小时给药一次就可维持血药浓度而不降低疗效。总的来说,这类抗菌药物的 $T > $MIC 超过给药隔时间的 40%(青霉素类)至 50%(头孢菌素类)时,预期可达 85% 以上的临床疗效。碳青霉烯类中的亚胺培南、美罗培南等对繁殖期和静止期细菌均有强大杀菌活性,又显示较长的 PAE,因此临床应用该类药物时,可适当延长药物给药间隔时间,采取每 12 或 24 小时的给药方案,严重感染时应增加给药次数,以获得更长的 $T > MIC$。

(二)氨基糖苷类

氨基糖苷类抗菌谱广,抗菌活性强,然而由于耳、肾毒性较大,限制了在临床的广泛应用。此类药物属于浓度依赖性抗菌药物,其对致病菌的 PAE 也具有浓度依赖性,评价临床疗效的参数为 C_{max}/MIC。在日剂量不变的情况下,单次给药可以获得较多次给药更大的 C_{max},使 C_{max}/MIC 比值增大,从而明显提高抗菌活性和临床疗效。氨基糖苷类 C_{max}/MIC 比值达 8~10 倍时,临床有效率可达 90%。对于大多数氨基糖苷类药物,只有将日剂量集中一次使用,才有可能达到较理想的 C_{max}/MIC;但当中枢神经系统感染、感染性心内膜炎时,由于药物的组织浓度低,致病菌易形成菌球,必须每日多次给药。

日剂量单次给药可降低氨基糖苷类的适应性耐药。氨基糖苷类的杀菌作用呈现双相反应,初期呈快速杀菌作用,杀菌活性与药物浓度呈线性关系,这一作用称为"药物的首剂作用",继以一段缓慢的杀菌过程,与药物浓度无关,甚至低于 MIC,这一现象称之为"适应性耐药"。当脱离与药物接触后,细菌的敏感性又可恢复。日剂量单次给药既提供了相对高的药物浓度适应了首剂效应,又减少了细菌与药物的接触时间,降低细菌产生钝化酶而耐药的可能性。

日剂量单次给药还可降低氨基糖苷类耳、肾毒性的发生率。目前研究证实肾皮质摄取氨基糖苷类具有饱和性,日剂量一次给药时 C_{max} 较高,但肾皮质对药物的摄取并无增加;而多次给药或持续静脉滴注时,尽管 C_{max} 较低,但药物暴露时间延长,导致较高比例的药物被肾皮质摄取而蓄积中毒。耳毒性也与药物暴露时间过长,导致血药谷浓度较高,药物缓慢渗入内耳淋巴液有关。氨基糖苷类给药次数越少,给药间歇越长,越有利于药物从耳肾组织细胞排出。所以氨基糖苷类的日剂量单次给药方案不仅可获得高的血药峰浓度,还不会增加耳、肾毒性的发生率。

(三)氟喹诺酮类

喹诺酮是一类全合成的抗菌药物,抗菌谱广,大多数经肾排泄,具有较高的尿药浓度。除诺氟沙星和环丙沙星外,其他氟喹诺酮类药物具有非常高的生物利用度(90%~100%)和良好的组织渗透性等特征,口服吸收好,可以渗透到皮肤、肺、骨骼和前列腺等组织中。

氟喹诺酮类属于浓度依赖性抗菌药物,具有较长 PAE。评价氟喹诺酮类疗效最主要的参数为 C_{max}/MIC、AUC_{24}/MIC,在合理设计氟喹诺酮类抗生素给药方案时,保障足量的日给药剂量显得尤为重要,以减少耐药。研究表明左氧氟沙星对革兰阴性菌的 24 小时 AUC_{24}/MIC 比值应在 100 以上,对肺炎链球菌的 24 小时 AUC_{24}/MIC 比值应达 25~30。C_{max}/MIC 达 8~10 较为合适,给药间隔时间可参考 $t_{1/2\beta}$、PAE、C_{max}/MIC 和 AUC_{24}/MIC,多数为日剂量 1~2 次给药。

(四)大环内酯类

大环内酯类从分类上基本属于时间依赖性抗菌药物,但由于各药物的体内过程及药效学特征差异,难以用某一类参数评价。酮内酯类泰利霉素等呈浓度依赖性,其 AUC_{24}/MIC 与微生物学疗效的相关性最好。而红霉素、罗红霉素、克拉霉素和阿奇霉素显示了时间依赖性。克拉霉素和罗红霉素血药浓度较高时,$T > MIC$ 与临床药效学评价相关;而当血药浓度较低时还需考虑 24 小时 AUC 情况,一般 $T > \text{MIC}$ 的期望值应为给药间隔的 50%。

大环内酯类在组织和细胞内浓度常较同期血药浓度高,因此在 PK/PD 研究中需加以考虑。例如阿奇霉素可积蓄于巨噬细胞并具有从细胞缓慢外排的特点,在白细胞浓度较高的感染部位可发挥药物释放系统,故作用持久,加之半衰期长,可采取连续 3 天给药后停药 4～7 天为 1 个疗程的特殊给药方式。

(五)糖肽类

万古霉素是耐甲氧西林金黄色葡萄球菌(MRSA)感染治疗的首选。但万古霉素组织穿透力差,治疗窗窄,肾毒性大,且存在耐万古霉素金黄色葡萄球菌(VRSA)和万古霉素中介金黄色葡萄球菌(VISA),给药剂量和方式对疗效及安全性的影响,已成为临床个体化治疗的关键。万古霉素是具有一定 PAE 的时间依赖型抗菌药物,其 PK/PD 评价参数为 $\text{AUC}_{24}/\text{MIC}$,因此给药剂量决定疗效。对于 $\text{MIC} \leq 1\text{mg/L}$ 的较敏感葡萄球菌,每天 2g 的剂量(或 $\leq$ 10mg/L 的谷浓度要求)能够保证大多数患者血中游离药物浓度在给药间隔内达到 4～5 倍 MIC。但针对 MRSA 感染或治疗骨、关节感染时,则需要更大的剂量或更高的谷浓度($\geq$ 15mg/L)才能达到最佳疗效,此时对于血药浓度的监测尤为重要。

(六)抗真菌药物

多烯类、三唑类、棘白菌素类和 5-氟胞嘧啶是常用的抗真菌药物。两性霉素 B、棘白菌素类属于浓度依赖性抗真菌药物且具有较长的 PAE,评价指标为 $C_{\max}/\text{MIC}$;5-氟胞嘧啶属于典型的时间依赖性抗菌药物,评价指标为 $T > \text{MIC}$;三唑类属于具有较长的 PAE 的时间依赖性抗菌药物,评价指标为 $\text{AUC}_{24}/\text{MIC}$。应用氟康唑治疗真菌感染时,应使 $\text{AUC}_{24}/\text{MIC}$ 比值大于 20。当真菌的 $\text{MIC} \leq 8\text{mg/L}$ 时,只需 200mg 的氟康唑即可达到该比值,而当其对真菌的 MIC 在 16～32mg/L 时,则需剂量 400mg 和(或)800mg 氟康唑才能有效。

第三节　抗菌药物的合理使用

抗菌药物的滥用是全球共同面临的严峻问题。由于抗菌药物的广泛使用及广谱抗菌药物的盲目滥用、侵入性医疗操作的广泛应用、感控措施的不到位,使得医疗机构内细菌耐药的发生及传播显著增加。开发一种新的抗菌药物一般需要 10 年左右的时间,通常需花费 5 亿～10 亿美元,而一代耐药菌的产生只需 2 年的时间,抗菌药物的研制速度远远赶不上耐药菌的产生和播散速度。面对上述问题,中华医学会、中华医院管理学会药事管理专业委员会、中国药学会医院药学专业委员会联合制订《抗菌药物临床应用指导原则》,2012 年卫计委(原卫生部)颁布了《抗菌药物临床应用管理办法》(卫生部第 84 号令),旨在提高抗感染治疗水平,保障患者用药安全及减少细菌耐药性,亦使我国抗菌药物临床应用管理迈入法制化、制度化轨道,并逐步建立了抗菌药物临床应用管理长效机制,促进抗菌药物的合理应用。

一、抗菌药物临床应用的基本原则

目前抗菌药物使用的主要问题:无指征使用抗菌药物或指征不强;未考虑患者的生理、病理状态;不合理的预防性使用、局部使用、联合使用;未考虑抗菌药物的特性,习惯于传统用法;品种选择不合理;给药方案不合理;忽视配伍禁忌和药物的相互作用等。

合理应用抗菌药物是提高疗效、降低不良反应发生率以及减少或减缓细菌耐药性发生的关键。根据抗菌药物使用的目的,抗菌药物使用分为治疗性应用和预防性应用两类。不论治疗性应用还是预防性应用,抗菌药物临床应用是否正确、合理,主要基于以下两方面考虑:有无指征应用抗菌药物;选用的品种及给药方案是否正确、合理。临床应按照以下的抗菌药物应用基本原则进行抗感染治疗。

1. 诊断为细菌性感染者或由真菌、结核分枝杆菌、非结核分枝杆菌、支原体、衣原体、螺旋体、立克次体及部分原虫等病原微生物所致的感染者,才具有抗菌药物用药指征。

2. 尽早明确感染病原,根据病原种类及细菌药物敏感试验结果选用抗菌药物。用药前应留取相应标本送检,尽早确立感染病原菌及药物敏感性。

3. 许多细菌性感染,包括危重患者,在未获知病原菌及药敏结果前,可根据患者病情、原发灶、基础疾病等推断最可能的病原菌,并结合当地细菌耐药状况先给予经验治疗,获知培养及药敏结果后,对疗效不佳的患者调整给药方案。

4. 结合抗菌活性、药效学、药动学、不良反应等选择合适的药物。病原学检查是选择药物的依据,足够的组织浓度是抗菌活性的重要基础。

5. 选用适当的给药方案、剂量及疗程。根据抗菌药物的 PK/PD 参数来调整用药剂量,优化给药方案和治疗时间。在预防性应用时,根据预防给药的目的结合患者的具体情况制订给药方案。

6. 按照患者的生理、病理状态合理用药。

7. 抗菌药物的联合应用要有明确指征。

二、抗菌药物的应用

抗菌药物使用应注意以下几点:

(一)诊断为细菌性感染者,方有指征应用抗菌药物

根据患者的症状、体征及血、尿常规等实验室检查结果,初步诊断为细菌性感染者以及经病原检查确诊为细菌性感染者方有指征应用抗菌药物;由真菌、结核分枝杆菌、非结核分枝杆菌、支原体、衣原体、螺旋体、立克次体及部分原虫等病原微生物所致的感染亦有指征应用抗菌药物。在病毒感染基础上继发细菌或真菌等其他特定致病微生物所致的感染,也具应用抗菌药物或抗真菌药的指征。缺乏细菌及上述病原微生物感染的证据,以及单纯病毒性感染者,均无指征应用抗菌药物。

(二)尽早查明感染病原,根据病原种类及细菌药物敏感试验结果选用抗菌药物

抗菌药物品种的选用原则应根据病原菌种类及病原菌耐药情况而定。有条件的医疗机构,住院患者必须在开始抗菌治疗前,先留取相应标本送细菌培养,以尽早明确病原菌和药敏结果。

危重患者在未获知病原菌及药敏结果前,可根据患者的发病情况、发病场所、原发病灶、基础疾病等推断最可能的病原菌,并结合当地细菌耐药状况先给予抗菌药物经验治疗,获知细菌培养及药敏结果后,为患者调整给药方案。

(三)按照药物的抗菌作用特点及其体内过程特点选择用药

各种抗菌药物的药效学(抗菌谱和抗菌活性)和人体药动学特点不同,因此各有不同的临床适应证。应根据各种抗菌药物的特点,按临床适应证正确选用抗菌药物。

（四）抗菌药物治疗方案应综合患者病情、病原菌种类及抗菌药物特点制订

合理的给药方案应根据病原菌、感染部位、感染严重程度和患者的生理、病理情况而制订，包括抗菌药物的品种选择、剂量、给药次数、给药途径、疗程及联合用药等。在制订治疗方案时应考虑以下因素。

1. 品种选择　根据病原菌种类、耐药情况或药敏结果、组织浓度等选用抗菌药物。

2. 给药剂量　按各种抗菌药物的治疗剂量范围给药。治疗重症感染（如败血症、感染性心内膜炎等）和抗菌药物不易达到的部位的感染（如中枢神经系统感染等），抗菌药物剂量宜较大（治疗剂量范围高限）；而治疗单纯性下尿路感染时，由于多数药物尿药浓度远高于血药浓度，则可应用较小剂量（治疗剂量范围低限）。

3. 给药途径

（1）轻症感染可接受口服给药者，应选用口服吸收完全的抗菌药物。重症感染、全身性感染患者初始治疗应予静脉给药，以确保药效；病情好转能口服时应及早转为口服给药。

（2）抗菌药物的局部应用宜尽量避免。皮肤黏膜局部应用抗菌药物后，很少被吸收，在感染部位不能达到有效浓度，反易引起过敏反应或导致耐药菌产生。抗菌药物的局部应用只限于少数情况，例如全身给药后在感染部位难以达到治疗浓度时可加用局部给药作为辅助治疗，包括中枢神经系统感染时某些药物可同时鞘内给药，包裹性厚壁脓肿脓腔内注入抗菌药物以及眼科感染的局部用药等。某些皮肤表层及口腔、阴道等黏膜表面的感染可采用抗菌药物局部应用或外用，但应避免将主要供全身应用的品种作局部用药。局部用药宜采用刺激性小、不易吸收、不易导致耐药性和不易致过敏反应的抗菌药，青霉素类、头孢菌素类等易产生过敏反应的药物不可局部应用，氨基糖苷类等耳毒性药不可局部滴耳。

4. 给药次数　应根据 PK/PD 特点制订。青霉素类、头孢菌素类和其他 β - 内酰胺类、红霉素、克林霉素等时间依赖性抗菌药物，消除半衰期短者，应一日多次给药。氟喹诺酮类、氨基糖苷类等浓度依赖性抗菌药物可一日给药一次。

5. 疗程　抗菌药物疗程因感染不同而异，一般宜用至体温正常、症状消退后 72 ~ 96 小时。但是败血症、感染性心内膜炎、化脓性脑膜炎、伤寒、布鲁菌病、骨髓炎、溶血性链球菌咽炎和扁桃体炎、深部真菌病、结核病等需较长的疗程才能彻底治愈，并防止复发。

三、抗菌药物的联合应用

抗菌药物联合应用的目的是为了提高疗效、降低毒性、延缓或避免耐药性的产生。联合用药通常采用两种药物联合，一般情况下不应同时使用多种抗感染药物，避免由此产生的药物相互作用、治疗成本增加及二重感染。

（一）抗菌药物联合应用的原则

1. 单一药物不能控制的严重感染或（和）混合感染　如由两种或更多的微生物引起败血症、细菌性心内膜炎、化脓性脑膜炎等。此时可使用不同种类的抗感染药物，以扩大抗菌谱。

2. 病因未明而又危及生命的严重感染　先进行联合用药，待确诊后再调整用药。如果致病菌不能被确定，常需选择能"覆盖"多种病原体的抗感染药物。长期使用广谱或多种抗感染药物可能导致过量中毒和浪费。一旦确定了致病微生物及其对药物的敏感性，应停用或改选用合适的药物。

3. 容易出现耐药性的细菌感染 联合使用两种抗感染药物防止或减弱病原体对药物产生耐药性。从理论上联合化疗能防止病菌通过自发性突变获得的对抗感染药物的耐受。例如,如果一种药物发生获得耐药的浓度是 10^{-7},另一种药物是 10^{-6},那么,两种药物合用产生耐药突变的可能性是 10^{-13},因此就不易发生突变。联合用药还可或缩窄或关闭细菌突变选择窗。

4. 提高药物的抗菌活性 两种抗菌药物联合运用可以产生协同作用,杀菌作用更快、更强。如青霉素类、头孢菌素类等 β-内酰胺类与氨基糖苷类联合,两性霉素 B 与氟胞嘧啶联合。

5. 降低毒副作用 由于药物协同抗菌作用,联合用药时应将毒性大的抗菌药物剂量减少。如两性霉素 B 与氟胞嘧啶联合治疗隐球菌脑膜炎时,前者的剂量可适当减少,从而减少其毒性反应。

6. 一般药物不易渗入感染部位 如中枢神经系统的感染。

(二)联合抗菌治疗的协同机制

1. 协同机制 两者的作用机制相同,但作用于不同的环节,如磺胺药与甲氧嘧啶(TMP)的合用,可使细菌的叶酸代谢受到双重阻断,抗菌作用增强,抗菌谱也有扩大。氨苄西林主要作用于青霉素结合蛋白 3、而美西林作用于青霉素结合蛋白 2,两者联合应用可获得协同作用,与头孢菌素类联合也可取得同样效果。

2. 细胞壁或细胞膜的渗透性改变 青霉素类使细菌细胞壁合成受阻,使氨基糖苷类易于穿透细胞膜而发生作用,两者联用治疗肠球菌感染可获得较好效果。

3. 酶抑制剂的应用 许多致病菌对青霉素类或头孢菌素类耐药,主要是细菌产生的 β-内酰胺酶使上述抗生素水解失活。目前已有克拉维酸、舒巴坦等酶抑制剂,与氨苄西林、阿莫西林、头孢哌酮、替卡西林等制成合剂,可保护 β-内酰胺类抗生素免受酶的攻击而使原来的耐药菌转成敏感菌。

(三)分级抑菌浓度(fractional inhibitory concentration,FIC)指数

为 PD 参数之一,反映两种抗菌药物的联合药敏(两种抗菌药同时使用时,可出现协同、拮抗、无关和耐药四种情况)的指标。

$$FIC\ 指数 = \frac{甲药联合时的\ MIC}{甲药单独时的\ MIC} + \frac{乙药联合时的\ MIC}{乙药单独时的\ MIC}$$

两种药物合用后,FIC 指数为 0.5~1 时称为相加(累加)作用;FIC 指数为 1~2 时称为无关作用;而 FIC 指数 >2 时为拮抗作用;两种药物合用效果显著大于相加作用时为协同作用。

(四)常见的联合用药组合

1. 繁殖期杀菌剂 + 静止期杀菌剂 可起到抗菌药物间的协同作用。前者破坏细菌细胞壁的完整性,有利于后者进入菌体内。如青霉素类和氨基糖苷类合用治疗肠球菌心内膜炎。

2. 繁殖期杀菌剂 + 繁殖期抑菌剂 一般情况,此两类药物联合应用可能产生拮抗作用,然而在某些特定的情况下亦是可行的,如流行性脑膜炎单用青霉素疗效不佳时,加用氯霉素则可收到理想的治疗效果。对可以产生生物被膜的细菌感染,可先用大环内酯类穿透细菌生物被膜,再联用氟喹诺酮类药物或 β-内酰胺类则可达到好的杀菌效力,如社区获得性肺炎的治疗。

3. 静止期杀菌剂 + 繁殖期抑菌剂 该种联合方式,应先应用繁殖期抑菌剂,再用静止期杀菌剂,方可收到二药相加或协同的疗效,否则只能起单一静止期杀菌剂作用。

4. 繁殖期抑菌剂 + 静止期抑菌剂　其作用也可起到累加的效果。

5. 繁殖期杀菌剂 + 静止期抑菌剂　不推荐该种方式。如先给繁殖期杀菌剂,再给静止期抑菌剂,则两者联合用药为无关。反之,则可明显降低繁殖期杀菌剂的疗效。

6. 慢效抑菌剂和繁殖期杀菌剂　联合使用可能出现无关作用,但在治疗流行性脑膜炎时,青霉素和磺胺药合用可提高疗效。

四、抗菌药物在特殊人群的应用

(一)肾功能减退患者抗菌药物的应用

许多抗菌药物在人体内主要经肾排出,而某些抗菌药物具有肾毒性,肾功能减退的感染患者用药需注意以下事项:

1. 根据感染的严重程度、病原菌种类及药敏试验结果等选用无肾毒性或肾毒性低的抗菌药物。尽量避免使用肾毒性抗菌药物,确有应用指征时,必须调整给药方案。

2. 根据患者肾功能减退程度以及抗菌药物经肾排泄的比例调整给药剂量。

3. 肾功能减退时,抗菌药物给药方案调整应注意以下几种情况:

(1)主要由肝胆系统排泄或由肝脏代谢的红霉素和阿奇霉素等大环内酯类,或经肾脏和肝胆系统同时排出的抗菌药物如头孢哌酮、头孢曲松等,维持原治疗量或剂量略减。

(2)药物本身并无肾毒性,或仅有轻度肾毒性的抗菌药物,但主要经肾排泄,剂量需适当减少。如大多数的青霉素类和头孢菌素类,以及左氧氟沙星等。

(3)有明显肾毒性的抗菌药物应避免用于肾功能减退者,如确有指征使用该类药物时,必须进行血药浓度监测,并按照肾功能减退程度(通常采用内生肌酐清除率来评价)减量给药,疗程中需严密监测患者肾功能。如万古霉素、去甲万古霉素、氨基糖苷类等。

(二)肝功能减退患者抗菌药物的应用

肝功能减退时,抗菌药物的选用及剂量调整需要考虑肝功能减退对该类药物体内过程的影响程度,以及肝功能减退时该类药物及其代谢物发生毒性反应的可能性。由于药物在肝脏代谢过程复杂,很多药物的体内代谢过程尚未完全阐明,目前常用的肝功能检测并不能反映肝脏对药物的清除能力,因此不能作为调整用药方案的依据。肝功能减退时抗菌药物应用需注意以下事项:

1. 主要由肝脏清除的药物,肝功能减退时清除明显减少,但并无明显毒性反应发生,肝病时仍可正常应用,必要时减量给药,治疗过程中需严密监测肝功能。红霉素等大环内酯类(不包括酯化物)、林可霉素、克林霉素属此类。

2. 药物主要经肝脏或有相当量经肝脏清除或代谢,肝功能减退时清除减少,并可导致毒性反应的发生,肝功能减退患者应避免使用此类药物,如氯霉素、利福平、红霉素酯化物等。

3. 药物经肝、肾两条途径清除,肝功能减退者药物清除减少,血药浓度升高,可通过肾排泄代偿,仅在同时有肾功能减退时血药浓度明显升高。严重肝病患者,尤其肝、肾功能同时减退的患者在使用此类药物时需减量应用。如经肾、肝两条途径排出的青霉素类、头孢菌素类、氟喹诺酮类等。

4. 药物主要由肾排泄,肝功能减退者不需调整剂量。如氨基糖苷类、糖肽类等。

（三）老年患者抗菌药物的应用

由于老年人组织器官呈生理性退行性变，免疫功能也逐渐减退，一旦罹患感染，在应用抗菌药物时需注意以下事项。

1. 老年人肾功能呈生理性减退，按一般常用量接受主要经肾排出的抗菌药物时，由于药物自肾排出减少，导致在体内积蓄，血药浓度增高，容易有药物不良反应的发生。因此老年患者，尤其是高龄患者，接受主要自肾排出的抗菌药物时，应按轻度肾功能减退情况减量给药，可用正常治疗量的 2/3～1/2。青霉素类、头孢菌素类和其他 β-内酰胺类的大多数品种即属此类情况。

2. 老年患者宜选用毒性低并具杀菌作用的抗菌药物，青霉素类、头孢菌素类等 β-内酰胺类为常用药物，肾毒性大的氨基糖苷类、万古霉素、去甲万古霉素、两性霉素 B 等药物应尽可能避免应用，有明确应用指征时在严密观察下慎用，同时应进行血药浓度监测和肾功能检查，据此调整剂量，使给药方案个体化。

（四）新生儿患者抗菌药物的应用

新生儿期，一些重要器官尚未完全发育成熟，在此期间其生长发育随日龄增加而迅速变化，因此新生儿感染使用抗菌药物时需注意以下事项。

1. 新生儿期肝、肾均未发育成熟，肝酶的分泌不足或缺乏，肾清除功能较差，因此，新生儿感染时应避免应用毒性大的抗菌药物，包括主要经肾排泄的氨基糖苷类、万古霉素、去甲万古霉素等，以及主要经肝代谢的氯霉素。确有应用指征时，必须进行血药浓度监测，否则不可选用上述药物。

2. 新生儿期避免应用或禁用可能发生严重不良反应的抗菌药物（表 25-1）。如可影响新生儿生长发育的四环素类、喹诺酮类禁用，可导致中枢性核黄疸及溶血性贫血的磺胺类药和呋喃类药避免应用，容易导致凝血功能障碍或出血的某些头孢菌素也要慎用。

3. 新生儿期由于肾功能尚不完善，主要经肾排出的青霉素类、头孢菌素类等 β-内酰胺类药物需减量应用，以防止药物在体内蓄积导致严重毒性反应。

4. 新生儿的体重和组织器官日益成熟，抗菌药物在新生儿的药动学亦随日龄增长而变化，因此使用抗菌药物时应按日龄及体重调整给药剂量。

表 25-1　新生儿应用抗菌药物后可能发生的不良反应

抗菌药物	不良反应	发生机制
氯霉素	灰婴综合征	肝酶不足，氯霉素与其结合减少，肾排泄功能差，使血游离氯霉素浓度升高
磺胺药	脑性核黄疸	磺胺药替代胆红素与蛋白的结合位置
喹诺酮类	软骨损害（动物）	不明
四环素类	齿及骨骼发育不良，牙齿黄染	药物与钙络合沉积在牙齿和骨骼中
氨基糖苷类	肾、耳毒性	肾清除能力差，药物浓度个体差异大，致血药浓度升高
万古霉素	肾、耳毒性	同氨基糖苷类
磺胺药及呋喃类	溶血性贫血	新生儿红细胞中缺乏葡萄糖-6-磷酸脱氢酶

（五）妊娠期和哺乳期患者抗菌药物的应用

1. 妊娠期患者抗菌药物的应用　妊娠期抗菌药物的应用需考虑药物对母体和胎儿两方面的影响。

（1）对胎儿有致畸或明显毒性作用者,如四环素类、氯霉素、利福平、喹诺酮类等,妊娠期避免应用。

（2）对母体和胎儿均有毒性作用者,应避免在妊娠全过程中使用,确有应用指征者,应充分权衡利弊后使用,最好能监测血药浓度,以保证用药安全有效。如氨基糖苷类、万古霉素、去甲万古霉素等。

（3）药物毒性低,对胎儿及母体均无明显影响,也无致畸作用者,妊娠期感染时可以选用。包括青霉素类、头孢菌素类等β-内酰胺类、大环内酯类、磷霉素等。

2. 哺乳期患者抗菌药物的应用　哺乳期患者接受抗菌药物后,药物可自乳汁分泌,通常母乳中药物含量不高,不超过哺乳期患者每日用药量的1%,如青霉素类、头孢菌素类等β-内酰胺类和氨基糖苷类等;少数药物乳汁中分泌量较高,如氟喹诺酮类、四环素类、大环内酯类、氯霉素、磺胺甲噁唑、甲氧苄啶、甲硝唑等。然而无论乳汁中药物浓度如何,均存在对乳儿潜在的影响,并可能出现不良反应,如氨基糖苷类抗生素可导致乳儿听力减退,氯霉素可致乳儿骨髓抑制,磺胺甲噁唑等可致核黄疸、溶血性贫血,四环素类可致乳齿黄染,青霉素类可致过敏反应等。因此治疗哺乳期患者时,应避免选用氨基糖苷类、氟喹诺酮类、四环素类、氯霉素、磺胺药等。哺乳期患者应用抗菌药物时,均宜暂停哺乳。

第四节　针对特异病原的抗菌治疗

一、细菌性脑膜炎的抗菌治疗

社区获得性细菌性脑膜炎最常见的病菌为肺炎链球菌、脑膜炎奈瑟菌、流感嗜血杆菌。神经外科手术后医院获得性脑膜炎的病原菌以金葡菌、凝固酶阴性葡萄球菌、肠杆菌科细菌、铜绿假单胞菌、不动杆菌属多见。

细菌性脑膜炎的治疗原则:①先给予经验治疗,用药后30分钟内腰穿;若有局部神经系统体征,先给予经验治疗,再做头颅CT检查,然后腰椎穿刺。注意:对于儿童,有效治疗可使脑脊液培养中脑膜炎球菌2小时后转阴、肺炎链球菌4小时后部分转阴。②选用易透过血脑屏障的抗菌药物:细菌脑膜炎的治疗效果首先取决于抗菌药物能否透过血脑屏障,而药物的通透性与脑膜炎症程度密切相关。当脑膜有明显炎症时,由于感染部位巨噬细胞聚集增多等原因使抗菌药物透过血脑屏障的浓度明显增加,而随着炎症的逐渐消退,进入脑脊液的药量易随之减少。此外,抗菌药物血脑屏障的通透性还与药物本身的特性如脂溶性、分子大小、血清蛋白结合率、pH等因素有关。③选用杀菌剂及联合治疗。④根据PK/PD特点选用抗菌药物:细菌性脑膜炎的临床疗效与抗菌药物在感染部位的有效药物浓度密切相关,根据PK/PD特点治疗脑膜炎时,原则上时间依赖性药物,如β-内酰胺类应大剂量多次给药,使脑脊液中药物浓度长期超过药物对致病菌的最低杀菌浓度(MBC),浓度依赖性药物如氨基糖苷类则每日1次给药,但该治疗方案在临床应用中需要进一步证实。细菌性脑膜炎抗菌药物选择,见表25-2。

表 25-2 细菌性脑膜炎抗菌药物选择

疾病	病原体	首选治疗	备选治疗
婴幼儿(早产儿至 < 1 月龄) 脑脊液涂片阴性、免疫功能正常者	B 群链球菌,大肠埃希菌,李斯特菌,其他革兰阴性菌和革兰阳性菌	氨苄西林 + 头孢噻肟;若感染 MRSA 的风险较高,初始经验治疗选用万古霉素 + 头孢噻肟;待培养及药敏结果回报后调整治疗 不推荐脑室内治疗,治疗 24 ~ 36 小时后重复脑脊液检查;涂片和培养	
年龄 1 ~ 50 岁 脑脊液涂片阴性、免疫功能正常者	肺炎链球菌,脑膜炎奈瑟菌。免疫缺陷者尚需考虑单核细胞李斯特菌	头孢曲松或头孢噻肟(免疫缺陷者加用氨苄西林针对李斯特菌) + 万古霉素,地塞米松(首剂在抗菌药物给药前 15 ~ 20 分钟使用,以阻止肿瘤坏死因子生成)	美罗培南 + 万古霉素 + 地塞米松
年龄 > 50 岁	肺炎链球菌,脑膜炎奈瑟菌,单核细胞李斯特菌,革兰阴性菌	万古霉素 + 氨苄西林 + 头孢曲松 + 地塞米松(首剂在抗菌药物给药前 15 ~ 20分钟使用)	美罗培南 + 万古霉素
颅脑手术或耳蜗植入后	肺炎链球菌,金黄色葡萄球菌,表皮葡萄球菌,肠杆菌科细菌,铜绿假单胞菌	万古霉素 + 头孢他啶或头孢吡肟或美罗培南或帕尼培南/倍他米隆或头孢哌酮/舒巴坦	利奈唑胺 + 抗革兰阴性菌药物
脑室腹腔分流术后(脑室炎/脑膜炎)	表皮葡萄球菌,金黄色葡萄球菌,革兰阴性杆菌	头孢他啶或头孢吡肟或美罗培南或帕尼培南/倍他米隆 + 万古霉素	利奈唑胺 + 抗革兰阴性菌药物

二、社区获得性肺炎的抗菌治疗

社区获得性肺炎(CAP)最常见的病原菌为肺炎链球菌、流感嗜血杆菌、肺炎支原体、肺炎衣原体、嗜肺军团菌、金葡菌等。其他革兰阴性杆菌包括肺炎克雷伯菌、铜绿假单胞菌、卡他莫拉菌及肠杆菌属细菌感染多发生于老年人,特别是有慢性基础疾病、卧床及近期曾住院的患者。有吸入因素的患者,病原菌多为厌氧菌或需氧菌与厌氧菌的混合感染。

知识链接:

社区获得性肺炎(Community acquired pneumonia,CAP)

是指在医院外罹患的感染性肺实质(含肺泡壁即广义上的肺间质)炎症,包括具有明确潜伏期的病原体感染而在入院后平均潜伏期内发病的肺炎。

医院获得性肺炎(hospital acquired pneumonia,HAP)

是指患者入院时不存在、也不处感染潜伏期,而于入院48 小时后发生的,由细菌、真菌、支原体、病毒或原虫等病原体引起的各种类型的肺实质炎症。

社区获得性肺炎患者可根据疾病的严重程度及能否口服抗菌药等因素,分为不需住院、需住院及需住入 ICU,不需住院者又根据有无基础疾病或 3 个月内有无使用过抗菌药物而选用不同药物经验治疗。根据我国耐药状况及社区获得性肺炎指南,推荐社区获得性肺炎治疗原则:社区获得性肺炎严重程度评分(CURB-65 评分)标准。C:意识障碍(1 分);U:血尿素氮 >7mmol/L(1 分);R:呼吸频率≥30 次/分(1 分);B:血压 <90/60mmHg(1 分);年龄≥65 岁(1 分)。如总分为 1 分,可以门诊治疗;如总分 >1 分,应住院治疗;所有 CAP 患者应该在诊断后 4~8 小时内接受抗菌药物治疗。一旦诊断为重症 CAP,应当在 1 小时内选用广谱而强效的抗菌药物进行治疗;CAP 的治疗疗程一般为 7~14 天,至少 5 天。如患者血流动力学稳定,临床症状改善,胃肠功能正常,能口服药物,即可将静脉用药转换为口服用药。具体的药物选择见表 25-3。

表 25-3 社区获得性肺炎的抗菌药物选择

疾病	病原	首选治疗
青壮年、无基础疾病患者	肺炎链球菌,流感嗜血杆菌,肺炎支原体,肺炎衣原体,病毒等	青霉素类(如阿莫西林)阿莫西林/克拉维酸或多西环素;或阿奇霉素;或克拉霉素;或头孢拉定或头孢克洛;头孢呋辛酯或头孢丙烯;左氧氟沙星;莫西沙星
老年人或有基础疾病患者	肺炎链球菌,流感嗜血杆菌,金黄色葡萄球菌,需氧革兰阴性杆菌,卡他莫拉菌等	头孢呋辛酯或头孢克洛或头孢丙烯,单用或联合大环内酯类;阿莫西林/克拉维酸或单用或联合大环内酯类;左氧氟沙星或莫西沙星
住院患者(非ICU)	肺炎链球菌,流感嗜血杆菌,混合感染(包括厌氧菌),需氧革兰阴性杆菌,金黄色葡萄球菌,肺炎支原体,肺炎衣原体,呼吸道病毒等	头孢呋辛或头孢曲松或头孢噻肟;阿莫西林/克拉维酸或氨苄西林/舒巴坦;或厄他培南。上述药物单用或联合阿奇霉素。左氧氟沙星或莫西沙星单用
有铜绿假单胞菌感染的危险因素	常见病原菌 + 铜绿假单胞菌	具有抗铜绿假单胞菌活性的 β-内酰胺类抗生素(如头孢他啶或头孢吡肟;头孢哌酮/舒巴坦;哌拉西林/他唑巴坦;亚胺培南/西司他丁;美罗培南;帕尼培南/倍他米隆;比阿培南)联合氨基糖苷类,如阿米卡星,若存在军团菌感染危险因素应同时联合大环内酯类 具有抗铜绿假单胞菌活性的 β-内酰胺类抗生素(如上)联合氟喹诺酮类药物,如环丙沙星或左氧氟沙星

三、医院获得性肺炎的抗菌治疗

医院获得性肺炎(HAP)在入院 4 天以内出现感染的病原菌主要为肠杆菌科菌属、流感嗜血杆菌、肺炎链球菌及甲氧西林敏感金葡菌(MSSR)等,可选用第三代头孢菌素或阿莫西林/克拉维酸、氨苄西林/舒巴坦等 β-内酰胺酶抑制剂合剂或氟喹诺酮类,必要时加用氨基糖苷类,也可选用厄他培南。对于入院 5 天以后发生的感染主要由多重耐药的铜绿假单胞菌及不动杆菌属、产超广谱 β-内酰胺酶肺炎克雷伯菌、大肠埃希菌及耐甲氧西林金葡菌

（MRSA）等引起,宜选用具抗铜绿假单胞菌活性的药物（头孢他啶、头孢吡肟、碳青霉烯类、哌拉西林/他唑巴坦等）联合氨基糖苷类或氟喹诺酮类。考虑有金葡菌感染可能者,加用万古霉素直至排除 MRSA 感染。抗菌治疗疗程取决于病原体、病原严重程度、基础疾病和对治疗的反应,一般为 7～10 天。对铜绿假单胞菌、不动杆菌属、MRSA 感染用药为 14 天。医院获得性肺炎的病原治疗见表 25-4。

表 25-4　医院获得性肺炎的抗菌药物选择

疾病	病原体	首选治疗	备选治疗
早发性 HAP（入院≤4 天）	肺炎链球菌,流感嗜血杆菌,金黄色葡萄球菌,需氧革兰阴性杆菌等	头孢曲松;或头孢噻肟;或左氧氟沙星或莫西沙星;或阿莫西林/克拉维酸或氨苄西林/舒巴坦;或厄他培南	对 β-内酰胺类药物过敏者可用氨曲南 + 克林霉素
晚发性 HAP（入院 >4 天）或 VAP（机械通气 >4 天）	上述病原体 + 铜绿假单胞菌,产超广谱 β-内酰胺酶（ESBL）的肠杆菌,不动杆菌,甲氧西林耐药的金葡菌（MRSA）等	推荐联合治疗:头孢他啶或头孢吡肟或头孢噻利,或头孢哌酮/舒巴坦,或哌拉西林/他唑巴坦,或抗铜绿假单胞菌碳青霉烯类; + 氨基糖苷类;怀疑 MRSA 感染的 + 万古霉素或去甲万古霉素或替考拉宁,或利奈唑胺	

四、慢性阻塞性肺病急性发作的抗菌治疗

慢性阻塞性肺病（chronic obstructive pulmonary disease,COPD）为临床上较常见的慢性疾病,其急性感染者病原菌以流感嗜血杆菌较为常见,其次为卡他莫拉菌、肺炎链球菌及非典型病原体,部分患者为肺炎克雷伯菌等肠杆菌科细菌。目前慢性阻塞性肺病急性细菌感染患者多选用下列 3 类抗菌药物治疗:大环内酯类、β-内酰胺类及氟喹诺酮类。发作频繁者在好发季节来临前可采用流感嗜血杆菌和肺炎链球菌疫苗。COPD 急性发作的抗菌药物选择见表 25-5。

表 25-5　COPD 急性发作抗菌药物选择

疾病	病原体	首选治疗
COPD Ⅰ 级轻度或 Ⅱ 级中度急性加重	肺炎链球菌、流感嗜血杆菌、卡他莫拉菌等	青霉素;阿莫西林/克拉维酸;或阿奇霉素;或克拉霉素;或头孢氨苄/头孢拉定;头孢呋辛酯或头孢克洛或头孢丙烯;近期接受过抗生素治疗者:左氧氟沙星或莫西沙星
Ⅲ 级及 Ⅳ 级 COPD 急性加重,无铜绿假单胞菌感染危险因素	流感嗜血杆菌、肺炎链球菌、卡他莫拉菌、肺炎克雷伯菌、大肠埃希菌、肠杆菌属等	阿莫西林/克拉维酸,;或头孢呋辛;或头孢曲松;或头孢噻肟;或左氧氟沙星;莫西沙星

续表

疾病	病原体	首选治疗
Ⅲ级及Ⅳ级COPD急性加重有铜绿假单胞菌感染危险因素	以上细菌及铜绿假单胞菌	头孢他啶或头孢吡肟或头孢噻利;头孢哌酮/舒巴坦;哌拉西林/他唑巴坦;抗铜绿假单胞菌碳青霉烯类。也可联合用氨基糖苷类、氟喹诺酮类

五、血流感染的抗菌治疗

血流感染是指由细菌、真菌等病原微生物入侵血流所致的全身性炎症反应综合征(systematic inflammatory response syndrome,SIRS),血培养可获得阳性结果。血流感染包括菌血症和败血症。菌血症时,细菌等病原微生物侵入血液后常迅速为机体防御系统所清除,因此呈一过性,患者无明显毒血症状或症状轻微;败血症时,细菌等病原微生物在血液中大量生长繁殖,由病原微生物及其毒素引致明显的毒血症状,常表现为高热、寒战,部分患者出现血压降低、多器官功能障碍,严重者发生多器官功能衰竭。血流感染的病原菌大多为细菌,其中以需氧菌为主,厌氧菌和真菌明显较需氧菌为少见。由于血流感染病情危急,而病原菌常无法在短期内检出,故在血流感染临床诊断初步确立,留取血和其他相关标本送培养后即应开始经验治疗。根据患者原发病种类、免疫缺陷情况、流行病学资料、可能的入侵途径等,判断病原菌种类,并根据当地病原菌耐药变迁情况拟订经验治疗方案,获知细菌敏感报告后再根据患者治疗反应和药敏结果调整用药。血流感染的抗菌治疗一般采用两种有效抗菌药物联合。血流感染的抗菌药物选择见表25-6。

表25-6　血流感染抗菌药物选择

疾病	病原体	首选治疗	备选治疗
原发性血流感染(败血症)没有明显的原发感染灶	甲氧西林耐药金黄色葡萄球菌(MRSA),甲氧西林耐药凝固酶阴性葡萄球菌(MRSCoN)	万古霉素,或去甲万古霉素,或替考拉宁	达托霉素
	甲氧西林敏感的金黄色葡萄球菌(MSSA);甲氧西林敏感的凝固酶阴性葡萄球菌(MsSCoN)	苯唑西林,或头孢唑啉	万古霉素,或去甲万古霉素,或替考拉宁
	肠球菌	青霉素,或氨苄西林	万古霉素;或替考拉宁
	大肠埃希菌,克雷伯杆菌,肠杆菌属	头孢菌素敏感菌可选择:第三代头孢菌素如头孢他啶;第四代头孢菌素如头孢吡肟,或头孢噻利	头孢菌素不敏感可选择:哌拉西林/他唑巴坦,或头孢哌酮/舒巴坦;或碳青霉烯类

续表

疾病	病原体	首选治疗	备选治疗
	铜绿假单胞菌,不动杆菌	抗假单胞菌 β-内酰胺类如头孢他啶,头孢吡肟,或头孢噻利,哌拉西林/他唑巴坦或头孢哌酮/舒巴坦;或抗假单胞菌碳青霉烯类	

六、感染性心内膜炎的抗菌治疗

感染性心内膜炎是指由细菌、真菌、立克次体、病毒等病原微生物所致的心瓣膜、心内膜炎症,也包括动脉内膜炎,其中以细菌性、真菌性心内膜炎为常见。自身瓣膜心内膜炎和人工瓣膜心内膜炎的病原分布不同。自身瓣膜心内膜炎以链球菌属为主,其中以草绿色链球菌多见,其次为肠杆菌属,肺炎链球菌少见。在人工瓣膜心内膜炎患者中,病原菌随心血管手术后时间长短而有不同。早期发病者(术后2个月内)人工瓣膜心内膜炎的病原菌主要与手术时或手术后自患者皮肤、静脉输液、各种导管和周围环境进入血液循环有关,因此以葡萄球菌属多见,其次为需氧革兰阴性杆菌,肠球菌属、真菌亦较常见,链球菌少见。术后2个月后人工瓣膜心内膜炎的病原菌仍以葡萄球菌属多见,其次为肠球菌,但链球菌所占比例较早期发病者增多。感染性心内膜炎治愈的关键在于清除心内膜或心瓣膜赘生物中的病原微生物。抗感染治疗原则为:应用杀菌剂;原则上选用两种具有协同作用的抗菌药物联合;剂量需高于一般常用量,以期感染部位达到有效浓度;静脉给药,疗程至少4~6周,人工瓣膜心内膜炎患者疗程6~8周或更长,以降低复发率;大剂量应用青霉素等药物时,宜分次静脉滴注,避免高剂量给药后可能引起的中枢神经系统毒性反应,如青霉素脑病等的发生。抗菌药物选择见表25-7。

表25-7 感染性心内膜炎的抗菌药物选择

疾病	病原体	首选治疗	备选治疗
天然瓣膜,非吸毒者	草绿色链球菌,其他链球菌,葡萄球菌,肠球菌	青霉素,或氨苄西林+苯唑西林+庆大霉素	万古霉素或去甲万古霉素+庆大霉素
天然瓣膜,吸毒者	金黄色葡萄球菌为主	万古霉素或去甲万古霉素	达托霉素
人工瓣膜早期(术后<2个月)	表皮葡萄球菌,金黄色葡萄球菌	万古霉素或去甲万古霉素+庆大霉素+利福平	达托霉素
人工瓣膜后期(术后>2个月)	表皮葡萄球菌,草绿色链球菌,肠球菌,金黄色葡萄球菌	万古霉素或去甲万古霉素+庆大霉素+利福平	达托霉素

七、腹膜炎的抗菌治疗

原发性腹膜炎多见于肝硬化腹水患者,以大肠埃希菌最为常见,其次为肺炎克雷伯菌、肺炎链球菌、其他链球菌属及肠球菌属,厌氧菌及微需氧菌少见。原发性腹膜炎的经验性治疗可选择头孢噻肟、头孢曲松或氨苄西林联合氨基糖苷类。亦可根据不同情况选用广谱青霉素类、碳青霉烯类、β-内酰胺类和β-内酰胺酶抑制剂复方及氟喹诺酮类。继发性腹膜炎是指腹腔内脏器的炎症、穿孔、外伤血运障碍,以及医源性创伤等所引致的腹膜急性化脓性炎症。继发性腹膜炎以多菌种混合感染多见,包括肠杆菌科细菌(大肠埃希菌,克雷伯菌属,肠杆菌属)、拟杆菌(尤其在下消化道穿孔)、铜绿假单胞菌、其他有肠球菌及不动杆菌等。一般可选用β-内酰胺酶抑制剂复合制剂,或碳青霉烯类药物。腹膜炎的抗菌药物选择见表25-8。

表25-8 腹膜炎的抗菌药物选择

疾病	病原体	首选治疗	备选治疗
自发性细菌性腹膜炎	肠杆菌科细菌为主,包括ESBs 大肠埃希菌和克雷伯菌;其他有肺炎链球菌、肠球菌,厌氧菌少见	头孢曲松,或头孢哌酮/舒巴坦,或哌拉西林/他唑巴坦,或厄他培南	头孢他啶或头孢吡肟或头孢噻利,或碳青霉烯类,或头孢美唑或头孢西丁+阿米卡星
继发性腹膜炎	多菌种混合感染多见:大肠埃希菌,克雷伯菌属,肠杆菌属,拟杆菌,铜绿假单胞菌;其他有肠球菌,不动杆菌等	轻、中症:头孢他啶+甲硝唑,或哌拉西林/他唑巴坦,或头孢哌酮/舒巴坦,或厄他培南 重症:亚胺培南/西司他丁,或美罗培南,或帕尼培南/倍他米隆,或比阿培南,或替加环素	对青霉素、头孢菌素过敏者可用莫西沙星

思考题

1. 简述抗菌药物常见不良反应。
2. 简述时间依赖性及浓度依赖性抗菌药物的特点,如何根据PK/PD制订抗菌药物使用方案?
3. 简述抗菌药物治疗使用原则。
4. 简述围术期抗菌药物预防使用原则。
5. 简述抗菌药物联合用药原则。

(罗 璨 孟 玲)

第二十六章 抗病毒药物的临床应用

📚 **学习要求**

1. 掌握抗流感病毒、乙型肝炎、艾滋病等药物的分类及主要代表药物,各类抗病毒药物的作用特点、临床应用及用药原则。
2. 熟悉病毒的特征及分类。
3. 了解抗病毒药物的发展历史,研发阶段的抗病毒药物。

第一节 概 述

病毒是一类没有细胞结构,但有遗传、复制等生命特征的微生物。迄今为止,已发现的病毒超过3000种。病毒可侵犯不同组织器官,感染细胞而引起疾病。临床近3/4的传染病都是由病毒引起的。因病毒感染引起的常见疾病有:①流行性疾病:流行性感冒、普通感冒、病毒性肝炎、腮腺炎、脊髓灰质炎、麻疹、传染性肝炎、小儿麻痹等;②慢性感染:艾滋病(human immunodeficiency virus,HIV)、乙型及丙型肝炎等;③潜伏感染:疱疹性角膜炎、性病疱疹病毒等。大部分新发感染性疾病也是由病毒所致,如高致病性禽流感、猴痘病毒感染及严重急性呼吸综合征(severe acute respiratory syndrome,SARS)等。这些疾病传染性强,传播广泛,严重危害人类的健康和生命,并且是许多疾病(如肿瘤、心脏病、先天性畸形等)的病因。但是,由于病毒的复制必须依赖宿主的细胞和酶系统,而能抑制病毒复制的药物也干扰细胞的代谢,因此抗病毒药物的特异性不高,加之对多数病毒感染的预防免疫也缺乏安全有效的疫苗,因此病毒性感染尚无特效治疗方法,今后有望联合生物治疗、化学疗法和免疫治疗这三种病毒性感染的现代治疗方法,从而提高抗病毒疗效。

抗病毒药物的研究可分为4个阶段:①初级阶段(1962~1982年):20世纪60年代最早发现了抑制牛痘病毒感染的抗病毒药物美替沙腙,开创了抗病毒药物研究的先河;1962年碘苷和1964年金刚烷胺发展成药物,证明了药物防治病毒的可能性。②探索阶段(1982~1991年):先后发现了广谱抗病毒药物利巴韦林和膦甲酸钠,第一个特异性抗疱疹病毒药物阿昔洛韦以及第一个特异性抗艾滋病病毒药物齐多夫定,另外发现干扰素能抑制病毒复制,并采用基因工程技术克隆出了干扰素。③快速发展阶段(1992~2011年):以病毒靶酶为靶点发现了很多抗病毒物质并发展为特异性药物,另外联合用药和复方制剂普遍应用于各种病毒病,尤以在对慢性病的处理上成为治疗疾病的常规。④深入发展阶段(2012年至今):近年新型病毒和病毒耐药性不断产生,疫苗开发尚不完善,继续深入研究药物的作用机制、不断扩大病毒谱、开发更多高效低毒的新抗病毒药物仍然任重道远。

病毒通过感染、寄生于宿主细胞中生存、复制和传播。病毒的复制周期分为以下步骤,即吸附、穿入、脱衣壳、核酸复制、蛋白质合成、装配和释出细胞,阻止任何环节均可阻断病毒增殖,控制病毒感染的发展。抗病毒药物就是通过干扰病毒繁殖的各个阶段起作用,如金刚烷胺和金刚乙胺可干扰脱衣壳;碘苷、阿昔洛韦、更昔洛韦、利巴韦林、阿糖腺苷可抑制病毒核酸复制;双链寡核苷酸、蛋白激酶C抑制药可抑制转录;去羟肌苷、齐多夫定、扎西他滨等可抑制反转录;反义寡核苷酸可抑制翻译;脱氧葡萄糖可抑制修饰;α干扰素、合成肽和蛋白酶抑制药可阻断装配和芽生。

抗病毒药物面临的挑战是病毒突变、产生抗药性突变株,如流感病毒变异能力极强,并且目前多种流感病毒亚型共同流行,常使药物难以发挥作用,且易产生耐药性。病毒复制的专一性可作为抗病毒药的理想目标。无论是步履蹒跚的抗病毒疫苗研发,还是进展较快抗病毒药物的研发,或是可以减轻患者并发症药物的开发,均须将安全、有效、经济、有高度选择性作为发展的目标,在此基础上获得的每一步成功,都值得期待。

第二节 抗流感病毒药物

流感病毒属于正粘病毒科,是包膜的单链RNA病毒,由包膜、基质蛋白以及核心三部分构成。根据病毒核蛋白(nucleoprotein,NP)和基质蛋白(matrix protein)抗原性的差异,可分为甲(A)型、乙(B)型、丙(C)型3种。甲型流感病毒常以流行的形式出现,可在鸟类和哺乳类宿主间传播,是对人类威胁最大的亚型;乙型流感病毒常造成局部暴发,只在人之间传播;丙型则多散发,是对人类危害较小的非临床病原体。乙型和丙型流感病毒抗原性比较稳定,甲型流感病毒的表面抗原血凝素(hemaglutinin,HA)和神经氨酸酶(neuraminidase,NA)则较易发生变异,三种类型流感病毒均可感染人类。其中甲型流感病毒按HA和NA的抗原性差异又分为若干不同的亚型(HxNy),对人具有致病性的亚型为H1N1,H2N2,H3N2,H5N1,H7N9。HA可促进病毒吸附到宿主细胞上,NA可促进宿主细胞释放病毒,因此HA抗体能中和病毒起免疫作用,NA抑制药能抑制病毒释放从而缩短感染过程。此外,基质蛋白M1和M2构成了病毒的外壳骨架,且M2蛋白抑制药能抑制病毒脱壳从而抑制病毒复制。因此,流感病毒包膜蛋白HA和NA,以及基质蛋白M2在流感病毒感染过程中起关键作用,是流感疫苗或抗流感病毒药物的主要作用靶点。

一、M2离子通道蛋白抑制药

金刚烷胺(amantadine)

【药动学】 口服易吸收,体内分布广,渗透入肺组织较好,在呼吸道分泌物中的浓度约为血浓度中的2/3。成人口服200mg,2~4小时血液浓度峰值达到0.5mg/L。血浆$t_{1/2}$为12~18小时,老年人$t_{1/2}$延长。约95%以原形由尿中排出,肾功能减退者应适当降低剂量或慎用。

【药效学】 金刚烷胺特异性地抑制甲型流感病毒、改变宿主细胞的表面电荷,抑制病毒穿入敏感细胞,阻止病毒脱壳及其核酸释放,并抑制病毒装配,从而使病毒的增殖受到抑制,进而发挥抗流感病毒作用。由于M2蛋白为甲型流感病毒所特有,所以金刚烷胺仅对甲型流感病毒(包括敏感H5N1或H1N1)有预防和治疗作用,而对乙型流感无效。

【临床应用】 美国批准的第一个抗病毒化学药物,是国家卫生和计划生育委员会推荐用于预防和治疗甲型流感的药物,预防成人及儿童甲型流感效果达70%~90%的保护率,与疫苗预防效果相当,可作为流感流行期间高危人群的预防用药,也用于抗震颤麻痹,具有见效快的特点。

【禁忌证】　哺乳期及妊娠期妇女禁用。有癫痫、精神病史、充血性心衰及肝、肾功能不全和脑动脉硬化的患者慎用。

【不良反应】　口服金刚烷胺一般耐受性良好,无严重的肝、肾和造血系统毒性。常见不良反应有中枢神经系统和胃肠道反应,包括厌食、恶心、焦虑、失眠、精神集中困难及轻微头痛等,一般在用药第一周中消失,停药后也可迅速消失。长期用药可引起视网膜炎、外周水肿、直立性低血压、充血性心力衰竭、视力丧失和尿潴留。该药在动物实验中可致畸,孕妇禁用。

【药物相互作用】

(1)其他抗帕金森病药、抗组胺药、吩噻嗪类药或三环类抗抑郁药与本药合用可增强抗胆碱作用,特别是有精神紊乱、幻觉及噩梦的患者更明显。合用时需调整药物用量。

(2)与氨苯蝶啶合用,本药的肾脏清除率降低,不良反应发生率增加。如两药必须合用,应监测本药的毒性反应。

(3)与中枢神经系统兴奋药合用,可增强其中枢神经系统兴奋作用,严重者可引起惊厥或心律失常等不良反应。

(4)颠茄和本药均有抗胆碱作用,合用时可产生过度的抗胆碱作用。

(5)与复方磺胺甲(噁)唑合用,可导致两者经肾小管分泌的量均减少,故可增加中枢神经系统毒性,出现失眠、精神紊乱等。

(6)与溴哌利多合用,后者可拮抗本药的药理作用,降低本药的疗效。

【注意事项】　用药前后及用药时应当检查或监测肾功能障碍者以及血药浓度(不得超过1.5~2μg/ml)。

金刚乙胺(rimantadine)

【药动学】　口服经胃肠道吸收迅速。口服200mg后约6小时达血浆峰浓度0.3mg/L,为金刚烷胺血浆峰浓度的44%~46%,排出$t_{1/2}$为24~36小时,约是金刚烷胺的2倍,中心分布体积是金刚烷胺的2.5倍。金刚乙胺虽血药浓度略低,但能在呼吸道分泌物中浓集,使其水平接近或超过血浓度。在肝脏中可广泛代谢为正位、对位、间位羟基化的三种代谢产物并由尿排出,占摄入剂量的25%~40%,小于25%的剂量以原形由尿排泄。严重肝损伤患者需要降低给药剂量。

【药效学】　金刚乙胺为金刚烷胺的α-甲基衍生物,只抑制流感甲型病毒,对流感病毒H1N1、H2N2、H3N2三个亚型的抑制IC_{50}为0.2~0.4μg/ml。作用机制同金刚烷胺,但抑制某些流感甲型病毒株的活性比金刚烷胺强4~10倍。金刚乙胺不干扰甲型流感病毒灭活疫苗产生的免疫作用。临床上已有耐药毒株出现。

【临床应用】　主要用于甲型流感病毒的预防和治疗。口服可防止50%~90%的接触者发病。在流感暴发流行时已接种流感疫苗者至少2~4周后产生抗体反应,在此期间可预防性服用金刚乙胺。治疗应在患者出现流感症状和体征48小时内服用,可缩短热程并减轻症状。

【禁忌证】　对金刚烷系列药物(包括金刚烷胺和金刚乙胺等)过敏的患者禁用。已有实验证明本品对于动物可产生致畸影响和非致畸影响,因此,只有能够证明服用本品对母子的益处大于坏处时,才能在妊娠时考虑使用本品。

【不良反应】 常见的不良反应有中枢神经系统和胃肠道反应。与金刚烷胺相比,金刚乙胺的神经毒性较低,患者耐受性较佳。

【药物相互作用】 当健康成人服用本品 1 小时后开始服用西咪替丁(300mg 每日 4 次),总体的单一剂量的金刚乙胺表观清除率减少 18%。和阿司匹林一同服用后,金刚乙胺的血浆峰值浓度和 *AUC* 值降低了约 10%。

【注意事项】 金刚乙胺有胆碱能作用,与抗胆碱能药物同用须慎重。禁用于癫痫、血管硬化或服用中枢兴奋药患者。肝功能不全者及对金刚类药过敏者禁用。

二、神经氨酸酶抑制药

扎那米韦(zanamivir)

【药动学】 口服吸收差,生物利用度仅 2%,滴鼻及口腔吸入的生物利用度分别为 10% 和 20%,0.75~1.5 小时达血浆峰浓度 30~50ng/ml,血浆 $t_{1/2}$ 为 2.5~5 小时,V_d 约 16L,几乎不在体内代谢,以原形由肾排出,故肝肾毒性小,患者耐受性好。

【药效学】 唾液酸类似物,慢结合酶底物可逆性竞争性抑制药,以酶和底物的作用形式与神经氨酸酶活性中心底部带有负电荷的氨基酸序列结合,使该酶失活,从而改变流感病毒在感染细胞内的聚集和释放。神经氨酸酶不仅为甲型和乙型流感病毒所共有,不同亚型也具有共同的保守氨基酸序列,因而扎那米韦对甲型和乙型及其不同亚型的流感病毒均有强大的抑制作用。

【临床应用】 临床用制剂为供喷雾吸入的粉剂,一般采用鼻内用药或干粉吸入给药,通过特制的装置将粉剂经口吸入患者的气道。适用于甲型和乙型流感的预防及治疗。

【禁忌证】 对该药物处方中的任何成分过敏者禁用。妊娠期妇女及哺乳期妇女慎用。

【不良反应】 不良反应发生率低,主要有头痛、恶心、呕吐、眩晕等。由于为吸入剂,易引起喘鸣、支气管痉挛等上呼吸道反应,患有哮喘或气道慢性阻塞性疾病的患者可出现肺功能状态恶化。

【药物相互作用】 用本药前 2 周内及后 48 小时不要接种减毒活流感疫苗。

【注意事项】 扎那米韦对慢性呼吸道疾病的患者有增加支气管痉挛的危险性,需慎用;对伴有哮喘或慢性肺阻塞疾病患者考虑采用扎那米韦治疗时,需要常备快作用支气管扩张药;对应用吸入支气管扩张药作为维持治疗的患者,在接受治疗前应先用支气管扩张药;对有发生支气管痉挛经历的患者建议停用;有气喘和慢性阻塞性肺疾病患者,使用扎那米韦后,个别患者可引起支气管哮喘及呼吸功能减弱,并有死亡病例,需提高警惕,及时入院治疗。

奥司他韦(oseltamivir)

【药动学】 口服吸收迅速,很快被肝脏和肠道酯酶转化为活性代谢产物羧酸奥司他韦。其绝对生物利用度为 70%~80%,至少有 75% 的口服剂量以活性代谢产物的形式进入体循环。奥司他韦和羧酸奥司他韦的血浆浓度与服用剂量成正比,且不受进食影响。活性代谢物主要分布在肺、气管、支气管、肺泡液、鼻黏膜及中耳等处，V_d 约 23L，血浆 $t_{1/2}$ 为 6 ~ 10 小时，超过 90% 活性代谢产物直接由肾排泄。

【药效学】　奥司他韦是前体药物，其活性代谢产物是强效的、选择性的甲型和乙型流感病毒神经氨酸酶抑制药，与流感病毒神经氨酸酶的亲和力比对人的同类酶大 100 万倍，主要通过干扰病毒从被感染宿主细胞表面的释放而减少病毒传播，对甲型和乙型流感病毒的各种亚型均有强大的抑制作用。

【临床应用】　用于甲型和乙型流感病毒引起的流行性感冒。适用于甲型 H1N1 型和 H5N1 型高危人群的预防和患者的治疗。

【禁忌证】　肾功能障碍者(肌酐清除率低于 30ml/min)用药要慎重，需调整剂量。

【不良反应】　发生率为 5% ~ 10%。常见不良反应的临床表现与流感症状难以区别，包括恶心、呕吐、腹痛、支气管炎、失眠、眩晕、腹泻、头昏眼花、头痛、咳嗽、疲乏等，症状为一过性，常发生于初次给药。偶有过敏性反应和皮疹，偶见肝脏的酶上升和肝炎的报道。进餐时服用可以减轻不良反应并提高生物利用度。

【药物相互作用】　奥司他韦不是肝细胞色素 P450 家族的底物，也不抑制其酶活性，很少发生有临床意义的药物相互作用。与丙磺舒合用时，羧酸奥司他韦的肾清除率下降约 50%，血浆浓度提高 2 倍，但由于其安全浓度范围很大，不需调整剂量。

【注意事项】　奥司他韦可潜在抑制流感病毒活疫苗的病毒复制，故流感病毒活疫苗需于停用奥司他韦 48 小时后接种，且接种流感病毒活疫苗后 2 周内不能应用奥司他韦。

三、广谱抗病毒药

利巴韦林(ribavirin)

【药动学】　口服生物利用度为 40% ~ 45%，血浆 $t_{1/2}$ 为 24 小时。静脉注射 500mg 后血浆峰浓度为 12 ~ 20μg/ml。利巴韦林易潴留于红细胞，不易透过血脑屏障。主要以原形经肾排出，少量经粪便排出。

【药效学】　利巴韦林为鸟苷类似物。进入细胞后磷酸化为三氮唑核苷单磷酸，能竞争性地抑制多种细胞酶，阻断鸟苷单磷酸的合成，从而阻断多种 DNA 和 RNA 病毒的复制。利巴韦林抗病毒谱很广，对甲型和乙型流感病毒、副流感病毒、呼吸道合胞病毒、流行性出血热病毒、丙型肝炎病毒、乙型脑炎病毒、麻疹病毒、腺病毒、沙粒病毒、副黏液病毒等多种病毒均有抑制作用。

【临床应用】　可用于多种病毒治疗，但对各种病毒感染的给药途径和剂量方法不同，如：气雾剂用于幼儿呼吸道合胞病毒肺炎；静脉滴注或口服用于治疗拉沙热或流行性出血热；滴鼻用于甲型和乙型流感病毒感染；联合干扰素 α-2b 可用于丙型肝炎的治疗。对单纯疱疹病毒口腔炎、角膜炎、结膜炎、带状疱疹，免疫缺陷患者的副黏液病毒和麻疹病毒感染以及急性甲型肝炎均有效；适用于血清丙型肝炎病毒(HCV)RNA 阳性、抗 HCV 阳性和丙氨酸转氨酶增高的慢性丙型肝炎和代偿期肝硬化，HCV 感染进行肝移植的患者。此外，还是肾病综合征出血热的首选药物。

【禁忌证】　对本品中任何成分过敏者禁用。孕妇禁用。自身免疫性肝炎患者禁用。

【不良反应】　全身用药时主要不良反应为与剂量相关的可逆性溶血性贫血，口服或静脉滴注 1 周以上,均可发生,部分患者还出现乏力、腹泻、头痛和血清胆红素增加等症状,滴鼻、滴眼、气雾吸入时很少发生。口服偶见肝功能改变。长期大量使用可致贫血、白细胞减少等骨髓抑制作用。用药期间需密切注意血象,随时调整剂量。动物试验中可致畸,故孕妇禁用。

【药物相互作用】 利巴韦林可抑制齐多夫定转变成活性型的磷酸齐多夫定,因此,其与齐多夫定同时应用会有拮抗作用。

【注意事项】

(1)定期进行血常规(血红蛋白水平、白细胞计数、血小板计数)、血液生化(肝功能、TSH)检查,尤其血红蛋白检查(包括在开始前、治疗第 2 周、第 4 周)。

(2)严重贫血患者慎用,有珠蛋白生成障碍性贫血、镰状细胞贫血患者不推荐使用利巴韦林。有胰腺炎症状或明确有胰腺炎患者不可使用利巴韦林。具有心脏病史或明显心脏病症状患者不可使用利巴韦林。如使用利巴韦林出现任何心脏病恶化症状,应立即停药给予相应治疗。

(3)肝肾功能异常者慎用。肌酐清除率 <50ml/min 的患者,不推荐使用利巴韦林。

(4)尽早用药,呼吸道合胞病毒性肺炎病初 3 日内给药,利巴韦林不宜用于未经实验室确诊为呼吸道合胞病毒感染的患者。

四、研发阶段的抗流感病毒药物

流感病毒耐药性的不断产生以及抗流感病毒药物的不良反应,激发着科研工作者对更多新型、高效、低毒的抗流感病毒药物的研究开发。随着新方法和新技术的不断涌现,目前已有多种新的抗流感病毒药物进入临床试验阶段,见表 26-1。

表 26-1　正在开发的抗流感病毒药物

化合物	作用机制	临床试验阶段
favipiravir	抑制流感病毒 RNA 聚合酶	Ⅲ
peramivir	抑制神经氨酸酶	Ⅲ
laninamivir	长效抑制神经氨酸酶	Ⅲ

第三节　抗肝炎病毒药物

肝炎病毒是指一组主要以肝脏为感染器官的病毒,目前主要分为甲型肝炎病毒(hepatitis A virus,HAV)、乙型肝炎病毒(hepatitis B virus,HBV)、丙型肝炎病毒(hepatitis C virus,HCV)、丁型肝炎病毒(hepatitis D virus,HDV)、戊型肝炎病毒(hepatitis E virus,HEV)及庚型肝炎病毒(hepatitis G virus,HGV)六种类型,其中 HAV 和 HEV 感染的肝炎为急性肝炎,这类肝炎潜伏期较短,具有自限性,一般可自愈;HBV、HCV 和 HDV 感染肝脏则引发潜伏期长的慢性肝炎,随着患病时间的延长,往往可转化为肝硬化和肝癌,由于 HDV 为缺陷病毒仅可感染 HBV 携带者,因此慢性肝炎以乙型肝炎和丙型肝炎的传染更为显著;HGV 在肝炎中的作用还不清楚,目前认为并不能引起严重的肝损害。因此,临床常用抗肝炎病毒的药物主要是针对乙型肝炎和丙型肝炎的治疗与预防,主要包括干扰素、核苷类似物(拉米夫定、阿德福韦酯、恩替卡韦和替比夫定等)及疫苗等。

一、干　扰　素

干扰素(interferon,IFN)是当机体受病毒感染刺激时而产生的一类结构相似、功能相近并具有抗病毒、调节免疫及抗增殖活性的细胞因子,属低分子糖蛋白,为广谱抗 DNA 和 RNA 病毒的药物。干扰素分为人白细胞干扰素(α-IFN)、人成纤维细胞干扰素(β-IFN)及人免疫细胞干扰素(γ-IFN)三种类型,其中前两者主要与抗病毒作用有关。近年来,研发的新型长效干扰素制剂聚乙二醇化干扰素(PEG-IFNα),由于增加了 IFN 的分子量、减慢了其清除率,使 IFN 在循环内停留时间延长,提升了抗病毒效果。

【药动学】　干扰素在肌内注射或皮下注射后入血的速度较慢,需较长时间才能在血中测到。肌内注射后最高血药浓度为 5 ~ 8 小时。一次肌注 106 单位,血清浓度为 100 单位/ml。循环中的干扰素 $t_{1/2}$ 为 2 ~ 4 小时。少量可透过血脑屏障。

【药效学】　干扰素可在病毒感染的各个阶段均发挥一定的抗病毒作用,但并不是直接进入宿主细胞灭活病毒,而是与宿主细胞受体结合,通过阻止病毒进入宿主细胞、阻断病毒蛋白质的合成、转录、装配和释放等多环节而抑制病毒生长繁殖。同时 IFN 还可促进机体的免疫应答,发挥增加炎性细胞因子的产生,增强自然杀伤细胞、巨噬细胞的活性等作用,有利于病毒的消除。

【临床应用】　适用于慢性乙型肝炎和丙型肝炎,特别是血清 HBsAg、HBeAg 和 HBV-DNA 阳性并伴有转氨酶升高的肝炎患者。

【禁忌证】　本品孕妇、儿童禁用。

【不良反应】　常见的不良反应主要为流感样发热、恶心、头痛、寒战、肌肉酸痛、白细胞或血小板减少。长期应用可致精神异常、嗜睡、失眠、甲状腺功能异常等。

【药物相互作用】　泼尼松或其他皮质激素有降低干扰素生物活性的作用,应予以注意。

【药物评价】　长效制剂 PEG-IFNα 联合利巴韦林目前主要用于抗 HCV 的治疗,且疗效较好;IFNα 与利巴韦林联合疗法,优于单用 IFNα。

【注意事项】　肝硬化患者和失代偿期肝病患者禁用。重症肝炎、心律失常、心肌梗死史或晚期癌症患者慎用。干扰素不宜口服和静注。应在 1~4℃处保存。

二、核苷类似物

核苷类似物可被宿主细胞内病毒产生的胸腺嘧啶核苷激酶磷酸化为三磷酸核苷类似物,抑制病毒 DNA 多聚酶和反转录酶的活性,并与病毒 DNA 链末端相互作用,阻止 DNA 链的延长和合成,从而阻断病毒 DNA 的复制,发挥抗病毒作用。目前这类药物主要包括拉米夫定、阿德福韦酯和恩替卡韦等。

拉米夫定(lamivudine)

【药动学】　拉米夫定口服后吸收良好,1 小时达血药浓度峰值,生物利用度为 80% ~ 85%。体外研究显示其血浆蛋白结合率低于 36%。可透过血脑屏障。主要以原形的形式经肾脏排泄。

【药效学】　拉米夫定对 HBV 和 HIV 病毒具有明显的抑制作用。药物进入肝细胞内被磷酸化为具有活性的三磷酸盐,与 HBV-DNA 聚合酶的结合位点结合,竞争抑制 HBV 中的 DNA 聚合酶,终止 DNA 链的形成或延长,从而使病毒 DNA 水平降低,减轻肝脏炎症与坏死;拉米夫定也可作用于 HIV 病毒的反转录酶,阻止 HIV 的合成与复制。

【临床应用】　适用于伴有丙氨酸氨基转移酶升高和病毒活动复制的、肝功能代偿的成年慢性乙型肝炎患者的治疗。

【禁忌证】　妊娠期间一般不应使用本品,除非在特殊情况下,医生考虑使用本品对孕妇有利,妊娠最初三个月的患者不宜使用本品,哺乳妇女服用本品时不必停止哺乳。除非拉米夫定对婴儿的潜在危险超过对母亲的益处。

【不良反应】　常见不良反应为轻微头痛、上腹不适、恶心、疲乏等,少数患者有血小板减少、磷酸肌酸激酶增高,一般不需停药。部分患者出现停药后 HBV 的 DNA 出现反跳上升现象。较严重不良反应为过敏反应及过敏性休克和肝功能衰竭。

【药物相互作用】　拉米夫定与具有相同排泄机制的药物如甲氧苄啶、磺胺甲噁唑同时使用时,拉米夫定血浓度可增加 40%,无临床意义,但有肾脏功能损害的患者应注意。与齐多夫定合用可增加后者的血药峰浓度,但不影响两者的消除和药时曲线下面积。

【药物评价】　拉米夫定治疗慢性乙型肝炎患者时,其 HBeAg 血清转化率随治疗时间的延长而逐渐提高,连续治疗 5 年,每年的转化率分别为 16%、17%、23%、28% 和 35%;治疗前伴有 ALT 较高水平的患者,其 HBeAg 血清转化率也较高。国内外临床研究结果显示,拉米夫定可延缓慢性乙型肝炎伴明显肝纤维化和代偿期肝硬化患者的疾病进展、降低肝功能失代偿的发生率;可改善失代偿期的肝硬化患者的肝功能水平,延长生存期;可用于儿童慢性乙型肝炎的治疗,疗效与成人相似。亦可用于艾滋病患者的抗病毒治疗联合用药之一。

【注意事项】　肾功能不全会影响拉米夫定的排泄,因此肾功能不全患者应慎用。

阿德福韦酯(adefovir dipivoxil)

【药动学】　单剂量口服阿德福韦酯的生物利用度约为 59%,$t_{1/2}$ 为 8 小时,体外与血浆或血清的蛋白结合率低,小于 4%。

【药效学】　阿德福韦酯在人体内水解为阿德福韦,在磷酸激酶的作用下转化为二磷酸盐,其作用机制与拉米夫定相似。同时可诱导内生性 α-干扰素,增强自然杀伤细胞的活力和刺激免疫应答。

【临床应用】　适用于慢性乙型肝炎患者,对血清氨基酸转移酶增高的慢性乙肝患者也有较好疗效。

【禁忌证】　禁止用于已证实对本品的任何组分过敏的患者。

【不良反应】　不良发生率较低,多为乏力、头痛、胃肠道反应等。长期或大剂量应用易发生一定的肾毒性,主要表现为血磷降低和血肌酐升高。

【药物相互作用】　阿德福韦酯与其他经肾小管分泌的药物或改变肾小管分泌功能的药物合用时应慎重,因为两种药物竞争同一消除途径,可能导致阿德福韦酯或合用药物血清浓度升高。

【药物评价】　阿德福韦酯为对拉米夫定耐药的慢性乙肝患者治疗的首选药物,与拉米夫定联合服用无交叉耐药,且更能有效抑制耐拉米夫定的慢性乙型肝炎患者 HBV 的 DNA

水平、促进 ALT 恢复正常,并降低阿德福韦酯的耐药发生率。也可用于抗 HIV 的治疗,治疗量超过抗 HBV 的 4 倍。

【注意事项】 服药期间应定期监测乙型肝炎生化指标、病毒学指标和血清标志物。

替比夫定(telbivudine)

替比夫定是人工合成的胸腺嘧啶脱氧核苷类抗乙肝病毒 DNA 聚合酶药物,于 2006 年 10 月批准上市。替比夫定在细胞激酶的作用下被磷酸化为具有活性的替比夫定 5′-腺苷,既而通过与 HBV 中自然底物胸腺嘧啶 5′-腺苷竞争而抑制 HBV 中 DNA 多聚酶的活性;同时可抑制 HBV 的 DNA 第一链和第二链的合成,对第二链的抑制作用比第一链更为明显。

恩替卡韦(entecavir)

恩替卡韦为鸟嘌呤核苷类同系物。在肝细胞内磷酸化的活性物质三磷酸盐 $t_{1/2}$ 长达 15 小时,选择性抑制 HBV 的 DNA 聚合酶的作用时间比拉米夫定更持久。长期持续的给予恩替卡韦治疗可保持 HBV 中较高的 DNA 抑制水平。临床用于 HBsAg 和 HBV DNA 阳性的慢性乙肝患者以及治疗前 ALT 增高者。

利巴韦林(ribavirin,RBV)

利巴韦林是合成的广谱强效抗病毒类药物,其在临床中的广泛应用还在于和干扰素联合用于抗 HCV 肝炎的治疗。但是其溶血、皮炎、食欲减退、消化不良、呼吸困难等毒副作用使其受到限制,最严重的溶血性贫血会导致停用。单用利巴韦林时溶血不严重,与干扰素联合应用会加重溶血程度。其抗 HCV 的作用机制并不十分清楚。

三、研发阶段的抗肝炎病毒药物

(一)乙型肝炎的新药发现

处于研发阶段的抗 HBV 肝炎药物主要包括核苷或核苷酸类似物 HBV 的 DNA 聚合酶抑制药、核心颗粒和 pgRNA 装配抑制药及病毒颗粒的装备和分泌抑制药三种类型。

1. 核苷或核苷酸类似物 HBV 的 DNA 聚合酶抑制药 clevudine(L-FMAU)、amdoxovir(DAPD)和 MIV-20 都属于此类药物,对 HBV DNA 聚合酶均具有较好的抑制作用。已被朝鲜于 2006 年批准用于临床。amdoxovir(DAPD)和 MIV-20 是 HBV DNA 聚合酶特异性抑制药,目前都已进入Ⅱ期临床阶段。

2. 核心颗粒和 pgRNA 装配抑制药 ①AT-61:研究表明,AT-61 可促进 HBV 核心颗粒装配速度,从而抑制 pgRNA 包装进入病毒核心颗粒,其在细胞培养模型中抑制 HBV 复制的 EC_{50} 为 1.9μmol/L,对拉米夫定耐药的 HBV 病株的复制也有抑制作用。②病毒颗粒的装备和分泌抑制药:位于宿主细胞内的多种糖苷酶可催化完成 HBV 表面抗原的糖化过程,而这在病毒颗粒的装配和分泌中有重要作用。Block 等报道在体外抗 HBV 病毒的细胞培养试验中,细胞糖苷酶抑制药 inminosugar 可抑制 HBV 病毒颗粒的分泌。由于该药物作用于细胞,因此可能会有一定的细胞毒性,但不会有抗药性病毒产生。目前,HBsAg 分泌抑制药现已进入Ⅰ期临床研究阶段。

（二）丙型肝炎的新药发现

为克服利巴韦林的副作用，越来越多的抗 HCV 药物正在研发，如利巴韦林类似物和新型肌苷单磷酸脱氢酶（IMPDH）抑制药。levovirin 与利巴韦林有相似的免疫调节作用，但对 IMPDH 无抑制作用，且不在红细胞内累积，因此不会导致溶血性贫血的发生。目前正在进行 II 期临床试验，以验证其与 PEG-IFNα 对抗 HCV 的治疗效果。

第四节　抗艾滋病病毒药物

艾滋病，全名为获得性免疫缺陷综合征（acquired immunodeficiency syndromes，AIDS）。1983 年，法国蒙泰格尼尔和美国的盖洛先后从艾滋病患者组织中分离得到了引起艾滋病的人类反转录病毒——人获得性免疫缺陷综合征病毒 I 型（human immunodeficiency virus type I，HIV-1）。1986 年分离出 HIV-2，这种病毒与猴艾滋病病毒（simian immunodeficiency virus，SIV）更为相似，分子遗传学的研究提示人 HIV 可能源起于非洲 SIV。

当 HIV 病毒侵入人体后，它的外膜糖蛋白 gp120 与 T4 辅助淋巴细胞表面 CD4 受体分子因特异性的结构而吸附于细胞表面。在辅助受体（如 CCR5、CXCR4）协助下，病毒外膜与宿主细胞膜融合而使病毒核衣壳进入细胞。病毒脱去核衣壳，裸露出核酸，病毒的反转录酶以 RNA 为模板，反向转录成双链 DNA，并将其与宿主细胞 DNA 整合在一起，形成 HIV 的潜在感染。病毒 DNA 在宿主细胞内转录成 mRNA，通过翻译、剪接合成 HIV 所需的结构蛋白。已合成的结构蛋白再与病毒在细胞膜上重新装配成新的病毒颗粒，以芽生的方式释放于细胞外而完成整个病毒复制。

依据上述环节，现已研发出六大类 30 余种抗 HIV 病毒药物，分别为核苷类反转录酶抑制药、非核苷类反转录酶抑制药、蛋白酶抑制药、整合酶抑制药、进入抑制药和融合抑制药。目前，临床上对于艾滋病的治疗常采用"鸡尾酒"疗法，即针对艾滋病毒繁殖周期中的不同环节，通过三种或三种以上抗病毒药物联合使用治疗艾滋病。该疗法的应用可以减少单一用药产生的抗药性，最大限度地抑制病毒的复制，使被破坏的机体免疫功能部分甚至全部恢复，从而延缓病程进展，提高患者生活质量。

一、核苷类反转录酶抑制药

核苷类反转录酶抑制药（nucleoside reverse transcriptase inhibitors，NRTIs）首先进入被感染的细胞，然后磷酸化为活性代谢产物三磷酸化合物，这些代谢产物类似病毒复制所需的天然底物，并能更好地与病毒反转录酶结合，抑制 HIV 的 RNA 的转录，使 HIV 病毒失去复制模板，从而抑制 HIV 病毒复制。这类药物包括齐多夫定、地丹诺辛、司他夫定、拉米夫定、阿巴卡韦等。

齐多夫定（zidovudine）

齐多夫定为 3'-叠氮-2',3'-双脱氧胸苷，又名叠氮胸苷，是第一个被批准用于临床治疗 HIV 感染的药物，具有抗人 AIDS 病毒（HIV-1 和 HIV-2）、人 T 淋巴细胞病毒 I 型（HTLV-1）以及鼠反转录病毒的活性。

【药动学】　口服吸收迅速，生物利用度为 60%～75%。亲脂性强，能透过胎盘及血脑屏障。血浆或血清蛋白结合率为 34% ~38% 。血浆 $t_{1/2}$ 为 1 小时。齐多夫定经肝脏首过消除,经肾排出。

【药效学】　齐多夫定在细胞内抑制 HIV 病毒的有效浓度约为 0.013μg/ml,对复制期细胞的抗 HIV 活性优于静止期细胞。作用机制为进入细胞经磷酸化后形成三磷酸盐,抑制 RNA 反转录酶,并插入伸长的 DNA 链阻止磷脂键的形成,从而抑制病毒 DNA 的合成及 DNA 链的延伸。

【临床应用】　临床用于艾滋病及重症艾滋病相关综合征的治疗。

【禁忌证】　妊娠期妇女应权衡利弊慎用。哺乳期妇女授乳期间应停止用药。

【不良反应】　最常见的不良反应为剂量依赖的骨髓抑制,会出现巨幼细胞贫血、粒细胞和血小板减少,但可通过降低齐多夫定剂量及联合红细胞生成素降低其毒性。治疗初期常伴有头痛、恶心、呕吐等症状,继续用药可自行消退。另外,还可见心肌病、食管溃疡、直立性低血压等不良反应。长期应用可对肌细胞线粒体造成一定损害,形成可逆性肌病。

【药物相互作用】　齐多夫定与更昔洛韦同时使用可引起严重的中性粒细胞减少和贫血。与葡糖苷酸化抑制药如丙磺舒、氟康唑、吲哚美辛、萘普生合用会增加齐多夫定骨髓毒性。利巴韦林可抑制齐多夫定磷酸化,因此应避免与其同时使用。

【药物评价】　连续治疗 16 ~21 周,大部分患者的血浆 HIV 水平降低,血 $CD4^+$ 淋巴细胞增加,免疫功能有所改善,机会性感染降低,患者寿命得到延长。

【注意事项】　对粒细胞计数 $<1\times10^9/L$ 或血红蛋白水平 $<95g/L$ 的患者使用时应极度谨慎。由于严重贫血最常发生于治疗 4 ~6 周时,此时需要调整剂量或停止治疗,故治疗过程中应经常作血细胞计数(至少每 2 周 1 次)。如发生粒细胞减少或贫血,可能需要调整剂量。

司他夫定(stavudine)

【药动学】　口服吸收好,生物利用度大于 80% 以上,血浆 $t_{1/2}$ 为 0.7 ~2.2 小时。可透过血脑屏障和胎盘屏障,40% 以原形从肾脏排出,部分可转换成胸苷进行正常的核苷酸代谢。

【药效学】　司他夫定在细胞内被转化为具有活性的 d4T-5′-TP,代谢产物抗 HIV 的作用机制与 AZT-5′-TP 相似,同时还可抑制宿主细胞内 DNA 多聚酶 β 和 γ,减少线粒体 DNA 的合成。在无毒剂量下,可降低血清中 HIV-1 p24 抗原,并增加 $CD4^+$ 淋巴细胞的数量。

【临床应用】　抗 HIV-1 感染,可用于不能耐受齐多夫定或对齐多夫定反应不佳的患者。

【禁忌证】　未对妊娠妇女应用本品进行严格的研究,除非特殊需要,妊娠妇女建议不要服用本品。目前未在 65 岁以上老年患者中进行临床研究,但老年人通常有肾功能衰退,应注意调整剂量。

【不良反应】　主要不良反应为外周神经炎,与剂量相关,停药后可缓解。骨髓抑制较少见,此外还有头痛、恶心、呕吐、腹泻、肌肉酸痛等。有报道称会出现无症状的转氨酶升高。

【药物相互作用】　齐多夫定能减少司他夫定的磷酸化,尽量避免两药合用。司他夫定与去羟肌苷合用时,不良反应发生率会增加,如胰腺炎、外周神经病变和肝功能异常。

【药物评价】　在一项对具有 50 ~500/Mlcd4+ 细胞、已用齐多夫定治疗 6 个月的患者中继续使用齐多夫定治疗或改用司他夫定治疗的临床试验研究中显示,司他夫定比齐多夫定不仅能更持久、更显著的增加 CD4$^+$ 细胞数量、降低血浆病毒水平,而且能明显改善患者的生存质量。司他夫定与齐多夫定的代谢不同,AZT-MP 可在细胞内累积,抑制胸苷酸激酶,而 d4T-MP 不能在细胞内累积,不影响自身的磷酸化,因此不会很大程度上影响核苷酸,骨髓毒性较齐多夫定低。

【注意事项】

(1)有外周神经痛病史的患者发病率较高,应酌情调整剂量,并谨慎使用任何会加剧外周神经痛的药物。

(2)包括司他夫定在内的抗反转录酶核苷类似物单独或联合用药会产生乳酸性酸中毒和脂肪变性重度肝大,多发于妇女。患者一旦在临床或实验中发现乳酸性酸中毒或脂肪变性重度肝大应停止用药。

(3)与去羟肌苷和(或)羟基脲联用时发生胰腺炎的概率增高。故有胰腺炎史或先期症状出现时,应立即停止用药。

(4)本药不能治愈 HIV 感染,患者仍可能患 HIV 感染引起的疾病,另外,本药也不能预防 HIV 通过性接触或血液传染。

地丹诺辛(didanosine)

地丹诺辛,又名去羟肌苷。其在细胞内经 5′-核苷酸酶的催化转化为 ddIMP,随后被腺苷酸琥珀酸合成酶和裂解酶氨基化成 ddAMP,继而最后形成有活性的代谢产物 2′,3′-双脱氧腺苷 ddA。ddA 能够竞争性抑制 HIV 反转录酶的活性,抑制病毒 DNA 的合成,减少 HIV 向未感染细胞扩散。临床试验研究表明地丹诺辛能减少外周血单核细胞 HIV-1 p24 抗原及病毒 DNA 的产生,使 CD4$^+$ 细胞数目增加,使患者发生艾滋病相关并发症的时间延时,存活期延长。

拉米夫定(lamivudine)

拉米夫定在细胞内磷酸化为活性代谢产物三磷酸拉米夫定后,再与病毒 DNA 结合,抑制病毒 HIV 反转录酶和 DNA 合成。由于拉米夫定左旋对映体抗 HIV 活性更强且较少抑制 DNA 多聚酶活性以及细胞毒性较弱,因此临床多使用左旋拉米夫定。单独使用拉米夫定治疗 HIV 感染的患者,可显著降低病毒载量,CD4$^+$ 淋巴细胞数目出现持久性升高。

阿巴卡韦(abacavir)

阿巴卡韦为鸟苷类似物,与其他的核苷类反转录酶抑制药作用机制相似,在体内代谢为有活性的三磷酸盐,竞争性抑制 2′-脱氧鸟苷三磷酸酯(dGTP)进入核酸链并通过阻止新碱基的加入而抑制 DNA 链的合成。具有显著的抗 HIV 活性,与其他药物合用协同活性增强,现主要为联合用药的首选,用于治疗成年及 3 个月以上儿童感染 HIV 的患者。

二、非核苷类反转录酶抑制药

非核苷类反转录酶抑制药(non-nucleoside reverse transcriptase inhibitors,NNRTIs)是一类与核苷无关、化学结构完全不同的特异性抑制 HIV-1 病毒的化合物。目前被批准用于临床的 NNRTIs 有 4 个,为奈韦拉平(nevirapine)、依非韦仑(efavirenz)、依曲韦林(etravirine)和利匹韦林(rilpivirine)。其中,依曲韦林为 2008 年上市的高活性 NNRTIs 新药,对 NNRTIs 耐药的 HIV-1 病毒还有抗病毒活性。此类化合物的作用机制基本相似。

奈韦拉平(nevirapine)

【药动学】　口服后极易吸收,生物利用度为 90%。药物 $t_{1/2}$ 长达 25～30 小时。它在全身分布,可透过血脑屏障和胎盘屏障,乳汁中可测出,可用于预防母婴传播。60% 与血浆蛋白结合。代谢产物主要经尿排出,在儿童体内的代谢更快。

【药效学】　奈韦拉平不需在细胞内磷酸化为活性化合物,不与三磷酸核苷产生竞争,可在体内直接、特异性地与 HIV 病毒反转录酶的催化中心结合,使蛋白酶的构象发生改变而失去活性。

【临床应用】　与其他反转录酶药物联合用于 HIV-1 感染者。如单用可用于母婴传播的预防。

【禁忌证】　对奈韦拉平或者本药的任何赋形剂具有临床明显过敏反应的患者应禁用。对由于严重皮疹,皮疹伴全身症状,过敏反应和奈韦拉平引起的肝炎而永久中断本药治疗的患者不能重新服用。在服用本药期间,继往出现 ASAT 或 ALAT 超过正常值上限 5 倍,重新应用本药后迅速复发肝功不正常的患者应禁用。

【不良反应】　奈韦拉平主要不良反应为皮疹,一般轻者能自愈,0.3% 的患者可能会发展成 Stevens-Johnson 综合征,毒性表皮坏死溶解,至今诱发皮疹的作用机制仍不清楚。其他副作用包括发热、疲劳、嗜睡、头痛、恶心等。

【药物相互作用】　奈韦拉平是干细胞色素 P450 代谢酶(CYP3A,CYP2B)的诱导药,其可降低经由 CYP2B 代谢的药物浓度,如与这些药物合用时,需调整这些药物的剂量。奈韦拉平不适合与齐多夫定联合用药,会快速产生耐药毒株,阻碍它们的抗 HIV 活性。

【注意事项】　患者在应用奈韦拉平前和用药期间的适当间隔应进行临床生化检查,包括肝功能检查。任何患者出现严重皮疹或伴随全身症状的皮疹(如发热、水包、口腔损害、结膜炎、水肿、肌肉或关节疼痛或全身不适)应停药。对这些患者禁止重新服用本药。如出现伴有全身症状的皮疹的高敏反应,如发热,关节痛,肌痛和淋巴结病变,包括内脏病变,如肝炎、嗜酸细胞增多、粒细胞缺乏和肾功能障碍,应永远停用而不能重新使用。

三、蛋白酶抑制药

抑制 HIV 病毒的蛋白酶可导致生成无感染性的不成熟病毒颗粒,因而抑制病毒复制。这类药物不能单独用于抗 HIV 感染的治疗,否则会出现耐药毒株。一般是与反转录酶抑制药等联合使用,即所谓的"鸡尾酒疗法",可减慢病毒在体内的传播速度,减少艾滋病患者相关疾病的发生,延长患者寿命。目前被批准用于临床使用的蛋白酶抑制药(proteinase inhibitors)主要有 10 种,包括利托那韦(ritonavir)、茚地那韦(indinavir)、奈非那韦(nevirapine)、沙奎那韦(saquinavir)、安普那韦(amprenavir)、洛匹那韦(lopinavir)、安扎那韦(atazanavir)、福司安普那韦(fosamprenavir)、替派那韦(tipranavir)以及达如那韦(darunavir)。

利托那韦(ritonavir)

【药动学】　利托那韦吸收好,血浆 $t_{1/2}$ 为 3～5 小时,进食可影响药物吸收。绝大部分的拉米夫定可结合到血浆白蛋白和 α-酸糖蛋白,而其是否可透过胎盘屏障仍不清楚。

【药效学】 利托那韦可抑制病毒 HIV 中 gag-pol 多蛋白前体裂解为功能蛋白,使 HIV 颗粒因而保持在未成熟的状态,从而减慢 HIV 在细胞中的蔓延,以防止新一轮感染的发生和延迟疾病的发展。在体外的抗病毒实验中,利托那韦与齐多夫定、去羟肌苷联用,可增强抗 HIV 的活性,对 7 种 HIV-1 临床分离株的平均 EC_{50} 为 0.045μmol/L。利托那韦对齐多夫定敏感的和齐多夫定与沙奎那韦耐药的 HIV 株一般均有效。

【临床应用】 利托那韦与其他反转录酶抑制药合用,用于治疗 HIV 感染。

【禁忌证】 严重肝病患者禁用。轻、中度肝病患者和腹泻患者慎用。

【不良反应】 利托那韦主要的不良反应为皮疹、恶心、呕吐、腹泻、厌食、腹痛、眩晕及注意力下降等,皮疹和神经系统症状需加以关注。实验室检查有肝功能异常的报道。

【药物相互作用】 利托那韦被 CYP3A4 代谢,对 P450 同工酶的强烈亲和力会影响其他抗 HIV-1 药物的代谢能力,降低其他药物的生物利用度。

【药物评价】 用利托那韦治疗 HIV 感染的患者 12～16 周,口服 200～300mg/次,3～4 次/日,或者每次 300～600mg,2 次/日,病毒载量可显著下降至原来的 1/100～1/10,$CD4^+$ 细胞升高可达 35%～95%。

【注意事项】 口服液液体气味不佳,可与巧克力、牛奶或营养补品同服,以掩盖其讨厌的气味。

茚地那韦(indinavir)

茚地那韦是羟乙胺模拟肽类的蛋白酶抑制药,与利托那韦的作用机制相似,使许多病毒蛋白不能裂解为功能蛋白而发挥抗病毒作用。茚地那韦与其他反转录酶抑制药齐多夫定、去羟肌苷合用,用于治疗 HIV 感染。茚地那韦与人血浆蛋白结合率较其他蛋白酶抑制药低,只占 56%。茚地那韦也可被 CYP3A4 代谢,能有限地通过血脑屏障。

四、整合酶抑制药

雷特格韦(raltegravir)

【药动学】 雷特格韦空腹口服,服药后 3 小时达最高血药浓度,$t_{1/2}$ 为 9 小时,重复多次给药,2 天达稳态血药浓度。绝对生物利用度尚不清楚,与人血浆蛋白结合率为 83%。代谢的主要途径为经葡萄糖醛酸化后经粪便和尿液排出,排出比率为 51% 和 32%。

【药效学】 HIV 整合酶为 HIV 病毒复制的关键酶,雷特格韦抑制整合酶,从而进一步抑制整合酶的催化活性,可防止感染早期 HIV 基因组共价插入或者整合到宿主细胞内,整合失败的 HIV 基因组无法生成新的感染病毒颗粒,从而进一步抑制病毒感染。

【临床应用】 雷特格韦对各类抗 HIV 药物都有相加或协同作用,因此多用于联合用药,适用于对现有抗 HIV 药物有多重耐药的成年 HIV 患者。

【禁忌证】 对该药物过敏者禁用;15 岁以下儿童和孕妇慎用。

【不良反应】 与其他抗 HIV 感染药物合用会出现腹泻、恶心、头痛、便秘、气胀、发热。偶有肝功能异常,对轻中度肝肾功能不全的患者无须调整剂量。有肌病和横纹肌溶解的相关不良反应病例的报道,对肌病患者慎用。

【药物相互作用】　目前尚不明确。

【药物评价】　雷特格韦对 HIV 病毒复制过程中所需的整合酶有较强的抑制活性,体外抑制 HIV-1 的 EC_{95} 平均浓度为 0.32nmol/L。在 CEMx174 体外细胞培养模型中,对 HIV-2 也有抑制作用。

【注意事项】　雷特格韦不可与食物同用。

五、抗艾滋病病毒复方制剂

现有药物并不能完全根治艾滋病,同时由于长期应用易产生耐受性,因此临床抗 HIV 病毒的药物治疗多采用联合用药方案,如鸡尾酒疗法或复方制剂。现被批准用于临床的复方制剂有六个,分别是可比韦(combivir,齐多夫定 + 拉米夫定)、克拉曲拉(kalatra,洛匹那韦 + 利托那韦)和依帕徐康(epzicom,阿巴卡韦 + 拉米夫定),三协唯(trizivir,阿巴卡韦 + 齐多夫定 + 拉米夫定),曲凡达(truvada,富马酸替诺福韦二吡呋酯 + 恩曲他滨)、阿曲派拉(atripla,恩曲他滨 + 依发韦仑 + 替诺福韦酯)和卡普来拉(complera,恩曲他滨 + 利匹韦林 + 替诺福韦)。复方制剂每天 1~2 片,给药方便,患者依从性好,目前是治疗艾滋病药物的最常用药物。

六、研发阶段的抗艾滋病病毒药物

目前,抗 HIV 病毒的药物明显的毒副作用、诱发耐药毒株及服用后的不良反应都激发着科学工作者对新药物的研发,至今已有多种药物进入临床试验阶段,见表 26-2。

表 26-2　研发阶段的抗 HIV-1 药物

化合物	药物分类	临床试验阶段
TNS-355	病毒进入抑制药,抗 CD4 单克隆抗体	Ⅱ
HGS004	病毒进入抑制药,阻断 CCR5 的单抗	Ⅰ
TAK652	病毒进入抑制药,CCR5 阻断药	Ⅰ
RO140	融合抑制药	Ⅱ
AVX-754	反转录酶抑制药	Ⅱ
racivir	反转录酶抑制药	Ⅱ
AACH-126,443	反转录酶抑制药	Ⅱ
MIV-210	反转录酶抑制药	Ⅰ
IDX12899 和 IDX12989	反转录酶抑制药	Ⅱ
BILR355 BS	反转录酶抑制药	Ⅱ
UK-453,061	反转录酶抑制药	Ⅱ
GSK364735	整合酶抑制药	Ⅰ
GRZ105655	整合酶抑制药	Ⅱ
GS-9137,JTK-303	整合酶抑制药	Ⅱ
PPL-100	蛋白酶抑制药	Ⅰ
PA457	病毒成熟抑制药	Ⅰ

艾滋病的预防

目前,尚未出现预防艾滋病的有效疫苗,而最现实、最有效的预防办法就是切断其传播途径,包括血液、性和母婴三条传播途径。其次,在生活中应采取以下几方面的措施:洁身自爱、遵守性道德,正确使用避孕套;拒绝吸毒,不与他人共用注射器;不擅自输血和使用血制品;不与他人共用有可能刺破皮肤的用具,如牙刷、刮脸刀和电动剃须刀;要避免直接与艾滋病患者的血液、精液、乳汁和尿液接触。然而,需要清楚的是,在与艾滋病患者的日常生活和工作接触中,如握手、拥抱、共同进餐等,不会感染艾滋病,艾滋病不会经公共设施传播,也不会经咳嗽、打喷嚏、蚊虫叮咬等途径传播。

第五节　其他抗病毒药物

一、抗疱疹类病毒药物

人类疱疹病毒为具有包膜的 DNA 病毒,共有 8 种,分为 α、β、γ 三亚科。α 亚科疱疹病毒包括单纯疱疹病毒 1 型(herpes simplex virus type 1,HSV-1)和 2 型(HSV-2)、水痘-带状疱疹病毒(varicella-zoster virus,VZV),其主要引起皮肤黏膜感染,包括口腔和眼角膜溃疡等病损;β 亚科疱疹病毒包括人巨细胞病毒(human cytomegalo virus,HCMV)、人疱疹病毒 6 型(human herpes virus type 6,HHV-6)和 7 型(HHV-7),主要引起全身性潜伏感染;γ 亚科疱疹病毒包括 EB 病毒(Epstain-Barr virus,EBV)和人疱疹病毒 8 型(HHV-8),前者可引起传染性单核细胞增多症,后者与艾滋病的卡波西瘤有关。上述疾病均用核苷类似物及膦甲酸钠治疗,主要依靠抑制病毒 DNA 复制发挥作用。

阿昔洛韦(acyclovir)和伐昔洛韦(valaciclovir)

【药动学】　阿昔洛韦口服生物利用度差(10%~30%),进食对血药浓度影响不明显。能广泛分布至各组织与体液中,在肾、肝和小肠中浓度高,脑脊液中浓度约为血中浓度的一半。每 4 小时口服 200mg 和 400mg,5 天后的血药峰浓度分别为 0.6mg/L 和 1.2mg/L。阿昔洛韦与蛋白结合率低(9%~33%),在肝内代谢,主要代谢物占给药量的 9%~14%。阿昔洛韦主要经肾由肾小球滤过和肾小管分泌而排泄,血浆 $t_{1/2}$ 为 1.5~6.0 小时,约 14% 的药物以原形由尿排泄,经粪便排泄率低于 2%,呼出气中含微量药物。口服阿昔洛韦后易透入眼内,房水浓度可达 0.73mg/L,也可进入胎盘和乳汁。伐昔洛韦的口服生物利用度为 63%,半衰期约 1 小时,优于母体阿昔洛韦。

【药效学】　阿昔洛韦为无环鸟苷类似物,在细胞内被病毒激酶磷酸化,转化为具有抗病毒活性的三磷酸阿昔洛韦,从而抑制病毒 DNA 合成发挥作用。其与 HSV 胸苷激酶有高度亲和力,因此对病毒复制有高度选择性抑制作用,而对宿主细胞影响较少。对单纯疱疹病毒

1 型和 2 型作用最强,对带状疱疹病毒的作用则较差(弱 8 ~ 10 倍),对巨细胞病毒仅高浓度时有抑制作用,对 EBV 亦有一定作用。伐昔洛韦是阿昔洛韦的前药,在体内迅速水解为阿昔洛韦,作用机制与阿昔洛韦相同。

【临床应用】 阿昔洛韦主要适用于 HSV 角膜炎、单纯疱疹和带状疱疹,是治疗 HSV 感染的首选药。现已发生耐药性,对多种病毒感染需增加药量,故已很少应用,已改用其衍生物替代,但仍作为金标准对照药用于临床试验中。伐昔洛韦用于抑制单纯疱疹病毒 1 型和 2 型以及带状疱疹病毒。

【禁忌证】 对更昔洛韦过敏者也可能对本品过敏。脱水或已有肝、肾功能不全者需慎用。

【不良反应】 不良反应较少。口服可引起腹泻、恶心、呕吐等,偶有发热、头痛、低血压、皮疹等;静脉给药可引起静脉炎、局部疼痛、暂时性 ALT 增高;滴眼及外用局部轻微疼痛;静脉滴注偶有血尿素氮及肌酐水平升高,尿路结晶致肾小管阻塞等,故肾功能减退者慎用。伐昔洛韦无明显毒副作用,用药时间短,耐药性发生率低。

【药物相互作用】 阿昔洛韦与齐多夫定合用可引起肾毒性,表现为深度昏睡和疲劳。丙磺舒、β-内酰胺类可提高阿昔洛韦的血药浓度。阿昔洛韦与氨基糖苷类合用,可增加肾毒性;与丙磺舒可竞争性抑制有机酸分泌,合用丙磺舒可使阿昔洛韦的排泄减慢,半衰期延长,体内药物量蓄积。

【注意事项】 严重免疫功能缺陷者长期或多次应用本品治疗后可能引起单纯疱疹病毒和带状疱疹病毒对本品耐药。

更昔洛韦(ganciclovir)和缬更昔洛韦(valganciclovir)

【药动学】 更昔洛韦口服生物利用度低,仅为6% ~9%,多采用静脉滴注给药,主要通过肾小球滤过作用以原形排出。肾功能正常患者,以 5mg/kg 的剂量持续注射 1 小时后,血药浓度的峰值和谷值分别为 8 ~ 11μg/ml 和 0.6 ~ 1.2μg/ml,$t_{1/2}$ 为 2.9 小时,平均清除率为 3.64ml/(min·kg)。缬更昔洛韦口服后在肠道和肝脏中水解为更昔洛韦,生物利用度是更昔洛韦的 10 倍,静脉滴注的生物利用度与更昔洛韦相近。

【药效学】 更昔洛韦为阿昔洛韦衍生物,化学结构侧链上多一羟基。缬更昔洛韦为更昔洛韦的前药,口服后在体内迅速转变为更昔洛韦而起作用。更昔洛韦对单纯疱疹病毒 1 型和 2 型及水痘-带状疱疹病毒的作用机制与阿昔洛韦相似,由病毒编码的胸腺嘧啶核苷激酶磷酸化为单磷酸,再由细胞激酶磷酸化为二磷酸和三磷酸,抑制病毒 DNA 聚合酶活性,阻断病毒 DNA 合成和病毒 DNA 链延伸。而对巨细胞病毒的抑制作用是由细胞 *UL97* 基因编码的磷酸转移酶磷酸化为单磷酸的,并且在巨细胞病毒感染细胞中更昔洛韦磷酸化比正常细胞高 10 倍,比阿昔洛韦在受 CMC 感染的细胞内浓度也高 10 倍以上,有一定的选择性。

【临床应用】 除了对 HSV-1、HSV-2 及 VZV 具有良好的抑制作用外,最大特点是对 CMV 也有强大的抑制作用。适用于:免疫缺陷和免疫抑制患者的 CMV 视网膜炎、CMV 肺炎和肠道感染,还可用于预防和治疗器官移植者和艾滋病患者的 CMV 感染。

【禁忌证】 对更昔洛韦或阿昔洛韦过敏者禁用。

【不良反应】 主要不良反应为骨髓抑制,用药后出现中性粒细胞和血小板减少,发生率为5% ~40%,严重时必须停药;中枢神经系统毒性的发生率约5%,表现为头痛、神经错乱,偶见昏迷、抽搐等;其他不良反应有皮疹、药热、肝功能异常、恶心呕吐等。

【药物相互作用】 更昔洛韦与抑制细胞快速分裂复制的药物同时使用可产生协同效应;与伊米配能/西司他丁钠盐联合使用可诱发癫痫;与长春新碱、阿霉素、两性霉素、氨苯砜、氟胞嘧啶、三甲氧基氨嘧啶以及一些核苷类药物联合使用,可增加副作用的发生。丙磺舒以及其他一些可以抑制肾小管分泌和重吸收的药物,能降低肾脏对更昔洛韦的清除率、延长其半衰期;齐多夫定和其他细胞毒药物可增加更昔洛韦的骨髓抑制毒性。

喷昔洛韦(penciclovir)和泛昔洛韦(famciclovir)

【药动学】 喷昔洛韦口服吸收差,生物利用度低。小鼠口服喷昔洛韦生物利用度仅 3%,静脉注射生物利用度为 63%。临床注射喷昔洛韦 $t_{1/2}$ 约 2 小时,70% 自尿排出。泛昔洛韦口服迅速转化为喷昔洛韦,血浓度高,生物利用度为 77%,优于喷昔洛韦和阿昔洛韦,分布于全身组织,65% 以原形自尿排出,$t_{1/2}$ 长达 20 小时。

【药效学】 喷昔洛韦为阿昔洛韦和更昔洛韦的类似物,作用机制与阿昔洛韦相同,其抑制病毒的有效次序为:HSV-1 > HSV-2 > VZV > HCMV,对巨细胞病毒活性差。泛昔洛韦是喷昔洛韦的二乙酰酯化物,是一种前药,口服后在肠壁吸收后经去乙酰化和氧化成为喷昔洛韦,从而抑制 HSV-1、HSV-2 及 VZV。

【临床应用】 临床主要外用治疗单纯疱疹病毒和带状疱疹病毒感染,对因胸苷激酶或 DNA 多聚酶改变而耐阿昔洛韦的 HSV 或 VZV 毒株以及某些膦甲酸钠耐药株可能有作用。

【禁忌证】 对本品及其成分过敏者禁用。

【不良反应】 可引起头痛、恶心、呕吐、腹泻、乏力、皮肤瘙痒等反应。

【药物相互作用】 尚不明确。

【注意事项】 不推荐用于黏膜,因刺激作用,勿用于眼内及眼周。严重免疫功能缺陷患者(如艾滋病或骨髓移植患者)应在医师指导下应用。

膦甲酸钠(phosphonoformate)

【药动学】 口服吸收差,生物利用度小于 20%,血浆蛋白结合率约 15%。在美国对肾功能正常患者以每次 60mg/kg 剂量进行间歇静脉滴注治疗(每 8 小时一次),首次用药后 C_{max} 为 573μmol/L,C_{min} 为 28μmol/L;使用至第 14 天的 C_{max} 为 579μmol/L,C_{min} 为 110μmol/L;血浆平均清除率为(178±48)ml/min;对接受间歇滴注者第 1 或第 3 天的研究提示平均血浆 $t_{1/2}$ 约 3 小时,80% 以上药物以原形通过肾小管分泌和肾小球过滤排出。占给药量 10% ～ 20% 的药物可蓄积于骨组织中,数月后逐渐消散,对骨质无不良影响。膦甲酸钠能进入患者脑脊液,脑脊液中药物浓度与患者的血脑屏障缺陷程度有关。

【药效学】 膦甲酸钠为焦磷酸盐衍生物,是许多病毒的 DNA 或 RNA 聚合酶和反转录酶的非竞争性抑制药,也可通过与病毒多聚酶的焦磷酸盐解离部位结合,抑制焦磷酸从三磷酸脱氧核苷上解离,从而抑制病毒生长。抗病毒谱极广,对人类的 8 种疱疹类病毒均有抑制作用,对许多耐更昔洛韦的 CMV 毒株和耐阿昔洛韦的单纯疱疹和带状疱疹病毒仍具有抑制作用,对人类的反转录病毒、艾滋病病毒、流感病毒以及鼠白血病病毒和肿瘤病毒也都有抑制作用。

【临床应用】 主要用于治疗艾滋病患者巨细胞病毒视网膜炎和严重巨细胞病毒感染以及更昔洛韦耐药病毒感染,还可用于治疗疱疹病毒的皮肤与黏膜感染。膦甲酸钠与齐多夫定联合可抑制 HIV 复制。

【禁忌证】　对本品过敏、肌酐清除率低于 0.4ml/(min·kg)患者禁用。

【不良反应】　肾毒性是最重要的不良反应,患者可出现轻度蛋白尿、氮质血症;约 50% 患者可能出现急性肾小管坏死,结晶尿和间质性肾炎亦有报道。其次,血钙浓度降低或骨钙减少也易出现。膦甲酸钠为磷化合物,可引起磷沉于骨质和血磷水平过高,使磷钙代谢失调,用药期间应密切监测肾功能和电解质,过低时需补充钙质。头痛、震颤、易激怒、幻觉、抽搐等神经系统症状均可发生。其他如发热、恶心、呕吐、肝功能异常等。

【药物相互作用】　与利托那韦和(或)沙奎那韦合用可引起肾功能损害;与静脉用喷他脒合用可引起低钙血症;避免与氨基糖苷类、两性霉素 B 肾毒性药物合用以免加重肾损害;与已知能影响血钙的药物合用时应慎重。

【注意事项】

(1)本品具有显著肾毒性,使用期间应密切检测肾功能。肾功能损害的患者应根据肾功能情况调整剂量。

(2)用药期间患者应摄取充足水分,有助于减轻肾毒性。

(3)膦甲酸钠不可快速静脉滴注,必须用输液泵恒速滴注,滴注速度不得大于 1mg/(min·kg)。快速静注可导致血浓度过高和急性低钙血症或其他中毒症状。一次剂量不超过 60mg/kg 可于 1 小时内输入,较大剂量应至少滴注 2 小时以上。

(4)经周围静脉滴注时,药物必须用氯化钠注射液或 5% 葡萄糖注射液稀释成 12mg/ml,以免刺激周围静脉。

(5)本品不可与其他药物同瓶滴注。

(6)血液透析可清除本品,清除率 80ml/min,3 小时透析便可血药深度减低 50%,故血透析后应补充一次剂量。

二、抗病毒性出血热药物

干扰素(interferon,IFN)及干扰素诱生剂聚肌胞

干扰素具有抗病毒、抗肿瘤和免疫调节活性,为广谱抗 DNA 和 RNA 病毒药物,不能直接灭活病毒,而是通过结合细胞膜的特异性干扰素受体,诱导细胞产生不同的蛋白质而抑制多种病毒的繁殖,从而发挥其抗病毒活性。肌内注射 100 万单位干扰素 α-2b,1 次/日,3 日为一疗程,对早期流行性出血热患者有效,能够阻断病情的发展、减轻脏器损坏、提高越期率、缩短病程,并能减少并发症的发生,降低病死率。采用 300 万单位肌内注射,连用 2 次,既能保持有效抗病毒作用,而且无不良反应。聚肌胞是干扰素诱生剂,注射后能刺激机体产生干扰素,产生的干扰素再作用于正常细胞,产生抗病毒蛋白,从而抑制病毒复制;同时还可增强单核巨噬细胞的吞噬功能,促进抗体形成。肌内注射聚肌胞可提高肾病综合征出血热患者的细胞免疫功能,减少循环免疫复合物所致的病理损伤,提高越期率。

氧化苦参碱(ammothamnine)

氧化苦参碱是一种广谱抗病毒药物,具有免疫调节双重作用,即在低浓度时可刺激淋巴细胞增殖,高浓度时可抑制炎症反应。在慢性乙型肝炎和丙型肝炎治疗方面具有和干扰素

相似的确切疗效,近几年还发现在抑制汉坦病毒及治疗流行性出血热方面效果较好。有临床研究报告表明,流行性出血热早期肌内注射氧化苦参碱,可提高少尿越期率,缩短病程,降低病死率,但其临床治疗效果仍需进一步深入研究。

三、研发阶段的其他抗病毒药物

双环核苷类类似物 Cf1743 和 Cf1742

双环核苷类类似物 Cf1743 和 Cf1742 是抗水痘-带状疱疹病毒的新化合物,对临床分离的野毒株比现有抗疱疹类病毒药物 BVDU 高,比 ACV 和 PCV 的活性高,选择指数甚至高达100 000,且毒性小,生物利用度高。2007 年进入临床试验,2010 年 10 月认为 Ⅱ 期临床试验有效,目前正在进行进一步研究。

氨基噻唑衍生物 BAY-57-1293 和 BILS 179-BS

抗单纯疱疹病毒的新化合物氨基噻唑(amino-thiazole)衍生物 BAY-57-1293 和 BILS 179-BS,均是 HSV-DNA 解旋酶/引物酶复合物抑制剂,目前已进入临床试验。

吖啶酮衍生物

在 Vero 细胞中,吖啶酮衍生物对所有 4 型登革病毒和砂粒病毒科均有抑制作用,特别是 N-烯丙基的吖啶酮衍生物可明显抑制胡宁病毒和登革 2 型病毒的繁殖。吖啶酮衍生物对一些 DNA 病毒以及 HIV、HCV 等也均有抑制作用,具有较高的临床研究价值。

案例分析:

案例:男性患者,因咳嗽 2 周,加重伴发热 5 天入院。诊断为肺炎。

用药:①利巴韦林注射液 0.5g,静脉滴注,2 次/日;②多索茶碱注射液 0.2g,静脉滴注,2 次/日。

分析:抗流感病毒药利巴韦林通过减少细胞内鸟苷三磷酸,损害病毒 RNA 和蛋白质合成,使病毒的复制与传播受抑而发挥抗病毒作用;支气管扩张药多索茶碱通过抑制平滑肌细胞内的磷酸二酯酶,松弛支气管平滑肌而达到抑制哮喘的作用,两者联合应用无相互作用。

思考题

1. 简述病毒的特征及分类。
2. 抗病毒药物的发展经历了哪几个阶段?
3. 抗流感病毒药物的种类及作用机制分别是什么?
4. 简述干扰素抗乙肝病毒的作用机制。
5. 简述抗 HIV 病毒药物的分类。

(文爱东)

第二十七章　抗变态反应药物的临床应用

学习要求

1. 掌握变态反应的类型及作用特点,抗变态反应药物的分类、代表药物、作用机制及用药原则,抗组胺药的分类、药效学、临床应用及用药原则。
2. 熟悉糖皮质激素在抗变态反应中的应用及药理作用。
3. 了解研发阶段的抗变态反应药物。

第一节　概　　述

变态反应(allergic reaction)又称为超敏反应,是指机体对抗原物质初次应答后,再次受到相同抗原刺激时,发生的一种以机体生理功能紊乱或组织细胞损伤为主的生理变化。引起变态反应的抗原称为变应原,如细菌、寄生虫、花粉、食物等。许多物质以前并未发现能引起变态反应,随着人们生活方式的改变,环境中的更多物质已被证实是特殊个体的变应原。在各种变态反应性疾病中,支气管哮喘、过敏性皮肤病和食物药物过敏最为常见。世界变态反应组织(WAO)的数据表明,全球有 3 亿多哮喘患者,我国的患病率为 1.24%,儿童高达3%,估计共有 3000 万患者。目前,变态反应性疾病的发病率明显升高,其防治所需的医疗费用相当惊人,已成为严重威胁公众健康的常见病。

一、变态反应的类型

早期对变态反应现象,特别是发病机制认识上的局限性,只能从对过敏原接触后反应发生的快慢,把变态反应分为速发型变态反应和迟发型变态反应。还有按靶器官的不同,分为呼吸系统变态反应、消化系统变态反应、皮肤变态反应等类型。这些分类方法界限模糊,完全没有涉及发病机制,对临床诊疗缺少指导意义。

随着近代免疫学的发展,1963 年 Gell 和 Coombs 从不同免疫机制的角度,提出了一种公认的变态反应分类,见表 27-1。与抗体有关的变态反应有Ⅰ型(速发型)、Ⅱ型(细胞毒型)、Ⅲ型(免疫复合物型);与致敏性 T 细胞有关的变态反应为Ⅳ型(迟发型)。这四种类型的变态反应均可引起炎症和不同程度的组织损伤。临床上发生的变态反应常见两种或三种并存,以一种为主。而一种抗原在不同条件下可引起不同类型的变态反应。

表 27-1　变态反应的类型

类型	反应时间	主要介质	病理改变	临床疾病
Ⅰ型 (速发型)	数秒钟至数小时	IgE、肥大细胞、嗜碱性粒细胞	毛细血管扩张、血管通透性增高、腺体分泌增多、平滑肌收缩	药物过敏、支气管哮喘、过敏性鼻炎、荨麻疹

续表

类型	反应时间	主要介质	病理改变	临床疾病
Ⅱ型 (细胞毒型)	数天	IgG、IgM	细胞溶解或被吞噬	输血反应、新生儿溶血症、血小板减少症、溶血性贫血
Ⅲ型 (免疫复合物型)	数周至数月	IgG、IgM、中性粒细胞	血管周围炎、纤维素样变性、肉芽肿形成、组织坏死	血清病、肾小球肾炎、类风湿关节炎、系统性红斑狼疮
Ⅳ型 (迟发型)	数天	T细胞	皮下硬结、血管周围浸润、肉芽肿形成、组织坏死	接触性皮炎、传染性变态反应、移植排斥反应

二、变态反应的发生机制

(一) Ⅰ型变态反应(速发型)

通常所说的过敏反应为Ⅰ型变态反应,即速发型变态反应,是指在肥大细胞或嗜碱性粒细胞上的IgE(Immunoglobulin E)与再次接触的变应原结合后,细胞脱颗粒并释放生物活性介质,导致机体生理功能紊乱。Ⅰ型变态反应发生快,在接触抗原后数秒钟至数小时即可出现,症状消退也快。在反应过程中无组织细胞损伤,具有明显的个体差异和遗传倾向。

Ⅰ型变态反应的发病机制可分两个阶段:①致敏阶段:变应原经过呼吸道、消化道黏膜和皮肤等初次入侵人体内,刺激机体产生针对变应原的特异性IgE,IgE抗体以Fc段与肥大细胞或嗜碱性粒细胞表面的受体结合,使机体处于持续致敏状态;②发敏阶段:当机体再次接触相同的变应原时,变应原与细胞上两个相邻IgE分子的Fc段交联结合,使致敏细胞活化脱颗粒,释放多种生物活性介质,引起毛细血管扩张、血管通透性增高、腺体分泌增多、平滑肌收缩,产生不同的病理生理反应。

临床上皮肤过敏反应可表现为荨麻疹、湿疹、血管性水肿,呼吸道过敏反应可表现为过敏性鼻炎、支气管哮喘。严重的全身毛细血管扩张,引起血压下降,则表现为急性的过敏性休克,如青霉素引起的过敏性休克。

(二) Ⅱ型变态反应(细胞毒型)

Ⅱ型变态反应是指细胞表面抗原与相应抗体(IgG、IgM或IgA)结合后,在补体、巨噬细胞和NK细胞参与下,导致细胞溶解的病理性免疫应答,故又称细胞毒型变态反应。变应原可以是自身组织细胞的表面抗原,如红细胞的血型抗原;也可以是吸附在组织细胞上的外来抗原或半抗原,如药物。靶细胞的溶解或破坏可通过三种途径进行:

1. 补体激活介导的细胞毒作用 靶细胞上的抗原和相应抗体IgG、IgM结合后,通过经典途径激活补体,最后形成膜攻击物,造成靶细胞膜损伤,从而裂解死亡。

2. 补体、抗体介导的调理吞噬 抗体IgG的Fc段与巨噬细胞、NK细胞、中性粒细胞表面的Fc受体结合,增强其吞噬作用。同时,抗体IgM与抗原结合后激活补体,再以补体C3b与巨噬细胞表面的受体结合发挥调理作用。

3. 抗体介导的ADCC(antibody-dependent cell-mediated cytotoxicity) 靶细胞表面所结合抗体的Fc段与NK细胞、中性粒细胞、巨噬细胞上的Fc受体结合,使它们活化释放蛋白水解酶、溶酶体酶等,发挥细胞外非吞噬杀伤作用,将靶细胞破坏。

临床上Ⅱ型变态反应性疾病有输血反应、新生儿溶血症、急性风湿热、自身免疫性溶血性贫血以及药物过敏性血细胞减少症等。

(三)Ⅲ型变态反应(免疫复合物型)

Ⅲ型变态反应是抗原与抗体形成的可溶性免疫复合物,沉积于局部或全身多处毛细血管基底膜后,激活补体,并在中性粒细胞、血小板、嗜碱性粒细胞参与下引起炎症反应和组织损伤。免疫复合物的形成在体内是经常发生的,正常情况下,其可迅速被吞噬细胞吞噬和清除,不会引起疾病。如果免疫复合物不易被清除,并大量沉积于局部时,就产生了Ⅲ型变态反应。

一部分沉积的免疫复合物激活补体后,产生一系列过敏毒素和趋化因子,使嗜碱性粒细胞和肥大细胞释放组胺等炎症介质,并引起中性粒细胞在炎症部位的聚集,聚集后的中性粒细胞在吞噬免疫复合物过程中,释放蛋白水解酶、溶酶体酶,导致血管基底膜和周围组织损伤。另一部分免疫复合物使血小板活化,释放 5-羟色胺等生物活性介质,加剧局部渗出,同时激活凝血过程,不断形成微血栓,造成局部缺血和组织坏死。

临床上常见的Ⅲ型变态反应性疾病有:Arthus 反应、血清病、肾小球肾炎、类风湿关节炎、系统性红斑狼疮等。

(四)Ⅳ型变态反应(迟发型)

Ⅳ型变态反应是由致敏 T 细胞与抗原作用后,引起单个核细胞浸润和组织损伤为主要特征的炎症反应。此类反应无抗体和补体参与,发生迟缓,一般在接触抗原 1~2 天后出现,故又称迟发型变态反应。

Ⅳ型变态反应的发生机制为:过敏原进入机体后,使 T 细胞致敏,分化成熟为效应 T 细胞,即炎性 T 细胞和致敏 Tc 细胞。当再次接触过敏原时,炎性 T 细胞通过释放 TNF-β、IFN-γ 和 IL-2 等细胞因子,引起单个核细胞浸润为主的炎症反应;致敏 Tc 细胞则通过释放穿孔素和蛋白酶,直接造成靶细胞渗透压改变,引起细胞崩解。常见Ⅳ型变态反应有:接触性皮炎、移植排斥反应、感染性变态反应等。

第二节 抗变态反应药物

广义上的抗变态反应药物是指作用于各型变态反应及相关环节的所有药物。目前对各型变态反应性疾病尚缺乏专一有效药物,因此针对变态反应性疾病的共性,治疗原则主要是纠正免疫失调和抑制变态反应性炎症反应。有关抗炎和免疫调节药物,本书其他章节已作详细介绍。本节重点介绍用于治疗速发型变态反应的药物,习惯上称为抗过敏药。临床常用药物主要分为抗组胺药、抗白三烯及其他介质药、肥大细胞膜稳定药、糖皮质激素及其他抗过敏药等。

一、抗组胺药

组胺(histamine)系内源性物质,在体内由组氨酸脱羧而成,具有很强的生物活性。正常情况下,组胺以无活性的结合型贮存于组织的肥大细胞和嗜碱性粒细胞中。当机体受到理化刺激或发生变态反应时,释放组胺,与受体结合后激活受体,产生多种效应。组胺受体有

H_1、H_2 和 H_3 三种亚型,组胺作用于 H_1 受体可引起肠道、子宫、支气管等器官的平滑肌收缩,还引起毛细血管扩张,增加血管渗透性,参与变态反应的发生;组胺作用于 H_2 受体可引起胃酸和胃蛋白酶分泌增加,而胃酸分泌过多与消化性溃疡的形成密切相关;H_3 受体在组胺合成分泌中起负反馈调节作用。抗组胺类药物通过竞争性阻断组胺与其受体结合,产生抗组胺作用。根据抗组胺药对组胺受体选择作用的不同可分为 H_1 受体拮抗药和 H_2 受体拮抗药,前者主要作用于皮肤黏膜的变态反应,后者主要用于消化性溃疡,对皮肤黏膜的变态反应也有一定的疗效。本节着重介绍 H_1 受体拮抗药。

从 1937 年第一个抗组胺药开发至今,已有 50 余种 H_1 受体拮抗药供临床应用。20 世纪 40~80 年代进入临床的药物为第一代:如苯海拉明(diphenhydramine)、氯苯那敏(chlorphenamine)、赛庚啶(cyprohoptadine)、曲吡那敏(tripelennamine)、异丙嗪(promethazine)、美喹他嗪(mequitazine)等。这类药物受体特异性差,中枢神经抑制作用较强,可导致明显的镇静和抗胆碱作用,所以被称为第一代非选择性镇静性抗组胺药。20 世纪 80 年代以后出现了第二代抗组胺药:如特非那定(terfenadine)、阿司咪唑(astemizole)、氮䓬斯汀(azelastine)、西替利嗪(cetirizine)、依巴斯汀(ebastine)、左卡巴斯汀(levocabastine)、依美斯汀(emedastine)、咪唑斯汀(mizolastine)、氯雷他定(loratadine)等。第二代抗组胺药具有 H_1 受体选择性高,无镇静作用,抗胆碱作用与抗组胺作用相分离的特点,其中枢神经系统不良反应相对较少,故称为非镇静抗组胺药(NSA)。第二代抗组胺药物也有不足之处,如心脏毒性作用,特别是特非那定和阿司咪唑可诱发心脏毒性,虽然发生率很低,但后果严重,主要可导致各种心律失常,其中最严重的是尖端扭转型室性心动过速,又称致死性心律失常。另外,此类抗组胺药物还有增加体重及部分的嗜睡作用。目前,第三代抗组胺药已经问世,它们是第二代抗组胺药的代谢产物,其临床疗效与母剂相当或更好,它们具备第二代抗组胺药的特点,少有镇静作用,同时,心脏毒性的发生率低,具有良好的安全性。

(一)第一代抗组胺药

第一代抗组胺药与组胺竞争性地拮抗 H_1 受体而发挥抗组胺作用,主要药理作用:①抑制血管渗出和减少组织水肿;②拮抗组胺引起的毛细血管扩张和通透性增加,以及支气管及胃肠道等平滑肌收缩。此外,多数药物具有较弱的抗胆碱、局部麻醉和止痛作用。本类药品的抗组胺作用基本相似,唯作用强度与作用时间有别。最近不断涌现出一些强效和长效的 H_1 受体拮抗药,且多数药物无明显的镇静和抗胆碱作用,见表 27-2。

表 27-2 临床常用的第一代抗组胺药

分类及药名	作用特点	不良反应
乙醇胺类		
苯海拉明 diphenhydramine	兼有中枢抑制作用,及镇静、抗胆碱作用	常见由抗胆碱作用引起的不良反应,偶可引起粒细胞减少,长期应用可引起贫血
氯马斯汀 clemastine	兼有镇静和抗胆碱作用	常见由抗胆碱作用引起的不良反应
丙胺类		

续表

分类及药名	作用特点	不良反应
氯苯那敏 chlorphenamine	抗组胺作用较苯海拉明强,用药量少,不良反应较苯海拉明少	偶见口干、眩晕、恶心、嗜睡,心悸或皮肤瘀斑等不良反应
曲普利啶 triprochloride	具有强效、长效和低毒及中枢抑制作用弱的特点	毒性及副作用极小,偶有嗜睡、恶心等不良反应
乙二胺类		
曲吡那敏 tripelennamine	抗组胺作用比苯海拉明略强而持久,嗜睡等副作用较少	偶有口干、恶心、粒细胞减少等
美吡拉敏 mepyramine	作用持续时间短,镇静作用弱	有嗜睡、困倦等不良反应
吩噻嗪类		
异丙嗪 promethazine	拮抗 H_1 受体作用较苯海拉明强且持久,能增强麻醉药、催眠药、镇痛药的中枢抑制作用	大量和长时间应用时可出现吩噻嗪类常见的副作用,偶见白细胞减少
美喹他嗪 mequitazine	具有中等强度的 H_1 受体拮抗作用,兼有抗毒蕈碱样胆碱作用和镇静作用	偶见困倦、乏力、头痛、口干、胃肠不适、视物模糊等不良反应
哌啶类		
赛庚啶 cyproheptadine	其拮抗 H_1 受体作用较氯苯那敏及异丙嗪均强。分子结构与酮替芬相似,故还具有一定的肥大细胞及嗜碱细胞膜保护或介质缓解作用	有嗜睡、口干、乏力、头晕、恶心等不良反应。长期服用可刺激食欲而致体重增加
苯茚胺 phenindamine	作用缓和,无嗜睡副作用	有口干、失眠、食欲不振、恶心、尿潴留、胃肠不适等不良反应
哌嗪类		
羟嗪 hydroxyzine	兼有镇静、弱安定及肌肉松弛作用	常见嗜睡,偶见无力、头痛、晕眩、低血压与心悸等不良反应
去氯羟嗪 dechlorohydroxyzine	有较强的选择性 H_1 受体拮抗作用,对白三烯等过敏反应介质也有一定抑制作用	偶有口干、嗜睡、痰液变稠、便秘等不良反应,停药后消失

苯海拉明(diphenhydramine)

【**药动学**】　口服或注射给药,口服后经胃肠吸收,3 小时达血药浓度峰值,$t_{1/2}$ 为 4~6 小时,由肝脏代谢,大部分水解生成二苯基甲醇,再与葡萄糖醛酸结合,经尿、大便、汗液排出,哺乳期妇女亦可由乳汁排出。

【**临床应用**】　①各种皮肤黏膜的变态反应性疾病,包括各种皮炎、湿疹、荨麻疹、药疹、过敏性鼻炎等;②用于帕金森病和锥体外系症状;③防治晕动病,也用于放疗、术后或药物引起的恶心呕吐。

【禁忌证】 妊娠期及哺乳期妇女慎用,新生儿和早产儿禁用。重症肌无力、闭角型青光眼、前列腺肥大患者禁用。

【不良反应】 最常见的有嗜睡、注意力不集中、疲乏、头晕、共济失调、恶心、呕吐、食欲不振、口干等,停药可消失。少见的有气急、胸闷、咳嗽、肌张力障碍等。有报道在给药后可发生牙关紧闭并伴喉痉挛、过敏性休克、心律失常。

【药物相互作用】 与催眠、镇静类药物合用,或同时饮酒可加重中枢抑制作用,应避免合用。单胺氧化酶抑制药能增强苯海拉明的抗胆碱作用,使不良反应增加。

【注意事项】 肾功能障碍者,苯海拉明在体内 $t_{1/2}$ 延长,应在医师指导下使用。应用苯海拉明后避免驾驶车辆及操作精密或危险机器。

氯苯那敏(chlorphenamine)

【药动学】 口服或注射给药,口服后吸收迅速完全,15~60 分钟起效,生物利用度 25%~50%,可与食物或奶同服,以减少胃肠道刺激。$t_{1/2}$ 为 12~15 小时,主要由肝脏代谢,代谢物经尿、大便、汗液排出,哺乳期妇女亦可由乳汁排出。

【临床应用】 临床应用与苯海拉明相同,但镇静作用较弱,副作用较苯海拉明小。主要用于各种过敏性疾病,如虫咬、食物药物过敏等。还可以与其他中、西药结合,治疗感冒等。

【禁忌证】 闭角型青光眼、膀胱颈部或幽门十二指肠梗阻、消化性溃疡致幽门狭窄者、前列腺肥大、心血管疾病患者及肝功能不良者慎用。老年人减量服用。孕妇及哺乳期妇女慎用。新生儿和早产儿、癫痫患者、接受单胺氧化酶抑制药治疗者禁用。

【不良反应】 嗜睡、眩晕、口干、心悸、咽喉痛、虚弱感等,少见有皮肤瘀斑、出血倾向、中枢兴奋等。

【药物相互作用】 与中枢神经系统抑制药合用,可加强中枢抑制作用。可增加抗抑郁药的作用,不宜同用。

【注意事项】 服药期间不得驾驶机动车、从事高空作业及操作精密和危险仪器。

赛庚啶(cyproheptadine)

【药动学】 口服给药,30~60 分钟起效,2~3 小时达血药浓度峰值,可维持疗效 6~8 小时,肝首过效应显著,经尿、大便及汗液排泄,哺乳期妇女亦可由乳汁分泌一部分。

【临床应用】 具有抗胆碱及抗组胺作用。适用于过敏反应所引起的各种疾病,如荨麻疹、湿疹、接触性皮炎、鼻炎、支气管哮喘等。还可用于原发性醛固酮增多症、肢端肥大症及反馈性脑垂体瘤综合征。

【禁忌证】 青光眼、尿潴留、消化道溃疡、幽门肠梗阻禁用。孕妇及哺乳期妇女禁用,早产儿和新生儿禁用。老年患者减量服用。痰干不易咳出者慎用。

【不良反应】 嗜睡、口干、乏力、头晕、恶心等。

【药物相互作用】 可增加乙醇的镇静作用,不宜合用。不宜与中枢神经系统抑制药合用。与吩噻嗪药物(如氯丙嗪等)合用可增加室性心律失常的危险性,严重者可致尖端扭转型心律失常。

异丙嗪(promethazine)

【药动学】 口服后吸收迅速、完全,肝首过效应显著,口服、肌注给药后 20 分钟起效,静注后 3 ~ 5 分钟起效,抗组胺作用一般持续时间为 6 ~ 12 小时,镇静作用持续 2 ~ 8 小时。主要在肝内代谢,无活性代谢产物经尿排出,经粪便排出量少。

【临床应用】　①抗组胺作用:与组织释放的组胺竞争 H_1 受体,能拮抗组胺对胃肠道、气管、支气管或细支气管平滑肌的收缩或挛缩,解除组胺对支气管平滑肌的致痉和充血作用,常用于过敏性鼻炎、荨麻疹、血管神经性水肿等;②止吐作用:缓解延髓化学感受区受到抑制的状态,可用于麻醉后或放疗后的恶心呕吐;③晕动病:可防治晕车、晕船、晕机等。

【禁忌证】　低血压患者、癫痫、肝肾功能不良者、闭角型青光眼患者慎用。

【不良反应】　最明显的不良反应为嗜睡作用,可于服药后 24 ~ 48 小时出现明显的困倦感。用药期间还可出现口干、口苦、胃肠刺激感、痰液黏稠不易咳出等不良反应。可增加皮肤对光的敏感性。儿童服药后易发生锥体外系反应。

【药物相互作用】　与中枢神经系统抑制药、抗胆碱药或三环类抗抑郁药配伍,作用会相互加强。忌与碱性药物合用,以免降低异丙嗪的排泄。

【注意事项】　孕妇使用后,可诱发婴儿的黄疸和锥体外系症状,因此,孕妇在临产前 1 ~ 2 周应停用此药。对吩噻嗪类药过敏者也对异丙嗪过敏。该药注射液对局部组织有刺激性,故不作皮下注射或局部浸润注射,静脉注射时亦应注意避免药液漏出血管外。

（二）第二代抗组胺药

目前在临床常用的第二代抗组胺药主要有以下几种:

特非那定（terfenadine）

【药动学】　口服胃肠道吸收良好,0.5 ~ 1 小时起效,2 ~ 3 小时血药浓度达峰值,作用持续 12 小时。血浆蛋白结合率为 97% ,$t_{1/2}$ 为 16 ~ 23 小时。在肝脏进行首过代谢,代谢物具抗组胺药理活性,由尿液、粪便、汗液排出,亦可随乳汁分泌。

【药效学】　具有特异的外周 H_1 受体拮抗作用,对中枢神经细胞的 H_1 受体均无明显的拮抗作用,抗 5-羟色胺、抗胆碱能和抗肾上腺素能作用极低。被视为无困倦感的第二代抗组胺新药。

【临床应用】　用于过敏性鼻炎,急、慢性荨麻疹以及各种过敏性皮肤病。在北美,已用作防治花粉性哮喘的首选药。

【禁忌证】　肝肾功能不全者、有心脏病者、心律失常者、甲状腺功能减退者或正在使用抗心律失常药者慎用。孕妇和哺乳期妇女慎用。

【不良反应】　偶见嗜睡、乏力、头痛及过敏等不良反应。罕见室性心律失常、心室颤动等心肌毒性作用。

【药物相互作用】　①禁与各种抗心律失常药通用,以免引起心律紊乱;②与大环内酯类抗生素或抗真菌药并用易发生心肌毒性反应,导致尖端扭转型心律失常,严重时可致死亡。

【注意事项】　特非那定不能超量使用,大剂量使用可引起心律失常,如超量应停药,必要时应采取洗胃、催吐等措施,以防止药物过量吸收。过敏性抗原特异性皮肤试验、抗原激发试验或气道反应性测定前不应该使用。

阿伐斯汀（avastin）

【药动学】　口服后在肠道被充分吸收,30 分钟左右开始起效,1.5 小时即达血药峰值浓度,血浆 $t_{1/2}$ 约为 1.5 小时,有效的抗组胺作用可持续 12 小时。连续给药 1 周后未见蓄积。阿伐斯汀及其代谢产物主要通过肾脏排泄,少量经肝脏代谢,其代谢产物仍然具有药理活性,80% 以原形从尿中排泄,13% 在粪便中排泄。代谢产物约占服用剂量的 1/7。

【药效学】 阿伐斯汀是曲普利啶(triprolidine)的衍生物,也是一种强效的竞争性组胺 H_1 受体拮抗药,没有明显的抗胆碱作用,对中枢神经系统的穿透能力低,不易透过血脑屏障,可通过完全或部分阻止组胺释放而缓解由其引起的症状。

【临床应用】 用于治疗过敏性鼻炎、枯草热、荨麻疹、湿疹、皮肤瘙痒症等。

【禁忌证】 孕妇、司机和机械操作者、肾功能损害者慎用,12 岁以下儿童禁用。

【不良反应】 偶有皮疹,罕见嗜睡现象。

【药物相互作用】 与酒精及其他中枢神经抑制药同时服用可能会影响注意力,重者可对中枢神经系统等产生损害。

【注意事项】 肌酐清除率低于 50ml/min 及血清肌酐高于 150μmol/L 者不推荐使用。用药期间应小心驾驶汽车或操作机器,尤其是同时服用酒精或中枢神经系统抑制药的患者。

西替利嗪(cetirizine)

【药动学】 口服后经胃肠道迅速吸收,血药浓度于 30 分钟后迅速提高,约 2 小时后到达峰值,然后缓慢下降。血浆蛋白结合率为 93%。$t_{1/2}$ 为 11 小时。大部分以原形由尿、大便、汗液及乳液等排出。经尿排出率约占 70%,经大便排出率约占 10%。

【药效学】 西替利嗪是第一代抗组胺药羟嗪的体内代谢物,具有羟嗪原有的强效、长效、特异性 H_1 受体拮抗作用,但不易通透血脑屏障,对中枢性 H_1 受体的亲和性很低,基本无困倦作用,亦无明显的抗胆碱及抗 5-羟色胺作用。对变态反应发作时的嗜酸性粒细胞的趋化和活化亦有抑制作用,有助于控制支气管哮喘的迟发相反应。

【临床应用】 用于季节性或常年性过敏性鼻炎、过敏性结膜炎及过敏引起皮肤瘙痒和荨麻疹的对症治疗,对支气管哮喘亦有一定的疗效。

【禁忌证】 孕妇和哺乳期妇女慎用。严重肝肾功能不足者、饮酒者及经常服用安眠药的患者慎用。

【不良反应】 不良反应轻微且多为一过性,有头痛、头晕、嗜睡、激动、口干等。在测定精神运动功能的客观测试中,西替利嗪镇静作用和安慰剂相似。

【药物相互作用】 谨慎与镇静剂或茶碱同服。

【注意事项】 空中作业,潜水,驾驶或精密仪器操纵人员,或需要高度集中注意力的从业人员,用药剂量均应严格控制在安全范围内。在特异性皮肤试验、各种特异性变应原激发试验或气道反应性试验前 24 小时内避免服用该药。

氯雷他定(loratadine)

氯雷他定为高效、作用持久的三环类抗组胺药,为选择性外周 H_1 受体拮抗药,止痒作用较强,可缓解过敏反应引起的各种症状。

【药动学】 口服后,可迅速为盲肠黏膜所吸收,血药浓度于 30 分钟后开始提高,1.5~2 小时后到达峰值。蛋白结合率约为 97%。服后 1~3 小时起效,8~12 小时达最大效应,持续作用达 24 小时以上。食物可使药峰时间延迟。在肝脏中首过代谢为去羧甲基乙氧基氯雷他定,经尿液、大便、汗液、乳汁等排出体外,80%以代谢物形式出现于尿和粪便中。

【药效学】　可选择性拮抗外周 H_1 受体,起效快,作用强。氯雷他定及其代谢产物均不易透过血脑屏障,无明显的中枢神经抑制作用和抗胆碱作用。对变态反应中黏附分子的表达有抑制作用,故可降低变态反应性炎细胞向过敏处的趋化,从而控制过敏的迟发相反应。

【临床应用】　适用于缓解过敏性鼻炎有关的症状,如喷嚏、流涕及鼻痒以及眼部痒及烧灼感。减轻慢性荨麻疹及其他过敏性皮肤病的症状及体征。对于支气管哮喘的延缓相反应亦有一定的辅助治疗作用。

【禁忌证】　过敏体质者慎用。老年人、儿童、孕妇和哺乳期妇女慎用。

【不良反应】　偶见乏力、眩晕、头痛、瘙痒、胃炎、嗜睡、口干及神经质等不良反应。

【药物相互作用】　①同服抑制肝药物代谢酶功能的药物能使氯雷他定的代谢减慢,应慎用;②同服酮康唑、大环内酯类抗生素、西咪替丁、茶碱等药物,可使氯雷他定的血浆浓度升高,抑制其代谢,但未观察到心电图改变。

【注意事项】　严重肝功能不全的患者请在医生指导下使用。

左卡巴斯汀(levocabastine)

左卡巴斯汀是一种局部应用的强效、速效、长效、具有高选择性的新型组胺 H_1 受体拮抗药。该药以局部喷雾代替药物口服,直接作用于病变组织,起效迅速,用药剂量小,避免了全身应用产生的不良反应,故减少了毒副作用。适用于各种变态反应性鼻炎。该药耐受性好,常见不良反应有轻微的头痛、局部刺激等。主要经肾脏排泄,故肾功能不全的患者慎用。12 岁以下儿童不宜使用该药。

(三)第三代抗组胺药

非索非那定(fexofenadine)

【药动学】　口服后快速吸收,1~3 小时起效,作用可持续 12~24 小时,进食可延长非索非那定的达峰时间,降低其血药浓度峰值及生物利用度。蛋白结合率为 60%~70%(主要是 α_1-酸性糖蛋白),分布容积为 5.4~5.8L/kg,不能通过血脑屏障,$t_{1/2}$ 为 14.4~18 小时,肾功能不全者 $t_{1/2}$ 延长。仅有少量经肝脏代谢,85% 以上以原形排泄,其中 80% 由粪便排出,约 12% 由尿液排出。肝功能不全者对非索非那定的药动学无明显变化。

【药效学】　非索非那定是第二代 H_1 受体拮抗药特非那定的活性代谢产物,比特非那定有更强选择性的 H_1 受体拮抗药,且无抗 5-羟色胺、抗胆碱和抗肾上腺素作用。

【临床应用】　用于慢性特发性荨麻疹及季节性过敏性鼻炎。

【不良反应】　不良反应较少,与其他抗组胺药物相比,心脏的毒性作用发生率低。

【药物相互作用】　与咪唑类抗真菌药、大环内酯类抗生素合用,可增加非索非那定的血药浓度,但对 QT 间期无影响,亦不增加不良反应的发生率。

【药物评价】　非索非那定显示了很好的临床治疗效果,目前是治疗季节性过敏性鼻炎和慢性特发性荨麻疹的一线药物,不仅显著改善症状,而且还能提高生活质量。含非索非那定 60mg 和盐酸伪麻黄碱 120mg 的缓释片已在美国上市,用于 12 岁以上的感冒患者(尤其是有鼻塞的患者),取得显著效果。作用特点:①临床效果好,作用选择性强,从长远考虑该药比氯雷他定能更好地改善患者的生活质量;②起效迅速,作用时间持久,提高了患者的依从性;③副作用小,无心脏毒性作用,无镇静作用及其他中枢神经系统作用;④该药为特非那定在人体肝脏的活性代谢产物,直接使用该药可减轻药物对肝脏的损伤,因而它适用于肝衰竭患者。

左西替利嗪(levocetirizine)

【药动学】　口服后快速吸收,1小时起效,0.7~1小时达血药浓度峰值,作用可持续24小时,生物利用度大于96%,与食物同服可影响达峰时间及峰浓度。血浆蛋白结合率为96%,平均表观分布容积为26.9L,在脑中的浓度低于血浆浓度的1/10,$t_{1/2}$为7~8小时,不经肝脏代谢,绝大多数以原药形式经肾脏排泄,尿液及粪便中排泄量分别为85%和13%。

【药效学】　左西替利嗪是第二代抗组胺药西替利嗪的单一光学异构体,继承了西替利嗪起效快、抗过敏作用强的特性,药效强于现有的所有抗组胺药。无镇静、嗜睡等中枢神经系统副作用及肠胃紊乱等抗胆碱副作用,亦未发现第二代抗组胺药物(如特非那定、阿斯咪唑等)所具有的致心律失常等心血管副作用。适用人群广泛,可用于孕妇和哺乳期妇女,美国FDA将之划定为孕妇用药的B类(比较安全),临床用于儿童(包括婴儿)也是安全的。

【临床应用】　用于季节性和常年性过敏性鼻炎、过敏性结膜炎及慢性特发性荨麻疹。

【不良反应】　不良反应较少,一般有轻中度的嗜睡、疲劳、头痛、口干等。

地氯雷他定(desloratadine)

地氯雷他定为非镇静性的长效三环类抗组胺药,为氯雷他定的活性代谢物,可通过选择性地拮抗外周 H_1 受体,缓解季节性过敏性鼻炎或慢性特发性荨麻疹的相关症状。

【药动学】　口服后30分钟可测得其血浆浓度,约3小时后可被良好吸收并达最高血药浓度。$t_{1/2}$约为27小时。血浆蛋白结合率为83%~87%。

【药效学】　具有氯雷他定选择性高的特性,不易通过血脑屏障,且对炎症介质的释放、炎症趋化因子、活性氧自由基、嗜酸性粒细胞黏附及趋化作用、某些黏附分子的表达等均有抑制作用,亦可抑制组胺从肥大细胞释放。

【临床应用】　用于治疗季节性和常年性过敏性鼻炎、过敏性结膜炎及慢性特发性荨麻疹的全身及局部症状。

【不良反应】　恶心、头晕、头痛、困倦、口干、乏力,偶见嗜睡、健忘及晨起面部肢端水肿。

【药物相互作用】　①与细胞色素P450抑制药、酮康唑及红霉素合用未见心血管方面的毒副作用;②与其他抗交感神经药或有中枢神经系统镇静作用的药合用会增强睡眠。

【药物评价】　地氯雷他定对过敏性鼻炎有确切的疗效,能明显减轻过敏性鼻炎患者的鼻部充血和阻塞症状。且无严重不良反应。

【注意事项】　由于抗组胺药能清除或减轻皮肤对所有变应原的阳性反应,因而在进行任何皮肤过敏性试验前48小时,应停止使用地氯雷他定。肝损伤、膀胱颈阻塞、尿道张力过强、前列腺肥大、青光眼患者应遵医嘱用药。

去甲阿司咪唑(norastemizole)

去甲阿司咪唑为阿司咪唑的活性代谢产物,临床治疗效果更好,且没有阿司咪唑的心血管副作用。临床上对过敏性鼻炎、过敏性皮肤病及过敏性哮喘均有良好的疗效。

二、白三烯受体拮抗药

抗白三烯类药物半胱氨酰白三烯(cysteinyl leukotrienes)是花生四烯酸(arachidonic acid)经 5-脂氧酶(5-lipoxygenase)途径代谢产生的炎性介质。有实验证明致敏的人肺组织受抗原攻击时,多种炎性细胞(嗜酸性粒细胞、巨噬细胞、肥大细胞)能释放白三烯(LTs)对人体支气管平滑肌的收缩作用较组胺、血小板活化因子强约 1000 倍,而且作用持续时间较长。它尚可刺激黏液分泌,增加血管通透性,促进黏膜水肿形成。LTs 还是中性粒细胞的强趋化药与激活药,可吸引嗜酸性粒细胞和中性粒细胞向肺内迁移聚集,增加中性粒细胞黏附到血管内皮、脱颗粒和释放溶酶体酶。LTs 在哮喘时的气道炎症反应过程中起着重要作用。

抗白三烯药物包括白三烯受体拮抗药(如扎鲁司特、孟鲁司特钠等)和 5-脂氧酶活性抑制药(如齐留通)。前者通过与位于支气管平滑肌等部位上的 LTs 受体选择性结合,竞争性地阻断 LTs 的作用,进而阻断器官对 LTs 的反应;后者则通过花生四烯酸的 5-lox 途径而抑制 LTs 的合成。本节着重介绍白三烯受体拮抗药。

扎鲁司特(zafirlukast)

【药动学】 口服吸收良好,约 3 小时达血药浓度峰值,血浆蛋白结合率为 99%。主要在肝脏代谢,$t_{1/2}$ 约为 10 小时。经尿排泄为口服剂量的 10%,粪便排泄为 89%。药动学在正常人群和肾损害患者中无显著差异。但在老年和酒精性肝硬化稳定期患者用同等剂量时,其峰浓度和 AUC 较正常者增高 2 倍。与食物同服时大部分患者的生物利用度降低,其降低幅度可达 40%。动物实验显示有少部分药物通过胎盘,在乳汁中也有低浓度的药物分布。

【药效学】 特异性拮抗引起气道超敏反应的白三烯受体,能够预防白三烯多肽所致的血管通透性增加、气道的水肿和支气管平滑肌的收缩,抑制嗜酸性粒细胞、淋巴细胞和组织细胞的升高,减少因肺泡巨噬细胞刺激所产生的过氧化物,从而达到减轻气管收缩和炎症,减轻哮喘症状,减少哮喘发作及夜间憋醒次数,减少 β 受体激动药的使用,改善肺功能。还能抑制各种刺激(如二氧化硫、运动和冷空气)引起的支气管痉挛,降低各种抗原(如花粉、猫毛屑、豚草和混合抗原)引起的速发性及迟发性反应,能预防运动和过敏原引起的哮喘发作。

【临床应用】 适用于成人及 12 岁以上儿童支气管哮喘的长期治疗与预防。对于用 β_2 受体激动药治疗不能完全控制病情的哮喘患者,扎鲁司特可以作为一线维持治疗。

【禁忌证】 对扎鲁司特过敏者、12 岁以下儿童禁用。肝功能不全者、孕妇和哺乳期妇女慎用。

【不良反应】 头痛、胃肠道反应、皮疹、过敏反应、粒细胞缺乏症、AST 及 ALT 升高、高胆红素血症。罕见肝衰竭。

【药物相互作用】 ①与阿司匹林合用,可使扎鲁司特的血浆浓度升高约 45%;②与华法林合用能导致凝血酶原时间延长约 35%,应密切监测;③与红霉素、茶碱、特非那定合用,可降低扎鲁司特的血药浓度。

【注意事项】 与皮质类固醇合用时,不宜用该药骤然取代吸入或口服皮质类固醇制剂。扎鲁司特不适用于解除急性哮喘发作的症状,急性发作期应与其他治疗哮喘药物合用。

孟鲁司特(montelukast)

【药动学】 口服吸收迅速而完全,进食不影响吸收,平均生物利用度64%,血浆蛋白结合率为99%以上。孟鲁司特及其代谢产物几乎全经胆汁排泄,$t_{1/2}$为2.7~5.5小时。

【药效学】 孟鲁司特是一种选择性白三烯受体拮抗药,能特异性抑制半胱氨酸白三烯(CysLT)受体。近年来的研究表明,体内诸多自体活性物质(如白三烯等)在炎症、过敏反应和哮喘的病因学方面起一定作用,而孟鲁司特能有效抑制LTC4、LTE4与CysLT受体的结合,因此对哮喘有治疗、预防作用。参阅本章扎鲁司特的介绍。

【临床应用】 适用于成人及6岁以上儿童支气管哮喘的长期治疗与预防,也用于减轻季节性过敏性鼻炎引起的症状。

【禁忌证】 孕妇和哺乳期妇女慎用。

【不良反应】 孟鲁司特耐受性良好,不良反应轻微,偶见腹痛和头痛。曾有超敏反应、睡眠异常、恶心、呕吐、消化不良、腹泻、肌肉痉挛、肌痛的报告。

【药物相互作用】 ①可与其他一些常规用于防治哮喘及治疗过敏性鼻炎的药物合用;②孟鲁司特不对下列药物产生药动学影响:茶碱、泼尼松、泼尼松龙、口服避孕药(乙炔雌二醇/炔诺酮:35/1)、特非那定、地高辛和华法林;③与苯巴比妥合并使用时,会使血药浓度-时间曲线下面积(AUC)减少大约40%。但是不推荐调整该药的使用剂量。

【注意事项】 与皮质类固醇制剂合用时,不应骤然使用孟鲁司特取代吸入或口服皮质类固醇制剂。口服该药治疗急性哮喘发作的疗效尚未确定,故该药单用不应用于治疗急性哮喘发作。

普仑司特(pranlukast)

普仑司特临床上对特应型的哮喘,以及其他类型的支气管哮喘均有良好的疗效,无严重不良反应。还具有抗炎症作用,能作为治疗过敏性鼻炎的药物。

三、肥大细胞膜稳定药

肥大细胞膜稳定药是以色甘酸钠为代表的抗过敏平喘药,其主要作用是稳定肺组织肥大细胞膜,抑制肥大细胞裂解、脱粒,阻止过敏介质释放,对多种炎症细胞,如巨噬细胞、嗜酸性粒细胞及单核细胞活性亦有抑制作用。此外,尚能抑制反射性支气管痉挛,降低哮喘患者的支气管高反应性。肥大细胞稳定药通常没有明显的毒副作用,如病情需要可以较长时间使用。

色甘酸钠(sodium cromoglicate)

【药动学】 口服极少吸收,干粉喷雾吸入时,其生物利用度约10%。吸入剂量的80%以上,沉着于口腔和咽部,并被吞咽入胃肠道。吸入后10~20分钟即达血药浓度峰值(正常人为14~91ng/ml,哮喘患者为1~36ng/ml)。血浆蛋白结合率为60%~75%。迅速分布到组织中,特别是肝和肾。V_d为0.13L/kg。血浆$t_{1/2}$为1~1.5小时。经胆汁和尿排泄。

【药效学】 无松弛支气管平滑肌的作用和β受体激动作用,亦无直接拮抗组胺、白三烯等过敏介质的作用和抗炎症作用。但在抗原攻击前给药,可预防速发型和迟发型过敏性哮喘,亦可预防运动和其他刺激诱发的哮喘。目前认为,其平喘作用机制可能是通过:①稳定肥大细胞膜,阻止肥大细胞释放过敏介质;可抑制肺组织肥大细胞中磷酸二酯酶活性,致使肥大细胞中 cAMP 水平增高,减少 Ca^{2+} 向细胞内转运,抑制肥大细胞裂解、脱颗粒,阻止组胺、白三烯、5-羟色胺、缓激肽及慢反应物质等过敏介质释放,从而预防过敏反应的发生;②直接抑制,由于兴奋刺激感受器而引起的神经反射,抑制反射性支气管痉挛;③抑制非特异性支气管高反应性;④抑制血小板活化因子(PAF)引起的支气管痉挛。

【临床应用】 ①支气管哮喘:可用于预防各型哮喘发作。对外源性哮喘疗效显著,特别是对已知抗原的年轻患者,疗效更佳;②过敏性鼻炎,季节性花粉症,春季角膜、结膜炎,过敏性湿疹及某些皮肤瘙痒症;③应用于溃疡性结肠炎和直肠炎,灌肠后可改善症状,内镜检查和活检均可见炎症及损伤减轻。

【不良反应】 少数患者因吸入的干粉刺激,可出现口干、咽喉干痒、呛咳、胸部紧迫感,甚至诱发哮喘,同时吸入异丙肾上腺素可避免其发生。

【注意事项】 原来用肾上腺皮质激素或其他平喘药治疗者,用色甘酸钠后应继续用原药至少 1 周或至症状明显改善后,才能逐渐减量或停用原用药物。获明显疗效后,可减少给药次数。如需停止用药,亦应逐步减量后再停止,不能突然停药,以防哮喘复发。

酮替芬(ketotifen)

参见本书第二十章。

曲尼司特(tranilast)

【药动学】 口服吸收迅速,2 小时达血药浓度峰值。对被动皮肤过敏反应的抑制作用在口服后 0.5~1 小时达最大效应,4 小时后消失,而色甘酸钠几无抑制作用。静脉注射,两药均于 5 分钟后达最大效应,色甘酸钠作用较强,但 1 小时后消失,而曲尼司特 2 小时后仍有显著作用。色甘酸钠仅抑制反应素抗体介导的过敏反应,而曲尼司特尚能抑制局部过敏反应。主要在肝脏代谢,大部分在 24 小时内由尿排出,$t_{1/2}$ 为 5~8 小时。

【药效学】 曲尼司特为新型抗变态反应药物,能稳定肥大细胞和嗜碱性粒细胞的细胞膜,阻止细胞裂解脱颗粒,从而抑制组胺和 5-羟色胺等过敏反应介质的释放,对支气管哮喘、过敏性鼻炎等有较好的治疗作用。

【临床应用】 用于防治支气管哮喘、变应性鼻炎、过敏性皮炎及其他过敏性疾病,可与其他平喘药配伍用于哮喘发作。

【禁忌证】 肝、肾功能障碍者慎用。司机、操作机器、高空作业等高注意力工作者慎用。

【不良反应】 偶尔出现肝功能异常,必要时可采取减量、停药等适当措施。偶有头痛、头昏、食欲不振、恶心、呕吐、腹痛、腹胀、便秘、腹泻、胃部不适等不良反应。有时会出现红细胞数和血红蛋白下降现象。

【药物评价】 曲尼司特使肺通气功能明显改善,对过敏性支气管哮喘有较好的防治作用。对于急性哮喘发作患者,曲尼司特可以使配伍用的平喘药逐渐减量,乃至完全停止使用。对于患者哮喘发作的频度、强度有明显改善,无论是成人还是儿童显效率都在 50% 以上,总有效率在 80% 以上。对于相对缓解期的患者,曲尼司特可以使患者平稳地度过哮喘易发期或使哮喘发作频度与幅度大大低于往年。曲尼司特无支气管扩张作用,对哮喘出现后的下呼吸道炎症亦无明显改善作用。故多主张在缓解期开始用药,以预防发作。

【注意事项】　曲尼司特起效缓慢,为达到预防作用,应在好发季节前半月开始服用。对已经发作的症状,不能迅速起效。当哮喘大发作时,可联合使用支气管扩张药或肾上腺皮质激素,应遵医嘱。激素依赖性患者使用该药时,激素用量应逐渐减少,不可突然停用。

奈多罗米(nedocromil)

奈多罗米能抑制支气管黏膜炎症细胞释放多种炎症介质,作用比色甘酸钠强。吸入给药能降低哮喘患者的气道反应,改善症状和肺功能。可预防性治疗哮喘、喘息性支气管炎。偶有头痛。儿童、孕妇慎用。

四、糖皮质激素

糖皮质激素是目前最为有效的抗变态反应炎症药物,已作为一线平喘药物用于临床。糖皮质激素亦具有较强的抗炎作用和免疫抑制作用,其详细介绍见第二十八章。本节主要讨论糖皮质激素抗变态反应的药理作用和临床应用。

【药效学】　平喘作用机制包括:①抑制参与炎症反应的免疫细胞,如 T 或 B 淋巴细胞、巨噬细胞、嗜酸性粒细胞的活性和数量;②干扰花生四烯酸代谢,减少白三烯和前列腺素的合成;③抑制炎性细胞因子,如白细胞介素、肿瘤坏死因子及干扰素等的生成;④稳定肥大细胞溶酶体膜,减少细胞黏附分子、趋化因子等炎性介质的合成与释放;⑤增强机体对儿茶酚胺的反应性,减少血管渗出及通透性,此外还可以抑制磷酸二酯酶,增加细胞内 cAMP 含量,增加肺组织中 β 受体的密度等作用。

根据哮喘患者病情,糖皮质激素类给药方式可分为以下两种:①全身用药:当严重哮喘或哮喘持续状态经其他药物治疗无效时,可通过口服或注射给予糖皮质激素控制症状,待症状缓解后改为维持量,直至停用,常用的有泼尼松、泼尼松龙及地塞米松(详见相关章节);②局部吸入:为避免长期全身用药所致的严重不良反应,目前多采用局部作用强的肾上腺糖皮质激素,如倍氯米松、布地奈德、氟替卡松等气雾吸入。因上述两种方式给药后均需潜伏期。在哮喘急性发作时不能立即奏效,故应作为预防性平喘用药或与其他速效平喘药联合应用。

【临床应用】　用于哮喘病情需长期维持治疗的患者,依赖全身性皮质类固醇及促肾上腺皮质激素的大多数重症哮喘患者,接受间断的全身性皮质类固醇治疗的患者,支气管哮喘症状开始时对支气管扩张药不敏感须进一步加大剂量以减轻症状的患者。

【不良反应】　在常用剂量下几乎不产生不良反应。少数患者长期吸药后可出现声音嘶哑,口腔及咽喉的白色念珠菌感染。减少吸入次数及加用贮雾器可减少发生,用药后漱口亦可防止此类不良反应的发生。

【注意事项】　①静止期或活动期的结核患者使用时需权衡利弊,如果使用过程中出现呼吸道或鼻旁窦的感染,应马上采取适宜的抗生素治疗;②对于糖皮质激素长期全身用药的患者,在使用该药的气雾给药后哮喘控制良好的情况下,应逐渐停用口服皮质激素,一般在该药气雾给药 4~5 天后才慢慢减量停用。

五、钙　剂

钙剂能降低毛细血管通透性,增加管壁致密度,减少渗出,对抗体的形成具有重要作用,可减轻或缓解过敏症状。常用于过敏性疾病如皮肤瘙痒、湿疹、麻疹、荨麻疹、血清病、血管神经性水肿、渗出性红斑等的辅助治疗,一般采用静脉注射。静脉注射时可引起全身发热感,并兴奋心脏引起心律失常,故应缓慢注射和密切观察患者反应。在强心苷治疗期间禁忌静脉注射钙剂,以免加重强心苷的心脏毒性。钙离子与四环类抗生素生成不溶性络合物而影响吸收,故两者不宜同服。

目前临床上常用的钙剂分为无机钙、有机酸钙和有机钙三类。无机钙包括氯化钙、碳酸钙、磷酸钙等;有机酸钙包括乳酸钙、葡萄糖酸钙、枸橼酸钙等;有机钙包括门冬氨酸钙等。

门冬氨酸钙(calcium aspartate)

门冬氨酸是一种离子传递体,具有选择性定向传递作用,两者结合而成的门冬氨酸钙在细胞内或通过细胞膜的选择性传递,使被作用的细胞膜产生皂化作用,从而阻碍有害物质进入,而营养成分及重要矿物质仍能通过。临床常用 10ml 的 7.5% 门冬氨酸钙静脉推注,注速为 1ml/min,1 次/日,5 次为一疗程。连续使用不超过 2 个疗程。少数患者有灼热感、面部潮红,偶有头晕、恶心、心悸、胸闷等不良反应,一般可以耐受。有心、肝、肾以及神经系统疾病和电解质异常的患者慎用。

六、其　　他

除上述常用的五类抗变态反应药物,目前临床上还使用可提高组胺耐受性的粉尘螨注射液和能刺激机体产生抗体的组胺人免疫球蛋白。

粉尘螨注射液(dermatophagoides farinae injection)

【药效学】　由粉尘螨提取的有效抗原,为一种强烈的过敏原。通过少量多次给予过敏原的办法,使人体产生特异性阻断抗体(IgG),后者占据肥大细胞及嗜酸性粒细胞抗体与抗原的连接位置,从而产生免疫耐受性,经较长时期的注射给药后使患者机体 IgE 浓度下降,达到脱敏的效果。

【临床应用】　用于过敏性哮喘有显著疗效,对异位性皮炎的疗效较一般抗组胺药为佳。适用于吸入型哮喘、过敏性鼻炎、异位性皮炎、泛发性湿疹、慢性荨麻疹等。

【不良反应】　可引起局部红肿、皮疹或轻微哮喘,甚至发生过敏性休克。

【注意事项】　①在医生指导下应用。每次给药后应仔细观察不良反应;②应先做皮试。方法:取 1:100 000 药液 0.1ml 皮下注射,半小时后,丘疹直径应小于 10mm,若大于 10mm,应减量治疗 5~10 次后再按上述剂量注射;③凡注射后 24 小时内有局部红肿、皮疹者,下次剂量减半或减少 1/3,以观察反应的变化;④停用 2 周以上再次用药时,必须从小剂量开始,并进行皮试;⑤谨防发生过敏性休克,注射前应有抢救休克的准备。

组胺人免疫球蛋白(human histaglobulin)

由病毒灭活处理的人免疫球蛋白、磷酸组胺配制而成,可刺激机体产生抗组胺的抗体,从而消除内源性组胺的致病作用。用于预防和治疗支气管哮喘、过敏性皮肤病、荨麻疹等过敏性疾病。少数过敏体质患者可发生哮喘症状加剧或荨麻疹、变态反应性鼻炎等症状,这些症状是一过性的,第二次注射时可以减量继续治疗。过敏体质患者,首次注射的剂量适当减少,然后逐次增加。IgG 缺乏的患者慎用。

第三节 研发阶段的抗变态反应药物

目前处于研发阶段即将在国内上市的抗变态反应药物,主要有以下几种:

卢帕他定(rupatadine)

卢帕他定为选择性组胺 H_1 受体反相激动药和血小板激活因子(PAF)拮抗药。在动物实验中,表现出很强的 H_1 受体拮抗作用和 PAF 受体拮抗作用;对肥大细胞脱颗粒、中性粒细胞和嗜酸细胞移动以及细胞因子释放均具有抑制作用。2003 年首次在西班牙上市,用于季节性或常年性过敏性鼻炎及相关症状的治疗。目前,在国内卢帕他定获批的适应证为季节性和常年性过敏性鼻炎,对荨麻疹、过敏性哮喘的临床研究正在进行中。

比拉斯汀(bilastine)

比拉斯汀是新型的组胺 H_1 受体拮抗药,能选择性拮抗 H_1 受体,而对毒蕈碱受体无明显的激活作用,起效快且可持续作用 24 小时,安全性良好。2010 年批准在欧洲上市,用于治疗变应性鼻炎及慢性特发性荨麻疹。在美国用于治疗季节性变应性鼻结膜炎。目前在国内处于临床试验阶段。

阿卡他定(alcaftadine)

阿卡他定是组胺 H_1 受体拮抗药和肥大细胞膜稳定药,能抑制肥大细胞释放组胺,并阻断组胺作用,从而减轻过敏反应。2010 年在美国上市,用于预防 2 岁及以上过敏性结膜炎引起的瘙痒。目前在国内已进入临床试验。

知识链接:

常见变态反应疾病的预防

目前对常见变态反应疾病主要采取三级预防策略:

1. 一级预防 通过消除可以诱发变态反应发作的各种诱发因素从而防止疾病。例如对于日常生活中诱发哮喘的最常见变应原——室尘和尘螨,应采取相应的清除措施尽量降低室内尘土和尘螨浓度;过敏体质者应少吃海虾、海蟹等食物。

2. 二级预防 在无症状或症状轻微时给予及早诊断和缓解期治疗。例如对已查明变应原的哮喘患者可采用特异性免疫治疗,提高患者对变应原的耐受力。

3. 三级预防 采取积极措施防止病情恶化或避免后遗症。例如对职业性变应原敏感并产生症状的患者,应避免接触职业性变应原。人体免疫系统失衡是变态反应疾病发生的根源,应加强体育锻炼和耐力训练,以增强机体对环境及气候的适应能力。

案例分析：

案例：女性患者,因"全身红斑、风团伴痒反复 3 个月,加重 4 天"就诊,诊断为"慢性荨麻疹"。

用药：①马来酸氯苯那敏片,4mg,每晚 1 次,口服。

②盐酸非索非那定片,30mg,每天 1 次,口服。

③盐酸西替利嗪滴剂,5 滴,每天 1 次,口服。

分析：马来酸氯苯那敏是第一代抗组胺药,有较好的抗过敏作用,能阻断组胺与变态反应靶细胞上的 H_1 受体结合,但并不影响组胺的代谢,也不阻止体内组胺的释放,抗组胺作用较持久,也具有中枢抑制和抗胆碱作用;盐酸非索非那定为第二代 H_1 受体拮抗药,是特非那丁在人体内的羧基化代谢物,能选择性拮抗外周 H_1 受体活性,具有良好的抗组胺作用,但无抗 5-羟色胺、抗胆碱和抗肾上腺素作用;盐酸西替利嗪为第一代抗组胺药羟嗪的衍生物,能特异性地拮抗 H_1 受体,并能抑制过敏反应中嗜酸细胞的活化及趋化,也无明显的抗胆碱及抗 5-羟色胺作用,不易通过血-脑脊液屏障而作用于中枢 H_1 受体,临床使用时中枢抑制作用较轻。三者联合应用既有拮抗中枢 H_1 受体又有拮抗外周 H_1 受体的药理作用,起协同治疗作用。

思考题

1. 变态反应主要有哪些类型？它们的作用特点各有哪些？
2. 抗变态反应药物的分类及代表药物各有哪些？
3. 简述抗组胺药的分类、应用及作用特点。
4. 简述糖皮质激素在抗变态反应中的应用及药理作用。
5. 简述研发阶段的抗变态反应药物。

（文爱东）

第二十八章　抗炎免疫药物的临床应用

📚 学习要求

1. 掌握抗炎免疫药物的分类、代表药,非甾体抗炎免疫药物的临床应用和不良反应及其用药原则,甾体抗炎免疫药物的药动学、药效学、临床应用和不良反应及其用药原则,免疫调节药分类、作用环节及用药原则。
2. 熟悉器官排斥用药的用药原则、用法与注意事项。
3. 了解炎症和免疫的关系。

第一节　概　　述

一、炎症与免疫

炎症和免疫是机体对异物的两种不同反应,它们涉及了许多共同的细胞类型(巨噬细胞、中性粒细胞和淋巴细胞等)、细胞因子(白介素类、前列腺素等)、化学介质与发病机制。炎症是人类疾病的一种最常见的病理过程,炎症细胞在受到多种因素(包括物理、化学、机械、生物和免疫因素等)刺激后发生活化,产生一系列炎症介质,从而引起炎症级联反应。炎症作为机体的防御性反应,通常有利于控制感染,减少机体的受损程度,但炎症也存在很大的潜在危害,因此通常有必要通过药物治疗等措施控制炎症反应对机体造成的不利影响。免疫系统可通过识别抗原、激活细胞免疫和体液免疫机制抵御外来病原体和清除自身突变细胞,保护机体。免疫缺陷者可表现为难以控制的感染和恶性肿瘤发生率增高,而免疫应答的异常也可造成机体组织损伤,产生过敏性疾病或自身免疫性疾病,免疫功能正常的个体在接受异体移植物后可发生排斥反应。

二、抗炎免疫药物分类

抗炎免疫药物是指对炎症免疫反应具有抑制、增强或调节的一类药物,主要用于炎症及免疫性疾病的治疗。常用药物可分为非甾体抗炎药(non-steroidal anti-inflammatory drugs,NSAIDs)、甾体抗炎药(steroidal anti-inflammatory drugs,SAIDs)、免疫调节药(immunomodulatory drugs,IMiDs)三类。免疫调节药物根据药理作用特点分为免疫抑制药、免疫增强药、免疫调节药。根据药物的性质又分为化学药物、中药和天然药物以及生物制剂等。

炎症免疫性疾病的发病率高,且目前的药物治疗效果尚不够理想。近年来对其病因和发病机制研究的进展,有力地促进了抗炎免疫药物研究的开展,主要进展包括:①细胞因子对炎症免疫性疾病的发生发展起着举足轻重的作用,从细胞因子及其拮抗剂中发展抗炎免疫药物已成为目前研究的热点,如 IL-2、IL-4、IL-10、IL-12、IL-13 和 INF-γ 等细胞因子,TNF 单抗(抗细胞因子单克隆抗体)、IL-1ra(细胞因子受体拮抗剂)、可溶性 IL-1 受体、可溶性

TNF受体等已应用或试用于炎症免疫性疾病的治疗;②神经内分泌系统对炎症免疫反应的调控作用(免疫器官的发育、免疫细胞的成熟和免疫应答的调节),提示从神经内分泌物质中发展影响炎症免疫反应的药物也是抗炎免疫药物研究的主要方向之一,实验证实褪黑素(MT)对炎症免疫性疾病及恶性肿瘤具有较好的疗效,血管活性肽、神经生长因子、P物质等也可能成为新的影响炎症免疫反应的药物;③许多中药均有抗炎和调节免疫作用,从中药、海洋动植物中发展抗炎免疫药物具有广阔的天地,也是本类药物研究的重要方向。

第二节　抗炎药物的临床应用

一、非甾体抗炎药

非甾体抗炎药(NSAIDs)即解热镇痛抗炎药,是一类抑制前列腺素(prostaglandin,PG)合成,对抗其扩张血管、产生痛觉过敏、致炎、促进其他炎性介质作用的化合物,具有解热、镇痛、抗炎作用,有的尚有抑制血小板聚集作用,临床广泛用于治疗风湿性和类风湿关节炎、各种原因导致的发热、疼痛性疾病、预防心肌梗死及脑血管意外发生等,但无病因性治疗作用,也不能防止疾病的发展及并发症的发生。本类药物根据它们的化学结构分为水杨酸类、苯胺类、吡唑酮类和其他有机酸类,近年来根据其对环氧酶(cyclooxygenase,COX)、脂氧酶(lipoxygenase,LOX)的作用强度分为COX抑制剂、COX/LOX抑制剂;根据COX抑制剂对COX-1和COX-2作用的不同将其分为非选择性COX抑制剂和选择性COX-2抑制剂等。COX是位于细胞膜上分子量为71kD的糖蛋白,是PG合成的限速酶,有COX-1和COX-2两种同工酶,两者由不同的基因所编码,只有60%的同源性。COX-1是维持人体生理功能的结构酶,具有保护胃黏膜、维持肾血流量、调节外周血管阻力及血小板聚集等功能,COX-2则是参与机体炎症反应等病理过程的诱导酶。

阿司匹林对COX不可逆抑制,其他NSAIDs均为可逆COX抑制剂。传统的NSAIDs对COX-1和COX-2的选择性不高,长期大剂量应用可出现较明显的与抑制COX-1相关的不良反应,特别是胃肠道毒性、肝肾损害等,在一定程度上限制了它们的使用。近年来发展的选择性COX-2抑制剂已用于临床,镇痛抗炎作用增强,胃肠道不良反应较少,溃疡、出血更少见,肝肾损害也较轻。但此类药物临床应用时间尚短,且PG类活性物质在体内的作用广泛而复杂,如高选择性COX-2抑制剂罗非昔布(rofecoxib)因在一项临床试验中连续应用18个月时观察到心脑血管事件发生率明显高于对照组而主动宣布撤回,此后一系列昔布类药物的临床试验使不少学者认为心血管危险是COX-2抑制剂的"类效应"。此外,因肾脏存在两种COX,某些NSAIDs包括选择性COX-2抑制剂可能引起肾功能损害。因此应以临床疗效和安全性为基本依据,对选择性COX-2抑制剂作进一步评价。目前认为对所有选择性COX-2抑制剂,在使用之前应对胃肠道危险和心血管危险进行综合考虑和评估,以确定缺血性心脏病或卒中患者应换用其他药物,尽可能使用最低有效剂量,疗程尽可能缩短,换用其他非选择性NSAID的患者应考虑给予胃保护剂。

二、非甾体抗炎药的常用药物

（一）水杨酸类

阿司匹林（aspirin，乙酰水杨酸，acetylsalicylic acid）

【药动学】　口服后迅速自胃和小肠上部吸收，迅速被酯酶水解，主要以水杨酸盐的形式迅速分布至全身组织，可进入关节腔及脑脊液，并可通过胎盘。水杨酸盐与血浆蛋白结合率高，可达 80% ~ 90%。主要在肝内经肝药酶代谢，大部分代谢物与甘氨酸结合、少部分与葡萄糖醛酸结合后经肾排泄。排泄速度与给药量和尿液 pH 有关，口服小剂量阿司匹林（1g 以下）时，其消除按一级动力学进行，水杨酸血浆 $t_{1/2}$ 为 2 ~ 3 小时；剂量较大时，水杨酸的消除转为零级动力学，血浆 $t_{1/2}$ 可延长至 15 ~ 30 小时，严重则出现中毒症状。早晨 7 时服药比晚上 7 时服药吸收完全而迅速，血药峰值高，代谢排泄较慢，半衰期长，疗效好。因肝代谢的个体差异较大，如需长期大剂量应用，剂量应逐渐增加，并根据患者用药后的反应及血药浓度检测结果确定给药剂量和给药间隔时间。阿司匹林及其代谢产物为弱酸性，当与碳酸氢钠同服使尿液碱化时，药物排泄增加，水杨酸中毒时也可利用这一特点加速药物排出。

【药效学】　阿司匹林及其代谢产物水杨酸对 COX 具有显著的抑制作用，与 COX-1 第 530 位丝氨酸、COX-2 第 516 位丝氨酸共价结合，使之乙酰化，不可逆抑制酶活性。常用剂量即可发挥解热镇痛作用，对发热、轻中度体表疼痛尤其炎症性疼痛有明显疗效。大剂量时具有明显的抗炎、抗风湿作用，其作用随剂量加大而增强。血小板中 TXA_2 和血管内膜中 PGI_2 是生理对抗剂，而它们的合成均可被抑制，因阿司匹林对酶的作用不可逆，在各组织的作用时间与该组织的 COX-1 更新速率有关。由于血小板不能再生新的 COX-1，因而小剂量阿司匹林即可显著抑制 TXA_2 的合成而影响血小板聚集，而对 PGI_2 的水平则无明显影响，故可用阿司匹林防治血栓栓塞性疾病，但以小剂量为宜。此外，阿司匹林防治血栓形成的疗效不仅得益于抗血小板聚集作用，可能与其抗炎所致的血管内皮保护作用也有关。

【临床应用】

1. 解热镇痛　常与其他药物配成复方用于解热镇痛，疗效迅速可靠。可降低发热者体温，而不影响疾病进程，因此对一般发热者不急于用药，主要用于体温过高、持久发热、小儿高热等。镇痛作用温和，对头痛、短暂肌肉骨骼痛可作为首选，也常用于牙痛、神经痛、痛经、关节痛等钝痛，对剧痛及平滑肌绞痛无效。

2. 抗炎抗风湿　用于治疗急性风湿热、风湿性关节炎和类风湿关节炎，可有效地控制症状。急性风湿热患者可在 24 ~ 48 小时内退热，受损关节的红、肿、热、痛可明显减轻，关节活动范围加大，体温降至正常，由于控制急性风湿热的疗效迅速、确实，故也可用于风湿病的鉴别诊断。对类风湿关节炎目前仍为首选药，可使炎症消退并迅速止痛，减轻关节损伤。

3. 防治血栓形成　小剂量用于预防心肌梗死、脑血栓及手术后血栓的形成，对稳定型、不稳定型心绞痛及进展性心肌梗死能降低病死率及再梗死率，对一过性脑缺血发作患者，也能使脑卒中发生率和病死率降低。

4. 其他　肿瘤止痛的阶梯治疗（缓解轻度癌痛）；儿科用于川崎病；治疗胆道蛔虫病。

【禁忌证】

1. 特异质、有过敏史或哮喘病者禁用。

2. 有出血性溃疡病或其他活动性出血者禁用。

3. 血友病或血小板减少症者禁用。

4. 10 岁以下儿童患流感或水痘者忌用,因偶可诱发瑞氏综合征(症状为肝损害、肝性脑昏迷等),严重者可致死亡。

5. 妊娠期妇女慎用。

【不良反应】

1. 胃肠道反应　常见食欲不振、恶心、呕吐、上腹不适或疼痛等,停药后多可消失。用量较大或长期服用较易诱发消化性溃疡,严重者可出现消化道出血。同时服用 PG 类制剂如米索前列醇可使 NSAIDs 所致溃疡发生率明显降低,饭后服用、服肠溶片或同时服用抗酸药可以减少胃黏膜损伤。

2. 凝血障碍　由于抑制血小板聚集,一般剂量即可延长出血时间,大剂量或长期服用还能抑制凝血酶原的生成,延长凝血酶原时间,造成出血倾向,可用维生素 K 预防。

3. 过敏反应　少数易感者可出现荨麻疹、血管神经性水肿或过敏性休克。

4. 诱发支气管哮喘　偶见患者服用阿司匹林或其他 NSAIDs 后发生支气管哮喘,称为"阿司匹林哮喘",此症的发生可能与该药抑制 LOX 介导的白三烯合成增加有关。

5. 水杨酸反应　为过量中毒反应,表现为头痛、眩晕、恶心、呕吐、耳鸣以及视力和听力减退等,严重者可出现酸碱平衡失调、精神错乱等。此时应立即停药,采取对症措施,并静脉滴注碳酸氢钠以碱化尿液加快药物从尿中排出。

6. 肝、肾损害　PG 有扩张肾血管维持肾血流的作用,故本类药物可不同程度地影响肾功能。与其他 NSAIDs 相比,阿司匹林肾损害发生率较低,剂量过大时易发生,损害为可逆性的,但也有引起肾乳头坏死的报道。肝脏毒性一般有明显的剂量依赖性,表现为转氨酶增高,偶见肝大、黄疸等,严重的甚至导致肝细胞坏死。极少数患病毒性感染伴有发热的青少年服用阿司匹林后发生瑞氏综合征(Reye's syndrome),表现为严重肝功能不良合并脑病,虽少见,但可致死,需慎用。

【药物相互作用】　阿司匹林可通过竞争血浆蛋白结合部位,提高某些药物游离血药浓度,从而增强它们的作用或毒性,如其他 NSAIDs、香豆素类抗凝血药、磺酰脲类降血糖药、巴比妥类、苯妥英钠、甲氨蝶呤、糖皮质激素等。与糖皮质激素合用尚有药效学相互作用,易诱发溃疡和出血,故不宜合用。与氨茶碱、碳酸氢钠等碱性药物合用,可使该药疗效降低。与呋塞米、青霉素 G 等合用,因竞争肾小管分泌系统而使水杨酸盐排泄减少,易造成蓄积中毒。

【注意事项】　服药期间应戒烟、戒酒、不用含咖啡因或酸性饮料;尽量避免不必要的大剂量长期应用,对老年人、肝肾病者的剂量必须个体化,因为往往有排出延迟的可能,长期应用 NSAIDs 患者应定期检查血常规及大便潜血,治疗前及治疗期间应检查肾功能。

(二)芳基丙酸类

布洛芬(ibuprofen)

布洛芬具有较强的抗炎、抗风湿、解热镇痛的作用,胃肠道不良反应比阿司匹林少,因此广泛应用于风湿性关节炎、类风湿关节炎及骨关节炎(osteoarthritis,OA),尤其是不能耐受阿司匹林者,也用于一般解热镇痛。布洛芬口服吸收快而完全,可缓慢透过滑膜腔,血药浓度降低后关节腔内仍保持较高的浓度,血浆蛋白结合率高达99%,$t_{1/2}$约2小时,主要经肝脏代谢,代谢物自肾排出。该药的特点是胃肠道刺激症状轻,患者较易耐受,但长期服用仍应密切注意,溃疡和有出血倾向者慎用。与阿司匹林或其他水杨酸类药物同用时,不能增加疗效,而胃肠道不良反应及出血倾向发生率增高,与抗凝血药同用,增加出血危险。偶见头痛、眩晕、视力模糊及中毒性弱视,一旦出现视力障碍应立即停药。与阿司匹林有交叉过敏反应,禁用于对阿司匹林过敏者和哮喘患者。易透过胎盘和进入乳汁中,孕妇及哺乳妇女禁用。

(三)吲哚类和苗乙酸类

吲哚美辛(indomethacin)

吲哚美辛是强效COX抑制药,有明显的镇痛、抗炎及解热作用。在NSAIDs中,该药对炎性疼痛作用最强,但该药不良反应多,且较严重,在患者耐受的剂量范围内疗效并不优于阿司匹林,故不作一般解热镇痛药,也不宜用作抗风湿和类风湿关节炎的首选药物,仅用于其他药物不能耐受或疗效不显著的病例,对强直性脊椎炎、骨关节炎和急性痛风性关节炎有较好疗效,也用于恶性肿瘤引起的发热及其他难以控制的发热等。吲哚美辛口服吸收快而完全,$t_{1/2}$为2～12小时,主要在肝脏代谢,有明显的肝肠循环,10%～20%原形随尿排出。该药在治疗剂量时不良反应的发生率高达35%～50%,约20%患者因不能耐受而被迫停药,大多数反应与剂量过大有关。除了与阿司匹林类似的不良反应,少数患者还可能出现贫血、凝血障碍、粒细胞减少、血小板减少、再生障碍性贫血等血液系统反应,中枢不良反应达20%,有头痛、头晕、幻觉、精神抑郁或错乱等。溃疡病、震颤麻痹、精神病、癫痫、支气管哮喘患者,肾功能不全者以及孕妇禁用。另外,儿童对该药较敏感,可激发潜在感染病灶的复发,故不宜使用。

(四)烯醇酸类

吡罗昔康(piroxicam,炎痛喜康)

吡罗昔康为长效抗风湿病药,$t_{1/2}$长达36～45小时,具有强大的解热、镇痛、抗炎、抗风湿作用,可抑制血小板聚集,作用比阿司匹林弱,但可持续到停药后2周。主要用于治疗风湿性及类风湿关节炎、强直性脊椎炎,对急性痛风、腰肌劳损、肩周炎、原发性痛经也有一定疗效,其疗效与阿司匹林、吲哚美辛相似。不良反应与阿司匹林相似,长期服用可引起胃溃疡及大出血,应注意血象及肝肾功能、大便色泽变化,必要时进行大便隐血试验。阿司匹林过敏、胃与十二指肠溃疡者、儿童及孕妇禁用。

美洛昔康(meloxicam)

美洛昔康与吡罗昔康同属于烯醇酸类衍生物。其特点为对COX-2选择性抑制,具有较强的抗炎、镇痛及解热作用,临床研究证明其对风湿性和类风湿关节炎及骨关节炎等具有良好的缓解作用,也适用于手术和急性创伤后的疼痛和炎症。该药口服易吸收,能进入滑膜腔,滑膜液中药物浓度接近血浆中的一半,$t_{1/2}$为20小时,主要经肝脏代谢。治疗剂量下胃肠道、肾脏不良反应发生率低于传统的NSAIDs,大剂量或长期应用也可见胃黏膜损伤和出血,发生率低于双氯芬酸和吡罗昔康。

（五）磺酰苯胺类

尼美舒利（nimesulide）

尼美舒利属于选择性 COX-2 抑制剂,有很强的解热、镇痛、抗炎作用,并有抗过敏作用。其抗炎作用机制多样,除了抑制 COX-2 减少 PG 合成,尚可抑制激活的白细胞产生氧自由基而减轻炎症时的组织损伤、抑制蛋白酶活性防止软骨基质降解,还可抑制白三烯生成。动物实验显示其有抗血小板聚集作用,但临床用量下并无明显效果。临床上可用于各种炎症和疼痛,必要时与抗生素同用,"阿司匹林哮喘"患者可用本品。不良反应较轻,以胃肠道反应常见。

（六）二芳基吡唑类

塞来昔布（celecoxib）

塞来昔布对 COX-2 抑制强度为对 COX-1 抑制强度的 375 倍,治疗剂量对 COX-1 无明显影响,因而在发挥解热、镇痛、抗炎作用的同时,一般不影响胃黏膜屏障、血小板和肾功能,但可抑制 PGI_2 合成。用于骨关节炎和类风湿关节炎的对症治疗,也用于术后镇痛、牙痛、痛经等。口服吸收良好,2~3 小时达到血浆峰浓度,食物可明显减少其吸收,$t_{1/2}$ 为 11 小时,严重肝功能不全者清除率可明显降低。胃肠道反应较轻,溃疡、出血发生率明显低于传统的 NSAIDs,肾功能损害可见于老龄、原有心肝肾病变和服用多种药物的患者。长期使用可能增加严重心血管血栓性不良事件、心肌梗死和卒中的风险,其风险可能是致命的。对有血栓形成倾向的患者需慎用。

常用 NSAIDs 的分类及特点见表 28-1。

表 28-1　常用 NSAIDs 的分类及特点

分类	常用药物	IC_{50}比值*	$t_{1/2}$（h）	作用与用途	不良反应
水杨酸类	阿司匹林（aspirin）	173	3~5	用于退热、缓解中度疼痛,治疗急性风湿热、风湿性关节炎和 RA,防治血栓形成等	胃肠道反应,凝血障碍,诱发支气管哮喘,水杨酸中毒反应等
吲哚类和茚乙酸类	吲哚美辛（indomethacin）	60	2~12	为强效 COX 抑制药。用于其他药物不能耐受或疗效不显著的多种关节炎症及难以控制的发热等	不良反应发生率高,多与剂量过大有关。包括与阿司匹林类似的不良反应及血液系统反应、中枢反应等
	舒林酸（sulindac）	100#	18#	在体内转化为磺基代谢物生效,作用强度为吲哚美辛的一半。用于各种慢性关节炎、各种原因引起的疼痛及轻中度癌痛	因在胃肠道黏膜较少活化,胃肠症状较轻;少数有头痛、眩晕等中枢症状;在肾脏再次转化为原药,故无明显肾损害

续表

分类	常用药物	IC$_{50}$比值*	$t_{1/2}$(h)	作用与用途	不良反应
	萘丁美酮（nabumetone）	1.4#	24#	为前体药，主要用于各种急、慢性关节炎	较轻而少见，胃肠反应、中枢副作用、皮疹等
	依托度酸（etodolac）	0.8	7	常用于镇痛及治疗关节炎，缓释剂可每日一次	对胃黏膜PG合成抑制较弱，胃肠反应少
芳基丙酸类	布洛芬（ibuprofen）	15.16	2	作用与阿司匹林相当，广泛应用各种关节炎症及解热镇痛	胃肠道不良反应比阿司匹林少
	萘普生（naproxen）	0.59	13	用于缓解轻中度疼痛，各种关节炎、急性痛风性关节炎、肌腱炎、滑囊炎等	疗效与阿司匹林相仿，但胃肠反应和中枢副作用较之轻，出血发生率低
芳基乙酸类	双氯芬酸（diclofenac）	0.70	2	强效，为次选药用于关节炎的治疗，也短期用于关节损伤、术后镇痛等	胃肠反应较多见，可出现溃疡、出血甚至穿孔；也见可逆的转氨酶升高
烯醇酸类	吡罗昔康（piroxicam）	600	45	长效，疗效与阿司匹林相似	与阿司匹林相似
	美洛昔康（meloxicam）	0.08	20	易进入滑膜腔，对多种关节炎症效果良好，也适用于手术和急性创伤后的疼痛和炎症	治疗量胃肠道、肾脏不良反应发生率较低
磺酰苯胺类	尼美舒利（nimesulide）	<0.007	2~3	可用于各种炎症和疼痛，"阿司匹林哮喘"患者可用	胃肠道反应较轻
二芳基吡唑类	塞来昔布（celecoxib）	0.003	11	用于OA和RA，也用于术后镇痛、牙痛、痛经等	胃肠道反应较轻，有血栓形成倾向的患者需慎用

注：*：IC$_{50}$（COX-2）/IC$_{50}$（COX-1）。按比值大小将COX抑制剂分为：COX-1抑制剂（≥2.0）、COX-1和COX-2抑制剂（0.2~2）、COX-2抑制剂（<0.2）；

\#：活性代谢产物的IC$_{50}$比值或$t_{1/2}$；

RA：类风湿关节炎；OA：骨关节炎。

三、糖皮质激素类药物

本类药物包括天然的糖皮质激素和合成的同类药物，又称甾体抗炎药，有强大的抗炎作用和一定的免疫抑制作用，几乎无直接解热和镇痛作用。是目前最有效的抗炎免疫抑制药，主要用于自身免疫病、严重毒血症、炎症后遗症、过敏性疾病等治疗。糖皮质激素能从多个环节影响炎症和免疫过程。但长期使用会引起胃肠道出血、骨质疏松、细菌和真菌感染等。临床常用天然的糖皮质激素有氢化可的松（hydrocortisone）、可的松（cortisone）；人工合成的有泼尼松（prednisone）、泼尼松龙（prednisolone）、甲泼尼龙（methylprednisolone）、曲安西龙

(triamcinolone)、地塞米松(dexamethasone)、倍他米松(betamethasone)等。

【药动学】 内源性糖皮质激素由肾上腺皮质束状带分泌,为脉冲性分泌,并具有昼夜周期分泌节律,分泌峰稍落后于促肾上腺皮质激素(adrenocorticotropichormone,ACTH),每天上午6~9时为分泌高峰,以后逐渐下降,午夜时达谷底。其分泌尚具有应激性,手术、外伤、感染等任何应激性刺激均可激发其分泌。外源性药物口服、注射均可吸收。可的松和氢化可的松服后1~2小时血药浓度达峰值,一次给药作用持续8~12小时,泼尼松、泼尼松龙可持续12~36小时,地塞米松和倍他米松可持续36~54小时。氢化可的松进入血液后,80%与皮质激素结合球蛋白(corticosteroid-binding globulin,CBG)结合,10%与清蛋白结合,游离型约占10%,泼尼松、地塞米松等人工合成制剂与CBG的结合率较低(约70%)。肝、肾疾病患者CBG含量减少,可使游离型药物增多。糖皮质激素均在肝脏中代谢失活,大部分与葡萄糖醛酸或硫酸结合后由尿排出。可的松与泼尼松需在肝内分别转化为氢化可的松和泼尼松龙才有活性,故严重肝病时宜使用氢化可的松和泼尼松龙。与肝药酶诱导剂合用时,需加大糖皮质激素用量。

【药效学】 糖皮质激素是维系生命的重要活性介质和机体应激反应的基本组成部分,除了调节蛋白质、脂肪和糖的代谢外,还参与机体的应激和防御反应。药理剂量的糖皮质激素及其同类药物作用广泛,具有强大的抗炎作用和一定的免疫抑制作用。

1. 抗炎作用 糖皮质激素对各种刺激(物理、化学、生物、免疫等)所致各种炎症及炎症的各个阶段都有强大的非特异性抑制作用,主要降低机体对各种致炎物质的反应,提高机体对炎症的耐受性。在炎症早期减轻毛细血管扩张、渗出、水肿以及炎性细胞的浸润、吞噬等反应,从而缓解红、肿、热、痛症状,在炎症后期抑制毛细血管和成纤维细胞的增生,延缓肉芽组织的生成,防止粘连及瘢痕形成,减轻后遗症。

2. 免疫抑制作用 糖皮质激素主要抑制细胞免疫,大剂量尚能干扰体液免疫,轻度降低血清抗体水平。作用包括多个环节:在免疫应答期抑制巨噬细胞对抗原的吞噬和处理;在增殖期抑制人体成淋巴细胞的DNA和蛋白质合成,干扰淋巴组织在抗原作用下的分裂和增殖,并阻止敏化T淋巴细胞诱发的单核细胞和巨噬细胞的募集而抑制皮肤迟发性过敏反应,还能使淋巴细胞解体或移行至血管外,从而使循环中淋巴细胞减少;在效应期抑制IL-1、IL-2、IL-6等细胞因子生成,减轻效应期的免疫性炎症反应。

3. 其他作用 糖皮质激素尚有抗毒、抗休克作用,以及刺激骨髓造血功能、提高中枢神经系统的兴奋性、退热、促进胃酸和胃蛋白酶分泌等作用。

【临床应用】

1. 严重感染或炎症

(1)严重急性感染:对细菌引起的严重急性感染可用甾体抗炎药作辅助治疗,防止对心、脑等重要器官的损害。伴有毒血症者,如中毒性菌痢、暴发性流脑、重症伤寒、中毒性肺炎、急性粟粒性肺结核、猩红热和败血症等,糖皮质激素能增加机体对有害刺激的耐受力,缓解毒血症状,争取时间以待抗菌药物控制感染使患者度过危险期。糖皮质激素有免疫抑制作用,必须与足量有效的抗菌药物同时应用,否则症状减轻的同时可能导致细菌大量繁殖而感染蔓延,产生严重后果。

(2)防止炎症后遗症:有些脏器或组织的炎症易产生粘连及瘢痕形成而影响其功能,早期使用糖皮质激素能减少炎症渗出,防止组织过度破坏,减轻或防止后遗症发生。对结核性脑膜炎、胸膜炎、心包炎、腹膜炎,早期应用抗结核药的同时辅以短程糖皮质激素治疗,可迅速退热,减轻炎性渗出,使积液消退,减少愈合过程中发生的纤维增生和粘连;风湿性心瓣膜炎、损伤性关节炎及睾丸炎等,也常需应用糖皮质激素以减轻或防止后遗症发生;对眼科疾病如虹膜炎、视神经炎、视网膜炎等非特异性眼炎,应用糖皮质激素后也可迅速消炎止痛、防止角膜混浊和瘢痕粘连的发生,眼前部炎症只需局部用药,眼后部炎症则需全身用药。

(3)病毒性感染:一般不用糖皮质激素,因目前缺乏有效的抗病毒药,糖皮质激素降低免疫力,有促进感染扩散的危险,反而加重病情。但在某些情况下,如严重传染性肝炎、流行性乙型脑炎、流行性腮腺炎和麻疹等,也可用糖皮质激素辅助治疗。

2. 自身免疫性疾病、变态反应性疾病和器官移植排斥反应

(1)自身免疫性疾病:适当应用糖皮质激素能缓解症状,如严重风湿热、风湿性心肌炎、风湿性及类风湿关节炎、全身性红斑狼疮、结节性动脉周围炎、皮肌炎、自身免疫性贫血和肾病综合征等,一般采用综合治疗,不宜单用,以免引起不良反应。多发性皮肌炎、重症全身性红斑狼疮首选泼尼松口服,中枢神经系统受累的全身性红斑狼疮患者宜用氢化可的松静脉滴注或肌注。对类风湿关节炎的主要适应证包括:NSAIDs 不能缓解或患者不能耐受,应用低剂量泼尼松控制症状;对孕期或哺乳期、轻中度肾衰、老年患者,低剂量泼尼松较 NSAIDs 更安全有效;特殊类型如类风湿关节炎/风湿性肌痛重叠综合征。

(2)变态反应性疾病:顽固性荨麻疹、花粉症、血管神经性水肿、过敏性皮炎、严重输血输液反应、血清病、过敏性休克和顽固性支气管哮喘等,应以抗组胺药、拟肾上腺素药治疗,无效时可合用糖皮质激素,以抑制抗原抗体反应引起的组织损伤和炎症过程。顽固性支气管哮喘采用吸入制剂可迅速解除支气管平滑肌痉挛,平喘疗效好。

(3)器官移植排斥反应:异体器官移植术后的免疫排斥反应,也可使用糖皮质激素,一般与环孢素等免疫抑制药合用。

3. 替代疗法　用于急、慢性肾上腺皮质功能减退症(包括肾上腺危象),脑腺垂体功能减退及肾上腺次全切除术后,常需配伍用盐皮质激素。

4. 其他

(1)休克:宜及早、短时间、大剂量使用,并充分补充血容量。感染中毒性休克时作为首选药,需与足量有效的抗菌药物合用,待微循环改善并脱离休克状态后、撤去抗菌药物之前停用;对过敏性休克,可与首选药肾上腺素合用;对心源性休克和低血容量性休克的治疗价值尚无定论。

(2)血液病:用于治疗儿童急性淋巴细胞性白血病、多发性骨髓瘤、再生障碍性贫血、粒细胞减少症、血小板减少症和过敏性紫癜等的治疗,停药后易复发。

(3)皮肤疾病:对一般性皮肤病如接触性皮炎、湿疹、肛门湿疹和银屑病等可用氢化可的松、泼尼松龙或氟氢松等外用制剂;对天疱疮、剥脱性皮炎等严重病例需配合全身用药。

【禁忌证】　严重的精神病和癫痫史,活动性胃、十二指肠溃疡,新近胃肠吻合术后,创伤修复期,骨折,角膜溃疡,肾上腺皮质功能亢进,较重的骨质疏松,糖尿病,严重的高血压,孕

妇,抗菌药物不能控制的病毒、细菌、真菌感染。

【不良反应】　本类药物在生理剂量作为替代治疗时无明显不良反应,其不良反应的发生与剂量、疗程、药物种类、用法及给药途径等有密切关系。

1. 长期大量用药的不良反应

(1)医源性肾上腺皮质功能亢进症:长期超生理剂量应用糖皮质激素可引起代谢紊乱,表现为向心性肥胖、满月脸、水牛背、皮肤变薄、痤疮、多毛、骨质疏松、低血钾、肌无力、水肿、高血压、糖尿等。一般无须特殊处理,停药后症状可自行消退,必要时适量应用降压药、降糖药等,并采用低盐、低糖、高蛋白饮食,补入氯化钾、钙盐和维生素 C 等。高血压、动脉硬化、心肾功能不全的患者应慎用糖皮质激素。

(2)诱发或加重感染:糖皮质激素长期应用常可诱发感染或使体内潜在病灶扩散,特别是在原有疾病已使抵抗力降低的白血病、再生障碍性贫血、肾病综合征等患者更易发生,常见金黄色葡萄球菌、真菌、病毒感染和结核病灶扩散,有结核病史者必要时应合用抗结核药。

(3)诱发或加重消化性溃疡:糖皮质激素促进胃酸、胃蛋白酶分泌,抑制胃黏液分泌,加强蛋白质分解代谢和抑制蛋白质合成,使胃黏膜失去保护和修复能力,故可能诱发或加重溃疡病,甚至引起出血、穿孔的危险。为防止这一反应可加用抗酸药。

(4)骨质疏松、肌肉萎缩、创口愈合迟缓:与糖皮质激素抑制蛋白质合成、促进蛋白质分解及增加钙磷排泄有关。尚可抑制儿童生长发育,与其抑制生长激素的分泌也有关。对长期或大剂量用药者应定期进行放射学检查,一旦发现有骨质疏松即应停药或配合补钙、维生素等治疗。

(5)其他:长期使用增加心脑血管疾病的风险;引起失眠、欣快、甚至诱发精神失常;滥用滴眼液可诱发糖皮质激素性青光眼,也可致白内障、眼色素层发炎及角膜变厚、角膜伤口愈合减慢等。

2. 少见或罕见的不良反应　长期用药可能造成股骨头无菌性缺血坏死;引起去甲肾上腺素和肾上腺素分泌过多,发生心绞痛;诱发急性胰腺炎或脂肪肝;肾钙化和肾结石;畸胎。

3. 停药反应

(1)医源性肾上腺皮质功能不全症:长期大剂量用药可通过负反馈使垂体分泌 ACTH 减少,引起肾上腺皮质萎缩和功能不全。若骤然停药或减药过快,可出现肾上腺皮质功能不全症,表现有疲乏无力、情绪消沉、发热、恶心、呕吐、肌无力等。停药后的 1 年内,患者遇到感染、创伤、手术、分娩等应激情况时,可出现肾上腺皮质危象,除上述症状外,还可出现脉搏细速、低血压、低血糖,甚至昏迷或休克,需及时抢救。为了防止这种现象的发生,应在停药后数月或更长时间内遇到上述应激情况时及时补给足量激素(如严重应激时静脉滴注氢化可的松每日200~300mg)或停药后给予 ACTH 治疗,减少发生机会,一旦发生,则按肾上腺危象抢救。

(2)反跳现象:久用糖皮质激素减量过快或骤然停药而使原有疾病复发或加重,出现反跳现象,需重新应用增大剂量糖皮质激素治疗,待症状缓解后再缓慢减量。为避免反跳现象,应用激素 1 周以上患者应缓慢减量,乃至停药。

(3)停用综合征:久用糖皮质激素突然停药后出现一些原来没有的临床综合征,如肌痛、关节痛、肌强直、疲乏无力、低热、情绪低落、食欲减退、恶心、呕吐,少数患者可致虚脱,为下丘脑-垂体-肾上腺轴系统暂时性功能紊乱所致。此时应及时恢复使用糖皮质激素,待症状平稳后缓慢减量、停药。

【药物相互作用】

1. 药动学方面 肝药酶诱导剂苯巴比妥、利福平、保泰松、抗组胺药等可降低糖皮质激素的疗效,应适当调整剂量;肝药酶抑制剂西咪替丁、雌激素等可增强糖皮质激素的治疗作用和不良反应;泼尼松或地塞米松与抗酸药合用,可减少吸收;糖皮质激素可促进异烟肼、美西律在体内代谢,降低血药浓度和疗效。

2. 药效学方面 NSAIDs可加强糖皮质激素的致溃疡作用;与噻嗪类利尿药、两性霉素B等合用时易出现低血钾和糖尿病加重,与强心苷合用易诱发强心苷中毒;与抗胆碱药、三环类抗抑郁药或肾上腺素受体激动药长期合用,可引起眼压升高;糖皮质激素有免疫抑制作用,不宜和菌苗或疫苗同时使用;与蛋白质同化激素合用,可增加水肿的发生率,使痤疮加重;能对抗降糖药的作用,糖尿病患者必须使用糖皮质激素时应加大降糖药的剂量。

【注意事项】

1. 大剂量冲击疗法 严重中毒性感染及中毒性休克、严重哮喘持续状态、器官移植急性排斥危象等急症,往往需静脉给予大剂量糖皮质激素,疗程限于3~5日,同时配合其他有关的有效治疗措施。由于疗程短,可迅速减量和停药,不至于引起垂体-肾上腺皮质轴抑制。

2. 一般剂量中长程疗法 适用于反复发作、累及多种器官的慢性疾病,如结缔组织病、肾病综合征、顽固性支气管哮喘、各种恶性淋巴瘤、淋巴细胞性白血病,以及器官移植抗排斥反应维持用药等。

糖皮质激素分泌具有昼夜节律性,长程疗法治疗某些慢性病的维持用药可随这一节律进行,如采用隔日疗法(结缔组织病除外),即选用泼尼松、泼尼松龙等中效制剂隔日晨7~8时顿服两日总量,此时正值糖皮质激素正常分泌高峰,对肾上腺皮质功能的抑制较小。或选用短效的可的松、氢化可的松等每晨服药1次。

3. 小剂量替代疗法 用于腺垂体功能减退、艾迪生病及肾上腺皮质次全切除术后,一般用维持量,如可的松每日12.5~25mg或氢化可的松每日10~20mg。

4. 吸入疗法 主要用于持续性哮喘的长期治疗,需根据哮喘严重程度给予适当剂量,分为起始剂量和维持剂量,起始剂量为治疗开始至3个月左右的剂量,维持剂量为长期治疗的剂量,以控制临床症状和气道炎症的最低吸入剂量确定。

长期应用糖皮质激素过程中,在下列情况下应撤药或改用他药:已用至基础需要量且病情稳定,治疗效果差,因严重不良反应难以继续用药。

【药物评价】 糖皮质激素类药物具有多种药理作用,临床应用广泛,但除替代疗法外,对许多疾病均非病因性治疗,仅能缓解症状,不能根治,且易复发,不适当的使用或长期大剂量使用可导致多种不良反应和并发症,甚至危及生命,故切忌滥用。当适应证和禁忌证并存时,应权衡利弊,慎重决定。病情危急的适应证,宜采用大剂量短时疗法,对慢性疾病,尤其需要大量激素时,必须严格掌握适应证,并尽可能采用局部疗法,如持续性哮喘的长期治疗宜采用吸入疗法,布地奈德、氟替卡松吸入剂与经典的倍氯米松吸入剂比较,作用更强,全身性不良反应更轻、更少见。

四、其他抗炎抗风湿药

除了 NSAIDs 和糖皮质激素类药物以外,尚有一些药物可用于抗风湿,称为改变病情抗风湿药,此组药物可减轻类风湿关节炎或其他原因所致的炎性关节病的关节症状和体征,并延缓关节病变的进展,有些药物尚能阻止关节结构继续破坏。它们通过不同的机制发挥作用,各自抑制免疫反应中的某一环节而控制病情发展,起效慢,平均起效时间超过 6 周,为慢作用抗风湿药。由于作用机制不同,各药的不良反应表现及严重程度也有较大差异(表28-2)。

表28-2　其他抗炎抗风湿药的特点

药物	药理学特点	适应证	不良反应
金诺芬	作用机制可能与抑制巨噬细胞功能有关。起效慢,连续服药血中金浓度12周达峰	RA	常见腹泻、稀便等胃肠道反应以及皮疹、瘙痒等,一般不需停药。偶见白细胞或血小板减少、紫癜等较严重反应
青霉胺	可能通过影响淋巴细胞功能发挥作用。在肝脏消除	RA、硬皮病;重金属中毒;肝豆状核变性	常见胃肠道反应如厌食、恶心、呕吐、口腔炎、溃疡,也可见过敏反应、造血功能抑制、蛋白尿等
柳氮磺吡啶	在肠道被细菌分解为磺胺吡啶和5-氨基水杨酸,后者抑制 PG 合成	RA、幼年RA、强直性关节炎、银屑病关节炎、溃疡性结肠炎等	上腹不适、头晕、头痛、白细胞减少、皮疹、药热等,降低剂量可减少不良反应发生
羟基氯喹类	呈弱碱性,使细胞器内 pH 升高,干扰酶活性,减少细胞因子、致炎因子的生成,减轻免疫反应	RA、轻症系统性红斑狼疮、盘状红斑狼疮、干燥综合征	
白芍总苷	抗炎、调节免疫、镇痛、保肝	RA	主要见大便形状改变,少见腹胀、食欲缺乏、恶心、头痛等
玻璃酸钠	注入关节腔在软骨和滑膜表面聚集,重构已破坏的屏障;进入软骨基质与糖蛋白形成聚集体,有利于修复;覆盖和保护痛觉感受器,与某些疼痛介质结合,缓解疼痛	OA	罕见皮疹、瘙痒等,应停用。偶见注射部位一过性疼痛
硫酸氨基葡萄糖	为关节软骨基质合成蛋白聚糖所必需的重要成分,尚有抗炎作用,缓解关节疼痛并阻止关节病程发展	OA	偶见轻度恶心、便秘等胃肠不适症状

第三节 免疫调节药物的临床应用

此类药物通过影响机体的免疫应答和免疫病理反应而调节机体的免疫功能,包括免疫抑制药和免疫增强药(表28-3),广泛应用于炎症免疫性疾病、肿瘤、移植排斥反应等的治疗。

表28-3 免疫调节药分类

类别	常用药
免疫抑制药	
糖皮质激素类药物	泼尼松、甲泼尼龙等(特异性较低)
细胞增殖抑制药	环磷酰胺、硫唑嘌呤(特异性较低)
	麦考酚吗乙酯
神经钙蛋白抑制药	环孢素、他克莫司
抗生素	西罗莫司
抗体类	ATG、ALG(多克隆抗体)
	OKT3、daclizumab、basiliximab(单克隆抗体)
中药有效成分	雷公藤总苷
新型免疫抑制药	FTY720
免疫增强药	
微生物来源药	卡介苗、短效棒状杆菌苗等
人或动物免疫系统产物	胸腺素、转移因子、免疫核糖核酸、干扰素、白介素等
化学合成药物	左旋咪唑、异丙肌苷等
真菌多糖类	香菇多糖、云芝多糖K等
中药有效成分	人参、黄芪、枸杞、白芍等
其他	植物血凝素(PHA)、刀豆素A(ConA)等

一、免疫抑制药

免疫抑制药是一类非特异抑制机体免疫功能的药物,主要用于防治器官移植后排斥反应和治疗自身免疫病。

糖皮质激素是临床上最早和最广泛应用的免疫抑制药之一,硫唑嘌呤、环磷酰胺等细胞增殖抑制药对增殖活跃的淋巴细胞有非特异杀伤作用,但这些药物均存在选择性差的缺点。20世纪70年代末,环孢素的问世使免疫抑制药的研究和应用进入了一个新的时代,它对T细胞依赖性免疫反应具有较强的选择性抑制作用,在器官移植抗排斥反应治疗中作为主要的免疫抑制药。继环孢素后又陆续出现了他克莫司、西罗莫司等作用更强的选择性抑制细胞免疫的药物以及针对免疫活性分子的单克隆抗体等,此类药物的选择性提高、毒性降低,也已成为器官移植抗排斥反应治疗的重要药物。

自身免疫病的发生与自身抗原改变或免疫调节机制改变而出现异常的免疫应答有关。随着对自身免疫病认识的深入,治疗原则已由以往的以治疗继发性炎症为主,转向现在的针对导致自身免疫病的原发免疫调节功能异常的多种措施。以免疫抑制药为主的治疗方法是常用措施,通过纠正免疫失调,抑制不良的自身免疫反应并改善继发性炎症,通常选用糖皮质激素类药物,无效或耐受者加用或改用其他免疫抑制药,常用治疗方案为糖皮质激素类药物与抗增殖、抗代谢类免疫抑制药合用。多数免疫抑制药可用于自身免疫病的治疗,可缓解症状、延缓病变的进展,但不能根治。

免疫抑制药长期应用抑制机体的免疫功能,可显著降低机体的抗感染能力,导致常见细菌、病毒和真菌感染,尚可增加肿瘤的发生率,尤以器官移植者为著。本类药物尤其是细胞毒类药物还可导致畸胎和不育。应用时需严格掌握适应证,为增强疗效,减少毒副作用,长期用药者宜采用多药小剂量联合应用。

糖皮质激素类药物:常用药物有泼尼松、泼尼松龙、甲泼尼龙和地塞米松等,对免疫反应的多个环节均有抑制作用,用于器官移植抗排斥反应和自身免疫性疾病(详见本章第二节)。

环孢素(cyclosporin A,CsA)

环孢素是由真菌的代谢产物中分离的中性环多肽,含有 11 个氨基酸。1978 年起用于临床防治排斥反应获满意疗效,1980 年化学合成成功。

【药动学】　口服生物利用度为 20% ~ 50%,达峰时间为 3 ~ 4 小时,分布广泛,蛋白结合率高,血浆游离药物仅 5%,大部分经肝脏代谢,通过胆汁排出,6%(原形药物少于 1%)经尿排出,$t_{1/2}$ 为 10 ~ 30 小时。

【药效学】　环孢素为特异性胸腺细胞和 T 淋巴细胞的抑制药,T 辅助性细胞(Th)为其主要靶细胞,作用于 T 细胞活化的早期,抑制抗原刺激所引起的 T 细胞信号转导过程,从而抑制 T 细胞活化和 IL-2、IL-3、IL-4、TNF-α 和 IFN-γ、抗凋亡蛋白等细胞因子的表达。尚可抑制巨噬细胞产生 IL-1,抑制 Th 细胞表达 IL-1 受体,抑制抗原或致有丝分裂素激活的淋巴细胞表达 IL-2 受体,间接通过干扰 IFN-γ 的产生而影响 NK 细胞的活力。由于对巨噬细胞和 NK 细胞功能的抑制是轻度的,环孢素对非特异性防御机制的影响较小,与糖皮质激素及细胞毒类药物相比选择性较高。

【作用机制】　环孢素作为神经钙蛋白抑制剂发挥免疫抑制作用,主要作用机制是与细胞内受体(环亲和素,cyclophilin)结合形成复合物,此复合物抑制神经钙蛋白磷酸酶对活化 T 细胞核因子(NFAT)去磷酸化的催化作用,尚可抑制 NFAT 进入细胞核并阻止其诱导的基因转录过程。此外,环孢素尚可增加转化生长因子-β(Transforming growth factor-β,TGF-β)表达,后者对 IL-2 刺激 T 细胞增殖有强大的抑制作用。环孢素也可抑制嗜碱性粒细胞和肥大细胞释放炎性介质组胺、白三烯 C_4、PGD_2 等。

【临床应用】

1. 难治性自身免疫病　难治性弥漫性结缔组织病、狼疮性肾炎、活动性红斑狼疮、白塞综合征眼炎、炎性肠病、难治性银屑病、难治性类风湿关节炎、难治性肾病综合征等。

2. 器官移植抗排斥反应　环孢素是抗排斥反应联合用药中的核心药物,其基本原则强调个体化治疗,应既能有效预防急慢性排斥,又尽可能减少毒副作用。

【禁忌证】 病毒感染时禁用该品:如水痘、带状疱疹等。对环孢素过敏者禁用。严重肝、肾损害,未控制的高血压、感染及恶性肿瘤者禁用或慎用。

【不良反应】 环孢素的不良反应发生率较高,其严重程度、持续时间与剂量和血药浓度相关,多为可逆性。最常见的严重不良反应是肾毒性,发生率 10% ~40% ,多出现在最初 4 个月,可致血清肌酐和尿素氮水平呈剂量依赖性升高,可用甘露醇等利尿药预防,长期大剂量应用可出现不可逆的肾小管萎缩、纤维化和微动脉损伤。其次可见一过性肝损害、高血压、继发性感染、厌食、嗜睡、多毛症、震颤、齿龈增生、恶心与腹泻等症状。淋巴瘤发生率有增加趋势。

【药物相互作用】 可增加本药肾脏毒性的药物:两性霉素 B、氨基糖苷类抗生素、吲哚美辛、双氯芬酸等;可提高本药血药浓度的药物:大环内酯类抗生素、酮康唑、氟康唑、伊曲康唑、地尔硫䓬、维拉帕米、胺碘酮、雌激素、雄激素、西咪替丁等。与糖皮质激素、硫唑嘌呤、环磷酰胺合用会增加感染的概率;抗结核药可降低环孢素血浓度。

【药物评价】 环孢素是第一个具有选择性的免疫抑制药,1978 年以来的临床应用,使器官移植的成功率大大提高,肾脏移植一年的存活率由原来的 40% ~50% 提高至现在的 85% ~90% 以上,开辟了器官移植领域的新纪元,被誉为免疫抑制药治疗的基石和金标准药物。早期的脂溶液剂型目前已被微乳剂剂型取代,更利于消化道的吸收并减少了对胆汁的依赖性,吸收加快,生物利用度、峰浓度提高,个体差异降低,进一步提高了移植器官存活率和移植患者生存质量。但肝肾毒性一定程度上限制了其应用,必要时需更换毒性更小的药物。

【注意事项】 用药期间定期监测肾功能,必要时减量或停药;监测血压;定期查肝功能、血象、电解质;治疗自身免疫病剂量达 5mg/(kg·d),3 个月后疗效仍不明显则停用。在移植患者环孢素血药浓度的高低与排斥反应的发生及药物的毒性作用有密切的关系,治疗过程中一定要强调血药浓度监测的重要意义,同时应注意同时应用的其他药物对环孢素血药浓度的影响。

他克莫司(tacrolimus,FK506)

他克莫司是由链真菌属中提取的大环内酯类抗生素。

【药动学】 口服吸收快,但不完全,个体差异大,食物影响吸收,生物利用度约为 25% 。可分布至全身,主要经肝脏代谢并由胆道排泄,肝功能不良者血药浓度相对较高,$t_{1/2}$ 约 9 小时。

【药效学】 他克莫司的结构虽不同于环孢素,但与环孢素同属神经钙蛋白抑制剂,主要抑制 IL-2 基因的表达阻止 T 淋巴细胞的活化,其特点是免疫抑制有选择性。它可与细胞质中的他克莫司结合蛋白(FKBP-12)结合形成复合物,并抑制 Ca^{2+} 依赖性的丝氨酸/苏氨酸磷酸酶的活性,阻断早期淋巴细胞基因表达必需的去磷酸化过程,进而抑制淋巴细胞产生 IL-2、IL-3 和 IFN-γ,抑制 IL-2 受体的表达。对 B 细胞和巨噬细胞影响较小。

【临床应用】 器官移植如肝脏、心脏、肾脏、胰腺移植及骨髓移植后抗排斥反应,均有较好的疗效。对肝脏有较强的亲和力,并可促进肝细胞的再生和修复。

【禁忌证】 对本药或其他大环类药物过敏者和孕妇禁用。

【不良反应】 主要包括:①静脉注射他克莫司最常发生神经毒性,如头痛、震颤、失眠、畏光、感觉迟钝等,重者可出现运动不能、缄默症、癫痫发作、脑病等,大多在减量或停用他克莫司后消失;②由于他克莫司可直接或间接地影响肾小球滤过率与肾小球对电解质的转运,在临床上可发生急性和慢性肾毒性;③对胰岛细胞具有毒性作用,可导致高血糖;④其他:大剂量生殖毒性,血压升高、血钾升高、肝功能异常等。

【药物相互作用】 可的松、雌激素、雄激素、红霉素、酮康唑和氟康唑等、尼伐地平、维拉帕米、奥美拉唑、他莫昔芬、麦角胺药可抑制他克莫司代谢而增高其血药浓度;苯巴比妥、苯妥英钠、利福平、卡马西平等药可诱导肝药酶从而降低本药的血浓度。

【药物评价】 他克莫司的免疫抑制作用强度是环孢素的 10~100 倍,而肝肾毒性均低于环孢素,但可升高血糖。与环孢素等药相比,在降低急性排斥反应发生率和再移植率、延长生存期方面具有更大的优越性,可用于他药无法控制的排斥反应,对环孢素引起肝功能损害的移植患者也可用他克莫司替换。

【注意事项】 不宜与环孢素合用,患者由环孢素转换为本药时应注意避免两者肾毒性作用等的叠加;监测血压、心电图、视力、血糖、血钾及肝肾功能等指标;避免与有肾毒性的药物、保钾药物合用;中等脂肪饮食可显著降低本药的口服吸收,应空腹服用或至少在餐前 1 小时或餐后 2~3 小时服用。

麦考酚酸吗乙酯(mycophenolate mofetil,MMF)

麦考酚酸吗乙酯又称霉酚酸酯,是霉酚酸(mycophenolic acid,MPA)的酯类衍生物,1995 年美国 FDA 批准开始用于肾脏移植,现已广泛用于心、肝和小肠等其他器官移植。

【药动学】 口服后迅速吸收并被水解为活性代谢产物 MPA。平均相对生物利用度为 94.1%,血浆蛋白结合率高达 98%,只有少量游离的 MPA 发挥生物学活性。MPA 在肝脏与葡萄糖醛酸结合生成 MPAG,产物绝大部分经胆汁排泄,形成肝肠循环,$t_{1/2}$ 为 16~17 小时。代谢产物主要经肾脏排出,严重肾功能不全患者应减量。

【药效学】

1. 免疫抑制作用 MPA 通过选择性、可逆性地作用于催化鸟苷酸从头合成途径的关键限速酶 IMPDH,抑制 T、B 淋巴细胞经典途径中嘌呤的合成,导致鸟嘌呤核苷酸减少,明显抑制 DNA 的合成,从而选择性阻断 T、B 淋巴细胞的增殖,并抑制抗体形成,而极少见其他免疫抑制剂常有的肝、肾、骨髓的不良反应。MPA 尚能通过抑制淋巴细胞表面黏附分子形成而发挥免疫抑制作用,因其抑制鸟嘌呤核苷酸合成使 GTP 生成减少,影响 GTP 参与岩藻糖和甘露糖的转运,从而使募集单核细胞及淋巴细胞至炎症及移植排斥位点的部分黏附分子的糖基化受到抑制。

2. 其他作用 MPA 能快速抑制单核巨噬细胞的增殖,减轻炎症反应,作用完全可逆;可抑制有丝分裂原活化的血管平滑肌细胞和系膜细胞的增殖,对缓解肾小球疾病有重要意义;抑制 EB 病毒诱导的 B 淋巴细胞增殖,减少淋巴瘤的发生,因此没有类似 CsA 的增加淋巴瘤发生的潜在危险性。

【临床应用】

1. 自身免疫病 可用于狼疮性肾炎、原发性小血管炎导致的肾损害、不能耐受其他免疫抑制药或疗效不佳或有严重器官损害的弥漫性结缔组织病,多与糖皮质激素合用。对银屑病和类风湿关节炎已取得了较好的疗效,对系统性红斑狼疮血管炎、重症 IgA 肾病综合征也取得了一定疗效。本品必须连续服用至少 3 个月方能判断其疗效,故不宜作为弥漫性结缔组织病等严重疾病的首选药。

2. 器官移植抗排斥反应 常与环孢素或他克莫司等联用。

3. 预防卡氏肺孢子菌感染。

【禁忌证】 禁用于对 MMF 或 MPA 发生过敏反应的患者;严重肝、肾、心功能不全者慎用。

【不良反应】 常见胃肠道症状包括恶心呕吐、腹痛、腹泻等,1% 患者出现可逆的血液系统损伤如贫血、白细胞和血小板减少,20% 患者可能发生机会感染,尚有可能诱发肿瘤。动物试验已观察到有致畸作用,育龄妇女应慎用。

【药物相互作用】 含镁、铝的抗酸制剂能降低 MMF 的口服吸收率;大剂量的呋塞米或阿司匹林、低清蛋白血症均可增高游离 MPA 水平;丙磺舒及阿昔洛韦等自肾小管分泌的药物可提高血清 MPAG 浓度;考来烯胺等影响肝肠循环的药物可使 MMF 的 AUC 减少,应避免合用。

【药物评价】 为一种有效的选择性免疫抑制剂,与环孢素相比,最大的优点是无明显的肝脏和肾脏毒性,与传统抗代谢药 Aza 相比,骨髓抑制较轻,是目前常用的器官移植抗排斥药。

【注意事项】 用药期间定期检查血象和肝功能;不宜与 Aza 合用。与他克莫司合用时,MPA 的最小血药浓度会增高,剂量不能超过一日 2g,而且应逐渐减小剂量。与西罗莫司合用有联合毒性,应限定剂量。

西罗莫司(sirolimus)

西罗莫司又称雷帕霉素(rapamycin, Rapa),是 31 元大环内酯类抗真菌药物,1988 年发现其具有免疫抑制作用。

【药动学】 口服吸收迅速,平均达峰时间为 1.4 小时,多剂量给药后平均 $t_{1/2}$ 为 62 小时。经肝脏代谢,大部分由粪便排出。

【药效学】 西罗莫司的部分结构与他克莫司相同,进入细胞后与胞质内 FKBP-12 结合,但由于效应部位的化学机构与他克莫司不同,其作用机制与之不同,对神经钙蛋白活性并无影响,可能机制是阻断 IL-2 与 IL-2 受体结合后的信号转导。IL-2 与 IL-2 受体结合后导致 P70S6 激酶的高度磷酸化,此酶催化核糖体蛋白 40S 的 S6 在 G_1 期的高度磷酸化,此作用对蛋白质合成的调节起重要作用。西罗莫司-FKBP 复合物通过抑制 P70S6 激酶的活性阻断相关的通路,进而阻止 G_1 期细胞向 S 期转化,抑制 T 细胞的活化和增殖,也抑制 B 细胞增殖和抗体的产生。此外,尚能抑制 IL-2 及 IFN-γ 的产生及膜抗原表达,抑制 IL-2 和 IL-4 及生长因子诱导的成纤维细胞、内皮细胞、肝细胞和平滑肌细胞等的增殖。体外试验显示 Rapa 可显著抑制多种肿瘤细胞增殖。

【临床应用】 与环孢素和糖皮质激素联用预防器官移植后排斥反应。对已发生或可能发生与钙调神经素抑制剂相关的肾脏毒性患者,可改用西罗莫司。与环孢素联用治疗银屑病和眼巩膜炎亦有效。

【不良反应】　常见不良反应为高胆固醇血症、高三酰甘油血症、贫血、血小板减少、胃肠不适、血钾紊乱等。维持剂量小于一日 2mg 的患者不良反应发生率显著降低。

【药物评价】　与神经钙蛋白抑制剂比较,西罗莫司无明显肾脏毒性。西罗莫司环孢素有协同作用,两者合用能延长移植器官的存活时间,还能提高两药的治疗指数,尚有报道两药联用治疗的肾脏移植受体恶性肿瘤发病率较低。西罗莫司和他克莫司均与 FKBP 结合,两药小剂量合用可能有协同作用,但较大剂量联用则可能出现拮抗作用。

【注意事项】　瓶装口服液应注意避光冷藏;已有高脂血症的患者不建议使用本品。

依那西普(etanercept)

肿瘤坏死因子(TNF-α)抑制剂,通过抑制 TNF-α 可以起到控制炎症、阻断病情进展的作用,是目前用于自身免疫病最常见的一类生物制剂。

【药动学】　皮下注射依那西普 25mg,达峰时间约为 72 小时,C_{max} 为 12μg/ml,平均 $t_{1/2}$ 115 小时,清除率为 89ml/h。连续使用 6 个月(1 周 2 次,25mg/次),血药浓度可达平均 3μg/ml。

【药效学】　TNF 是内源性炎症介质,其在类风湿关节炎(RA)病变过程中可能与破坏关节组织的炎症密切相关,对风湿性关节炎起着十分重要的作用。在 RA 患者关节腔的积液中,TNF 浓度明显高于正常人。依那西普特异性与 TNFA 和 TNFB 结合,阻断其与细胞表面的 TNF 受体作用,从而缓解关节炎症状。在心力衰竭患者中,静脉注射本品 $1mg/m^2$ 或 $4mg/m^2$ 后,血浆 TNF-α 水平下降85%。

【临床应用】　用于活动性类风湿关节炎,银屑病及关节性银屑病,幼年特发性关节炎,活动性强直性脊柱炎。

【禁忌证】　感染、活动性结核病患者、对本品或制剂中成分过敏者;孕妇及哺乳期妇女禁用。

【不良反应】　常见注射部位局部反应,包括轻至中度红斑、瘙痒、疼痛和肿胀等,注射部位反应通常发生在开始治疗的第一个月内,在随后的治疗中发生频率降低。注射部位反应平均持续 3~5 天;其他不良反应包括头痛、眩晕、皮疹、咳嗽、腹痛、白细胞计数减少、中性粒细胞减少、鼻炎、发热、关节酸痛、肌肉酸痛、困倦、面部肿胀、面部过敏、肝功能异常、肾结石、肺纤维化等。

【药物相互作用】　依那西普和阿那白滞素联合治疗与单独使用依那西普或者阿那白滞素治疗的患者相比,两种药物同时治疗时患者严重感染的发生率更高。

【注意事项】　使用时有诱发感染的可能,若有反复发作的感染史,尤其是老年患者,使用时应慎重;在使用过程中出现感染,应及时停药并密切观察;在使用过程中,应注意过敏反应的发生,包括血管性水肿、荨麻疹以及其他严重反应,根据其情况给予抗过敏药物或停药;使用期间不可接种活疫苗;曾导致充血性心力衰竭的患者病情恶化,因此,重度心衰者不宜使用;治疗前要接受结核感染筛查(皮肤试验、胸透),对有结核感染或感染可疑者应首先抗结核治疗 3 个月,再考虑用药治疗;治疗前要筛查乙型及丙型病毒感染,有活动性者不宜应用;在治疗类风湿关节炎时宜与甲氨蝶呤联合应用以提高疗效。

阿那白滞素(anakinra)

阿那白滞素为重组、非糖基化的人白介素-1受体拮抗剂(IL-1Ra),与天然人IL-1Ra的不同之处在于其N末端增加了一个蛋氨酸残基。

【药动学】 大剂量皮下注射,绝对生物利用度为95%,皮下注射(1~2mg/kg)后3~7h达血药峰值,终末半衰期为4~6小时,严重或末期肾病患者(肌酐清除率低于30ml/min)的平均血浆清除率下降70%~75%。

【药效学】 炎症刺激诱导IL-1产生,进而调节各种生理反应包括炎症反应和免疫应答。IL-1具有广泛活性,包括通过诱导蛋白多糖迅速衰减而降解软骨以及刺激骨吸收。类风湿关节炎(RA)患者滑膜和滑囊液中天然产生的IL-1Ra水平不足以对抗局部产生的IL-1量的增加。竞争性地抑制IL-1与IL-1 Ⅰ型受体(IL-1R Ⅰ)相结合,从而阻滞在多个组织和器官中表达的IL-1的生物活性。

【临床应用】 适用于其他缓解病症的抗风湿性药物(DMARD)治疗无效的18岁及以上中重度活动性类风湿关节炎(RA)患者,以减轻体征和症状。

【禁忌证】 对阿那白滞素及大肠埃希菌衍生蛋白过敏者禁用,发生感染的患者禁用。

【不良反应】 最常见的不良反应为注射部位反应,通常为轻至中度,表现为发红、肿胀和疼痛;严重不良反应为严重感染和中性粒细胞减少。阿那白滞素可使严重感染的危险增加,如果患者发生严重感染,应立即停用。其他不良反应(发生率≥5%且高于安慰剂组)有头痛、恶心、腹泻、鼻窦炎、流感样症状和腹痛等。

【药物相互作用】 与单独用药相比,阿那白滞素与依那西普合用引起的严重感染和中性粒细胞减少症的发生率较高(分别为7%和3%),应尽量避免与肿瘤坏死因子(TNF)阻断剂合用;可干扰患者对新的抗原如疫苗的正常免疫反应,因此使用时接种疫苗无效。

【注意事项】 孕妇慎用;哺乳期妇女慎用;老年人使用诱发感染的危险性更大,应慎用;肾功能不全者毒性增加,应慎用。

环磷酰胺(cyclophosphamide,CTX)

环磷酰胺是烷化剂类抗肿瘤药,也具有免疫抑制作用。环磷酰胺在体内代谢为磷酰胺氮芥进入靶细胞与DNA发生交叉联结,破坏DNA的结构和功能,抑制细胞分裂和增殖,杀伤多种免疫细胞而抑制机体的免疫功能,对T细胞和B细胞均有细胞毒作用,由于B细胞生长周期长,故对B细胞影响较大。环磷酰胺作用强而持久,临床上可用于糖皮质激素不能缓解的自身免疫性疾病,如系统性红斑狼疮、大动脉炎、类风湿关节炎等,也用于器官移植的排斥反应。

硫唑嘌呤(azathioprine,AZP)

硫唑嘌呤口服吸收良好,在体内转化为巯嘌呤发挥作用。干扰嘌呤代谢,抑制嘌呤核苷酸的生物合成,抑制DNA、RNA和蛋白质合成,从而抑制淋巴细胞的增殖,阻止抗原敏感的淋巴细胞转化为免疫母细胞,对细胞免疫的抑制作用强于对体液免疫的抑制作用,尚有抗炎作用。作为一种抗代谢药,其作用广泛而缺乏选择性。临床上用于抑制器官移植排斥反应及治疗多种自身免疫性疾病如系统性红斑狼疮、皮肌炎、多肌炎、系统性血管炎、自身免疫性溶血性贫血、白塞综合征、特发性血小板减少性紫癜、类风湿关节炎、重症肌无力等。不良反应主要见剂量依赖性的骨髓抑制(常见白细胞减少)、肝脏损害、对微生物感染的易感性增加等。与别嘌醇合用能增加本品的疗效和毒性,应减量至1/4。

来氟米特(leflunomide,LFM)

来氟米特是异唑类小分子化合物,口服后在肠壁和肝内迅速打开异唑环转化为A771726发挥作用,对细胞免疫和体液免疫均有抑制作用。最中心的作用是抑制嘧啶核苷酸生物合成的第四酶即二氢乳清酸脱氢酶(DHO-DH),阻止嘧啶核苷酸合成,抑制细胞进入S期和G_2/M期,抑制T、B细胞的活化和增殖。尚可通过多种机制发挥免疫抑制和抗增殖作用:抑制酪氨酸激酶的活性而阻断细胞信息传导;抑制IL-2产生和对IL-2的反应性;促进免疫抑制性细胞因子TGF-β的产生;抑制单核细胞的黏附作用及炎症反应中的诱导性COX-2通路。

多项实验均表明来氟米特可以预防及治疗实验性自身免疫疾病,停药后不反跳,而且还具有显著的抗器官移植后排斥作用,主要用于类风湿关节炎、系统性红斑狼疮等自身免疫病的治疗和器官移植抗排斥治疗,对韦格纳肉芽肿、银屑病关节炎也有效。近年的研究表明,来氟米特体内外给药对大肠癌、乳腺癌、C6神经胶质瘤有一定疗效。治疗量不良反应轻微,但可随剂量增大而增加,较常见胃肠道反应,也可见一过性酶增高、白细胞减少、可逆性脱发。

雷公藤总苷(tripterygium Glycosides,TG)

亦称雷公藤多苷,有较强的免疫抑制作用,能抑制抗体形成细胞及抗体的生成,Ts细胞增加,并抑制IL-2生成,可能与其直接抑制IL-2基因表达有关。尚有较强的抗炎作用,在产生免疫抑制作用的剂量下,无直接细胞毒性。主要用于治疗各种自身免疫病,如类风湿关节炎、肾病综合征、肾炎、麻风反应、白塞病、皮肌炎、自身免疫性肝炎、血管炎及自身免疫性的白细胞和血小板减少症。不良反应较多,主要为胃肠道反应,偶见白细胞及血小板减少、毛囊角化、黑色素加深、月经紊乱、精子数目减少且活力降低,停药均可恢复。

二、免疫增强药

免疫增强药的主要临床应用包括:

(一)免疫缺陷病

此类疾病包括经典型免疫缺陷、继发性免疫缺陷和获得性免疫缺陷综合征(艾滋病),共同特点是反复感染。免疫增强药和免疫调节药与抗感染药合用,可通过增强抗感染免疫力提高疗效,对以细胞免疫缺陷为主者,如艾滋病、先天性无胸腺症、重症联合免疫缺陷病等,用胸腺素、转移因子、干扰素、白介素-2等有一定疗效。对体液免疫缺陷为主者如先天性无丙种球蛋白血症,用丙种球蛋白有效。

艾滋病是由人类免疫缺陷病毒(HIV)感染引起的致命性传染病,药物治疗仍处于发展阶段,强调联合疗法,包括抗病毒治疗、免疫治疗和基因治疗等,同时应控制继发性机会感染,治疗继发性恶性肿瘤如卡波西(Kaposi)肉瘤等。目前 HIV 感染最有效的治疗是抗反转录病毒药物治疗——高效抗反转录病毒疗法(HAART),又称鸡尾酒疗法。但 HIV 感染患者往往不能长期承受抗反转录病毒治疗,研究有效的治疗方法使抗反转录病毒治疗不成为终身治疗很有必要。因此有效的免疫治疗及综合措施的目的也在于使患者在停止抗反转录病毒治疗的情况下,不受或少受病毒重新扩散的威胁。

HIV 感染导致 CD4$^+$T 细胞数量减少和功能缺陷,引起细胞免疫缺陷为主的免疫功能损害,因而 HIV 感染的免疫治疗有一定的意义。免疫治疗包括两方面:治疗性疫苗和非特异性免疫治疗。HIV 感染非特异性免疫治疗的主要药物是免疫增强药,如胸腺素、转移因子、异丙肌苷、香菇多糖、IFN(α-2a 和 α-2b)、IL-2、IL-10、IL-16 等,可提高免疫细胞活性,增加 CD4$^+$T 细胞数量。IFN 可抑制多种反转录病毒复制。IL-2 联合 HAART 已取得肯定的疗效。CsA 可调节免疫反应以防止免疫反应过速,适用于早期感染。预防 HIV 感染和控制艾滋病的战略目标是研制疫苗,目前有多种疫苗处于临床试验阶段。

(二)慢性难治性感染

单用抗感染药难以控制的某些细菌、真菌、病毒感染,可并用胸腺素、转移因子、异丙肌苷及聚肌胞苷酸等。

(三)肿瘤

患者不同程度存在免疫功能低下,免疫增强药可增强患者的免疫功能,同时可减轻或防止放射治疗和化学治疗对免疫功能的损伤,从而增强疗效、降低肿瘤复发率、延长生存期。

卡介苗(bacillus calmette-guerin,BCG)

【药动学与药效学】 卡介苗是牛结核杆菌的减毒活菌苗。1942 年,Freund 发现了卡介苗具有免疫佐剂作用,除用于预防结核病外,尚能增强其他抗原的免疫原性,加速诱导免疫应答,提高细胞和体液免疫的功能,还能刺激多种免疫细胞如巨噬细胞、T、B 淋巴细胞和 NK 细胞活性,从而增强机体的非特异性免疫水平。

【临床应用】 临床最常用于恶性黑色素瘤,瘤内注射可使瘤体缩小或消失,瘤结节的大小及位置对疗效影响很大,而且机体免疫系统必须对卡介苗有应答能力。也作为膀胱癌(可行膀胱内注射)、白血病、肺癌等术后或化疗的辅助治疗。作为常规接种预防结核,用于 1 岁以内或结核菌素试验阴性的儿童或成年人。死菌苗用于小儿喘息性支气管炎的治疗、小儿感冒的预防和成人慢性支气管炎的防治。

【禁忌证】 禁用于:早产、难产、低体重儿、伴有明显的先天性畸形的新生儿;发热、腹泻等急性传染病的患儿;心、肺、肾等慢性疾病、严重皮肤病、过敏性皮肤病、神经系统疾病的患者以及对预防接种有过敏反应者。

【不良反应】 不良反应较多见,严重程度和发生率与剂量、给药方法及免疫治疗的次数等有关。注射局部可见红斑、硬结和溃疡;瘤内注射、胸腔内注射及皮肤划痕均可引起全身反应,有寒战、高热、全身不适等。瘤内注射偶见肉芽肿性肝炎或过敏性休克,甚至死亡。

白细胞介素-2(interleukin-2,IL-2)

【药效学】 白细胞介素是介导细胞间相互作用的一组免疫细胞因子,具有广泛的生物学效应,IL-2 是由丝裂原刺激的 T 细胞和 NK 细胞培养液中存在的一种因子,能维持激活后的 T 细胞在体外长期生长。现药用 IL-2 为基因重组品 rhIL-2,系将 IL-2 基因导入大肠埃希菌中所得产品。

IL-2 与相应细胞的 IL-2 受体结合后,发挥广泛的免疫增强及调节作用:①促进 T 细胞增殖和功能,并诱导 TNF-β(淋巴毒素)、INF-γ、IL-4、IL-5、IL-6 等细胞因子的分泌;②高浓度 IL-2 可诱导 B 细胞增殖分化和抗体分泌;③促进细胞毒性淋巴细胞(TCL)、自然杀伤细胞(NK)、激活杀伤细胞(LAK)的增殖分化和对肿瘤细胞的杀伤效应,诱导相应细胞因子如 TNF-α、INF-γ 的分泌;④活化巨噬细胞通过 ADCC 机制杀伤肿瘤。

【临床应用】 IL-2 可用于肿瘤、免疫缺陷病(AIDS)、感染性疾病的治疗。对肾细胞瘤、黑色素瘤、结肠和直肠癌效果较好,可控制肿瘤发展,减小肿瘤体积及延长生存时间,尚能缓解晚期癌症患者的抑郁症状。

【禁忌证】 癫痫、严重低血压,心、肾功能不全,高热者禁用。孕妇、患有心脏病或肺部疾病、60 岁以上者慎用。

【不良反应】 常见"流感"样症状和胃肠道反应,如发热、寒战、厌食、肌痛及关节痛等,大剂量可出现神经系统症状、肾功能减退、水肿、血压升高等,剂量减少可减轻。

【药物评价】 对感染性疾病,IL-2 主要对免疫功能低下诱发的病毒性感染等显示一定的疗效,如活动性肝炎、单纯疱疹病毒感染、AIDS、结节性麻风、结核菌感染等。

【注意事项】 用药期间应定期查肝、肾功能。

干扰素(interferon,IFN)

干扰素是一族可诱导的分泌性糖蛋白,宿主细胞受到病毒感染或干扰素诱生剂等激发后产生,无抗原性而有高度的种属特异性,动物的 IFN 对人体无效。IFN 可分为 α、β、γ 三类:人白细胞产生的 IFN-α、成纤维母细胞产生的 IFN-β 和由抗原或丝裂原刺激 T 细胞产生的 IFN-γ,有相应的基因重组产品用于临床,如 rhIFN-α_{1b}、rhIFN-α_{2a}、rhIFN-α_{2b}、rhIFN-β、rhIFN-γ。

【药动学】 本药静脉注射后,可迅速从血中清除,其 $t_{1/2}$ 为 2~4 小时。肌内注射本药后,5~8 小时内可达血药峰浓度。本药不易透过血-脑脊液屏障。INF-α 和 IFN-β 分别在肾和肝内代谢。经过聚乙二醇化的 IFNα-2b(长效干扰素)的半衰期达 40 小时,可持续作用 168 小时。IFN 可抑制细胞色素 P450,故与化疗药物配伍用药应谨慎。

【药效学】 IFN 具有抗病毒(RNA 和 DNA 病毒)、抑制细胞增殖、抗肿瘤及调节免疫作用,IFN-α 和 IFN-β 的抗病毒作用较强,IFN-γ 的免疫调节作用较强。IFN-α 和 IFN-β 具有共同的受体,故两者间无协同作用,但两者分别与 IFN-γ 有协同作用。

【临床应用】 病毒感染性疾病:疱疹性角膜炎、病毒性眼病、带状疱疹等皮肤疾患、慢性乙型肝炎等;肿瘤:非霍奇金淋巴瘤、成骨肉瘤、肾细胞癌、浅表膀胱癌、卡波西肉瘤、毛细胞白血病、黑色素瘤等;IFN-β 对多发性硬化症有一定疗效,还用于严重病毒性疾病导致的免疫抑制;IFN-γ 对类风湿关节炎和慢性肉芽肿有效。

【禁忌证】 妊娠期间、乙肝患者有精神病史(如严重抑郁症)、未能控制的癫痫、未戒断的酗酒或吸毒者、未经控制的自身免疫性疾病(如干燥综合征等)、失代偿期肝硬化(晚期肝硬化,有过腹水、上消化道出血等并发症)、有症状的心脏病等患者禁用。

【不良反应】 不良反应有胃肠道反应、流感样症状(多见于大剂量使用的早期)及神经系统症状(嗜睡、精神紊乱)、皮疹、肝功能损害等,大剂量尚可致血细胞减少,5%患者用后可产生抗 IFN 抗体。

【药物评价】 IFN 治疗肿瘤疗效最好的是毛细胞白血病,有效率达80%。在 HIV 感染中,IFN 对卡波西肉瘤的消退有一定效果。尽管体外实验表明 IFN 有很强的抗病毒作用,但临床疗效并不满意,其中以 IFN-α 对乙型肝炎和丙型肝炎(加用抗病毒药)的疗效较明显,长效干扰素可满足一周一次给药,提高了患者依从性,并可提高疗效。

左旋咪唑(levamisole,LMS)

左旋咪唑是第一个化学结构明确且口服有效的免疫调节药物。左旋咪唑对抗体产生有双向调节作用,对正常人和动物几乎不影响抗体的产生,但对免疫功能低下者,能促进抗体生成并使低下的细胞免疫功能恢复正常,还能增加巨噬细胞和中性粒细胞的趋化和吞噬功能及杀菌作用。临床主要用于免疫功能低下者恢复免疫功能,可增强机体抗病能力。用于肺癌、乳腺癌术后或急性白血病、恶性淋巴瘤化疗后的辅助治疗,可巩固疗效,减少复发或转移,延长缓解期;也用于上呼吸道感染、小儿呼吸道感染、支气管哮喘;尚可用于自身免疫性疾病如类风湿关节炎、系统性红斑狼疮等,可改善症状。不良反应发生率较低,可出现脑炎综合征,多为迟发反应,其他不良反应一般较轻微,主要有恶心、呕吐、腹痛等,少见有发热、头痛、乏力等现象,长期用药可见白细胞或血小板减少,偶见肝功能异常。

转移因子(transfer factor,TF)

转移因子是从正常人的淋巴细胞或淋巴组织、脾、扁桃体等制备的一种核酸肽。它可将供体细胞免疫作息转移给受者的淋巴细胞,使之转化、增殖、分化为致敏淋巴细胞,从而获得供体样的免疫力。一般分为两类:特异性 TF,从某种疾病康复者或者治愈者中提取的;非特异性转移因子,从健康人的淋巴细胞中提取,如移动抑制因子。临床用于先天性和获得性免疫缺陷病的治疗,也适用于难以控制的病毒性和真菌感染及黑色素瘤、骨肉瘤、平滑肌瘤、肾母细胞瘤等肿瘤的辅助治疗,不良反应主要有注射局部酸、胀、痛感,偶见风疹、皮肤瘙痒、短暂发热。个别慢性活动性肝炎患者用药后可见一过性肝功能损害加重。

其他常用免疫调节药见表28-4。

表28-4 其他常用免疫调节药

常用药物	临床用途	不良反应
胸腺素 α_1 (thymosinα_1, Tα_1)	作为慢性活动性肝炎患者的免疫调节药,可抑制 HBV 复制。也用于肺癌等癌症放疗或化疗的辅助治疗	天然提取的胸腺素制剂可致过敏反应,重组 Tα_1 过敏率低,副作用小
异丙肌苷(isoprinosine)	主要用于病毒性疾病如急性病毒性脑炎、单纯性疱疹病毒感染的治疗,疗效较佳;与化疗、放疗或 IFN 配伍治疗肿瘤;治疗某些自身免疫病如 RA,因副作用小,故可与左旋咪唑、金制剂及青霉胺交替治疗	不良反应少,安全范围大

常用药物	临床用途	不良反应
云芝多糖 K(krestin,PSK)	用于慢性肝炎的治疗和肿瘤的辅助治疗。对消化道肿瘤患者、肺癌、乳腺癌等,可改善症状,有时可见胸、腹水减少。对食管癌、肺癌、子宫癌、乳腺癌等术后复发有一定预防效果。与小剂量局部放射合用于子宫颈癌	
香菇多糖(lentinan)	用于胃肠道肿瘤、急慢性白血病的辅助治疗,尚用于肺癌、乳腺癌、乙肝等	未见明显毒副反应

第四节　器官移植排斥反应的临床用药

一、概　述

排斥反应是移植器官携带的异体抗原所引起的受者体内发生的免疫反应,有体液免疫反应和细胞免疫反应两种,其机制、病理及临床表现均不同。体液免疫反应是受者体内存在能结合补体的抗体,一旦与移植器官相应的抗原接触,将在器官内激活补体系统,使红细胞、中性粒细胞、巨噬细胞及血小板发生免疫黏附,在小血管内形成抗原抗体复合物,促进血管内凝血,阻断血流,导致器官缺血性坏死。体液免疫反应在超急性排斥反应、急性加速性排斥反应及慢性排斥反应中都发挥重要作用;细胞免疫反应需经过抗原识别-免疫活性细胞致敏-免疫细胞增殖反应-攻击靶细胞等过程。细胞免疫反应是急性排斥反应的主要原因。

(一)超急性排斥反应

超急性排斥反应是不可逆的体液免疫反应。移植器官血流恢复后,数分钟或数小时,甚至1~2天,功能突然丧失,器官表面变紫色,出现斑块,质地变软,失去丰满饱胀感。

(二)加速性排斥反应

加速性排斥反应亦属急性体液免疫反应。多在术后2~5日内发生,也可出现在术后1个月内。临床表现为移植器官功能减退或丧失,伴有全身症状,如高热、畏寒、乏力、食欲减退,伴有白细胞增加。加速排斥反应的特点是经皮质类固醇冲击治疗可能得到暂时缓解。但短时将再次或反复发作,直至不可逆转。

(三)急性排斥反应

急性排斥反应主要是细胞免疫反应,属迟发型超敏反应的细胞免疫现象。除同卵孪生供者,几乎所有来自尸体和亲属供体的器官都将发生程度不同急性排斥反应。免疫抑制药停用或剂量不足将促使其发作。急性排斥反应多发生于术后1个月内,也可延至数月后发作。临床表现为发热、畏寒、全身不适、局部胀痛和移植器官功能骤然恶化的症状。

(四)慢性排斥反应

慢性排斥反应以体液免疫反应为主。病变表现为间质及动脉内膜纤维组织明显增生,如伴血管壁弹力层纤维断裂和增厚,使血管管腔狭窄,器官组织呈慢性缺血性改变。慢性排斥反应一般发生于手术 4 个月后,直至 1 年以上,缓慢出现症状。

二、器官移植排斥反应常用药物

预防和治疗排斥反应是器官移植成功的关键,合理应用免疫抑制药可防止排斥反应发生,同时保持患者适度的免疫抵抗力和减少药物毒副作用。用于防治排斥反应的免疫抑制药可分为基础免疫抑制药和辅助免疫抑制药。前者以环孢素和他克莫司为代表,疗效肯定,可以单独使用且必须使用,不可随意改动或停药。后者单独应用一般不足以抑制免疫反应,需与基础免疫抑制药共同使用,主要包括糖皮质激素、硫唑嘌呤、麦考酚吗乙酯、西罗莫司及生物制剂等。其中大部分药物在本章第三节"免疫抑制药"已作介绍,此处主要介绍生物制剂类免疫抑制药抗排斥反应作用的特点和用法。

抗淋巴细胞抗体在以减少急性排斥反应发生率为目的的诱导治疗中是常用的生物制剂,包括单克隆抗体和多克隆抗体,前者为单克隆抗体,有鼠源性单克隆抗体 OKT3,人源性单克隆抗体 daclizumab 及 basiliximab;后者为多克隆抗 T 细胞抗体,有抗淋巴细胞球蛋白和抗胸腺细胞球蛋白。

抗 T 细胞多克隆抗体

抗 T 细胞多克隆抗体包括抗淋巴细胞球蛋白(antilymphocyte globulin,ALG)和抗胸腺细胞球蛋白(antithymocyte globulin,ATG),由人淋巴细胞或胸腺细胞免疫马或兔所获的抗血清精制而得,含有细胞毒性抗体,可直接攻击多种 T 细胞标记。与循环系统的淋巴细胞结合,在补体等辅助下选择性耗竭 T 细胞,抑制细胞免疫。适用于:①耐激素性排斥反应;②血管性排斥反应;③诱导治疗;④肾小管坏死并发 CsA 肾中毒。其严重副作用为:血小板减少、静脉炎、过敏和血清病。

使用前作皮肤过敏试验(0.1ml,1∶1000 生理盐水稀释),并预防性应用抗组胺药及皮质类固醇以防过敏。ATG 或 ALG10~20mg/(kg·d)(生理盐水或 5% 糖盐水稀释),经中心静脉途径缓慢输注,时间大于 4 小时。诱导治疗疗程 7~21 日,抗排斥治疗时间 7~14 日,停药前 2~3 日使用 CsA 达到稳态血药浓度。使用期间监测循环 T 细胞数量来调节剂量,以控制 CD3$^+$ 细胞在外周血中占淋巴细胞比例(以少于 10% 为宜)。

莫罗单抗- CD3(muromonab- CD3,orthoclone OKT3,OKT3)

莫罗单抗-CD3 是通过分泌抗体的鼠 B 淋巴细胞与非分泌型的骨髓瘤细胞杂交而产生,为鼠 IgG$_2$ 免疫球蛋白。OKT3 与 T 细胞表面 CD3 复合物中的一个 20kD 亚单位结合后使 CD3 失活,T 细胞受体被吞噬,使 T 细胞失去作用,而达到抑制免疫的效果。OKT3 主要用于防治器官移植排斥反应尤其是急性排斥反应。主要不良反应是"细胞因子释放综合征",患者出现寒战、呼吸困难、恶心、呕吐、腹泻等症状,注射 OKT3 前给予糖皮质激素可有效地阻止细胞因子释放并减轻首剂反应。

由于机体可对药物产生抗鼠抗体而使药物无效,因此用药过程中应注意对患者的 CD3 水平进行监测,合并使用小剂量钙神经蛋白抑制剂、麦考酚吗乙酯或硫唑嘌呤也有助于减少抗体反应。

IL-2 受体单克隆抗体

人源性抗 IL-2 受体单克隆抗体包括达克珠单抗(daclizumab)和巴利昔单抗(basiliximab),均为重组 DNA 产品,其靶分子为 IL-2 受体的 α 亚单位(也称 CD25 或 TAC),阻断 IL-2介导的免疫反应,daclizumab 与 IL-2 受体的亲和力略弱于 basiliximab。可降低急性排斥反应的发生率,但不能逆转已经发生的排斥反应,也不能防止非 IL-2 途径介导的排斥反应。临床上未见明显毒性。

三、用药原则与注意事项

预防和治疗排斥反应是器官移植成功的关键,目前防治移植排斥反应的方法主要是正确合理地进行组织配型、严格选择供者、抑制受者的免疫反应和加强移植后的免疫检测等。应用免疫抑制药预防和治疗移植排斥反应是目前临床器官移植的常规使用方法,甄选免疫抑制方案的目的是合理应用免疫抑制药以防排斥反应发生,同时保持患者适度的免疫抵抗力和减少药物毒副作用。主要用药原则包括:①应用多层次的免疫抑制药物,使各药在相对较低的浓度下获得协同效应,最大限度地发挥免疫抑制作用的同时尽可能减低药物的毒副作用;②个体化用药;③在同种移植术后早期或发生排斥反应时需维持更强的免疫抑制状态;④密切观察可能引起移植器官功能障碍的每一个环节,包括对排斥反应的预测、药物的毒副作用、感染等;⑤当药物的毒副作用超过它的治疗作用时,应及时进行用药方案的调整。

联合用药方案通常以基础免疫抑制药为基础,联合辅助免疫抑制药,具体用药方案根据药物的作用机制、副作用大小等情况,并结合患者的经济条件来确定。以临床实行最多的肾移植为例,其抗排斥反应的常用方案为:

(一)诱导期治疗

常用抗体制剂进行移植术早期的诱导治疗,避免大剂量应用有肾毒性的神经钙蛋白抑制药,降低早期排斥反应发生率,尤其适用于易发生排斥反应的患者(易感者、二次移植者等)。常用二联用法如神经钙蛋白抑制药 + basiliximab 或 daclizumab。

(二)维持用药方案

采用三联维持用药可减少各药物的用量,从而降低其副作用。神经钙蛋白抑制药 + MMF + 泼尼松的三联方案最为常用,它们分别作用于 T 细胞活化的不同位点,MMF 可替换为 Aza 或 Rapa。也可二联用法:神经钙蛋白抑制药 + 泼尼松,或神经钙蛋白抑制药 + MMF 或抗体。

(三)排斥反应的治疗

神经钙蛋白抑制药、抗代谢药、小剂量糖皮质激素和 Rapa 无法阻断已经活化的 T 细胞,因此对已经发生的排斥反应往往效果不佳,此时需应用直接对抗活化 T 细胞的药物,包括大剂量糖皮质激素(冲击疗法)、抗 T 细胞多克隆抗体或 OKT3。

首次排斥反应可采用类固醇冲击治疗或抗体治疗,前者如大剂量冲击治疗(静脉给予 500～1000mg 甲泼尼龙 3 日)或小剂量冲击治疗(口服 120～250mg 泼尼松或甲泼尼龙 3～5 日),后者如 OKT3 抗体疗法,是治疗首次急性排斥反应的有效方法,可逆转 90% 的急性排斥,是治疗严重或血管性排斥反应的首选药物。对二次排斥反应主张使用抗体治疗,尤其适用于激素冲击治疗无效时。在激素冲击或抗体治疗的情况下仍有排斥可认为是顽固性排斥，对以前未接受过 MMF 治疗者，可将 CsA 改为 FK506 并配合 MMF 常能逆转排斥反应，也可以选择性给予 OKT3 或多克隆抗体。

移植 3~4 个月后发生的后期排斥反应（通常为复发性排斥，也可是首次出现）一般是慢性排斥的前奏，并可加快移植肾功能的丧失，其治疗措施匮乏，此时不应再给予大剂量免疫抑制药，而常需考虑采取针对移植肾体内丧失的治疗措施。

抗排斥治疗的注意事项包括：个体化用药；注意监测肝肾功能、血象、血压、血糖等；合理利用某些有益的免疫抑制药和其他药物的相互作用，注意避免可能不利的药物相互作用；CsA 和 FK506 应定期（尤其在早期及调整剂量时）监测血药浓度，避免用量不足导致排斥反应或用量过大产生毒性反应。

新型免疫抑制药的开发和应用在器官移植的发展中起到了积极的作用，使移植物生存时间和患者生命延长时间得到明显有效的提高。但是，免疫抑制药的长期应用乃至终生应用，其经济负担和药物的副作用也给患者带来了十分不利的影响。因此，寻找特异性更高、作用更强而不良反应小的药物是当前急迫的任务。FTY720 是一种正在研究的预防肾移植术后急性排斥和移植物丢失的临床用药，其化学结构和作用机制均不同于目前所用的免疫抑制药，在各种动物模型中，均显示其具有显著的抑制免疫、延长移植物存活的作用，与 CsA、FK506 等具有良好的协同作用，还能延长异种移植物的存活时间。FTY720 的口服生物利用度高，并可每日一次用药。在 Ⅰ 期临床实验中，FTY720 表现出很好的耐受性，无肾、肝、胰腺及骨髓毒性。与 CsA 等合用，并未出现协同毒性作用。

与此同时，人们也在致力于寻找另一种办法，使移植器官在不用免疫抑制药的情况下能够长期存活，这一理想的方法即免疫耐受法。对诱导和维持免疫耐受方面的研究主要集中在建立骨髓细胞嵌合体、封闭第二信号系统和应用转基因技术等方面，已经取得了一定的成绩，期望在较短的时间内进入临床。

案例分析：

案例：女性患者，因双膝关节疼痛 1 周入院。既往有高血压病史，目前血压 160/100mmHg。诊断为风湿性关节炎，高血压。

用药：①卡托普利 25mg，口服，每天 3 次；②布洛芬缓释胶囊 300mg，口服，每日 2 次。

治疗 1 天后，患者刚有所缓解的血压出现反弹，控制不好。

分析：非甾体抗炎药布洛芬通过抑制前列腺素的合成发挥治疗作用，ACEI 类药物通过促进前列腺素的合成与释放发挥降压作用，两者联用可相互拮抗，从而减弱或完全消除卡托普利的降压作用。

知识链接:

非甾体抗炎药不良反应的预防

在实际使用非甾体抗炎药时,应从以下几个方面防范药物不良反应:

1. 尽量避免不必要的大剂量、长期应用非甾体抗炎药。

2. 用药过程中如出现可疑不良反应时应立即停药,咨询医师或药师后决定是否继续用药。

3. 用药期间不宜饮酒,否则会加重对胃肠道黏膜的刺激。

4. 不宜同时使用两种或两种以上的非甾体抗炎药,因为会导致不良反应的叠加。

5. 不能盲目地认为非甾体抗炎药中新药、进口药、价格高的品种就不存在安全隐患。

思考题

1. 非甾体抗炎药的药理作用特点有哪些?

2. 阿司匹林的临床作用及不良反应是什么?

3. 糖皮质激素药理作用、临床应用及主要不良反应是什么?

4. 糖皮质激素的用法与注意事项有哪些?

5. 免疫调节药的分类及其各类药物的临床应用、不良反应有哪些?

6. 器官移植排斥反应用药的原则是什么?

(陈飞虎)

第二十九章 维生素类与微量元素类药物的临床应用

第一节 维生素类药物的临床应用

一、概 述

维生素(vitamin)又名维他命,是机体为维持正常的生理功能而必须从食物中获得的一类微量有机物质,在人体生长、代谢、发育过程中发挥着重要的作用。迄今已发现的维生素有 60 余种。人体所需的维生素多数从食物中获取,只有少数可以在体内合成或由肠道细菌产生,此外,人工合成也是一个重要来源。

通常根据维生素发现的先后,将其命名为维生素 A、B、C、D、E、K 等。随着分离测试技术的进步,有些早期发现的维生素又再分离为几种结构相似的品种。如从维生素 A 又分出为维生素 A_1 和维生素 A_2,从维生素 D 又分出维生素 D_2、维生素 D_3、维生素 D_4 等。依据其溶解性,将其分为脂溶性和水溶性两大类。

二、常见的维生素类药物

(一)脂溶性维生素

脂溶性维生素包括维生素 A(视黄醇 retinol)、维生素 D(钙化醇 calciferol)、维生素 E(生育酚 tocopherol)、维生素 K(凝血维生素)。

维生素 A(vitamin A)

维生素 A 有顺反异构体,活性最强的是全反型维生素 A,通称视黄醇(retinol)。天然维生素 A 以游离型或脂肪酸酯的形式只存在于动物界,特别在水生动物的肝脏中含量较高。

【药动学】 一般是脂溶性药物,服用后立即被胃肠吸收。对于脂肪吸收不良的患者,与水混合后服用。与蛋白质同时应用会增加吸收。β-胡萝卜素主要是在小肠黏膜和肝脏中转变成维生素 A。由于胡萝卜素吸收不良,这种转变率最多只有 50% 左右。6μg β-胡萝卜素才具有 1μg 维生素 A 的活性。

【药效学】

1. 构成视觉细胞内感光物质 维生素 A 在体内氧化生成顺视黄醛和反视黄醛。人视网膜内的视杆细胞内含有感光物质视紫红质,它是由视蛋白和顺视黄醛构成。当维生素 A 缺乏时,顺视黄醛得不到足够的补充,视杆细胞不能合成足够的视紫红质,导致夜盲症。

2. 维持上皮组织结构的完整和健全 维生素 A 参与黏多糖合成,促进基底上皮细胞分泌黏蛋白,抑制角化。当维生素 A 缺乏时,引起黏膜与表皮的角化、增生和干燥。皮脂腺及汗腺角化时皮肤干燥,发生毛囊丘疹和毛发脱落,特别是消化道、呼吸道和泌尿道上皮组织不健全,易引起感染。眼上皮最易受影响,产生干眼病,严重时角膜角化增生、发炎甚至穿孔。

3. 诱导细胞组织分化 维生素 A 对高等动物的正常生长和功能产生是必需的,其主要作用是诱导细胞、组织的分化。

4. 抑制癌症的发生 实验表明维生素 A 缺乏容易诱发癌症,视黄酸可以抑制致癌催化剂,能抑制多种肿瘤的形成,如食管上皮癌、呼吸道癌,并可阻止 3,4-苯并芘在肝和肺中氧化成为致癌物质。

5. 增强机体免疫反应和抵抗力 维生素 A 明显对抗糖皮质激素的免疫抑制作用,大剂量可促进胸腺增生,如同免疫增强剂合用,可使免疫力增强。

此外,维生素 A 尚参与羟基类固醇的脱氢,胆固醇的合成,硫酸盐活化,膜通透性的调节,以及药物在肝微粒体中去甲基和羟基化过程。

【临床应用】

1. 主要用于防治夜盲症、干眼病等维生素 A 缺乏症。在幼儿、妊娠、哺乳妇女等需要量增大时可给予预防量。对维生素 A 吸收贮藏不良性疾病,如脂肪便、胆管闭塞、肝硬化、胃全切需要长期应用维生素 A。

2. 对感染、烫伤和皮肤病局部应用有一定疗效,亦可用于预防烧伤患者的化脓性感染。某些感染可引起维生素 A 排泄亢进。

3. 有报道称维生素 A 与维生素 E 合用治疗口腔癌有一定疗效;维生素 A 可以延迟癌前病变细胞恶化的速度。但是维生素 A 在肝脏的蓄积可以导致对肝脏的强毒性,而且目前还没有使维生素 A 集中到某个特定部位的方法,以及大量应用会引起维生素 A 过高等不良反应,故难以作为内服抗癌药应用。

4. 治疗婴儿呛奶,临床常见婴儿哺乳后出现频繁剧烈的刺激性咳嗽,随之吐出大量胃内容物发生呛奶,往往并发迁延难愈的呼吸道感染。维生素 A 治疗呛奶有迅速满意的疗效。

5. 曾用于控制甲亢症状,预防肾结石的形成,治疗贫血、神经退行性变性等;亦有用于鱼鳞癣类、寻常痤疮、老年性或过度角化性皮肤病等疾病的治疗,但疗效评价有分歧。

【禁忌证】 高维生素 A 血症、高维生素 D 血症、高钙血症、高尿钙症者禁用。肾功能不全、铁蓄积、铁利用紊乱者禁用。

【不良反应】 成人一次服 100 万 IU,儿童一次服 30 万 IU 以上可引起急性中毒。每日 10 万 IU 连用 6 个月以上可引起慢性中毒。临床可见因母亲摄入过量而引起孩子维生素 A 过多的病例。因此,孕妇不要过量服用维生素 A。

急性中毒可以出现颅内压升高、嗜睡、谵妄并有消化系统症状。随后可出现脱皮、瞳孔散大、视神经乳头水肿、畏寒低热、心率加快、烦躁。婴儿囟门宽而隆起为典型症状,头围增大,骨缝分离,脑脊液中蛋白质含量明显下降。

慢性中毒早期出现疲倦乏力、烦躁或嗜睡,食欲不振、呕吐、腹泻、低热多汗、眼球震颤、复视,以后下列各系统均发生改变。

(1)骨骼系统:转移性骨痛伴有软组织肿胀、压痛而无红热,骨质增生,早期骨化,过度角化,指甲变脆。

(2)神经系统:头痛、颅内压增高、脑脊液压力增高。

(3)皮肤黏膜:皮肤干燥、瘙痒,全身散在斑丘疹,毛发枯干、脱落,牙龈炎、口角糜烂。

(4)肝脏损害:肝脾大伴门脉高压和肝硬化,碱性磷酸酶增高,肝窦门隙脂肪贮存细胞增多。

(5)钙代谢:持久的负钙平衡、软组织钙化、钙沉淀积于心、肝、肾、肺和动脉,尿钙排泄增多同时伴有高钙血症。

(6)肾损害:多尿、尿急、尿频及高尿酸血症。

(7)其他:淋巴结肿大、血脂增高、凝血酶原不足、低血红蛋白性贫血、白细胞减少、角膜混浊等。

慢性中毒原因可能是代谢物维生素 A 酸沉积于肝中,造成脂肪沉着,也可能是用量超过肝解毒功能,造成肝细胞坏死和肝硬化。动物和人类可致畸胎,可能是维生素 A 在胚胎中直接诱发,也有认为是由于胎儿器官形成期过量维生素 A 对糖酵解的抑制,使氧化代谢的微粒体基因突变所致。

凡血中维生素 A 浓度超过 $100\mu g/100ml$ 时,可考虑为中毒,立即停药,大部分症状可在 1 周内消失。除停药外,可给予维生素 C、硫胺素和糖皮质激素。

【药物相互作用】

1. 制酸药 氢氧化铝可使小肠上段胆酸减少,影响维生素 A 的吸收。

2. 抗凝药 大量维生素 A 与香豆素或茚满二酮衍生物同服,可导致凝血酶原降低。

3. 口服避孕药可提高血浆维生素 A 浓度。

4. 考来烯胺、矿物油、新霉素、硫糖铝能干扰维生素 A 吸收。

5. 与维生素 E 合用时,可促进维生素 A 吸收,增加肝内贮存量,加速利用和降低毒性,但大量维生素 E 服用可耗尽维生素 A 在体内的贮存。

【注意事项】

1. 必须按推荐剂量服用,不得超量服用。

2. 慢性肾功能减退时慎用。

维生素 D(vitamin D)

维生素 D 是类固醇衍生物,作为抗佝偻病因子被发现的,现在有 $D_2 \sim D_7$ 六种诱导体,其中维生素 D_2(骨化醇 calciferol)和 D_3(胆骨化醇 cholecalciferol)是代表,抗佝偻病的活性强。

【药动学】 维生素 D 注射和口服均易吸收,经肠道吸收时必须有胆汁酸存在。

【药效学】 维生素 D 促进钙与磷酸盐在小肠的吸收,使血钙浓度增加,有利于钙、磷在骨中沉着,促进骨组织钙化,是骨骼发育不可缺乏的营养素。与甲状旁腺素和降钙素是体内三种主要调节钙、磷的激素,三者协同作用维持钙、磷的内环境平衡。

【临床应用】 临床上用于防治佝偻病、骨软化症、婴儿抽搐症和骨质疏松症等。出生体重低且生长迅速的小儿及长期使用肝药酶诱导剂苯妥英钠、苯巴比妥抗惊厥剂患者均需要维生素 D 做补充治疗。另外,维生素 D 还用于皮肤科疾病如皮肤结核、皮肤瘙痒、银屑病及冻疮的治疗。

【禁忌证】　维生素 D 增多症、高钙血症、高磷血症伴肾性佝偻病患者禁用。

【不良反应】　长期大量服用维生素 D 可以产生维生素 D 过剩症状。主要是由于高血钙而产生的肾脏损害,钙沉着,出现多尿、多饮、夜尿、蛋白尿。在肾脏、血管、肺脏、皮肤等处发生钙沉着,还可见生长停滞,一般成年人 5 万 ～ 15 万 IU/d,小儿 2 万 ～ 5 万 IU/d,长期连用可发生中毒,中毒的临床表现为:

(1)消化系统:恶心呕吐、腹痛腹泻、肝脾大、胃及十二指肠溃疡等。

(2)神经精神:烦躁、幻觉、多汗、脑膜刺激性抽搐、意识障碍、肌张力下降、运动功能障碍。

(3)肾脏:钙化性肾功能不全、肾结石、蛋白尿、血尿、尿频、尿急,并出现管型,严重者可引起肾功能衰竭。

(4)心血管:心肌及动脉壁钙化、心电图 ST 段抬高,碱性磷酸酶增高,高血钙,严重者可致心力衰竭。孕妇可致胎儿血钙增高及出生后智力障碍。

(5)其他:乏力易疲劳、皮肤黏膜干燥、体重下降,易感染和发热等。骨骼 X 线检查可见长骨干骺端阴影密度增高,增厚,骨皮质增厚、前臂及肘关节钙盐沉着。此外,维生素 D 胶性钙可引起过敏性休克。

维生素 D 中毒后应立即停药,必要时采用低钙饮食,适当补充钾、钠和镁。肾上腺皮质激素与维生素 D 有拮抗作用,减少消化道的钙、磷吸收,降低血钙,可应用泼尼松 1mg/(kg·d)。亦可使用利尿剂并大量饮水,促进尿钙排泄,保护肾脏以防肾衰。

以下情况易发生维生素 D 中毒:

(1)维生素 D 注射使用,特别是在长期服用的基础上再注射给药。

(2)维生素依赖性佝偻病(常染色体隐性遗传性低磷性佝偻病)、抗维生素 D 性佝偻病,需要给活化型维生素 D(1α,25-$(OH)_2$-D_3)或超大剂量的维生素 D(大于正常量 100 倍)。

(3)施行甲状腺切除术后发现甲状旁腺功能减退、骨质疏松而接受大剂量维生素 D 治疗者。

(4)皮肤病患者等短期内大量使用维生素 D。

【药物相互作用】

1. 苯巴比妥、苯妥英、扑米酮等可减弱维生素 D 的作用。

2. 硫糖铝、氢氧化铝可减少维生素 D 的吸收。

3. 正在使用洋地黄类药物的患者,应慎用本品。

4. 大剂量钙剂或利尿药(某些降血压药)与本品同用,可能发生高钙血症。

5. 大量含磷药物与本品同用,可发生高磷血症。

【注意事项】

1. 下列情况慎用　动脉硬化、心功能不全、高胆固醇血症、高磷血症、对维生素 D 高度敏感及肾功能不全患者。

2. 对本品过敏者禁用,过敏体质者慎用。

3. 本品性状发生改变时禁止使用。

4. 儿童必须在成人监护下使用。

维生素 E(vitamin E)

维生素 E 又称生育酚(tocopherol)。自然界中维生素 E 有 8 种同族体,其中以 α-生育酚活性最强,在动物组织中占全部生育酚的 90% 左右,故通常也以 α-生育酚代表维生素 E。

【药动学】 维生素 E 口服主要是经空肠吸收,在胆汁存在的情况下吸收增加。吸收后经淋巴以乳糜微粒状到达血液,与血浆 β-脂蛋白结合。

【药效学】 目前普遍认为维生素 E 的生理和药理作用是极为复杂的,其作用主要有抗氧化作用、调节组织内呼吸功能、参与多种酶活动等。

【临床应用】 由于维生素 E 与组织代谢功能和很多病理变化有密切关系,目前临床应用日趋广泛,主要用于:

1. 妇产科疾病 治疗习惯性流产、先兆流产、妊娠毒血症、月经障碍、月经过多、女性不孕症及更年期综合征。维生素 E 治疗妇科疾病可能与调节内分泌激素的功能有关。

2. 心血管系统疾病 维生素 E 与脂质代谢有密切关系,临床用于动脉硬化症、心绞痛和心功能不全的治疗。其作用机制是多方面的,如防止大动脉中过氧化物的形成,提高氧的利用效率和减少耗氧量,影响以冠状动脉为主的微小循环,增强心肌代谢和对应激的防御能力、溶解凝血和影响瘢痕修复能力等。与维生素 A、C 合用,效果似乎可以增强,但甲亢患者禁用。

3. 血液系统疾病 维生素 E 缺乏与造血异常和红细胞寿命缩短为特征的贫血密切相关。

(1)巨红细胞和巨幼红细胞贫血:发生于严重蛋白质缺乏营养不良儿童,患儿血浆中维生素 E 浓度显著低于正常儿,维生素 E 治疗有良好效果。这是因为维生素 E 与氰钴铵及叶酸代谢有密切关系,亦可能是维生素 E 有促进亚铁血红蛋白合成正常化的作用。

(2)早产儿贫血:早产儿血浆中维生素 E 含量极低,其红细胞对过氧化氢引起的溶血敏感性增高,但大量使用维生素 E 可防止溶血现象的发生。

(3)棘状细胞增多综合征:该病是一种遗传性疾病。维生素 E 在血中主要是以 β-脂蛋白结合形式存在的,而患者血浆中缺 β-脂蛋白,且肠道吸收维生素 E 的功能也发生障碍导致维生素 E 减少。

(4)吸收不良综合征:慢性胰腺炎和囊状纤维变性患者可发生脂肪性痢疾、造成吸收不良综合征。长期腹泻可造成维生素 E 缺乏有关的症状,如肌无力和肌坏死,肌酸尿和不溶性色素沉着等。给予维生素 E 可改善患者肌酸尿和血细胞的异常。

4. 神经系统疾病

(1)进行性肌营养不良:生化和超微结构研究表明假肥大性肌营养不良或肌强直性营养不良症患者的红细胞和骨骼肌的膜结构异常,采用维生素 E 治疗能使症状改善。尤其是强直性肌营养不良患者,其肌力及肌强直均有明显改善。

(2)面部抽搐:目前此病无特效的治疗措施,采用维生素 E 口服可使患者症状改善,但不能根治。

(3)家族性遗传性共济失调:服用维生素 E 2 个月后症状明显改善,患者能行走,生活自理,下肢肌张力较以前明显降低,锥体束征阳性。

5. 横纹肌痉挛和间歇性跛行 口服 α-生育酚对肌营养不良、运动神经元病、神经肌肉综合征、偏侧索硬化等亦可能有疗效。

6. 皮肤科疾病维生素 E 可外用治疗冻疮、动脉硬化、闭塞性血管心内膜炎和 X 线引起的下肢溃疡;口服醋酸维生素 E 治疗一直无特殊疗法的大疱性表皮松解症;维生素 E 与泛酸钙伍用治疗红斑狼疮收到明显疗效。

7. 肝脏疾病维生素 E 可促进胆汁分泌,并对四氯化碳引起的肝损伤有保护作用。有报道将维生素 E 与 K、C 合用,治疗急、慢性肝炎及肝硬化取得一定疗效,但对病毒性肝炎仍是一种辅助治疗。

8. 抗衰老　维生素 E 可消除脑细胞内类似于组织衰老时见到的棕色色素颗粒,改善皮肤弹性,减慢性腺萎缩和记忆力衰退等。

【禁忌证】

1. 由于维生素 K 缺乏而引起低凝血酶原血症患者慎用。

2. 缺铁性贫血患者慎用。

3. 对本品过敏者禁用,过敏体质者慎用。

4. 本品性状发生改变时禁止使用。

【不良反应】　维生素 E 不良反应较少见。2000～12 000mg/d 时,有些人可出现生殖功能障碍,肌酸尿,胃肠道不适,疲乏无力。个别患者会发生凝血时间延长,故应用华法林治疗的患者,合用维生素 E 可能导致出血。有报道,长期大量口服维生素 E 可恶心呕吐、眩晕、视力模糊、皮肤皲裂、口角炎、胃肠功能紊乱,小儿可致脱水,妇女可引起月经过多、闭经、性功能紊乱等。

【药物相互作用】

1. 避免香豆素及其衍生物与大量本品同用,以防止低凝血酶原血症发生。

2. 缺铁性贫血补铁时对维生素 E 的需要量增加。

3. 降低或影响脂肪吸收的药物,如考来烯胺、新霉素以及硫糖铝等,可干扰本品的吸收,不宜同服。

4. 口服避孕药可以加速维生素 E 代谢,导致维生素 E 缺乏。

5. 雌激素与本品并用时,如用量大、疗程长,可诱发血栓性静脉炎。

【注意事项】

1. 对诊断的干扰　大量维生素 E 可致血清胆固醇及血清三酰甘油浓度升高。

2. 对维生素 K 缺乏而引起的低凝血酶原血症及缺铁性贫血患者,应谨慎用药,以免病情加重。

3. 如食物中硒、维生素 A、含硫氨基酸不足时,或含有大量不饱和脂肪酸时,维生素 E 需要量将大为增加,如不及时补充本品,则可能引起其缺乏症。

（二）水溶性维生素

水溶性维生素(water-soluble vitamins)都溶于水,它们包括维生素 B_1(硫胺素 thiamine)、维生素 B_2(核黄素 riboflavin)、维生素 PP(尼克酸及尼克酰胺 nicotinic acid and nicotinamide)、维生素 B_6(吡哆醇 pyridoxine)及其醛、胺衍生物、泛酸(pantothenic acid)、生物素(biotin)、叶酸(folic acid)、维生素 B_{12}(钴胺素 cobalamin)、维生素 C(抗坏血酸 ascorbic acid)、维生素 P(通透性维生素)等。

维生素 B_1（vitamin B_1，硫胺素，thiamin）

维生素 B_1 因分子中含有硫和亚甲基,故称硫胺素。临床上常用的人工合成维生素 B_1 剂有盐酸硫胺素、丙硫胺和呋喃硫胺。

以 Na^+ 依赖性主动转运形式从胃肠道吸收,肌内注射吸收快而完全。

维生素 B_1 的生理活性型是焦磷酸硫胺素,参与碳水化合物的代谢。在 α-酮酸(丙酮酸,α-酮戊二酸)的氧化脱羧反应以及转酮基酶的反应中发挥辅酶作用。

临床上用于维生素 B_1 缺乏症的治疗和预防。脚气病(beriberi)是典型的维生素 B_1 缺乏症,在营养不良、慢性酒精中毒综合征时可以发生。该病主要表现为神经系统及心血管系统症状。前者表现为末梢神经炎,感觉异常(亢进或低下),重症患者可出现四肢麻痹、抑郁、记忆减退等。后者主要表现为呼吸困难、心悸、心电图异常(T 波低平或倒置,Q-T 间期延长)和急性心力衰竭等。此外,维生素 B_1 缺乏时,胆碱酯酶活性增强,乙酰胆碱水解加速,可导致神经传导障碍,出现水肿、胃肠功能障碍、食欲不振等。大量应用可出现头痛、疲倦、烦躁、食欲减退、腹泻、心律失常及水肿。

维生素 B_2（vitamin B_2，核黄素，riboflavin）

维生素 B_2 是对热稳定的生长促进因子,被称为发育维生素。

维生素 B_2 在上消化道以 Na^+ 依赖性载体的转运机制吸收,同时在黄激酶作用下转换成黄素单核苷酸。缺乏影响生物氧化,物质代谢就会发生障碍。临床主要用于防治维生素 B_2 缺乏症,亦可用于难治的低色素性贫血。

维生素 B_6（vitamin B_6）

维生素 B_6 包括吡哆醇、吡哆醛、吡哆胺三类物质,三种化合物都很容易经胃肠吸收,在体内与 ATP 结合,经酶作用迅速转变成 5′-磷酸吡哆醛和 5′-磷酸吡哆胺,他们作为辅酶与氨基酸代谢(脱羧基、氨基转运等)相关。

维生素 B_6 缺乏有时表现为慢性中毒症状;皮肤症状主要是伴有舌炎与口炎的眼、鼻、口腔周围的脂溢性皮炎。长期维生素 B_6 缺乏可引起末梢神经炎,有时会引起痉挛发作,关节的滑膜肿胀。

临床除用于维生素 B_6 缺乏症外还可用于:

1. 防止异烟肼、肼屈嗪治疗时引起的周围神经炎。

2. 止吐作用,用于妊娠呕吐、放射病、抗癌药和麻醉药引起的恶心呕吐,可能有某些疗效。

3. 用于贫血和中毒性粒细胞缺乏症,因为维生素 B_6 是血红蛋白合成必需酶 δ-氨基-γ-酮戊二酸合成酶的辅酶,大剂量维生素 B_6 可促进血红蛋白的合成,并能促进血细胞生长。

4. 治疗维生素 B_6 依赖性先天性代谢病。迄今尚没有发现维生素 B_6 自身的代谢障碍,但是,有些以维生素 B_6 为辅酶的酶,其自身构造发生变化,从而需要比生理需要量大得多的维生素 B_6 存在,才能使代谢过程圆满完成。由于这种酶缺陷引起的一类疾病称为维生素 B_6 依赖性先天性代谢病。维生素 B_6 依赖性膀胱硫醚尿症、维生素 B_6 依赖性同型脱氨酸尿症、维生素 B_6 依赖性黄尿酸尿症、维生素 B_6 依赖性痉挛和维生素 B_6 反应性贫血等,均需大剂量的维生素 B$_6$ 进行治疗。

烟酰胺(nicotinamide)和烟酸(nicotinic acid)

烟酰胺和烟酸统称为维生素 PP。易于胃肠吸收,在组织呼吸的氧化过程及糖类的无氧分解过程中,作为重要的辅酶发挥作用。

临床用于维生素 PP 缺乏症的预防和治疗;扩张小血管,烟酸可缓解血管痉挛症状,改善局部供血;缺血性心脏病;降血脂等疾病的治疗。

泛酸(pantothenic acid)

泛酸亦称遍多酸,口服后通过扩散作用从消化道迅速吸收,分布于全身组织。人体内的泛酸在半胱氨酸和 ATP 参与下转变成辅酶 A,辅酶 A 是乙酰化酶促反应中的重要辅酶。

【临床应用】

1. 泛酸缺乏症的治疗,对"脚灼热"综合征有肯定的疗效。

2. 风湿性心脏病、动脉硬化和肺心综合征引起的心功能不全。

3. 风湿性关节炎、急慢性肝脏疾病、胃和十二指肠溃疡等。

4. 泛酸雾化吸入治疗上呼吸道感染,局部应用治疗压疮和静脉曲张性溃疡。

【禁忌证】 血友病患者用药时应谨慎,因泛酸可延长出血时间。

【不良反应】 毒性极低,每日剂量 10～20g 时可出现腹泻,偶尔可引起水潴留和面部水肿。

【药物相互作用】 尚不明确。

【注意事项】 患热带口炎性腹泻、乳糜泻或局限性肠炎所致的吸收不良综合征时,泛酸需要量增加。

维生素 C(vitamin C,抗坏血酸,ascorbic acid)

维生素 C 呈酸性,人体不能合成维生素 C,必须从食物中不断获得。口服后可通过被动扩散和主动吸收过程从胃肠道吸收。缺乏时可导致坏血病,故又称抗坏血酸。

维生素 C 在体内部分氧化成去氢维生素 C,去氢维生素 C 在谷胱甘肽或半胱氨酸存在时又可还原为维生素 C,构成体内一个重要的氧化-还原系统。

【临床应用】 维生素 C 对生命活动过程的许多方面具有重要作用,因此在临床应用日趋广泛。

1. 防治坏血病、参与胶原蛋白和组织细胞间质的合成 维生素 C 可激活脯氨酸羟化酶,脯氨酸在该酶的作用下羟化为羟脯氨酸,含羟脯氨酸的肽链聚合成胶原蛋白。当维生素 C 缺乏时可出现坏血病症状。由于胶原合成受阻导致胶原纤维合成障碍,基质减少,细胞间的正常胶态不能维持,血管壁通透性和脆性增加,引起全身皮肤黏膜点状或斑状出血、牙齿松动、齿龈炎、骨膜下出血等。给予维生素 C 可改善上述症状。

虽然人乳内含有 30～50mg/L 的维生素 C,但生后 1 周的新生儿特别是早产儿往往维生素 C 代谢亢进,应补充必需量的维生素 C。

2. 预防感染性疾病 维生素 C 具有增强机体对传染病的抵抗力,促进抗体形成,增加白细胞吞噬功能以及抗炎抗过敏等作用,用于急慢性传染病、结核病、感染性休克的辅助治疗。一般采用静脉滴注给药,每日 2~3g,最大量可达 10g,与抗生素并用可缩减抗生素的用量和疗程,减少抗生素严重不良反应的发生。有人试用大剂量维生素 C 来预防和治疗病毒性呼吸道感染;也有报告口服维生素 C 可以预防感冒,并使病程缩短。

3. 防治肿瘤 实验表明维生素 C 能明显抑制肿瘤的生长和发生;流行病学研究证明癌症发病率与人体维生素 C 的日平均摄入量呈负相关,很多肿瘤如胃癌的发生与维生素 C 摄入量不足密切相关。国内外采用较大剂量治疗肝、肺、胃、膀胱等癌症患者,结果亦表明维生素 C 可以明显改善患者的临床症状和延长存活时间。虽然维生素 C 抗肿瘤机制尚未明确,但目前认为它作为肿瘤的防治综合措施之一或作为辅助治疗药物有一定的治疗价值。

4. 其他 维生素 C 还用于肝胆疾病、预防深部静脉血栓、促进创伤愈合、克山病的急性发作,变性血红蛋白血症以及重金属慢性中毒等。

【禁忌证】 对本品过敏者禁用,过敏体质者慎用。

【不良反应】 维生素 C 毒性很低,但若大量使用可造成消化、心血管、泌尿、血液、生殖等多系统不良反应,口服大剂量维生素 C 可妨碍肠对铜、锌等离子的吸收,因此大剂量应用时以静脉滴注为宜。

【药物相互作用】

1. 口服大剂量维生素 C 可干扰抗凝药的抗凝效果。

2. 与巴比妥或扑米酮等合用,可促使维生素 C 的排泄增加。

3. 纤维素磷酸钠可促使维生素 C 代谢为草酸盐。

4. 长期或大量应用维生素 C 时,能干扰双硫仑对乙醇的作用。

5. 水杨酸类能增加维生素 C 的排泄。

【注意事项】

1. 不宜长期过量服用本品,否则,突然停药有可能出现坏血病症状。

2. 本品可通过胎盘并分泌入乳汁。孕妇服用过量时,可诱发新生儿产生坏血病。

3. 下列情况应慎用:半胱氨酸尿症、痛风、高草酸盐尿症、草酸盐沉积症、尿酸盐性肾结石、葡萄糖-6-磷酸脱氢酶缺乏症、血色病、铁粒幼细胞性贫血或珠蛋白生成障碍性贫血、镰形红细胞贫血、糖尿病。

三、维生素类药物的临床合理应用

(一)区分治疗性用药和补充摄入量不足的预防性用药

在治疗性用药时,使用维生素的指征应明确,如预防维生素 D 缺乏。用以治疗低钙血症时,需要定期复查血钙等有关指标,避免同时应用钙、磷和维生素 D 制剂。治疗维生素 D 过量,除停用外,应给予低钙饮食,大量饮水,保持尿液酸性,同时进行对症和支持治疗。

另外,维生素还用于某些疾病的辅助治疗:如过敏性疾病、心血管疾病和缺铁性贫血常辅用维生素 C,维生素 B_1 则辅助用于神经、精神疾病的治疗。

(二)严格掌握剂量和疗程

维生素类药物较安全,但过量使用会造成急性中毒,如大量摄取维生素 A(成人超过 150 万 U,小儿超过 7.5 万~30 万 U)6 小时后,患者出现异常激动、头晕、嗜睡、复视、头痛、呕吐、腹泻、脱皮,婴儿头部可发现凸起肿块,并有躁动、惊厥、呕吐等颅内压升高、脑积水、假性脑瘤表现。孕妇服用过量的维生素 A,还可导致胎儿畸形。

（三）针对病因积极治疗

大多数维生素缺乏是由于疾病引起的,所以应积极对因治疗,而不应单纯依赖维生素的补充。

（四）掌握用药时间

如水溶性维生素 B_1、B_2、C 等宜餐后服用,因此维生素会较快地通过胃肠道,如果空腹服用,则很可能在人体组织未充分吸收利用之前就排出。此外,脂溶性维生素 A、D、E 等也应在餐后服用,因餐后胃肠道有较充足的油脂,有利于它们的溶解,促使这类维生素更容易吸收。

（五）注意维生素与其他药物的相互作用

液状石蜡可减少脂溶性维生素 A、D、K、E 的吸收并促进它们的排泄。维生素 B_6 口服可迅速消除左旋多巴的治疗作用。广谱抗生素会抑制肠道细菌而使维生素 K 的合成减少。有酶促作用的药物,如苯巴比妥、苯妥英钠以及阿司匹林等,可促进叶酸的排泄。维生素 C 能破坏维生素 B_{12}。铁剂同服维生素 C 可以增加铁离子的吸收量。维生素 C 和 B_1 不宜与氨茶碱合用,也不宜与口服避孕药同服,以免降低药效。

第二节　微量元素类药物的临床应用

人体必需生物微量元素是成人的日摄取量在 100mg 以下维持人体生命、发育、繁殖所必需的元素,在人体内只占百万分之一(ppm)~万万分之一(ppb)。

一、常见的微量元素

常见的微量元素包括铁、锌、铜、碘、钴、硒、氟、钼、锡、铬、镍、钒、锰、硅 14 种元素。

铁(iron)

铁是最早发现的人体必需生物微量元素,也是人体中含量最多的,成年男性平均含铁量约为每公斤体重 50mg,女性约为每公斤体重 30mg。

【药动学】　铁的吸收主要在十二指肠及空肠上段。无机铁只有 Fe^{2+} 可以通透小肠黏膜细胞。吸收的 Fe^{2+} 在小肠黏膜上皮细胞中氧化为 Fe^{3+},在血液中与运铁蛋白结合而运输。

【药效学】　铁是构成血红蛋白、肌红蛋白、细胞色素系统、铁硫蛋白、过氧化物酶及过氧化氢酶的重要组成部分,在气体运输、生物氧化和酶促反应中均发挥重要作用。

【临床应用】　主要用于治疗铁缺乏引起的小细胞低血色性贫血。

【禁忌证】　非缺铁性贫血、铁过量或铁利用障碍、对单糖或二糖铁复合物过敏者禁用。

【不良反应】　多年铁摄入过剩,部分铁蛋白变性生成血铁黄素,体内铁沉积过多时可出现血红蛋白沉着症,引起器官损伤,可出现肝硬化、肝癌、糖尿病、心肌病、皮肤色素沉着、内分泌紊乱、关节痛等。

【药物相互作用】

1. 维生素 C 有利于维铁缓释片的吸收。

2. 与磷酸盐类、四环素类及鞣酸等同服,可妨碍铁的吸收。

3. 可减少左旋多巴卡、卡比多巴、甲基多巴及喹诺酮类药物的吸收。

【注意事项】

1. 本品只能用于已通过适当的检查、适应证得到完全确认的患者(例如:血清铁蛋白,血红蛋白,血细胞比容,红细胞计数,红细胞指数- MCV,MCH,MCHC)。

2. 非肠道使用的铁剂会引起具有潜在致命性的过敏反应或过敏样反应。

3. 轻度过敏反应应服用抗组胺类药物;重度过敏反应应立即给予肾上腺素。

4. 有支气管哮喘、铁结合率低和(或)叶酸缺乏症的患者,应特别注意过敏反应或过敏样反应的发生。

5. 有严重肝功能不良、急性感染、有过敏史或慢性感染的患者在使用本品时应小心。

6. 如果本品注射速度太快,会引发低血压。

锌(zinc)

锌在人体内的含量仅次于铁,为 1.5 ~ 2.5g。成人每日需锌 15 ~ 20mg。

【药动学】　锌主要在小肠吸收,但不完全。某些地区的谷物中含有较多的能与锌形成不溶性复合物的 6- 磷酸肌醇,从而影响锌的吸收。血中锌与清蛋白或运铁蛋白结合而运输。

【临床应用】　锌缺乏引起的皮肤炎、伤口愈合缓慢、脱发、神经精神障碍。儿童缺乏出现的发育不良、睾丸萎缩。

【禁忌证】　血钙、血锌过高及甲状腺功能亢进者禁用。

【不良反应】　治疗剂量的锌长期用也可发生毒副反应。服药时间越长,危害越大,所引起的各种病理反应主要是由于锌与其他元素的相互拮抗所产生。特别是与铜的拮抗作用,会引起贫血、白细胞减少和中性粒细胞减少等低铜血症典型症状。

【药物相互作用】

1. 本品与铝盐、钙盐、锶盐、氢氧化物等不可同用。

2. 本品可降低青霉胺及四环素类药品的作用。

【注意事项】　糖尿病患者慎用。宜餐后服用以减少胃肠刺激。应在确诊为缺锌症时使用,如需长期服用,必须在医师指导下用。本品不能与牛奶同服。

碘(iodine)

成人体内含碘 30 ~ 50mg,其中约 30% 集中在甲状腺内,用于合成甲状腺激素。60% ~ 80% 以非激素的形式分散于甲状腺外。成人每日需碘 100 ~ 300mg。

【药动学】　碘的吸收部位主要在小肠,主要随尿排出,尿碘占总排泄量的 85% ,其他由汗腺排出。

【药效学】　碘在体内主要是参与甲状腺激素的合成。碘的另一重要功能是抗氧化作用,可与活性氧竞争细胞成分和中和羟自由基,防止细胞遭受破坏。

【临床应用】　缺碘引起的地方性甲状腺肿,发育停滞、痴呆、呆小病等。

【禁忌证】　孕妇禁用,哺乳期妇女慎用,用后需停哺乳 1 ~ 2 天。

【不良反应】　碘制剂服用过多会导致腹痛、头痛、恶心,并伴有发热、咽干、口苦、颊部酸痛、头晕、呕吐、甲状腺肿大压痛、皮肤黏膜水肿及腺体分泌增加、全身不适、流涕、喷嚏等,少数出现眼睑和口唇水肿、流泪、结膜充血、鼻出血、四肢麻木、荨麻疹、过敏性紫癜、喉头水肿。

【药物相互作用】 尚不明确。

【注意事项】 仅在具有《放射性药品使用许可证》的医疗单位使用。服用前应禁服其他含碘类药物及食物。

铜(copper)

成人体内铜的含量为80～110mg,肌肉约占50%,10%存在于肝,成人每日需铜量为1～3mg,孕妇和成长期的青少年略有增加。铜主要在十二指肠吸收。血液中60%的铜与铜蓝蛋白结合,其余的与清蛋白疏松结合或与组氨酸组成复合物。铜主要随胆汁排泄。

铜是体内多种酶的辅基,含铜的酶多以氧分子或氧的衍生物为底物。如细胞色素氧化酶、多巴胺-β-羟化酶、单胺氧化酶、酪氨酸酶、胞质超氧化物歧化酶等。铜蓝蛋白可催化Fe^{2+}氧化为Fe^{3+},后者转入运铁蛋白,有利于铁的运输。

铜通过增强血管生成素对内皮细胞的亲和力、增加血管内皮生长因子和相关细胞因子的表达与分泌,促进血管生成。铜的络合剂有助于癌症的治疗。临床上用于铜缺乏引起的小细胞低色素性贫血、白细胞减少、出血性血管改变、骨脱盐、高胆固醇血症和神经疾患等。铜摄入过多也会引起中毒现象,如蓝绿粪便、唾液以及行动障碍等。

硒(selenium)

人体含硒为14～21mg。成人日需要量在30～50μg。硒在十二指肠吸收。入血后与α和β球蛋白结合,小部分与VLDL结合而运输,主要随尿及汗液排泄。谷胱甘肽过氧化物酶是重要的含硒抗氧化蛋白,通过氧化谷胱甘肽来降低细胞内H_2O_2的含量,保护细胞膜,并加强维生素E的抗氧化作用。此外,硒还参与辅酶Q和辅酶A的合成。主要作为补充治疗用于硒缺乏引起的糖尿病、心血管疾病、神经变性疾病、某些癌症等。克山病便是由于地域性生长的庄稼中含硒量低引起的地方性心肌病。

二、其他微量元素类

1. 铬在由胰岛素参与的糖或脂肪的代谢过程中,是必不可少的一种元素,也是维持正常胆固醇所必需的元素。

2. 钴是维生素B_{12}分子的一个必要组分,维生素B_{12}是形成红细胞所必需的成分。

3. 锰参与许多酶催化反应,是一切生物离不开的元素。

4. 钼是某种酶的一个组分,这种酶能催化嘌呤转化为尿酸。钼也是能量交换过程所必需的。微量钼是眼色素的构成成分。

5. 氟是形成坚硬骨骼和预防龋齿所必需的一种微量元素。

三、微量元素类药物的临床合理应用

(一)严格用药适应证、剂量和疗程

人体每天对微量元素的需要量甚微,一般在几十微克与几十毫克之间,只要饮食搭配合理,食物中的微量元素含量已能满足机体需要。只有有明确的临床症状或相应的生化指标反映体内微量元素含量不足时,才可以药物补入。补充不当,会引起体内代谢紊乱加剧,如过量摄入锌制剂(硫酸锌或葡萄糖酸锌等),会加剧体内锌、铁代谢比例失调,而导致胃肠炎、

呕吐、贫血等症状。

（二）明确病因积极治疗

大多数微量元素缺乏是由于某些疾病所引起的,所以应积极对因治疗,而不应单纯依赖微量元素的补充。

（三）注意微量元素间及与其他药物的相互作用

多种元素并存会影响彼此的吸收、代谢和毒性作用,如钙和锌在吸收的过程中会相互竞争。铁和镉对锰的运输有协同的作用。有研究表明,体内铜含量的增加,可提高机体对铅和锰所产生的联合毒性的敏感性,会导致脑内的脂质过氧化作用增强。另外,口服乙二胺四乙酸(ethylene diamine tetraacetic acid,EDTA)多价磷酸盐、青霉胺、四环素、避孕药等,这些药物能与微量元素形成络合物,从而影响其吸收。

> **知识链接:**
>
> ### 人体中的元素
>
> 人体中含有常量元素和微量元素。常量元素是指以无机盐形式存在,在人体中含量超过0.01%的元素,包括:碳、氢、氧、氮、硫、磷、钙、钠、钾、镁。微量元素是指含量在0.01%以下的元素,分为必需微量元素和非必需微量元素。必需微量元素是成人的日摄取量在100mg以下维持人体生命、发育、繁殖所必需的元素,在人体内只占百万分之一(ppm)至万万分之一(ppb),包括铁、锌、铜、碘、钴、硒、氟、钼、锡、铬、镍、钒、锰、硅14种元素。这十几种元素加在一起,仅占人体重量的0.05%,是指人体新陈代谢或生长发育必不可少的元素,亦称之为生物微量元素。非必需元素是除了常量元素和一些必需微量元素外的元素,如硼、砷、铝、铅、钡、钛、镉等,虽然具有一定的生物学效应,在机体中可以不存在,一旦过量,就会引起较为严重的疾病。

思考题

1. 简述维生素的分类及代表性药物。
2. 临床上合理补充维生素应注意哪些问题?
3. 微量元素包括哪些? 简述其临床作用。

（辛晓明）

第三十章　药物与毒物中毒解救的临床用药

📚 学习要求

1. 掌握有机磷农药、氰化物中毒的解救药物分类、作用环节及用药原则,有机氟类农药、金属、抗凝血性灭鼠药中毒的解救药物,阿片类、苯二氮䓬类、洋地黄类、抗胆碱药、非去极化型肌松药等药物中毒的解救用药及作用机制。
2. 熟悉药物和毒物中毒的基本解救原则,常见药物和毒物中毒的表现。
3. 了解中毒的类型及一般表现。

第一节　概　　述

毒物(toxicant)是指机体接触后会出现中毒的化学物质。药物在不正常使用(用量过大或给药速度过快)时也会成为毒物。根据来源和用途不同,毒物可分为:工业性毒物、农药、环境污染物、有毒动植物、细菌、药物等。

中毒(intoxication)是生物体受到一定量的毒物作用而引起的功能性和(或)器质性改变后出现综合性症状的疾病状态。毒物可通过呼吸道、消化道、皮肤黏膜等途径进入人体。比如,在工业生产中,毒物主要以粉尘、烟、雾、蒸气、气体的形态由呼吸道吸入;生活中,毒物大多数是经口摄入,一氧化碳等可由呼吸道吸入,少数脂溶性毒物如苯胺、硝基苯、四乙铅、有机磷农药等可通过完整的皮肤和(或)黏膜侵入;毒蛇咬伤时,毒液可经伤口进入体内。

进入机体的毒物有些可经代谢和(或)经消化道、呼吸道、皮肤及外分泌腺从体内排出而不会引起中毒,如果机体不能有效地清除毒物,则会导致中毒。毒物经过物理、化学或生物学过程转化成无毒的物质或毒物未发生性质改变但失去毒性作用的现象称为解毒(detoxication)。应用药物进行解毒是保护患者的重要手段之一。能消除毒物对机体毒害作用的药物称为解毒药(antidotes)。近年来,解毒药的研究和临床应用虽取得了重要进展,但与大量的高毒性物质相比,解毒药的种类和疗效仍然有限。根据解毒机制不同,可将解毒药分为物理性解毒药、化学性解毒药和药理性解毒药三类。从临床角度又可将解毒药分为特异性解毒药和非特异性解毒药两类。特异性解毒药能特异性地针对一种或一类毒物,发挥特效作用。非特异性解毒药主要通过药物的理化性质发挥解毒作用,可用于多数毒物中毒的解救,但无特效。

一、中毒的表现

根据病变发生和发展的快慢,中毒可分为急性中毒和慢性中毒。毒物在短时间内(一般不超过24小时)迅速引起的机体病理改变和功能障碍,称为急性中毒。急性中毒发病急骤、严重、变化迅速,如不及时治疗可危及生命。慢性中毒是指小量毒物长时间逐渐进入体内,蓄积到一定浓度再出现症状,常表现为神经衰弱、贫血等非特异性症状。慢性中毒由于缺乏中毒的特异性诊断指标,容易被误诊和漏诊。

通常,中毒的临床表现主要涉及以下几方面:

1. 一般生命体征 体温(高热或低体温)、心率(心动过速或心动过缓)、血压(过高或过低)、呼吸(急促、缓慢、肺水肿、特殊气味)等。

2. 神经系统表现 精神状态改变(激动和精神错乱、镇静和昏迷、癫痫发作)、瞳孔大小(散大、缩小)、眼球震颤、视网膜病变、运动失调等。

3. 皮肤表现 发绀、红斑、剥脱性皮炎、瘀斑、黄疸、出汗、脱发、指甲和头发异常着色等。

4. 胃肠道表现 唾液分泌异常、恶心、呕吐、腹痛、腹泻、便秘、肝功能异常等。

5. 泌尿道表现 尿失禁或尿潴留等。

6. 血液系统表现 出血、贫血等。

许多毒物中毒时可出现特异性的临床表现,毒物中毒后的一组特征性体征和症状称为该毒物的中毒综合征,这对及时诊断和治疗具有非常重要的意义。由于中毒的表现与毒物的类型、剂量、毒物侵入人体的途径、毒物的吸收速度等密切相关,有时中毒仅表现为综合征的部分症状和体征。

二、中毒解救基本原则

尽管各种毒物的化学成分、结构以及中毒机制不同,中毒的临床表现也千差万别,但对药物及毒物中毒的临床急救均必须遵循以下基本原则:

(一)迅速脱离中毒现场,并清除皮肤、胃肠道尚未吸收的毒物,包括冲洗、催吐、洗胃、导泻、灌肠等

1. 冲洗 对皮肤及眼,一般均可用清水冲洗。

(1)皮肤:接触有机磷农药后,用弱碱溶液或肥皂水清洗;黄磷用植物油清洗;酚用10%乙醇或植物油清洗;强酸、强碱用清水冲洗15分钟,而不必分别用弱碱、弱酸溶液冲洗,原因是效果不确切,而且中和反应产热可能加重已有的损伤。

(2)眼:接触强酸或强碱者,立即用大量清水冲洗,而不用相应的中和剂。冲洗后用0.25%氯霉素眼药水滴眼及涂用0.5%金霉素眼膏预防感染,并由眼科医生作进一步处理。

2. 催吐 催吐极易排出胃内毒物,催吐越早越好,对减轻病情、缩短病程以及避免患者死亡均很重要。使用催吐剂应注意昏迷或服用中枢抑制性药物(如吩噻嗪类)的患者慎用,吞服腐蚀性毒物如强酸、强碱等患者,有严重呼吸道疾病患者禁用。常用的催吐剂有以下几种:

(1)水:最简单的催吐剂是清水。饮水300~500ml,然后用手指或裹以纱布的压舌板刺激咽部催吐。不宜用生理盐水,因其可能导致高钠血症。

(2)吐根糖浆(ipecac syrup):有强烈的局部刺激作用,为最佳催吐剂。主要兴奋延脑催吐化学感受区,同时直接刺激胃壁,反射性引起呕吐。呕吐后酌情饮水,以利于毒物的进一步排出。

(3)盐酸阿扑吗啡(apomorphine hydrochloride):能兴奋延脑催吐化学感受区致吐。因对中枢神经具有较强的抑制作用,中枢神经系统抑制、低血压及吗啡中毒者禁用。其他催吐剂如硫酸铜及硫酸锌,虽可刺激胃黏膜致吐,但由于可能出现溶血及肝脏损害等副作用,故已不常用。

3. 洗胃 洗胃是清除胃肠道尚未吸收的毒物的重要手段,早期清除毒物可使病情明显改善,愈早、愈彻底愈好。一般于服毒后 6 小时内洗胃有效,即使超过 6 小时,由于部分毒物仍可存留于胃内,故仍有洗胃的必要。洗胃溶液可根据毒物的种类不同,选用适当的溶液或加入相应的解毒药物。如毒物未明时可先用温开水。每次注液 200~250ml,不宜过多。常用洗胃液的作用机制及其注意事项见表 30-1。

表 30-1　常用洗胃液的作用机制及其注意事项

解毒药	毒物种类	作用机制	注意事项
生理盐水	砷、硝酸银、溴化物或不明原因的中毒	与溴化银产生氯化银沉淀	禁用于汞中毒
2%~4%碳酸氢钠	口服有机磷农药、氨基甲酸酯类、拟菊酯类、苯、香蕉水、铊、汞、硫、铬、硫酸亚铁、磷	在碱性环境中,这些药物降解为无毒药物	敌百虫中毒及强酸中毒(硫酸、硝酸、盐酸、石炭酸)禁用
1:5000 高锰酸钾	催眠药、镇静药、阿片类、烟碱、生物碱、氰化物、砷化物、无机磷、士的宁	可将这些药物氧化为无毒药物	对硫磷(1605)等硫代类有机磷中毒禁用
液状石蜡口服	硫黄、有机溶媒等毒物	液状石蜡在胃肠道内不被吸收,故溶解于其中的毒物亦不被吸收	口服后再用清水洗胃,不用于酚中毒
1‰硫酸铜	口服磷中毒		
0.3% H$_2$O$_2$	阿片类、士的宁、氰化物、高锰酸钾	可使其氧化为无毒药物	
1%~3%鞣酸	阿片类、辛可芬、洋地黄、阿托品、颠茄、莨菪、草酸、乌头、发芽马铃薯	可沉淀生物碱	
0.3%氧化镁	阿司匹林、草酸	形成镁盐沉淀	
5%~10%硫代硫酸钠	氰化物、丙烯腈、碘、铊、汞、铬、砷	形成无毒的化合物	
石灰水上清液	氟化物	形成氟化钙沉淀	
10%活性炭悬浮液	可吸附多种毒物	具有强有力的吸附能力	禁用于昏迷未插胃管者、肠梗阻及口服腐蚀性毒物中毒者
润滑剂	吞服腐蚀剂中毒	对被损伤的黏膜有润滑、保护作用	
鸡蛋清	腐蚀性毒物、硫酸铜、铬酸盐	对被损伤的黏膜有润滑、保护作用	

续表

解毒药	毒物种类	作用机制	注意事项
氢氧化铁	口服砷中毒	与铁形成螯合物砷酸铁	12%硫酸亚铁与20%氧化镁混悬液分别保存,临用时混合、摇匀
2%~5%硫酸镁或硫酸钠	铅、钡中毒	形成不溶性盐,也为容积性泻药	
0.1%稀氨水	甲醛中毒	形成六次甲基四胺	
5‰氯化钙	氟化物及草酸盐中毒	形成不溶性氟化钙和草酸钙	

4. 导泻　洗胃后,灌入泻药以清除进入肠道的毒物。常采用盐类泻药,如硫酸镁或硫酸钠15g溶于水内,口服或由胃管注入。一般不用油类泻药,以免加速脂溶性毒物的吸收。

5. 灌肠　1%温肥皂水5000ml,高位连续多次灌肠。适用于口服中毒超过6小时,导泻无效及抑制肠蠕动的毒物(巴比妥类、颠茄类、阿片类)。

（二）加快对已吸收毒物的排泄，常采用利尿、碱化或酸化尿液、人工透析等手段

吸收进入机体的毒物多数由肾脏排泄,在肾功能正常的情况下,可通过大量输液、应用利尿剂如呋塞米等增加排尿而促进体内毒物的排出。改变尿液的pH以减少毒物在肾小管的重吸收也是促进毒物排泄的一种有效措施,如巴比妥类、水杨酸类等酸性物质中毒时,可予碳酸氢钠碱化尿液;哌替啶、苯丙胺等碱性物质中毒时,可予氯化铵酸化尿液。对于严重中毒患者,尤其是伴有急性肾功能衰竭或持续昏迷的患者,人工透析更为理想。

（三）对症治疗，保护重要器官的功能

急性中毒主要影响呼吸、循环和神经系统的功能,对于重症以及病因尚不明确的中毒患者,积极采取有效的对症治疗措施以保护重要器官的功能、缓解中毒症状具有极其重要的意义。

1. 维持呼吸功能　维持中毒患者的呼吸是中毒治疗的关键环节。应注意保持气道的通畅,可依病情应用氨茶碱等支气管解痉药,必要时进行气管插管、人工通气。有呼吸困难者予以吸氧。

2. 维持循环功能　中毒后出现低血压或休克者,应输液补充血容量,必要时应用多巴胺等抗休克药。

3. 中枢症状的处理　如患者出现躁动、谵妄、惊厥、癫痫发作等中枢兴奋反应,可给予地西泮等中枢抑制药,如患者出现昏迷等中枢抑制症状,可给予中枢兴奋剂咖啡因、哌醋甲酯等。

4. 其他　应用肾上腺皮质激素类药物控制肺水肿、脑水肿,脱水剂甘露醇和利尿剂降低颅内压等。

（四）尽可能应用特异性解毒药

第二节　解救药物中毒的临床用药

药物中毒是临床上最常见的中毒之一。临床用药种类繁多,且多数药物中毒缺乏特效解毒剂,因此对药物中毒的急救治疗,应强调及早清除进入体内未被吸收的药物及促进已吸收药物的排泄,加强对症治疗措施及对重要器官功能的保护。

纳洛酮(naloxone)

纳洛酮是阿片类药物中毒的特效解救药。由于纳洛酮的结构与吗啡极为相似,为阿片受体完全拮抗药,本身无内在活性,与阿片受体的亲和力大于吗啡和脑啡肽,能竞争性地拮抗并取代阿片样物质与受体的结合,快速消除阿片类药物和乙醇中毒所致的呼吸抑制、颅内压升高、血压下降,使昏迷患者迅速复苏。纳洛酮口服易吸收,但首过消除明显,通常采用静脉注射给药。不良反应少,大剂量应用偶见轻度烦躁不安。

氟马西尼(flumazenil)

氟马西尼是苯二氮䓬类药物中毒的特效解救药。氟马西尼为特异性苯二氮䓬类受体拮抗剂,能竞争性地拮抗苯二氮䓬类受体,从而逆转苯二氮䓬类药物中毒中枢抑制作用。因口服吸收率低,只能静脉注射。不良反应较少,偶见恶心、呕吐、激动和焦虑等。滴注速度应根据所要求的清醒程度进行个体调整。

新斯的明(neostigmine)

新斯的明属于易逆性胆碱酯酶抑制药,能可逆性地抑制胆碱酯酶,产生乙酰胆碱的 M 样和 N 样作用。用于抗胆碱药中毒、非去极化型肌松药、氨基糖苷类抗生素和抗心律失常药物等引起的神经肌肉阻滞的解救,还可用于三环类抗抑郁药过量引起的室上性心动过速的治疗。新斯的明口服吸收少而不规则,皮下或肌内注射可使上述药物中毒的症状减轻。机械性肠梗阻、尿路梗阻和支气管哮喘患者禁用。

亚叶酸钙(calcium folinate)

亚叶酸钙是叶酸的还原形式,是叶酸拮抗药的强解毒剂,适用于甲氨蝶呤、乙胺嘧啶、甲氧苄啶等叶酸拮抗剂中毒的解救。采用肌内或静脉注射给药。无明显毒性,但有过敏反应报道。

鱼精蛋白(protamine)

鱼精蛋白是强碱性蛋白质,带正电荷,肝素为强酸性黏多糖,带负电荷,可作为肝素的拮抗剂与之发生中和反应,使肝素失去抗凝作用,适用于严重肝素过量引起的出血。起效快速,静脉注射后5分钟内就可与肝素发生反应。用药剂量需根据肝素的剂量、给药途径和用药时间来决定。偶见面部潮红及温热感,注射过快可致血压降低、心动过缓和呼吸困难,部分患者可出现荨麻疹、血管神经性水肿等过敏反应。鱼精蛋白本身是一种弱抗凝剂,静脉注射过量可以抑制凝血酶的形成及其功能,因此不可过量应用,宜缓慢注射。对鱼过敏者需慎用。

地高辛免疫 Fab（digoxin immune Fab）

地高辛免疫 Fab 是地高辛抗体片段，能特异性地结合游离的地高辛，并能从心肌受体竞争已结合的地高辛，逆转洋地黄类药物中毒所致的心律失常、传导异常、心肌以及 Na^+-K^+-ATP 酶的抑制。静脉滴注或静脉注射给药。仅用于有生命危险的严重中毒患者，安全性尚未彻底明确。

第三节 常见毒物的解救

对大多数毒物中毒的解救措施，均包括应用非特异性解毒药，同时辅以对症治疗，并尽量使用特异性解毒药。此部分简述常见毒物及其解救措施。

一、有机磷农药中毒的急救用药

有机磷酸酯类常用做农业及环境的杀虫剂，如敌百虫、马拉硫磷、乐果、敌敌畏、对硫磷等，脂溶性高、易挥发，可通过呼吸道、胃肠道、皮肤和黏膜等方式吸收。其毒性主要是对乙酰胆碱酯酶的难逆性抑制，使胆碱酯酶丧失水解乙酰胆碱的能力，导致体内乙酰胆碱大量积聚，造成交感、副交感及运动神经系统传导功能障碍，引起一系列症状。

有机磷农药中毒可根据其症状分为急性中毒和慢性中毒。急性中毒表现包括毒蕈碱（muscarine）样作用症状（简称 M 样症状）、烟碱（nicotine）样症状（简称 N 样症状）及中枢神经系统毒性反应。中毒发生后最早出现副交感神经末梢兴奋，类似毒蕈碱作用，表现为腺体分泌亢进、平滑肌痉挛、心动过缓、瞳孔缩小、视力模糊、小便失禁等 M 样症状，可用 M 胆碱受体拮抗药如阿托品等进行对症治疗。乙酰胆碱在横纹肌神经肌肉接头处过度积聚，使运动神经兴奋，表现为肌束颤动的 N 样症状，先从小肌群如眼睑、面、舌、四肢以致全身肌肉抽搐，转为抑制时出现呼吸肌麻痹等，必须使用胆碱酯酶复活剂解救。交感神经节后纤维释放儿茶酚胺使血管收缩，引起血压增高，心跳加快和心律失常。中枢神经系统受乙酰胆碱刺激出现头晕、头痛、共济失调、烦躁、谵妄、抽搐和昏迷。慢性中毒表现多见于生产农药或长期接触农药的人员，主要表现为血液中胆碱酯酶的活性明显而持久降低，出现神经衰弱症状如头痛、头晕、失眠、乏力等，偶见肌束震颤及瞳孔缩小。目前对慢性中毒无特殊疗法，应尽量脱离接触有机磷农药以免中毒症状加重。

（一）抗胆碱药（M 受体拮抗药）

阿托品（atropine）

【药动学】 口服或黏膜给药均易吸收。口服后药物吸收迅速，分布于全身组织，约 1 小时达血药浓度峰值，随后血药浓度下降较快，$t_{1/2}$ 为 2 小时，除对眼的作用可持续 72 小时外，其他器官的作用维持约 4 小时。12 小时内约 60% 的药物以原形从尿排出，其余经肝代谢，仅少量从各种分泌液及粪便中排出，阿托品也易通过胎盘屏障进入胎儿循环。

【药效学】 阿托品为非选择性 M 受体拮抗药，可竞争性拮抗乙酰胆碱对 M 型受体的激动作用，表现为抑制腺体分泌，松弛支气管、胃肠道、泌尿道等内脏平滑肌。大剂量可解除迷走神经对心脏的抑制,使心率加速,解除小血管痉挛、改善微循环;可松弛瞳孔括约肌和睫状肌,使瞳孔扩大;对中枢神经系统有兴奋作用。对 N 样症状和胆碱酯酶活性的复活无作用。

【临床应用】　阿托品临床应用广泛,如缓解内脏绞痛、麻醉前用药、治疗缓慢型心律失常、抗感染性休克、解救有机磷酸酯类中毒等。

在解救有机磷酸酯类中毒过程中,一经确诊,越早用药效果越好。阿托品的使用原则是:尽早、足量、反复使用,直至"阿托品化"。评定阿托品化的指标为:瞳孔扩大、颜面潮红、干燥、腺体分泌减少、肺部啰音减少或消失、心率增快、轻度烦躁、昏迷患者开始苏醒等。对重度中毒者常须静脉给药,反复给药直到 M 样症状明显好转或出现"阿托品化"。一般 1 ~ 4 分钟发生作用,8 分钟达高峰,全身作用时维持 2 ~ 3 小时。此后,适当减量维持。每个个体"阿托品化"所需剂量不一,应密切观察病情,正确判断,预防阿托品过量中毒。

【禁忌证】　青光眼及前列腺肥大者、高热者禁用。

【不良反应】　常见副作用有口干、心动过速、视力模糊、皮肤潮红。用量过大可致中毒,表现为欣快、好动、谵妄、灼热、体温升高、抽搐甚至昏迷等。发生阿托品中毒时,可肌内注射间羟胺 10mg 或毛果芸香碱(pilocarpine)5 ~ 10mg 予以缓解。

【药物相互作用】

(1)与尿碱化药包括含镁或钙的制酸药、碳酸酐酶抑制药、碳酸氢钠、枸橼酸盐等伍用时,阿托品排泄延迟,作用时间和(或)毒性增加。

(2)与金刚烷胺、吩噻嗪类药、其他抗胆碱药、扑米酮、普鲁卡因胺、三环类抗抑郁药伍用,阿托品的毒副反应可加剧。

(3)与单胺氧化酶抑制剂(包括呋喃唑酮、丙卡巴肼等)伍用时,可加强抗 M 胆碱作用的副作用。

(4)与甲氧氯普胺并用时,后者的促进肠胃运动作用可被拮抗。

【注意事项】　对于不同中毒程度的患者,重复用药次数需根据患者病情拟定,达到阿托品化后减量或改用维持量。使用时需要注意,与抗酸药、枸橼酸盐、碳酸酐酶抑制剂等合用,可延迟阿托品排泄;与金刚烷胺、吩噻嗪类、普鲁卡因胺、扑米酮、三环类抗抑郁药合用时,可加重阿托品的毒副作用。

（二）胆碱酯酶复活药

胆碱酯酶复活药与有机磷酸酯类有强大亲和力,能使与有机磷结合的胆碱酯酶恢复水解乙酰胆碱的活性,消除 N 样症状,如肌束颤动。目前临床上常用的主要是碘解磷定(pralidoxime iodide,PAM-I)、氯解磷定(pralidoxime chloride,PAM-Cl),双复磷(obidoxime chloride)等,复方制剂有解磷注射液和苯克磷注射液等。

碘解磷定(pralidoxime iodide,PAM-I)

【药动学】　碘解磷定溶解度小,溶液不稳定,在碱性溶液中易被破坏,久放可释出碘,故必须临用时配制。口服吸收缓慢,吸收率小于 30%,故达不到治疗目的。碘解磷定因含碘,刺激性大,故必须静脉注射。静脉注射后迅速分布全身,主要在肝中代谢,不与血浆蛋白结合。代谢物与原形药均能很快从肾脏排出,静脉注射时半衰期小于 1 小时,必须重复给药,才能达到预期效果。6 小时内即能排出约 80%。大剂量使用时,对中枢症状也有效。

【药效学】　碘解磷定与被有机磷酸酯类磷酰化的胆碱酯酶结合,继而使胆碱酯酶游离出来,恢复其水解乙酰胆碱的活性。此外,碘解磷定也能与体内游离的有机磷酸酯类直接结合,成为无毒的磷酰化碘解磷定,由尿排出,从而阻止游离的毒物继续抑制胆碱酯酶的活性。该药对骨骼肌作用最为明显,能迅速抑制肌束颤动,对自主神经系统功能恢复较差,对中枢神经系统症状也有一定改善。胆碱酯酶复活药的这种脱磷酰基反应的快慢、难易程度与毒物的化学结构和胆碱酯酶被抑制的时间有关。如对马拉硫磷、对硫磷、内吸磷中毒疗效较好,而对敌百虫、敌敌畏疗效较差,对乐果中毒则无效。若胆碱酯酶被抑制的时间过长(超过36小时),胆碱酯酶已"老化",此时,酶复活药已难于使其活性恢复。因此,应尽早、足量用药。由于碘解磷定不能直接对抗体内聚集的乙酰胆碱,故应与阿托品合用。

【临床应用】 治疗有机磷毒物中毒,但单独应用疗效差,应与抗胆碱药联合应用。

【禁忌证】 ①碘解磷定在碱性溶液中易水解为氰化物,故忌与碱性药物配伍;②对碘过敏者应改用氯磷定。

【不良反应】 治疗量不良反应较少,注射过快(大于500mg/min)可引起轻度乏力、视力模糊、复视、眩晕、心动过速等反应。剂量过大(大于2g)也可直接与胆碱酯酶结合,抑制酶的活性,会加剧有机磷酸酯类的中毒。局部刺激作用较强,溢出皮下可引起剧痛。

【药物相互作用】 ①本品系胆碱酯酶复活剂。可间接减少乙酰胆碱的积聚,对骨骼肌神经肌肉接头处作用明显。而阿托品有直接拮抗积聚乙酰胆碱的作用,对自主神经的作用较强,二药联合应用临床效果显著。本品有增强阿托品的生物效应,故在二药同时应用时要减少阿托品剂量。阿托品首次剂量一般中毒为2～4mg,每10分钟一次,严重中毒为4～6mg,每5～10分钟,肌内或静脉注射,直到出现阿托品化。阿托品化要维持48小时,以后逐渐减少阿托品剂量或延长注射时间。②首次剂量一般中毒患者用0.8g,严重患者用1.6g,以后按临床症状和血胆碱酯酶水平,每2～6小时重复注射1次,或静脉滴注每分钟100～300mg,共2～3次。严重和口服中毒患者本品的治疗需要持续数天。

【注意事项】 ①有时可引起咽痛及腮腺肿大;②注射速度不可过快,否则可引起眩晕、视力模糊、恶心呕吐、心动过缓、严重者可发生阵挛性抽搐,甚至抑制呼吸中枢引起呼吸衰竭;③碘解磷定在体内消除快,一次用药作用维持时间短,故需足量、反复多次给药;④中、重度中毒需与阿托品合用,用药越早越好;⑤粉针药难溶,溶解时可加温(40～50℃)或振摇。

氯磷定(pralidoxime chloride,PAM-Cl)

氯磷定又名氯化派姆,与碘解磷定相似,水溶性大且溶液稳定,无刺激性,可肌内注射和静脉给药。氯磷定起效快,肌内注射后1～2分钟即可生效,可与碱性药物混合或同时注射。在抢救有机磷农药中毒时,可替代碘解磷定。单独应用时疗效差,需与抗胆碱药联合应用。对1059、1605、敌百虫、敌敌畏等中毒有效;而对乐果、马拉硫磷(4049)、丙胺氟磷等中毒疗效较差或无效。副作用较少,偶见轻度头痛、头晕、恶心、呕吐,因经肾排泄速度较快,肾功能不全者慎用。

二、有机氟类农药中毒的急救药物

有机氟类农药主要包括氟乙酰胺(强力灭鼠剂)、氟乙酸钠、甘氟等,因毒性太大,多数已被禁用。但临床上仍可见中毒的病例。有机氟类农药在体内经酰胺酶的作用,可水解产生氟乙酸,后者在体内先与ATP和辅酶A作用生成氟乙酰辅酶A,再与柠檬酸结合形成氟柠檬酸,抑制乌头酸酶,导致柠檬酸积聚,丙酮酸代谢受阻,影响正常的氧化磷酸化过程,最终导致神经系统及心肌损害。急救药物主要是乙酰胺。

乙酰胺(acetamide)

乙酰胺的化学结构与氟乙酰胺相似,竞争性抑制酰胺酶,使氟乙酸不能产生,从而消除氟乙酸对机体三羧酸循环的毒性,是有机氟类农药中毒的特效解毒剂。为有机氟类农药中毒的特效解毒剂,可延长中毒潜伏期,减轻临床症状或遏制发病。毒性较小,肌内注射局部有疼痛感,大剂量时可引起血尿。使用时需注意肌注乙酰胺易出现局部刺激症状,可与盐酸普鲁卡因混合注射减轻局部刺激。剂量过大可引起血尿。

三、氰化物中毒的急救药物

氰化物的种类很多,常见氰化物有氢氰酸、氰化钾及氰化钠,其中以氢氰酸毒性最大,氰化物在体内分解出氰化氢(其水溶液为氢氰酸)或氰离子(CN^-),极易与细胞线粒体内的细胞色素氧化酶结合,细胞色素氧化酶是细胞呼吸链的重要环节,此酶以铁作为辅基,通过交替得失电子而不断使氧得以激活,使机体氧化作用正常进行,保证组织细胞利用氧,CN^-能迅速与具有三价铁的氧化型细胞色素氧化酶结合形成氰化高铁型细胞色素氧化酶,从而抑制该酶的活性,使其失去传递电子的作用,组织细胞不能利用氧而产生"细胞内窒息"。

由于中枢神经系统对缺氧最为敏感,故首先受到损害。一般氰化物中毒的症状分为四期:①刺激期:眼和上呼吸道刺激症状,头痛、头晕、恶心呕吐,震颤、大便急迫感;②呼吸困难期:心悸、胸闷、呼吸困难,瞳孔先缩小后逐渐扩大,意识模糊甚至昏迷;③痉挛期:阵发性或强直性痉挛,严重者出现角弓反张、牙关紧闭、大汗淋漓、大小便失禁,晚期可出现肺水肿;④麻痹期:意识完全丧失、痉挛停止、瞳孔散大、反射消失、呼吸循环中枢麻痹死亡。吸入高浓度氰化氢气体或吞服大剂量的氰化钠(钾)后,数分钟内即可出现呼吸、心搏骤停而死亡,呈"闪电样"中毒,故抢救必须争分夺秒,在现场立即给药。

常见的解救药物包括:高铁血红蛋白形成剂(亚硝酸钠,4-二甲氨基酚),钴化合物(依地酸二钴),供硫剂(硫代硫酸钠),糖类(葡萄糖)等。

亚硝酸钠(sodium nitrite)

【药动学】　口服吸收迅速,15 分钟起效,可持续 1 小时,大约 60% 在体内代谢,其余以原形由尿排出。静注立即起效,人体注射 400mg 亚硝酸钠可生成 10.1% 高铁血红蛋白(methemoglobin,MHb),而 600mg 则可生成 17.5% MHb。

【药效学】　亚硝酸钠为氧化剂,进入体内后可氧化血红蛋白中的二价铁为三价铁,使血红蛋白变成 MHb,随后与细胞色素氧化酶竞争性结合血液中的 CN^- 生成无毒的氰化高铁血红蛋白。血中的 CN^- 被结合后,组织与血液间 CN^- 含量平衡破坏,组织中高浓度的 CN^- 又回到血液中,继续被 MHb 结合,从而使组织中细胞色素氧化酶逐渐恢复活性。

亚硝酸钠不仅能祛除血液中游离的 CN^-,且能加速已与细胞色素氧化酶结合的 CN^- 释放出来,使酶活性恢复正常。但生成的氰化高铁血红蛋白本身还能逐渐离解出 CN^-,使细胞色素氧化酶重新中毒。因此使用亚硝酸钠后,还需静脉注射作为供硫体的硫代硫酸钠,在转硫酶的作用下游离的或氰化高铁血红蛋白中的氰离子与硫结合转变成基本无毒的硫氰酸盐从尿排出。

【临床应用】 治疗氰化物及硫化氢中毒。

【禁忌证】 老年人心脏和肾脏潜在代偿功能差。本品可使血管扩张,导致低血压,影响心脏冠状动脉灌注和肾血流量,应慎用。

【不良反应】 亚硝酸钠有扩血管作用,注射过快可致血压下降、心动过速、头痛、出冷汗,甚至晕厥、抽搐。用量过大时,可因形成过多的高铁血红蛋白而出现严重发绀、呼吸困难等症状。

【药物相互作用】 注射较大剂量本品引起高铁血红蛋白的发绀,可用亚甲蓝使高铁血红蛋白还原。本品对氰化物中毒仅起暂时性的延迟其毒性。因此要在应用本品后,立即通过原静脉注射针头注射硫代硫酸钠,使其与 CN^- 结合变成毒性较小的硫氰酸盐由尿排出。

【注意事项】 6-磷酸葡萄糖脱氢酶缺乏者、遗传性高铁血红蛋白血症者、一氧化碳与氰化物混合中毒者忌用亚硝酸钠治疗。

4-二甲氨基酚(dimethylamino phenol,4-DMAP)

是一种新的高铁血红蛋白形成药,能使氧化血红蛋白转为高铁血红蛋白,后者与细胞色素氧化酶竞争 CN^-,形成氰化高铁血红蛋白,从而恢复细胞色素氧化酶的活性,解除氰化物的急性中枢症状。

该药起效快,其抗氰化物中毒的效果较亚硝酸异戊酯及亚硝酸钠好,恢复呼吸、知觉快,应及早、足量使用。不良反应少且轻,少数患者有眩晕、轻度头痛、血压及心率变化等。使用时需注意,严禁与其他亚硝酸类药品同时使用,防止高铁血红蛋白形成过度。

亚甲蓝(methylthionine chloride)

亚甲蓝为氧化还原剂,在体内借助酶的作用,起着递氢体作用。剂量不同产生的作用也不同。大剂量(5~10mg/kg 或 1% 溶液 50~100ml)时直接使血红蛋白氧化成人高铁血红蛋白(MHb),常用于治疗氰化物中毒。小剂量(1~2mg/kg 或 1% 溶液 5~10ml)时,在 NADPH 氧化酶的作用下还原为还原型亚甲蓝,后者可使红细胞中 MHb 还原成血红蛋白,使其恢复携氧能力,常用于治疗高铁血红蛋白血症,对亚硝酸盐、硝酸盐、苯的氨基及硝基化合物、苯肼、醌类、氯酸盐、产生芳香胺的药物(如乙酰苯胺、对乙酰氨基酚等)中毒及肠原性发绀症等引起的高铁血红蛋白血症有效。

静脉注射过快可引起头晕、恶心、呕吐、胸闷,还可引起头痛、大汗、心率加快和意识障碍;皮下、肌内和鞘管内注射可造成注射局部坏死性脓肿及中枢神经系统永久性损害;肾功能不良者血药浓度可升高,应慎用。治疗亚硝酸盐等中毒时剂量不宜过大(总量应小于 7mg/kg),否则 MHb 形成增加,使症状加重。

硫代硫酸钠(sodium thiosulfate)

硫代硫酸钠是另一种解救氰化物中毒的药物。具有活泼的硫原子,能供给硫,在硫氰酸酶的作用下,与体内游离的氰离子及高铁血红蛋白结合的氰相结合,形成无害的硫氰酸盐由尿中排出。常与高铁血红蛋白形成剂(4-二甲氨基酚、亚硝酸钠等)联合用药治疗氰化物中毒,还可与砷、汞、铋、铅结合成无毒硫化物排除体外。因其作用较慢且硫氰酸氧化酶可将其逆转,在治疗过程中可出现重复中毒症状,需重复给药。不良反应少,偶见头晕、乏力、恶心、呕吐,注射过快可引起血压下降。

依地酸二钴(cobalt tetracemate)

依地酸二钴为 CN^- 螯合剂,抗氰作用快,解毒力强,治疗指数大。注射吸收快,分布于细胞外液,与蛋白结合少,血浆 $t_{1/2}$ 短,24 小时完全由肾排出。与 CN^- 的亲和力较细胞色素氧化酶强,可直接与游离的 CN^- 结合,中和氰化物,且能竞争性夺取与细胞色素氧化酶结合的不稳定的 CN^-,形成毒性小的氰钴酸盐和氰高钴酸盐排出体外,从而使细胞色素氧化酶复活。可用于严重氰化物中毒。但因其毒性大,可引起恶心、呕吐,偶见低血压、心绞痛和心律失常及过敏反应,作用于平滑肌引起呼吸加快、血压下降、腹泻等,故未能广泛使用。

四、金属中毒解救药物

常见的金属中毒有砷、铅、汞、铜、锑等中毒。不同金属中毒的临床表现不同,但是金属中毒的解救药物多属于螯合剂(chelating agent)。螯合剂能将金属离子结合进分子内,形成环状结构而使之失去生物活性。如果复合物稳定、无毒性且可由尿中排出,这就为金属中毒提供了一个办法。常用的有巯基螯合剂、氨羧螯合剂和羟肟酸螯合剂。

巯基螯合剂:①2,3-二巯基丙醇(dimercaproldimercaprol, BAL):BAL 含有活性巯基,巯基解毒药进入体内可与某些金属形成无毒的、难解离但可溶的螯合物由尿排出。此外,还能夺取已与酶结合的重金属,使酶恢复活力,从而解毒。用于治疗汞、砷、铅中毒。副作用较多,包括恶心、呕吐、腹痛、心悸等。②二巯丙磺酸钠(unithiol):作用与二巯丙醇相似,疗效较高,副作用较少,用于治疗汞、砷、铜、锑等中毒。③二巯基丁二酸钠(dimercaptosuccinate, DMS):用于治疗锑、铅、汞、砷、铜等中毒。

氨羧螯合剂:依地酸钙钠(disodium calcium ethylene diamine tetraacetate, EDTACa-Na₂)是最常用的氨羧螯合剂,可与多种金属形成稳定而可溶的金属螯合物排出体外,用于治疗铅中毒。

羟肟酸螯合剂:常用的有去铁胺,用于治疗铁、铜、钙中毒。其他螯合剂:如二乙基二硫代氨基甲酸钠和对氨基水杨酸。

常见金属中毒见表30-2。

表30-2　常见金属中毒的临床表现及解救

金属中毒	典型临床表现	常用螯合剂
砷中毒	急性毒性:口腔金属味、吞咽困难	2,3-二巯基丙醇
	亚急性毒性:呕吐、腹痛、末梢神经病、贫血等	二巯基丁二酸
	慢性毒性:末梢神经病伴皮肤病变,皮肤麻感、麻木、感觉迟钝、头痛等	D-青霉素胺

续表

金属中毒	典型临床表现	常用螯合剂
铅中毒	急性毒性:多系统症状和体征,以腹绞痛(突发性钝痛,腹部收缩性阵痛)伴有神经性或功能性头痛为特征 慢性毒性:非特异性症状(易激动、疲劳、头痛、食欲减退、睡眠障碍和抑郁等),外周肌肉无力和萎缩,外周运动减退 儿童中毒特征:活动减少、不活泼、食欲减退、偶发呕吐、间歇腹痛和便秘等非特异性症状,血铅浓度>800μg/L,可出现明显铅脑病(精神错乱、共济失调、抽搐、麻木或昏迷)	依地酸钙钠 二巯基丁二酸钠 2,3-二巯基丙醇 二巯基丁二酸 五乙酸三钠
汞中毒	急性毒性:口中有金属味、头晕、头痛、倦怠、手抖、嗜睡或兴奋等,严重可昏迷、休克致死 慢性毒性:神经精神障碍(神经衰弱综合征),震颤,口腔炎	2,3-二巯基丙醇 二巯基丁二酸钠 二巯基丙磺酸钠

五、抗凝血性灭鼠药中毒的急救用药

灭鼠药的种类繁多,一般分速效和缓效。缓效灭鼠药可分为抗凝血性灭鼠药和不育药两类。抗凝血性灭鼠药目前较常用,主要有1,3-茚满二酮类和4-羟基香豆素类。1,3-茚满二酮类如敌鼠、联苯敌鼠、氯苯敌鼠、杀鼠酮等,主要是通过干扰肝脏对维生素K(vitamin K, Vit K)的利用或直接损害肝小叶,抑制凝血酶原(因子Ⅱ)及凝血因子Ⅶ、Ⅸ、Ⅹ的合成,影响凝血活酶和凝血酶原的形成,使凝血时间或凝血酶原时间延长,同时破坏毛细血管壁的通透性,增加血管壁的脆性,引起出血;4-羟基香豆类如杀鼠迷(立克命)、杀鼠灵(灭鼠灵、华法林)、克灭鼠、野鼠净等,则是通过对抗Vit K而阻止谷氨酸残基的γ羧化作用而抗凝血。对已形成的凝血因子无影响,可引起毛细血管内皮细胞增生、平滑肌变性和血管破裂。与前一类不同的是不损害肝小叶。

对于抗凝血性灭鼠药中毒,鼻出血、牙龈出血、青肿、血肿、瘀斑是常见的症状,肋部疼痛和血尿是主要的不适症状。临床首先采取洗胃、诱导呕吐(吐根糖浆、活性炭)等祛除毒物,同时进行抗凝反应的治疗,Vit K_1是特效解毒药。

维生素 K(vitamin K, Vit K)

维生素 K 为甲萘醌类物质,主要有脂溶性的 K_1、K_2 和水溶性的 K_3、K_4。K_1 由植物合成;K_2 由肠道细菌产生;K_3、K_4 为人工合成品。维生素 K 是肝合成凝血酶原以及凝血因子Ⅶ、Ⅸ和Ⅹ的不可缺少的物质。Vit K_1 对抗凝血性灭鼠药中毒有特效对抗作用,在血液中随β-脂蛋白转运,在肝脏得到利用,需数日才能使降低的凝血酶原恢复到正常水平。常规剂量下不良反应少,毒性较低,静脉注射过快时,可引起面部潮红、出汗、支气管痉挛。

六、其他毒物中毒的救治

除上述的毒物中毒外,一些腐蚀性毒物、有机溶剂、吸入性气体和高铁血红蛋白生成性毒物引起的中毒也较为常见,且后果严重,此部分简述这些毒物中毒的常见临床表现及救治。

（一）腐蚀性毒物

强酸(浓硫酸、浓硝酸、浓盐酸)和强碱(氢氧化钠、浓氨水)均属于腐蚀性毒物。皮肤接触可导致皮肤灼伤;吞服导致口腔、消化道黏膜腐蚀;严重者休克,后期可发生食管穿孔、胃穿孔、食管狭窄等。皮肤接触腐蚀性毒物者需立即冲洗皮肤,严重者需抗休克治疗。需要注意,强酸中毒避免洗胃、饮牛奶、蛋清、氢氧化铝凝胶,而对于强碱中毒,饮牛奶、蛋清有助于减轻中毒症状。

（二）有机溶剂

有机溶剂多用作工业原料、实验的反应介质、稀释剂、清洗剂、黏胶溶剂、萃取剂等,醇类(如甲醇),卤代烃类(如四氯化碳),芳香烃类(如苯)中毒较为常见。

1. 甲醇中毒　甲醇对人体的毒性作用是由甲醇及其代谢产物甲醛和甲酸引起的,以中枢神经系统损害、眼部损害及代谢性酸中毒为主要特征。甲醇中毒后应立即脱离现场,10%葡萄糖注射液500ml 和胰岛素20U 静脉滴注促进甲醇、甲酸代谢,同时应注意防治脑水肿。

2. 四氯化碳中毒　四氯化碳(CCl_4)为无色液体,稍高浓度吸入,出现精神抑制、神志模糊、恶心、呕吐、腹痛、腹泻。吸入高浓度 CCl_4 蒸气后,可迅速出现昏迷、抽搐等急性中毒症状,并可发生肺水肿、呼吸麻痹。中毒第2~4天呈现肝、肾损害征象。严重时出现腹水、急性肝坏死和肾功能衰竭。其中毒的救治主要是对神经系统及肝肾损害的对症治疗。口服中毒洗胃时,可先用液状石蜡或植物油溶解毒物,并严防吸入呼吸道。忌用肾上腺素及含乙醇的药物,以防诱发室性颤动和病症加重。尤其要注意防治肝、肾功能衰竭,出现肾功能衰竭时,可作血液透析或腹膜透析治疗。

3. 苯中毒分为急性苯中毒和慢性苯中毒。口服含苯的有机溶剂或吸入高浓度苯蒸气后,出现中枢神经系统麻醉作用是急性苯中毒的主要表现;慢性苯中毒是长期吸入低浓度苯及代谢产物酚类所致,除神经系统外,还影响造血系统,以白细胞数和血小板数减少最常见。急性吸入中毒最主要的抢救措施是将患者尽快脱离中毒现场,口服中毒时,洗胃;皮肤污染用肥皂、清水彻底清洗;吸氧,必要时人工呼吸;保持呼吸道通畅;防治脑水肿;心搏未停者禁用肾上腺素,以免诱发心律失常。

（三）吸入性气体中毒

短期内吸入较大量的刺激性气体,如氨、氯、光气、二氧化氮、一氧化碳及硫化氢等立即出现眼、上呼吸道黏膜刺激症状,严重者可发生肺水肿;有时气道黏膜坏死组织脱落,可堵塞气管、支气管。急性硫化氢中毒可累及中枢神经系统、呼吸系统、心血管系统等多个器官和组织,出现心悸、呼吸加快、肺水肿、昏迷;吸入高浓度后,突然昏迷,惊厥,呼吸停止。吸入性气体中毒应立即将患者脱离现场,并进行对症治疗,吸氧、缓解支气管痉挛,尽早应用糖皮质激素防治肺水肿、脑水肿、循环功能障碍等;对于急性硫化氢中毒可适当应用亚硝酸异戊酯、亚硝酸钠解毒。

（四）高铁血红蛋白生成性毒物中毒

亚硝酸盐、苯胺、硝基苯均具有氧化血红蛋白为高铁血红蛋白的能力,阻止血红蛋白输送氧,引起高铁血红蛋白血症,造成缺氧和中枢神经系统功能抑制。误食亚硝酸盐或因胃肠功能紊乱可引起亚硝酸盐中毒,称为肠原性青紫症,多见于儿童,皮肤黏膜、口唇、指甲下青紫最明显,并有头痛、头晕、心率加快、恶心、呕吐、腹痛、腹泻、烦躁不安;严重者有心律不齐、昏迷或惊厥,常死于呼吸衰竭。皮肤吸收或食入苯胺、硝基苯后,产生发绀,严重者昏迷抽搐、呼吸、循环衰竭。中毒后应立即吸氧、洗胃；亚甲蓝为亚硝酸盐中毒的特效解毒药，对于心肺功能受影响的患者还应对症处理，如用呼吸兴奋剂，纠正心律失常药等。

思考题

1. 药物与毒物中毒的解救原则是什么？
2. 有机磷农药中毒的解救原则、代表解救药物及其解毒机制是什么？
3. 简述氰化物中毒解救药物的分类、作用机制及代表药物。

（杨静玉）

第三十一章 肠内和肠外营养制剂的临床应用

学习要求

1. 掌握肠内营养、肠外营养的定义及临床应用原则。
2. 熟悉营养支持治疗的给药途径的特点。
3. 了解常用肠内营养和肠外营养制剂的营养支持特点。

人类需要营养物质维持生命,疾病状态下的营养物质供给更为重要。当患者因为某些疾病无法进食、胃肠道不能正常消化吸收营养物质、手术切除了全部或者部分消化器官而导致患者无法进食或消化时,均可影响营养物质的摄取。此时,患者维持基本生理需要所需的营养物质必须以其他的方式提供。

临床营养支持(nutrition support,NS)是指经口、肠道或肠外途径为患者提供人体必需的营养素。目前,临床营养支持包括肠内营养(enteral nutrition,EN)支持和肠外营养(parenteral nutrition,PN)支持。

营养支持治疗(nutrition support therapy,NST)是指临床上经肠内或肠外途径为患者提供营养物质的过程。营养支持治疗一般把营养不良视作一种疾病或病理状态进行治疗或预防。

肠内营养是指通过胃肠道途径供应营养的方式,包括口服和经导管输入两种类型。在临床上,肠内营养表示通过管道将营养物质输入到胃肠道(如鼻胃管饲或空肠造口管饲)。当正常经口服获取营养过程中的一个或多个环节出现障碍时,可通过管饲继续发挥胃肠道的作用。采用管饲的方式进行营养支持的前提是,即使患者的咀嚼和吞咽完全丧失但必须仍有部分消化和吸收功能。当患者的胃肠道功能丧失,无法通过肠内营养维持的时候,就需要通过其他方式进行营养支持。

肠外营养是以静脉输送的方式给予营养支持。当患者的全部营养物质都从肠外供给称作全胃肠外营养(total parenteral nutrition,TPN)。通过静脉方式给予的营养物质是特殊的液体混合物,包含人体所需的蛋白质、糖、脂肪、维生素、矿物质和其他营养物质,这种方式被称为"全静脉营养"。

营养支持可减轻机体的组织分解,保护器官功能,避免消化道结构和屏障功能损伤,提高免疫功能,促进伤口愈合,减少并发症发生,有效提高重症患者的抢救成功率和治愈率,缩短疾病康复时间和住院时间,降低死亡率,减少医疗费用支出等。合理的营养支持已成为临床的重要治疗措施之一,直接影响着患者的康复和预后。

第一节 肠内营养和肠外营养制剂临床应用原则

临床上并非所有患者都需要进行营养支持治疗,对确定需要肠外和肠内营养支持治疗的患者,若给药方式或选用的营养制剂不恰当,将达不到 NST 的目的,甚至产生不良作用或严重不良后果。因此,营养支持治疗应遵循一定的临床应用原则。

一、明确营养支持治疗的目的

营养支持治疗一般适用于营养不足或有营养不足风险的患者。根据治疗目的不同,分为营养支持、营养治疗。营养支持的目的是保持瘦肉组织,纠正营养不良和代谢紊乱,维持机体免疫功能;营养治疗的目的更侧重于器官功能的保护,减轻高分解代谢,防止细胞损伤,调节免疫和炎性反应等。

二、营养风险筛查和评估

1. 营养风险(nutrition risk) 是指营养因素导致临床结局受影响的风险,而非发生营养不良的风险。此类患者进行营养支持后,大部分可改善其临床结局,如并发症减少、住院时间缩短等。

2. 营养风险筛查(nutrition risk screening) 是由医护人员实施的简便的筛查方法,用以决定是否需要制订或实施肠外肠内营养支持计划。

3. 营养评估(nutritional assessment) 是由营养专业人员对患者的营养代谢、机体功能等进行全面检查,对不同病症的患者进行全面的、完善的、合理的营养评估,同时考虑适应证和副作用,决定对患者进行 NST 的方式方法,为病情较复杂的患者制订科学合理的营养支持计划。

三、选择营养支持途径

营养支持的给药途径选择是一个十分重要的问题,目前临床上有三种营养支持途径。

1. 口服营养支持可以是简单的辅助饮食,或给予口服营养补充剂,用以提高患者的总膳食营养摄入量。该途径通常用于可以安全吞咽并且胃肠道尚有功能的患者。当患者能通过持续食用足够的正常食物,口服营养支持治疗即可停止。

2. 肠内营养多用于口服营养支持失败或无效的营养不良患者。使用肠内营养支持的前提是胃肠道有功能且有足够动力和吸收能力。肠内营养可以单独使用也可以同时辅助以口服营养支持。

3. 肠外营养主要用于以下几种情况:①肠道功能不适合进行肠内营养(例如,肠穿孔、阻塞、梗阻、吸收不足或动力障碍等);②肠道生理不允许;③肠内营养不安全(如缺血性肠道疾病)或无效(如难治性呕吐)。

总体而言,临床对于营养支持途径的选择优先以口服营养支持为主,当条件不支持口服营养支持的时候,可以选择肠内营养,最后患者在无法通过口服营养支持和肠内营养支持的情况下,才会选择肠外营养作为支持。

四、确定热量和营养需求

有许多估算公式用于估算能量的消耗,如 Harris-Benedict、Ireton-Jones 和 Frankenfield 等公式。估算能量的消耗的方法是首先计算出基础能量消耗(BEE),它代表人体维持基础代谢所需要的能量(kcal),测量时患者处于禁食 12 小时后,睡醒后不久的完全静息状态。基础代谢率(BMR)作为评价能量消耗的一种方式,是指营养吸收后(餐后 2 小时)的能量消耗,约比 BEE 高 10%。静息能量消耗(REE),是指机体禁食 2 小时以上,在合适温度下平卧休息 30 分钟后的能量消耗。BMR 和 BEE 并未考虑因为应激和活动产生的额外能量消耗。通过对 Harris-Benedict 公式加以改进,可将应激和活动等因素的影响考虑进去。或者,估算患者在中重度应激状态下,其每天的能量消耗为 20~35kcal/kg。

能量消耗也可以通过间接的卡路里测量方法,进行更精确的计算而得出。这种方法是通过一种测量患者呼吸和气体交换量的仪器完成的。这种仪器(通常称为"代谢车")测量在测试状态下患者消耗氧气和产生二氧化碳的量,氧气的消耗量和碳水化合物、脂肪、蛋白代谢产生的二氧化碳的量是恒定的,通过一系列公式,可以计算出这个时间段的包含应激因素的能量消耗,并且由此推断出患者 24 小时的能量消耗。计算结果称之为能量消耗(MEE)。因为在测量时患者处于静息状态,因此活动等因素并未包括在能量消耗的估算中。目前,间接能量测量法已广泛应用于许多医疗机构,被公认为测量 MEE 的金标准,可用于重症患者或肥胖患者的能量消耗的评价。

五、估算每日所需蛋白质

营养状态评估中必须包括蛋白质需要量。蛋白质需要量的计算需要依据体重、应激的等级和疾病状况等。美国推荐的饮食定量供应标准(RDA)中,推荐的为蛋白质摄入量为 0.8g/(kg·d)。处于轻度应激状态、营养情况良好的住院患者,每天需要摄入蛋白质 1.0~1.2g/kg,以维持身体的基本生理需求。对于由于创伤或烧伤而处于高分解代谢状态的患者,则需要每天摄入蛋白质高达 2g/kg。另外,肝肾功能不良的患者可因机体代谢的改变,需要减少蛋白质的摄入。

六、估算其他必需营养成分

临床上,除了需要对患者的能量、蛋白质的摄入情况进行相关计算并评估外,还需要对其他一些必需的营养成分进行评估,一般情况下,临床营养支持(除能量和蛋白质)还需要评估者每日所需的碳水化合物、氨基酸、脂肪、水和电解质以及维生素和微量元素。例如,对于烧伤患者,需要根据其特点估算其每日所需的补液量、维生素、电解质和其他微量元素等。

七、营养支持治疗的时间

营养支持治疗绝非急诊处理措施,而应选择在患者生命体征稳定后(包括用药控制下),根据适应证指南和操作规范进行。延迟的营养支持治疗将导致危重症患者营养状况恶化,并难以对后续的营养支持进行纠正。

第二节 营养支持治疗的给药途径

一般来说,日常的营养摄取是通过膳食完成的,如果患者的胃肠道功能存在,但不能满足正常的营养需求,就需要考虑通过口服、管饲等给予肠内营养支持治疗;如果患者的胃肠道功能受损或者无法进行营养摄取,就需要考虑通过静脉注射的方式给予营养支持治疗。

一、肠内营养的给药途径

管饲途径的选择,取决于预期进行管饲营养的时间、正常获取营养的过程中哪个环节受破坏以及误吸风险等因素。临床上肠内营养包括两种置管的基本类型,即鼻饲和造口术;可输入部位主要包括胃、十二指肠和空肠。管饲途径的名称通常包括置管类型和输入部位,如"鼻胃管",指经鼻置管,营养输入胃部;而"胃造口"指造口方式置管,营养输入胃部。

1. 鼻饲 适用于对可能恢复口服进食,且无鼻、咽、食管腔阻塞的患者进行短期管饲营养。因放置鼻管而导致的严重损伤,临床上很少见,但仍有60%的鼻饲患者,可罹患食管和下咽部溃疡或黏膜损伤。咽炎、鼻窦炎、中耳炎、食管下段括约肌关闭不全等,也与放置鼻肠管,尤其是置入大而粗的管道有关。有研究显示,腔径较小的饲管也可误置入肺,发生率为4%或更低。对于昏迷患者,如胃内容物不能被抽吸出来,或清醒的患者注入气体而听诊不确切时,必须经放射影像学证实置管的正确性,以排除穿孔和误插入肺的可能。

2. 喂饲造口术(肠造口置管) 通常仅用于需长期管饲的患者。根据临床状况和肠造口置管的类型,长期喂饲的时间多为1~3个月,较少达到6个月。采用鼻肠饲管的患者,偶尔会喂饲更长时间。肠造口通路,可通过开放性外科手术、腹腔镜术或经皮手术建立。当进行剖腹手术或上胃肠道手术进行麻醉时,经常放置空肠造口管,使患者在术后早期即可进食。

与外科手术路径相比,经皮路径的主要优势体现在经皮置管耗时较短、成本较低,但其并发症的发生率和死亡率与前者相近。经皮路径较严重的并发症包括误吸、腹膜炎、出血、胃皮肤瘘形成、坏死性筋膜炎、胃穿孔和通过胃壁的饲管移位等,发生率为1%~4%。

3. 应用禁忌 管饲肠内营养适用于何种疾病的患者,主要取决于其正常营养物质的摄入、运输、消化、吸收过程受损的程度等因素。决定是否管饲治疗的因素应考虑具体临床情况,而不是某些特殊诊断。患有重症胰腺炎、经皮瘘管、胃肠道缺血及不完全性肠梗阻的患者,肠内营养应慎用;此外,弥漫性腹膜炎、完全性肠梗阻、麻痹性肠梗阻、顽固性呕吐、严重腹泻导致代谢紊乱、严重呼吸功能障碍或早期短肠综合征等,是肠内营养的禁忌证。

二、肠外营养的给药途径

当患者必须应用肠外营养时,应选择建立静脉通道的方式,如通过外周或中心静脉输注。静脉通路的选择,取决于胃肠外营养治疗的持续时间、营养的需要量和现存可以利用的静脉通路等多种因素。

1. 外周静脉 当预期胃肠外营养治疗的时间不超过10天,或者患者仅处在较轻程度的应激状态,只需要少量的能量支持时,可以考虑选外周静脉通路。此时,患者必须有良好的外周静脉通路以承受大量、连续的输液。

传统的经外周静脉输注的胃肠外营养液,是由低浓度葡萄糖(5%~10%)和氨基酸(3%~5%)构成,提供的热量为 <4.18kJ/ml(1kcal/ml)。因而患者每天需要输液数升以满足机体对能量和蛋白质的需要。尽管胃肠外营养液是稀释的,但其渗透压仍可达到600~900mOsm/L。这些高张力的液体可刺激周围静脉,导致血栓性静脉炎的发生,因此,当患者需经外周静脉输注的胃肠外营养液时,需要经常为其变换静脉通路的位置(至少每48~72小时更换1次)。同时,应用脂肪乳液或将其混合至葡萄糖、氨基酸液中,可以增加机体的能

量供应而仅少量增加液体的渗透压。此外,脂肪乳还可通过其稀释作用和作为缓冲剂,减少营养液对静脉的刺激,从而保护静脉。

2. 中心静脉　对于胃肠道无功能或者需在7~10天空置胃肠道的患者,而他们的外周静脉通路有限或是通过外周静脉无法满足机体对能量和蛋白质的需要时,应考虑使用中心静脉通路,对其进行胃肠外营养治疗。

传统上,中心静脉插管放置于锁骨下静脉,导管经皮肤插入静脉,导管尖端留置于右心房外上腔静脉的上部。目前,一种新的导管技术可通过外周静脉置入中心静脉插管(central venous catheterization,PICC),通过穿刺肘前静脉并导入静脉插管直至导管尖端到达上腔静脉的上部。此外,颈内和颈外静脉也可以穿刺以置入中心静脉插管到达上腔静脉上部。与中心静脉穿刺技术比较,如何保持这些穿刺部位覆盖敷料的无菌也是一个重要问题。上腔静脉血流速度快,可快速稀释高浓度的胃肠外营养液,从而减少血栓和静脉炎的发生。对于不能放置中心静脉插管于上腔静脉的患者,可以行股静脉穿刺,在下腔静脉置管。但此种置管方式易致感染,需注意。

中心静脉插管包括单腔和多腔式。应用多腔式中心静脉插管,可通过同一静脉通路输入几种不同的治疗药物。与外周静脉通路不同,中心静脉通路不需要每隔几天即更换静脉穿刺点。事实上,对于需要数月或数年进行胃肠外营养的患者,可以选择永久性保持中心静脉通路。通过中心静脉通路的胃肠外营养液可以为患者提供相对高浓度的葡萄糖(20%~35%)、氨基酸(5%~10%)和脂质,这些营养物质提供的热量大于4.18kJ/ml(1kcal/ml),渗透压大于2000mOsm/L。

> **知识链接:**
>
> **静脉营养的规范输注**
>
> 静脉营养规范输注方法是"全合一"混合配制后输注法。20世纪80年代中期开始使用,医生根据患者病情制订个体配方,由培训后护士或药师严格按照SOP标准操作规程在层流房间,洁净工作台无菌条件下配制成"全合一"营养液,在输液泵控制下均匀输入。一般应在16~18小时输完,重症患者需20~24小时。1999年国内开始引进即用型"二合一"(氨基酸、内含电解质和矿物质的葡萄糖),当使用时即刻将输液袋隔膜拉开,两种液体混合,脂肪乳剂可经另一条输液器通过三通接头输入血管内。2004年国内开始引进即用型"三合一"(葡萄糖、氨基酸、内含有电解质和矿物质的脂肪乳),使用时现将脂溶性维生素和水溶性维生素加入脂肪乳剂内,然后按顺序把隔膜打开,三种液体混合输入。目前这种工业配制"全合一"营养液适合于肝、肾功能正常患者使用。

第三节　常用肠内营养和肠外营养制剂

一、常用肠内营养制剂

患者如果口服很多不同的肠内营养制剂,对于其依从性而言是不利的,因此很多肠内营养制剂属于复方制剂,将人体所需的碳水化合物、氨基酸、蛋白质、脂类物质有效地混合形成复合型肠内营养制剂。

氨基酸型肠内营养剂(amino acid enteral nutrition)

氨基酸型肠内营养剂含氨基酸、脂肪、碳水化合物、蛋白质、亚油酸,可提供能量1250kJ(200kcal)。

【药动学】 在体内完全吸收,粪便排出量很少。氨基酸、糖及脂质等营养素在体内合成蛋白质,以供人体新陈代谢所需。

【药效学】 18种氨基酸、多种电解质和微量元素、多种维生素及谷氨酰胺、生物素、脂肪等营养要素。可为机体提供充分的热能和蛋白质,有效纠正负氮平衡,改善营养不良状况,促进健康恢复,防止疾病复发。富含谷氨酰胺,有助于肠黏膜细胞再生,减轻肠黏膜萎缩和肝胆系统淤胆等并发症,也可维护肠黏膜的免疫功能,从而减少细菌和毒素进入血液,降低感染发生率等。因此,本药对于营养不良、急需补充营养、营养消耗大的患者具有营养支持作用,有助于疾病康复。标准配制后,其渗透压为500mOsm/L,有助于防止胃肠道不良反应。

【临床应用】 适用于重症代谢障碍及胃肠道功能障碍患者的肠内营养支持,如:短肠综合征、胰腺炎、慢性肾病、术后、血浆白蛋白低下等患者(血浆白蛋白浓度低于25g/L),出现放射性肠炎的癌症患者、消化道瘘、克罗恩病、溃疡性大肠炎、消化不良综合征、大面积烧伤者以及不能接受含蛋白质的肠内营养剂的患者。

【禁忌证】 肠梗阻及肠功能紊乱的患者。禁忌静脉输入。禁用于严重糖尿病或使用大量激素后出现糖代谢异常的患者。

【不良反应】 不良反应少而轻,给药浓度过高或速度过快可引起腹泻、腹胀、恶心、腹痛等胃肠道反应,长期鼻饲患者偶有逆流现象。

【药物相互作用】 与活性炭等吸附剂或多价金属阳离子螯合剂(如四环素、诺氟沙星、环丙沙星)合用,两者疗效均降低。

【注意事项】 肠道完全梗阻、有高血糖倾向(需同时应用胰岛素或降糖药,方可使用本药)、肾衰竭未进行透析以及老年糖尿病等患者慎用。

整蛋白型肠内营养剂(intacted protein enteral nutrition)

整蛋白型肠内营养剂包括混悬液和粉剂两种剂型。主要含有蛋白质、脂肪、碳水化合物、膳食纤维、多种维生素、电解质和微量元素。

【药动学】 管饲或口服后,蛋白质在小肠分解吸收,其他成分也可通过小肠吸收。

【药效学】 整蛋白型肠内营养剂是一种肠内全营养药,具有营养素全面、易消化、吸收较完全、生物利用度较高等特点。可提供人体必需的营养物质和能量,以满足患者对必需氨基酸、必需脂肪酸、维生素、矿物质和微量元素的需要。适用于有胃肠道功能或部分胃肠道功能、不能或不愿进食足够常规食物的患者,以满足机体的营养需求。

【临床应用】

1. 畏食及相关疾病患者如精神(或神经)性疾病或损伤、心肺疾病的恶病质、癌性恶病质、癌肿治疗晚期、艾滋病、心功能不全、意识障碍、创伤或烧伤引起的食欲缺乏患者。

2. 机械性胃肠道功能紊乱患者如头颈部癌肿、颌面部损伤、颅面部或颈部术后、上消化道阻塞(如食管狭窄)、咀嚼或吞咽困难、接受机械换气的患者。此外,还可用于代谢性胃肠道功能障碍患者,如严重胃肠道狭窄、肠瘘患者。

3. 危重疾病患者如大面积烧伤、创伤、脓毒血症、大手术后恢复期的患者。

4. 其他脂肪或 ω-3 脂肪酸需要量增加的患者;营养不良患者的术前喂养;术前或诊断前肠道准备。

【禁忌证】　禁用于严重消化或吸收功能不良、胃肠道功能衰竭、消化道出血、急性胰腺炎、严重腹腔内感染(包括腹膜炎)、胃肠张力下降、肠梗阻、急腹症、对本药中所含物质有先天性代谢障碍及严重肝、肾功能不全的患者。1 岁以下婴儿禁用本药混悬液和粉剂。

【不良反应】　给药速度过快,可能出现恶心、呕吐或腹泻等胃肠道症状,少数患者可能有腹胀、腹痛等不良反应。

【药物相互作用】　与含维生素 K 的制剂与口服抗凝药(如香豆素类)合用,可干扰维生素 K 代谢。

【注意事项】　严禁经静脉输注。严重糖代谢异常的患者慎用。严重肝肾功能不全的患者慎用。

短肽型肠内营养剂(enteral nutrition with short peptide)

短肽型肠内营养剂主要含有麦芽糊精、乳清蛋白水解物、植物油、中链三酰甘油(MCT)、乳化剂、矿物质、维生素和微量元素等。混悬液主要含有水、麦芽糊精、乳清蛋白水解物、植物油、矿物质、维生素和微量元素等。

【临床应用】

1. 代谢性胃肠道功能障碍如胰腺炎、感染性肠道疾病、肠瘘、短肠综合征、艾滋病、接受放射或化疗的肠炎患者。

2. 危重疾病如严重烧伤、创伤、脓毒血症、大手术后的恢复期患者。

3. 营养不良患者的术前喂养。

4. 术前或诊断前肠道准备。

【禁忌证】　禁用于胃肠道功能衰竭、完全性小肠梗阻、严重的腹腔内感染患者和 1 岁以下婴儿。

二、常用肠外营养制剂

临床上,肠外营养制剂一般都是由多种营养制剂混合后,通过 2～3L 的输液袋进行输注。因此,常用的肠外营养制剂都是以不同的营养元素配比合成的。

复方氨基酸注射液18AA(compound amino acid18AA)

复方氨基酸注射液 18AA 由 18 种氨基酸组成:L-丙氨酸、盐酸赖氨酸、盐酸精氨酸、L-甲硫氨酸、L-门冬氨酸、L-苯丙氨酸、L-胱氨酸、L-脯氨酸、L-谷氨酸、L-丝氨酸、甘氨酸、L-苏氨酸、盐酸组氨酸、L-色氨酸、L-异亮氨酸、L-酪氨酸、L-亮氨酸、L-缬氨酸。

【药动学】　人体的组织蛋白一方面可分解为氨基酸,另一方面氨基酸又可合成组织蛋白。氨基酸的转换十分迅速和频繁,在连续的分解和合成中保持动态平衡。肝脏是机体分解及转变各种氨基酸最重要的器官,除支链氨基酸外,其他氨基酸主要在肝脏进行氧化分解。

【药效学】 在能量供给充足的情况下,复方氨基酸注射液 18AA 可进入组织细胞,参与蛋白质的合成代谢,达到正氮平衡,并生成酶类、激素、抗体和结构蛋白,以促进组织愈合,恢复正常生理功能。

【临床应用】 低蛋白血症,见于多种原因所致的蛋白质摄入不足、吸收障碍和消耗过多,如胃肠疾病、创伤、烧伤、营养不良性肝硬化、糖尿病、恶病质和严重感染等患者。还可用于改善手术后患者的营养状况。

【禁忌证】 轻中度肝肾功能不全、严重酸中毒、代偿性充血性心力衰竭等患者慎用。

【不良反应】

1. 可引起渗透压增高,输注过快或肝肾功能不全时,可致高血氨。高渗透压和高血氨可引起意识障碍、电解质紊乱和微量元素失调、氨基转移酶升高等。

2. 静脉滴注过快可引起面色潮红、发热、发冷、恶心、呕吐、心悸、胸闷、头痛等;还可致胃酸分泌增加、溃疡病加重,甚至导致酸中毒、血尿素氮升高。

3. 用药局部可能出现皮疹、红斑、血管性疼痛、静脉炎、血管栓塞等。

4. 含有抗氧化剂焦亚硫酸钠,故偶可诱发过敏反应(尤其是哮喘患者)。

【注意事项】

1. 应避免与其他药物配伍。

2. 注射液遇冷时会析出结晶,可将药液加热到60℃,缓慢摇动使结晶完全溶解后再使用。

3. 用前检查,溶液应无混浊、沉淀。开瓶后应作一次性使用,剩余药液不能贮存再用。

4. 注射液含 60mmol/L 的醋酸,如需大剂量应用或与电解质并用时,应注意监测和维持电解质与酸碱平衡。

5. 严格控制滴注速度。注射液因加有葡萄糖液而呈高渗状态,如滴速太快可导致氨基酸从肾脏大量丢失,故滴注速度必须缓慢。成人周围静脉滴注速度约为 10g/h(每分钟 10 ~ 25 滴)。老人及重症患者更需缓慢滴注。

6. 中心静脉滴注时应 24 小时连续给药,并应根据年龄、体重、病情等适当增减剂量。

7. 为提高氨基酸的利用率,须与葡萄糖、脂肪乳同用以补充足够能量,也应同时补充电解质、微量元素和维生素。推荐非蛋白热卡和氮之比为 150∶1。

8. 使用时,如同时给予高渗葡萄糖液,为避免血糖升高,可加用胰岛素。

9. 使用期间定期作血清蛋白电泳、水电解质平衡、酸碱平衡和血糖检查。

中-长链脂肪乳(medium and long chain fat emulsion)

中-长链脂肪乳大豆油[长链三酰甘油(LCT)、中链三酰甘油(MCT)]、磷脂酰胆碱。

【药动学】 本药入血后与血浆载脂蛋白 C 结合,分布于全身各组织,以肌肉和皮下为主。在血液、骨骼肌中广泛代谢,代谢产物为无活性的游离脂肪酸,后者可被机体按通常的营养方式用作非蛋白质性热量。血浆清除率取决于脂蛋白脂肪酶的浓度。只有在高剂量时才从肾脏排泄,但多数情况下不会出现脂肪尿。正常人输注本药后,三酰甘油 $t_{1/2}$ 为 16 分钟,较单纯输注脂肪乳(C14-24)后的三酰甘油 $t_{1/2}$(约 33 分钟)短。

【药效学】 可提供机体所需的热量和必需脂肪酸。必需脂肪酸是机体不可缺少的营养素,又是前列腺素、血栓烷及白三烯等生理活性物质的前体。加入 MCT 后,具有以下特点:

①易氧化水解:因 MCT 分子量小,在代谢时进入线粒体不需要肉毒碱携带,故氧化快。②氧化完全,体脂形成少:三酰甘油的水解需脂肪酶催化,在肝脏为肝脂酶(HL),在外周组织为脂蛋白脂酶(LPL)。HL、LPL 水解 MCT 的最大反应速度与水解 LCT 的最大反应速度相比,分别为 1.2 倍、2.2 倍。仅有不到 2% 的 MCT 会转化为脂肪,故与 LCT 相比,更少引起脂肪浸润。③生酮作用:与 LCT 相比,MCT 具有更多的生酮作用,对外围组织供能较多,有一定的节氮效应。④对肝功能的影响较小。用于补充人体必需脂肪酸时,给药 1~2 周后起效;用于治疗皮肤损伤或增加体重时,给药 5~7 日内起效。

【临床应用】　用于必需脂肪酸缺乏及需补充能量的患者,如胃肠外营养者等。

【禁忌证】　禁用于严重脂肪代谢紊乱(如高脂血症、脂性肾病)、严重凝血障碍、脂肪栓塞、急性血栓栓塞、急性心肌梗死、脑卒中、伴有酸中毒和缺氧的严重脓毒血症、酮症酸中毒昏迷和糖尿病性前期昏迷、休克、存在高脂血症或高胆固醇血症的急性胰腺炎等患者。

【不良反应】

1. 用药初期可见超敏反应(如皮疹)、呼吸急促、高血压、低血压、阴茎异常勃起、头痛、疲倦、腹痛、溶血、网状红细胞增多等。

2. 长期或大剂量使用时,可发生脂肪负荷过重综合征(fat overload syndrome),表现为血脂升高(严重可致高脂血症)、脂肪浸润、发热、血小板减少、白细胞减少、肝脏单核-吞噬组织出现棕色沉淀(脂肪色素)以及肝大、脾大,出现可逆性氨基转移酶、碱性磷酸酶及胆红素升高等。停药后可自行恢复。

3. 静脉给药时局部可出现静脉炎、血管疼痛、静脉血栓形成。

4. 输注速度过快,超过脂肪吸收的最大速度(成人为每小时 2~3g/kg)时可产生急性症状,表现为:恶心、呕吐、胸痛、呼吸困难、发绀、心动过速等。减慢滴注速度,反应可消失。

【注意事项】

1. 对蛋类或豆类过敏者可能对本药过敏。

2. 肝、肾功能不全者,可疑肺动脉高压者、甲状腺功能减退伴有高脂血症、糖尿病酮症酸中毒、急性出血坏死性胰腺炎、败血症、单核-吞噬细胞系统疾病、多种原因引起的酸中毒、代谢不稳定、未经治疗的水电解质代谢紊乱(如低渗性脱水、低血钾、水潴留)、肝内胆汁淤积等患者慎用。

案例分析:

案例:刘某,70 岁,男性,5 日前因神志不清收治入院,入院体格检查:右侧偏瘫,左侧无力,意识不清,定向力障碍,黏膜干燥。刘某被诊断为轻度脱水并患有脑血管意外,入院后病情变化不大,身高 1.77m,体重 62kg。今日实验室检查其血清白蛋白从入院时的 36g/L 下降到 32g/L;其他生化指标在正常范围之内,评价刘某的营养状况,该患者是否需要营养支持?

分析:根据刘某的身高、体重以及血清白蛋白指标,可以判断刘某有轻度的营养不良,在住院期间有发生严重营养不良,甚至死亡的危险。入院时的血清白蛋白 36g/L 是由于脱水所致的假性偏高,因此,建议使用最新的血清白蛋白指标进行评定的内脏的蛋白情况,轻度的蛋白下降可能是由于脑血管意外的相关应激所致,而体重减轻至理想体重的 85%(理想体重为 73kg)最有可能是长期总热量摄入不足所致。

？思考题

1. 简述肠内和肠外营养的作用。
2. 临床上营养支持治疗的使用需要考虑哪些因素？
3. 简述肠内营养的优、缺点。哪些情况下患者不适宜使用肠内营养？
4. 简述肠内和肠外营养的途径。

(王建华)

1. 王怀良,陈凤荣. 临床药理学. 北京:人民卫生出版社,2007.

2. 徐叔云. 临床药理学. 第 3 版. 北京:人民卫生出版社,2007.

3. 李焕德. 临床药学. 北京:中国医药科技出版社,2007.

4. 田少雷,邵庆翔. 药物临床试验与 GCP 实用指南. 第 2 版. 北京:北京大学医学出版社,2010.

5. 郭瑞臣. 临床药理学实验方法学. 北京:人民卫生出版社,2012.

6. 陈新谦,金有豫,汤光. 新编药物学. 第 17 版. 北京:人民卫生出版社,2011.

7. 周宏灏. 遗传药理学. 第 2 版. 北京:科学出版社,2013.

8. 姜远英. 临床药物治疗学. 第 3 版. 北京:人民卫生出版社,2011.

9. 杨宝峰. 药理学. 第 8 版. 北京:人民卫生出版社,2013.

10. 王怀良. 临床药理学. 北京:高等教育出版社,2007.

11. Sanford JP. "热病"桑福德抗微生物治疗指南. 范洪伟,吕玮,吴东,方卫纲译. 第 42 版. 北京:中国协和医科大学出版社,2012.

12. 李俊. 临床药理学. 第 5 版. 北京:人民卫生出版社,2013.

13. 中国高血压防治指南修订委员会. 中国高血压防治指南. 第 3 版. 北京:人民卫生出版社,2010.

14. 罗德成,陈文彬. 临床药物治疗学. 第 3 版. 北京:人民卫生出版社,2004.

15. 国家药典委员会. 中华人民共和国药典(临床用药须知,化学药和生物制品卷). 北京:人民卫生出版社,2010.

16. 葛建国. 临床不合理用药-实例评析. 北京:人民军医出版社,2011.

17. 国家抗微生物治疗指南. 北京:人民卫生出版社,2012.

18. 焦广宇,蒋卓勤. 临床营养学. 第 3 版. 北京:人民卫生出版社,2007.

19. Lubos Sobotka. 临床营养基础. 蔡威,译. 第 3 版. 上海:复旦大学出版社,2007.

bazedoxifene 436

beclomethasone 397

bendroflumethiazide 454

benperidol 268

benproperine phosphate 385

benzafibrate 336,337

benzbromarone 445

benzhexol 292

benzthiazide 454

betamethasone 565

bevacizumab 488

bifendate 414

bilastine 556

BILR355 BS 535

BILS 179-BS 540

bisoprolol 342

bisoprolol fumarate 301

bivalirudin 345

bleomycin 476

bromhexine hydrochloride 386

bromocriptine 292

bromperidol 268

budesonide 398,410,411,451

buprenorphine 142

buspirone 264

busulfan 474

C

caffeine 139

calcitonin 431

calcium aspartate 555

calcium folinate 495,603

camptothecine 478

captopril 298,313

carbamazepine 183,285

carbidopa 291

carbimazole 439

carboplatin 475

carmustine 473

carvedilol 302

catha edul 147

celecoxib 563,564

cetirizine 544,548

cetukimab 181,489

Cf1742 540

Cf1743 540

chloral hydrate 264

chlordiazepoxide 262

chlorothiazide 454

chlorphenamine 544,545,546

chlorpromazine 266

chlorpropamide 423

chlorprothixene 269

chlorthalidone 454

cholestyramine 339

chondromodulin 436

ciclosporin 410

cilostazol 367

cimetidine 402

cisapride 408

cisplatin 179,475

citicoline 278

clemastine 544

clenbuterol 390

clevudine 529

clobazam 287

clodronate 434

clofibrate 336

clomipramine 257

clonazepamclonazepam 287

clonidine 142

clopenthixol 269

clopidogrel 345,367

clozapine 184,270

cobalt tetracemate 609

cocaine 139

coca leaf 139

codeine 384

colchicine 416,443